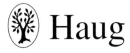

Quellen und Studien zur Homöopathiegeschichte,
herausgegeben vom Institut für Geschichte der Medizin der
Robert Bosch Stiftung
Leiter: Prof. Dr. phil. Robert Jütte

Die Drucklegung erfolgte mit finanzieller Unterstützung der
Robert Bosch Stiftung GmbH, Stuttgart

Homöopathie in der Klinik

Die Geschichte der Homöopathie
am Stuttgarter Robert-Bosch-Krankenhaus
von 1940 bis 1973

Von Thomas Faltin

Mit 12 Abbildungen

Karl F. Haug Verlag · Stuttgart

Die Deutsche Bibliothek – CIP-Einheitsaufnahme

Ein Titeldatensatz für diese Publikation ist bei
Der Deutschen Bibliothek erhältlich

© 2002 Karl F. Haug Verlag in MVS Medizinverlage Stuttgart GmbH & Co. KG

Das Werk ist urheberrechtlich geschützt. Nachdruck, Übersetzungen, Entnahme von Abbildungen, Wiedergabe auf fotomechanischem oder ähnlichem Wege, Speicherung in DV-Systemen oder auf elektronischen Datenträgern sowie die Bereitstellung der Inhalte im Internet oder anderen Kommunikationsdiensten ist ohne vorherige schriftliche Genehmigung des Verlages auch bei nur auszugsweiser Verwertung strafbar.

ISBN 3-8304-7153-X

Satz: Satzpunkt Bayreuth GmbH, Bayreuth
Druck: Gulde-Druck, Tübingen
Umschlagfoto: Bildarchiv des Instituts für Geschichte der Medizin der Robert Bosch Stiftung, Stuttgart
Umschlaggestaltung: Thieme Verlagsgruppe, Stuttgart

„Hätten wir nur erst ein homöopathisches Krankenhaus mit einem zur homöopathischen Praxis anleitenden Lehrer daran unter Staats-Schutze [...], so wäre die schnelle Ausbreitung der Kunst und eine solide Bildung junger Homöopathiker auf die Zukunft gesichert."

Samuel Hahnemann, 1831

„Man muß sich völlig darüber im klaren sein, daß jetzt und auch in Zukunft an einem allgemeinen Krankenhaus Anwendung oder auch nur Erprobung der Homöopathie völlig unmöglich ist. Mittel zur Förderung und Fundierung der Homöopathie etwa in ein neu zu erbauendes Krankenhaus investieren zu wollen, heißt sie zu vertun."

Fritz Donner, 1965

Inhalt

I	**Einleitung**	1
II	**Homöopathische Krankenhäuser in Deutschland von 1833 bis zur Gegenwart**	9
	1 Die Bedeutung homöopathischer Krankenhäuser	9
	2 Die Geschichte homöopathischer Krankenhäuser in Deutschland	12
	3 Homöopathische Krankenhäuser in Stuttgart	22
III	**Homöopathie am Robert-Bosch-Krankenhaus**	40
	1 Umfeld und Strukturen	40
	1.1 Rahmenbedingungen	40
	1.1.1 Allgemeine Entwicklung des Krankenhauswesens im 20. Jahrhundert	40
	1.1.2 Krankenhäuser in Stuttgart	46
	1.1.3 Verhältnis der Stadt Stuttgart und des Staates zum Robert-Bosch-Krankenhaus	53
	1.1.4 Krankenkassen und Robert-Bosch-Krankenhaus	61
	1.1.5 Anhänger der Homöopathie in Stuttgart	63
	1.1.6 Robert Boschs homöopathisches Engagement	68
	1.2 Allgemeiner Aufbau des Robert-Bosch-Krankenhauses	79
	1.2.1 Baugeschichte und allgemeine Entwicklung	79
	1.2.2 Rechtliche Struktur	87
	1.2.3 Finanzierung	92
	1.2.4 Beschäftigte	94
	1.2.5 Medizinische Abteilungen	96
	1.2.6 Krankenpflege	99
	1.2.7 Krankenhausapotheke	109
	2 Die Homöopathie am Robert-Bosch-Krankenhaus in Therapie, Forschung und Lehre	112
	2.1 Grundlagen, Ziele und Definition der Homöopathie am Robert-Bosch-Krankenhaus	112
	2.2 Therapie	120
	2.2.1 Klinik	120
	2.2.2 Poliklinik	143
	2.3 Forschung	166
	2.4 Lehre	183
	2.5 Homöopathiegeschichte	198

3   Problematik und Scheitern der Homöopathie am
     Robert-Bosch-Krankenhaus 211
3.1   Spezifische Probleme des Robert-Bosch-Krankenhauses 218
3.1.1 Aus der Aufgabenstellung resultierende Probleme.......... 218
3.1.2 Fehlendes Engagement der Entscheidungsträger 221
3.1.3 Persönliche Auseinandersetzungen und
      Störungen des Betriebsklimas 223
3.1.4 Räumliche und organisatorische Schwierigkeiten 230
3.2   Zeitbedingte Probleme 233
3.2.1 Widrige Zeitumstände................................. 233
3.2.2 Verhältnis des Robert-Bosch-Krankenhauses
      zum Zentralverein homöopathischer Ärzte................ 237
3.2.3 Schwierigkeiten in der Lehre der Homöopathie 252
3.2.4 Strukturwandel in den Krankenhäusern nach 1945 262
3.2.5 Erfolge der Schulmedizin nach 1945..................... 274
3.3   Homöopathieimmanente Probleme....................... 279
3.3.1 Mangel an homöopathischem Personal................... 279
3.3.2 Schwierigkeiten in der klinischen Anwendung
      der Homöopathie 290
3.3.3 Schwierigkeiten in der Erforschung der Homöopathie 297
3.3.4 Innerhomöopathische Konflikte 320
3.3.5 Das Problem der Wissenschaftlichkeit der Homöopathie 324

IV Zusammenfassung.. 335

V Anhang 345

1   Eckdaten zur Geschichte des Aushilfskrankenhauses
    Marienstraße und des Robert-Bosch-Krankenhauses 345
2   Kurzbiographien wichtiger Personen des
    Robert-Bosch-Krankenhauses 347
3   Bildverzeichnis zur Geschichte homöopathischer
    Krankenhäuser in Stuttgart............................. 396
4   Abkürzungsverzeichnis 404
5   Quellen- und Literaturverzeichnis 405
6   Abbildungsnachweis 438
7   Personenverzeichnis................................... 439
8   Orts-, Regionen- und Länderverzeichnis.................. 444
7   Sachverzeichnis 446

I. Einleitung

Im April 1965 machte Hans Walz (1883-1974)[1], einer der Hauptakteure in der Geschichte des Stuttgarter Robert-Bosch-Krankenhauses (RBK), den Aufsichtsratsmitgliedern den Vorschlag, eine medizingeschichtliche Abhandlung über homöopathische Krankenhäuser erstellen zu lassen. Denn so wäre es möglich, aus den „Fehlschlägen der Vergangenheit" zu lernen: „Es wäre gewiss ein aussichtsreiches Beginnen, den objektiven und subjektiven Ursachen des scheinbaren Versagens der Homöopathie gerade an den von ihr [...] geführten Krankenhäusern nachzuspüren [...]. Man könnte sich bei einer solchen medizin-historischen Studie auf die USA beschränken. Deren Beispiel würde wohl der Aufdeckung wesentlicher Fehler dienen, die international gesehen zum Rückgang der Homöopathie beigetragen haben."[2]

Seltsame Ironie der Geschichte: Diese Studie wurde damals nicht in Auftrag gegeben, und ob das homöopathische RBK aus ihr hätte lernen können, ist mehr als fraglich. Nun gehört das RBK selbst in die lange Reihe der Fehlschläge in der Geschichte der Homöopathie, denn seit 1973 wird dort das homöopathische Heilverfahren nicht mehr angewandt. In diesem Buch soll deshalb – nicht am Beispiel der homöopathischen Krankenhäuser in den USA, sondern am RBK selbst – untersucht werden, weshalb die klinische Homöopathie aus dem Krankenhaus verschwunden ist. Vielleicht kann diese Arbeit, wenn auch unter ganz anderen Vorzeichen, im nachhinein das Ziel Hans Walz' erfüllen: einige wesentliche Fehler und Mängel aufdecken, die dazu geführt haben, daß es heute in Deutschland nur noch sehr wenige Krankenhäuser gibt, die das Attribut „homöopathisch" für sich beanspruchen können.

Mekka der Homöopathie

Das Verschwinden der Homöopathie aus dem RBK wirkt auf den ersten Blick unerklärlich. Denn niemals zuvor hatte ein homöopathisches Krankenhaus so gute Ausgangsbedingungen gehabt: Der Industrielle Robert Bosch (1861–1942) war seit den 1910er Jahren immer wieder bereit gewesen, der Homöopathie große Summen zur Verfügung zu stellen. Er finanzierte in erheblichem Umfang das „Stuttgarter homöopathische Krankenhaus" in der Marienstraße 41, das von 1921 bis 1940 existiert hatte. Und er finanzierte ebenso das direkte Nachfolger-Krankenhaus, eben das RBK, das im April 1940 seine Pforten öffnete. Diese beiden Krankenhäuser waren hervorragend ausgestattet gewesen, dort waren

---
[1] Soweit nicht anders angegeben, finden sich nähere Angaben zu allen genannten Personen in den Biographien im Anhang dieser Arbeit.
[2] Privatarchiv Gebhardt, Zwischenbericht zum Thema RBK, 21.4.65.

einige der renommiertesten Homöopathen Deutschlands beschäftigt, und man konnte sich in Württemberg, einer Hochburg der Homöopathie, auf einen großen Stamm an Patienten stützen. So gelangten die beiden Häuser schnell zu der Ehre, in Praxis, Forschung und Lehre als das „Mekka der Homöopathie" in Deutschland und in der Welt zu gelten.

Damit hatte der Erfolg des RBK natürlich Bedeutung weit über seine Funktion als Heilstätte hinaus: Als das größte homöopathische Krankenhaus, das je in Deutschland existiert hatte, und als das wichtigste zumindest im 20. Jahrhundert, war es ein Bannerträger der Homöopathie im allgemeinen – an ihm hatte sich auch der Wert der Homöopathie per se zu erweisen.

Doch trotz der hervorragenden Ausgangsbedingungen und ungeachtet der immensen Energie, die die verschiedensten Träger der Homöopathie in das RBK investiert hatten, hatte diese Heilweise dort auf allen Ebenen – in Praxis, Forschung und Lehre – keine Zukunft. Noch heute ist dieses Verschwinden der Heilweise manchen damaligen Akteuren unfaßbar. Die Entwicklung vom Krankenhaus, in dem die Homöopathie eindeutig das dominierende Heilverfahren sein sollte, hin zur rein schulmedizinischen Klinik, in dem alternative Verfahren kaum noch eine Rolle spielen – diese Entwicklung empfinden manche als Abstieg, bei dem sich „Robert Bosch im Grab herumdrehen"[3] würde. Andere, wie Fritz Donner, hielten diese Entwicklung dagegen für zwangsläufig.[4] Jedenfalls sind die Fronten auch fast 30 Jahre nach dem Ende der Homöopathie am RBK noch verhärtet, und die Wunden schmerzen bei manchen damals Beteiligten noch immer so sehr, daß kein Gespräch möglich ist.[5]

Die heftigen Reaktionen aller Beteiligten und die noch immer anhaltende Diskussion beweisen, daß der Untergang der Homöopathie am RBK nicht als lokaler „Unfall" abgetan werden kann. Ganz im Gegenteil schien damit die Homöopathie als Ganzes in Frage gestellt. Die Untersuchung wird zeigen, daß im RBK viele der Probleme eine Rolle spielten, mit denen die Homöopathie seit ihrer Entstehung vor 200 Jahren zu kämpfen hat. Somit spiegelt sich in der Geschichte der Homöopathie am RBK beinahe in toto die Geschichte der deutschen Homöopathie seit 1945 wider.

---

[3] Natürlich und gesund, Jg. 1982, S. 216.
[4] AIGM NHE 70, Besprechung mit Donner, 23.7.65.
[5] So antwortete ein Akteur auf die Bitte um ein Zeitzeugen-Interview mit den Worten: „Es ist damals großes Unrecht geschehen, hat man doch in einer einmaligen Gewaltaktion den Charakter des homöopathischen RBK mit seiner klinisch-homöopathischen Forschungs- und Lehrstätte vernichtet und die leitenden Ärzte ihrer Funktionen enthoben. [...] Ein detailliertes und näheres Eingehen auf die einzelnen Vorgänge und Abläufe verspricht meines Erachtens keine Aufhellung und Klärung, zumal zu befürchten ist, daß die Beurteilung auch jetzt wieder zwangsläufig einseitig ausfallen muß." Der Brief befindet sich im Archiv des Autors.

Ziele

Dokumentation

Bisher gibt es zum RBK nur wenig veröffentlichte Literatur, die zudem meist von Beteiligten verfaßt worden ist.[6] Auch der Umfang allgemeiner Literatur zu homöopathischen Krankenhäusern ist äußerst bescheiden – die Grundlage zu weiterer Forschung ist allerdings mit dem Werk Heinz Eppenichs gelegt.[7] Es ging deshalb im Vorfeld dieser Arbeit vordringlich um die Sammlung und Sicherung der schriftlichen und mündlichen Quellen zum RBK. Dazu gehörte die Sichtung der in Frage kommenden Archive, aber auch die Durchsicht der einschlägigen Zeitschriften und der örtlichen Tageszeitungen. Von großer Bedeutung waren daneben die Interviews mit Zeitzeugen, deren Zahl von Jahr zu Jahr geringer wird. So sollte eine möglichst umfassende Dokumentation zum RBK entstehen, die ihren Niederschlag im umfangreichen Quellen- und Literaturverzeichnis gefunden hat. Zu dieser Dokumentation gehören aber auch die Teile 1 und 2 des dritten Kapitels: Als unabdingbare Grundlage für jede weiterführende Diskussion werden dort erstmals in detaillierter Form jene Informationen und Daten ausgebreitet, die der Interpretation vorangehen müssen.

Ursachen für das Verschwinden der Homöopathie am RBK

Der letzte Teil der Arbeit (Kap. III.3) beschäftigt sich mit den Problemen, gegen die die Homöopathie im RBK anzukämpfen hatte und denen sie schließlich erlag. Dabei wurde auch auf außerhomöopathische Ursachen geachtet. Denn ein Defizit vieler Untersuchungen zur Homöopathiegeschichte ist ihr „interner Blick": Sie betrachten zwar die Konflikte zwischen Homöopathie und Schulmedizin oder zwischen homöopathischen Ärzten und Laienheilern, aber sie vernachlässigen häufig allgemeine soziale oder medizinische Entwicklungen, die zu wichtigen Veränderungen auch in der Homöopathie führten.

---

[6] *Das Robert Bosch-Krankenhaus Stuttgart*. In: AHZ 188 (1940), S. 64–67; Stiegele, *Aufgaben*; Leeser, *Robert-Bosch-Krankenhaus*; Ritter, *Memorandum*. Heinz Eppenich widmet dem RBK in seiner Arbeit nur wenige Seiten.

[7] Zu neueren homöopathischen Krankenhäusern, die Eppenich nicht mehr berücksichtigt hat, siehe auch die Aufsätze von Bruker zum Krankenhaus in Lemgo sowie Gawlik zum Höllriegelsreuther Krankenhaus. Literatur, die sich allgemein mit der Geschichte der klinischen Homöopathie beschäftigt, existiert lediglich in Form von Diskussionsbeiträgen betroffener Krankenhausärzte; vor allem die Arbeiten: Zimmermann; Stiegele, *Klinische Homöopathie*; W.A. Müller, *Klinischer Beitrag*; Schlütz, *Betrachtungen*; Tischner, *Homöopathie in ihrem Verhältnis*; Unger, *Stellung*; Unseld, *Klinische Homöopathie*. In raschem Wachstum begriffen ist die Forschungsliteratur allgemein zu Krankenhäusern. Einer sozialgeschichtlichen Perspektive ist der Sammelband von Alfons Labisch und Reinhard Spree mit dem Titel *Einem jeden Kranken in einem Hospitale sein eigenes Bett* verpflichtet. Vorwiegend an der Architektur der Krankenhäuser sind die Arbeiten von Axel Hinrich Murken interessiert. Das wichtige Werk von Dieter Jetter reicht leider nicht in die Phase nach dem Zweiten Weltkrieg hinein. Von Bedeutung sind daneben die zahlreichen Beiträge in den Zeitschriften „Historia Hospitalium" und „Das Krankenhaus". Unter der wichtigen angelsächsischen Krankenhaus-Literatur ist besonders der Sammelband von Lindsay Granshaw und Roy Porter hervorzuheben.

Natürlich wäre es verlockend, aus den Ursachen für den Fehlschlag der Homöopathie am RBK Antworten abzuleiten auf die Frage, was man bei künftigen homöopathischen Krankenhäusern anders machen müßte beziehungsweise, ob es sich überhaupt noch lohne, auf die Errichtung eines homöopathischen Krankenhauses hinzuarbeiten. Solche Erwartungen des Lesers muß der Autor aber enttäuschen. Denn immer wieder zeigte sich in der Geschichte des RBK, daß dessen Entwicklungen nicht nach den Kategorien „richtig" oder „falsch" bewertet werden können. Oftmals ließen Sachzwänge keine anderen Entscheidungen zu, oftmals spielte der Zeitgeist eine nicht unerhebliche Rolle, vor allem aber kam (und kommt) es immer auf den homöopathischen Standpunkt des Betrachters an, welchen Weg er als den besseren anzusehen bereit ist. Einfache Antworten gibt es in der diffizilen homöopathischen Materie nicht – und Patentlösungen schon gar nicht.

Geschichte der Homöopathie nach 1945

Es klang bereits an, daß ein Großteil der Probleme am RBK auch die allgemeine Geschichte der Homöopathie nach dem Zweiten Weltkrieg bestimmt hat; außerdem spielen beinahe alle Akteure innerhalb der Homöopathie – vom Patienten über den Arzt bis zum Bundesverband – am RBK eine gewisse Rolle. Aus diesem Grund versteht sich diese Studie auch als Beitrag zur generellen Geschichte der Homöopathie. Grundsätzlich ließe sich diese Geschichte nach 1945 als ein Ringen um die Position im medizinischen Markt beschreiben: Unter dem Druck des dominierenden wissenschaftlichen Paradigmas sah sich die Homöopathie als originäre Erfahrungsheilkunde gezwungen, ihre Stellung zu diesem Paradigma – durch Abgrenzung oder Anpassung – zu finden. Daraus ergaben sich, innerhalb der Homöopathie und auch zwischen Homöopathie und Schulmedizin, viele Konflikte, die exemplarisch am RBK gezeigt werden können.[8]

Aufbau

Geschichte ist prinzipiell offen und verläuft nicht in festen Bahnen. Es soll deshalb durch die Gliederung der Arbeit in zwei grundsätzliche Teile (Homöopathie am RBK – Probleme und Scheitern) nicht suggeriert werden, daß am RBK eine kontinuierliche Entwicklung mit Anfang, Zenit und Abstieg stattgefunden habe. Ebenso wenig soll durch die beiden Zitate zu Beginn des Buches angedeutet werden, daß die allgemeine Entwicklung der homöopathischen Krankenhäuser nach einer hoffnungsvollen Frühphase zu einem kläglichen Ende gekommen sei – auch wenn man für die Gegenwart durchaus von einer gewissen Phase des Stillstands

---

[8] Dies gilt allerdings nicht für alle Gruppierungen innerhalb der Homöopathie: So spielten die Laienvereine eine recht untergeordnete und die Laienheiler fast gar keine Rolle in der Geschichte des RBK.

und der Ratlosigkeit sprechen kann. Vielmehr sollte die Bandbreite der Meinungen zu homöopathischen Hospitälern anklingen. Am RBK war es in der Tat so, daß die meisten Probleme bereits 1940 vorhanden waren, aber eben noch nicht zum Konflikt geführt hatten, sei es aufgrund objektiv beschwichtigender Begebenheiten, sei es aufgrund fehlender Zielvorgaben und Erfolgskontrollen.

Begriffe

Der Begriff des „homöopathischen Krankenhauses" wird in dieser Arbeit rein pragmatisch verwendet. Das bedeutet: „Homöopathisch" ist jedes Krankenhaus, das sich selbst als solches bezeichnet oder in dem Ärzte ausschließlich oder im Verbund mit anderen Verfahren die Homöopathie anwenden. Eine solche Definition mag aus medizinischer Sicht anfechtbar sein, und vor allem unter reinen Homöopathen ist bis heute strittig, ob das RBK wegen seiner Nähe zur naturwissenschaftlichen Schulmedizin überhaupt als homöopathisch zu gelten habe. Aus historiographischer Sicht aber ist eine pragmatische Definition die einzig mögliche: Nur auf diesem Wege wird man der tatsächlichen Vielfalt klinischer Homöopathie gerecht.

Der Begriff „Krankenhaus" bezeichnet zunächst eine Bettenklinik, in dem Patienten stationär behandelt werden. Im Gegensatz zur Arbeit Eppenichs werden hier jedoch auch einige Polikliniken mit einbezogen. Wenngleich dort die Behandlung vorwiegend ambulant stattgefunden hat, so steht ihre Bedeutung für die klinische Homöopathie dennoch außer Frage. Meistens haben dort dieselben Ärzte wie in den stationären Abteilungen behandelt, und meistens wurden die gesamten diagnostischen und therapeutischen Verfahren der Klinik genutzt. Am RBK besaß die Poliklinik sogar eine kleine stationäre Abteilung mit zehn Betten. Nach 1956 gewann die Poliklinik des RBK besondere Bedeutung: Ab diesem Jahr wurde die Homöopathie in den stationären Abteilungen kaum noch angewandt. Deshalb entwickelte sich die Poliklinik zum entscheidenden Ort der Homöopathie am RBK.

Der Begriff „klinische Homöopathie" intendiert im Grundsatz eine lokale Bestimmung, bezeichnet also lediglich die Anwendung der Homöopathie im Krankenhaus. Allerdings besitzt der Begriff auch eine medizinische Komponente: Aufgrund des spezifischen Patientengutes in einer Akutklinik nahm die Homöopathie – zumindest am RBK – eine bestimmte Ausprägung an, die sich vor allem über ihr Verhältnis zur Schulmedizin definierte.[9]

Hin und wieder wird in dieser Arbeit auch die Formulierung „das Scheitern der Homöopathie am RBK" auftauchen. Damit ist gemeint, daß sich die Vorstellung Robert Boschs, klinische Homöopathie an einem unausgelesenen Patientengut

---
[9] Siehe dazu Kap. III.2.2.1.

I. Einleitung

im Akutkrankenhaus RBK zu betreiben, nicht verwirklichen ließ. Auch die ursprünglichen Zielvorgaben für die homöopathische Forschung und Lehre konnte das RBK nicht einlösen. Insofern kann man in Bezug auf die anfänglichen Erwartungen von Scheitern in Therapie, Forschung und Lehre sprechen. Damit ist nicht zwangsläufig impliziert, daß Boschs Auftrag an die Vermögensverwaltung Bosch GmbH und an die spätere Robert-Bosch-Stiftung gescheitert ist: Denn die Richtlinien Boschs enthalten eine Option, derzufolge die Aufgabe geändert werden kann, wenn sie sich nicht erfüllen ließ.

Methoden

Diese Arbeit fühlt sich vorwiegend einem sozialhistorischen Ansatz verpflichtet.[10] Sie hat deshalb immer auch das soziale Umfeld der homöopathischen Akteure, also der Patienten und Ärzte, im Blick. Daneben versucht sie, das Scheitern der Homöopathie am RBK vor dem Hintergrund ideengeschichtlicher Entwicklungen zu erklären. Sozialen Komponenten und dem Wandel grundsätzlicher Zeitströmungen wurde deshalb besondere Beachtung geschenkt. Dagegen ist mit dieser Studie nicht beabsichtigt, in rein medizinisch-therapeutische Bereiche der Homöopathie vorzustoßen.

Eine auf die Konflikte fokussierende Ausrichtung der Studie schien am besten geeignet, um die anvisierten Ziele zu erreichen. Nicht einzelne Personen (z. B.: „Alfons Stiegele – Begründer der klinischen Homöopathie") oder Institutionen (z. B.: „Die gynäkologische Abteilung") stehen deshalb im Vordergrund; auch auf eine streng chronologische Darstellung wurde verzichtet. Vielmehr sollen am Leitfaden der Strukturen, der Konflikte und der Lösungsversuche am RBK jene Determinanten herausgearbeitet werden, die die Geschichte der Homöopathie am RBK bestimmten.

Quellenkorpus

Grundlage dieser Arbeit ist ein sehr umfangreiches Quellenkorpus, das sich auf rund ein Dutzend verschiedener Archive verteilt.[11] Hinzu kommen zahlreiche Aufsätze aus einem weiteren Dutzend an Fachzeitschriften. Das Übergewicht der Quellen stammt aus den Nachlässen von RBK-Ärzten (z. B. Heinz Henne und Hans Ritter) und aus der Überlieferung der RBK-Entscheidungsträger (Stuttgarter Homöopathisches Krankenhaus GmbH, Vermögensverwaltung Bosch GmbH, nachmals Robert Bosch Stiftung GmbH). Um aber keiner historischen Verzerrung durch einseitige Quellenauswahl zu erliegen, wurden nach Möglich-

---

[10] Siehe dazu Jütte, *Sozialgeschichte*.
[11] Siehe im einzelnen das Quellenverzeichnis.

keit auch Akten und Aufsätze anderer Akteure herangezogen: Dazu gehört beispielsweise der Bestand „Deutscher Zentralverein homöopathischer Ärzte" im Institut für Geschichte der Medizin der Robert-Bosch-Stiftung, aber auch Akten und Briefe städtischer und staatlicher Behörden im Stadtarchiv und im Hauptstaatsarchiv Stuttgart.

Auch die Qualität und der Aussagewert der Quellen ist sehr vielfältig. Sie reichen von sehr zurückhaltenden Veröffentlichungen in Zeitschriften über möglichst diplomatisch formulierte Aktenstücke bis hin zu Privatbriefen, in denen die Verfasser ungeschminkt ihre Meinung kundtun. Hinzu kommt, daß durch Doppel- und Parallelüberlieferungen meist mehrere Perspektiven auf ein Ereignis existieren. Insgesamt läßt sich von einer guten bis sehr guten Quellenlage sprechen.

Abgrenzungen

Diese Arbeit will keine allgemeine oder gar umfassende Geschichte des RBK bieten. Sie konzentriert sich auf die Ausübung, Forschung und Lehre der Homöopathie am Krankenhaus. Aus diesem Grund verliert sie beispielsweise über die chirurgische Abteilung und über deren Leiter kaum ein Wort, denn dort wurde keine Homöopathie ausgeübt. Auch endet diese Darstellung im Jahr 1973, da dort letzte homöopathische Überreste verschwanden, wenngleich das Krankenhaus selbst bis auf den heutigen Tag besteht.

Leider mußte diese Studie bestimmte allgemeine Fragestellungen ausklammern, die trotz ihrer grundsätzlichen Relevanz zu weit geführt hätten. Dazu gehört beispielsweise der gesamte Komplex der Medikalisierung[12]: Inwieweit traten (homöopathische) Krankenhäuser als Vermittler von medizinischen, aber auch allgemeinen kulturellen Normen und Ideologien auf?

Es ist auch nicht möglich, die Patienten voll ins Blickfeld zu rücken. Zwar existieren statistische Erhebungen, so daß allgemeine Patientenentwicklungen vorgestellt werden können, aber es kann hier keine Patientengeschichte[13] von „unten" geleistet werden, so interessant gerade die Einstellung der Patienten zur homöopathischen Behandlung wäre. Dazu fehlt es jedoch an Quellen: Mit Hilfe der vorhandenen Krankenakten läßt sich nur der Blick des Arztes auf den Patienten rekonstruieren, authentische Zeugnisse der Patienten existieren dagegen – von wenigen Briefen abgesehen – nicht.

Sine ira et studio

Diese Untersuchung wurde von der Robert Bosch Stiftung GmbH finanziert. Sie ist jedoch nicht in Auftrag gegeben worden, um nachträglich das Geschehene zu rechtfertigen, sondern in der aufrichtigen Absicht, nach den Gründen zu for-

---
[12] Siehe dazu die Arbeit von Francisca Loetz.
[13] Siehe dazu die Aufsätze von Barbara Elkeles sowie das Grundsatzpapier von Eberhard Wolff zur Patientengeschichtsschreibung.

I. Einleitung

schen, weshalb die Homöopathie heute am RBK nicht mehr angewandt wird. Der Autor hat sich ohne Beeinflussung von außen allein an den Quellen orientiert. Er fühlt sich keiner Partei verpflichtet. Mit dieser deutlichen Aussage soll Mißverständnissen über Intention und Ziel dieser Arbeit vorgebeugt werden.

II. Homöopathische Krankenhäuser in Deutschland von 1833 bis zur Gegenwart

1 Die Bedeutung homöopathischer Krankenhäuser

Der Wunsch nach homöopathischen Krankenhäusern ist beinahe so alt wie die Homöopathie selbst. Als Geburtsjahr der Heilweise gilt das Jahr 1796: Damals veröffentlichte Samuel Hahnemann (1755–1843) in der renommierten medizinischen Zeitschrift „Journal der practischen Arzneykunde und Wundarzneykunst", herausgegeben von Christoph Wilhelm Hufeland (1762–1836), seinen ersten homöopathischen Aufsatz.[14] Hahnemann hat spätestens ab dieser Zeit nach homöopathischen Grundsätzen behandelt, aber die Trägerschaft der Heilweise blieb noch mehrere Jahre allein auf seine Person beschränkt. Kathrin Schreiber hat in ihrer Dissertation nachgewiesen, daß erst mit Hahnemanns Umzug in die Universitätsstadt Leipzig im Jahr 1811 die Ausbreitung begann. Erst ab dieser Zeit kann man auch von einer nennenswerten homöopathischen Patientenschaft sprechen.[15]

Wenige Jahre nach diesem „Durchbruch" der Homöopathie wurde erstmals der Ruf nach einem homöopathischen Krankenhaus laut. Im August 1829 sammelten homöopathische Ärzte, anläßlich des 50. Doktorjubiläums Hahnemanns, Geld für eine „homöopathische Heil- und Lehranstalt".[16] Auch Samuel Hahnemann selbst sah in einem homöopathischen Krankenhaus ein wichtiges Ziel; im Jahr 1832 schrieb er an Moritz Müller (1784–1849)[17]: „Ich wünsche daher recht sehr, [...] daß wir bald so glücklich wären, ein Krankenhaus mit 2, 3 Lehrern und homöopathischen Praktikern unter landesherrlicher Sanction zu errichten, wo die reinste Lehre werkthätig an Kranken aller Art gezeigt" werden könnte.[18] Bereits am 22. Januar 1833 ging der Wunsch aller Homöopathen in Erfüllung: Das Krankenhaus in Leipzig, zunächst von Moritz Müller geleitet, existierte allerdings kaum ein Jahrzehnt. 1842 mußte es wieder schließen, da die Querelen zwischen den „freien" und „reinen" Homöopathen niemals einen reibungslosen Betrieb ermöglicht hatten.[19]

---

[14] Zur Person Hahnemanns siehe die Biographien von Richard Haehl, Hans Ritter und Rudolf Tischner. Zur Frühzeit und allgemein zur Geschichte der Homöopathie siehe die Sammelbände *Weltgeschichte der Homöopathie* und *Homöopathie* von Martin Dinges.
[15] Kathrin Schreiber, Quellen und Studien zur Homöopathiegeschichte Band 8, Kapitel 6, in Vorbereitung.
[16] Richard Haehl, *Vorgeschichte*, S. 60.
[17] Zu Müller siehe: *Frühzeit der Homöopathie*, S. 183–187.
[18] Hahnemann in einem Brief an Moritz Müller vom 24.9.1832, zitiert nach: Haehl, *Hahnemann II*, S. 282f.
[19] Zum ersten Leipziger homöopathischen Krankenhaus siehe: Eppenich, *Geschichte*, S. 38–54.

Von Anfang an ist also ein Gegensatz zu beobachten, der bis zum heutigen Tage fortbesteht: Die meisten Homöopathen sind sich einig in der Überzeugung, daß homöopathische Krankenhäuser von großer Bedeutung für die Entwicklung der Heilweise sind – bei der Frage über die konkrete Gestaltung einer Klinik aber differieren die Meinungen erheblich und führen seit beinahe zwei Jahrhunderten immer wieder zu gravierenden Konflikten.

Warum nun besitzen homöopathische Krankenhäuser einen so hohen Stellenwert?

Nachweis der Wirksamkeit und öffentliche Anerkennung der Homöopathie

Man sollte annehmen, daß der wichtigste Grund für die Eröffnung eines homöopathischen Krankenhauses der Wunsch nach effizienter Heilung kranker Menschen wäre. Doch dem war nicht so: In der Frühphase der Homöopathie und auch in späterer Zeit findet sich primär stets das Argument, daß man mit einem homöopathischen Krankenhaus endlich den Nachweis führen könne, daß die Homöopathie tatsächlich wirksam sei. Bis auf den heutigen Tag befindet sich die Heilweise Hahnemanns ja in dem Dilemma, keinen wissenschaftlichen Beweis für eine tatsächliche Kausalität zwischen homöopathischem Arzneimittel und Krankheitsverbesserung beziehungsweise Heilung erbringen zu können. Man glaubte also, diesen Beweis im Krankenhaus durch ein umfangreicheres Patientengut liefern zu können. Schon Hahnemann war dieser Ansicht: In einem Krankenhaus könne bewiesen werden, „wie erfolgreich in jedem Falle Krankheiten zur Genesung gebracht werden [...]. Nur bei Öffnung eines so geführten Krankheits- und Heilungshauses können wir über den uralten Schlendrian triumphiren und rufen: Kommt her, sehet und laßt euch beschämen."[20] Das homöopathische Krankenhaus diente also zunächst einem Selbstzweck: Die Resultate dort sollten zeigen, daß die Homöopathie der „Allopathie" überlegen oder zumindest gleichwertig sei. Als Konsequenz würde dieser Nachweis das Überleben der Homöopathie sichern, eine größtmögliche Verbreitung befördern und nach Möglichkeit sogar deren Anerkennung in der etablieren Hochschulmedizin und bei staatlichen Stellen bewerkstelligen.

Diese Einstellung wiederholte sich in den folgenden Jahrzehnten immer wieder. In der Zeitschrift für homöopathische Klinik hieß es 1851, daß der Ausbau und die Verbreitung der Homöopathie am ehesten durch eine Heilanstalt bewerkstelligt werden könnte.[21] Anläßlich der Eröffnung des zweiten homöopathischen Krankenhauses in Leipzig im Jahr 1887 benannte ein Autor der AHZ ebenfalls als vorrangiges Ziel, zu beweisen, welch hohen Wert die Homöopa-

---

[20] Hahnemann in einem Brief an Moritz Müller vom 24.9.1832, zitiert nach: Haehl, *Hahnemann II*, S. 283. Ganz ähnlich wiederholte Hahnemann diese Meinung im Leipziger Tagblatt vom 3.11.1832: „Jetzt aber, wo eine Anstalt errichtet werden soll, zum untrüglichen, praktischen Erweise von der unübertrefflichen Heilkraft der einzig wahren, rein homöopathischen Kunst an Kranken vor den Augen aller Welt, jetzt wird die Sache unendlich ernster."
[21] *Die Gründung*, S. 11.

thie besitze.²² Der Homöopath Ludwig Wegener betonte im Jahr 1924, daß im Kampfe um die öffentliche Anerkennung ein Krankenhaus eine unbedingte Notwendigkeit sei.²³ Und auch Robert Bosch sah die öffentliche Etablierung der Homöopathie als vorrangige Aufgabe des RBK: „Bei der Unterstützung, die ich der Stuttgarter Homöopathisches Krankenhaus G.m.b.H. gewährt habe und die ihr noch zukommen soll, handelt es sich für mich nicht nur um Errichtung eines Krankenhauses. Dieses ist sogar im gewissen Sinne nur Mittel zum Zweck. Die Homöopathie soll gefördert werden."²⁴ Die homöopathischen Krankenhäuser dienten also immer vorrangig der Aufgabe, dem Heilverfahren zum endgültigen Durchbruch und zur Etablierung im Gesundheitswesen zu verhelfen. Dieses Ziel ist bis heute nicht erreicht.

Wissenschaftlicher Ausbau der Homöopathie

Untrennbar mit dem ersten Punkt verbunden ist die Erforschung der homöopathischen Heilweise. Ein Krankenhaus, so glaubten viele Homöopathen, sei dem einzelnen Arzt weit überlegen, wenn es um die wissenschaftliche Durchdringung der Homöopathie gehe: Dort seien größere personelle und finanzielle Ressourcen vorhanden, um umfangreiche Versuchsreihen durchführen zu können. Im Vordergrund standen dabei die Fragen nach der Wirkungsweise des Simile-Prinzips sowie nach der Symptomenrichtigkeit einzelner Arzneimittel. Schon Hahnemann war sich bewußt gewesen, daß nur durch sorgfältige Beobachtung und klinische Überprüfung bei möglichst vielen Patienten für jedes Arzneimittel die richtigen Symptome gefunden werden konnten. Beim Wunsch nach homöopathischen Krankenhäusern spielte also immer stark die Vorstellung mit, das Krankenhaus könne als Forschungsinstitut wirken und die Heilweise befördern.

Ausbildung von Nachwuchs

Bis heute wird die Homöopathie nur in unzureichender Weise an der Universität gelehrt.²⁵ Die Homöopathen mußten deshalb die Ausbildung ihres Nachwuchses stets in eigener Regie organisieren. Homöopathische Krankenhäuser spielten dabei eine entscheidende Rolle, da dort am zweckmäßigsten eine praktische Ausbildung geboten werden konnte.

Effizientere Heilung

Erst an nachgeordneter Stelle findet sich schließlich das Argument, daß die Homöopathie die Kranken besser heilen könne als die „allopathische" beziehungs-

---

[22] Weber, S. 81. Ganz ähnlich äußert sich auch Arnold Lorbacher ein Jahr später (AHZ 117/1888, S. 79).
[23] Wegener, S. 61B.
[24] ARBSG 1002–111: Richtlinien für die Stuttgarter Homöopathisches Krankenhaus GmbH, Stuttgart. Fassung vom 31. Mai 1941.
[25] Zur Homöopathie an Universitäten siehe die Arbeit von Christian Lucae.

weise „schulmedizinische" Methode – zum Wohl der Patienten seien deshalb homöopathische Krankenhäuser zu eröffnen. Bis weit ins 19. Jahrhundert hinein betonten die Homöopathen, daß ihr Verfahren schonender und risikoärmer sei als die „Roßkuren" der Schulmediziner. Schon Hahnemann hatte diese Argumentation verwendet.[26] Hahnemann und nach ihm viele Homöopathen dachten dabei vor allem an den Verzicht auf starkwirkende Arzneien – homöopathische Mittel werden verdünnt verabreicht.[27]

Neben diesen vier Hauptargumenten tauchen im Laufe der Jahrzehnte einige weitere Gründe auf, die für die Errichtung homöopathischer Krankenhäuser sprechen. Des öfteren ist allgemein von der **prestigefördernden Funktion eines Krankenhauses** die Rede. Dahinter stand die – sicher nicht ganz unrichtige – Vorstellung, daß der Betrieb einer Klinik die Existenz gewisser medizinischer, finanzieller und organisatorischer Kräfte voraussetzte, die auch das angewandte Heilverfahren in ein besseres Licht stellte. Weiter waren Homöopathen der Meinung, daß auch **volkswirtschaftliche Vorteile** für den Bau homöopathischer Krankenhäuser sprächen: Da homöopathische Arzneimittel relativ billig seien, würden sie in einer homöopathischen Klinik die Kosten deutlich verringern. Sehr selten tauchen auch **gesundheitspolitische Argumente** auf; sie schwingen aber natürlich implizit bei den anderen Gründen mit. Es ging bei den homöopathischen Krankenhäusern immer auch darum, das Monopol der rechtlich bevorzugten Universitätsmedizin zu durchbrechen und dem Patienten ein größeres Spektrum an Heilverfahren zu offerieren. Ganz deutlich sagt dies Reinhard Planer im Jahr 1928: „Der Arbeiter, das Volk verlangte ein homöopathisches Krankenhaus, um nicht gezwungen zu sein, sich nur einem Heilverfahren, dem allopathischen, zu unterwerfen."[28]

2 Die Geschichte homöopathischer Krankenhäuser in Deutschland

Das homöopathische Krankenhaus galt den Homöopathen als Prüfstein der Heilweise. Dort mußte sie ihre Lebensfähigkeit erweisen, von dort sollte ihre Etablierung ausgehen. Es erstaunt deshalb nicht, daß in den vergangenen zweihundert Jahren stets neue Anläufe gemacht wurden, um homöopathische Krankenhäuser in Deutschland[29] zu errichten. Heinz Eppenich kommt auf die Zahl

---

[26] z. B.: Hahnemann, *Organon*, S. 1 und S. 26.
[27] Der Homöopath Reinhard Planer sah 1928 in der Homöopathie noch zwei weitere Vorteile. Erstens könnten durch die homöopathische Therapie zahlreiche Operationen vermieden werden. Und zweitens könnte die Homöopathie auch schneller eingesetzt werden: Da für die Verabreichung des Mittels nicht zwingend eine Diagnose gestellt, sondern „nur" eine den Krankheitssymptomen entsprechende Arznei gefunden werden muß, kann auch bei noch fehlender oder unsicherer Diagnose bereits homöopathisch behandelt werden (in: Planer, *Homöopathie*, S. 63).
[28] Planer, *Homöopathie*, S. 63.
[29] In anderen Ländern hat das Thema „Homöopathische Krankenhäuser" bisher ebenfalls nur selten das Interesse von Medizinhistorikern gefunden. Man kommt deshalb kaum umhin, sich im Bedarfsfall länderspezifische Informationen mühsam zusammenzusuchen, beispielsweise in der

von 19 Krankenhäusern, die zwischen 1833 und 1918 in Betrieb gewesen waren.[30] Führt man diese Liste bis in die Gegenwart fort, so finden sich insgesamt 70 Krankenhäuser. Allerdings müssen zu dieser Angabe einige Einschränkungen gemacht werden. In der folgenden Liste wurden alle Häuser ungeachtet des Stellenwerts der Homöopathie gezählt. Kliniken mit dominant homöopathischem Verfahren stehen neben Häusern, an denen die Homöopathie nur an einer Abteilung, nur in einer Poliklinik oder gar nur von einem einzigen Arzt ausgeübt wurde. Außerdem wurden auch einige Versuche zur Gründung eines homöopathischen Krankenhauses in die Liste aufgenommen, obwohl zu vermuten ist, daß es nie zu einer Verwirklichung kam. Diese Liste repräsentiert demnach das Maximum dessen, was sich als homöopathische Krankenhäuser zählen ließe.

Sie zeigt auch deutlich: Es gab ab 1833 in Deutschland eine weitgehend kontinuierliche Tradition homöopathischer Krankenhäuser; zu jeder Zeit[31] konnte sich ein Behandlungssuchender in eine homöopathische Klinik aufnehmen lassen, auch wenn damit oft sehr weite Anfahrtswege verbunden gewesen wären. Einen bedeutenden Aufschwung erfuhr die Zahl der homöopathischen Krankenhäuser in der zweiten Hälfte des 19. Jahrhunderts: Weit über zwanzig Kliniken wurden in der Zeit von 1850 bis zum Ende des Ersten Weltkriegs gegründet; die bedeutendsten unter ihnen waren die Lutze-Klinik in Köthen und das zweite homöopathische Krankenhaus in Leipzig. Viele mußten als Folge des Ersten Weltkrieges

---

Weltgeschichte der Homöopathie von Martin Dinges. Einen knappen Überblick bieten die leider veralteten Aufsätze von Fritz Donner: *Über die gegenwärtige Lage der Homöopathie in Europa*. in: AHZ 179 (1931), S. 229–271 sowie: *Über den gegenwärtigen Stand der Homöopathie in den außereuropäischen Ländern*. In: AHZ 179 (1931), S. 362–381. Vor allem in den Vereinigten Staaten von Amerika hatten sich im 19. Jahrhundert zahlreiche große Krankenhäuser entwickelt; sie wurden aber vom Sog des allgemeinen Niedergangs der Homöopathie in den USA mitgerissen und verschwanden wieder. Siehe dazu jetzt die Arbeit von Naomi Rogers. In Europa wurde das homöopathische Krankenhaus in London immer wieder in den einschlägigen Zeitschriften hervorgehoben und gerühmt. Es war 1849 gegründet worden und hatte nach mehrfachen Umbauten im Jahr 1926 über 170 Betten. Richard Haehl, der 1923 das Haus besuchte, sprach vom „größte[n] und besteingerichteste[n]" homöopathischen Krankenhaus Europas (Haehl, *Reiseerinnerungen*, S.142f.). Das Haus wurde immer wieder als Vorbild gesehen und wegen seiner langen Tradition als Beweis herangezogen, daß Homöopathie in der Klinik möglich sei (zum Londoner Krankenhaus siehe auch die Aufsätze von Stemmer und Gerlach). In Frankreich existierten zeitgleich mit dem RBK (1965) lediglich zwei homöopathische Abteilungen an Krankenhäusern: Es handelte sich um die Kliniken Saint-Jacques in Paris und Saint-Luc in Lyon (siehe dazu den Aufsatz von Lamasson). Von Bedeutung war in Österreich die Eröffnung der homöopathischen Klinik in Wien im Jahr 1960 (Bericht über die XXIV. Tagung, S. 516). Sie hatte 250 Betten und wurde von Dr. Matthias Dorcsi geleitet, der später als Leiter der Poliklinik am RBK im Gespräch war. Somit läßt sich sagen, daß das RBK auch weltweit das größte und renommierteste homöopathische Krankenhaus nach dem Zweiten Weltkrieg war. Otto Leeser formulierte dies im Jahr 1954 so: „Stuttgart darf stolz sein, das größte homöopathische Krankenhaus nicht nur Deutschlands, sondern der ganzen Welt in seinen Mauern zu haben" (Leeser, *Das Robert-Bosch-Krankenhaus*, in: HM 79/1954, S. 3).

[30] Siehe die Daten im Überblick bei Eppenich, *Geschichte*, S. 230–233.
[31] Abgesehen vielleicht von den Jahren 1842 bis 1855, in denen es nur homöopathische Spezialkrankenhäuser gab.

schließen, so daß in der Weimarer Republik lediglich das Hahnemann-Haus in München (21 Betten) und das homöopathische Aushilfskrankenhaus in Stuttgart (74 Betten) von Bedeutung waren.

Einen wahren Boom erlebte die klinische Homöopathie dann in der Zeit des Nationalsozialismus: Allein zwischen 1933 und 1945 wurden wahrscheinlich 13 homöopathische Kliniken eröffnet – zu ihnen gehörte auch das RBK. Damit ist jedoch kein ursächlicher ideologischer Zusammenhang zwischen nationalsozialistischer Weltanschauung und der Homöopathie nahegelegt, wie sich gerade am RBK zeigen wird. Dennoch bestehen deutliche Verbindungen zwischen den beiden Strömungen: Denn im nationalsozialistischen Deutschland wurde die Homöopathie, neben einigen anderen Außenseitermethoden, bewußt von staatlichen Stellen gefördert. Die „Neue Deutsche Heilkunde" sollte aus einer Symbiose von Schulmedizin und Alternativer Medizin entstehen.[32] Diese Erwartung wurde allerdings enttäuscht, und zwar sowohl auf Seiten der Behörden als auch der Homöopathen.

Auch nach dem Ende des Zweiten Weltkriegs florierten die homöopathischen Krankenhäuser, etwa 25 Häuser wurden neu gegründet. Von bundesweiter Bedeutung waren darunter lediglich drei: das RBK mit 360 Betten, das Krankenhaus in München-Höllriegelskreuth (ab 1968 in München-Harlaching) mit 85 beziehungsweise 108 Betten sowie die Homöopathisch-biologische Klinik in Bremen mit 120 Betten. Da die beiden letzteren zeitgleich mit dem RBK existierten, sollen sie etwas näher vorgestellt werden.

München[33]

Das homöopathische Krankenhaus in München blickt auf eine lange Tradition zurück. Bereits 1836 entstand das erste Krankenhaus, das allerdings lediglich für Cholera-Kranke gedacht war und nur zwei Jahre existiert hat. Seit 1859 gibt es dagegen eine bis auf den heutigen Tag beinahe ununterbrochene Reihe von homöopathischen Krankenhäusern in München. Das zweite Haus, das „Homöopathische Spital München" mit 65 Betten[34], wurde 1859 eröffnet; es mußte nach zwanzig Jahren wegen Besitzansprüchen auf das Grundstück schließen. Bereits 1883 konnte aber ein neues Haus wieder Kranke aufnehmen; es existierte bis 1912, dann zog die Belegschaft in das größere und modernere „Hahnemann-

---

[32] Siehe dazu die Arbeiten von Wuttke-Gronenberg.
[33] Einen ersten Überblick über die Geschichte aller Münchener homöopathischen Krankenhäuser vermittelt der Aufsatz des Leiters des „Krankenhauses für Naturheilwesen" Benno Ostermayr. Detailliert zu den älteren Münchener Krankenhäusern siehe Eppenich, *Geschichte*, S. 91–105. Zu den Kliniken in Höllriegelskreuth und Harlaching siehe das Werk des früheren leitenden Arztes Walther Zimmermann: *Homöopathie in der Klinik*. Ein Abriß der Krankenhausgeschichte bis 1966 findet sich in ARBSG 1002–50 sowie bis 1968 in ARBSG 1002–76. Zum Haus in München-Harlaching siehe *Einweihung des Krankenhauses für Naturheilweisen in München-Harlaching*. Außerdem: Gawlik, *Das homöopathische Krankenhaus Höllriegelskreuth*, die beiden Aufsätze von Artur Braun über Walther Zimmermann und über das Krankenhaus sowie den Aufsatz von Hartmut Oemisch im Almanach zum Hahnemann-Jubiläumskongreß 1955.
[34] Braun, *Krankenhaus*, S. 63.

Haus" um, in dem bis 1938 homöopathisch behandelt wurde. Bei den beiden letzten Häusern handelte es sich um kleine lokale Kliniken mit kaum 20 Betten.[35]

Im Jahr 1938 wurde das neue Haus in München-Höllriegelskreuth bezogen. Nach dem Krieg leitete zunächst Hartmut Oemisch die Klinik mit rund 80 Betten, ab 1958 hatte Walther Zimmermann (*1923)[36] die Leitung des Hauses. Mit seinem Namen ist der Ruf des Krankenhauses eng verbunden, denn er führte es mehr als 30 Jahre lang bis zum Jahr 1989. Ein weiterer Umzug fand 1968 statt: Das neue Haus in München-Harlaching trug nun den neutraleren Namen „Krankenhaus für Naturheilweisen", wurde aber weiterhin in der Regie eines privaten Stiftungsvereins betrieben. Die Klinik mit jetzt 110 Betten widmete sich verstärkt den verschiedenen Formen der Naturheilkunde, denn Walther Zimmermann sah es als nicht mehr zeitgemäß an, ausschließlich homöopathisch zu behandeln.[37] Er wandte deshalb neben Naturheilkunde und Homöopathie auch schulmedizinische Methoden an. Sein Ziel war es, alternative Heilmethoden und Schulmedizin zum Konsens zu bringen.[38]

Seit 1989 leitet Chefarzt Benno Ostermayr das „Krankenhaus für Naturheilweisen". Die zur Anwendung kommenden Therapien sind: Diätetik einschließlich Fasten, Physiotherapie, Hydrotherapie mit Kneippschen Anwendungen, Neuraltherapie, Phytotherapie und Homöopathie. Aufgenommen werden in der Mehrzahl Patienten mit chronischen Erkrankungen.

Die Münchener Klinik hatte lange Jahre im Schatten des größeren RBK gestanden. Nachdem aber die Homöopathie aus den stationären Abteilungen des RBK verschwunden war und nachdem das Münchener Haus nach Harlaching umgezogen war, löste es das RBK an der ersten Stelle der homöopathischen Kliniken ab. Und nach 1973, als die Homöopathie am RBK auch an der Poliklinik nicht mehr ausgeübt wurde, konnte die AHZ über das „Krankenhaus für Naturheilweisen" schreiben: „Dies ist zur Zeit die einzige klinische Stätte der Homöopathie von Bedeutung, an welcher die Möglichkeit besteht, die Homöopathie praktisch zu erlernen."[39] Das Münchener Krankenhaus existiert seit rund 140 Jahren bis zur Gegenwart – es ist das einzige Beispiel für ein homöopathisches Krankenhaus, das nicht gescheitert ist.

Bremen[40]

Die „Homöopathisch-biologische Klinik" in Bremen war im Jahr 1936 mit dem Ziel eröffnet worden, verstärkt naturheilkundliche und homöopathische Metho-

---

[35] Eppenich, *Geschichte*, S. 105.
[36] Zu Zimmermann siehe: Braun, *Zimmermann*.
[37] Zimmermann in dem Gespräch mit ÄP 28 (1976), Heft vom 21.2.76.
[38] Zimmermann, S. 9.
[39] Schoeler, *Wer blieb und was bleibt*, S. 11.
[40] Zur Bremer Klinik siehe den Aufsatz von Heinz Schoeler, *25 Jahre*. Außerdem: Ritter, *Bemerkungen zur Lage*, S. 98; Schoeler, *Schlütz* sowie den Aufsatz von Martin Schlütz im Almanach zum Hahnemann-Jubiläumskongreß 1955.

den anzuwenden. Zunächst handelte es sich dabei nur um eine Abteilung, die den Städtischen Krankenanstalten Bremen angegliedert war; sie hatte in diesem Anfangsstadium 24 Betten in zwei Räumen. Schon wenige Monate nach Eröffnung wurde diese Abteilung aber in eine selbständige Klinik umgewandelt; die Bettenzahl betrug nun 95. Durch den Krieg wurde die Klinik in ihrer Existenz gefährdet; nach vierzehnmaligem Umzug und einer dreijährigen Pause konnte sie erst 1948 wieder mit 25 Betten in Betrieb genommen werden. Im Laufe der folgenden Jahre stieg die Bettenzahl auf 125.

Das Geschick der Klinik lag vom ersten Tag an in den Händen von Martin Schlütz (1904–1972). Er war ein Schüler Alfons Stiegeles, des Leiters der Stuttgarter homöopathischen Krankenhäuser. Von Stuttgart, wo Schlütz am Homöopathischen Krankenhaus in der Marienstraße als Assistenzarzt gearbeitet hatte, ging er direkt nach Bremen und blieb dort bis zu seiner Pensionierung im Jahr 1969. Ein adäquater Nachfolger konnte nicht gefunden werden, so daß die Klinik mit dem Ausscheiden Schlütz' ihre Pforten schließen mußte. Ebenso wie Zimmermann in München wandte Schlütz in Bremen verschiedene Heilmethoden an. Neben der Homöopathie waren dies vor allem naturheilkundliche Therapien nach Kneipp und Priessnitz. Wichtig war Schlütz die Orientierung an den wissenschaftlichen Grundsätzen der Medizin; er gehörte also zu der Gruppe der „naturwissenschaftlich-kritischen" Homöopathen.[41]

Seit den 1970er Jahren scheint die Ausdehnung der homöopathischen Krankenhäuser, die sich bis weit nach 1945 hatte konstatieren lassen, nicht nur ein Ende gefunden zu haben, sondern ihre Anzahl scheint sogar stark rückläufig zu sein. So zeichnete der wichtige homöopathische Arzt Hans Ritter im Jahr 1971 dieses düstere Bild: Die stationären Abteilungen des RBK und die Bremer Klinik waren verloren, die Münchener Klinik hatte sich verstärkt der Naturheilkunde zugewandt, und die kleineren Häuser konnten sich nur schwer halten.[42] Größere homöopathische Krankenhäuser sind seit dieser Zeit nicht mehr entstanden, mit Ausnahme der Filderklinik in Filderstadt (bei Stuttgart), die aber nach anthroposophischen Gesichtspunkten arbeitet und deshalb die Homöopathie nur im Rahmen der anthroposophischen Heilweise einsetzt. Es sieht so aus, als hätten die vielen Fehlschläge unter den Homöopathen zu einer großen Ernüchterung geführt. Die Gründe für dieses Scheitern sind so vielfältig wie die Krankenhäuser selbst es waren – einfache Erklärungen gibt es nicht. Es existierten private, halböffentliche und öffentliche homöopathische Kliniken. Es gab umfassende homöopathische Krankenhäuser, homöopathische Abteilungen und Polikliniken. Sie wurden geführt nach eher klassischem homöopathischen Verfahren oder nach naturwissenschaftlich-kritischer Homöopathie. Homöopathische Ärzte, Mäzene und Laienvereine hatten sich engagiert. Kleine Krankenhäuser mit kaum einem Dutzend Betten und große Kliniken mit mehreren hundert Betten waren eröffnet worden. Man hatte

---

[41] Schlütz, *Biographie*, S. 55.
[42] Ritter, *Bemerkungen zur Lage*, S. 97ff.

homöopathische Krankenhäuser zur Allgemeinversorgung eröffnet, aber auch für spezielle Krankheiten oder lediglich zur Rehabilitation. Und doch hatte sich kaum ein Modell halten können. Woran lag es? Heinz Eppenich hütet sich vor einem Gesamturteil, er stellt lediglich für jedes einzelne Krankenhaus die Ursachen fest: Es konnte das fehlende Geld sein, es konnte daran scheitern, daß keine erfahrenen homöopathischen Ärzte zur Verfügung standen, es konnte an den Differenzen zwischen den verschiedenen homöopathischen Richtungen liegen, es konnten organisatorische Mängel auftreten oder äußere Umstände (wie Krieg) alles zunichte machen. Wie also neu beginnen? Und vor allem: Soll man überhaupt neu beginnen? Immer öfter wird die Frage gestellt, ob die Homöopathie grundsätzlich im Krankenhaus angewandt werden sollte, ob sie ihren Platz nicht viel eher in der Arztpraxis und damit in der ambulanten Therapie habe. Die Geschichte der bisherigen homöopathischen Krankenhäuser ist demnach gerade in den letzten beiden Jahrzehnten vorrangig eine Geschichte des Scheiterns – und auch eine Geschichte der Ratlosigkeit.

Tab. 1 Geplante und in Betrieb genommene homöopathische Krankenhäuser, Krankenhausabteilungen und Polikliniken sowie homöopathisch behandelnde Klinikärzte in chronologischer Folge[43]

Nr.	Ort / Name	Zeit	Bettenzahl
1	Leipzig Homöopathische Heilanstalt	1833–1842	24
2	Brieg Krankenanstalt für weibliche Dienstboten	1833–?	?
3	München Filial-Cholera-Spital in der St.-Anna-Vorstadt	1836–1837	15–20
4	Moers Privat-Anstalt für Gemüthskranke	1842/43–1859	18
5	Königshof Heil-Anstalt für chronische, orthopädische und Geisteskranke	1852–1867	?
6	Köthen Lutze-Klinik („Heil- und Lehranstalt")	1855–ca.1915	?
7	Hildesheim St. Bernwards-Krankenhaus	1856–1864	< 60

---

[43] Quellen: Eppenich, *Geschichte*; LPZH 55 (1924), S. 61B; LPZH 57 (1926), S. 121Bf.; LPZH 59 (1928), S. 61; LPZH 61 (1930), S. 149 und S. 478; alle Häuser „um 1938" aus HM 63 (1938), S. 96; DHM 7 (1956), S. 26ff.; alle Häuser um 1960 aus AHZ 205 (1960), S. 515f.; Mitgliederverzeichnis des DZVhÄ 1963; AHZ 212 (1967), S. 412; AHZ 219 (1974), S. 12; AIGM NHE 16, Brief vom 13.10.78 und NHE 25, Brief vom 16.2.78; AHZ 232 (1987), S. 250f.

II. Homöopathische Krankenhäuser in Deutschland von 1833 bis zur Gegenwart

Tab. 1 *Fortsetzung*

Nr.	Ort / Name	Zeit	Bettenzahl
8	München Homöopathisches Spital München	1859–1879	?
9	Schwäbisch Hall Krankenanstalt für Gewerbehilfen, Lehrlinge und Dienstboten (Ferdinand Bilfinger)	ca. 1864–1871	?
10	Stuttgart Diakonissenhaus	1866–1900	50
11	Cannstatt Naturheilanstalt und homöopathische Klinik	1867 Betrieb fraglich	?
12	Aachen Homöopathische Heilanstalt	1868–ca. 1870	?
13	Döbeln Hahnemann-Hospital	ca. 1870–1874	20
14	Köthen Homöopathische Heilanstalt (F. Katsch)	1872–1878	?
15	Gotha Heilanstalt des Dr. Ortleb zu Gotha für Nerven-, Gemüths- und Geisteskranke	1872–1890	> 25
16	Berlin Homöopathische und Chirurgische Privat-Heilanstalt (später: Heilanstalt für Frauenkrankheiten)	1873–1895	ca. 18
17	Stuttgart Homöopathisches Kinderspital	um 1880 Versuch gescheitert	?
18	München Homöopathisches Spital München (später Hahnemann-Haus)	1883–1912	21
19	Leipzig Homöopathisches Krankenhaus	1888–1901	24
20	Leipzig Poliklinik, bis 1901 an Krankenhaus angegliedert	1888?–1943	?
21	Stuttgart Karl-Olga-Krankenhaus (homöopathische Abteilung)	1890? Versuch gescheitert	?
22	Stuttgart Homöopathisches Krankenhaus für Diphteriekranke	um 1892 Versuch gescheitert	?
23	Hamburg Homöopathisches Kinderspital	1891/1894 Betrieb fraglich	?
24	Regensburg Homöopathisches Privatspital St. Josef	1894 Betrieb fraglich	?

Tab. 1 *Fortsetzung*

Nr.	Ort / Name	Zeit	Bettenzahl
25	Berlin Berliner homöopathisches Krankenhaus, Wiesikestiftung	1904–1917	50
26	Breslau Homöopathische Klinik in Breslau	1909–?	?
27	Wiesbaden Haus Paracelsus	um 1911 Betrieb fraglich	?
28	München Hahnemann-Haus	1913–1940	43
29	Stuttgart Aushilfskrankenhaus Marienstraße	1921–1940	73
30	Hamburg Werbung für homöopathisches Krankenhaus	1926, Verwirklichung fraglich	
31	Berlin Werbeabend für homöopathisches Krankenhaus	1928, Verwirklichung fraglich	
32	Dresden Homöopathische Abteilung am Carola-Krankenhaus	nach 1930, Inbetriebnahme fraglich	
33	Berlin Rudolf-Virchow-Krankenhaus; homöopathische Abteilung (Leiter: Fritz Donner)	1936–1945, ab 1943 in Warthegau	55
34	Berlin Homöopathisches Krankenhaus Weißensee	um 1938	?
35	Berlin Homöopathische Universitäts-Poliklinik (Leiter: Ernst Bastanier)	1929–1945?	?
36	Bremen Homöopathisch-biologische Klinik (Leiter: Martin Schlütz)	1936–1969	120
37	Berlin Poliklinik des Berliner Vereins homöopathischer Ärzte	um 1938	95
38	Nürnberg Allgemeines Städtisches Krankenhaus, II. Medizinische Klinik	um 1938	?
39	Schwerte (Ruhr) Innere Abteilung des Evangelischen Krankenhauses (leitenderArzt zuletzt Dr. Rall)[44]	um 1938–1969	?

---

[44] Rall war in den 1930er Jahren am Aushilfskrankenhaus in der Marienstraße tätig gewesen.

II. Homöopathische Krankenhäuser in Deutschland von 1833 bis zur Gegenwart

Tab. 1 *Fortsetzung*

Nr.	Ort / Name	Zeit	Bettenzahl
40	Wuppertal-Barmen Homöopathische Abteilung am Städtischen Krankenhaus	um 1938	40
41	Wuppertal-Elberfeld Homöopathische Abteilung am Rotkreuz-Krankenhaus (Chefarzt Otto Dehler)	1937–1943	65
42	München-Höllriegelskreuth Homöopathisches Krankenhaus (Nachfolger des Hahnemann-Hauses)	1940–1968	85
43	**Stuttgart** **Robert-Bosch-Krankenhaus**	**1940–1956** **(homöop. Periode)**	**360**
44	**Stuttgart** **Robert-Bosch-Krankenhaus, Poliklinik** **mit Bettenstation**	**1940–1973** **(homöop. Periode)**	**10**
45	Freudenstadt Kreiskrankenhaus (Homöopathie durch Chefarzt Otto Dehler vertreten)	1943–1964	275
46	Lengerich/Westf. Städtisches Krankenhaus (Homöoopathie durch Chefarzt Paul Vogt vertreten)	1948–1969	60
47	Lemgo Krankenhaus Eben-Ezer (Leiter: Max-Otto Bruker)	1949–1974	ca.78 (1969:45)
48	Offenbach a.M. Homöopathische Privatklinik (Ärzte: Hermann u. Thomas Frühauf)	1956–mind.1974	30 (1969)
49	Hahnenklee, Oberharz homöopathische Abteilung in Privatklinik Harzsanatorium (leitender Arzt: Rudolf Leutinger)	um 1960	?
50	Fröndenberg a.d. Ruhr Homöopathische Abteilung im Evangelischen Krankenhaus (leitender Arzt: Hermann Dahlhaus)	um 1960	?
51	Witzenhausen Klinik am Warteberg (Leitung: Dr. W. Eisenberg)	mind.1960–1963	?
52	Backnang Homöopathische Abteilung im Kreiskrankenhaus (Leitung: Dr. Hugo Schad)[45]	mind.1960–1963	?

---

[45] Hugo Schad (*1907) war in den 1940er Jahren Arzt am RBK gewesen; siehe das Personenverzeichnis.

Tab. 1 *Fortsetzung*

Nr.	Ort / Name	Zeit	Bettenzahl
53	Glotterbad homöopathische Abteilung (Leitung: Dr. Rudolf Leutinger)		?
54	Plettenberg homöopathische Abteilung im Evangelischen Krankenhaus (Rudolf Pleuger)	?–1964	?
55	Bockum-Hövel St. Josefskrankenhaus, Kinderabteilung (J. Diwisch)	?–1969	?
56	München-Harlaching Krankenhaus für Naturheilweisen (Nachfolger vom Krankenhaus Höllriegelskreuth)	1968–heute	108
57	Bad Kissingen Sanatorium Hilligenberg (Chefarzt Kurt Ungemach)	mind.1960–1974	36
58	Berleburg/Westf. Sanatorium Odeborn (Chefarzt Hermann Schlüter)	mind.1963–1974	160
59	Augsburg-Deuringen Waldhausklinik (Chefarzt Frischknecht; Leiter ab 1.6.1974: Martin Stübler)	mind.1969–heute	40
60	Heidenheim Kreiskrankenhaus, homöotherapeutische Abteilung (1963: Dr. Jehn; dann Chefarzt H. Klett)	mind.1960–1974	13
61	Offenbach Ketteler-Krankenhaus, homöopathische Abteilung (Chefarzt Georg Volk)	mind.1969–1974	15
62	Badenweiler Sanatorium Sonneneck (Chefarzt Jürg Fels)	mind.1969–1974	60
63	Bremervörde-Landhaus Homöopathisch-biologische Privatklinik (Chefarzt G. von Heymann)	mind.1969–1974	6
64	Fallingbostel Sanatorium „An der Lieth" (Chefarzt H. Winkelmann)	mind.1969–1974	18
65	Schloß Lindach Sanatorium für natürliche Heilweisen (Chefarzt Ulrich Abele)	mind.1969–1974	40
66	Neustadt-Waldnaab Krankenanstalt Kurhaus „Dr. med. Rössler"	mind.1969–1974	8
67	Überlingen Sanatorium Seeland (Chefarzt Hans-Georg Holtzmann)	mind.1969–1974	?

Tab. 1 *Fortsetzung*

Nr.	Ort / Name	Zeit	Bettenzahl
68	Reutlingen Abteilung Frauenkrankheiten und Geburtshilfe im Kreiskrankenhaus (Chefarzt Erwin Schlüren)[46]	mind.1968–1974	?
69	Filderstadt Filderklinik	1975–heute	220
70	Lahnstein Krankenhaus Lahnhöhe (Chefarzt Max-Otto Bruker)	1977–heute	150

3 Homöopathische Krankenhäuser in Stuttgart

Ebenso wie München besitzt Stuttgart eine lange Tradition an homöopathischen Krankenhäusern: Von 1866 bis 1973, also über ein Jahrhundert lang, existierte in Stuttgart eine klinische oder zumindest poliklinische homöopathische Versorgung, unterbrochen nur von kurzen Zeiträumen in den Jahren 1900/01 und 1919 bis 1921. Damit können München und Stuttgart zu Recht als „Hauptstädte" zumindest der klinischen Homöopathie im 20. Jahrhundert bezeichnet werden, wobei Stuttgart die größere Bedeutung zukommt, da hier die Häuser eine größere Bettenkapazität hatten und zudem Forschungs- und Ausbildungszentrum waren.

Versuche David Steinestels (1808–1849) am Katharinenhospital, 1834

Dabei war das erste Anheben der Homöopathie an einem Stuttgarter Krankenhaus alles andere als zukunftsweisend gewesen. Der Schorndorfer Drechsler und Missionar David Steinestel[47] hatte um 1830 eine medizinische Ausbildung absolviert, die der eines Wundarztes vergleichbar war; im Jahr 1834 ließ er sich in Stuttgart nieder und behandelte hier Patienten nach homöopathischer Heilmethode. Die vermeintlichen Erfolge machten ihn bekannt, nicht zuletzt bei den württembergischen Behörden.[48] Auf Veranlassung des königlichen Leibarztes Dr. Ludwig soll ihm gestattet worden sein, im Jahr 1834 am Stuttgarter Katharinenhospital[49] krätze- und krebskranke Soldaten homöopathisch zu behandeln. Die Versuche wurden von einem Generalstabsarzt begutachtet: Er bescheinigte zwar, daß die angewandten Mittel keine Verschlechterung bewirkt hatten, konnte aber auch keine Besserung erkennen. Steinestel dagegen behauptete, von 14 Soldaten

---

[46] Zu Erwin Schlüren (1917–1997) siehe den Nachruf in: AHZ 242 (1997), S. 258.
[47] Zur Biographie Steinestels siehe den Aufsatz von Elisabeth Häcker-Strobusch.
[48] Sick, *Rückblick*, S. 413.
[49] Gegründet 1828. Zur Geschichte siehe die Festschrift von Herbert Kolb und Kurt Leipner.

seien neun geheilt worden.⁵⁰ In der Öffentlichkeit wurden die Versuche als Mißerfolg beurteilt, und jetzt wurde Steinestel nach der Rechtmäßigkeit seiner ärztlichen Ausbildung befragt. Vor dem württembergischen Medizinalkollegium sollte er sich einer Prüfung unterziehen, der er aber immer wieder auswich. Zuletzt gab er die Auseinandersetzung verloren und zog Ende 1835 in seinen Geburtsort Schorndorf.

Die Versuche Steinestels haben selbst in der homöopathischen Literatur vorwiegend negative Beurteilungen erfahren. Richard Haehl warf ihm 1922 vor, übertriebene Behauptungen über die Wirkung homöopathischer Mittel verbreitet zu haben, mit erheblichen Konsequenzen: „Steinestel hatte dadurch der Entwicklung der Homöopathie in Württemberg auf Jahrzehnte hinaus mehr Schaden zugefügt als das ganze Heer der allopathischen Gegner."⁵¹ Lediglich Elisabeth Häcker-Strobusch kommt zu einer positiveren Einschätzung: „Die anderen Krätzepatienten wurden nämlich mit traditioneller Behandlung auch nicht geheilt, sie waren zum Teil sogar schwerer krank als vorher."⁵²

Diakonissenhaus, 1866–1900⁵³

Mangels detaillierter Quellen wird man den Heilungsversuchen Steinestels kaum je gerecht werden können. Es bleibt deshalb sehr fraglich, ob ihn Schuld an dem Umstand trifft, daß über 30 Jahre lang in Stuttgart keine Anstrengungen mehr unternommen wurden, die Homöopathie an einem Krankenhaus zu etablieren. Erst im Jahr 1866 fand die Heilweise Hahnemanns wieder Eingang in eine Klinik, und mit dieser Einrichtung beginnt auch die eigentliche Geschichte der Stuttgarter homöopathischen Krankenhäuser.

Dieser Anfang ist untrennbar mit dem homöopathischen Arzt Dr. Paul von Sick (1836–1900)⁵⁴ verbunden: Er leitete von 1866 bis zu seinem Tod, also 34 Jahre lang, das Stuttgarter Diakonissenhaus und wandte in dieser Zeit dort auch die Homöopathie an. Bemerkenswert ist, daß er dazu die Zustimmung und Unterstützung aller Beteiligten besaß. Die evangelische Trägerschaft des Diakonissenhauses hatte zu keiner Zeit etwas gegen die Homöopathie einzuwenden gehabt. Sick gehörte dem Medizinalkollegium an und besaß dort einen ausgezeichneten Ruf. Und auch in der württembergischen Königsfamilie galt Sick als anerkannter Arzt, der mit zahlreichen Titeln und Ehrungen ausgezeichnet wurde – im Jahr 1891 wurde ihm sogar der Adelstitel verliehen. Sicherlich muß man Eppenich recht geben, wenn er schreibt, daß Sick „nicht weil, sondern obwohl [er] Homöopath war" in die Gremien und Stellungen berufen worden war. Dennoch gewann mit seiner Persönlichkeit auch die Homöopathie an Ansehen. Dieser Um-

---

⁵⁰ Häcker-Strobusch, S. 146.
⁵¹ Richard Haehl, *Vorgeschichte*, S. 57. Siehe auch: Sick, *Rückblick*, S. 413.
⁵² Häcker-Strobusch, S. 146.
⁵³ Siehe dazu: Eppenich, *Geschichte*, S. 108–114.
⁵⁴ Zur Biographie Sicks siehe: Mossa, *Erinnerungsblatt*, S. 17–22.

stand verweist auf das homöopathiefreundliche „Klima", in dem die Homöopathie in Württemberg gedieh.

Das Diakonissenhaus existierte, als von Sick seine Stellung antrat, bereits 13 Jahre. Aber erst im Jahr 1865 war die Klinik in einen Neubau in unmittelbarer Nähe des Olgahospitals umgezogen. Dort konnten nun etwa 50 Kranke behandelt werden. Neben Sick war vor allem der Arzt Adolf Lorenz (1852–1923)[55] von Bedeutung. Das Patientengut, so Eppenich, unterschied sich wesentlich von anderen Krankenhäusern: Ins Diakonissenhaus seien meist ältere Leute mit schon jahrelang andauernden Krankheiten, die von verschiedenen Ärzten mit den verschiedensten Mitteln behandelt worden seien, gekommen.[56] Dies waren nicht unbedingt günstige Voraussetzungen für eine Anwendung der Homöopathie. Dennoch wurde Sick während seiner jahrzehntelangen Tätigkeit niemals angefeindet oder kritisiert. In Stuttgart selbst und darüber hinaus sah man im Diakonissenhaus ein leistungsfähiges homöopathisches Krankenhaus, das einen Mittelpunkt für das südliche Deutschland darstelle[57] und das die homöopathischen Bedürfnisse der Stuttgarter Bevölkerung vollauf befriedige[58]. Diese Erfolge seien, resümiert Eppenich, „nicht zuletzt der homöopathischen Heilmethode, die Sick kritisch, in ernsthafter und differenzierender Auseinandersetzung mit der zeitgenössischen Wissenschaft und Medizin, dabei aber in selbstbehauptender Beharrlichkeit aufrechterhielt"[59], zu verdanken.

Mit Paul von Sick stand und fiel die homöopathische Versorgung im Diakonissenhaus. Mit seinem Tod verschwand dort die Heilweise Hahnemanns, denn der Verwaltungsrat bestimmte, zur Enttäuschung der homöopathischen Kreise Stuttgarts, einen nichthomöopathischen Arzt als Nachfolger. Nun mußten die homöopathischen Kreise selbst aktiv werden, und bereits ein Jahr später begannen die Vorbereitungen, ein eigenes homöopathisches Krankenhaus zu gründen.[60] Mit diesen Zurüstungen beginnt zugleich die Vorgeschichte des RBK, denn alle weiteren homöopathischen Häuser Stuttgarts sind aus dieser Initiative von Stuttgarter Bürgern, Ärzten und Laienvereinen hervorgegangen. Bevor der rote Faden aber weitergesponnen wird, sollen zunächst einige andere Versuche, die nur kurze Zeit existierten, angesprochen werden.

---

[55] Zur Biographie Lorenz' siehe: Göhrum, *Sanitätsrat*, S. 30f.
[56] Eppenich, *Geschichte*, S. 111f.
[57] Mossa, *Zum 25jährigen Jubiläum*, S. 217.
[58] Richard Haehl, *Vorgeschichte*, S. 58. Diese Einschätzung Richard Haehls muß allerdings ein wenig relativiert werden. Trotz der Existenz des Diakonissenhauses machte der homöopathische Landesverein Württembergs, die „Hahnemannia", im Jahr 1872 eine Eingabe an die Ständeversammlung mit der Bitte, eine homöopathische Klinik zu errichten. Das Parlament übermittelte diese Bitte mit 51 gegen 24 Stimmen der königlichen Regierung „zur Erwägung". 1878 wiederholte die „Hahnemannia" die Bitte, doch auch dieses Mal ergaben sich keine konkreten Schritte (Zöppritz, S. 7).
[59] Eppenich, *Geschichte*, S. 113.
[60] Richard Haehl, *Vorgeschichte*, S. 58.

Homöopathische Klinik Bad Cannstatt, 1867

Über diese Klinik ist beinahe nichts bekannt, ja es ist sogar sehr fraglich, ob sie jemals existiert hat. Im Mai 1867 kündigten zwar einige Blätter die Eröffnung der „Naturheilanstalt und homöopathische[n] Klinik im Karl-Olgabad am Kursaal in Kannstatt" an,[61] aber danach finden sich kaum noch Hinweise zu ihr. Eppenich resümiert: „Fraglich bleibt (vorerst) die Tritschlersche Klinik im Carl-Olga-Bad, noch fraglicher bleibt die Rolle, die die Homöopathie in dieser Klinik gespielt hat – zumal meistens nur von einer ‚Naturheilanstalt' die Rede war."[62]

Kinderheilanstalt der Königin Olga, 1883

Die württembergische Königin Olga (1822–1892)[63] war eine überzeugte Anhängerin der Homöopathie, weshalb sie sich mehrmals dafür einsetzte, der Heilweise Hahnemanns in Stuttgart zu größerer Verbreitung zu verhelfen. Auch in dem von ihr finanzierten Kinderspital sollte die Homöopathie angewandt werden. Allerdings scheint die ärztliche Gegnerschaft gegen dieses Vorhaben so stark gewesen zu sein, daß es sich nicht hatte verwirklichen lassen.[64] Das Kinderspital mit 200 Betten wurde 1883 eröffnet.

Karl-Olga-Krankenhaus, um 1885

Auch dieses Krankenhaus entstand vorwiegend auf Initiative der Königin Olga, und auch hier sollte die Homöopathie zur Anwendung kommen. Sie mußte sich jedoch ein weiteres Mal der ablehnenden Mehrheit beugen.[65]

Homöopathisches Krankenhaus für Diphtheriekranke, 1892

Kurz vor ihrem Tod hatte Königin Olga den Plan verfolgt, ein Spital für Diphtheriekranke zu gründen. Obwohl bereits Pläne ausgearbeitet waren, vereitelte der Tod der Königin die Ausführung des Vorhabens. Die Motivation für dieses Krankenhaus lag in den heftigen Diphtherieepidemien, die damals in Württemberg aufgetreten waren. Der Leibarzt der Königin, Karl Stiegele (1850–1937)[66], hatte Olga zu einem homöopathisch geführten Haus geraten, da die Homöopathie bei dieser Krankheit der Schulmedizin überlegen sei.[67]

---

[61] Siehe dazu die Hinweise in: Populäre Homöopathische Zeitung 13 (1867), S. 64; AHZ 74 (1867), S. 152.
[62] Eppenich, *Geschichte*, S. 206. Dort sind alle bekannten Quellen zur Cannstatter Klinik aufgeführt.
[63] Zur Biographie siehe Gönner, S. 329f. und S. 339f. sowie Marquardt, S. 315–317.
[64] Ein zweiter homöopathischer Krankenhausfonds, S. 105. Siehe auch Richard Haehl, *Vorgeschichte*, S. 57f.
[65] Richard Haehl, *Vorgeschichte*, S. 58. Das heutige Karl-Olga-Krankenhaus in Stuttgart mit 376 Betten ist 1895 gegründet worden.
[66] Es handelt sich hier um den älteren Bruder des nachmaligen Leiters des RBK Alfons Stiegele.
[67] *Ein zweiter homöopathischer Krankenhausfonds*, S. 106 und Richard Haehl, *Vorgeschichte*, S. 58.

Homöopathische Poliklinik, Marktplatz 7, 1901 bis 1914

Der Verlust des Diakonissenhauses wurde in Stuttgart von den meisten Anhängern der Homöopathie als Lücke empfunden. Da an die schnelle Eröffnung eines homöopathischen Krankenhauses nicht zu denken war, wurde, „um wenigstens halbwegs einen Ersatz zu schaffen"[68], die Gründung einer Poliklinik beschlossen. Im Oktober 1901 konnte in einem Gebäude am Marktplatz diese Poliklinik eröffnet werden. Initiator war der Verein homöopathischer Ärzte Württembergs,[69] der 1904 auch den Verein „Homöopathisches Krankenhaus" ins Leben rief. Nach Immanuel Wolf (1870–1964), dem langjährigen Vorsitzenden des homöopathischen Laienvereins „Hahnemannia", soll die wachsende Patientenfrequenz an der Poliklinik sogar der Grund für die Gründung dieses Krankenhausfonds gewesen sein: Die Ärzte hätten erkannt, daß ein homöopathisches Krankenhaus unabdingbar sei. In der Tat war die Poliklinik gut besucht.

Dreimal wöchentlich fanden Sprechstunden statt, und in den ersten zweieinhalb Jahren sollen in der Poliklinik 3.000 Kranke behandelt worden sein;[70] das entspräche fast 80 Patienten pro Sprechstundentag. Die Behandlung der Patienten hatten die renommiertesten homöopathischen Ärzte Stuttgarts übernommen: Neben Karl Stiegele wirkte dort auch sein Bruder Alfons; daneben waren der Hausarzt Boschs, Hermann Göhrum (1861–1945), sowie die Ärzte Eugen Stemmer (1861–1918)[71] und der bereits erwähnte Adolf Lorenz dort tätig.[72] Probleme scheint es in der Poliklinik nicht gegeben zu haben. Ein externer Grund – der Erste Weltkrieg – war für das Ende dieser ambulanten homöopathischen Behandlung verantwortlich: Im Jahr 1914 wurde die Poliklinik geschlossen, um „unsere Kräfte in den Dienst des Vaterlandes zu stellen."[73]

Homöopathisches Vereinslazarett, Friedrichstraße 24, 30.8.1914 bis 28.2.1919

Die homöopathische Poliklinik war geschlossen worden, weil die Ärzte sich in der Pflicht des Vaterlandes fühlten. Das bedeutete konkret: Die homöopathischen Ärzte Stuttgarts wollten verwundete Soldaten behandeln und eröffneten schon wenige Wochen nach Kriegsbeginn in der Friedrichstraße, in der Nähe des Hauptbahnhofes, ein Reservelazarett. Diese Klinik hatte zunächst 50, dann 70 und zuletzt 85 Betten. Die meisten Ärzte der Poliklinik wechselten direkt in den Dienst des Lazarettes: Leitender Arzt war Adolf Lorenz; ihm assistierten Richard Haehl, Hermann Göhrum und später auch Alfons Stiegele.

---

[68] Richard Haehl, *Vorgeschichte*, S. 58.
[69] *Ein zweiter homöopathischer Krankenhausfonds*, S. 106.
[70] Alfons Stiegele, *Gründung des Vereins*, S. 200.
[71] Zur Biographie siehe: Stiegele, *Dr. Eugen Stemmer*, S. 12.
[72] Wolf, *Geschichte*, S. 150.
[73] Richard Haehl, *Vorgeschichte*, S. 59.

Bei diesem homöopathischen Haus trat Robert Bosch zum ersten Mal als Mäzen der Homöopathie auf.[74] Gemeinsam mit der Hahnemannia und dem „Deutschen Zentralverein homöopathischer Ärzte" (ZV) sorgte er für die Finanzierung des Lazaretts.[75] Schon 1914 funktionierte also das Zusammenwirken zwischen Laien, Ärzten und Mäzen. Das Haus hatte durch diese gemeinsame Anstrengung eine moderne Einrichtung erhalten: Es war ausgerüstet mit Operationsraum, Röntgenabteilung und zahlreichen medizinischen Apparaten.[76] Diese Geräte konnten größtenteils 1921 in das Aushilfskrankenhaus in der Marienstraße übernommen werden. Richard Haehl sieht aber den noch größeren Nutzen des Lazaretts in den dort gemachten Erfahrungen, sowohl im medizinischen als auch im administrativen Bereich. Bei der Eröffnung des Hauses in der Marienstraße meinte Haehl: „Das Lehrgeld haben wir dort bezahlt, in unserem neuen Krankenhaus werden wir es hoffentlich nicht noch einmal entrichten müssen."[77]

Bei diesem Lazarett sahen sich die Stuttgarter Homöopathen auch zum ersten Mal mit größeren Widerständen von Seiten der Behörden konfrontiert; Haehl spricht gar von „oft fast unerträglichen Widerwärtigkeiten".[78] Das Sanitätsamt habe das Lazarett nicht zulassen wollen, so notierte später der leitende Arzt Lorenz, weil die Homöopathie keine staatlich anerkannte Heilmethode sei. Man habe deshalb einen Facharzt für Chirurgie hinzugezogen; erst dann hätten die Behörden die Erlaubnis erteilt. „Es knüpfte aber daran die Bedingung, daß wir uns verpflichten, jeden Kranken, der mit der homöopathischen Behandlung nicht zufrieden sein sollte, einem Arzt der Schulmedizin zur Weiterbehandlung zu übergeben."[79] Dies sei zwar in den vier Jahren niemals nötig gewesen, aber dennoch habe das Sanitätsamt dem Lazarett weitere Steine in den Weg gelegt. Anonyme Denunziationen hätten genügt, um eine hochnotpeinliche Untersuchung zu veranlassen. Bald habe man Alfons Stiegele aufs Land geschickt, um den dortigen Arztnotstand zu beheben, was das Lazarett natürlich entscheidend geschwächt habe. Und als „alle diese kleinen Mittel ihr Ziel nicht erreichten, wurde verfügt, daß in unser Lazarett nur noch chirurgisch Kranke aufgenommen werden dürfen."[80]

Hinzu kam in diesen Jahren auch Kritik aus den eigenen Reihen. Da dem Lazarett fast nur Verwundete und kaum Patienten mit inneren Krankheiten zugewiesen wurden, konnte die Homöopathie nur sehr bedingt Anwendung finden – vorrangig waren hier chirurgische Fähigkeiten gefordert. Das Lazarett hatte so einen sehr schweren Stand in Stuttgart, und es zeigt sich an seiner Geschichte, wie ambivalent die „Öffentlichkeit" auf die Homöopathie reagieren konnte: Trotz

---

[74] Lorenz, S. 350.
[75] Wolf, *Geschichte*, S. 151; Wolf, *Abschied*, S. 118.
[76] Eppenich, *Geschichte*, S. 118.
[77] Richard Haehl, *Vorgeschichte*, S. 59.
[78] Richard Haehl, *Vorgeschichte*, S. 59.
[79] Lorenz, S. 350f.
[80] Lorenz, S. 351.

der vielen Gönner und Förderer auch in staatlichen Stellen trat hier eine Behörde massiv gegen die Homöopathie auf.

Die direkten Vorläufer des Robert-Bosch-Krankenhauses

Der Verlust des Diakonissenhauses als homöopathische Heilstätte führte nicht nur zur Gründung einer Poliklinik, sondern ebenso umgehend, im Jahr 1901, zur Gründung einer Krankenhausbewegung. Richard Haehl (1873–1932), maßgebliche Person in der homöopathischen Bewegung Württembergs, richtete einen Aufruf an die württembergischen Anhänger der Homöopathie, Geld für einen „Krankenhausfonds" zu spenden. Haehl war homöopathischer Arzt, seinen Aufruf aber adressierte er an die Mitglieder des Laienvereins „Hahnemannia"[81], deren Sekretär er war.

Noch im selben Jahr wurde der Krankenhausfonds gegründet. Richard Haehl ist demnach diejenige Person, die als Initiator eines homöopathischen Krankenhauses in Stuttgart zu gelten hat, und ob Robert Bosch jemals das RBK finanziert hätte, wenn nicht Haehl die geistige Vorarbeit geleistet hätte, ist fraglich: „Er allein und er zuerst hat mit seinem Aufruf zur Selbsthilfe den Stein ins Rollen gebracht"[82], sagte Immanuel Wolf rückblickend.

Planungen für ein homöopathisches Krankenhaus auf der Gänsheide, 1901–1915[83]

Haehls Vorschlag fand ein geteiltes Echo. Und die Skepsis mancher Anhänger war, wie die Zukunft zeigen sollte, nicht unbegründet, denn der Hahnemannia wäre es niemals gelungen, allein ein homöopathisches Krankenhaus zu finanzieren.[84] In den folgenden sechs Jahren konnte der Verein gerade rund 15.000 Mark sammeln – allein das Grundstück, auf dem die Klinik errichtet werden sollte, kostete jedoch beinahe 100.000 Mark.

Nun folgte jedoch ein Zwischenspiel, das bei damaligen Betrachtern für gehörige Irritationen sorgte und das für heutige Betrachter ein bezeichnendes Licht auf die homöopathische Szene um die Jahrhundertwende wirft: Im Jahr 1904 schritt der Verein homöopathischer Ärzte in Stuttgart zur Gründung eines eigenen Vereins namens „Stuttgarter Homöopathisches Krankenhaus".[85] Initiator war der bereits erwähnte Arzt Karl Stiegele; ihm zur Seite stellten sich angesehene Stutt-

---

[81] Die Hahnemannia war damals mit zwischen 1343 (im Jahr 1911) und 2450 (1886) Mitgliedern der größte homöopathische Laienverein Deutschlands. Sie hatte als Stuttgarter Lokalverein und als württembergischer Landesverein eine Doppelstellung inne. Zur Geschichte der Hahnemannia siehe den historischen Abriß von 1889 (von der „Hahnemannia" herausgegeben), den Rückblick von Immanuel Wolf (1940), den Aufsatz von Dörte Staudt sowie Wolff, *Gesundheitsverein*, S. 53–62. Die damals gültige Satzung ist abgedruckt in: HM 25 (1900), S. 124ff.
[82] Wolf, *Abschied*, S. 117.
[83] Siehe dazu auch Wolf, *Geschichte*.
[84] Lorenz, S. 347 sowie Richard Haehl, *Vorgeschichte*, S. 58.
[85] Siehe dazu: Alfons Stiegele, *Die Gründung des Vereins*, S. 199–201.

garter Persönlichkeiten wie Staatsrat Freiherr von König-Warthausen oder Ministerialrat von Bothner.

Diese Gründung zeigt zweierlei. Zum einen traten in Württemberg zahlreiche hochgestellte Personen für die Homöopathie ein und verhalfen ihr so zu Ansehen und Verbreitung.[86] Zum anderen muß es aber zwischen homöopathischen Ärzten und homöopathischen Laienvereinen erhebliche Spannungen gegeben haben, denn wie sonst hätte es zur parallelen Gründung zweier Fonds kommen können?[87] Die Hahnemannia zeigte sich besonders pikiert über die Tatsache, daß sie zur Gründungsversammlung des ärztlichen Vereins nicht einmal eingeladen worden war.[88] Auch wurde im Gründungsbericht der Hahnemannia-Fonds nicht einmal erwähnt.

Der weitere Verlauf zeigt jedoch, daß eine Verständigung möglich war. Bereits zwei Jahre später, also 1906, schlossen sich die beiden Fonds zusammen und zogen zukünftig an einem Strang. Dennoch erweist sich die Sprache als verräterisch: Die homöopathischen Ärzte sahen sich, obwohl die Hahnemannia ältere Rechte hatte, als federführend in der Angelegenheit. Im ärztlichen Bericht spricht der Autor nicht von Vereinigung, sondern von der „Heranziehung des Krankenhausbaufonds der ‚Hahnemannia' [...], der unserem Verein angegliedert wurde".[89] Was das Vermögen anbetraf, konnte sich der ärztliche Verein „Stuttgarter Homöopathisches Krankenhaus" tatsächlich im Vorteil fühlen: Er besaß Ende 1906 bereits rund 50.000 Mark.[90]

Dieses Kapital war, in Verbund mit einer Schuldenaufnahme, hinreichend, um den ersten konkreten Schritt zu wagen: Noch im Jahr 1906 kaufte der Verein für 99.475 Mark ein Grundstück von 111 Ar, gelegen auf der Gänsheide östlich von Gablenberg (heute nach Stuttgart eingemeindet), „nur wenige hundert Meter vom Dorfende entfernt"[91], nahe der Geroksruhe an den noch heute bestehenden Straßen Trauberg-, Farren- und Neue Straße.[92] Der Baubeginn ließ jedoch mangels Geld noch auf sich warten. Zwar stellte der Verein hundert Sammelbüchsen bei Ärzten, Apotheken und Vereinen auf, zwar gab die Hahnemannia im Jahr 1911 niederverzinsliche Anteilscheine aus, um so die Klinik finanzieren zu kön-

---

[86] Solche Personen hatten bereits in der Frühzeit der Homöopathie erheblich zur Verbreitung beigetragen. Siehe dazu: Schreiber, Quellen und Studien zur Homöopathiegeschichte, Band 8, Kap. 3.3. In Vorbereitung.
[87] Zum Verhältnis zwischen Laienvereinen und homöopathischen Ärzten siehe Wolff, Gesundheitsverein.
[88] Ein zweiter homöopathischer Krankenhausfonds, S. 105f.
[89] Ausschuß des Vereins, S. 60.
[90] Bericht über die ordentliche Mitgliederversammlung, S. 139f. Eine etwas andere Version liefert Stiegele, Zur Begrüßung, S. 2: Eine dankbare Patientin namens Marie Möricke habe etwa 1901 dem Verein Homöopathisches Krankenhaus den Betrag von 100.000 Mark gestiftet, mit dem das Grundstück auf der Gänsheide gekauft worden sei. Es muß sich hier wohl um einen Irrtum Stiegeles handeln, denn Richard Haehl, der wichtigste Akteur dieser Zeit, sprach nicht ein einziges Mal von einer solchen Stiftung.
[91] Geschäftsbericht des Vereins, S. 124.
[92] Der Neubau, S. 63f.

nen. Aber der Erfolg blieb bescheiden – durch die Anteilsscheine kamen beispielsweise in den Jahren nach 1911 gerade 25.000 Mark zusammen.[93]

Eine entscheidende Wendung nahm das Unternehmen erst im Jahr 1914: Robert Bosch entschied sich, dem Verein finanziell beizuspringen. Richard Haehl würdigte dieses Engagement einige Jahre später mit den Worten: „Es ist schwer zu sagen, wie lange es gedauert haben würde, bis wir auf diesem Wege [d.h. ohne Hilfe von außen] in den Besitz des homöopathischen Krankenhauses gekommen wären. Da wandte Herr Dr. Robert Bosch, von Herrn Dr. Göhrum begeistert, dem Krankenhausgedanken seine tatkräftige Teilnahme zu, und mit einem Schlag nahm das noch völlig in der Luft schwebende Unternehmen greifbare Gestalt an."[94] Am 7. Juni 1915 schlossen der Verein „Stuttgarter Homöopathisches Krankenhaus" und Robert Bosch einen Vertrag, mit dem die „Stuttgarter Homöopathisches Krankenhaus GmbH" (StHK) gegründet wurde.[95] Diese Gesellschaft war fortan über viele Jahrzehnte hinweg die Trägerin der homöopathischen Krankenhäuser Stuttgarts. Im Gesellschaftsvertrag sind die Ziele festgelegt – sie wurden kaum verändert auch für das spätere Aushilfskrankenhaus und für das RBK übernommen. Neben dem Betrieb eines homöopathischen Krankenhauses sollten, sobald die Mittel es erlaubten, auch ein Wöchnerinnenheim und ein Säuglingsheim mit etwa 100 Betten errichtet werden. Weiter war in ländlicher Gegend Württembergs eine Lungenheilstätte geplant. Außerdem sollte an das Krankenhaus eine Poliklinik angeschlossen werden. In allen diesen Einrichtungen seien homöopathische Grundsätze anzuwenden.[96]

In dieser Gesellschaft verbündeten sich also ein homöopathischer Laienverein, homöopathische Ärzte und angesehene Persönlichkeiten, um gemeinsam ihr Ziel zu erreichen. Dieses Bündnis blieb auch später, trotz mancher Schwierigkeiten vor allem mit dem Zentralverein homöopathischer Ärzte, kennzeichnend für das RBK. Für die ideelle Umsetzung der Pläne zu einem homöopathischen Krankenhaus waren Laienverein und homöopathische Ärzte von großer Bedeutung, die Finanzierung lag dagegen fast zu hundert Prozent bei Robert Bosch. Das Gründungskapital der StHK betrug 400.000 Mark, von denen Bosch allein 275.000 Mark einbrachte. Während der Bauphase, Ende 1916, erhöhte Bosch dieses Kapital durch eine Einlage von 2,6 Millionen Mark, die wohl vorwiegend aus den Kriegsgewinnen der Firma stammte.[97]

Noch im Jahr 1915 begannen die Bauarbeiten nach den Plänen des Baurats Jakob Früh. Das Krankenhaus sollte 126 Betten in 58 Zimmern haben. Auf dem Grundstück, das nun mit 130 Ar angegeben wird, sollte ein Gebäude entstehen,

---

[93] Wolf, *Geschichte*, S. 150.
[94] Richard Haehl, *Vorgeschichte*, S. 59.
[95] Erste Geschäftsführer der Gesellschaft wurden Sanitätsrat Adolf Lorenz, Hermann Göhrum und Baurat Jakob Früh.
[96] Nach § 2 des Gesellschaftsvertrages. Siehe dazu ARBSG 1002-84, Die SHK, 1964; sowie Wolf, *Geschichte*, S. 151, Fußnote 1.
[97] Allmendinger, S. 154; Eppenich, S. 115.

3 Homöopathische Krankenhäuser in Stuttgart

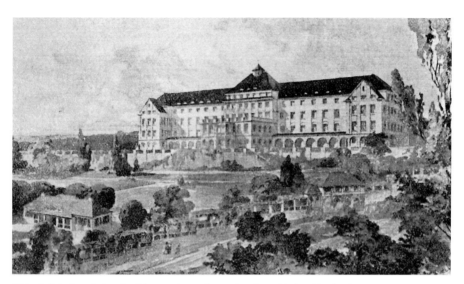

Abb. 1 Kolorierte Entwurfszeichnung des geplanten homöopathischen Krankenhauses, ca. 1914.

das 82,5 Meter lang und 9,5 Meter breit sein wird. Eine Isolierbaracke und ein Waschhaus stehen separat. Die notwendigen Bodenbewegungen waren fertig, die Stützmauern bereits errichtet, da vereitelte der Krieg die Fortführung der Arbeiten; im Jahr 1918 mußte der Bau eingestellt werden. Schon ab 1916 hatte ein allgemeines Bauverbot geherrscht, damit alle Arbeitskräfte und Materialien kriegswichtigen Zwecken zugeführt werden konnten.[98] Und nach dem Krieg entwertete die Inflation die Kaufkraft des vorhandenen Kapitals, so daß an eine Wiederaufnahme der Bauarbeiten nicht zu denken war.[99] Eine weitere finanzielle Hilfe Robert Boschs war in diesen Jahren ebenfalls nicht möglich, da er nicht mehr selbständig über die Erträge der Firma disponieren konnte.[100] Hinzu kam nach 1918 die Argumentation mancher Ärzte, daß die Planung des Krankenhauses nicht mehr zeitgemäß sei: Ein funktionsfähiges Krankenhaus müsse, „aufgrund neuester Normen für die rationelle Betriebsweise von Krankenhäusern"[101] mindestens 230 Betten haben. Für ein solches Bauwerk aber war das Grundstück auf dem Trauberg nicht groß genug, so daß man nach einem völlig neuen Standort suchen mußte.

Die StHK entschloß sich deshalb um 1920, zunächst ein „Aushilfskrankenhaus" in der Stadtmitte einzurichten, bis die eigentliche Klinik gebaut werden konnte.

---

[98] ARBSG 1002-47.
[99] Richard Haehl, *Vorgeschichte*, S. 59.
[100] Ab 1917 waren die Direktoren der Firma mit rund 50 Prozent des Kapitals an der Robert Bosch Aktiengesellschaft beteiligt gewesen. Erst in den 20er Jahren machte Robert Bosch diese Konstellation rückgängig. Siehe dazu Heuss, S. 300ff.
[101] RBA 13/19, Geschichte des RBK nach Hans Walz vom 15.1.65, S. 5.

Dieses Aushilfskrankenhaus in der Marienstraße sollte jedoch fast 20 Jahre, nämlich bis zur Eröffnung des RBK 1940, Bestand haben.

Homöopathisches Aushilfskrankenhaus, Marienstraße 41, 22.8.1921 bis 1940

Schon kurze Zeit nach der Einweihung des Krankenhauses in der Stadtmitte wurde den Verantwortlichen klar, daß mit einer längeren Verweildauer in den Räumlichkeiten gerechnet werden mußte. Hans Walz, der 1926 die Finanzangelegenheiten Robert Boschs übernahm und bald zu einem der wichtigsten Männer für die Stuttgarter Homöopathie werden sollte, sah sich damals außerstande, vor Ablauf etwa eines Jahrzehnts die Angelegenheit des homöopathischen Krankenhauses voranzutreiben: Die galoppierende Geldentwertung, die allgemeine Krise der deutschen Automobilindustrie und die schwere Liquiditäts- und Finanzkrise bei der Robert Bosch AG waren für diese Verzögerung verantwortlich zu machen.[102]

Erst Mitte der 30er Jahre konnten deshalb die Planungen aufgenommen werden, die zum Bau und schließlich zur Eröffnung des RBK im Jahr 1940 führten. Die Funktion des Aushilfskrankenhauses ging nahtlos auf das RBK über. Die Geschichte dieser beiden Krankenhäuser muß aus mehreren Gründen als Einheit gesehen werden: Es gab sowohl eine Kontinuität bei den leitenden Ärzten als auch bei der Trägerschaft des Hauses. Deshalb soll auch das Aushilfskrankenhaus in diese Untersuchung zur Geschichte der Homöopathie am RBK integriert und an dieser Stelle nur ein kurzer Überblick über die Geschichte des Aushilfskrankenhauses gegeben werden.

Neben dem „Hahnemann-Haus" in München mit 20 Betten war das Aushilfskrankenhaus in den 20er Jahren die einzige homöopathische Klinik in Deutschland[103]; mit rund 70 Betten[104] war das Stuttgarter Haus dabei mehr als dreimal so groß. Bezeichnend ist, daß als Gründungsmotive beinahe ausschließlich innerhomöopathische Ursachen angeführt werden. Richard Haehl faßte diese Motive bei der Eröffnung des Hauses prägnant zusammen. Das Krankenhaus solle erstens die Gelegenheit eröffnen, den homöopathischen Arzneischatz zu verwerten (also Praxis der Homöopathie) und auszubauen (also Forschung in der Materia medica). Zweitens wolle man homöopathische Behandlung auch in schwereren Fällen anbieten, wo der Hausarzt nicht mehr helfen könne (also Erweiterung des Behandlungsgebietes der Homöopathie). Drittens solle das Hospital dazu dienen, Ärzte in der Homöopathie auszubilden (also Lehre). Und viertens wolle man mit dem Krankenhaus auch Schulmediziner überzeugen und die Homöopathie zu „einem ärztlichen Allgemeingut" machen.[105]

---

[102] RBA 13/19, Geschichte des RBK nach Hans Walz vom 15.1.65, S. 5.
[103] Stimmen, die das Aushilfskrankenhaus in dieser Zeit als „einzige ausschließliche homöopathische Heilstätte im Reich" (HM 65/1940, S. 41) bezeichnen, zeugen eher von einem gewissen Stuttgarter Lokalpatriotismus als von der Wirklichkeit.
[104] Die Zahl schwankte zwischen 66 und 73 Betten.
[105] Richard Haehl, *Vorgeschichte*, S. 65.

Umgekehrt gilt wie bei den meisten anderen homöopathischen Hospitälern: Die Verantwortlichen wollten damit keineswegs zur Lösung der allgemeinen Stuttgarter Krankenhausprobleme beitragen; nirgends wird thematisiert, daß mit der Eröffnung den Bedürfnissen der örtlichen Krankenhaussituation entsprochen werden soll. Das war allenfalls ein Nebeneffekt. Aus diesem Grund haben sich die Kontakte zu den städtischen Behörden auch auf das Notwendige beschränkt – im Gegensatz zum späteren RBK. Die Stadt Stuttgart hat zur Errichtung des Aushilfskrankenhauses in der Marienstraße weder finanziell[106] noch ideell beigetragen, und die StHK[107] hat dies auch gar nicht erwartet. Allerdings hat die Stadt Stuttgart dem homöopathischen Krankenhaus auch keine Steine in den Weg gelegt, denn mit diesem Hospital konnte die herrschende Bettennot in der Stadt ein wenig gelindert werden. Seit der Jahrhundertwende war, aufgrund ansteigender Bevölkerungszahl und modernerer Behandlungsmethoden, das Bedürfnis nach mehr Betten und intensiverer Behandlung stetig gestiegen. Als das Bezirkskrankenhaus in Cannstatt im Jahr 1905 in das Eigentum der Stadt Stuttgart überging, war es ständig überfüllt, so daß unverzüglich eine Baracke angebaut werden mußte. Auch das Marienhospital erfuhr in den Jahren 1906, 1910 und 1926 beträchtliche Erweiterungen, ohne daß die Nachfrage dadurch hätte befriedigt werden können.[108]

Die Akzeptanz des Aushilfskrankenhauses in der Bevölkerung war ebenfalls sehr gut, wobei kaum entschieden werden kann, ob diese Akzeptanz auf der homöopathischen Behandlungsmethode, allgemein auf dem hohen medizinischen Standard des Hauses oder lediglich auf der Stuttgarter Bettennot beruhte – die Quellen schweigen sich hierzu aus. Jedenfalls haben Alfons Stiegele und seine Kollegen beispielsweise im Jahr 1926 insgesamt 728 Patienten stationär betreut, im Jahr 1934 waren es sogar 959 Patienten.[109] Auch die angeschlossene Poliklinik war gut besucht. Sie war dreimal wöchentlich geöffnet und verzeichnete im Jahr 1927 etwa 70 Konsultationen wöchentlich, was rund 3.500 Konsultationen im Jahr entsprechen würde.[110]

Auch die homöopathische Ärzteschaft in Deutschland und Europa hat dem Aushilfskrankenhaus eine wichtige Funktion in Forschung und Lehre zugestanden – so fand beispielsweise 1935 der fünfte internationale Fortbildungskurs in Homöopathie im Stuttgarter Krankenhaus statt.[111] Der finanzielle Rückhalt

---

[106] HStA Stuttgart, E 151/53, Verzeichnis über gewährte Beiträge zu Krankenhäusern: Hier taucht das Aushilfskrankenhaus nicht auf – es hat also auch keine Landeszuschüsse erhalten.
[107] Geschäftsführer waren ab 1921 Alfons Stiegele (Leiter des Aushilfskrankenhauses) und Immanuel Wolf (Vorsitzender der Hahnemannia).
[108] StA Stuttgart, Hauptakten 5, Materialsammlung Gaupp, Nr. 80, Die Krankenhäuser der neueren Zeit, S. 1ff.
[109] MBW 1913-1926, S. 57; MBW 1927-1934, S. 44. Die Sterberate lag 1926 bei knapp unter 3 Prozent, 1934 bei etwa 5 Prozent. Die Patientenschaft des Hospitals wird auf S. 120 ff. ausführlich dargestellt.
[110] AIGM NRI, Akte „Zu Arzneiprüfungen", Donner an Schoeler, 7.11.66.
[111] *Der V. Internationale ärztliche Fortbildungskurs*, S. 112.

durch Robert Bosch, die hohe Akzeptanz bei Patientenschaft und homöopathischen Ärzten und der reibungslose Betrieb des Aushilfskrankenhauses (von der Platznot einmal abgesehen) haben spätere Betrachter dazu verleitet, dem Hospital einen einzigartigen Erfolg in der Geschichte der homöopathischen Krankenhäuser Deutschlands zu bescheinigen, wie beispielsweise im folgenden Zitat von 1938 zum Ausdruck kommt: „In 17 Jahren seines Bestehens hat das Homöopathische Krankenhaus [...] seiner Aufgabe in einer Weise dienen können, die in mancher Hinsicht alle Erwartungen, die wir als deutsche homöopathische Gesamtbewegung gehegt hatten, übertroffen hat."[112]

Wenden wir uns nun der Baugeschichte zu. Das Haus in der Stuttgarter Innenstadt (die Marienstraße ist heute die Verlängerung der zentralen Königsstraße) wurde um 1874 durch einen gewissen Louis Roth erbaut, und zwar nicht als gewerbliches Objekt, sondern als Wohnhaus. Das Gebäude ging später in den Besitz des Kommerzienrats Otto Bareiss über, von dem die StHK es im Jahr 1921 erwarb. Es handelte sich um ein recht stattliches vierstöckiges Bürgerhaus von beinahe quadratischer Form; an der linken hinteren Seite schloß sich ein länglicher Anbau an.[113]

Das Gebäude sei zu einem günstigen Preis erworben worden, aber die Umwandlung eines Wohnhauses in ein Krankenhaus machte zwangsläufig zahlreiche bauliche Korrekturen notwendig, die einen „bedeutenden Aufwand" verursachten.[114] Zunächst wurde im hinteren Teil des Grundstücks der bestehende Anbau stark vergrößert, so daß das Gebäude eine rechteckige Form annahm. In diesem neuen hinteren Teil wurden neben einigen Krankenzimmern auch der Operationsraum und die Sprechzimmer eingerichtet. Ein zweiter Flügelanbau nahm die Waschküche und einige Aufenthaltsräume auf. Außerdem wurde im Dachbereich weiterer Raum durch Aufbauten gewonnen. Diese Umbaumaßnahmen waren, als das Krankenhaus im August 1921 seinen Betrieb aufnahm, bereits fertiggestellt. Im Jahr 1927 erhielt das Hospital durch Verlängerung eines Flügels eine geräumige Badeanlage.[115] Im Erdgeschoß des Gebäudes befanden sich ab 1927 die Betriebsräume (Heizung, Küche, Verwaltung, Personalräume), die Badeanlage (fünf Räume mit je einer Wanne, ein Massageraum und vier Ruheräume) sowie ein Sprechzimmer, das Laboratorium und der Röntgenraum. In den weiteren Etagen waren neben dem Operationsraum die 26 Krankenzimmer untergebracht.

Die genannten Baumaßnahmen erforderten mehrmals die finanzielle Hilfe Robert Boschs. Sie belasteten den Etat des Krankenhauses, das schon während des normalen Betriebes rote Zahlen schrieb, zusätzlich. Auch das Aushilfskranken-

---

[112] *Das Stuttgarter Homöopathische Krankenhaus*, S. 66.
[113] Die Baugeschichte nach StA Stuttgart, Baurechtsamt D 3800, Marienstraße 41. Dort befinden sich auch zahlreiche Lagepläne und Ansichtsskizzen des Gebäudes.
[114] Richard Haehl, *Vorgeschichte*, S. 60.
[115] Weiter war ein Verbindungsgang zwischen den beiden Flügelanbauten geplant, der aber von den Behörden nicht genehmigt wurde.

3 Homöopathische Krankenhäuser in Stuttgart

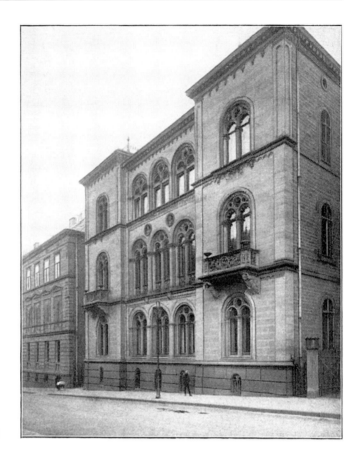

Abb. 2
Außenansicht des
Aushilfskrankenhauses

haus wäre also ohne seinen Mäzen Bosch schnell in schwieriges Fahrwasser geraten und hätte sich mit großer Wahrscheinlichkeit nicht selbst tragen können. Ob ihm das Schicksal anderer homöopathischen Krankenhäuser gedroht hätte, aus finanziellen Gründen schließen zu müssen, bleibt Spekulation. Doch vieles spricht dafür.[116]

Die Eröffnung eines Krankenhauses in einem Wohnhaus und in einer reinen Wohngegend brachte aber nicht nur bauliche und finanzielle Probleme mit sich. Die Anrainerin Berta Benzinger, Witwe des Kommerzienrates Benzinger, erhob gegen das Krankenhaus Klage, weil sie sich durch den Betrieb belästigt und bedroht fühlte. Es kam deshalb zu einem Prozeß vor dem Verwaltungsgerichtshof Stuttgart.[117] Die Einwände der Klägerin haben die Eröffnung des Hauses um

---

[116] Wolf, *Geschichte*, S. 152; Allmendinger, S. 156.
[117] Die Witwe erhob mehrere Anschuldigungen. Erstens habe das Krankenhaus die Anbauten ohne Genehmigung errichtet, weshalb sie verlangte, diese Gebäudeteile wieder abzutragen. Zweitens sei das Haus nicht zum Betrieb eines Krankenhauses geeignet. Es fehle stellenweise an Licht und Luft, die Trennung der Geschlechter stoße auf Schwierigkeiten, und außerdem seien die Wände

etwa ein Jahr verzögert;[118] der Prozeß selbst zog sich sogar bis 1924 hin. Gerichtlichen Erfolg hatte die Witwe nicht, doch die Königlich Württembergische Regierung des Neckarkreises mußte in ihrer Genehmigungs-Urkunde der Klägerin insoweit entgegenkommen, als dem Hospital einige Auflagen gemacht wurden.[119] Die wichtigste: Dem Aushilfskrankenhaus wurde verboten, Patienten mit ansteckenden Krankheiten aufzunehmen. Kranke mit Tuberkulose oder mit übertragbaren Geschlechtskrankheiten konnten demnach im Stuttgarter Aushilfskrankenhaus nicht behandelt werden.

Es zeigt sich am Verlauf dieses Prozesses, daß Behörden und Justiz die Bedeutung des Aushilfskrankenhauses anerkannten: Sie betrachteten das Hospital nicht feindselig und abweisend, weil dort mit homöopathischer Methode behandelt wurde, sondern sie sahen darin ein willkommene Entlastung der Stuttgarter Krankenhäuser – die Heilweise stand nie zur Debatte. Im Urteil von 1921 heißt es: „Angesichts der Überlastung der hiesigen Krankenhäuser, die nicht einmal mehr den dringendsten Anforderungen genügen können, sei es ein äußerst dankenswertes Unternehmen, ohne Belastung von Staat und Gemeinde, denen der gegenwärtige hohe Betriebsausfall schwere Opfer aufbürde, ein neues Krankenhaus zu errichten und zu betreiben."[120]

Allgemein läßt sich sagen: Die Öffentlichkeit war an der Errichtung und am Betrieb des Aushilfskrankenhauses nur insofern aktiv beteiligt, als persönliche oder rechtliche Interessen betroffen waren. Einen Konflikt, ob Patienten an einem Krankenhaus homöopathisch behandelt werden durften, gab es zu keiner Zeit – weder schulmedizinische Ärzte noch Behörden noch Privatpersonen versuchten, aus einer ablehnenden Haltung zur Homöopathie heraus, den Betrieb zu vereiteln. Eine Ausnahme mag es jedoch gegeben haben. Nach Ablauf des ersten Jahres, also im Herbst 1922, honorierten die Krankenkassen nur noch die Behandlung von chirurgisch Kranken, weshalb die Belegungszahlen deutlich sanken – Patienten mit internistischen Krankheiten mußten die Behandlung fortan aus

---

der Krankenzimmer größtenteils tapeziert, was hygienischen Vorschriften widerspreche. Drittens aber gebe es für die Anwohner keinen Schutz von „Leben und Gesundheit": Im Krankenhaus seien kaum Absonderungsmöglichkeiten für Patienten mit ansteckenden Krankheiten vorhanden, und ein Desinfektionsraum fehle völlig. Letztlich aber urteilte die Justiz zugunsten des Krankenhauses, und auch die Stellungnahmen der Behörden im Vorfeld waren stets wohlwollend. Denn obwohl durchaus nicht klar ersichtlich war, ob die Genehmigungen für die Erweiterungsbauten tatsächlich ganz korrekt zustande gekommen waren, schützte die Baubehörde das Hospital. Auch die allgemeine Konzession für den Betrieb des Krankenhauses wurde erst am 30. September 1921 erteilt, also nach Eröffnung des Hauses. Es läge hier jedoch ein öffentliches Interesse vor, und da das Hospital durch die Abtragung der Anbauten erheblich in der Leistungsfähigkeit eingeschränkt wäre, wies das Verwaltungsgericht diesen Einspruch ab. Siehe dazu: HStA Stuttgart, E 151/52, Bü 490, Homöopathisches Krankenhaus Marienstraße 41, 1905–1924; StA Stuttgart, Baurechtsamt D 3800, Urteil des Verwaltungsgerichtshofes Stuttgart vom 23.1.1924.
[118] Wolf, *Geschichte*, S. 152.
[119] Siehe HStA Stuttgart, E 151/52, Bü 490: Genehmigungs-Urkunde Nr. 9291 vom 30.9.1921.
[120] HStA Stuttgart, E 151/52, Bü 490: Urteil des Verwaltungsgerichtshofes Stuttgart Nr. 700 vom 13.7.1921, S. 8.

eigener Tasche bezahlen.[121] Ob hinter dieser Regelung die Absicht der Krankenkassen stand, die Homöopathie zu treffen, konnte nicht ermittelt werden. Diese wichtige Frage muß deshalb offen bleiben. Allerdings war dieses Thema für das Krankenhaus selbst offensichtlich nicht von großer Bedeutung, weder in medizinischer noch in finanzieller Hinsicht, denn es wurde zukünftig nicht mehr aufgegriffen. Ab Ende 1923 verbesserte sich die Situation, und die Leitung war mit einer Auslastung von zwei Dritteln zufrieden; im Jahr 1936 waren es sogar wieder 90 Prozent.[122] Auch das Überwiegen der Patienten mit chirurgischen Krankheiten scheint keine Schwierigkeit für das Hospital gewesen zu sein.

Das zentrale Problem des Krankenhauses lag also zu keiner Zeit darin, seine Existenz rechtfertigen zu müssen. Vielmehr bestand die drängendste Schwierigkeit von Anfang an in der beengten Raumsituation. Auch die Lage in einem reinen Wohngebiet war nicht ideal, und schon deshalb war an einen längerfristigen Verbleib nicht zu denken. Doch erst am 10. April 1940 war es soweit: Im Rahmen eines Probealarms für den Katastrophenfall brachte das DRK die Patienten aus der Marienstraße in das neue RBK am Pragsattel. Das Haus Marienstraße 41 wurde noch im selben Jahr für 200.000 Reichsmark an die Robert Bosch GmbH veräußert.[123] Einer Quelle zufolge soll ein Jahr später in dem Gebäude nochmals ein Hilfskrankenhaus eröffnet worden sein: Es hatte 90 Betten und war vor allem für Patienten mit inneren Krankheiten gedacht. Dieses Krankenhaus hatte jedoch keinerlei Verbindung zum RBK oder zur Homöopathie.[124] Im Jahr 1943 erlitt das Gebäude in einem Fliegerangriff einige Schäden, die wieder beseitigt werden konnten. Am 12. September 1944 wurde das Haus jedoch durch Brandbomben vollständig zerstört.

Die Bettenzahl des Aushilfskrankenhauses blieb während der knapp 20jährigen Betriebsdauer weitgehend konstant. Um die Patienten kümmerten sich zwei Chefärzte, ein Oberarzt, drei Assistenzärzte und meist drei bis vier Volontärärzte. Es kamen also auf einen Arzt etwa sieben Kranke – als Fritz Donner (1896–1979) im Jahr 1936 in Berlin die homöopathische Abteilung des Rudolf-Virchow-Krankenhauses übernahm, waren es dort 40 Kranke auf einen Arzt.[125] Die Pflege am Stuttgarter Aushilfskrankenhaus lag in den Händen der Diakonissenschwesternschaft Herrenberg, die bis zum heutigen Tag am RBK präsent ist.[126] Etwa 13 Krankenschwestern waren im Hospital beschäftigt.[127]

---

[121] Siehe dazu Stiegele, *Bericht des homöopathischen Krankenhauses*, S. 2.
[122] Wolf, *Geschichte*, S. 153.
[123] ARBSG 1002-84, Die SHK, 1964.
[124] StA Stuttgart, Hauptakten 5, Materialsammlung Gaupp, Nr. 80, Beilage 8 „Als Württemberg", S. 12f.
[125] AIGM, NRI, Akte „Zu Arzneiprüfungen", Donner an Schoeler, 7.11.66.
[126] Siehe dazu Kap. III.1.2.6.
[127] MBW 1927-1934, S. 44.

Als Arbeitsplatz war das Aushilfskrankenhaus unter Ärzten mit homöopathischen Ambitionen sehr beliebt. In den Quellen heißt es, die Assistenzarztstellen seien stets auf Jahre hinaus vergeben gewesen. Zudem waren schon in der Anfangsphase ständig mehrere Ärzte für mehrere Wochen oder Monate als Gastärzte anwesend, aber dennoch konnte immer nur ein geringer Teil der Gesuche berücksichtigt werden. Es konnten also insgesamt weitaus weniger Ärzte in der Homöopathie aus- und fortgebildet werden als das RBK selbst für notwendig erachtete.[128] Hier zeigt sich im Ansatz ein weiteres Problem, das aber kaum thematisiert wurde – und wo keine Erfolgskontrolle und Erfolgsdiskussion stattfindet, entwickelt sich ein Problem auch nicht zum Konflikt: Obwohl das Stuttgarter Krankenhaus den Anspruch hatte, Ausbildungsstätte zu sein, konnte es dieser Forderung nicht in zufriedenstellender Weise entsprechen. Im Jahr 1926 wurde deshalb, um den „Übelstand"[129] zumindest zu lindern, der Arzt Heinrich Meng (1887–1972) eingestellt: Mit seiner Hilfe sollte die Lehrtätigkeit erweitert werden, erstmals konnten nun offizielle Ausbildungskurse angeboten werden.

Leitender Arzt des Aushilfskrankenhauses war Alfons Stiegele. Ebenfalls in der Position eines Chefarztes befand sich ab 1926 Heinrich Meng. Stiegele war als Arzt zuständig für die Männerabteilung, während Meng die Frauenabteilung mit 40 Betten leitete.[130] Neben Alfons Stiegele haben einige weitere bedeutende Homöopathen des 20. Jahrhunderts am Stuttgarter Aushilfskrankenhaus gearbeitet: Dazu gehören der sehr kritische Homöopath Fritz Donner (er arbeitete von 1927 bis 1930 in Stuttgart), der spätere ärztliche Direktor des RBK Otto Leeser (1929 bis 1933) sowie Erich Unseld (ab 1936), Martin Schlütz (bis 1936) Otto Dehler (1933 bis 1936) und Rudolf Jehn. Damit war schon das Aushilfskrankenhaus eine wichtige „Kaderschmiede", die zwar wenige, dafür aber wichtige homöopathische Kliniker hervorbrachte: Fast alle genannten Personen haben bis weit nach dem Zweiten Weltkrieg eigene homöopathische Krankenhäuser geleitet oder zumindest homöopathisch in Kliniken behandelt.[131]

Die homöopathische Richtung war durch Alfons Stiegele vorgegeben: Er sah sich als Schulmediziner, Kliniker und Homöopath gleichermaßen. Insofern wurde am Aushilfskrankenhaus vorwiegend im Sinne der naturwissenschaftlich-kritischen Richtung der Homöopathie behandelt, was hieß: Es wurden hauptsächlich Tiefpotenzen angewandt. Darüber hinaus wurde großer Wert auf schulmedizinische Diagnostik gelegt (z. B. Röntgen), und es wurden auch schulmedizinische und andere alternative Therapieformen genutzt, insbesondere die vielfältigen Ausprägungen der Naturheilkunde. Die große Bäderabteilung ist bereits genannt worden; daneben kamen auch elektrische Lichtbäder, diathermische Verfahren und diätetische Maßnahmen nach Bircher-Benner zur Anwendung.[132]

---

[128] Stiegele, *Bericht über die Jahre* 1925/26, S. 33.
[129] Wolf, *Geschichte*, S. 153.
[130] AIGM, Varia, 41, S. 102.
[131] Siehe dazu: Menge, *Erinnerungen*, S. 186; Stiegele, *Zur Begrüßung*, S. 3
[132] Stiegele, *Aerztlicher Bericht*, S. 66; Stiegele, *Bericht über die Jahre* 1925/26, S. 34ff.

Als Fazit läßt sich feststellen: Während des Betriebs des Aushilfskrankenhauses und auch später findet sich fast niemals Kritik; die Verantwortlichen und auch Außenstehende heben vielmehr stets die große Bedeutung des Hospitals hervor. So war Immanuel Wolf der Meinung, daß das Haus der Homöopathie im gesamten Deutschen Reich zugute komme: Es habe dazu beigetragen, den Mangel an homöopathischen Ärzten zu mildern, es habe ein wirkliches Bedürfnis der Patienten befriedigt, und durch seine Ausstrahlung seien selbst grimmige Gegner zu unvoreingenommenen Prüfern der Homöopathie geworden.[133] Damit hat das Krankenhaus nach Wolfs Anschauung die Homöopathie in Praxis und Lehre stark befördert.[134] Julius Mezger (1891–1976) fügt in einem Artikel von 1936 auch die dritte Komponente – den Forschungserfolg – hinzu: Das Stuttgarter Krankenhaus war „fast die einzige Gelegenheit in Deutschland, wo eine Nachprüfung der Heilerfolge der Homöopathie unter den Augen kritischer Ärzte und unter Ausnützung klinischer Untersuchungsmethoden stattfinden konnte."[135] Durch diese Erfolge in Praxis, Forschung und Lehre habe das Krankenhaus, darin sind sich Wolf und Mezger einig, entscheidend dazu beigetragen, die Homöopathie zu befördern.[136]

War das Stuttgarter Aushilfskrankenhaus in der Marienstraße also ein durchschlagender Erfolg und gehört es neben den Münchener Krankenhäusern zu den wenigen homöopathischen Kliniken, die man zu den nicht gescheiterten Versuchen zählen muß? Die Frage muß mit Ja und Nein beantwortet werden. Sicherlich hatte die Klinik einige Erfolge, insbesonders in der Ausbildung einiger wichtiger Homöopathen. Die Ablösung des Aushilfskrankenhauses durch das RBK verschleiert jedoch, daß dort schon manche Konflikte im Keim angelegt waren. Die Probleme traten bis 1940 lediglich noch nicht so klar zutage.

---

[133] Wolf, *Geschichte*, S. 146.
[134] Wolf, *Das Robert-Bosch-Krankenhaus*, S. 41f.
[135] Mezger, *Fortbildungskurse*, S. 881.
[136] Mezger, *Fortbildungskurse*, S. 881.

III. Homöopathie am Robert-Bosch-Krankenhaus

1 Umfeld und Strukturen

1.1 Rahmenbedingungen

1.1.1 Allgemeine Entwicklung des Krankenhauswesens im 20. Jahrhundert

Das Krankenhaus machte im Laufe der Jahrhunderte eine Entwicklung durch von einer medizinisch unbedeutenden Wohlfahrtsinstitution hin zu einer – oder sogar der – zentralen Institution des modernen Gesundheitswesens.[137] Im Mittelalter und in der Frühen Neuzeit hatte das Hospital vorwiegend Funktionen im Rahmen der städtischen Armenpflege besessen. Am Ende des 18. Jahrhunderts war diese Aufgabe größtenteils verloren gegangen, und das Hospital diente vornehmlich als Siechen- und Pflegeanstalt. Erst im 19. Jahrhundert begann die Geschichte des modernen Krankenhauses, wie wir es heute kennen; die Ausdifferenzierung der Aufgaben und Zielsetzungen nahm beinahe das gesamte Jahrhundert in Anspruch: Aufgabe der Kliniken ist es heute, Kranke zu pflegen und medizinisch-ärztlich zu betreuen; die Krankenhäuser sind das Zentrum medizinisch-wissenschaftlich ausgerichteter ärztlicher und pflegerischer Hilfe ausschließlich für Kranke.[138]

Dieser Prozeß war zu Beginn des 20. Jahrhunderts weitgehend abgeschlossen: Die grundlegende Funktion des Krankenhauses als einer zentralen Stätte für stationäre Krankenbehandlung war nunmehr unbestritten, und daran hat sich bis heute wenig geändert. Die innere Ausdifferenzierung und die Anpassung an die jeweiligen Zeitumstände in wissenschaftlicher, sozialer und auch architektonischer Hinsicht ging jedoch weiter. Dabei wäre vor allem an die zunehmende Spezialisierung der Krankenhäuser wie der dort beschäftigten Ärzte infolge einer gewaltigen Zunahme an medizinischem Wissen zu denken. Ebenso wuchs die technische Machbarkeit in Diagnostik und Therapie in erheblichem Maße, was wiederum Fragen ethischer Natur aufwarf: Die „Apparatemedizin" des 20. Jahrhunderts geriet immer wieder ins Kreuzfeuer der Kritik, weil dahinter der Mensch und das Menschliche zu verschwinden drohten. Die Architektur der Krankenhäuser spiegelt solche wissenschaftlichen Notwendigkeiten und sozialen Implikationen wider.

Im Zentrum dieser Betrachtung steht das „Allgemeine Krankenhaus": Dort wurden, zumindest im Grundsatz, alle Krankheiten behandelt, und dort wurden Patienten weder nach medizinischen noch nach sozialen Kriterien ausgewählt. Diese Definition trifft dem Anspruch nach sowohl auf das Aushilfskrankenhaus in der

---

[137] Spree, *Aspekte*, S. 51. Zur allgemeinen Geschichte des Krankenhauses siehe die Arbeiten von Dieter Jetter, Axel Hinrich Murken und Alfons Labisch.
[138] Labisch/Spree, *Kranken*, S. 9.

1 Umfeld und Strukturen

Marienstraße als auch auf das RBK zu. Zwar wurde dort mit einer speziellen Heilmethode behandelt, aber es wurde keine bestimmte Spezialisierung im Rahmen des Krankheitsspektrums vorgenommen.

Die immer wichtiger werdende Funktion des Krankenhauses im 20. Jahrhundert zeigt sich am deutlichsten in der quantitativen Entwicklung. Zugleich läßt sich daran die starke Konzentration medizinischer Versorgung zeigen: Der Prozeß führte tendenziell vom relativ kleinen Krankenhaus zum Großklinikum. Zwischen 1876 und 1938 wuchs die Zahl der Krankenanstalten im Deutschen Reich relativ kontinuierlich um fast das Zweieinhalbfache, von 1.985 auf 4.673 Anstalten. Reinhard Spree sieht in dieser Zunahme den „gesellschaftliche[n] Durchbruch des Allgemeinen Krankenhauses als zentrale Regelinstitution der medizinischen Versorgung" und verortet diesen Durchbruch in der Zeit der Weimarer Republik.[139] Nach dem Zweiten Weltkrieg verlief die Entwicklung dagegen genau umgekehrt: Die Zahl der Krankenhäuser war stetig rückläufig und lag im Jahr 1985 noch bei 1.339 Anstalten. Diese Tendenz bleibt auch dann bestehen, wenn man berücksichtigt, daß die Fläche des deutschen Staatsgebietes in den Jahren 1945 bis 1989 weitaus kleiner war als die des Deutschen Reiches.

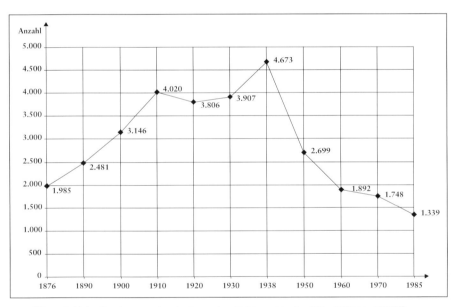

Graphik 1 Zahl der Krankenanstalten im Deutschen Reich und in der BRD, 1876 bis 1985[140]

---

[139] Spree, *Aspekte*, S. 60. Die Zahlen zwischen 1876 bis 1938 bezeichnen die Allgemeinen Krankenhäuser, die Zahlen zwischen 1950 und 1985 beziehen sich auf die Allgemeinen Krankenhäuser für Akutkranke in der Bundesrepublik.

[140] Die Zahlen nach Spree, *Aspekte*, S. 61. Die Zahlen des Statistischen Bundesamtes (nach Zahlen, Daten, Fakten 99, S. 40f.) weichen von Sprees Angaben deutlich ab. Danach gab es in Deutschland im Jahr 1960 insgesamt 3.604 Krankenhäuser (darunter 2.656 Akutkrankenhäuser), 1970 waren es 3.587 (2.441), und 1985 lag die Zahl bei 3.098 (1.825).

III. Homöopathie am Robert-Bosch-Krankenhaus

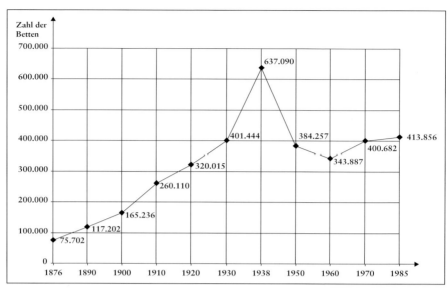

Graphik 2 Zahl der Betten in den Kliniken des Deutschen Reiches und der BRD, 1876 bis 1985[141]

Anders gestaltet sich die Entwicklung, wenn man die Zahl der Betten betrachtet. Sie ist bis 1938 weitaus stärker gewachsen als die Zahl der Anstalten. Nach 1945 sank die Bettenzahl zwar zunächst, stieg dann aber wieder kontinuierlich an. Erst seit Ende der 1970er Jahre (der Höchststand wurde 1975 mit 435.387 Betten erreicht) geht die Zahl leicht zurück. In dieser Verschränkung von sinkender Zahl der Anstalten und steigender Zahl der Betten nach 1945 zeigt sich die Konzentration im Krankenhauswesen: „Kleinere Anstalten wurden geschlossen, größere aus- bzw. neu gebaut."[142] Ganz ähnlich entwickelten sich die Bettenzahlen auch in den Krankenhäusern Südwestdeutschlands.

Alle diese Zahlen müssen, um aussagekräftig zu sein, in Relation zur Bevölkerungszahl gesetzt werden. Erst dann zeigt sich in aller Deutlichkeit, wie uneingeschränkt sich das Krankenhaus als zentrale Institution durchgesetzt hat und wie groß das Bedürfnis in der Bevölkerung nach Krankenhäusern war. Kamen im Jahr 1877 auf 1000 Einwohner lediglich neun stationär versorgte Patienten, so waren es 1938 bereits 85 Kranke und 1985 sogar 174. Hier gab es also durch den Zweiten Weltkrieg keinerlei Bruch: Immer mehr kranke Menschen nahmen die Dienste eines Krankenhauses in Anspruch. Man kann davon ausgehen, daß sich hier nicht unbedingt eine höhere Krankheitsanfälligkeit widerspiegelt; viel-

---

[141] Die Zahlen nach Spree, *Aspekte*, S. 61. Auch hier die Angaben des Statistischen Bundesamtes zum Vergleich: 1960 gab es danach 583.513 Betten (darunter 399.839 in Akutkrankenhäuser); 1970 waren es 683.254 Betten (457.004) und 1985 dann 674.742 (462.124).

[142] Spree, *Aspekte*, S. 60.

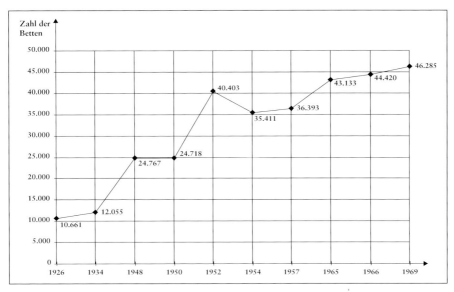

Graphik 3 Entwicklung der Bettenzahl in den Allgemeinen Krankenhäusern in Südwestdeutschland[143]

mehr werden immer mehr medizinische Dienstleistungen auf das Krankenhaus verlagert, und es werden immer mehr Krankheiten auch behandelt.

Die Entwicklung des Krankenhauses in Deutschland im 20. Jahrhundert zeichnet sich somit vordergründig durch die drei folgenden Punkte aus:

1. Das Allgemeine Krankenhaus erlebte in den vergangenen hundert Jahren eine vehemente Expansion. Darin drückt sich die Etablierung des Krankenhauses als einer grundlegenden Versorgungsinstitution des modernen Gesundheitswesens aus.

2. Seit 1945 ist eine starke Konzentration der Anstalten bei ungebrochener Zunahme der Bettenzahlen zu beobachten. Diese Konzentration hatte ihren Ursprung in der Entwicklung der modernen Medizin: Die kostspieligen neuen Möglichkeiten in Diagnostik und Therapie waren nur an großen Häusern „rentabel"; nur dort konnte also eine „optimale" Versorgung der Patienten gewährleistet werden.

3. Die Inanspruchnahme der Krankenanstalten durch kranke Menschen nimmt in rapidem Maße zu.

---

[143] Diese Zahlen geben die Wirklichkeit etwas verzerrt wieder, da sie sich nicht einheitlich auf dieselbe geographische Fläche beziehen: Die Zahlen für 1926 und 1934 beziehen sich lediglich auf Württemberg, die Zahlen für 1947 und 1950 auf Württemberg-Baden. Erst ab 1952 zeigen die Werte die Entwicklung des heutigen Landes Baden-Württemberg. Quellen: MBW, STWB, STBW. Die Entwicklung der Bettenzahl, im Verhältnis zur Einwohnerzahl, im Mittleren Neckarraum in den 1960er Jahren siehe ARBSG 1002-17.

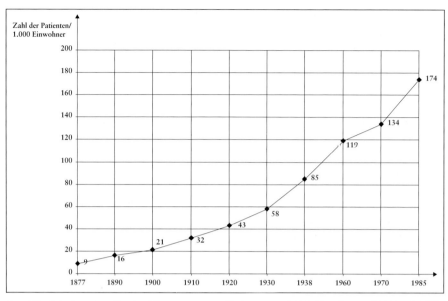

Graphik 4 In deutschen Krankenhäusern versorgte Patienten pro 1.000 Einwohner, 1877 bis 1985[144]

Vor allem die letztere Entwicklung führte in den 1950er und 1960er Jahren zu großen Problemen im Krankenhauswesen. Sie hatte zur Folge, daß in der Bundesrepublik eine große Zahl an Betten fehlte. Weiter genügten viele Anstalten den medizinischen und hygienischen Standards nicht mehr und mußten modernisiert werden. Außerdem hatten die meisten Anstalten mit einer finanziellen Unterdeckung zu kämpfen. In der Nachkriegszeit stellte sich verschärfend ein großer Mangel an Ärzten und Pflegekräften ein.[145]

Private Heilanstalten

Das RBK war, wie schon das Aushilfskrankenhaus in der Marienstraße, mit rein privaten Mitteln erbaut und betrieben worden. Es gehört deshalb zur Gruppe der privaten Krankenhäuser, die ihre eigene Geschichte aufzuweisen hat. Daneben konnten öffentliche Institutionen (Stadt oder Land) und freigemeinnützige Institutionen (zum Beispiel kirchliche Organisationen) als Träger von Krankenhäusern auftreten. Im Jahr 1938, also kurz vor Gründung des RBK, waren etwa 44 Prozent aller Anstalten im Deutschen Reich in öffentlicher Hand, rund 33 Prozent wurde von freigemeinnützigen Stellen betrieben, etwa 23 Prozent aller Anstalten waren privat. Betrachtet man die Verteilung der Bettenzahl, so wird deutlich, daß der überwiegende Teil der privaten Anstalten sehr klein

---

[144] Die Zahlen nach Spree, *Aspekte*, S. 62.
[145] Hier zusammengestellt nach: HStA Stuttgart, E 151/53, Nr. 236, lfd. Nr. 36: Niederschrift über die Besprechung am 28.10.1929 im Innenministerium.

war: Während 62 Prozent der Betten in öffentlichen und rund 32 Prozent in freigemeinnützigen Krankenhäusern zur Verfügung standen, kamen auf die Privatanstalten lediglich sechs Prozent.[146] Dieser Anteil hat sich nach 1945 nur unwesentlich verändert: Im Jahr 1968 waren es in der Bundesrepublik 8,5 Prozent; in Baden-Württemberg hielten private Anstalten immerhin 14,4 Prozent der Betten.[147]

Die große Zeit des privaten Krankenhauses war das 19. Jahrhundert gewesen. Bis etwa 1910 war die Zahl der Anstalten und die Anzahl der Betten kontinuierlich gestiegen, dann kehrte sich die Entwicklung um. Dieser Wandel ist mit der etwas anders gearteten Funktion des privaten Krankenhauses zu erklären.[148] Private Anstalten hatten sich sehr häufig auf bestimmte Krankheiten spezialisiert; bei vielen Häusern handelte es sich zudem mehr um Sanatorien als um Krankenhäuser. Die technische Ausstattung war dementsprechend gering, behandelt wurde häufig mit Naturheilverfahren. Auch die Patientenschaft war medizinisch wie sozial anders als in herkömmlichen Krankenhäusern zusammengesetzt. Im 19. Jahrhundert war die private Heilanstalt weitgehend dem Mittelstand vorbehalten, die sich hier behandeln ließ. Shorter spricht deshalb von einer „Atmosphäre der luxuriösen Medikalisierung" und sieht in der Privatanstalt dieser Zeit eine Mischform aus Hotel und Krankenhaus.

Aus all diesen Gründen können private Heilanstalten bis weit ins 20. Jahrhundert hinein kaum als medizinisches Äquivalent zu einem allgemeinen öffentlichen Krankenhaus bezeichnet werden. Bereits beim Aushilfskrankenhaus Marienstraße ist ein solcher Vergleich dagegen sehr wohl möglich. Das alte Krankenhaus und auch das RBK mußten privat finanziert werden, weil die öffentliche Hand nicht bereit gewesen war, die Homöopathie an Krankenhäusern zu fördern. Abgesehen von dieser anders gearteten Behandlungsweise aber hatten beide Anstalten dieselbe Funktion wie ein herkömmliches Krankenhaus. Außerdem lagen sie, was die Größe anbetraf, weit über den durchschnittlichen Bettenzahlen privater Krankenhäuser. Die Aufgaben der beiden homöopathischen Krankenhäuser Stuttgarts war deshalb denen der öffentlichen und gemeinnützigen Anstalten sehr ähnlich. Diese Parallelität dürfte in einer etwas anders gearteten Geschichte der homöopathischen Krankenhäuser liegen. Shorter sieht die Ursprünge der Privatanstalten vor allem in den Wasser- und Nervenheilanstalten des 19. Jahrhunderts – für diese Häuser treffen die oben formulierten Abweichungen auch zu. Als dritte Gruppe der Privatanstalten hat Shorter jedoch die homöopathischen Krankenhäuser, die seit 1833 existieren, übersehen: Sie mußten sich auf private Geldgeber stützen, weil die Homöopathie öffentlich kaum gefördert wurde – ihre Intention aber lief weder auf soziale Abgrenzung in der Patientenschaft noch auf

---
[146] Nach Spree, *Aspekte*, S. 61.
[147] HStA Stuttgart, EA 2/010, Bü 3006, Bericht der Bundesregierung an den Deutschen Bundestag über die finanzielle Lage der Krankenanstalten in der Bundesrepublik, Dezember 1968, S. 19.
[148] Das folgende nach Shorter, S. 321ff.

Spezialisierung im Krankheitsspektrum hinaus. Das homöopathische Krankenhaus wollte fast immer allgemeines Krankenhaus sein.

Das Aushilfskrankenhaus und das RBK entstanden also zu einer Zeit, als die Entwicklung hin zum modernen Krankenhaus weitgehend abgeschlossen war. Beide Häuser haben die Funktionen des modernen Krankenhauses akzeptiert und – im Rahmen homöopathischer Behandlung – bedient. Weiter entstanden das Aushilfskrankenhaus und das RBK in einer Zeit der quantitativen Expansionsphase der allgemeinen Krankenhäuser. Die Eröffnung beider Häuser gliedert sich in die allgemeine Entwicklung ein. Das RBK hat zudem die allgemeine Tendenz zur möglichst großen Bettenzahl, die nach 1945 bestimmend wurde, vorweggenommen. Mit 360 Betten gehörte es zu den größten Anstalten Stuttgarts. Die Eröffnung des RBK widersprach der allgemeinen Entwicklung privater Krankenanstalten, die seit etwa 1930 rückläufig war.

1.1.2 Krankenhäuser in Stuttgart

Die bisherigen Schlußfolgerungen bestätigen sich zum größten Teil, wenn man die Krankenhaussituation in Stuttgart betrachtet. Auch hier nahm die Bettenzahl nach dem Zweiten Weltkrieg deutlich zu – sie wuchs von 1940 bis 1968 um über 60 Prozent. Im Gegensatz zum allgemeinen Trend verringerte sich dagegen die Zahl der Anstalten nicht, sondern stieg nach 1945 sogar nochmals deutlich an. Bei den neuen Häusern handelte es sich jedoch nur um kleinere und unbedeutende Kliniken – es wurden nach 1945 keine großen allgemeinen Krankenhäuser mehr in Stuttgart gegründet; die bestehenden aber wurden deutlich ausgebaut und modernisiert.

Bei einem Blick auf die privaten Anstalten fällt auf, daß ihr Anteil in Stuttgart etwas höher war als im reichs- beziehungsweise bundesweiten Durchschnitt. Im Jahr 1936 waren unter den 42 Krankenanstalten 18 (36 Prozent) in privater Hand; 1968 waren es von 49 Krankenhäusern immerhin noch 14 (28 Prozent).[149] Es bestätigt sich jedoch auch hier, daß die privaten Kliniken meist nur wenige Betten besaßen: Insgesamt hatten die Kliniken 1936 rund 4600 Betten – davon fielen auf das Aushilfskrankenhaus in der Marienstraße zwar lediglich 73 (1,6 Prozent), aber unter den Stuttgarter Privatkliniken war es doch mit Abstand das größte Haus. Unter allen Krankenhäusern stand damals das Städtische Krankenhaus Bad Cannstatt mit 790 Betten an erster Stelle.[150]

Diese Stellung änderte sich mit der Eröffnung des RBK entscheidend. Im Jahr 1941 betrug die durchschnittliche Bettenzahl in württembergischen Krankenhäusern[151] in öffentlichen Kliniken 113 Betten, in gemeinnützigen Kliniken 109

---

[149] Im Eröffnungsjahr des RBK 1940 gab es 12 öffentliche, 13 gemeinnützige und 12 private Anstalten – das Verhältnis war also beinahe unverändert (HStA Stuttgart, E 151/54, Nr. 199, Verzeichnis der Krankenanstalten 1940/41, lfd. Nr. 220).
[150] HStA Stuttgart, E 151/53, Nr. 48, Statistik der Krankenanstalten (lfd. Nr. 146), 1936.
[151] Für die Stadt Stuttgart liegen keine Zahlen vor.

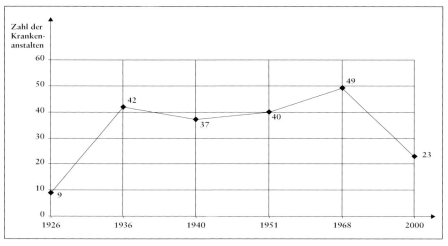

Graphik 5 Entwicklung der Zahl der Krankenanstalten in Stuttgart von 1926 bis 2000[152]

Betten und in privaten Anstalten 53 Betten.[153] In Stuttgart hatten im Jahr 1940 die zwölf privaten Häuser zusammen 560 Betten, von denen allein auf das RBK 300 entfielen. Das RBK war also ein Gigant unter den privaten Häusern. Und auch unter allen Stuttgarter Krankenhäusern – es waren 37 – rückte das RBK sofort an die fünfte Stelle vor: Lediglich das Katharinenhospital mit 697 Betten, das Bürgerhospital mit 595 Betten sowie das Marienhospital und die Olgaheilanstalt mit je 380 Betten waren größer.[154] Fast alle anderen Stuttgarter Krankenhäuser lagen unter 200 Betten.[155] Insgesamt steuerte das RBK zu den 4.760 Stuttgarter Krankenhausbetten 7,5 Prozent bei. Betrachtet man die Pflegetage, so fällt das RBK dagegen auf die neunte Position zurück: Einige andere Häuser behandelten also mehr Patienten, obwohl sie weniger Betten hatten.

Es stellt sich angesichts dieser Zahlen die Frage, wie notwendig das RBK zur Versorgung der Stuttgarter Bevölkerung war, ob also das RBK ein dringendes Bedürfnis der Stadt Stuttgart befriedigte. Leider fehlen programmatische Aus-

---

[152] Quellen: für 1926: MBW 1913–1926, S. 48; für 1936: HStA Stuttgart, E 151/53, Nr. 48, Statistik der Krankenanstalten (lfd. Nr. 146); für 1940: HStA Stuttgart, E 151/54, Nr. 199, Verzeichnis der Krankenanstalten 1940/41 (lfd. Nr. 220); für 1951: StA Stuttgart, Hauptaktei 5, Materialsammlung Gaupp, Nr. 80, Die Stuttgarter Krankenhäuser I 1951; für 1968: ARBSG 1002-17, Übersicht über den Bestand an Krankenbetten in Stuttgart; für 2000: Krankenhausplanbetten 2000.

[153] HStA Stuttgart, E 151/54, Nr. 199, 1941, lfd. Nr. 202.

[154] Zum Katharinenhospital siehe die Arbeit von Kolb/Leipner, zum Bürgerhospital siehe Herkommer/Herkommer sowie *Hundert Jahre Bürgerhospital*, zum Marienhospital siehe Langner, zur Olgaheilanstalt siehe Graf.

[155] Lediglich das städtische Kinderheim mit 330 Betten und das Paulinen- und Wilhelmshospital mit 235 Betten lagen noch darüber. Quelle: HStA Stuttgart, E 151/54, Nr. 199, Verzeichnis der Krankenanstalten 1940/41 (lfd. Nr. 220).

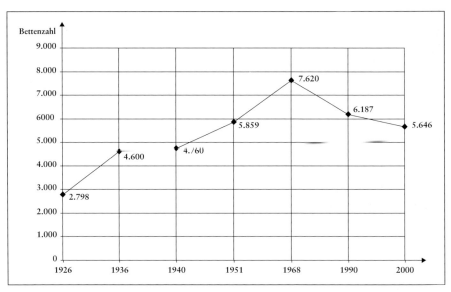

Graphik 6 Entwicklung der Bettenzahl in den Krankenanstalten Stuttgarts von 1926 bis 2000[156]

sagen über die Krankenhausstruktur der Jahre um 1940, so daß lediglich aus indirekten Stellungnahmen auf die Bedeutung des RBK für das Stuttgarter Krankenhauswesen geschlossen werden kann.[157]

Im Verhältnis zur württembergischen Bevölkerung außerhalb Stuttgarts hatten die Bewohner der Landeshauptstadt eine deutlich bessere Position: Während in Stuttgart auf 10.000 Einwohner 113 Betten kamen, waren es im übrigen Württemberg lediglich 79 Betten.[158] Es lag also eine verhältnismäßig gute Versorgung der Bevölkerung vor. Dennoch begrüßte die Stadt das Vorhaben Robert Boschs und unterstützte ihn – allerdings in Maßen – beim Bau des RBK. Daraus läßt sich ablesen, daß der Stadt das RBK willkommen war und als notwendige oder zumindest wünschenswerte Verbesserung der Krankenversorgung angesehen wurde.

Eine akute Notlage dürfte aber nicht geherrscht haben. Dennoch erlangte das RBK nach Ausbruch des Krieges im September 1939 eine nicht zu unterschätzende Bedeutung für die Stadt. Den Verantwortlichen im Rathaus war gewärtig, daß durch diese neue Situation in absehbarer Zeit mehr Betten benötigt wurden. So schrieb Robert Bosch schon drei Wochen nach den ersten Kriegshandlungen, am 20. September 1939, an seinen Freund Georg Escherich: „Mein

---

[156] Quellen siehe Graphik 5.
[157] Allgemein zur medizinischen Versorgung Stuttgarts im Zweiten Weltkrieg siehe Nachtmann, Versorgung.
[158] HStA Stuttgart, E 151/54, Nr. 199, 1941, lfd. Nr. 200 und 201.

Krankenhaus wird nun beschleunigt fertiggestellt, auf Wunsch der Stadt. Die Spitäler sind für Militärlazarette beschlagnahmt."[159] Die Stadt hatte also plötzlich ein großes Interesse daran, möglichst viele zusätzliche Betten zur Verfügung zu haben. Dies drückt sich auch in einer Stellungnahme Alfons Stiegeles aus, der kurz vor Eröffnung des RBK schrieb, daß die Notwendigkeit der Errichtung des RBK von Staat, Reichsgesundheitsführung und der Stadt Stuttgart bejaht werde.[160]

Allerdings galt diese Zustimmung nicht uneingeschränkt. Durch die starke Rüstungsproduktion und damit durch die Kriegsvorbereitungen traten zwischen RBK und den Behörden Zielkonflikte auf. Wie schon im Ersten Weltkrieg beim Bau des homöopathischen Krankenhauses auf der Gänsheide war auch der Bau des RBK bedroht, weil notwendige Materialien nicht verfügbar waren. Schon im August 1937 wurde dem RBK die Beschaffung von Eisen und Stahl verweigert, die aufgrund des allgemeinen Rohstoffmangels rationiert worden waren. Dabei hatte die Bauleitung den Stahlanteil des Gebäudes bereits um fast die Hälfte reduziert. Die Reichsanstalt für Arbeitsvermittlung riet dem RBK deshalb, den ganzen Bau zurückzustellen oder ohne Eisen zu bauen.[161]

Während des Krieges nahm die starke Position des RBK jedoch weiter zu, bis es schließlich für die Stadt Stuttgart unverzichtbar geworden war. Das RBK lag weder in der Nähe des Stadtzentrums noch grenzte es an wichtige Industrieanlagen, so daß es während der 53 Fliegerangriffe auf die Stadt fast völlig unbeschädigt blieb. Dagegen wurden die meisten anderen Stuttgarter Krankenhäuser stark in Mitleidenschaft gezogen und mußten teilweise ihren Betrieb einstellen; von 37 Krankenhäusern waren Ende 1944 gerade noch 17 übriggeblieben. Vor dem Krieg existierten in der Stadt rund 5.200 Krankenbetten, im Juli 1944 waren es nicht einmal mehr die Hälfte (2.350 Betten), und nach den Septemberangriffen von 1944 reduzierte sich die Zahl weiter auf etwa 1.800 Betten.[162]

So avancierte das RBK plötzlich zum wichtigsten Krankenhaus der Stadt. Die damalige Leiterin des Pflegedienstes, Emmy Barth, erinnert sich: „Schließlich war unser Krankenhaus noch das einzig erhalten gebliebene der Stadt, so daß alle Fliegerverletzten und Verbrannten zu uns gebracht werden mußten. Da lagen die Räume und Gänge voll bis auf den letzten Platz mit Schwerstverletzten".[163] Die Übernahme dieser kriegsbedingten Aufgaben hatte eine bedeutende Umstrukturierung zur Folge: Durch die Zuweisung vieler Kranker aus den beschädigten Krankenhäusern Stuttgarts und durch die Zunahme an verletzten Soldaten und

---

[159] RBA 14/70, Bosch an Escherich, 20.9.39.
[160] RBK, Personalakte Stiegele, RBK an Wehrbezirkskommando, 12.2.40.
[161] StaatsA LB, EL 26/1, Pos.25, Zugang 1994/36, Az 14-3310, 12.8.37.
[162] Berichte des Stuttgarter Oberbürgermeisters Strölin über die Luftangriffe im Juli 1944 und im September 1944; abgedruckt bei Heinz Bardua, S. 244–302. Siehe dazu auch Jütte, *Gesundheitswesen*, S. 409. Beispielsweise war das größte Haus der Stadt, das Katharinenhospital im Zentrum, bis auf den Operations-Bettenbunker völlig zerstört.
[163] ADH, 55, Bericht von Emmy Barth, S. 2.

Zivilpersonen schrumpfte die innere Abteilung des RBK zunehmend, während die chirurgische Abteilung immer mehr Betten bekam.[164]

Auch nach 1945 war die Stadt Stuttgart in erheblichem Maße auf das RBK angewiesen. Das neue Katharinenhospital konnte erst 1949 eingeweiht werden, so daß dessen Betten jahrelang fehlten.[165] In der unmittelbaren Nachkriegszeit bedeutete auch die Beschlagnahmung des Cannstatter Krankenhauses durch die amerikanische Besatzungsmacht und die Umgestaltung zu einem Lazarett ein herber Schlag. Als die Militärregierung im Juli 1945 auch das RBK übernehmen wollte, appellierte der damalige städtische Beauftragte in Gesundheitsfragen Gaupp an die Besatzungsmacht: Es gebe in Stuttgart nur ein einziges unbeschädigtes Krankenhaus, nämlich das RBK. Bei einer Übernahme fielen die Betten des RBK für die Stuttgarter Bevölkerung weg, so daß sich der bereits bestehende Mangel von 1000 Betten um weitere 360 erhöhen würde – die Gesundheitsversorgung würde „katastrophale Ausmaße" annehmen.[166] Die Amerikaner kamen der Stadt deshalb teilweise entgegen und ließen ein Stockwerk für die Stuttgarter Zivilbevölkerung unbesetzt; bereits im November 1945 räumten sie das gesamte Haus wieder. Auch im Stuttgarter Gemeinderat wurde die dramatische Notlage der Krankenhaussituation mehrmals erörtert. Noch 1948 heißt es in den Protokollen, daß sogar Kranke sterben müßten, weil kein Bett in der Stadt frei sei.[167]

In den 1950er Jahren war die Lage nicht mehr ganz so dramatisch, die große Bettennot blieb aber das kennzeichnende Merkmal der Krankenhaussituation in Stuttgart. In einem kommunalen Gutachten von 1951 ging man von einem zusätzlichen Bedarf von rund 800 Betten aus; berücksichtigt man auch die Betten in den Aushilfskrankenhäusern der Stadt, die in absehbarer Zeit aufgelöst werden sollten, so ergab sich ein effektiver Bedarf von 2000 Betten – das entsprach einer Unterdeckung von über 30 Prozent.[168] Zwei Jahre später wurde der Bedarf noch immer auf 1660 Betten geschätzt, wobei vor allem der Mangel an internistischen Betten beträchtlich war.[169] Das RBK war in diesen Jahren nach Marienhospital (670 Betten) und Karl-Olga-Krankenhaus (384 Betten) das drittgrößte Haus der Stadt und deshalb weiter unverzichtbar.[170]

---

164 Verwaltungsarchiv RBK 6100, Geschäftsbericht 1944.
165 StA Stuttgart, Hauptaktei 5, Materialsammlung Gaupp, Nr. 80, Beilage 8 „Als Württemberg", S. 16.
166 StA Stuttgart, Hauptaktei 5, 5410-0, Gaupp an Military Government, 11.7.1945.
167 StA Stuttgart, Sitzungen des Gemeinderates (Vollversammlung), Sitzungsberichte Band 6 vom 9.1. bis 10.6.1948, S. 346ff.
168 StA Stuttgart, Hauptaktei 5, Materialsammlung Gaupp, Nr. 81, Künftiger Krankenhausbedarf, S. 1.
169 StA Stuttgart, Hauptaktei 5, Materialsammlung Gaupp, Nr. 81, Denkschrift über den Stand des Stuttgarter Krankenhauswesens, 18.2.1953.
170 StA Stuttgart, Hauptaktei 5, Materialsammlung Gaupp, Nr. 81, Planung für den Wiederaufbau der Stuttgarter Krankenanstalten, 15.12.51. Die große Bedeutung des RBK liegt nicht allein in den internen Betten, die dort in großer Zahl vorhanden sind, sondern auch in den zur Verfügung stehenden Tuberkulose-Betten. Im Jahr 1951 gab es in Stuttgart lediglich 76 solche Betten, von

Erst ab den 1960er Jahren entspannte sich die Lage deutlich. Zwar stieg die Einwohnerzahl Stuttgarts in dieser Zeit stärker als erwartet, so daß auch ein erhöhter Bedarf an Krankenhausbetten vorhanden war. Aber aufgrund einer regen Bau- und Erweiterungstätigkeit in und auch außerhalb Stuttgarts konnte dieser Bedarf weitgehend gedeckt werden. Neben dem Wiederaufbau des Bürgerhospitals war dabei vor allem das Katharinenhospital von Bedeutung: Es avancierte, nach dem Willen der Stadt, zum führenden Krankenhaus Stuttgarts und wurde deshalb seit 1955 stark erweitert.[171] Ein geplantes Stadtrandkrankenhaus mit 300 Betten wurde, da der Bedarf stagnierte, nicht mehr gebaut.

Die Bedeutung des RBK verringerte sich dadurch, auch wenn es weiter zu den größten Häusern der Stadt zählte. Im Jahr 1968 gab es in Stuttgart insgesamt 7.620 Betten in 49 Krankenhäusern;[172] an der Spitze standen nun das gerade erst erweiterte Katharinenhospital mit 949 Betten, das Bürgerhospital mit 896 Betten und das Marienhospital mit 685 Betten. Gemeinsam mit dem Diakonissenkrankenhaus, dem Olgahospital und dem Karl-Olga-Krankenhaus gehörte das RBK zu einer Vierergruppe mit je etwa 360 Betten. Unter den privaten Krankenhäusern blieb das RBK jedoch weiterhin mit Abstand das größte. Es stellte rund fünf Prozent aller Betten in Stuttgart.

Die Krankenhaus-Versorgung hatte in Stuttgart ein beachtliches Niveau erreicht und übertraf sogar die Zielsetzung früherer Jahre. In einem Gutachten des Landrates Adam und der Volkswirtin Gehrt von 1964 war für Stuttgart ein Bedarf von 6,8 Akutbetten pro 1.000 Einwohner errechnet worden – mittlerweile standen 8,2 Betten pro 1.000 Einwohner zur Verfügung.[173] Und in der Inneren Medizin, auf die das RBK einen deutlichen Schwerpunkt gelegt hatte, wurde sogar ein starker Überhang errechnet. Der damalige Bürgermeister Josef Matussek (1915–2000), zugleich Beigeordneter für das Sozial- und Gesundheitswesen der Stadt Stuttgart, stellte 1968 fest: „Eine Bettenreduzierung von etwa 10 % kann in Kauf genommen werden."[174]

Genau in dieser Zeit, als ein Mangel an Betten in Stuttgart nicht mehr vorhanden war, begann das RBK mit den Plänen zu einem Neubau, in dem über 100 zusätzliche Betten vorgesehen waren.

---

denen allein im RBK 33, also fast die Hälfte, standen (StA Stuttgart, Hauptaktei 5, Materialsammlung Gaupp, Nr. 80, Die Stuttgarter Krankenhäuser I 1951). Daneben gab es in Freudental, etwa 35 Kilometer außerhalb Stuttgarts, ein eigenes Tuberkulose-Krankenhaus mit 150 Betten. Das RBK war allerdings bestrebt, seine Tuberkulose-Betten einer anderweitigen Nutzung zuzuführen (StaatsA LB, EL 26/1, Pos.25, Zugang 1994/36, Az 14-3310, Innenministerium an Stuttgarter Gesundheitsamt, 17.6.50).

[171] Matussek, S. 282. Siehe auch ARBK 200, 128, Jahresbericht 1959.
[172] Nicht alle diese Häuser waren jedoch Kliniken allgemeiner Natur. Viele hatten sich spezialisiert, manche müssen auch mehr den Pflegeheimen zugerechnet werden – siehe dazu im einzelnen Tabelle 1.
[173] Siehe dazu: *Auch im Krankenhauswesen*, S. 2.
[174] Siehe dazu: *Auch im Krankenhauswesen*, S. 2, sowie in: ARBSG 1002-17, Besprechung mit Bürgermeister Matussek, 8.3.68.

III. Homöopathie am Robert-Bosch-Krankenhaus

Tab. 2 Übersicht über den Bestand an Krankenhäusern in Stuttgart, April 1968[175] (nach Bettenzahl geordnet)

Nr.	Name	Träger	Bettenzahl
1	Katharinenhospital	städtisch	949
2	Bürgerhospital	städtisch	896
3	Marienhospital	freigemeinnützig	685
4	Diakonissenkrankenhaus	freigemeinnützig	377
5	Olgahospital	freigemeinnützig	365
6	Robert-Bosch-Krankenhaus	privat	360
7	Karl-Olga-Krankenhaus	freigemeinnützig	359
8	Krankenhaus Bethesda	freigemeinnützig	206
9	Krankenhaus vom Roten Kreuz	freigemeinnützig	205
10	Frauenklinik Bismarckstraße	städtisch	200
11	Krankenhaus Bad Cannstatt	städtisch	191
12	Landesfrauenklinik	staatlich	160
13	Veronikaklinik	freigemeinnützig	150
14	Friedrich-List-Heim	städtisch	145
15	Heilanstalt Paulinenhilfe für orthop. Kranke	freigemeinnützig	140
16	Klinik Türlenstraße	städtisch	135
17	Chirurgisch-Orthopädische Klinik	privat	135
18	Krankenhaus Feuerbach	städtisch	130
19	Rudolf-Sophien Stift	städtisch	128
20	Furtbachkrankenhaus	städtisch	125
21	Mertz-Klinik	städtisch	120
22	Psychotherapeutische Klinik	freigemeinnützig	104
23	Staatsrat-von-Fetzer-Klinik	freigemeinnützig	102
24	Krankenhaus Berg	städtisch	101
25	Kinderklinik Berg	städtisch	100
26	Krankenhaus Vaihingen	städtisch	82
27	Viktor-Köchl-Haus	städtisch	80
28	St.-Anna-Klinik Cannstatt	freigemeinnützig	77
29	Eduard-Pfeiffer-Heim	städtisch	70

[175] Quelle: Zusammenstellung der Krankenhäuser nach einer städtischen Liste, ein Exemplar in: ARBSG 1002-17.

Tab. 2 *Fortsetzung*

Nr.	Name	Träger	Bettenzahl
30	Klinik Mörikestraße	städtisch	65
31	Charlottenheilanstalt für Augenkranke	freigemeinnützig	62
32	Alterspflege Hans-Sachs-Krankenhaus	städtisch	55
33	Charlottenhaus	freigemeinnützig	42
34	Urologische Privatklinik Dr. Reuter	privat	42
35	Carl-Unger-Klinik	privat	40
36	Urologische Klinik	privat	40
37	Krankenhaus für Sportverletzte	freigemeinnützig	36
38	Klinik der offenen Tür	freigemeinnützig	36
39	Klinik Lenzhalde	privat	34
40	Klinik am Sonnenberg	privat	30
41	Frauenklinik Dr. Hermann	privat	28
42	St.-Anna-Klinik Stuttgart	freigemeinnützig	18
43	Privatnervenklinik Dr. Domnik	privat	17
44	Waldklinik	privat	16
45	Frauenklinik Entbindungsanstalt	privat	16
46	Klinik am Landhaus	privat	10
47	Kräherwaldklinik	privat	7
48	Augenklinik Dr. Piesbergen	privat	6
49	Augenklinik Dr. Dannheim	privat	6

1.1.3 Verhältnis der Stadt Stuttgart und des Staates zum RBK

Es ist in den vorangegangenen Kapiteln bereits angeklungen, daß die städtischen und staatlichen Behörden den homöopathischen Krankenhäusern in Stuttgart vorwiegend positiv gegenüberstanden. Diese Einstellung kann relativ kontinuierlich nachgewiesen werden – sie galt bereits am Ende des letzten Jahrhunderts und war auch noch in den 1970er Jahren, bis zum Ende der Homöopathie am RBK, feststellbar.

Die Sympathie des württembergischen Königshauses gegenüber der Homöopathie ist schon erwähnt worden.[176] Auch die städtischen und staatlichen Behörden haben den homöopathischen Krankenhäusern in Stuttgart kaum Steine in den

---

[176] Siehe erstes Kapitel, sowie: HStA Stuttgart, E 151/52 – 490, Note des Hof-Kammer-Präsidenten, 18.4.1905.

Weg gelegt. Eine Ausnahme bilden die Schikanen, die das Sanitätsamt während des Ersten Weltkriegs gegen das homöopathische Lazarett verübt hatte.[177] Dagegen konnte das Aushilfskrankenhaus in der Marienstraße fast ausnahmslos mit der Unterstützung der Behörden rechnen. Das Interesse der Stadt am Aushilfskrankenhaus gründete sich zunächst auf den eigenen Vorteil: Das Aushilfskrankenhaus verbesserte die allgemeine Krankenhaussituation der Stadt. Daneben aber dürfte, zumindest beiläufig, ein Wohlwollen gegenüber der Homöopathie mitgespielt haben. Das zeigt sich an manchen städtischen Gesten: So hat zum Beispiel Stuttgarts Bürgermeister Dr. Gottfried Klein im Jahr 1928 eine Delegation des Zentralvereins empfangen, als in der Stadt eine internationale homöopathische Tagung durchgeführt wurde.[178]

Die Stellung der Behörden zur Homöopathie und zum RBK 1933–1945

Nach der Machtübernahme durch die Nationalsozialisten verbesserte sich das Verhältnis zwischen Behörden und Homöopathie weiter. Dies hatte seinen Ursprung in der allgemeinen Förderung sogenannter Außenseiterverfahren durch das „Dritte Reich": In der „Neuen Deutschen Heilkunde" sollte eine Synthese zwischen Schulmedizin und Alternativmedizin vollzogen werden. Die Homöopathie spielte dabei eine große Rolle, und auch das Krankenhaus als zentrale Stätte des Gesundheitssystems hatte im Rahmen dieser „Neuen Deutschen Heilkunde" eine wichtige Funktion.[179] Somit wuchs dem RBK eine große Bedeutung innerhalb des staatlich beförderten Gesundheitskonzeptes zu.

In einem Artikel von W. Alter aus dem Jahr 1940 werden die Leitlinien dieses Konzeptes in bezug auf das Krankenhauswesen, vor allem aber ihre politischen Implikationen, deutlich. Krankheiten, so lautet die wichtigste Prämisse der „Neuen Deutschen Heilkunde", seien „totalitäre Erscheinungen", weshalb sie auch ganzheitlich behandelt werden mußten. Alle erfolgsversprechenden Heilverfahren müßten deshalb in eine neue Medizin integriert werden. Daraus folgert Alter, daß auch die Ärzte sich alles medizinische Wissen zu eigen machen müßten, um die „Gesamtsanierung" des kranken Körpers möglichst effektiv betreiben zu können. Von Bedeutung ist daneben auch die Krankheitsvorbeugung: Da die „Neue Deutsche Heilkunde" das Ziel einer Kostensenkung im Gesundheitswesen hatte, kam der Prävention (und daneben auch den billigen homöopathischen Arzneien) große Bedeutung zu. Außerdem verfolgte die „Neue deutsche Heilkunde" eindeutig politische Ziele. Alter spricht dies klar aus: „Die Ordnung im Krankenhauswesen ist eine politische Aufgabe. Sie hat das Krankenhaus als wichtiges Wirkungsfeld der Gesundheitspolitik zum Mittel und Mittler der Staatspolitik zu formen und dieser Leistung in höchster Zweckmäßigkeit zur äußersten Wirk-

---

[177] Lorenz, S. 350f.
[178] Grabert, S. 384.
[179] Siehe dazu die Arbeiten von Wuttke-Gronenberg. Zur Stellung der Homöopathie innerhalb der „Neuen Deutschen Heilkunde" siehe Bothe, *Homöopathie*, S. 83.

1 Umfeld und Strukturen

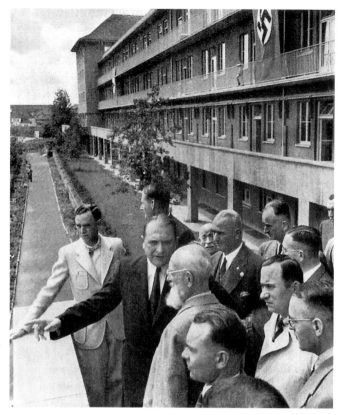

Abb. 3
Besichtigung des Robert-Bosch-Krankenhauses durch Ratsherren und Beigeordnete mit Robert Bosch, 1940.

samkeit anzupassen."[180] Das neue medizinische Konzept sollte also auch Ideologien transportieren, beispielsweise die nationalsozialistische Idee, daß das Wohl des Volkes über dem des einzelnen stehe. So heißt es beispielsweise in einem Artikel von K. Kötschau, erschienen 1941: „Wir Ärzte halten uns immer noch für den persönlichen Anwalt des Kranken, dessen Sorgen und Nöte wir zu verteidigen pflegten, auch oft gegen die Auffassungen des Staates. So war es wenigstens früher. Jeder hatte das Recht, so zu leben, wie er wollte, und der Arzt unterstützte dieses individualistische Recht. Heute ist es für den Patienten nicht mehr so einfach, allgemeine Einrichtungen für sich auszunutzen. Gemeinnutz geht vor Eigennutz."[181] Mit dieser Ideologie wurden also Patienten und Ärzten bestimmte politische Sichtweisen nahegelegt: Beispielsweise sei Arbeitsfähigkeit ein „wichtiger Volksfaktor", weshalb der Arzt sich gut überlegen sollte, ob er einen Kranken tatsächlich arbeitsunfähig schreibe. Der Arzt verwandelt sich in diesem Konzept vom Therapeuten zum Erzieher hin zu einer gesunden Lebensführung.[182]

---

[180] Alter, S. 262.
[181] Kötschau, S. 687.
[182] Zur Medikalisierung siehe die grundlegenden Arbeiten von Francisca Loetz und Ute Frevert.

Es ist deshalb nicht erstaunlich, daß das private Engagement Robert Boschs für ein homöopathisches Krankenhaus von den Machthabern sehr positiv aufgenommen wurde und immer wieder zum öffentlichen Schulterschluß führte: Bei der Eröffnung des RBK im April 1940 waren zahlreiche Vertreter der städtischen und staatlichen Behörden anwesend. Selbst Reichsärzteführer Leonardo Conti (1900–1945)[183] stattete dem RBK einen Besuch ab,[184] und auch Oberbürgermeister und Gemeinderat der Stadt Stuttgart machten im Sommer 1940 einen Rundgang durch das RBK. Die staatlichen Stellen erhofften sich vom RBK, daß es wesentlich zum Gelingen der „Neuen Deutschen Heilkunde" beitrage. So betonte das württembergische Innenministerium in einer Sitzung im September 1941, daß das RBK aufgrund seiner Synthese zwischen „biologischer"[185] und wissenschaftlicher Medizin zu einer Zentrale der biologischen Medizin in Deutschland geworden sei; hier solle sich die „Neue Deutsche Heilkunde" verwirklichen.[186] In der Tat kam die spezifische Form der naturwissenschaftlich-kritischen Homöopathie am RBK dem nationalsozialistischen Konzept einer neuen Medizin entgegen: Erfolgsversprechende Verfahren, wie die Homöopathie und die Naturheilkunde, wurden in umfangreicher Weise angewandt, bewegten sich aber im Rahmen einer schulmedizinischen Grundanschauung.[187]

Inwieweit sich das RBK hier vor den Karren nationalsozialistischer Ideologie spannen ließ, ist nicht einfach zu entscheiden. Vor allem muß bei einer Beurteilung die medizinische Seite der „Neuen Deutschen Heilkunde" von deren politischen Implikationen getrennt werden. Denn natürlich begrüßten die Ärzte des RBK, daß ihr Ziel, Homöopathie und Schulmedizin zu verschmelzen, auch von

---

[183] Zur Biographie siehe Zentner/Bedürftig, S. 104.
[184] Bothe, *Homöopathie*, S. 85.
[185] Der Begriff „biologisch" hatte sich in den 1920er Jahren für die alternativen Heilweisen eingebürgert. Vor allem während des Nationalsozialismus hat sich die „biologische Medizin" als Gegenbegriff zur „Schulmedizin" durchgesetzt (siehe dazu: Jütte, *Geschichte*, S. 56ff.). Robert Bosch benutzte den Begriff sehr häufig in diesem Sinne.
[186] ARBSG 1003-19, Protokoll über die Sitzung am 18.9.41 im Innenministerium. Diese Hoffnung brachte auch der württembergische Kultusminister Professor Mergenthaler anläßlich der Paracelsus-Gedenkfeier in Tübingen im Juni 1941 zum Ausdruck: Paracelsus' „gewaltiger revolutionärer Geist möge die Richtung der Medizin zu immer größerer Naturverbundenheit stärken, damit es mit der Zeit auf Grund exakter Forschung zu einer Synthese zwischen Schulmedizin und Homöopathie kommt. Die engste Verbindung zwischen dem Robert-Bosch-Krankenhaus in Stuttgart und der Universität [Tübingen] sei dringend notwendig, damit auf diesem Grenzgebiete praktische Resultate erwüchsen." (Stuttgarter Neues Tagblatt vom 15.6.1941, S. 3. Ganz ähnlich wird Mergenthaler auch bei Unseld, *Bericht*, S. 156, zitiert.)
[187] Diese Verschränkung wurde auch öffentlich gewürdigt. Beispielsweise erhielt Robert Bosch anläßlich seines 80. Geburtstages im Jahr 1941 den Ehrendoktortitel der medizinischen Fakultät der Universität Tübingen, und zwar „in Anerkennung seiner vorbildlichen Förderung der Volksgesundheitspflege und in besonderer Würdigung seiner persönlichen Verdienste, die er sich durch die Schaffung großzügiger Einrichtungen um die medizinische Forschung und die Entwicklung der Heilkunde erworben hat" (in Artikel *Robert Bosch Pionier der Arbeit*). Gleichzeitig ernannte ihn die Reichsarbeitsgemeinschaft der Verbände für naturgemäße Lebens- und Heilweise zum ersten Ehrenmitglied des Deutschen Volksgesundheitsbundes. Hier erweist sich also die öffentliche Anerkennung dieser Verschränkung von Schulmedizin und Alternativverfahren.

den Machthabern aufgegriffen und gefördert wurde.[188] Das RBK arbeitete also in **medizinischer Hinsicht** an der „Neuen Deutschen Heilkunde" mit.[189] Die Verschränkung von RBK und „Neuer Deutscher Heilkunde" läßt sich beispielsweise an der Zeitschrift *Hippokrates* zeigen, die 1928 ebenfalls mit finanzieller Hilfe Robert Boschs gegründet worden war und zu der die leitenden Ärzte des Aushilfskrankenhauses und des RBK zahlreiche Artikel beisteuerten. Ziel der Zeitschrift war es, die „Einheitsbestrebungen" in der Medizin zu befördern.[190] Dies war schon vor 1933 erklärte Aufgabe gewesen, ohne daß Anlehnungen an nationalsozialistisches Gedankengut nachgewiesen werden könnten. Doch nach 1933 sahen die Nationalsozialisten im *Hippokrates* einen Verbündeten: Reichsärzteführer Wagner förderte die Zeitschrift, und im Jahr 1941 trug sie sogar dezidiert den Untertitel „Wochenschrift für neue deutsche Heilkunde". Auch bei den internationalen ärztlichen Fortbildungskursen am RBK ging es vor und nach 1933 um eine Synthese verschiedener medizinischer Konzepte. So befanden sich das Aushilfskrankenhaus und das RBK durch die Ideologie der Neuen Deutschen Heilkunde deutlich im Aufwind. Schon 1935 konnte Julius Mezger deshalb anläßlich eines Fortbildungskurses darauf hinweisen, „daß dank der Einstellung der Reichsregierung die Entwicklung der Heilkunde im Sinne der biologischen Medizin möglich geworden sei."[191]

Vielleicht von einzelnen Ärzten abgesehen, übertrugen die Verantwortlichen am RBK jedoch keine nationalsozialistischen Ideen auf Patienten und Angestellte. Wenngleich die Quellen zu dieser Fragestellung kaum Auskunft geben, so gewinnt man doch den Eindruck, daß das RBK zwar vordergründig auf einer Linie mit dem Regime stand, aber hinter den Kulissen gegen den Nationalsozialismus agierte. Dies gilt in erster Linie natürlich für Robert Bosch selbst, dessen Kontakte zu NS-Behörden nicht über seine liberale politische Haltung hinwegtäuschen dürfen.[192] So verlieh beispielsweise Stuttgarts Oberbürgermeister Karl Strölin (1890–1963)[193] im Juni 1940 eine Goldene Plakette an Robert Bosch; zugleich ehrte die Stadt auch die Homöopathie, indem sie die am RBK gelegene Straße in „Hahnemannstraße" umbenannte.[194]

---

[188] Auch der Zentralverein homöopathischer Ärzte begrüßte den Schulterschluß. Der Vorsitzende des ZV, Hanns Rabe, sagte 1936: „In einer Zeit, da das Gedankengut der Homöopathie erneut in den Mittelpunkt ärztlicher Auseinandersetzungen und den Kampf um eine Neue Deutsche Heilkunde gestellt wird, ist es ein glücksverheißender Ausblick, daß der Grundstein zu dem langersehnten, neuen homöopathischen Krankenhaus in Stuttgart nunmehr gelegt werden kann." (Rabe, *Praktische Homöopathie*, S. 837).
[189] Robert Bosch und sein Hausarzt Hermann Göhrum waren ebenfalls nur an den medizinischen Aspekten der „Neuen Deutschen Heilkunde" interessiert. Siehe dazu Göhrums Aufsatz *Robert Bosch und die Neue deutsche Heilkunde* (in: HM 61/1936, S. 147–149).
[190] Zur Zeitschrift *Hippokrates* siehe Bothe, *Heilkunde*.
[191] Wiedergegeben von Erich Haehl, *Der V. Internationale ärztliche Fortbildungskurs*, S. 769.
[192] Siehe dazu die Arbeiten von Joachim Scholtyseck.
[193] Zu Strölin, der von 1933 bis 1945 Oberbürgermeister der Stadt Stuttgart war, siehe die Monographie von Walter Nachtmann.
[194] NS-Kurier vom 29.6.1940. Die Hahnemannstraße existiert noch heute.

Doch Boschs wahre politische Überzeugung machte ihn zu einem Gegner des nationalsozialistischen Regimes.[195] Dies scheint Auswirkungen auf das RBK gehabt zu haben. Mehrere Zeitzeugen sagten übereinstimmend, daß das Krankenhaus ein Zufluchtsort für politisch Verfolgte gewesen sei, wobei es sich jedoch nur um eine relativ geringe Zahl von Personen gehandelt haben soll. So erinnert sich die Krankenschwester Sophie Hartlieb daran, daß Robert Bosch verfolgten Personen am RBK eine Arbeitsstelle vermittelt habe, um sie zu schützen. Manche Personen seien am RBK regelrecht versteckt worden, manchmal mehrere Wochen lang.[196] Auch Felix Olpp, der Privatsekretär Boschs, berichtet in seinen Erinnerungen, daß Bosch bei Kriegsbeginn allen engeren Mitarbeitern eingeschärft habe, „den Verfolgten des dritten Reichs stets zu helfen, koste es was es wolle, vor allem sollte den jüdischen Mitbürgern jede nur mögliche Unterstützung gewährt werden."[197] Vornehmlich ließ sich diese Hilfe in der Robert Bosch GmbH bewerkstelligen, aber auch am RBK lassen sich zumindest zwei Fälle nachweisen. So hat das Unternehmen das Vermögen des jüdischen Arztes am Aushilfskrankenhaus, Otto Leeser, verwaltet und damit erhalten, nachdem Leeser 1933 aus politischen Gründen nach England auswandern mußte. Und im Jahr 1941 stellte das RBK den 50jährigen jüdischen Zahnarzt Dr. Dr. Erwin Goldmann als Gärtner an, da er als „Nichtarier" seinen eigentlichen Beruf nicht mehr ausüben durfte.[198] Das Verhältnis zwischen Behörden und RBK ist also in der Zeit des Nationalsozialismus sehr differenziert gewesen.

Die Stellung der Behörden zur Homöopathie und zum RBK nach 1945

Aufgrund der bedeutenden Unterversorgung mit Krankenhausbetten in Stuttgart blieb das Verhältnis zwischen Behörden und RBK auch nach dem Ende des Zweiten Weltkriegs gut. Ideologische Verknüpfungen spielten nun keine Rolle mehr: Das RBK wurde als Allgemeines Krankenhaus angesehen und als solches wie andere private und gemeinnützige Kliniken Stuttgarts behandelt. Im Rahmen dieser Gleichbehandlung erhielt das RBK nach 1945 sogar städtische Zuschüsse. Im Verhältnis zu den gesamten Betriebskosten des RBK fielen diese Zuschüsse jedoch meist nicht sonderlich und immer weniger ins Gewicht. Eine Ausnahme bildet das Jahr 1948, in dem die Stadt 150.000 Reichsmark (bei gesamten Betriebskosten von 1,31 Millionen Reichsmark) bewilligte. Im Jahr 1966 beliefen sich die Kosten dagegen auf 6,35 Millionen Mark; die Subventionen der Stadt

---

[195] Siehe auch Heuss, S. 628ff.
[196] AIGM V 60, Interview mit ehemaligen Herrenberger Schwestern (hier: Sophie Hartlieb), S. 8. Umgekehrt hätten die Verantwortlichen aber nicht verhindern können, daß manchmal schwerkranke Menschen „aus dem Bett heraus" abtransportiert worden seien.
[197] RBA 14/003, Erinnerungen von Felix Olpp, S. 18–20. Ganz ähnlich: Zelzer, S. 352.
[198] RBK, Personalakte Erwin Goldmann. Wegen einer Erkrankung blieb Goldmann aber nicht lange am RBK beschäftigt. Die außergewöhnliche Lebensgeschichte Goldmanns – er war verfolgter Jude und nationalsozialistischer Spitzel zugleich – hat Wolfgang Benz in seiner Arbeit dokumentiert.

lagen bei 60.000 Mark.[199] Die Verluste, die in den meisten Jahren entstanden waren, trug vorwiegend die Vermögensverwaltung Bosch GmbH beziehungsweise die nachmalige Robert Bosch Stiftung GmbH.[200] Höhere Zuschüsse lehnte die Stadt Stuttgart, trotz mehrerer Anträge des RBK, immer wieder ab, da andere Häuser bedürftiger seien.[201] Das Land Baden-Württemberg bewilligte bis 1973 keine Subventionen.[202]

Auch beim Bau des neuen RBK um 1970 lehnten Stadt und Land eine Förderung ab. So erteilte Bürgermeister Josef Matussek im März 1968 den Bauträgern, die um einen Zuschuß in Höhe von sechs Millionen Mark gebeten hatten (die Baukosten betrugen 115 Millionen Mark), einen abschlägigen Bescheid.[203] Nach der Einführung des neuen Krankenhausfinanzierungsgesetzes von 1972 erhielt das neue RBK dann ab 1973 Landeszuschüsse zu den Betriebskosten.[204]

Es muß jedoch betont werden, daß die Ablehnung von Zuschußzahlungen nicht in Zusammenhang mit einer behördlichen Ablehnung des RBK zu sehen ist. Im Gegenteil hoben die städtischen und staatlichen Stellen des öfteren hervor, wie notwendig das RBK für Stuttgart sei. So stellte der Medizinaldirektor Weiss im November 1946 fest: „Es besteht ein öffentliches Interesse dafür, daß der Betrieb ungestört weitergeführt werden kann".[205] Und im Laufe der Jahre trat die Stadt sogar mehrere Male an das RBK heran und bat um Übernahme bestimmter Krankenhaus-Aufgaben, die für die gesamte Stadt von Wichtigkeit waren. Im Jahr 1947 ersuchte die Stadt das RBK, eine gynäkologische Abteilung einzurichten, da es in Stuttgart einen „katastrophalen Mangel" an solchen Betten gebe.[206] Zugleich stellte man dem RBK die Überlegung anheim, auch eine urologische Abteilung aufzubauen, da bisher alle Patienten nach Ulm gebracht werden müßten. Und im Jahr 1950 ersuchten die Behörden das RBK, die Tuberkulose-Abteilung mit etwas über 30 Betten beizubehalten, da in Stuttgart eine ausgesprochene Not an solchen Spezialbetten bestünde.[207] In noch stärkerem Maße

---

[199] Zwischen 1948 und 1966 schwankten die städtischen Zuschüsse zwischen 20.000 und 150.000 Mark. Im Jahr 1966 schüttete Stuttgart insgesamt 397.000 Mark an elf nichtstädtische Krankenhäuser aus; nach dem Marienhospital mit 180.000 Mark und dem Karl-Olga-Krankenhaus mit 90.000 Mark erhielt das RBK den dritthöchsten Zuschuß (StA Stuttgart, Hauptaktei 5, 5410-4, passim). Für den Bau des neuen Schwesternwohnheims 1956 erhielt das RBK von der Stadt Stuttgart 150.000 Mark, vom Land Baden-Württemberg 300.000 Mark; die Gesamtkosten beliefen sich auf 2,25 Millionen Mark (StA Stuttgart, Hauptaktei 5, 5410-5, RBK an Stadt Stuttgart, 11.4.69).
[200] Zu den Betriebsmittel-Zuschüssen siehe ARBSG 1002-53 bis 1002-75.
[201] StA Stuttgart, Gesundheitsamt Nr. 147, Sozial- und Gesundheitsreferat der Stadt an RBK, 23.4.1952.
[202] Siehe dazu: HStA Stuttgart, E 151/53, Verzeichnis über gewährte Beiträge zu Krankenhäusern; HStA Stuttgart, EA 2/009, Nr. 3000, Bü2, lfd. Nr. 149.
[203] ARBSG 1002-17, Besprechung mit Bürgermeister Matussek, 8.3.68.
[204] Nach: Ansprache des Ministerpräsidenten bei der Übergabe des Robert-Bosch-Krankenhauses, in: Staatsanzeiger für Baden-Württemberg vom 7.4.73, S. 2.
[205] StA Stuttgart, Gesundheitsamt Nr. 147, Medizinaldirektor Weiss, 7.11.46.
[206] StA Stuttgart, Gesundheitsamt Nr. 147, Gesundheitsamt an RBK, 11.9.47.
[207] StA Stuttgart, Gesundheitsamt Nr. 147, Medizinalbehörde an RBK, 22.12.50.

gilt diese Zustimmung für das neue RBK nach 1973: Bei der Eröffnung betonten Oberbürgermeister Arnulf Klett und Ministerpräsident Hans Filbinger übereinstimmend, daß das RBK im Stuttgarter Krankenhaussystem eine hervorragende Bedeutung besitze und eine unverzichtbare Funktion erfülle.[208]

Die behördliche Rückendeckung erstreckte sich aber nicht nur auf den grundsätzlichen Betrieb des RBK – es leuchtet ein, daß Stadt und Staat ein Interesse daran hatten, quasi kostenlos ein großes Krankenhaus in Stuttgart zu haben. Die Zustimmung bezog sich, zumindest teilweise, auch ganz explizit auf die homöopathische Behandlungsmethode am RBK. Schon 1945 setzte sich die Stadt für die Weiterführung der Homöopathie am RBK ein und appellierte deshalb an die Amerikaner: „Es wäre deshalb für die Entwicklung der Homöopathie ein nicht wiedergutzumachender Schaden, wenn das Robert Bosch-Krankenhaus nach Beendigung des Krieges seine Arbeiten nicht weiterführen könnte. Infolge seiner einzigartigen Bedeutung als klinisch-homöopathische Forschungsstätte sollte das Robert Bosch-Krankenhaus geschützt werden".[209]

Vor allem in Oberbürgermeister Arnulf Klett (1905–1974)[210] besaß die Homöopathie einen tatkräftigen Fürsprecher und Förderer. Er äußerte offen seine Sympathie für Hahnemanns Heilweise, als er beim großen Hahnemann-Kongreß 1955 in Stuttgart ein Grußwort sprach. Er unterhielt sich mehrmals (nachweislich 1956 und 1960) mit Vertretern des Zentralvereins über die Entwicklung der Homöopathie vor allem in Stuttgart. Und er befürwortete die Verleihung des Professorentitels an Otto Leeser.[211] Dieses Eintreten Kletts für die Homöopathie konnte sich sogar gegen das RBK wenden, wenn Klett der Ansicht war, daß das RBK sich in die falsche Richtung entwickele. Aus diesem Grund intensivierten sich auch die Äußerungen des Oberbürgermeisters zum RBK nach 1956, als dort mit Walter A. Müller (1919–1982) und Gerhard Seybold (1918–1999) zwei Nichthomöopathen in die ärztliche Leitung berufen worden waren. In einem vertraulichen Brief an die Stadträtin Ilse Reinhardt, die bis 1950 als Ärztin am RBK gearbeitet hatte, nahm Klett kein Blatt vor den Mund – die Stellungnahme aus dem Jahr 1961 soll wegen der großen Bedeutung ungekürzt wiedergegeben werden: „Ich bin aufs tiefste enttäuscht über die Entwicklung des Robert-Bosch-Krankenhauses, das durchaus nicht mehr ein homöopathisches Krankenhaus ist. Nach meinem Dafürhalten würde sich der Stifter des Robert-Bosch-Krankenhauses an seinem 100. Geburtstag im Grabe herumdrehen, wenn er die Entwicklung, die das Robert-Bosch-Krankenhaus genommen hat, erfahren könnte. Nach

---

[208] StA Stuttgart, Hauptaktei 5, 5410.7, Grußwort des Oberbürgermeisters, 28.3.73, S. 10; Ansprache des Ministerpräsidenten, in: Staatsanzeiger vom 7.4.73, S. 2.
[209] StA Stuttgart, Hauptaktei 5, 5410-0, Betrifft: RBK, 2.7.45.
[210] Klett war von 1945 bis zu seinem Tod 1974 Oberbürgermeister der Stadt. Sein Nachfolger wurde Manfred Rommel (bis 1996).
[211] StA Stuttgart, Hauptaktei 5, Akte 5410-0, Mössinger an persönlichen Referenten des OB Klett, 16.7.60; StA Stuttgart, Hauptaktei 5, 5410-1, OB Klett an Regierungspräsidium Nordwürttemberg, 7.10.55.

meiner Meinung sollten wir den Versuch machen, in der Stadt Stuttgart – und sei es auch im Anschluss oder in Verbindung mit einem der städtischen Krankenhäuser – eine echte homöopathische Abteilung aufzubauen und dafür eine Stiftung von der Familie Bosch zu erhalten, nachdem offenbar mit einer Wiederherstellung des Robert-Bosch-Krankenhauses als eines homöopathischen Krankenhauses nicht mehr zu rechnen ist und die Stadt darauf auch keinen Einfluss nehmen kann. Stuttgart war in der ganzen Welt dafür bekannt, daß es praktisch das europäische Zentrum der Homöopathie gewesen ist. [...] Das ist nun alles zunichte gemacht. Wir sollten aber dafür Sorge tragen, daß der alte Ruf wiederhergestellt wird."[212]

Diese Äußerung besitzt einen einzigartigen Wert: Hatten Homöopathen seit der Entstehung der Heilweise bei den Behörden erfolglos für eine Anerkennung der Homöopathie gekämpft, so trat hier der umgekehrte Fall ein – ein Stadtoberhaupt setzte sich für ein eigenes homöopathisches Krankenhaus ein, weil ihm die bestehende Klinik nicht mehr homöopathisch genug war. Wirkliche Folgen hatte dieser Vorstoß Kletts jedoch nicht, obwohl Bürgermeister Matussek in einer Besprechung mit dem RBK im Jahr 1968 nochmals die Bedeutung der Homöopathie betonte.[213]

Allgemein läßt sich also sagen: Stadt und Staat standen dem RBK und auch der Homöopathie am RBK tendenziell sehr wohlwollend gegenüber.

1.1.4 Krankenkassen und RBK

Das Verhältnis der Krankenkassen zur Homöopathie ist noch völlig unerforscht. Es können deshalb nur einige wenige allgemeine Anmerkungen gemacht werden. In den 1920er und 1930er Jahren waren die meisten Menschen bereits Mitglied in einer Krankenkasse. Das bedeutete umgekehrt, daß in dieser Zeit eine ärztliche Privatpraxis die Ausnahme war – der überwiegende Teil der Ärzte arbeitete mit den Kassen zusammen und war auf deren Leistungen angewiesen.[214]

Dies galt auch für die homöopathischen Ärzte: Sie waren ebenso wie ihre schulmedizinischen Kollegen in die Honorarpraxis der Krankenkassen integriert, bekamen also homöopathische Therapien ersetzt. Dennoch gab es in der Zeit der Weimarer Republik erhebliche Probleme, die beispielsweise bei der Hauptversammlung des Zentralvereins homöopathischer Ärzte im Jahr 1931 zum Thema gemacht wurden. Das Hauptproblem lag in der gerechten Honorierung homöopathischer Leistungen: Eine homöopathische Therapie, so der Tenor der Hauptversammlung, sei weitaus zeitintensiver als eine herkömmliche Therapie und müsse deshalb besser bezahlt werden. In der Wirklichkeit aber ernähre das

---

[212] StA Stuttgart, Hauptaktei 5, Akte 5410-0, OB Klett an Stadträtin Dr. Reinhardt zur vertraulichen Kenntnisnahme, 28.3.61.
[213] ARBSG 1002-17, Besprechung mit Bürgermeister Matussek, 8.3.68.
[214] Assmann, S. 179.

derzeitige Krankenkassenwesen einen Arzt nur dann, wenn er im „Massenbetrieb, im Ramschbetrieb" arbeite.[215] Im Grunde trifft diese Feststellung auch für Schulmediziner zu, weshalb der Homöopath Alfred Pfleiderer von einer allgemeinen „Kassenarztkrisis" sprach. Und auch Oswald Schlegel, der später als Homöopath am RBK tätig war, hielt es für ein Unding, daß man 15 bis 20 Patienten pro Stunde behandeln müsse, um auf ein erträgliches Einkommen zu kommen. Ein anonym bleibender homöopathischer Arzt aus Berlin sah deshalb den Arzt mittlerweile zum „Dienstknecht der Kasse" degeneriert.[216] Immerhin aber ersetzten Krankenkassen in dieser Zeit einen gewissen Anteil der Leistungen homöopathischer Ärzte und bezahlten auch die homöopathischen Medikamente. Erst in den 1970er Jahren begannen manche Ortskrankenkassen, die Bezahlung von Homöopathica zu verweigern.[217]

Sowohl am Aushilfskrankenhaus als auch am RBK findet sich eine ähnliche Situation wie in den Praxen homöopathischer Ärzte. Vorderhand haben die Kassen homöopathische Behandlungen sowohl in den stationären Abteilungen als auch in der Poliklinik bezahlt. Der homöopathische Arzt Karl Buchleitner erinnert sich, daß es während seiner Zeit am RBK in den 1950er Jahren niemals diesbezügliche Probleme mit den Kostenträgern gegeben habe.[218] Und Martin Stübler stellte fest: „Die Ambulanz des Robert-Bosch-Krankenhauses war zu den Krankenkassen zugelassen; jeder konnte mit seinem Krankenschein dorthin kommen."[219]

Für den klinischen Bereich bezahlten die Kassen, unabhängig von der konkreten Behandlung, pro Tag einen Pflegesatz. Das RBK erhielt als allgemeines Krankenhaus denselben Satz wie andere Kliniken – eine Sonderstellung aufgrund der homöopathischen Behandlung hat das RBK also nie besessen und auch nicht angestrebt. Aufgrund dieser Anpassung an allgemeine Honorarstandards war der zentrale Punkt der Auseinandersetzungen mit den Kassen seit etwa 1950 auch am RBK die grundsätzliche Erhöhung der Pflegesätze. Denn ebenso wie in anderen Krankenhäusern reichte der Klinik der zugestandene Tagessatz zur Deckung der Kosten nicht aus.[220]

Ebenso sah es in der homöopathischen Poliklinik des RBK aus. Dort erstattete die Kassenärztliche Vereinigung Württemberg, an deren Genehmigung der Betrieb gekoppelt war, den Aufwand mit einer Pauschale pro abgerechneter Behandlung: Zwischen 1956 und 1965 lag diese Pauschale bei vier Mark; dann wurde sie auf 11,50 Mark erhöht; ab 1970 honorierte die KV jede Behandlung

---

[215] Pfleiderer, S. 179.
[216] DZH 47 (1930), S. 258.
[217] ARBSG, 1001-33, Einladung und Programm zur Tagung des Landesverbandes im ZV, 15.2.74.
[218] AIGM V 60 Interview mit K. Buchleitner.
[219] Stübler, *Homöopathie*, S. 199.
[220] Siehe dazu: Krukemeyer, S. 40. Nach dem Geschäftsbericht des RBK von 1955 (ARBK 200, 128) lag der Pflegesatz in diesem Jahr bei 12,35 Mark, der Selbstkostensatz dagegen bei 14,82 Mark.

mit 15 Mark.[221] Doch auch mit diesem Satz, der demjenigen der Universitätspoliklinik in Tübingen entsprach, konnte das RBK nicht zufrieden sein. Es rechnete der Kassenärztlichen Vereinigung vor, daß die Selbstkosten bei etwa 40 Mark pro Behandlung lägen.

1.1.5 Anhänger der Homöopathie in Stuttgart

Württemberg war seit dem Ende des 19. Jahrhunderts eine Hochburg der Homöopathie: Hier hatten sich zahlreiche renommierte homöopathische Ärzte wie Paul von Sick oder Richard Haehl niedergelassen, hier standen mit dem Aushilfskrankenhaus und dem RBK zwei der wichtigsten homöopathischen Krankenhäuser, und hier konzentrierten sich auch die homöopathischen Laienvereine – rund ein Drittel aller Mitglieder homöopathischer Vereine in Deutschland waren in Württemberg angesiedelt.[222] In bezug auf das Aushilfskrankenhaus und das RBK hatten alle diese Gruppierungen, zumindest im Grundsatz, gemeinsame Interessen und zogen deshalb an einem Strang.

Verhältnis des RBK zur Hahnemannia

Die Hahnemannia[223] war Deutschlands größter homöopathischer Laienverein; sie besaß als Stuttgarter Lokalverein und als württembergische Dachorganisation eine Doppelfunktion. Im Jahr 1879, elf Jahre nach Vereinsgründung, hatte die Hahnemannia insgesamt 3.467 Mitglieder in Stuttgart und Württemberg.[224] Auch nach dem Zweiten Weltkrieg blieb die Hahnemannia mitgliederstark: Im Jahr 1956 waren hier 3.058 Personen in 45 Vereinen organisiert, 1973 betrug die Mitgliederzahl 4.345 in 55 Vereinen.[225] Die Förderung der Homöopathie durch Errichtung und Unterhaltung eines Krankenhauses war von Anfang an eines der Ziele der Hahnemannia gewesen, auch wenn die Finanzen es niemals erlaubt hätten, das Projekt aus eigenen Mitteln zu verwirklichen.[226] Die Entscheidungsträger am RBK hatten die ideelle Bedeutung der Laienbewegung für die Entwicklung der Homöopathie früh erkannt und pflegten deshalb das „Bündnis", das Hahnemannia und Robert Bosch im Gründungsvertrag der StHK geschlossen hatten, wenngleich die Hahnemannia zum RBK keinen finanziellen Beitrag mehr leisten konnte. Hans Walz sprach diese Bedeutung im Jahr 1959

---

[221] ARBSG 1002-76, Vertrag zwischen Kassenärztlichen Vereinigung und RBK, 18.2.65; StA Stuttgart, Hauptaktei 5, Akte 5410-0, Vertrag zwischen RBK und Kassenärztlichen Vereinigung, 5.12.1969.
[222] Staudt, S. 87.
[223] Zur Hahnemannia siehe auch den Archivbestand V in AIGM.
[224] Staudt, S. 94.
[225] HM 81 (1956), S. 98; HM 92 (1967), S. 184; HM 98 (1973), S. 188.
[226] Zur Satzung der Hahnemannia siehe HM 25 (1900), S. 124. Zur Förderung eines homöopathischen Krankenhauses siehe z.B. HM 52 (1927), S. 33: Die Hahnemannia wirke für die „staatliche Anerkennung [der Homöopathie] und ihre Gleichberechtigung mit der allopathischen Heilweise an Hochschule und Krankenhäusern". Allgemein zu den Zielen der Hahnemannia siehe: Wolff, *Gesundheitsverein* und Wolff, *Nutzen*.

aus: „Die homöopathische Laienbewegung ist für uns als eine natürliche Verbündete anzusehen, denn ihr liegt selbstverständlicherweise daran, für die homöopathische Allgemeinheit ein der Homöopathie verschriebenes Krankenhaus gesichert zu wissen."[227]

Die Vorteile, die das RBK aus diesem Schulterschluß zog, lassen sich kaum konkret benennen, waren aber trotzdem von großer Wichtigkeit. Es ist zu vermuten, daß die Mitglieder der Hahnemannia sich selbst im RBK behandeln ließen und zudem durch Mund-zu-Mund-Propaganda für einen erhöhten Patientenzulauf sorgten. Daneben konnte sich das RBK bei Konflikten auf die Hahnemannia als zahlenmäßig nicht unbedeutende „Pressure Group" stützen. Umgekehrt profitierte die Hahnemannia auch vom RBK: Mit dem homöopathischen Krankenhaus sah die Hahnemannia ein wichtiges Vereinsziel verwirklicht, und außerdem unterstützte die StHK und später auch die 1958 gegründete Hans-Walz-Stiftung die Hahnemannia ideell und finanziell.

Konkret sah die Zusammenarbeit folgendermaßen aus. Seit Gründung der StHK im Jahr 1915 gehörte ein leitendes Mitglied der Hahnemannia entweder der Geschäftsführung oder dem Aufsichtsrat der Gesellschaft an. Dies wurde auch nach 1964, als der Verein seine Anteile an der StHK aufgegeben hatte, weiter so gehandhabt. Hans Walz war diese Beteiligung der Hahnemannia außerordentlich wichtig.[228] Diese persönliche Vertretung der Hahnemannia in der StHK hatte bis in die 1960er Jahre hinein Immanuel Wolf (1870–1964) übernommen, der als Nestor der württembergischen Laienbewegung und langjähriger Vorsitzender der Hahnemannia wesentlichen Einfluß auf die Entwicklung der Homöopathie gehabt hatte.[229] Nach seinem Tod übernahm Karl Fischle (1897–1987), der seit 1956 die Hahnemannia leitete, dieses Amt.[230]

Ärzte des RBK hielten den Kontakt zur Hahnemannia, indem sie bei Veranstaltungen des Vereins Vorträge hielten oder indem sie im Vereinsorgan *Homöopathische Monatsblätter* Artikel veröffentlichten.[231] Vor allem Heinz Henne (1923–1988), homöopathischer Arzt und Medizinhistoriker am RBK, war in dieser Beziehung sehr aktiv. Er betätigte sich nicht nur als Referent und Autor in der Hahnemannia; vielmehr stand er auch in direktem Briefkontakt mit den Vereinsspitzen, er lud Mitglieder der Laienvereine zu Führungen ans RBK ein, und er begutachtete für die *Monatsblätter* viele Artikel, ob sie zum Abdruck geeignet seien.[232] Daneben haben die Trägerinstitutionen des RBK (StHK, VVB,

---

[227] ARBSG 1002-7, 21.4.59.
[228] RBA 13/19, Geschichte des RBK nach Hans Walz, 15.1.65, S. 3f.
[229] Zu Wolf als Mitglied des Aufsichtsrates der StHK siehe ARBSG, 1002-7, 21.4.59.
[230] Zu Fischle als Mitglied des Aufsichtsrates der StHK siehe AIGM, NHE 21, Aktennotiz vom 16.9.64, unter H.
[231] Konrad Hötzer, von 1969 bis 1973 Leiter der Poliklinik, sah darin auch eine Möglichkeit, dem RBK Patienten zuzuführen und förderte deshalb bewußt den Kontakt zu Laien (Privatarchiv Gebhardt, Brief von Hötzer an Payer vom 5.9.1972).
[232] Zu Hennes Aktivitäten in der Hahnemannia siehe: AIGM, NHE 35, Hans Saur an Mitglieder, Sept.76; AIGM, NHE 23 (1967); AIGM NHE 37, passim.

RBSG) beziehungsweise die Hans-Walz-Stiftung die Hahnemannia finanziell unterstützt, allerdings mit eher geringen Beträgen.[233]

Die Zusammenarbeit äußerte sich auch auf organisatorischem Gebiet. So konnte die Hahnemannia die Räumlichkeiten des RBK teilweise für ihre Veranstaltungen nutzen. Beispielsweise fand 1956 im RBK die Verbandsversammlung der Hahnemannia statt.[234] Schließlich profitierte das Krankenhaus in Forschungsbelangen vom Mitgliederpotential der Hahnemannia. Mehrmals hätten die homöopathischen Vereine – auf Anregung Immanuel Wolfs – an Arzneimittelprüfungen teilgenommen, berichtete Julius Mezger.[235]

Trotz der Bemühungen beider Seiten zur Kooperation blieb das Verhältnis zwischen RBK und Hahnemannia nicht immer ganz spannungsfrei. Vor allem als Ende der 60er Jahre die Planungen für das neue RBK weit gediehen waren, zeigte sich die Hahnemannia besorgt über die weitere Entwicklung der Homöopathie. Karl Fischle bat damals die Bosch-Nachkommen Robert Bosch junior und Eva Madelung um ein Gespräch, das jedoch keine Folgen zeitigte.[236] Hier erwies sich, daß die Einflußmöglichkeiten der Hahnemannia auf die Entwicklung des RBK sehr begrenzt waren. Umgekehrt ist aus manchen ärztlichen Stellungnahmen im Unterton ein gewisses Mißtrauen gegen die Partizipation der Laien an Entscheidungen über die Entwicklung des Krankenhausangebotes herauszuhören. Auch Alfons Stiegele war nicht ganz frei von solcher Skepsis, wie dieses wohlwollende Zitat beweist: „Trotz aller Auswüchse – welche geistige Bewegung wäre ohne solche? – ist es Pflicht der Gerechtigkeit, zu betonen, daß es auch der homöopathischen Laienbewegung zu danken ist, wenn der homöopathische Heilgedanke [...] nicht wieder verschüttet worden ist."[237]

Homöopathische Ärzte

Viele Jahrzehnte lang war Stuttgart, was die absolute Zahl der ansässigen homöopathischen Ärzte (als Kriterium gilt die Mitgliedschaft im ZV) anbetrifft, eine Hochburg der Homöopathie in Deutschland. Nur Berlin mit seiner weitaus höheren Einwohnerzahl konnte Stuttgart übertreffen. Diese Situation ist bereits im Jahr 1939, kurz vor Gründung des RBK, zu beobachten und blieb bis in die 1970er Jahre hinein unverändert. Erst dann wandelte sich das Verhältnis vehement: Berlin und München hatten 1988 mehr als dreimal so viele homöopathische Ärzte als Stuttgart aufzuweisen. Auch in diesen Zahlen spiegelt sich der Verlust des RBK als homöopathische Wirkungsstätte wider.

---

[233] Im Jahr 1978 waren dies beispielsweise 1000 Mark (AIGM NHE 38, Hans-Walz-Stiftung an Hahnemannia vom 14.7.78).
[234] HM 81 (1956), S. 49.
[235] Mezger, *Arzneimittelprüfungen*, S. 139.
[236] ARBSG 1002-1, Briefe Mössinger an Walz, 9.8.66 und passim.
[237] Stiegele, *Bericht über die Jahre 1925/26*, S. 33.

III. Homöopathie am Robert-Bosch-Krankenhaus

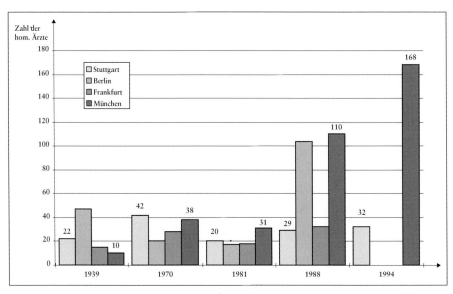

Graphik 7 Absolute Zahl der homöopathischen Ärzte in ausgewählten Städten Deutschlands[238]

Die Zahl der organisierten homöopathischen Ärzte allein ist jedoch nicht ausschlaggebend für die Stellung der Homöopathie auf dem medizinischen Markt – denn auch viele Schulmediziner wenden mehr oder minder häufig die Homöopathie an. Um Aussagen über die Verbreitung der Homöopathie in Arztpraxen machen zu können, hilft eine Untersuchung weiter, die der Homöopath Hans Ritter im Sommer 1967 mit Unterstützung der Ärztekammer unternommen hatte: Dabei wurden die Stuttgarter Kassenärzte befragt, welche Heilmethoden sie in ihrer Praxis anwandten.[239] Von 787 versandten Fragebögen waren 555 verwertbar. Das Ergebnis war für die Homöopathie überraschend positiv: Lediglich 152 Ärzte gaben an, ausschließlich schulmedizinisch zu behandeln; dagegen wandten 330 Ärzte (60 Prozent) die Homöopathie gelegentlich, häufig oder sogar vorherrschend an. Die Homöopathie avancierte so in Stuttgart zum

---

[238] Quelle: Mitgliederverzeichnisse des DZVhÄ der genannten Jahre. Zu berücksichtigen ist allerdings bei diesen Zahlen, daß viele weitere homöopathische Ärzte im nahen Umland Stuttgarts ihre Praxen haben. Der baden-württembergische Landesverband des DZVhÄ hatte 1956 insgesamt 170 Mitglieder; 1971 waren es 164 Mitglieder (nach: AIGM NHE 26, Rundschreiben II/3 des Landesverbandes Baden-Württemberg vom 24.6.73, S. II; AIGM NHE 56, Mitgliederliste des Landesverbandes Baden-Württemberg im DZVhÄ). Im Jahr 1971 wohnten von 164 Mitgliedern 41 (also 25 Prozent) in Stuttgart direkt, weitere 34 (rund 21 Prozent) im mittleren Neckarraum.

[239] Die Ergebnisse hat Hans Ritter in dem Aufsatz *Die Homöopathie in der Problemsphäre der modernen Therapie* veröffentlicht. Zur Problematik des Begriffes „homöopathischer Arzt" und auch allgemein zur Problematik von Homöopathie-Umfragen unter Ärzten siehe Schlich/Schüppel, S. 215 und passim.

1 Umfeld und Strukturen

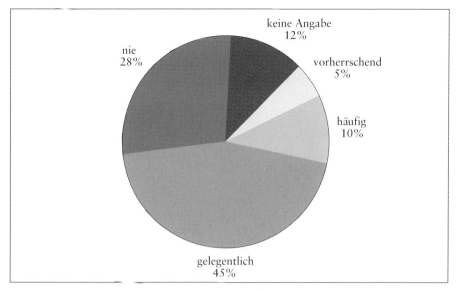

Graphik 8 Anwendung der Homöopathie bei Stuttgarter Kassenärzten im Jahr 1967

dominierenden Alternativverfahren; nicht einmal die Naturheilkunde mit 239 Nennungen konnte die Homöopathie übertreffen.[240]

Parallel zu der Stuttgarter Studie hat Hans Ritter auch Fragebögen an Ärzte im Bereich der Kassenärztlichen Vereinigung Koblenz-Montabaur verschickt, um so die Stuttgarter Ergebnisse mit einem anderen Gebiet vergleichen zu können. Dabei erwies sich, daß Stuttgart zumindest im Vergleich mit Koblenz als Hochburg der Homöopathie zu gelten hat: Während in Stuttgart rund 60 Prozent der befragten Ärzte homöopathisch behandeln, waren es in Koblenz-Montabaur nur 36,9 Prozent. Zudem stand die Homöopathie hinter der Naturheilkunde lediglich auf dem zweiten Platz der beliebtesten Alternativverfahren.[241]

Es gab demnach in Stuttgart eine starke Ärztefraktion, die die Homöopathie anwandte. Weiter konnten sich die Homöopathie und das RBK auch des Wohlwollens anderer Ärzte sicher sein, die womöglich nicht selbst homöopathisch behandelten. Eine bemerkenswerte Stellungnahme liegt vom Präsidenten der Stuttgarter Bezirksärztekammer Theodor Dobler (1893–1973) aus dem Jahr 1960 vor. Im Auftrag des Oberbürgermeisters Klett hielt dessen persönlicher Referent mit Dobler Rücksprache wegen der Veränderungen am RBK nach 1956. Dabei vermerkte Dobler: Obwohl er kein ausgesprochener Homöopath sei, habe er diese Entwicklung bedauert und wiederholt darüber sowohl mit den Ärzten

---

[240] Die anthroposophische Medizin als drittstärkstes Alternativverfahren wurde von 79 Ärzten genannt.
[241] Siehe dazu auch: ARBSG, 1001-5, Streitfragen in der Medizin, S. 77.

am Robert-Bosch-Krankenhaus als mit Herrn Walz gesprochen. Er selbst halte eine Abteilung mit 30 bis 40 Betten für wünschenswert. Aus diesem Grund wolle er den Gedanken der Stadt, an einem städtischen Krankenhaus eine rein homöopathische Abteilung einzurichten, nicht verwerfen. Es müsse aber eine starke Persönlichkeit gefunden werden, weil sonst das Projekt zum Scheitern verurteilt sei.[242]

Insgesamt läßt sich sagen, daß die Stuttgarter homöopathische und nichthomöopathische Ärzteschaft die Existenz des RBK anerkannten und förderten. Auf die teilweise nicht unerheblichen Konflikte, die schließlich auch die Existenz des RBK in Frage stellten, obwohl dies keine Partei beabsichtigt hatte, muß in Kap. III.3 ausführlich eingegangen werden.

Heilpraktiker

Das RBK suchte den Kontakt zu allen approbierten Ärzten Stuttgarts. Dagegen distanzierte sich das Krankenhaus von den Heilpraktikern, selbst wenn diese homöopathisch behandelten. Die therapeutische Ausrichtung am RBK orientierte sich so stark an den Grundsätzen der Schulmedizin, daß die beschäftigten Ärzte eine Annäherung an die Heilpraktiker aus Gründen der Standeswahrung wie aus medizinischen Gründen ablehnten. Es ist bezeichnend, daß sich das RBK nie dafür interessiert hatte, wieviele homöopathische Heilpraktiker es in Stuttgart und Umgebung gab, obwohl es sich über die homöopathische Laienbewegung und die homöopathische Ärzteschaft permanent auf dem laufenden hielt. Und es ist auch bezeichnend, daß das RBK weder spezielle Ausbildungskurse für Heilpraktiker anbot noch Heilpraktiker an den Ärztekursen teilnehmen ließ.[243] Umgekehrt waren auch die Heilpraktiker nicht an einer Annäherung an das RBK interessiert. Ein Verhältnis zwischen den Heilpraktikern und dem RBK existierte nicht.

1.1.6 Robert Boschs homöopathisches Engagement

In Anbetracht der großen Summen, die Robert Bosch für die Homöopathie verwendet hat, ist es bemerkenswert, wie selten er zu dieser Heilweise Stellung genommen hat. In seinen Veröffentlichungen und seinen vielen hundert Briefen findet sich kaum ein längerer Passus, der Auskunft über seine persönliche Ein-

---

[242] StA Stuttgart, Hauptaktei 5, Akte 5410-0, Vermerk betr. Robert-Bosch-Krankenhaus, 5.5.60.
[243] Siehe dazu: AIGM NHE 21, Brief Henne an Fischle, 3.7.63, unter H. Letzteres, so behauptet Henne, sei schon aus „standesrechtlichen Gründen" nicht möglich. Manches spricht aber dafür, daß hier eher Standesdünkel als Standesrecht den Ausschlag gegeben hat. So hat beispielsweise der bekannte homöopathische Arzt Adolf Voegeli im Jahr 1974 in München einen Kurs abgehalten (AIGM Bestand Z, Wünstel an Gawlik, 30.6.74), an dem laut Anzeige Ärzte, Heilpraktiker, Studierende, Familienmitglieder und Praxishilfen teilnehmen konnten. Der Homöopath Wünstel fragt daraufhin sarkastisch: „Es scheinen nur die Praxisraumpflegerinnen ausgeschlossen; warum eigentlich?" Hier offenbart sich die Abneigung vieler approbierter Homöopathen gegen ihre nichtapprobierten Kollegen.

stellung zur Homöopathie gibt. Eine Korrespondenz mit Alfons Stiegele, der über 20 Jahre lang die beiden homöopathischen Krankenhäuser Boschs geleitet hat, existiert nicht. So muß man aus kurzen Aussagen und aus Zeugnissen enger Vertrauter ein Bild von Boschs Überzeugungen gewinnen.

Ursprung und Motive des homöopathischen Engagements

Robert Bosch war seit seiner Kindheit, also wahrscheinlich seit den 1860er Jahren, mit der Homöopathie vertraut. In seinen Lebenserinnerungen beschreibt er, wie ihn die Prägung durch das Elternhaus, aber auch seine eigene physische Konstitution zum überzeugten Homöopathen gemacht haben: „Schon mein Vater war Anhänger der Homöopathie. Ich bin vom Knabenalter an nie anders als homöopathisch behandelt worden. Ich bin gegen irgendwelche Arzneimittel sehr empfindlich und habe die Erfahrung gemacht, daß mich homöopathische Arzneimittel auch in 1.000facher Verdünnung stark beeinflussen."[244]

Indirekt ist also auch die starke Stellung der Homöopathie in Württemberg für das Engagement Boschs von Bedeutung gewesen: Es war in vielen württembergischen Familien selbstverständlich, sich vorrangig homöopathisch behandeln zu lassen. In der elterlichen Wohnung in Ulm war der erfolgreiche homöopathische Arzt Widemann langjähriger Hausarzt gewesen.[245] Es sei ihm deshalb leicht gefallen, sich auf positivem Wege der Homöopathie zu nähern, meinte Robert Bosch rückblickend.[246] Später hat er sich in Stuttgart ebenfalls einen Homöopathen als Hausarzt gesucht: Hermann Göhrum (1861–1945) war seit 1890 mit Bosch bekannt[247] und wurde über viele Jahrzehnte hinweg für Robert Bosch zum Vertrauten und Arzt. Er hat Boschs Einstellung zur Homöopathie stark beeinflußt. Daß Boschs homöopathische Überzeugung das ganze Leben über bestimmend blieb, hat mehrere Gründe, die im folgenden betrachtet werden sollen.

Medizinische Gründe

Von großer Bedeutung waren die positiven Erfahrungen, die Robert Bosch am eigenen Leib mit der Homöopathie machte: Bosch sah in ihr die bessere Heilweise. Er hat deshalb nachweislich der Homöopathie den Vorrang (nicht aber die Exklusivität) vor schulmedizinischen Therapien gegeben. Dabei war es für Bosch keine Frage mehr, ob die Homöopathie überhaupt wirksam sein könne – für ihn war dies unstrittig. Es habe sich doch beispielsweise bei der Hormon- und Vitaminforschung längst herausgestellt, schrieb er 1936 an Otto Mayer, daß minimale Verdünnungen den ganzen Lebenshaushalt des menschlichen und tierischen Körpers beherrschten und in Ordnung hielten. Aus dieser Beobachtung

---

[244] Bosch, *Lebenserinnerungen* (1921), S. 38.
[245] Heuss, S. 594ff. Auch Hans Walz sieht in dieser frühen Prägung den Hauptgrund für Boschs Eintreten für die Homöopathie: Im Elternhaus habe Bosch „die ebenso unleugbare als durchschlagende Wirkung der Homöotherapie" erfahren (Walz, Ansprache, S. 46).
[246] RBA 14/486, April 1940.
[247] Dieses Jahr nennt Göhrum selbst in: HM 61 (1936), S. 147.

schlußfolgerte Bosch: „Wie kann heute noch ein Zweifel daran sein, daß der alte Kampf zwischen der alten Schulmedizin und der Homöopathie zu Gunsten der ‚Nichtse' entschieden ist, mit welchen die Homöopathie arbeitet."[248] Die andere Seite dieser Überzeugung war Boschs Skepsis gegenüber der damaligen Schulmedizin. Er war der Meinung, daß die Schulmedizin in einer Krise stecke,[249] weil sie sich allzusehr materialistischen und mechanistischen Anschauungen verschrieben habe. Sie weigere sich, Krankheit als ein ganzheitliches Phänomen zu sehen und entsprechend zu behandeln. Hier könne die Homöopathie einen Ausgleich schaffen und der Schulmedizin neue Impulse geben.[250]

Moralische Prinzipien

Letzten Endes sah Bosch in der Schulmedizin eine Disziplin ohne große Zukunft. Was ihn jedoch über die medizinische Komponente hinaus moralisch empörte, war die – nach Bosch – haarsträubende Ignoranz und Arroganz der Schulmediziner gegenüber erfolgversprechenden Alternativverfahren: „Die alten [Ärzte] aber sind zuweilen so, daß sie selbst ihnen Nahestehende lieber dahinsiechen lassen, als daß sie zugeben, daß die neuen Disciplinen den Sieg davongetragen haben."[251] Auch an anderer Stelle bedauerte Robert Bosch, daß die Schulmedizin keine Versuche mit homöopathischen Mitteln anstelle und sich nicht bemühe, mit anderen Heilverfahren zusammenzuarbeiten.[252] Bosch stellte sich also, was die Homöopathie anbetraf, bewußt auf die Seite des Schwächeren. Die Leistungen der Homöopathie würden in der herrschenden Medizin verkannt, und darin sah er eine große Ungerechtigkeit, die beseitigt werden müsse.[253]

Weltanschaulicher Grund

Eine Geistesströmung des 19. und 20. Jahrhunderts hatte auch für Robert Bosch eine zentrale Bedeutung und gab seinem homöopathischen Engagement eine weltanschauliche Grundlage: Gemeint ist die „Lebensreformbewegung".[254] Dabei handelte es sich, cum grano salis, um eine Gegenbewegung zur Industrialisierung und Urbanisierung in Deutschland seit dem letzten Drittel des 19. Jahrhunderts. Das Ziel dieser Bewegung war letzten Endes eine naturgemäßere Lebensform: Die Naturheilkunde wollte die Ressourcen der Natur sowie die natürliche Lebenskraft des Menschen zur Heilung nutzen,[255] der Vegetarismus sah in der fleischlosen Ernährungsweise die natürliche Veranlagung des Men-

---

[248] RBA 14/045, Bosch an Otto Mayer, 16.5.36.
[249] Robert Bosch war nicht allein mit dieser Ansicht. Zur Debatte um eine Krise der Medizin in den 1920er und 1930er Jahren siehe die Arbeit von Eva-Maria Klasen.
[250] RBA 14/68, Bosch an Escherich, 26.4.37.
[251] RBA 14/68, Bosch an Escherich, 26.4.37.
[252] RBA 14/045, Bosch an Otto Mayer, 16.5.36.
[253] Hermann Göhrum, in: HM 61 (1936), S. 148. Siehe dazu auch die Aussagen von Theodor Bäuerle in: RBA 14/001, Erinnerungen Bäuerles, S. 26f.
[254] Siehe dazu die Arbeiten: Faltin, *Heil*; Krabbe; Frecot; Dinges, *Medizinkritische Bewegungen*.
[255] Siehe dazu Regin, *Selbsthilfe*.

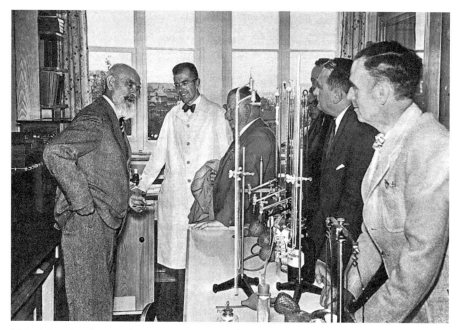
Abb. 4 Besuch Robert Boschs im Laboratorium, mit Ärzten, 1940.

schen, die Nacktkultur glaubte, durch entsprechende Kleidung beziehungsweise durch Unbekleidetsein den menschlichen Bedürfnissen nach einer Einheit mit der Natur entsprechen zu können. Stets hatte die Lebensreformbewegung auch politische Implikationen: Die Verwirklichung einer naturgemäßen Lebensweise sollte dazu dienen, den „besseren" Menschen zu schaffen, und das hätte auch die Gesellschaft und damit den Staat verändert.

Die Homöopathie gehörte nicht in den engeren Kreis der Lebensreformbewegung, denn sie war in ihrem Kern eine rein medizinische Bewegung und implizierte keinerlei weltanschauliche Einstellung; auch soziale und politische Forderungen waren ihr im Grunde wesensfremd.[256] Eberhard Wolff resümiert: Die homöopathische Laienbewegung habe ihren Mitgliedern konkrete Handlungsanweisungen geben, aber keine Weltanschauungen vermitteln wollen.[257] Dennoch geriet die Homöopathie schon sehr früh in den Sog der Lebensreformbewegung: Als Außenseiterverfahren besaß sie eine der Naturheilkunde vergleichbare gesellschaftliche Position, manche medizinische Anschauungen, wie die vitalistische Überzeugung von der „Lebenskraft" im Menschen[258], waren in Naturheilkunde und Homöopathie identisch, vor allem aber gab es zahlreiche

---

[256] Siehe dazu Faltin, *Heil*, S. 166ff. und Wolff, *Nutzen*.
[257] Wolff, *Nutzen*, S. 74.
[258] Siehe dazu den Aufsatz von Paul Diepgen.

Personen, die als naturheilkundliche Lebensreformer auch Anhänger der Homöopathie waren und sie so ideologisierten.[259]

Die lebensreformerische Forderung „Zurück zur Natur" besaß in ihrer grundlegenden Ausprägung eine konservative und „antimodernistische"[260] Ausprägung. Doch allzu pauschal darf diese Aussage nicht getroffen werden: Gerade an Robert Bosch läßt sich zeigen, wie die eher konservative Strömung der Lebensreformbewegung mit einer liberalen politischen Haltung einhergehen konnte. Überhaupt offenbart sich hier die Person Bosch in ihrer Widersprüchlichkeit: Er leitete ein gewaltiges Industrieunternehmen und kämpfte gleichzeitig als Mitglied der Lebensreformbewegung gegen die Folgen der Industrialisierung an. Hier offenbart sich die Widersprüchlichkeit einer ganzen Epoche[261]: Viele wollten den wirtschaftlichen Erfolg und glaubten an den technischen Fortschritt, litten aber unter den Konsequenzen – Bosch versuchte diese gesellschaftliche und persönliche Spannung durch soziales und lebensreformerisches Engagement auszugleichen.[262]

Betrachten wir nun diese lebensreformerische Weltanschauung Boschs etwas genauer. Zum ersten Mal kam Robert Bosch, klammert man die Homöopathie einmal aus, durch Gustav Jaeger (1832–1917)[263] mit der Lebensreformbewegung in Berührung. Jaeger, ein Stuttgarter Professor für Zoologie, veröffentlichte zahlreiche Schriften zu naturgemäßer Kleidung – seine spezielle Kleidungslehre hatte zu Beginn des 20. Jahrhunderts in Deutschland einen hohen Bekanntheitsgrad. Spätestens im Jahr 1890, also im Alter von 29 Jahren, war Robert Bosch mit Jaegers Schriften bekannt und richtete sich zumindest nach einigen seiner Ratschlägen. Göhrum erinnerte sich 1936: „Im Spätherbst 1890 begegnete ich ihm [Bosch] auf einem Gustav-Jäger-Abend. Er trug den ‚Jägerrock' und ist bis auf den heutigen Tag noch ein ganz ‚Wollener'."[264] Darüber hinaus war Bosch

---

[259] Als Beispiel kann hier der Ulmer Homöopath Alfred Pfleiderer angeführt werden, der in den *Homöopathischen Monatsblättern* immer wieder lebensreformerische Themen aufgriff (z. B. HM 24/1899, S. 21f., S. 72 und S. 120; HM 27/1902, S. 107ff). Zum Umfeld siehe auch die Einleitung in Dinges, *Medizinkritische Bewegungen*.
[260] Zum Begriff siehe Faltin, *Heil*, S. 27ff.
[261] Dinges, *Medizinkritische Bewegungen*, Einleitung.
[262] Die beiden Seiten dieser Medaille bringt Theodor Bäuerle sehr gut zum Ausdruck. Er resümiert einerseits: „Boschs Welt war im wesentlichen eine rationale Welt. Er glaubte an den Fortschritt, und daß dieser mit rationalen Mitteln herbeigeführt werden könnte. Dabei appellierte er immer wieder an die Vernunft." Auf der anderen Seite sieht er in Bosch einen Menschen mit dezidiert lebensreformerischer Weltanschauung: „Man kann wohl sagen, daß die ‚Naturgemässheit' eine entscheidende Rolle in Boschs Weltanschauung gespielt hat. Und da für ihn die Freiheit und die Achtung vor der Menschenwürde [...] zu den stärksten Seiten seines Charakters gehörten, so kam er von seiner Naturauffassung aus zu einer sehr kritischen Einstellung gegenüber dem herrschenden gesellschaftlichen und wirtschaftlichen Zuständen, und er trat überall mit Wort und Tat für die Herstellung naturgemässer Verhältnisse ein." (RBA 14/001, S. 25 und S. 23f.)
[263] Zu Jaeger siehe die Arbeit von Weinreich sowie das umfangreiche Werk Jaegers selbst. Eine Dissertation über Jaeger von Andrea Maestrejuan (University of California) ist im Entstehen.
[264] Göhrum, *Bosch*, S. 147. Jaeger legte in seiner Kleiderlehre Wert auf Wollkleidung – daher der Begriff „Wollener".

auch persönlich mit Gustav Jaeger befreundet; sie standen in Briefkontakt, und Robert Bosch erbat sich hin und wieder Hilfe in Kleidungsfragen.[265]

Auch die Naturheilkunde und deren Maximen besaßen für Bosch einen hohen Stellenwert. In seiner Firma setzte er sich für ausreichende Beleuchtung und Belüftung der Arbeitsplätze ein.[266] Licht und Luft bildeten zwei wichtige Grundlagen naturheilkundlicher Anschauungen. Er selbst ließ sich des öfteren naturheilkundlich behandeln. Vor allem mit dem Naturarzt Max Bircher-Benner (1867–1939)[267] stand er in den 1930er Jahren in brieflichem Kontakt und suchte ihn sogar persönlich in Zürich auf: Bosch war der Meinung, daß die Ernährungslehre Bircher-Benners viel bewirken könne. Deshalb wollte er sich dafür einsetzen, daß dessen Diätetik auch am RBK eingesetzt werde.[268] Auch in bezug auf das theoretische Fundament erweist sich Robert Bosch als überzeugter Anhänger der Naturheilkunde. Er war der Ansicht, daß sich die Naturheilkunde – und ebenso die Homöopathie – auf die Lebenskraft des Menschen gründet, womit er sich in Übereinstimmung mit der gängigen Ansicht über die Wirkungsweise dieser beiden Heilweisen befand.[269]

Andere Strömungen der Lebensreformbewegung spielten bei Robert Bosch nur eine untergeordnete Rolle. Dazu gehört auch der Vegetarismus. Zwar hat sich Bosch, vorwiegend durch den Einfluß der Diätetik Bircher-Benners, zeitweise fleischlos ernährt: So aß er, laut einem Brief aus dem Jahr 1936, zu dieser Zeit vormittags nur Müsli und Nüsse, mittags Gemüse, Mehlspeisen und Obst, abends vorwiegend Gemüse und Kartoffeln.[270] Andere Quellen berichten dagegen auch von Fleischgerichten.[271] Der Antialkohol- und Antinikotinbewegung dürfte Bosch zumindest nicht ablehnend gegenübergestanden haben; er sei allen Reizmitteln gegenüber zurückhaltend gewesen, unterstreicht sein Biograph Theodor Heuss.[272]

In gewisser Weise läßt sich auch der „Bosch-Hof" in Oberbayern als Ausdruck einer naturgemäßen Lebensweise auffassen. Auf diesem Hof mit 1.700 Hektar sollte, so Boschs Wunsch, eine mustergültige natürliche Landwirtschaft betrieben werden. Zwar hatten zunächst wirtschaftliche Motive im Vordergrund gestanden: Man wollte dort in erster Linie Torf gewinnen. Als sich dies jedoch nicht in gewünschter Weise realisieren ließ, baute Robert Bosch den Hof zu einer

---

[265] So erkundigt sich Bosch im Mai 1914 bei Jaeger, wie seine Schuhe beschaffen sein sollten, da er unter warmen, bisweilen auch kalten und brennenden Füßen leide (RBA 14/581, Bosch an Jäger, 8.5.14). Siehe auch: RBA 14/486, April 1940.
[266] Heuss, S. 592ff.
[267] Zu Bircher-Benner siehe Wirz, Jütte, *Geschichte der Alternativen Medizin*, S. 149–155 sowie die Biographie von Ralph Bircher.
[268] RBA 14/65, Bosch an Escherlich, 26.3.34; RBA 14/12, Bosch an Bircher-Rey, 4.5.37.
[269] Ausführlich erläutert Bosch diese Ansicht in: RBA 14/012, Bosch an Franklin Bircher-Rey, 7.11.36.
[270] RBA 14/012, Bosch an Bircher-Rey, 7.11.36.
[271] So erinnert sich Felix Olpp (RBA 14/003), daß er während der Kriegszeit öfters bei Bosch zum Essen eingeladen war. Meistens habe es einfache Gerichte gegeben, die aber auch Fleisch enthalten konnten, wie zum Beispiel „Kartoffelrädle mit Saitenwürstle".
[272] Heuss, S. 592ff.

modellartigen Anlage aus: Landwirtschaftliche Interessen, ökonomisch-rationale Ziele und lebensreformerische Motive verbanden sich hier zu einem eigenen landwirtschaftlichen Modell.[273]

Selbst die Jagd kann, mit großen Abstrichen allerdings, in das persönliche Spektrum der Lebensreformbewegung bei Robert Bosch aufgenommen werden. Bosch war ein passionierter Jäger und brachte bei der Ausübung dieses Steckenpferdes sehr viel Zeit in Oberbayern zu. Mit Sicherheit gehört die Jagd nicht zu den Strömungen innerhalb der Lebensreformbewegung; im Gegenteil müssen vielmehr Tierschutz und Vivisektionsgegnerschaft hinzugezählt werden, die für das Recht auf ein natürliches Leben der Tiere kämpften.[274] Dennoch war bei Robert Bosch die Jagd ein Ausdruck von Naturliebe: Er sei ein „fanatischer Naturmensch" gewesen, berichtet Felix Olpp,[275] und das Draußensein in Wald und Flur habe zu seinen wichtigen Bedürfnissen gehört. Diese Suche nach Naturnähe bildet auch bei der Lebensreformbewegung ein wichtiges Motiv.

Unter allen lebensreformerischen Strömungen war Robert Bosch jedoch die Homöopathie am wichtigsten; ihr hat er am meisten Aufmerksamkeit gewidmet.

Robert Boschs homöopathische Anschauung

Die Ausprägung der Homöopathie Boschs war stark von Hermann Göhrum bestimmt. Der Hausarzt Boschs bevorzugte eine „wissenschaftliche" Homöopathie und hielt sich deshalb an niedrige Potenzen.[276] Als Schüler Gustav Jaegers sah sich Hermann Göhrum ganz dezidiert als Lebensreformer und beschränkte sich deshalb nicht allein auf die Homöopathie als Heilweise, sondern wandte auch naturheilkundliche Verfahren an.[277] Göhrum waren jedoch alle dogmatischen Züge fremd, so daß er teilweise auch schulmedizinische Therapien gelten ließ.

Die Homöopathie war deshalb auch für Robert Bosch niemals Selbstzweck und Dogma, vielmehr stellte er sie schon früh – etwa um 1900 – in einen größeren medizinischen Kontext. In einem Zitat aus dem Jahr 1921 kommt dies gut zum Ausdruck: „Wenn ich nun noch sage, daß ich auch der Homöopathie viel zu verdanken habe, so will ich damit nicht etwa sagen, daß ich der Ansicht sei, man soll nur noch mit Homöopathie heilen. [...] Verächtlich sind mir aber von jeher die Menschen gewesen, die nicht so weit über ihren eigenen Vorteil weg kamen, daß sie in halbwegs unparteiischer Weise prüften, bevor sie verurteilten."[278] Vor allem die Naturheilkunde gehörte für Robert Bosch ohne Frage in den Kreis der anzuwendenden Heilverfahren. Umgekehrt grenzte er auch die Schulmedizin

---

[273] Zur landwirtschaftlichen Einstellung Boschs und zum „Bosch-Hof" siehe: Becker, S. 33–39; Bosch-Zünder 1941, S. 69f. Der Hof wird noch heute von Nachkommen Boschs als ökologischer Bauernhof betrieben; siehe dazu: *Der Hof im Moor*; *Wo Kühe zur Kantine gehen*.
[274] Siehe dazu den Aufsatz von Andreas-Holger Maehle.
[275] Gespräch mit Felix Olpp am 4.12.95, in: AIGM V 60.
[276] RBA 14/571, 26.4.37. Siehe auch: Stiegele, *Göhrum*, S. 171f.
[277] Stiegele, *Göhrum*, S. 171f.
[278] Bosch, *Lebenserinnerungen*, S. 38.

nicht aus, blieb ihr gegenüber aber immer skeptisch. So heißt es in einem Brief von 1916, daß der Arzt auf verschiedene Weise kurieren könne, „wenn auch derjenige Weg, den unsere Schulmedizin heute einschlägt, tatsächlich derjenige ist, auf dem am wenigsten erreicht werden kann."[279]

Angesichts dieser Aussagen erweist sich als nicht korrekt, was Heinz Eppenich resümierend zu Boschs homöopathischer Anschauung sagte: „Bosch selbst vollzog einen Gesinnungswandel, nämlich von der reinen Homöopathie zu einer medizinischen Polypragmasie".[280] Vielmehr war Robert Bosch schon seit früher Zeit der Meinung, daß die Homöopathie im Verbund mit anderen erfolgsversprechenden Verfahren eingesetzt werden müsse. Ab 1916, also seit dem ersten aktiven Eintreten Boschs für die Homöopathie, läßt sich diese Einstellung auch nachweisen.

Robert Bosch als Patient

Leider beschränken sich die Aussagen des Patienten Bosch fast ausnahmslos auf die letzten Lebensjahre.[281] Seit etwa 1936 – Bosch war 75 Jahre alt – war er mit seinem gesundheitlichen Zustand nicht mehr zufrieden: Er mußte wegen verschiedener Erkrankungen immer öfter die Dienste eines Arztes in Anspruch nehmen.[282] Natürlich wandte er sich in diesen Jahren an Hermann Göhrum und ließ sich somit kontinuierlich homöopathisch behandeln. Daneben holte er, mit Zustimmung und teilweise auf Drängen Göhrums, den Rat anderer Ärzte ein: Es handelte sich dabei um Naturärzte und um schulmedizinische Spezialisten. Wegen einer Prostataerkrankung hielt sich Robert Bosch Ende 1937 bei Bircher-Benner in Zürich auf.[283] Und auch 1938 berichtete Bosch, daß er sich in eine Behandlung begeben habe, „die auf naturärztlicher Grundlage beruht".[284]

---

[279] RBA 14/665, Brief an Pauline Eytel, 11.10.16. Es ist bei dieser Quelle nicht klar, ob Robert Bosch oder dessen Privatsekretär Hans Walz der Verfasser ist; der Brief bezieht sich aber in jedem Fall auf die Ansicht Boschs. An anderer Stelle schreibt Bosch von einem weiteren Verfahren, das „ich für mein Krankenhaus auch verwenden will" (RBA 14/119, Bosch an Reusch, 9.7.38). Es handelte sich um ein Verfahren für Krebsheilungen, das von einer Frau Dr. E. Hunecke-Hermann erarbeitet worden war. Am späteren RBK läßt sich dieses Verfahren jedoch nicht nachweisen. Bosch hat Hunecke-Hermann im Jahr 1938 aber Darlehen und Spenden für eine Privatklinik in Berlin gewährt; schon im folgenden Jahr kam es aber zum Bruch (siehe dazu den ausführlichen Briefwechsel zwischen Bosch/Walz und Hunecke-Hermann in: AIGM, Varia, Nr. 34).
[280] Eppenich, *Geschichte der richtungsweisenden Dissense*, S. 29.
[281] Nur zwei kurze Hinweise stammen aus früherer Zeit. Im Jahr 1917, als Robert Bosch zu einer Reise nach Konstantinopel aufbricht, fragt Hans Walz bei Hermann Göhrum an: „Vielleicht empfiehlt es sich, daß Herr Bosch eine kleine homöopathische Hausapotheke oder wenigstens einige bewährte Hausmittel für bestimmte Krankheiten mitnimmt." (RBA 14/571, 7.4.17). Ein Jahr später wendet sich Bosch direkt an Göhrum und holt die Erlaubnis ein, das homöopathische Medikament Silicea einnehmen zu dürfen (RBA 14/571, Bosch an Göhrum, 18.6.18).
[282] Zum Beispiel klagte er in seinen Briefen an Georg Escherich immer öfter über seine schlechte Gesundheit (z.B. RBA 14/69, Bosch an Escherich, 20.12.38). Siehe auch RBA 14/085.
[283] RBA 14/085, Bosch an Mauk, 25.12.37. Siehe dazu auch: RBA 14/118, Margarete Bosch an Reusch, 29.12.37.
[284] RBA 14/69, Bosch an Escherich, 19.4.38.

Da sich keine merkliche Besserung einstellte, wandte sich Robert Bosch an Spezialisten. Man fürchtete, bei der Erkrankung könne es sich um Krebs handeln, und wollte deshalb, in Diagnostik und Therapie, von den Kenntnissen der besten Ärzte und von den neuesten Entwicklungen der Medizin profitieren. Zunächst begab sich Robert Bosch in die Behandlung des Krebsforschers Dr. von Brehmer[285] am Theresienkrankenhaus in Nürnberg. Nach einer Blutuntersuchung verordnete Brehmer „Medizin und wöchentlich eine Spritze", und Bosch ging es daraufhin tatsächlich besser: „Ich habe infolgedessen die Ueberzeugung, daß mir Dr. von Brehmer helfen kann."[286] Doch eine dauernde Heilung konnte auch Brehmer nicht bewirken. Im Laufe des Jahres 1938 stellte sich heraus, daß kein Krebs vorlag, doch Bosch konsultierte auch weiterhin Spezialisten. Er fuhr nach München zu dem Professor für Urologie Ludwig Kielleuthner (1876–1972) und nach Leipzig zu dem Professor für Chirurgie Erwin Payr (1871–1946); beide galten als Koryphäen.[287] Doch noch im Jahr 1941 hielten die Beschwerden an.[288]

Seine Krankheit hat Robert Bosch versöhnlicher gegen die Schulmedizin gestimmt, obwohl die Spezialisten ihm letztlich nicht helfen konnten. Im Herbst 1939 schrieb er sogar an einen behandelnden Arzt: „Ich bin aber, ich möchte fast sagen, froh, daß ich durch meine schwere Erkrankung so viele Erfahrungen gemacht habe, daß ich bezüglich meines Krankenhauses mich auf den Standpunkt stelle, daß in diesem Krankenhaus nicht nur nach homöopathischen Grundsätzen geheilt werden soll, sondern es sollen alle Disziplinen angewendet werden, die sich bewährt haben. Für mich persönlich stehe ich auf dem Standpunkt, daß namentlich in akuten Fällen man zuweilen zu Spritzen, ja zum Messer wird greifen müssen, während ich allerdings für chronische Behandlungen [...] die Homöopathie vorziehe."[289] Auch bei nichtchronischen Krankheiten dürfte die Homöopathie bei Robert Bosch meist den Vorrang bekommen haben. Soweit ersichtlich, hat Bosch stets zu einem homöopathischen Medikament gegriffen; erst wenn der Erfolg ausblieb, wandte er sich einem anderen Verfahren zu.[290]

Robert Bosch starb 1942 an einer Mittelohrentzündung. Während der vorausgegangenen Behandlung hatte sich Bosch ein weiteres Mal in schulmedizinische Obhut begeben. Hermann Göhrum zog den HNO-Fachmann Ruf vom Stuttgarter Marienhospital zu, der eine Einweisung für erforderlich hielt.[291] Wie in der Familie Bosch mündlich überliefert ist, hat sich Robert Bosch gegen die Einlieferung gewehrt. Er habe Ruf nach einer schmerzhaften Untersuchung abgelehnt; außerdem habe er nicht mehr ins Krankenhaus und nicht mehr operiert werden

---

[285] In den einschlägigen biograhischen Lexika ist Brehmer nicht verzeichnet.
[286] RBA 14/118, Bosch an Reusch, 22.2.37.
[287] RBA 14/119, Bosch an Reusch, 12.2.38; RBA 14/119, Bosch an Reusch, 9.7.38.
[288] RBA 14/122, Bosch an Reusch, 12.1.41.
[289] Zitiert nach Heuss, S. 598. Die Originalquelle scheint nicht erhalten zu sein, da sich im RBA kein Brief mit dieser Passage finden ließ.
[290] Ein Beispiel in: RBA 14/003, S. 49f.
[291] RBA 14/003, S. 51f.

wollen. Erst als Bosch ohnmächtig geworden sei, habe man ihn deshalb ins Marienhospital bringen können. Dort soll er, so die Familienüberlieferung weiter, etwa zwei Tage vor seinem Tod noch operiert worden sein.

Aufgrund Boschs heftiger Weigerung, sich einem operativen Eingriff zu unterziehen, kursiert heute noch die Ansicht, daß Robert Bosch seinem festen Glauben an die Homöopathie zum Opfer gefallen sei.[292] Es dürfte nach den vorangegangenen Ausführungen deutlich geworden sein, daß diese Version so nicht stimmen kann: Robert Bosch hielt sehr viel von der Homöopathie, aber er war kein Dogmatiker und erkannte die Notwendigkeit anderer Therapieformen an. Davon ganz abgesehen, war die damalige Medizin bei einer schweren Mittelohrentzündung ziemlich ratlos. Antibiotika gab es 1942 noch nicht, so daß HNO-Ärzte in Lehrbüchern um 1940 folgende Therapie vorschlugen: Bei leichteren Verläufen versuchte man mit Bettruhe, Ohrpropfen und eventuell mit einer Parazentese, einem relativ harmlosen Eingriff, die Krankheit in den Griff zu bekommen; bei schwereren Verläufen hielt man eine Operation für notwendig, bei der die Prognose aber, je nach Art der Erkrankung, nicht immer günstig ausfiel.[293] Robert Bosch hat sich deshalb der schulmedizinischen Therapie nicht aus dogmatischen Gründen verweigert, sondern womöglich, weil sie ihm als nutzlos oder als zu gefährlich erschien.

Konkrete Förderung der Homöopathie

Die Homöopathie war weder das einzige noch das früheste Gebiet, auf dem sich Bosch engagierte. Seine Hilfe galt daneben vor allem der Völkerverständigung und der Volksbildung.[294] Auch eine Vielzahl von Einzelprojekten, wie beispielsweise der Neckarkanalbau, wurde durch Robert Bosch unterstützt. Im Rahmen dieser Förderung finden sich auch einige medizinische Projekte, die nicht homöopathische Intentionen hatten: Bosch hat beispielsweise Geld für Forschungszwecke in der Krebs- und Tuberkulosebekämpfung zur Verfügung gestellt,[295] und während des Ersten Weltkriegs hatte er ein Lazarett in Feuerbach finanziert.[296]

Bereits seit 1901 scheint Robert Bosch dem Verein „Stuttgarter homöopathisches Krankenhaus" angehört zu haben.[297] Womöglich hat Bosch in dieser Zeit bereits zum Vereinskapital beigetragen.[298] Nachweisen läßt sich eine finanzielle Förderung der Homöopathie allerdings erst seit 1915.

---

[292] So zum Beispiel in den Aktennotizen zum Gespräch mit Professor Kirn am 20.7.1995, in: AIGM V 60.
[293] Siehe dazu: Knick (1936), Barraud (1947).
[294] Zu den Stiftungen Bosch siehe die Arbeiten von Allmendinger.
[295] Heuss, S. 597; Allmendinger, *Struktur*, S. 153; AIGM, Bestand V.
[296] RBA 14/012, Bosch an Bircher-Rey, 4.5.37.
[297] Allmendinger, *Struktur*, S. 153; Heuss, S. 600.
[298] Göhrum, *Bosch*, S. 148f

Für das geplante homöopathisches Krankenhaus auf der Gänsheide hat Robert Bosch 1915 insgesamt rund drei Millionen Mark gespendet. An das Krankenhaus, so hatte es sich Bosch vorgestellt, sollte auch ein homöopathisches Säuglingsheim angegliedert werden.[299]

Die Gelder für den Umbau und den Betrieb des Aushilfskrankenhauses in der Marienstraße 41 dürften fast ausnahmslos von Robert Bosch gestiftet worden sein. Seltsamerweise wurde in keiner Quelle festgehalten, wie hoch die Kosten für den Umbau und damit die Zuschüsse Boschs waren. Die Einrichtung dürfte zum größten Teil aus dem homöopathischen Kriegslazarett gestammt haben.[300]

Im Herbst 1925 gründete Bosch auf Anregung des homöopathischen Arztes Heinrich Meng (1887–1972) den „Hippokrates"-Verlag. In den Veröffentlichungen des Verlages sollten alle medizinischen Richtungen zu Wort kommen, denn bisher habe es kein wirkliches Forum gegeben, auf dem die verschiedenen medizinischen Schulen ihre Diskussionen führen könnten.[301] Auch die gleichnamige Zeitschrift *Hippokrates*, die ab 1928 im Verlag erschien, diente dem Versuch, Alternativverfahren und Schulmedizin einer Einigung zuzuführen. Die unbedingte Einstellung auf naturwissenschaftlich-mechanistisches Denken, das man der Schulmedizin vorwarf, sollte in der Zeitschrift durchbrochen werden.[302] Die Homöopathie hatte innerhalb der Zeitschrift ihren festen Platz.

Im Jahr 1926 kaufte Robert Bosch eine wertvolle homöopathische Sammlung, die Richard Haehl im Laufe seines Lebens zusammengetragen hatte. Zu ihr gehörten neben zahlreichen persönlichen Gegenständen Samuel Hahnemanns Tausende von Originalbriefen sowie Hahnemanns gesamte Krankenjournale aus den Jahren 1801 bis 1843.[303] Außerdem war eine homöopathische Spezialbibliothek mit rund 7500 Bänden Bestandteil der Sammlung.[304] Der Kaufpreis für die Bibliothek hat 80.000 Reichsmark betragen; weitere 250.000 Reichsmark flossen um 1940 in das „Hahnemann Museum"[305], in dem die Sammlung ausgestellt werden sollte.[306] Wegen des Krieges kam es jedoch nie zur Eröffnung des Museums; viele Objekte wurden bei Luftangriffen zerstört.

Mit Abstand die größte Summe innerhalb der homöopathischen Förderung floß in den Bau des RBK ab 1936. Robert Bosch sah darin eine „globale Aufgabe", da nach dem Niedergang der homöopathischen Krankenhäuser nirgendwo mehr ein Ort existiere, an dem die Homöopathie klinisch und wissenschaftlich er-

---

[299] RBA 14/665, Walz an Adolf Römer, 11.12.16.
[300] Allmendinger, *Struktur*, S. 154.
[301] Zitiert nach: Göhrum, *Bosch*, S. 149.
[302] Honigmann, S. 2.
[303] Nähere Angaben siehe Schreiber.
[304] Allmendinger, *Struktur*, S. 168.
[305] Siehe dazu Kap. III.2.5.
[306] StA Stuttgart, Hauptaktei Gruppe 0-9: Beratungen mit den Ratsherren, den Verwaltungs- und Wirtschaftsbeiräten, Nr. 104: Beratung mit den Wirtschaftsbeiräten; Entschließung vom 15. Juni 1941.

forscht werden könne.[307] Insgesamt stiftete Robert Bosch 6,7 Millionen Reichsmark für den Bau des RBK; sie stammten, wie Walz berichtet, zum Teil aus Aufrüstungsgewinnen.[308]

Neben diesen von Bosch geförderten Homöopathie-Projekten gab es auch einige Vorhaben, die nicht realisiert werden konnten. So hatte Bosch zunächst geplant, neben dem RBK ein Wöchnerinnen- und Säuglingsheim mit 100 Betten zu errichten, das ebenfalls homöopathisch geführt werden sollte.[309] Auch ein „biologisches Institut" wird erwähnt. Beide Einrichtungen konnten jedoch nicht verwirklicht werden. Bereits 1917 hatte sich Bosch mit dem Gedanken getragen, ein Erholungsheim für Leichtlungenkranke im Allgäu zu errichten. Es sollte in den 1918 gekauften Gutshöfen im Allgäu eingerichtet werden. Die Pläne wurden jedoch immer wieder zurückgestellt und schließlich ganz aufgegeben. Hans Walz hat die Höfe im Jahr 1952 verkauft.[310] Im Jahr 1937 hatte Robert Bosch einige Zeit überlegt, auch die tierärztliche Homöopathie zu unterstützen. Ein gewisser Dr. Thienel aus Fürstenfeldbruck war wegen dieser Sache an ihn herangetreten. Letztlich entschied sich Bosch aber gegen das Projekt.[311]

Überblickt man nun abschließend die Rahmenbedingungen, in die das RBK hineinwuchs, so muß man von einer hervorragenden und beinahe einzigartig guten Ausgangsposition sprechen. Das RBK war integriert in die Krankenhausstruktur Stuttgarts, so daß Stadt und Staat die Klinik ideell unterstützten, und zwar teilweise ganz bewußt als homöopathisches Krankenhaus. Sowohl die homöopathische Laienbewegung als auch die homöopathische Ärzteschaft begrüßten das RBK und förderten es nach Kräften. Auch bei der Zusammenarbeit mit den Krankenkassen gab es keine Probleme, die auf die Anwendung der Homöopathie zurückgeführt werden könnten. Zuletzt existierte mit Robert Bosch ein finanzkräftiger Mäzen, der bereit war, sich über Jahrzehnte hinweg für die Homöopathie einzusetzen. Trotz dieser guten Ausgangsbedingungen stellte sich der Erfolg der Homöopathie am RBK aber nicht ein.

1.2 Allgemeiner Aufbau des Robert-Bosch-Krankenhauses

1.2.1 Baugeschichte und allgemeine Entwicklung

Überall in Deutschland und der Welt setzten die homöopathischen Kreise größte Hoffnungen auf das RBK. So sagte Erich Haehl während der Bauarbeiten im Jahr 1938: Er wünsche, daß das RBK „einst der wissenschaftliche Brennpunkt

---

[307] ARBSG 1002-3, Walz' Rückblick auf Boschs Gründungsmotive, 22.4.71; RBA 13/19, Geschichte des RBK nach Hans Walz, 15.1.65.
[308] Allmendinger, *Struktur*, S. 160; Wolf, *Bosch*, S. 146.
[309] In den Richtlinien Boschs für die VVB vom 19.7.35 wird das Heim explizit erwähnt (§ 28, 2; ein Exemplar in: ARBSG, 1002-4).
[310] RBA 14/571, 25.9.17; RBA 13/19, Geschichte des RBK nach Hans Walz, 15.1.65, S. 7
[311] RBA 14/045, 1937; RBA 14/085, 25.9.37.

der deutschen Homöopathie werden wird."[312] In der Tat waren diese Hoffnungen nicht unberechtigt: Das RBK erfüllte aufgrund seiner Größe und seiner Ausstattung alle Voraussetzungen, um in Praxis, Forschung und Lehre die Homöopathie voranbringen zu können. Und auch der Zeitpunkt für den Bau des RBK war günstig. In den 1920er Jahren flammten – wieder einmal – Diskussionen über eine Krise der Medizin auf, durch die Naturheilkunde und Homöopathie einen gewissen Aufschwung erlebten. Einen weiteren bedeutenden Auftrieb erhielt die Homöopathie dann im Jahr 1925, als der berühmte Berliner Professor August Bier (1861–1949) öffentlich für die Homöopathie eintrat.[313] Eine zusätzliche Annäherung zwischen Schulmedizin und Alternativverfahren ergab sich, wenn auch unter anderen ideologischen Vorzeichen, nach 1933, als die Nationalsozialisten die Homöopathie im Rahmen ihrer „Neuen Deutschen Heilkunde" förderten.

Die Planungen zum RBK wurden also durch eine allgemeine Förderung der Homöopathie beflügelt: Nie zuvor hatte die Heilweise Hahnemanns eine so hohe Anerkennung besessen. Allerdings fand just zu dem Zeitpunkt, als das RBK vor der Eröffnung stand, der Umschwung stand: Das Interesse an der Homöopathie ließ ab etwa 1937 wieder deutlich nach. Ein offizielles Datum markiert die Auflösung der „Reichsarbeitsgemeinschaft für eine Neue Deutsche Heilkunde" im Januar 1937: Diese Vereinigung, in der Ärzte und Laien sowie Schulmedizin wie Alternativverfahren vertreten waren, hätte nach dem Wunsch der Nationalsozialisten die Synthese zur neuen Medizin bewerkstelligen sollen. Mit der Auflösung vollzogen die Machthaber zwar keine gesundheitspolitische Kehrtwendung, aber sie legten zukünftig doch wieder größeren Wert auf eine schulmedizinische Grundlage.[314] Ebenfalls zu einem Rückschlag führten die Ergebnisse mehrerer großangelegter Überprüfungen der Homöopathie zwischen 1936 und 1939: Zu nennen sind vor allem die Versuche des Klinikers Paul Martini (1889–1964)[315] an der Universität Bonn und die große Testreihe des Reichsgesundheitsamtes, die Fritz Donner durchführte. Positive Resultate konnten nicht erzielt werden.[316]

Die ersten konkreten Schritte zur Verwirklichung des RBK[317] wurden im Jahr 1931 gemacht.[318] Die Trägergesellschaft des Aushilfskrankenhauses, die „Stutt-

---

312 Erich Haehl, *Richtfest*, S. 498. Siehe auch: *Das Stuttgarter Homöopathische Krankenhaus*, S. 65.
313 Siehe den Aufsatz Biers sowie zur Interpretation: Jütte, *Geschichte der Alternativen Medizin*, S. 190–195.
314 Jütte, *Geschichte*, S. 48–55.
315 Zur Biographie siehe: DMW 89 (1964), S. 2300.
316 Martini, *Arzneimittelprüfung* sowie *Arzneimittelprüfung am Gesunden* (beide 1939); Donner, *Bemerkungen* (1939, Ms. in AIGM, SD I 23). Zur Diskussion dieser Versuche siehe Kap. III.3.3.3.
317 Eine kleine Anmerkung zum Namen: Das Krankenhaus wurde bereits seit der Planungsphase als „Robert-Bosch-Krankenhaus" bezeichnet. Allerdings finden sich in der Anfangszeit manchmal noch parallel die Namen „Stuttgarter Homöopathisches Krankenhaus" und „Robert-Bosch-Krankenhaus der Stuttgarter Homöopathischen Krankenhaus GmbH".
318 Allgemein zur Baugeschichte des RBK und zur Einrichtung siehe: Schlegel, *Klinik*; Hahn, *Bau*; *Das Robert-Bosch-Krankenhaus*, in: AHZ 188 (1940), S. 64–67.

garter Homöopathisches Krankenhaus GmbH" (StHK), erwarb zu diesem Zeitpunkt Grundstücke am sogenannten Pragsattel im Norden Stuttgarts.[319] Zunächst waren gut 39.000 Quadratmeter für 547.900 Reichsmark gekauft worden; im Laufe der Jahre gewann man weiteres Gelände hinzu, so daß die Größe des Grundstücks schließlich knapp neun Hektar betrug.[320] Der Standort wurde als sehr gut beurteilt: Durch die freie Lage könnten Luft und Licht sehr günstig auf das Krankenhaus und die Patienten wirken; außerdem hätte man eine herrliche Aussicht auf die Stadt und sei dennoch mitten in der Natur. Auch hier spielen also lebensreformerische Kriterien herein. Eine Anbindung an die Stadt war durch die Straßenbahn gegeben.[321] Die Qualität des Standorts entwickelte sich jedoch im Laufe der Jahre immer ungünstiger: Der Pragsattel direkt vor der Haustür war (und ist) die Haupteinfallstraße Stuttgarts von Norden her, so daß der zunehmende Verkehr erhebliche Lärmbelästigungen mit sich brachte.

An den Plänen für das Krankenhaus haben mehrere Architekten mitgewirkt. Der Hauptanteil stammte von Baurat Jakob Früh, der der Homöopathie sehr wohlwollend gegenüber stand und bereits beim Aushilfskrankenhaus seine Kenntnisse eingebracht hatte; außerdem war er in der Anfangszeit der StHK neben Adolf Lorenz und Hermann Göhrum der dritte Geschäftsführer der Gesellschaft.[322] Ihm zur Seite stand der Stuttgarter Architekt Heinz Mehlin[323]. Später hat der Architekt Hinderer die Pläne den notwendigen Gegebenheiten angepaßt.[324] Der Leiter des Baubüros war der in der Homöopathie sehr engagierte frühere Stuttgarter Polizeidirektor Paul Hahn (1883–1952)[325]. Robert Bosch hatte es für sehr wichtig gehalten, daß sein Krankenhaus auch in medizinischer Hinsicht optimal geplant würde. Er gründete deshalb für die Planungsphase ein Baukomitee, zu dem neben den Architekten auch Alfons Stiegele und Hermann Göhrum als homöopathische Ärzte gehörten.[326]

Die Planungsphase zog sich jedoch in die Länge, da das notwendige Geld nicht vorhanden war.[327] Erst anläßlich des 75. Geburtstages Robert Boschs im Jahr 1936 wurde es der Robert Bosch GmbH möglich, insgesamt 3,25 Millionen Mark zur Verfügung zu stellen, mit denen die eigentlichen Baukosten bestritten

---

[319] Allmendinger, *Struktur*, S. 159; Richard Haehl, *Werbetätigkeit*, S. 16.
[320] RBA 13/23, *Die Stuttgarter Homöopathisches Krankenhaus GmbH*, 14.8.64, S. 3.
[321] Die Fahrt vom Hauptbahnhof zum RBK dauerte damals etwa 15 Minuten (Stiegele/Früh, S. 848).
[322] ARBSG 1002-84, Die StHK, 1964.
[323] Zu Mehlin konnten keine näheren Angaben ermittelt werden. Was die Mitwirkung an den Plänen anbetrifft, so sind die Quellen nicht ganz eindeutig. Erich Haehl berichtet (E. Haehl, *Richtfest*, S. 500), daß die Bauleitung der Architekt Hinderer und Baumeister Klein gemeinsam innehätten. Im NS-Kurier vom 29.6.1940 wird als ausführender Architekt der Regierungsbaumeister Stieglitz genannt.
[324] ARBSG 1002-84, Die StHK, 1964; Erich Haehl, *Richtfest*, S. 500.
[325] Zur Biographie siehe Lill/Kißener, S. 176f. Paul Hahn hat ebenso wie Bosch dem Umkreis der Widerstandsbewegung um Gördeler angehört. Er war mit Robert Bosch befreundet und übernahm 1941 auch die Direktion des „Paracelsus-Museums".
[326] Gespräch mit Felix Olpp, in: AIGM V 60.
[327] Richard Haehl, *Werbetätigkeit*, S. 16.

werden sollten.[328] Allerdings stiegen die Preise für Baumaterialien kontinuierlich. Zudem wurde das Haus, das ursprünglich für 220 Betten berechnet war, noch während des Baus erweitert, um 320 Betten unterbringen zu können. Dadurch erhöhten sich die Kosten weiter, so daß Bosch zuletzt 6,764 Millionen Reichsmark für den Bau des RBK ausgab.[329] Nach 1945 wurden weitere 40 Betten aufgestellt, so daß das RBK schließlich seine damals endgültige Größe mit 360 Betten erreicht hat.[330]

Im Mai 1937 wurde mit den Bauarbeiten begonnen. Hans Walz drängte darauf, die Bautätigkeit so schnell wie möglich durchzuziehen, da die Kriegsgefahr stetig anwachse.[331] Relativ zügig konnte noch der Rohbau vollendet werden. Im August 1937 war man mit den Erdbewegungen und der Errichtung der Fundamente[332] beschäftigt; bereits ein Dreivierteljahr später, am 6. April 1938, lud man zum Richtfest ein: Das Gebäude mit einer Frontlänge von rund 170 Metern war im Rohbau fertig. Zu diesem Zeitpunkt hoffte man noch, im April 1939 das Haus eröffnen zu können.[333]

Doch die Kriegsvorbereitungen verzögerten die Bauarbeiten immer stärker. Wegen des gültigen Vierjahresplanes war nicht genügend Stahl zu bekommen; man wich zuletzt auf eine eisensparende Bauweise mit Betondecken aus.[334] Nach Kriegsbeginn und Mobilmachung fehlten auf der Baustelle sowohl Arbeitskräfte als auch Transportmittel: Der Innenausbau konnte deshalb lange Zeit nicht vorangehen, bis die Stadt Stuttgart, die viele Krankenhäuser der Wehrmacht zur Verfügung stellen mußte, in eigenem Interesse die fehlenden Arbeiter beschaffte.[335] So waren die Bauträger zuletzt froh, den „Bau glücklich in rund drei Jahren vollendet" zu haben.[336] Insgesamt hatte es aufgrund der vielen Probleme fast zehn Jahre gedauert seit dem ersten Grundstückskauf, bis das RBK am 10. April 1940 offiziell eröffnet werden konnte.

Durch die Erhöhung der Bettenzahl während der Bauphase veränderte sich die äußere Gestalt erheblich. Zunächst war ein vierstöckiger symmetrischer Flügelbau in Backstein-Massivbau geplant gewesen. Doch nun wurde an die Ostseite des Hauses ein weiterer Gebäudeteil mit ebenfalls vier Stockwerken in L-Form

---

[328] Allmendinger, *Struktur*, S. 160.
[329] RBA 13/23, *Die Stuttgarter Homöopathisches Krankenhaus GmbH*, 14.8.64. Siehe auch Paul Hahn, *Bau des Robert-Bosch-Krankenhauses*, S. 321.
[330] In der Nachkriegszeit war das RBK damit unter den 690 privaten Krankenhäusern der Bundesrepublik die viertgrößte; im Jahr 1968 stand es an achter Stelle (Krukemeyer, S. 64 und 87).
[331] RBA 13/19, *Für das Archiv*, 16.2.56.
[332] HM 62 (1937), S. 126. Gegenüber der ursprünglichen Planung mußten die Fundamente verstärkt werden, weil sich herausstellte, daß der Untergrund aus Gipsfelsen bestand (HIP 11/1940, S. 322).
[333] *Das Stuttgarter Homöopathische Krankenhaus*, S. 65.
[334] Dabei war der Stahlanteil bereits von 436 auf 256 Tonnen gesenkt worden (StaatsA LB, EL 26/1, Pos.25, Zugang 1994/36, Az 14-3310, Reichsanstalt für Arbeitsvermittlung und Arbeitslosenversicherung an württembergisches Staatsministerium, 12.8.37 und passim).
[335] RBK, Personalakte Stiegele, RBK an Wehrbezirkskommando, 12.2.40.
[336] Wolf, *Das Robert-Bosch-Krankenhaus*, S. 42.

angebaut, so daß ein asymmetrisches Haus entstand.[337] Alle Krankenzimmer lagen in den Längsflügeln und gingen bis auf einen kleinen Teil nach Süden; sie besaßen ausnahmslos Terrasse oder Balkon. Den persönlichen Bedürfnissen der Patienten kam man auch entgegen, indem man auf große Krankensäle verzichtete; in den Zimmern standen bei der Eröffnung maximal vier Betten. Zur Nordseite des Gebäudes hin waren sonstige Räumlichkeiten – wie Teeküchen und Waschräume – untergebracht. Mehrere Operationsräume und ein Kreißsaal lagen ebenfalls in diesem Bereich. Die Bäderabteilung befand sich im Erdgeschoß des westlichen Längsbaus. Der Westflügel blieb größtenteils nichtklinischen Räumen vorbehalten: Hier waren die Verwaltung, ein Lehrsaal, die Krankenhausbücherei und Wohnungen der Assistenzärzte untergebracht; daneben waren hier auch die Poliklinik und die Krankenhausapotheke angesiedelt. Im Ostflügel gab es einige Isolierräume für Patienten mit ansteckenden Krankheiten. In einem gesonderten Gebäude hinter dem Ostflügel befanden sich neben der Wäscherei und der Desinfektionsanlage auch die Sektionsräume und die Leichenkammer. Auf der Höhe hinter dem Hauptgebäude waren für spätere Zeit große Liegehallen sowie ein Licht- und Luftbad und eine Sportanlage geplant. Dem Gesamtbau vorgelagert waren das Schwesternwohnheim und die Gemüsegärtnerei; beide wurden so niedrig gebaut, daß auch die Kranken im ersten Stock eine unbehinderte Aussicht hatten.[338] Diese Aussicht sei „einzigartig schön. Von allen Stockwerken schweift der Blick ungehindert frei über das Stuttgarter Tal, hinaus ins Neckartal und auf die bewaldeten Ränder der Talhänge."[339] Der Wirtschaftsgarten mit zwei Gewächshäusern umfaßte rund 3,3 Hektar; aus ihm wurde fast der gesamte Bedarf an Obst und Gemüse gedeckt.[340]

Bereits in der Anlage und Aufteilung der Gebäude des RBK läßt sich die grundlegende Dualität erkennen, die die medizinische Ausrichtung des Krankenhauses prägen sollte. Auf der einen Seite galt das RBK bei seiner Eröffnung als eine der modernsten Kliniken Europas.[341] Krankenzimmer mit wenigen Betten, die kompakte Zusammendrängung der Räumlichkeiten, die Aufteilung des Hauses in verschiedene medizinische Abteilungen und die moderne technische Ausrüstung mit Röntgenabteilung und Operationsräumen entsprach den neuesten Trends im Krankenhauswesen – all dies war im RBK verwirklicht. Eines der ersten dieser „kompakte[n] Hochhauskrankenhäuser"[342] war das Martin-Luther-Kranken-

---

[337] ARBSG 1002-47; Einweihung des Schwesternwohnheimes, S. 18. Das Hauptgebäude hatte eine Fläche von etwa 14.500 qm, von denen gut 9.000 qm Nutzfläche waren. Gemeinsam mit dem später gebauten Personal- und Schwesternhaus ergab sich so eine Fläche von über 20.000 qm (ARBSG 1002-36, Altes RBK Flächenaufteilung, 12.10.67).
[338] Diese Beschreibung nach: *Das Stuttgarter Homöopathische Krankenhaus*, S. 65 und Wolf, *Das Robert-Bosch-Krankenhaus*, S. 42. Eine detaillierte Beschreibung der Ausstattung findet sich in: Hahn, *Bau des Robert-Bosch-Krankenhauses*, S. 321f.; eine detaillierte Beschreibung der Gebäude in StA Stuttgart, Hauptaktei 5, 5410-6.
[339] *Das Stuttgarter Homöopathische Krankenhaus*, S. 65.
[340] Bronsart, S. 1312.
[341] So zum Beispiel im NS-Kurier vom 16.4.1940.
[342] Murken, *Grundzüge*, S. 34.

III. Homöopathie am Robert-Bosch-Krankenhaus

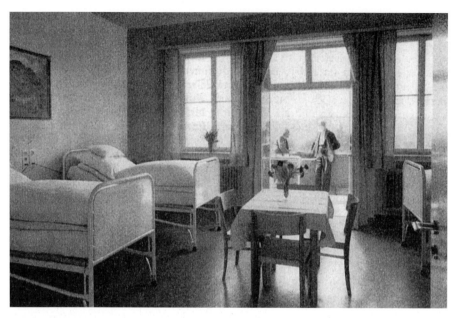

Abb. 5 III.-Klasse-Zimmer, von der Türe aus gesehen.

haus in Berlin, das 1934 erbaut worden war – genau an diesem Haus hatte Ludwig Schweizer (1898–1983), der seit 1937 Verwaltungsdirektor des RBK war, einige Zeit hospitiert, um sich Anregungen für den Bau des RBK zu holen.[343] Auf der anderen Seite aber wollte Robert Bosch auch seine lebensreformerischen Ideen am RBK verwirklicht sehen. Schon die erhöhte Lage außerhalb der Stadt diente diesem Ziel: Die Patienten sollten möglichst viel Licht und Luft bekommen, weshalb auch auf die Terrassen und Balkone beziehungsweise auf ein eigenes Lichtbad großen Wert gelegt worden war. Auch die gemäßigte Höhe des Hauses mit lediglich vier Stockwerken und die lange, nach Süden hin geöffnete Fassade entsprach eher einer lebensreformerischen Auffassung. Das RBK war in seiner Architektur demnach eine Synthese aus lebensreformerischen und modern rationalistischen Baukonzepten – sie spiegelt das medizinische Konzept einer Verschmelzung von Alternativverfahren und moderner Schulmedizin wider.

Der geschilderte bauliche Stand blieb während der Betriebszeit des RBK im wesentlichen unverändert. Lediglich im Jahr 1956 wurde ein kleinerer eingeschossiger Anbau an der Nordseite des Hauptgebäudes errichtet, um die erweiterte Röntgenabteilung unterbringen zu können.[344] Als weiteres Gebäude wurde im Jahr 1958

---

[343] ADH, 51, Nr. 118, 15.12.37. Der Herrenberger Diakonissenverband hatte die Verbindung zwischen Schweizer und dem Krankenhaus hergestellt.
[344] StA Stuttgart, Baurechtsamt D 6238, 1956.

1 Umfeld und Strukturen

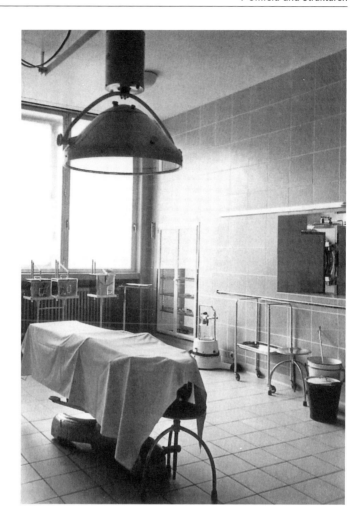

Abb. 6
Operationssaal im
Robert-Bosch-
Krankenhaus.

ein neues Schwesternwohnheim gebaut, das genügend Wohnraum für die 160 Schwestern und genügend Lehrräume für die Krankenpflegeschule bieten sollte.[345]

Erstmals im Jahr 1964 wurden dann Überlegungen zu einem Neubau des RBK angestellt. Der wichtigste Grund für diese Überlegungen war die enge Anlehnung des medizinischen Konzeptes des RBK an die Schulmedizin: Das Gebäude sei aufgrund seiner Größe und kompakten Form nicht in der Lage, die neuesten Bedürfnisse nach technischen Standards und spezialisierten Abteilungen zu befriedigen. Viele Abteilungen entsprächen nicht mehr den Erfordernissen einer modernen Klinik, die Zimmer seien mittlerweile mit sechs Betten belegt und damit überlastet, aufgrund der langgestreckten Gebäudeform seien viele Wege

---
[345] Siehe dazu Kap. III.1.2.6.

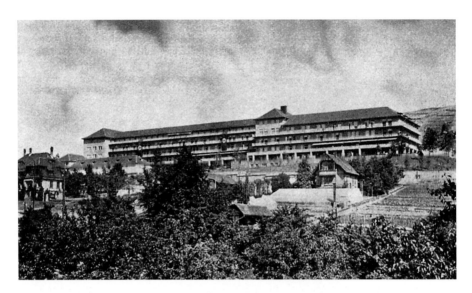

Abb. 7 Gesamtansicht des späteren Robert-Bosch-Krankenhauses, 1940.

zu lang, das Verhältnis zwischen Betten- und Nebenräumen habe sich sehr ungünstig entwickelt, die Lage mancher Behandlungsräume innerhalb der Bettenstationen sei nicht mehr zeitgemäß, und manche Bereiche wie beispielsweise die Poliklinik litten unter den viel zu beengten Räumlichkeiten.[346] Daneben wurde auch die Lärmbelästigung durch den nahen Pragsattel zu einem immer größeren Problem. Außerdem führten die Verantwortlichen den weiter steigenden Bedarf an Krankenhausbetten an. In der Tat war der Bedarf bis in die 1960er Jahre hinein noch wachsend, so daß das RBK mit seinen Vergrößerungsplänen im allgemeinen Trend lag; bei der Eröffnung des neuen RBK, das nun 470 Betten umfaßte, hatten sich die Verhältnisse jedoch bereits umgekehrt.[347]

Da wegen der Hanglage eine Erweiterung nicht und ein Umbau nur unter Einsatz verhältnismäßig großer Mittel möglich war, entschieden sich die Verantwortlichen relativ schnell zu einem Neubau. Bereits im Juli 1965 wurde ein sechs Hektar großes Baugelände im Gewand „Bergheide", nur wenige hundert Meter nördlich des alten RBK, erworben. Noch im Herbst desselben Jahres schrieb man einen Bauwettbewerb aus, zu dem 65 Vorschläge eingingen.[348] Gewinner war das Architektenbüro Köhler und Kässens in Frankfurt. Nach vierjähriger Bauzeit

---

[346] ARBSG 1002-34, StHK an Regierungspräsidium, 8.12.67, S. 2.
[347] Labisch, *Allgemeines Krankenhaus*, S. 431. Zur allgemeinen Entscheidungsfindung siehe auch: ARBSG 1002-42, Aktennote betr. RBK, 7.10.64; ARBSG 1002-32, StHK an Klett, passim. Zum groben Ablauf der Planungen bis 1968 siehe: ARBSG 1002-84, Denkschrift zur Errichtung eines neuen RBK, 24.1.68.
[348] ARBSG 1002-47.

wurde das neue RBK zum 1. April 1973 eröffnet;[349] die Baukosten lagen bei 115 Millionen Mark.[350]

Das alte RBK sollte an einen öffentlichen oder privaten Interessenten verkauft werden; mit dem Erlös sollte ein Teil des Neubaus finanziert werden. Zunächst aber tat sich die StHK schwer, einen Käufer zu finden. Schließlich blieb lediglich die Stadt Stuttgart als Interessent übrig; im Dezember 1968 konnte man sich einigen. Doch statt der erhofften 25 Millionen Mark, auf die der Verkehrswert geschätzt wurde, konnte für Gebäude und Grundstücke lediglich ein Preis von 18,35 Millionen Mark erzielt werden.[351] Die Stadt hat später das Gelände an das Land Baden-Württemberg weiter veräußert. Heute befindet sich die Landespolizeidirektion II in den Gebäuden des ehemaligen RBK.

1.2.2 Rechtliche Struktur

Die Rechtsträgerin des RBK (und zuvor schon des Aushilfskrankenhauses in der Marienstraße) war die „Stuttgarter Homöopathisches Krankenhaus GmbH". Die Gesellschaft wurde am 7. Juni 1915 gegründet; Gesellschafter waren Robert Bosch (mit zunächst 275.000 Mark Anteilen), der Verein „Stuttgarter Homöopathisches Krankenhaus e.V." (100.000 Mark Anteile) und die Hahnemannia (25.000 Mark Anteile). Zum Jahresende 1916 wurde das Kapital der Gesellschaft durch eine weitere Einlage Boschs auf drei Millionen Mark erhöht.

Oberstes Organ der StHK war die Gesellschafterversammlung, die in regelmäßigem Turnus zusammentrat. Robert Bosch legte großen Wert darauf, daß sich diese Versammlung aus Leuten seines Vertrauens zusammensetzte.[352] Vornehmlich entscheidendes Organ der StHK war jedoch der Aufsichtsrat, der sich aus mindestens fünf Mitgliedern zusammensetzen sollte. Wichtig war für Bosch, daß im Aufsichtsrat sowohl Ärzte als auch Laien vertreten waren; die Laien, so Boschs Wunsch, sollten wiederum aus seinem Umfeld kommen. Mit dieser Regelung wollte Robert Bosch sicherstellen, daß der Einfluß auf das RBK ihm selbst beziehungsweise dem testamentarischen Nachfolger nicht entzogen werden konnte.

Der Aufsichtsrat besaß, vor allem nach Boschs Tod im Jahr 1942, letztlich die Entscheidungsgewalt über die Entwicklung des RBK, weshalb dem jeweiligen

---

[349] Zum Umzug siehe Artikel *Täglich 16 neue Patienten*.
[350] Die Kosten wurden weitgehend von den verschiedenen Zweigen des Hauses Bosch getragen. Aus dem Verkauf des alten RBK erlöste man 18 Millionen Mark; die Robert Bosch GmbH übernahm 12 Millionen Mark, die Familie Bosch zehn Millionen Mark. Der Rest wurde von der RBSG getragen. (StA Stuttgart, Hauptaktei 5, 5410-7, Das RBK – eine Stiftungsinitiative des Hauses Bosch, S. 3f.). Wie aus der RBSG überliefert ist, soll der Staat durch eine nachgeschobene Finanzierung rund 19 Millionen Mark übernommen haben.
[351] Zum Verkauf des RBK-Areals an die Stadt Stuttgart siehe: ARBSG 1002-32, StHK an Klett, 9.1.68; ARBSG 1002-32, Besprechung mit OB Klett, 3.8.67; ARBSG 1002-45, Aufsichtsratssitzung der StHK, 23.1.68; ARBSG 1002-36; StA Stuttgart, Hauptaktei 5, 5410-6; Artikel: *Stadt Stuttgart kauft Robert-Bosch-Krankenhaus*.
[352] Richtlinien für die Stuttgarter Homöopathisches Krankenhaus GmbH, Stuttgart (Fassung vom 31. Mai 1941; ein Exemplar in: ARBSG 1002-111).

Aufsichtsratsvorsitzenden größte Bedeutung zukam. Von der Eröffnung bis zum Jahr 1965 hatte Hans Walz fast kontinuierlich dieses Amt inne: Er war der engste Vertraute Robert Boschs gewesen und hatte, zunächst als Privatsekretär und dann als Vorsitzender der Geschäftsführung der Robert Bosch GmbH, maßgeblichen Einfluß auf die Entwicklung der geschäftlichen wie gemeinnützigen Unternehmungen Boschs. Auch in Fragen der Homöopathie sah sich Hans Walz als Sachwalter des Willens Boschs.

Der Aufsichtsrat hatte als weitere Aufgabe die Überwachung der Geschäftsführung der StHK, die aus zwei oder drei Mitgliedern bestand. Sie wurden vom Aufsichtsrat bestellt und abberufen. Ihnen oblag die tägliche Leitung der StHK: Nach außen vertraten die Geschäftsführer die Gesellschaft unbeschränkt; nach innen waren sie gebunden an den vom Aufsichtsrat festgesetzten Umfang ihrer Vertretungsbefugnis. Die Aufgaben der Geschäftsführer wurden meist in zwei Bereiche – den ärztlichen und den administrativen – geteilt. Bei der Eröffnung des Aushilfskrankenhauses hatten Alfons Stiegele und Immanuel Wolf das Amt des Geschäftsführers übernommen; bei der Eröffnung des RBK hatten neben Stiegele der Privatsekretär Boschs Willy Schloßstein (1894–1953) und Ludwig Schweizer, der erste Verwaltungsdirektor des RBK, diese Stellen inne. Auch später blieb es Usus, daß der jeweilige Verwaltungsleiter des Krankenhauses zur Geschäftsführung gehörte.

Diese Dreiteilung in Gesellschafterversammlung, Aufsichtsrat und Geschäftsführung blieb bis 1968 unverändert. Allerdings hatte bereits 1961 eine Machtkonzentration stattgefunden, als die Hahnemannia und der Verein „Stuttgarter Homöopathisches Krankenhaus e.V." ihre eher geringen Anteile an der StHK an die einzige weitere Anteilseignerin, die „Vermögensverwaltung Bosch GmbH" (VVB) abtraten. Die VVB war 1921 von Robert Bosch gegründet worden und war fortan auch die Muttergesellschaft der StHK. Die VVB sollte sowohl die wirtschaftlichen Unternehmungen als auch die gemeinnützigen und sozialen Bestrebungen Robert Boschs leiten und nach seinem Tod weiterführen. Im April 1964 wurde die „Robert Bosch Industriebeteiligung GmbH" geschaffen, die die unternehmerische Leitung der Bosch-Gruppe übernahm; der VVB, der im selben Jahr die Anteile der Erben Robert Boschs an der Robert Bosch GmbH übertragen wurden, wurde mit der Erfüllung der gemeinnützigen Aufgaben betraut.[353] Im Jahr 1969 wurde die VVB in „Robert Bosch Stiftung GmbH" (RBSG) umbenannt.[354] Die VVB beziehungsweise die nachmalige RBSG verwendet die Dividenden, die ihr von der Robert Bosch GmbH zufließen, ausschließlich für ihre satzungsmässigen gemeinnützigen Zwecke.[355] Mit dem Verzicht des ärztlichen

---

[353] Diese Darstellung nach ARBSG 1002-77, Richtlinien für die VVB.
[354] AIGM NHE 65, Kurznachrichten Bosch vom 13.6.75 (Nr. 975).
[355] Eine Selbstdarstellung der Stiftung gibt die Broschüre *Die Robert-Bosch-Stiftung* von 1974. Zwischen 1964 und 1973 hat die RBSG danach rund 17,4 Millionen Mark an Fördergeldern ausgeschüttet. Davon entfielen auf das RBK 10,5 Millionen Mark, während sich die restlichen 6,9 Millionen Mark auf 133 verschiedene Projekte verteilten. Siehe auch den Aufsatz von Payer/Walter.

Vereins und der Hahnemannia auf ihre Anteile an der StHK im Jahr 1961 wurde also die VVB alleinige Gesellschafterin der StHK. Allerdings hatten die homöopathischen Laienvereine und die homöopathischen Ärzteorganisationen auch schon vor 1961 nur wenig Einfluß auf das RBK gehabt.

Im Jahr 1968 kam es dann zu einer noch stärkeren Einbindung der StHK in die Organisation der VVB beziehungsweise der nachmaligen RBSG. Im November 1968 wurde der Aufsichtsrat der StHK in einer außerordentlichen Gesellschafterversammlung aufgelöst,[356] weil – so der damalige Aufsichtsratsvorsitzende Karl Schreiber (1911–1991) – die VVB alle notwendigen Entscheidungen alleine treffen könne und der Aufsichtsrat deshalb überflüssig sei.[357] Schreibers Bemerkung ist auf der einen Seite richtig, da mit der Auflösung nur de iure festgeschrieben wurde, was de facto bereits umgesetzt war. Auf der anderen Seite aber verloren mit dieser Auflösung die wenigen Personen, die von „außen" dem Aufsichtsrat angehörten, ihre Position und damit ein letztes Mitspracherecht auf die Entwicklung des RBK. Dazu gehörten Karl Fischle als Vorsitzender der Hahnemannia und Robert Bosch junior als Mitglied der Familie Bosch. Ein Grund für diese Maßnahme waren Kompetenzstreitigkeiten zwischen Karl Schreiber und Robert Bosch junior gewesen.[358] Schreiber legte deshalb alle seine Ämter nieder, bis die Auseinandersetzung zu seinen Gunsten geklärt worden war. Die Abschaffung des Aufsichtsrates der StHK hatte deshalb eindeutig auch das Ziel der Machtkonzentration: Fortan war die VVB beziehungsweise die RBSG (Geschäftsführer ab 1969 war Karl Schreiber) nicht nur alleinige Gesellschafterin, sondern auch alleinige Entscheidungsträgerin am RBK. In den 1980er Jahren wurde die StHK in „Robert Bosch Krankenhaus GmbH" umbenannt, wodurch auch das letzte Rudiment homöopathischer Geschichte vom RBK getilgt wurde. Diese „Robert Bosch Krankenhaus GmbH" ist bis auf den heutigen Tag als hundertprozentige Tochter der RBSG die Trägergesellschaft des RBK.

Das RBK selbst wurde von einem ärztlichen Direktor und einem Verwaltungsdirektor gemeinsam geleitet. Bis 1956 war der ärztliche Direktor immer auch ein in der Homöopathie bewanderter Arzt; erst dann wurden mit Seybold und Müller zwei Schulmediziner von der Universität Tübingen als ärztliche Direktoren verpflichtet.

---

[356] ARBSG, 1002-77, außerordentliche Gesellschafterversammlung der VVB, 21.11.68.
[357] RBSG, 5002-15, Korrespondenz mit R. Bosch d.J., Schreiber an Bosch und Merkle, 16.10.68 sowie Aktennote vom 28.10.68.
[358] RBSG, 5002-15, Korrespondenz mit R. Bosch d.J., Schreiber an Bosch und Merkle, 16.10.68 sowie Aktennote vom 28.10.68

Tab. 3 Geschäftsführer der „Stuttgarter Homöopathisches Krankenhaus GmbH"[359]

Amtszeit	Geschäftsführer der StHK	Amtszeit	Geschäftsführer der StHK
1915–1921	Adolf Lorenz Hermann Göhrum Jakob Früh	1954	Ludwig Schweizer Karl Schreiber
1921–?	Alfons Stiegele Immanuel Wolf Jakob Früh	1955	Ludwig Schweizer Karl Schreiber Erich Dieterle
1940–1946	Alfons Stiegele Willy Schloßstein (seit 1933) Ludwig Schweizer (seit 1938)	1956–1962	Erich Dieterle Ludwig Schweizer
1946–1949	Karl Saller Willy Schloßstein Ludwig Schweizer	1963–1966	Werner Schaubel Wilhelm Brunner Ludwig Schweizer
1949–1953	Willy Schloßstein Ludwig Schweizer	1967–1990 1967–? 1967–1990	Werner Schaubel Wilhelm Brunner Werner Brugger

Tab. 4 Aufsichtsrat der „Stuttgarter Homöopathisches Krankenhaus GmbH"[360]

Amtszeit	Aufsichtsratsmitglieder der StHK	Amtszeit	Aufsichtsratsmitglieder der StHK
1940–1945	Hermann Göhrum (Vorsitzender) Hans Walz (stv. Vorsitzender) Julius Mezger (seit 1938) Oswald Schlegel (seit 1938) Immanuel Wolf Professor Stähle (vom Innenministerium)	1946–1948	Hans Walz (Vorsitzender) Immanuel Wolf Erwin Bohner
		1948	Alfons Stiegele (Vorsitzender) Hans Walz Immanuel Wolf Erwin Bohner
1945	Hans Walz (Vorsitzender) Immanuel Wolf		

---

[359] Quellen: HStA Stuttgart, E 151/52 - 490, Erklärung der StHK GmbH, 8.8.1921; Verwaltungsarchiv RBK 6100, Geschäftsberichte; ARBK 200, 128, Jahresberichte; ARBSG 1002-84, Die StHK, 1964. Zu den Biographien aller hier und im folgenden genannten Personen siehe das Personalverzeichnis.

[360] Quellen: ARBSG 1002-84, Die SHK, 1964; Verwaltungsarchiv RBK 6100, Geschäftsberichte; ARBK 200, 128, Jahresberichte; ARBSG 1002-79, Stuttgarter Homöopathische Krankenhaus GmbH.

Tab. 4 *Fortsetzung*

Amtszeit	Aufsichtsratsmitglieder der StHK	Amtszeit	Aufsichtsratsmitglieder der StHK
1949–1955	Hans Walz (Vorsitzender) Alfons Stiegele (stv. Vorsitzender) Immanuel Wolf Erwin Bohner Julius Mezger Oswald Schlegel	1961–1965	Hans Walz (Vorsitzender bis 13.12.1965) Immanuel Wolf (bis März 64) Alfred Knoerzer Robert Bosch jun. Karl Fischle Paul A. Stein Hans L. Merkle (bis März 65) Karl Fischle
1955–1956	Hans Walz (Vorsitzender) Alfons Stiegele Immanuel Wolf Erwin Bohner Julius Mezger Oswald Schlegel Robert Bosch jun. Alfred Baeuchle	1965–1968	Alfred Knoerzer (Vorsitzender ab 13.12.1965) Robert Bosch jun. (stv. Vorsitzender) Karl Fischle Gerhard Seybold Walter A. Müller Karl Eugen Thomä
1957–1959	Hans Walz (Vorsitzender) Immanuel Wolf Erwin Bohner Robert Bosch jun. Alfred Baeuchle	1968	Karl Schreiber (Vorsitzender ab 28.2.1968) Alfred Knoerzer Robert Bosch jun. Karl Fischle Karl-Heinz Venzky[361]
1959–1961	Hans Walz (Vorsitzender) Immanuel Wolf Erwin Bohner Robert Bosch jun. Paul A. Stein Alfred Knoerzer		

Tab. 5 Ärztliche Direktoren des RBK

Amtszeit	Ärztliche Direktoren
1940–1946	Alfons Stiegele
1946–1949	Karl Saller
1949–1955	Otto Leeser
1956–1983	Gerhard Seybold
1956–1982	Walter A. Müller

Tab. 6 Verwaltungsdirektoren des RBK

Amtszeit	Verwaltungsdirektoren
1937–1966	Ludwig Schweizer
1966–1990	Werner Brugger
seit 1990	Ulrich Hipp

---

[361] Leiter des Bauwesens der Robert Bosch GmbH.

1.2.3 Finanzierung

Eine „chronische Unterdeckung" der laufenden Kosten war eines der Hauptprobleme aller deutschen Krankenhäuser seit 1945 gewesen.[362] Diese Entwicklung verschärfte sich in den 1950er und 1960er Jahren deutlich, da die Kosten aufgrund einer Intensivierung von Pflege und Behandlung regelrecht explodierten, während die Pflegesätze, die die Krankenkassen bezahlten, nur mäßig stiegen.[363] Diese rapide Kostenerhöhung läßt sich auch am RBK nachvollziehen: Zwischen 1950 und 1970 verfünffachten sich die jährlichen Ausgaben des Krankenhauses von rund zwei auf etwa zehn Millionen Mark (siehe Graphik 9). Eine allgemeine Reform der Krankenhausfinanzierung tat deshalb in den 1960er Jahren not, denn nur so konnte die Betriebsfähigkeit der Kliniken erhalten werden.

Die jährlichen Defizite am RBK sind nicht auf die homöopathische Spezialisierung zurückzuführen, sondern hier spiegelt sich die allgemeine Entwicklung

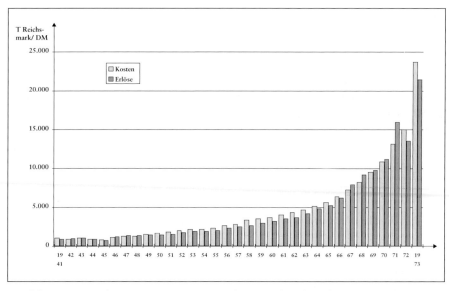

Graphik 9 Kosten und Erträge am RBK 1941-1973 (in Tausend Reichsmark/Deutsche Mark; gerundet, nicht inflationsbereinigt)[364]

---

[362] Krukemeyer, S. 39.
[363] So lagen im Jahr 1969 am RBK die Selbstkosten pro Tag und Patient bei 56,08 DM; der erstattete Pflegesatz betrug jedoch nur 48,70 DM. Das entsprach einer Unterdeckung von 13,1 Prozent. (ARBSG 1002-77, Niederschrift über die außerordentliche Gesellschafterversammlung der RBSG, 11.11.69).
[364] Quelle: Verwaltungsarchiv RBK 6100, Geschäftsberichte; ARBK 200, 128, Jahresberichte. Siehe auch Allmendinger, *Struktur*, S. 164.

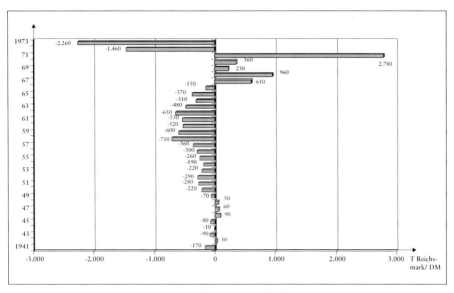

Graphik 10 Gewinn/Verlust am RBK 1941–1973 (in Tausend Reichsmark/Deutsche Mark; gerundet, nicht inflationsbereinigt)[365]

wider.[366] In manchen Jahren – vor allem in den ersten Nachkriegsjahren und in den Jahren vor dem Umzug in das neue Haus – konnte das RBK sogar Gewinne erwirtschaften. Es muß jedoch einschränkend gesagt werden, daß die untenstehenden Graphiken eher eine Tendenz als konkrete Zahlen angeben: Denn oftmals sind nicht verbrauchte Gelder auf das nächste Jahr übertragen worden, und teilweise sind auch außerordentliche Zuwendungen bereits berücksichtigt – beides mindert die Exaktheit der tatsächlichen Kosten und Erträge.[367]

Getragen wurden die Defizite von der VVB beziehungsweise der RBSG; daneben leistete die Robert Bosch GmbH direkte allgemeine Zuschüsse oder stiftete zweckgebundene Gelder, zum Beispiel in den Fonds zum Neubau des RBK.[368] Vor allem Anfang der 1970er Jahre stiegen die Betriebsmittelzuschüsse sehr stark an, was auf die zusätzlichen Kosten durch den Umzug zurückzuführen ist; nach wenigen Jahren normalisierten sich die Defizite wieder einigermaßen. Kleinere Zuwendungen, die jedoch ausdrücklich nicht zur Defizitdeckung bestimmt

---

[365] Quelle: Verwaltungsarchiv RBK 6100, Geschäftsberichte; ARBK 200, 128, Jahresberichte.
[366] Nach einer Umfrage der Arbeitsgemeinschaft Deutsches Krankenhaus im Jahr 1966 arbeiteten alle befragten Kliniken mit einem Defizit. 1966 betrug es insgesamt in Deutschland 500 Millionen DM (nach ARBSG 1002-90, Über Krankenhausplanung).
[367] Aus diesem Grund stimmen die Zahlen verschiedener Quellen auch nicht überein. Zum Vergleich seien die Verluste/Gewinne angeführt nach den RBK-Jahresberichten (erste Zahl) und nach den der Stadt Stuttgart zugegangenen Zahlen (in: StA Stuttgart, Hauptaktei 5, 5410-4, passim). 1948: +50 TDM/-39,5 TDM; 1949: -70/-70,5; 1950: -220/-213,6; 1951: -280/-292; 1952: -290/-262,5.
[368] Siehe dazu: ARBSG 1002-53 bis 1002-75.

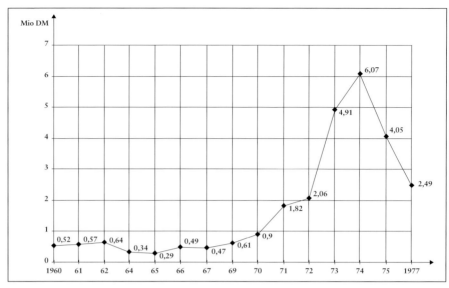

Graphik 11 Betriebsmittel-Zuschuß von VVB beziehungsweise RBSG an das RBK, 1960–1975 (in Millionen DM)[369]

waren, machte auch die Stadt Stuttgart: Insgesamt betrug die Summe aller städtischen Subventionen an das RBK zwischen 1952 und 1966 790.800 Mark; im Verhältnis zu den RBSG-Geldern sind diese Beiträge der Stadt gering.[370]

1.2.4 Beschäftigte

Die Entwicklung der Beschäftigungszahlen am RBK zeigt eindrücklich, daß der Betrieb eines Krankenhauses seit 1941 kontinuierlich personalintensiver wurde. Bei der Eröffnung des RBK arbeiteten insgesamt 233 Personen im Krankenhaus, darunter 17 Ärzte[371] und 97 Schwestern und Schwesternschülerinnen.[372] Nach Ende des Krieges erreichte das RBK seinen endgültigen Stand von 360 Betten: Trotzdem stieg die Zahl der Beschäftigten von 273 im Jahr 1947 (darunter 28 Ärzte) auf 350 im Jahr 1970 (darunter 53 Ärzte), was einer Zunahme von über 28 Prozent entspricht. Diese Steigerung der Personalintensität läßt sich gleichermaßen für die ärztliche Betreuung, für die Krankenpflege und auch für die Ver-

---

[369] Quelle: ARBSG 1002-53 bis 1002-75.
[370] StA Stuttgart, Hauptaktei 5, 5410-4, passim. Der städtische Zuschuß zum Bau des Schwesternwohnheimes 1956 ist hier nicht eingerechnet – er betrug 150.000 DM (StA Stuttgart, Hauptaktei 5, 5410-5, RBK an Stadt Stuttgart, 11.4.69).
[371] Aufgrund der Kriegssituation war der Frauenanteil sehr hoch: Es waren neun Ärztinnen auch in leitender Position beschäftigt. Dieser Anteil ging nach 1945 wieder deutlich zurück.
[372] RBA 13/23, *Die Stuttgarter Homöopathisches Krankenhaus GmbH*, 14.8.64, S. 6.

waltung der Klinik beobachten.³⁷³ Unter dem ärztlichen Personal überwogen die Assistenzärzte; hinzu kamen teilweise noch unbezahlte Volontärärzte. Im Jahr 1945 gab es am RBK unter den 13 Ärzten einen ärztlichen Direktor, drei leitende Ärzte und einen Oberarzt; im Jahr 1956 waren es fünf leitende Ärzte, vier Oberärzte und 23 Assistenz- und Volontärärzte.³⁷⁴ Durch den Umzug ins größere Haus im Jahr 1973 erhöhte sich die Zahl der Beschäftigten schlagartig. Im Jahr des Umzugs waren bereits 480 Personen, darunter 70 Ärzte, am alten RBK angestellt; im Jahr 1977 waren es im neuen RBK 785 Beschäftigte, und 1993 hatten rund 1.200 Menschen ihren Arbeitsplatz am RBK.³⁷⁵

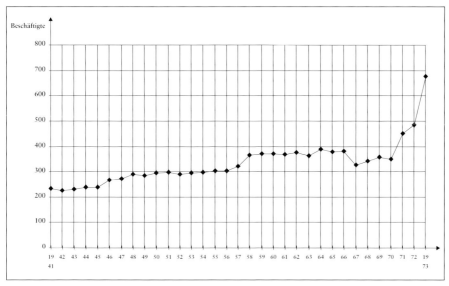

Graphik 12 Beschäftigte am RBK 1941–1973³⁷⁶

---

³⁷³ Siehe auch: Allmendinger, *Struktur*, S. 161f.; HStA Stuttgart, EA 2/009, Nr. 3487, RBK an Staatl. Gesundheitsämter vom 19.12.47; StaatsA LB, EL 26/1, Pos.25, Zugang 1994/36, Az 14-3310, RBK an Regierungspräsidium Nordwürttemberg, 24.1.57; ARBSG 1002-79, *Stuttgarter Homöopathische Krankenhaus GmbH*; ARBSG 1002-84, Die SHK, 1964; ARBSG 1002-28, Jahresbericht des RBK 1966, S. 7.
³⁷⁴ StA Stuttgart, Gesundheitsamt Nr. 147, RBK an Gesundheitsamt, 10.7.45; StA Stuttgart, Hauptaktei 5, Akte 5410-0, Ärzte am RBK, 15.11.56.
³⁷⁵ Siehe Artikel: *Täglich 16 neue Patienten*; ARBSG 1101-1, Mitarbeiter (1977); RBK, Handakten Erben, Geschäftsbericht 1993 und 1995.
³⁷⁶ Quelle: Verwaltungsarchiv RBK 6100, Geschäftsberichte; ARBK 200, 128, Jahresberichte.

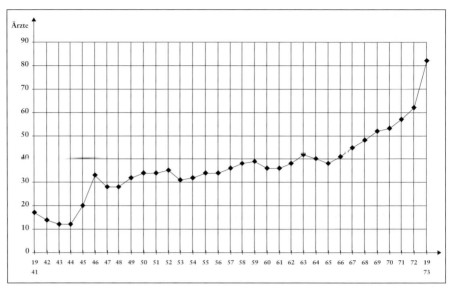

Graphik 13 Ärzte am RBK 1941–1973[377]

1.2.5 Medizinische Abteilungen

Aufgrund der Zielsetzung des RBK, die Homöopathie unter Einbeziehung der neuesten wissenschaftlichen Erkenntnisse zu erforschen und anzuwenden, lag der Schwerpunkt des RBK eindeutig auf den inneren Abteilungen, da dort die homöopathische Arzneitherapie ihr eigentliches Anwendungsgebiet fand. Bei der Eröffnung des Krankenhauses beanspruchten deshalb die beiden inneren Abteilungen rund zwei Drittel aller Betten.[378] Nach einem Organisationsplan des RBK besaß die Klinik im Jahr 1941 folgende Abteilungen.[379] Die I. Innere Abteilung mit 94 Betten wurden von Chefarzt Hermann Schlüter (*1903) geleitet. Er übte auch die Aufsicht über das Laboratorium aus. Die II. Innere Abteilung mit 89 Betten befand sich unter der Aufsicht von Erich Unseld (1907–1973). Er war auch zuständig für die Leitung der Krankenpflegeschule und für die EKG-Apparate. Daneben gab es eine chirurgische Abteilung mit 40 Betten (Leitung: Werner Burkart), eine gynäkologische Abteilung mit ebenfalls 40 Betten (Leitung: Werner Wundt) und eine kleine Kinderabteilung mit 20 Betten, die Alfons Stiegele selbst leitete.[380] Die Infektionsabteilung war an die I. Innere angegliedert gewesen. Eine Untersuchungsstätte für Augen- und HNO-Krankheiten existierte in der Anfangszeit ebenfalls; sie wurde durch Fachärzte Stuttgarts im ambulanten

---

[377] Quelle: Verwaltungsarchiv RBK 6100, Geschäftsberichte; ARBK 200, 128, Jahresberichte.
[378] Schlegel, *Klinik*; Wolf, *Das Robert-Bosch-Krankenhaus*, S. 42.
[379] ADH, 51, Nr. 222, Organisationsplan für das RBK vom 12.3.41.
[380] Sie ist wahrscheinlich noch in den 40er Jahren wieder aufgelöst worden.

Tab. 7 Leitende Ärzte der homöopathischen Poliklinik des RBK

Amtszeit	Leiter der Poliklinik	Amtszeit	Leiter der Poliklinik
1940–1946	Alfons Stiegele	1957–1969	Hans Ritter
1946–1949	Karl Saller	1969–1973	Konrad Hötzer
1949–1955	Otto Leeser	1973	Walter A. Müller (kommissarisch)
1956	Position vakant		

System betreut.[381] Zu den weiteren Einrichtungen gehörte die Poliklinik, in der die leitenden Ärzte der beiden inneren Abteilungen an fünf Wochentagen Sprechstunden hielten. Die Leitung der Poliklinik war dem jeweiligen ärztlichen Direktor unterstellt. Erst 1956 wurde sie in eine eigene Abteilung mit einem eigenständigen Leiter umgewandelt; zu diesem Zeitpunkt erhielt die Poliklinik eine eigene kleine Station mit zehn Betten.

Die Röntgenabteilung wurde zunächst von Rolf Glauner geführt; er hatte auch die Aufsicht über die angegliederten Therapien wie Höhensonne, Diathermie und Kurzwellenbehandlung. Hermann Schlüter war in der Anfangszeit für die große Bäderabteilung des RBK verantwortlich. Die Bäderabteilung hatte aufgrund der „biologischen" Ausrichtung des RBK eine große Bedeutung am Krankenhaus. Weit über 300 Quadratmeter waren für die physikalischen Therapien reserviert, und jährlich wurden viele tausend Bäder und Massagen verabreicht.[382] Von Bedeutung waren am RBK immer die „Stanger-Bäder" gewesen, mit denen bereits seit 1923 am Aushilfskrankenhaus experimentiert worden war.[383] Es handelt sich dabei um ein hydroelektrisches Vollbad mit Badezusatz.[384] Daneben war am RBK auch immer die Diätetik von Bedeutung. Rohkost nahm am RBK einen bestimmenden Platz ein, und wahrscheinlich war das RBK das erste Stuttgarter Krankenhaus, in dem die Ernährungsgrundsätze von Bircher-Benner methodisch angewandt wurden.[385]

Eine homöopathische Behandlung fand in der Anfangszeit vornehmlich in den inneren Abteilungen, in der Poliklinik und in der Kinderabteilung statt. Allerdings sollen sich auch Wundt und Burkart in der Homöopathie ausgekannt haben, so daß womöglich auch in der Frauenabteilung und in der Chirurgie die Homöopathie zur Anwendung kam. Durch den Krieg blieb allerdings diese Personalkonstellation nur kurze Zeit bestehen, weil viele Ärzte eingezogen wurden.

---

[381] Eine zahnärztliche Betreuung war ebenfalls vorgesehen, scheint aber nicht zustande gekommen zu sein (RBK, Personalakte Martiny).
[382] ARBSG 1002-25, Geschäftsbericht des StHK 1968; ARBSG 1002-52, Flächenvergleich verschiedener Abteilungen, 18.8.65.
[383] AHZ 181/1933, S. 326f.
[384] Allmendinger, *Struktur*, S. 161; zum Stangerbad allgemein siehe Pfleiderer, *Stanger-Bad*.
[385] Allgemein zu den physikalischen Therapien am RBK siehe auch: Stiegele, *Physikalische Therapie*.

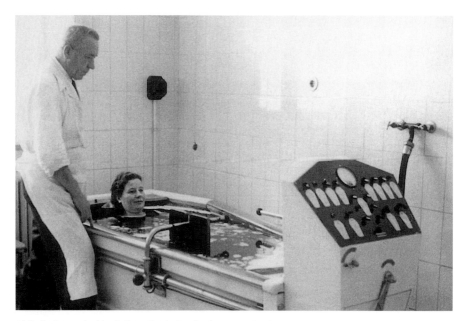

Abb. 8 Stangerbad im Robert-Bosch-Krankenhaus, ca. 1940.

Während des Krieges lag die ärztliche Verantwortung für das RBK weitgehend bei den Chefärztinnen Ilse Reinhardt (1895–1998) und Milly Mundt (1899–?).

Nach Kriegsende wurde die Aufteilung der Abteilungen zunächst beibehalten. Die Infektionsabteilung umfaßte nunmehr 33 Betten und war vornehmlich mit Tuberkulose-Erkrankten belegt. Das RBK löste diese Abteilung jedoch bis Anfang der 1950er Jahre auf, entgegen dem Wunsch der Stadt Stuttgart.[386] Dagegen entsprach das RBK einem anderen Anliegen der Stadt und eröffnete 1948 eine urologische Abteilung mit 33 Betten.[387] Der Schwerpunkt des Krankenhauses lag weiterhin auf den inneren Abteilungen: Auch 1955 entfielen von den 360 Betten weiterhin zwei Drittel, also etwa 240 Betten, auf diesen Bereich.[388] Dieser Anteil blieb auch in den nächsten Jahren weitgehend konstant und pendelte sich bei etwa 60 Prozent ein – auch ab 1973 im neuen Haus.[389]

Ab etwa 1970 wirkten sich neue Entwicklungen innerhalb der Schulmedizin auch auf die Zusammensetzung der Abteilungen am RBK aus. Zunächst machten sie die Einrichtung einer Intensivstation erforderlich, in der Patienten nach dem

---

[386] StA Stuttgart, Gesundheitsamt Nr. 147, Stadt Stuttgart an Innenministerium, 5.5.1951 und passim.
[387] ADH, 55, Nr. 7, S. 3; StA Stuttgart, Gesundheitsamt Nr. 147, passim 1946-49. Die Abteilung hat spätestens 1967 nicht mehr existiert.
[388] Siehe dazu: *In Stuttgart schlägt das Herz*.
[389] Im Jahr 1964 entfielen von den 219 Betten der inneren Abteilungen 14 Betten auf die 1. Klasse, 52 Betten auf die 2. Klasse und 153 Betten auf die 3. Klasse (ARBSG, 1002-84, Die SHK, 1964).

1 Umfeld und Strukturen

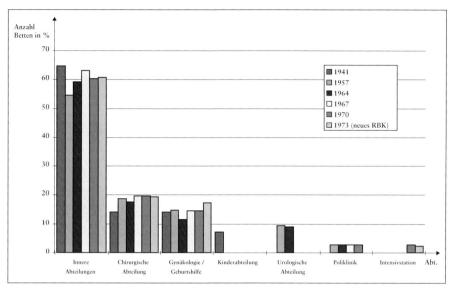

Graphik 14 Verteilung der Bettenzahlen am RBK, 1941–1973 (in Prozent)[390]

aktuellen Stand der Notfallmedizin behandelt werden konnten. Mit dem Bau des neuen Hauses wirkte sich dann die zunehmende Spezialisierung in der Medizin auf die Abteilungen aus: War das alte RBK ein Allgemeines Krankenhaus ohne abgegrenzte Fachgebiete innerhalb der Abteilungen gewesen, so wurde im Neubau das „Zentrum für innere Medizin" eingerichtet, das sich im Laufe der Jahre in fünf Spezialbereiche aufteilte, nämlich erstens Gastroenterologie und Endokrinologie, zweitens Hämatologie, Onkologie und klinische Immunologie, drittens Kardiologie und Pulmologie, viertens Nieren- und Hochdruckerkrankungen sowie Rheumatologie und fünftens geriatrische Rehabilitation. Neben dem Zentrum gab es die Abteilungen Chirurgie und Gynäkologie, später kamen Intensivmedizin und Anästhesie hinzu. Als die Herzchirurgie ihre Arbeit aufnahm, wurde das Zentrum für Operative Medizin geschaffen, später das Zentrum für Diagnostische Medizin. Heute gilt das RBK als Krankenhaus der Zentralversorgung; seit 1978 ist es akademisches Lehrkrankenhaus der Universität Tübingen.

1.2.6 Krankenpflege

Die Geschichte der Krankenpflege im engeren Sinne beginnt erst im 20. Jahrhundert: Zuvor gab es keine besondere Ausbildung der Pflegepersonen, und meistens

---

[390] Quellen: ADH, 51, Nr. 222, Organisationsplan für das RBK vom 12.3.41; StaatsA LB, EL 26/1, Pos.25, Zugang 1994/36, Az 14-3310, RBK an Regierungspräsidium Nordwürttemberg, 24.1.57; ARBSG 1002-84, Die SHK, 1964; ADH, 53, Nr. 56, 15.5.70; *Das neue Robert-Bosch-Krankenhaus* (Sonderdruck aus Bosch-Zünder, Heft 3/1973).

war nicht die Versorgung, sondern die Wartung der Kranken wichtigste Aufgabe der Pfleger gewesen.[391] Gordon Uhlmann sieht denn auch in der „Ablösung der Krankenwartung durch eine qualifizierte Krankenpflege [...] einen wesentlichen Baustein des Strukturwandels vom Armenhospital zum modernen Krankenhaus für akut und schwer Erkrankte".[392] Dieser Wandel fand im letzten Drittel des vergangenen Jahrhunderts statt. Die Etablierung einer wirklichen Pflege läßt sich daran ablesen, daß die Zahl der Pfleger und Pflegerinnen um die Jahrhundertwende drastisch anstieg; im Jahr 1907 trat im Deutschen Reich das erste Gesetz zur Ausbildung von Krankenpflegepersonen in Kraft.[393]

Um diese Zeit war in deutschen Krankenhäusern das sogenannte „Mutterhaussystem" noch vorherrschend. Darunter sind meist kirchliche Pflegeorganisationen zu verstehen, die aufgrund ihrer karitativen Intention die Versorgung der Patienten in Krankenhäusern übernahmen; die Schwestern waren dann oftmals nicht Angestellte der Klinik, sondern empfingen allein von der Mutterorganisation ihre Weisungen. Eine „Oberin" war für die Leitung der Pflege im Krankenhaus zuständig. Dieses System wurde im Laufe der Zeit aber zurückgedrängt, da diese Art des Pflegedienstes dem Einfluß von Ärzten und Klinikverwaltung in weiten Teilen entzogen blieb: So entschieden beispielsweise allein die Oberinnen, welche Schwestern an welchem Krankenhaus arbeiteten.

Das homöopathische Aushilfskrankenhaus in der Marienstraße und später auch das RBK haben sich auf dieses Mutterhaussystem gestützt. Trotz des quasi „externen" Pflegedienstes hatte dieses System einige wesentliche Vorteile, derer sich die StHK bei der Eröffnung des alten Krankenhauses 1921 versichern wollte. Sie schloß deshalb mit der Diakonieschwesternschaft in Herrenberg einen Gestellungsvertrag. Damit band die StHK eine Schwesternschaft an sich, die eine gute Pflege bei einheitlich hohem Ausbildungsstandard garantierte. Zudem brachten die Herrenberger Schwestern mit ihrer christlichen Grundeinstellung ethische Werte in die Pflege ein. Weiter lag die Pflege in einer Hand, ohne daß für das Krankenhaus mit deren Organisation ein Verwaltungsaufwand verbunden war.

Der „Herrenberger Verband für evangelische Krankenschwestern"

Die Herrenberger Diakonieschwesternschaft wurde im Jahr 1913 gegründet, um den großen Mangel an ausgebildeten Krankenschwestern, die sich in den Gemeinden um bettlägrige Kranke kümmerten, zu mildern.[394] In der Satzung des Verbandes (in der Fassung von 1920) wurde deshalb als Zweck des gemeinnützigen Unternehmens angegeben, man wolle Krankenschwestern „zur Krankenpflege, insbesondere in den Landgemeinden" ausbilden und verwenden. In den

---

[391] Zur Geschichte der Pflege siehe die Arbeiten von Seidler, Geschichte, Uhlmann und Wolff/Wolff.
[392] Uhlmann, S. 414.
[393] Wolff/Wolff, S. 183f.
[394] Zur Geschichte des Verbandes siehe Renate Morlock-Gulitz.

Verband aufgenommen wurden unverheiratete Frauen und kinderlose Witwen.[395]

Die ersten Aktivitäten des Verbandes gehen bereits auf das Jahr 1907 zurück. Damals hatte der Herrenberger Diözesanverein den Hildrizhausener Pfarrer Gustav Fischer beauftragt, Möglichkeiten zur Linderung des Pflegenotstandes zu erarbeiten. Er gründete noch im selben Jahr den „Bezirkskrankenpflegeverein Herrenberg". Im Jahr 1913 gab sich die Schwesternschaft den Namen „Verband für besoldete Krankenpflegerinnen von christlicher Gesinnung".[396] Die Leitung besaß noch immer Gustav Fischer, den Stamm der Pflegerinnen bildeten die Gemeindeschwestern des Herrenberger Bezirks. Kurz nach dem Ersten Weltkrieg taten bereits 63 Schwestern in 50 verschiedenen Gemeinden Dienst. Daneben wuchs die Schwesternschaft allmählich in die zusätzliche Aufgabe hinein, auch an Krankenhäusern die Pflege zu übernehmen; zu dieser Zeit arbeiteten Herrenberger Schwestern an den Krankenhäusern in Herrenberg, Welzheim und Ludwigsburg. Im Jahr 1926 gehörten 127 Frauen dem Verband an, 1938 waren es 279 und 1963 insgesamt 495 Schwestern. Nach mehreren weiteren Namensänderungen heißt der Verband nun Evangelische Diakonieschwesternschaft Herrenberg e.V.

Der Herrenberger Verband im Aushilfskrankenhaus und am RBK

Mit der Eröffnung des Aushilfskrankenhauses in der Marienstraße übernahmen die Herrenberger Schwestern auch die Pflege in diesem Krankenhaus – anscheinend war Alfons Stiegele auf den Verband zugegangen. Zu Beginn taten dort elf Schwestern Dienst. Nach den vertraglichen Bedingungen waren die Schwestern nicht nur für die Pflege der Kranken, sondern auch für das gesamte Hauswesen zuständig. Der Verband und der ärztliche Leiter des Krankenhauses ernannten gemeinsam eine Schwester zur Leiterin: Erste Oberin wurde Emmy Barth, die von 1923 bis 1962 diese Stellung innehatte. Sie hatte die Aufsicht über den Pflegedienst und über den gesamten Haushalt (Küche, Waschküche, Garten, Inventar), und sie war auch berechtigt, die benötigten Dienstmädchen anzustellen und anzuleiten. Die Schwestern erhielten vom Krankenhaus eine monatliche Vergütung, von der aber zwischen zehn und 25 Prozent abgezogen und an den Verband abgeführt wurden.[397] Von 1962 bis 1976 war Wilma Jäger Oberin am RBK. Ihr folgten von 1976 bis 1985 Hilde König, von 1985 bis 1990 Renate Müller und von 1990 bis 1993 Doris Graenert.

---

[395] Paragraph 1 der Satzung des Herrenberger Verbands vom 21.10.1920, nach: HStA Stuttgart, E 151/52, Nr. 466.
[396] Im Gegensatz zu den Diakonissinnen bekamen die Herrenberger Schwestern also einen Lohn (siehe dazu auch: AIGM V 60, Interview mit ehemaligen Herrenberger Schwestern, hier: Gretel Hausmann, S. 1 und S. 6).
[397] Diese Beschreibung nach dem Vertrag zwischen Herrenberger Verband und StHK vom 20.4.1923 (ein Exemplar in ADH, 51, Nr. 29).

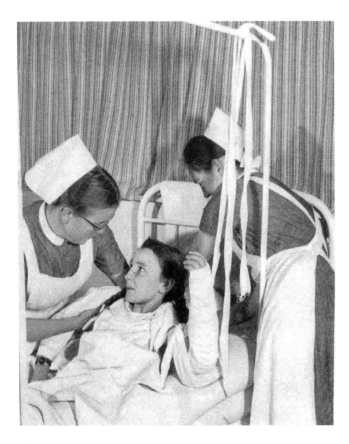

Abb. 9
Schwestern beim
Betten von Patienten.

Bis 1940 nahm das Stuttgarter homöopathische Krankenhaus unter den betreuten Häusern des Herrenberger Verbandes keine bevorzugte Stellung ein. So war der Verband im Jahr 1935/36 an zehn verschiedenen Kliniken mit insgesamt 77 Schwestern vertreten; ebenso bedeutend wie das Aushilfskrankenhaus, wo zu dieser Zeit 13 Schwestern arbeiteten, war das Kreiskrankenhaus in Welzheim. Am Kreiskrankenhaus Waiblingen waren sogar 18 Schwestern aus Herrenberg tätig.[398]

Mit der Eröffnung des RBK rückte jedoch das neue homöopathische Krankenhaus zum wichtigsten Einzelobjekt des Herrenberger Verbandes vor: 64 Schwestern und 20 Schwesternschülerinnen arbeiteten im Jahr 1940 am RBK, was mehr

---

[398] HStA Stuttgart, E 151/52, Nr. 466, Jahresbericht über das 23. Jahr des Herrenberger Verbands für evangelische Krankenschwestern 1935/1936, S. 12. Daneben war der Verband zu dieser Zeit tätig: in sechs Altenheimen mit insgesamt zwölf Schwestern, in fünf Heimen und Sanatorien mit 23 Schwestern und in 84 Gemeinden mit je einer Schwester. Drei Schwestern arbeiteten in der äußeren Mission in Neuguinea, China und Kamerun.

1 Umfeld und Strukturen

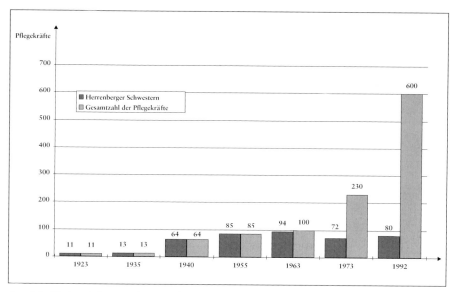

Graphik 15 Anteil der Herrenberger Schwestern an den Pflegekräften im Aushilfskrankenhaus und am alten und neuen RBK, 1923 bis 1992 (absolute Zahlen)[399]

als ein Viertel aller Herrenberger Schwestern war.[400] Trotz der großen Zahl der Schwestern am RBK stellte der Verband noch immer sämtliche benötigten Pflegekräfte, obwohl bereits seit den frühen 1930er Jahren in vielen Krankenhäusern die Tendenz sichtbar wurde, daß die kirchlichen Mutterhäuser nicht mehr in der Lage waren, den notwendigen Bedarf an Krankenschwestern alleine zu decken.[401] Auch nach dem Zweiten Weltkrieg sah sich der Herrenberger Verband noch in der Lage, dem zunehmenden Bedarf an Pflegekräften zu entsprechen. Erst ab Mitte der 1960er Jahre arbeiteten erste „freie" Schwestern am RBK. Sie wurden ebenfalls von der Oberin angestellt, im Einvernehmen mit dem Personalleiter des RBK.[402] Seit dem Umzug ins neue Haus 1973 sank der Anteil der Herrenberger Schwestern stark. Im Jahr 2000 stellten sie noch 42 Schwestern.[403] Diese Entwicklung hat ihre Ursache weniger in den Nachwuchsproblemen des Verbandes als vielmehr im rapide wachsenden Bedarf an Krankenschwestern und -pflegern.

---

[399] Quelle: ADH, 51, Nr. 29 (für 1923); HStA Stuttgart, E 151/52, Nr. 466 (für 1935); ARBSG 1002-84, Die StHK (für 1940); ADH, 52, Nr. 41 (für 1955); AIGM V 60, Interview mit ehemaligen Herrenberger Schwestern, S. 24 (für 1963 und 1992); ADH, 51, Nr. 353 (für 1973).
[400] ADH, 51, Nr. 406; ARBSG 1002-84, Die StHK, 1964.
[401] Steppe, S. 25.
[402] ADH, 51, Nr. 348/1.
[403] Nach schriftlicher Auskunft von Schwester Renate Müller.

Diese Zahlen verschweigen jedoch, daß das RBK in den 1950er und 1960er Jahren – wie alle anderen Krankenhäuser auch – mit einem gewaltigen Mangel an Schwestern zu kämpfen hatte. Die Verkürzung der Arbeitszeiten und die Ausweitung der Untersuchungs-, Behandlungs- und Pflegemöglichkeiten hatten zu diesem „Pflegenotstand" geführt. Sicherlich hätte die Verwaltung bereits zu dieser Zeit Kräfte vom freien Arbeitsmarkt geholt, nur waren dort keine zu bekommen. Als Konsequenz der Unterdeckung an Arbeitskräften waren die Schwestern stark überlastet und arbeiteten ständig weit über der Grenze ihrer Möglichkeiten. Bereits im Jahr 1948 zeichnete sich dieser Personalmangel ab, und schon 1950 kritisierte der Herrenberger Verband, daß die Schwestern von morgens 5.30 Uhr bis abends 21 Uhr ohne Pause durcharbeiten müßten. Der Leiter des Verbandes, Pfarrer Kramer, kam deshalb zum Schluß: Die „Schwesternschaft im Robert Bosch-Krankenhaus [geht] einer Katastrophe entgegen".[404] Als weiteres Problem kamen die schlechten Wohnbedingungen für die Schwestern hinzu: Da die Zahl der Betten am RBK vergrößert worden war und da sich die Pflege kontinuierlich intensivierte, war das 1940 gebaute Wohnheim schon nach wenigen Jahren viel zu klein geworden. Viele Schwestern mußten sich mit einer Kollegin ein Zimmer teilen, manche mußten sogar im Gartenhaus des RBK untergebracht werden.[405] Dies führte dazu, daß die Schwestern kaum ans RBK gebunden werden konnten: Nach ihrer Ausbildung suchten sich viele einen anderen Arbeitsplatz. Um zumindest die schlechte Wohnsituation zu beseitigen, entschloß sich das RBK Mitte der 50er Jahre, ein neues Schwesternwohnheim zu bauen. Es konnte Ende 1957 eingeweiht werden und bot nun 160 Schwestern und Pflegern in 60 Einzel- und 50 Doppelzimmern Platz.[406] Daneben waren in dem neuen Gebäude auch ein Lehrsaal und zwei Speisesäle untergebracht. Das bisherige Schwesternhaus wurde von den Hausgehilfinnen bezogen. Der akute Pflegenotstand konnte damit jedoch nicht behoben werden. Noch 1972 wies der ärztliche Leiter des RBK Walter A. Müller auf die Notlage im Pflegedienst hin: „Unsere Schwestern sind restlos überlastet und überfordert und wir können manchmal kaum noch verantworten, was auf den Stationen geschieht." So hätten die Schwestern beispielsweise kaum Zeit zum pünktlichen Kurvenführen, „so daß die Anordnungen vom Arzt am Krankenbett kaum mehr überblickt werden können".[407] Die Leitung des Pflegedienstes ist im Jahr 1993 in die Eigenregie des RBK übergegangen.

---

[404] ADH, 51, Nr. 294, 14.8.48; ADH, 51, Nr. 301, 30.3.50; ADH, 51, Nr. 298, 20.3.50; ADH, 51, Nr. 306, 20.11.55.
[405] StaatsA LB, EL 26/1, Pos.25, Zugang 1994/36, Az 14-3310, Betr.: Antrag auf Gewährung eines Staatsbeitrages, 30.1.57; ADH, 51, Nr. 328, 16.4.55.
[406] Allgemein zum neuen Schwesternwohnheim siehe: *Einweihung des Schwesternwohnheimes*, S. 16-20.
[407] ARBK 200, 149, Schwesternschaft, Brief Müller an Brugger, 6.11.72.

Krankenpflegeschule

Am Aushilfskrankenhaus hatte der Herrenberger Verband noch keine Schule zur Ausbildung von Krankenschwestern betrieben. Der Nachwuchs an Schwestern, auch für das Aushilfskrankenhaus, wurde deshalb in den beiden verbandseigenen Krankenpflegeschulen an den Krankenhäusern Herrenberg und Waiblingen (seit 1932) ausgebildet.[408] Erst mit der Eröffnung des RBK wurde auch hier eine Schule gegründet: Der erste Kurs fand bereits im April 1939 statt; in den folgenden Jahren hatten die Ausbildungsklassen zwischen fünf und 15 Schülerinnen. Zu dieser Zeit dauerte die Ausbildung 18 Monate; ab 1943 wurde die Kursdauer auf zwei Jahre und ab 1966 auf drei Jahre erhöht. An anderen Stuttgarter Krankenhäusern gab es 1940 sechs weitere Krankenpflegeschulen.[409] Ärztlicher Leiter der Schule am RBK war zunächst Erich Unseld, dann ab etwa 1944 Ilse Reinhardt. Nach seiner Wiederanstellung übernahm Unseld die Leitung erneut bis 1955 und wurde dann von Gerhard Seybold abgelöst. Als Lehrschwester war bis 1962 Wilma Jäger tätig; dann rückte von 1962 bis 1975 Hilde König nach.[410]

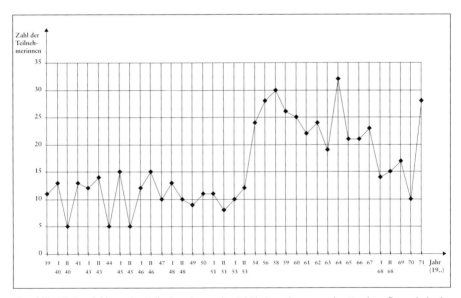

Graphik 16 Entwicklung der Teilnehmerinnen der Schülerinnenkurse an der Krankenpflegeschule des RBK, 1939–1971[411]

---

[408] ADH, 53, Nr. 13, 19.2.40.
[409] ADH, 53, Nr. 15, 20.3.40.
[410] ADH, 53, Nr. 43, 45 und 50. Im neuen RBK leiteten die Schule: Gretel Mühlberger von 1975 bis 1980, Ursel Epple von 1980 bis 1985, Kathrin Haug von 1985 bis 1990 und Eva Schönleber von 1990 bis 1991 (nach schriftlicher Auskunft von Renate Müller).
[411] Quelle: ADH, 53, Nr. 70.

Von der Eröffnung der Schule 1939 bis 1943 wurde die Einrichtung, wie an vielen anderen Krankenhäusern auch, zum Schauplatz ideologischer Auseinandersetzungen mit der nationalsozialistischen „NS-Schwesternschaft". Mit dem „Gesetz zur Ordnung der Krankenpflege" hatte der Staat im Jahr 1938 die Kontrolle über die Ausbildungsplätze übernommen; Berufsanwärter mußten fortan ihre arische Abstammung und ihre politische Zuverlässigkeit nachweisen, und an allen Schulen führte ein Parteivertreter weltanschaulichen Unterricht durch.[412] An etwa hundert Krankenpflegeschulen Deutschlands wurden neben den herkömmlichen Schwestern auch NS-Schwestern ausgebildet, die sich „als der Vortrupp der Krankenpflege im Geiste des Nationalsozialismus" betrachteten.[413] Man bezeichnete sie, aufgrund ihrer Gesinnung und ihrer Tracht, als „Braune Schwestern". Allerdings gelang in diesem Bereich die Gleichschaltung nur sehr bedingt. Der Anteil der braunen Schwestern an der Gesamtzahl des Pflegepersonals lag im Jahr 1939 unter zehn Prozent; dennoch hat die NS-Schwesternschaft einen bedeutenden Anteil an der Ideologisierung des Krankenpflegeberufes gehabt.[414]

Auch am RBK bemächtigte sich die Partei der Krankenpflegeschule. Bereits im Jahr 1940 mußte der Herrenberger Verband hinnehmen, daß die NS-Schwesternschaft Teilhaberin der Schule wurde.[415] Gravierender war, daß sich das RBK gegenüber der Partei verpflichten mußte, ab dem dritten Lehrgang im Herbst 1940 nur noch zehn Prozent der Ausbildungsplätze mit Herrenberger Schwestern zu besetzen. Das RBK ging auf diese Forderung ein und war sogar bereit, den Vertrag mit Herrenberg ganz zu lösen, falls die NS-Schwesternschaft in der Lage sei, dem Krankenhaus die notwendige Anzahl von qualifizierten Schwestern zur Verfügung zu stellen.[416] Allerdings forderte das RBK, daß die Schwestern auch in der Homöopathie bewandert seien, was aber womöglich nicht ganz gewährleistet werden konnte, obwohl die braunen Schwestern am RBK ebenso wie die Herrenberger Schwestern in Homöopathie unterrichtet wurden.[417] Noch im Jahr 1940 wurde die Verteilung etwas weniger restriktiv festgeschrieben: Von den 30 Schulplätzen konnten sechs – also 20 Prozent – mit Herrenberger Schwestern besetzt werden. Diese Regelung hatte auch 1943 noch Bestand.[418]

Der Herrenberger Verband empfand diese Entwicklung als „Demütigung" und kämpfte dagegen an – sowohl mit der Demonstration seiner „Linientreue" als auch durch Gegenwehr. Bereits zu Jahresbeginn 1940, als es noch um die grundsätzliche Genehmigung der Schule gegangen war, argumentierte der Verband mit

---

[412] Wolff/Wolff, S. 211.
[413] Wolff/Wolff, S. 213.
[414] Steppe, S. 53.
[415] ADH, 51, Nr. 252 (August 1940).
[416] ADH, 53, Nr. 24/2, Vertrag zwischen StHK und NSDAP Gauleitung Württemberg-Hohenzollern, 1.7.40.
[417] ADH, 53, Nr. 25, ca. 1941.
[418] ADH, 51, Nr. 252; ADH, 51, Nr. 253, 6.1.43.

der Behauptung, daß die Herrenberger Schwestern ebenso gute Nationalsozialisten seien wie die braunen Schwestern: „Die Haltung der Herrenberger Schwestern im Dritten Reich ist wie die der ganzen Zehlendorfer Schwesternschaft eindeutig bejahend. Die Herrenberger Schwesternschaft hat sich schon zu Beginn des Dritten Reiches zu geschlossenem Eintritt in die NS-Frauenschaft bei der Gau-Frauenschaftsführung gemeldet."[419] In den Jahren bis 1943 wehrte sich der Verband dann immer wieder mit Schreiben an die zuständigen Behörden gegen die völlige Vereinnahmung der Schule durch die NS-Schwesterschaft.[420]

Der Konflikt löste sich im Jahr 1943 zugunsten des Herrenberger Verbandes. Aufgrund der Zusammenlegung von NS-Schwesternschaft und dem „Reichsbund der Freien Schwestern und Pflegerinnen e.V." im „NS-Reichsbund Deutscher Schwestern e.V." wurden die Pflegeschülerinnen in größeren Schulen zusammengefaßt. Deshalb kündigte die NS-Schwesternschaft den Vertrag mit dem RBK zum 1. Oktober 1943. Danach stand die Schule wieder uneingeschränkt dem Herrenberger Verband zur Verfügung.[421] Im Juli 1945 schlossen die amerikanischen Besatzungstruppen die Krankenpflegeschule am RBK vorübergehend. Erst ab 1947 konnten dort wieder Kurse stattfinden. Heute steht die Schule nicht mehr unter der Leitung der Diakonieschwesternschaft Herrenberg.

„Homöopathische Pflege"?

Wie bereits angesprochen, war die Homöopathie Bestandteil der Ausbildung an der Krankenpflegeschule des RBK. Sie dürfte in der Anfangszeit von Erich Unseld als homöopathischem Arzt gelehrt worden sein. Wie umfangreich und wie tiefgehend diese Ausbildung war, lassen die Quellen jedoch nicht erkennen. Spätestens 1956 fiel diese zusätzliche Wissensvermittlung weg, so daß sich die Krankenpflegeschule des RBK fortan nicht mehr von anderen Schulen unterschied.

Auf oberster Leitungsebene war die Homöopathie kaum Gegenstand der Diskussion zwischen RBK und Herrenberger Verband gewesen. Die Diakonieschwesternschaft hat sich nur selten in ärztliche Angelegenheiten eingemischt, und die Homöopathie war niemals Bedingung oder auch nur dezidierter Wunsch Herrenbergs für die Pflege am RBK. Dies zeigt der Umstand, daß sich der Verband bei den Auseinandersetzungen am RBK im Jahr 1956 niemals zu Wort gemeldet hat; und auch nach 1956, als die Homöopathie in den stationären Abteilungen verschwunden war, hatte der Verband keinerlei Anlaß gesehen, seine Beziehung zum RBK zu überdenken oder gar zu ändern. Eine Stellungnahme aus dem Jahr 1948 läßt sogar eher vermuten, daß der Verband der Homöopathie in der Anfangszeit des Aushilfskrankenhaus eher skeptisch und abwartend gegenüber gestanden hat. In einer Schrift hebt ein unbekannter Autor her-

---
[419] ADH, 53, Nr. 13, 19.2.40.
[420] ADH, 51, Nr. 253, 6.1.43.
[421] ADH, 53, Nr. 28, 1.2.43; ADH, 53, Nr. 34, 9.9.43.

vor, daß es im Verband zu Beginn durchaus Zweifel gegeben habe, ob an einem homöopathischen Krankenhaus eine umfassende Ausbildung der Schwestern möglich sei.[422] Diese Zweifel hätten sich aber schnell zerstreut.

Vor allem die älteren Schwestern haben sich im Laufe der Jahre nicht unwesentliche Kenntnisse in der Homöopathie erworben, und sie traten im Einzelfall auch persönlich und offen dafür ein. So berichtete die Schwester Toni Künzig (1903–1983), daß sie mit großer Freude als homöopathische Krankenschwester gearbeitet und im Privatleben die Homöopathie auch selbst angewandt habe.[423] Nach 1956 waren es wahrscheinlich sogar vornehmlich die Schwestern, die der Homöopathie in den inneren Abteilungen zumindest zu sporadischer Präsenz verholfen haben. In einem Interview rügte die ehemalige Herrenberger Schwester Elisabeth Kallenbach sogar einen homöopathischen Arzt wegen seines fehlenden Glaubens in die Homöopathie: „Der Doktor Pirtkien kam immer und sagte, ach ihr, das hat alles keinen Wert, und wir wußten aber von spontaner Erfahrung, daß es einen Wert hat."[424] Daneben dürften auch die Schwestern der Bettenstation der Poliklinik homöopathische Kenntnisse gehabt haben. Doch trotz dieser Kenntnisse kann man letztlich kaum von einer spezifisch „homöopathischen Pflege" sprechen: Eine andere Form der Betreuung und des Umgangs mit den Kranken hat es nicht gegeben.

Ebensowenig wie in homöopathischen Fragen hat sich die Diakonieschwesternschaft auch bei anderen medizinischen oder personellen Konflikten am RBK eingemischt. Nur wenn die Schwestern direkt betroffen waren (z. B. wegen Arbeitsüberlastung), wenn das RBK um eine Stellungnahme bat oder wenn allgemeine moralische Bedenken bestanden[425], meldete sich der Verband zu Wort. In solchen Fällen konnte die Diakonieschwesternschaft zumeist mit dem Entgegenkommen der Verantwortlichen am RBK rechnen: Die Quellen vermitteln grosso modo den Eindruck, daß zwischen Herrenberg und RBK ein gutes Einvernehmen bestanden hat.[426]

Einzelne Konflikte schloß dies nicht aus. So beschwerte sich der Verband bereits im Jahr 1940, daß weder die Verbandsleitung noch einzelne Schwestern in die Bauplanung des RBK einbezogen worden waren. Selbst auf Verlangen habe man ihnen nur kurz die Pläne gezeigt, nun aber würden sie für Mängel in der Pflege verantwortlich gemacht, die auf falsche Raumaufteilung und falsche Einrichtung

---

[422] ADH, 51, Nr. 287, ohne Datum (ca. 1948).
[423] ADH, 55, Beilage hinten.
[424] AIGM V 60, Interview mit ehemaligen Schwestern der Herrenberger Schwesternschaft, S. 28. Kurt Buchleitner bemerkt im Interview, daß die Schwestern auch schon vor 1956 sehr versiert in der Homöopathie gewesen seien und oft schneller als der Arzt das richtige homöopathische Mittel hätten benennen können (AIGM V 60, Interview mit K. Buchleitner).
[425] Beispielsweise herrschte in der Nachkriegszeit in der Bäderabteilung des RBK so viel Betrieb, daß sich männliche und weibliche Badegäste nackt begegnen mußten. Hier bat der Verband um schnelle Abhilfe (ADH, 51, Nr. 289, 29.5.48).
[426] Zum Beispiel: ADH, 51, Nr. 287, ohne Datum (ca.1948).

zurückzuführen seien.[427] Ganz ähnlich wiederholte sich der Konflikt 1972 beim Bau des neuen RBK: Hier fürchteten die Schwestern, daß durch zunehmende Technisierung des Hauses und durch die zunehmende Zahl freier Schwestern der Geist der Herrenberger Pflege verloren gehe: „Neben der perfekten Technik ist uns die Geborgenheit wichtig, die jede Schwester in unserer Gemeinschaft finden sollte, und die dann eben auch auf ihren Umgang mit den Kranken ausstrahlt."[428]

Solche Differenzen führten jedoch niemals zu einer längeren Auseinandersetzung. Die Verantwortlichen am RBK und im Herrenberger Verband betonten stets die gemeinsamen Ziele. Darüber hinaus drückte das RBK auch anderweitig seine Verbundenheit mit der Diakonieschwesternschaft aus. So gehörten Ärzte des RBK oder Mitglieder der Geschäftsführung oder des Aufsichtsrates der StHK dem Verwaltungsausschuß der Diakonieschwesternschaft an.[429] Außerdem unterstützten Personen und Institutionen aus dem Umkreis des Krankenhauses – beispielsweise Margarete Fischer-Bosch und Robert Bosch junior, aber auch die Robert Bosch GmbH und die RBSG – die Diakonieschwesternschaft mit finanziellen Zuwendungen. Allein zwischen 1961 und 1973 lassen sich Spenden in einer Gesamthöhe von mehreren hunderttausend Mark nachweisen, die meist zur Versorgung alter Schwestern gedacht waren.[430]

Die Beziehungen zwischen Herrenberger Schwestern und RBK beruhten also bei weitem nicht nur auf einem Vertragsverhältnis. Dies sprach Margarete Fischer-Bosch 1969 aus: Sie wolle mit ihrem Darlehen „ein Zeichen des Dankes geben für die aufopfernde Arbeit, die besonders von den nun im Ruhestand lebenden Schwestern geleistet worden sei."[431] Auch die Ärzte des RBK waren sich bewußt, was sie den Herrenberger Schwestern verdankten. Walter A. Müller brachte es 1961 auf den Punkt: Man werte es als großen Vorteil des RBK gegenüber anderen Krankenhäusern: „daß unser Krankenhaus über eine erfahrene, auch aus ideellen Gründen opferbereite und trotzdem moderne und bewegliche Schwesternschaft" verfüge.[432]

1.2.7 Krankenhausapotheke

Das Aushilfskrankenhaus in der Marienstraße hatte noch nicht über eine eigene Apotheke verfügt; es existierte dort lediglich ein großer Arzneischrank, über den ein Arzt die Aufsicht führte.[433] Mit der Eröffnung des RBK wurde dann eine Apotheke eingerichtet, deren Leitung ein eigens angestellter Apotheker übernahm.[434] Für diese Aufgabe konnte Alfons Stiegele den promovierten Apotheker

---

[427] ADH, 51, Nr. 197, 15.5.40.
[428] ADH, 33, Nr. 44, Diakonieschwesternschaft an Paula Zundel, 18.12.72.
[429] So um 1951 Erich Unseld und Willy Schloßstein (ADH, 32, Nr. 37 und 44).
[430] ADH, 33, Nr. 49, 52, 53 und passim.
[431] ADH 33, Nr. 32, Fischer-Bosch an Diakonieschwesternschaft, 24.6.69.
[432] RBK, Verwaltungsregistratur, Handakten Müller, Akte Hans Walz, Entwurf vom 18.12.61.
[433] Menge, *Erinnerungen*, S. 187.
[434] Allgemein zum Beruf des Krankenhausapothekers siehe den Aufsatz von Robert Steffens.

Friedrich Menge (1902–1999) gewinnen. Er führte die RBK-Apotheke von 1939 bis zu seiner Pensionierung 1967. Menge hatte bereits in der Stuttgarter Johannes-Apotheke, in der er von 1930 bis 1939 tätig gewesen war, den homöopathischen Arzneischatz kennengelernt. Während seiner Zeit am RBK entwickelte er sich zu einem herausragenden Kenner der homöopathischen Materia medica.[435] Diese Erfahrung fand ihren Niederschlag in zahlreichen pharmazeutischen Veröffentlichungen; daneben war Menge ab 1950 Vorsitzender der Arbeitsgemeinschaft zur Neubearbeitung des Homöopathischen Arzneibuches, mit dessen Hilfe Herstellungsregeln und analytische Verfahren standardisiert werden sollten. Außerdem betätigte er sich gemeinsam mit Julius Mezger von 1951 bis 1961 als Visitator der homöopathischen Apotheken Württembergs.[436]

Im Mittelpunkt der Apotheke, an deren Aufbau und Einrichtung Menge entscheidenden Anteil hatte, standen zunächst die homöopathischen Arzneien. Alfons Stiegele hatte eine Liste angelegt, welche homöopathischen Mittel in welchen Potenzierungen vorrätig sein sollten; diese Liste wurde ständig aktualisiert. Insgesamt habe er rund 200 verschiedene Mittel in der Apotheke gehabt, und zwar meistens bis zur D 30-Potenz, erinnert sich Friedrich Menge. Hochpotenzierte Arzneien seien dagegen nur während Leesers Zeit hin und wieder nachgefragt worden. Alle homöopathischen Verreibungen seien über eine Apotheke bezogen worden; dagegen habe er viele Dilutionen selbst hergestellt. In den Gärten des RBK hat Menge auch Pflanzen als Grundstoffe homöopathischer Arzneien selbst gezogen.[437] Neben den homöopathischen Mitteln waren in der Krankenhausapotheke alle notwendigen schulmedizinischen Arzneien vorrätig. Im Verhältnis zu anderen Abteilungen des RBK war die Apotheke relativ klein; sie umfaßte insgesamt eine Fläche von 121 Quadratmetern, von denen aber über die Hälfte auf einen Lagerraum im Keller entfiel. Ein spezieller Homöopathieraum hatte gerade 17 Quadratmeter.[438]

Bis zum Jahr 1958, also beinahe zwei Jahrzehnte lang, blieb die RBK-Apotheke rechtlich gesehen ein Provisorium. Denn in Württemberg war einem Krankenhaus damals die Führung einer eigenen Apotheke nicht erlaubt. Dieses Verbot betraf alle Krankenhäuser; es handelte sich also nicht um eine Einschränkung, die auf die Homöopathie am RBK zielte. Im Gegenteil konnte das RBK, wahrscheinlich durch den persönlichen Einfluß Paul Hahns, bei den Behörden das Zugeständnis erreichen, daß Friedrich Menge einen beträchtlichen Teil der Auf-

---

[435] Zunächst war daran gedacht worden, an die Apotheke ein wissenschaftliches Institut anzuschließen, in der homöopathische Pharmazieforschung betrieben werden sollte. Diese Idee wurde aber nur ansatzweise verwirklicht: Menge war neben seiner Tätigkeit als Apotheker in geringem Umfang auch wissenschaftlich aktiv (siehe dazu: StaatsA LB, EL 26/1, Pos.25, Zugang 1994/36, Az 14-3310, RBK an Innenministerium, 1.11.38).
[436] AIGM V 60, Interview mit Frauendorf, S. 11; Schindler, *Menge*, S. 553f.
[437] Diese Beschreibung nach persönlicher Aussage Friedrich Menges (in: AIGM V 60, Interview mit F. Menge).
[438] ARBSG 1002-52, Flächenvergleich verschiedener Abteilungen, 18.8.65.

gaben eines Apothekers ausführen durfte.⁴³⁹ Die Herstellung mancher homöopathischer und aller schulmedizinischen Mittel war Menge aber nicht gestattet; sie mußten aus öffentlichen Apotheken Stuttgarts bezogen werden.⁴⁴⁰

Mehrere Vorstöße des RBK, von diesen Einschränkungen entbunden zu werden, scheiterten in den Jahren nach 1945. So bat das RBK das württembergische Innenministerium im Jahr 1947, das „bisherige Dispensatorium als Vollapotheke" anzuerkennen, da durch den Krieg viele Stuttgarter Apotheken ausgefallen seien und besonders die Versorgung mit homöopathischen Mitteln größte Schwierigkeiten bereite; das Gesuch wurde aber abgelehnt.⁴⁴¹ Erst im Jahr 1958 gestattete das Regierungspräsidium Nordwürttemberg offiziell den Betrieb einer Krankenhausapotheke. Mehrere Auflagen mußten aber erfüllt werden: Die Einrichtung der Apotheke mußte durch das Regierungspräsidium genehmigt werden, die Leitung mußte durch einen approbierten Apotheker erfolgen, und die Medikamente durften nur an Patienten des Krankenhauses abgegeben werden.⁴⁴²

Zu diesem Zeitpunkt hatte die RBK-Apotheke jedoch ihre homöopathische Funktion bereits weitgehend verloren. Seit der Bestellung von Gerhard Seybold und Walter A. Müller als ärztliche Leiter des RBK wurden fast keine homöopathischen Mittel mehr nachgefragt, so daß Friedrich Menge den Vorrat an diesen Arzneien ständig reduzierte. Im Interview sprach er davon, daß die homöopathische Apotheke nach 1956 „tot" gewesen sei. Dennoch existierte eine homöopathische Abteilung innerhalb der Apotheke noch bis zum Umzug ins neue Haus. Schon 1971 wurde aber beschlossen, mit dem Umzug die homöopathische Abteilung aufzulösen. Hans Ritter begründete diesen Schritt folgendermaßen: Die Patienten der Poliklinik, in der noch homöopathische Mittel verschrieben wurden, dürften ihre Rezepte nicht im RBK einlösen, sondern müßten in auswärtige Apotheken gehen. Deshalb sei der Umsatz an homöopathischen Mitteln in der Krankenhausapotheke verschwindend gering: Die Weiterführung sei nicht rentabel, und außerdem bestehe die Gefahr, daß die Mittel zu lange in der Apotheke lagerten und deshalb nicht mehr wirksam seien.⁴⁴³ Im September 1971 stimmten RBK-Ärzte und StHK deshalb der Auflösung der Apotheke zu.⁴⁴⁴ Der geringe Bedarf an homöopathischen Mitteln sollte ab 1973 über die Deutsche Homöopathie Union gedeckt werden. Durch das endgültige Verschwinden der Homöopathie am neuen RBK wurde dieses Vorhaben hinfällig.

---

⁴³⁹ Menge, *Erinnerungen*, S. 187.
⁴⁴⁰ AIGM V 60, Interview mit Friedrich Menge; StaatsA LB, EL 26/1, Pos.25, Zugang 1994/36, Az 14-3310, RBK an Pharmazeutischen Referenten im Innenministerium, 21.11.45.
⁴⁴¹ StaatsA LB, EL 26/1, Pos.25, Zugang 1994/36, Az 14-3310, RBK an Innenministerium, 19.2.47.
⁴⁴² ARBK 200, 149, Apotheke, Regierungspräsidium Nordwürttemberg an RBK, 12.12.58.
⁴⁴³ AIGM NHE 36, Protokoll über eine Besprechung des Arbeitskreises von Dr. Schreiber am 29.9.71.
⁴⁴⁴ Privatarchiv Gebhardt, Niederschrift über eine Sitzung, 29. 9.71.

2 Die Homöopathie am Robert-Bosch-Krankenhaus in Therapie, Forschung und Lehre

2.1 Grundlagen, Ziele und Definition der Homöopathie am RBK

Die grundsätzliche Ausrichtung des RBK hat Robert Bosch persönlich festgelegt. Als maßgebliche Grundlage für das Krankenhaus sind anzusehen: 1. Die Paragraphen 27 und 28 der *Richtlinien für die Vermögensverwaltung Bosch GmbH* vom 19. Juli 1935[445] und 2. die *Richtlinien für die Stuttgarter Homöopathisches Krankenhaus GmbH* vom 31. Mai 1941[446]. Die darin enthaltenen Aussagen Boschs gelten als bindende Vorgaben und müssen von Erben und Rechtsnachfolgern respektiert werden. Allerdings hat Bosch selbst die Möglichkeit eröffnet, bei neueren Entwicklungen, die zum Zeitpunkt der Abfassung der Richtlinien nicht voraussehbar gewesen waren, entsprechende Änderungen vorzunehmen. Im Paragraph 30 der Richtlinien der VVB heißt es: „Der Buchstabe tötet, der Geist macht lebendig. [...] Daraus ergibt sich die Notwendigkeit, diese Richtlinien auf dem Wege der Fortentwicklung den jeweiligen Veränderungen ständig anzupassen."[447] Nach Abwägung aller Umstände konnten die Gesellschafter der VVB deshalb mit einer Dreiviertel-Mehrheit auch anderweitige Entscheidungen treffen. Diese Regelung führte in den 1960er Jahren zu heftigen Kontroversen um den homöopathischen Kurs am RBK.

Noch zu Lebzeiten hat Robert Bosch den Vertrauten Hans Walz als Sachwalter seines homöopathischen Lebenswerkes eingesetzt.[448] Bis 1965 war Walz Vorsitzender des Aufsichtsrates der StHK. Walz hat die Förderung der Homöopathie „als leidenschaftliches Anliegen meines Lebens"[449] bezeichnet.[450] Dennoch hatte das Wort von Hans Walz nicht dieselbe verbindliche Stellung wie Robert Boschs

---

[445] Ein Exemplar beispielsweise in: ARBSG 1002-4.
[446] Ein Exemplar beispielsweise in: ARBSG 1002-111.
[447] Paragraph 30 der Richtlinien für die VVB in der Fassung von 1935 (in: ARBSG 1002-4).
[448] Robert Bosch, *Ansprache*, S. 49.
[449] ARBSG 1002-1, Walz an Mössinger, 28.4.67.
[450] Anerkennung dieses Engagements ist die Gründung der „Hans-Walz-Stiftung", die die Robert Bosch GmbH anläßlich des 75. Geburtstages Walz' am 21.3.1958 errichtet hat. Die Stiftung hat ihren ausschließlichen Zweck in „der unmittelbaren Förderung der wissenschaftlichen Forschung und Lehre auf dem Gebiet der Medizin, insbesondere der homöopathischen Heilweise und anderer naturgemässen Heilmethoden" (§ 2 Abs. 2 der Satzung). Aus dem Stammkapital von einer Million Mark müssen die jährlichen Zinsen zur Erfüllung des Stiftungszwecks verwendet werden; hinzu kamen außergewöhnliche Zuwendungen der Firma Bosch (AIGM NHE 70, Vortrag Walz vor dem erweiterten Aufsichtsrat des RBK, 25.11.63; ARBSG, 1001-2, Geschäftsbericht 1976; AIGM NHE 39, Hans-Walz-Stiftung an Hildegard Walz, 7.5.74). Später wurde das Kapital auf zwei Millionen Mark erhöht. Die jährliche Förderung betrug in den vergangenen Jahrzehnten zwischen 5.000 Mark und 282.000 Mark jährlich (ARBSG, 1001-1); nach der Kapitalerhöhung waren es beständig zwischen 110.000 und 130.000 Mark. Allerdings hatte die Stiftung im Laufe ihrer 40jährigen Geschichte sehr häufig das Problem, keine förderungswürdigen Vorhaben zu finden (z.B. AIGM NHE 33, Brief Müller an Ott vom 23.12.76). Neben eher geringen Zuwendungen an den DZVhÄ und an verwandte homöopathische Organisationen floß die Förderung

2 Die Homöopathie am Robert-Bosch-Krankenhaus in Therapie, Forschung und Lehre

Verfügungen. In medizinischen Fragen mußte Walz den ärztlichen Direktoren weitgehend freie Hand lassen, auch wenn deren spezielle homöopathische Einstellung ihm nicht immer zusagte. Und nach 1965 waren Walz' Aktennotizen und Memoranda zu homöopathischen Fragen nicht mehr bindend.[451]

Robert Bosch hat seine Vorgaben in einer sehr allgemeinen Form gehalten; weder hielt er sich bei detaillierten organisatorischen Dingen auf noch mischte er sich in dezidiert medizinische Fragen ein. Allgemeine Grundlage der homöopathischen Förderung ist der Paragraph 27 der Richtlinien der VVB, in dem Bosch beschreibt, welche sozialen Bereiche er zu fördern gedenkt: „Meine Absicht geht dahin, neben der Linderung von allerhand Not, vor allem auf Hebung der sittlichen, gesundheitlichen und geistigen Kräfte des Volkes hinzuwirken. [...] Es soll gefördert werden: Gesundheit, Erziehung, Bildung, Förderung Begabter, Völkerversöhnung und dergleichen."[452] Die Unterstützung auf dem Gebiet der Gesundheit wird hier also noch gleichwertig neben andere Bereiche gestellt. Im späteren Gesellschaftsvertrag der RBSG rückte die Gesundheitsförderung dann an erste Stelle: Hauptzweck der Stiftung sei „die öffentliche Gesundheitspflege, unter besonderer Berücksichtigung der Homöopathie, ihrer wissenschaftlichen Erforschung, ihrer Lehre, praktischen Anwendung und Verbreitung, insbesondere dadurch, daß die Gesellschaft das Robert Bosch Krankenhaus in Stuttgart [...] betreibt".[453]

Im nächsten Paragraphen der Richtlinien der VVB geht Bosch auf das RBK ein. Er macht deutlich, daß seine Zuwendungen im Grunde nicht „zur Errichtung eines Krankenhauses" gedacht seien. Wichtig war ihm ausschließlich, daß die Homöopathie gefördert werden soll, weil sie volkswirtschaftlich von größter Be-

---

deshalb vornehmlich dem RBK und den angeschlossenen Institutionen zu. Dort wurden homöopathische Arzneimittelprüfungen finanziell gefördert, es wurden Druckkostenzuschüsse für homöopathische Veröffentlichungen bewilligt, und es wurde die Finanzierung notwendiger Apparate übernommen. Im ersten Jahrzehnt des Bestehens gingen die Fördermittel der Hans-Walz-Stiftung sogar ausschließlich an Einrichtungen des RBK. In den folgenden Jahren wurden zwar auch homöopathische Vorhaben außerhalb des RBK unterstützt, aber die Höhe der Förderung blieb vergleichsweise gering: Bis 1978 flossen lediglich 14 Prozent der insgesamt ausgeschütteten 1,2 Millionen Mark nicht an das RBK oder angeschlossene Einrichtungen. Nach seiner Eröffnung im Jahr 1973 wurde hauptsächlich das Institut für Klinische Pharmakologie gefördert (ARBSG, 1001-18; ARBSG, 1001-63; ARBSG 1001-78; ARBSG, 1001-70). Zum Jahresende 1979 beschloß die RBSG, die Verwaltung der Mittel der Hans-Walz-Stiftung zu übernehmen, nachdem die Hans-Walz-Stiftung beschlossen hatte, sich aufzulösen und als unselbständige Stiftung in die RBSG als Sondervermögen eingegliedert zu werden. Der Zweck der Hans-Walz-Stiftung hat sich dadurch nicht verändert (ARBSG, 1001-82, 7.1.1980).

[451] Walz' Einfluß blieb allerdings auch nach 1965 bedeutend, weshalb es sogar zu Konflikten mit den neuen Entscheidungsträgern kam (ARBSG 1002-115, Knoerzer an Gesellschafter VVB, 5.1.66; siehe auch: ARBSG 1002-115, Walz an Gesellschafter VVB, 3.1.66; Brief Walz an Müller in: RBA 13/113).

[452] Paragraph 27, Absatz 1 der Richtlinien für die VVB in der Fassung von 1935 (in: ARBSG 1002-4).

[453] Paragraph 2 des Gesellschaftsvertrages der Robert Bosch Stiftung GmbH in der Fassung vom 28.6.62/31.7.62/3.6.69 (ein Exemplar in: ARBSG 1002-77).

deutung sei.⁴⁵⁴ Oberstes Ziel des RBK ist für Robert Bosch also die Durchsetzung der homöopathischen Heilweise auf dem Gesundheitsmarkt. Auch Hans Walz sprach dieses Leitziel bei der Eröffnung des RBK nochmals aus.⁴⁵⁵ Der geeignete Weg, die Anerkennung der Homöopathie zu erreichen, schien Bosch der Betrieb eines homöopathischen Krankenhauses zu sein. Allerdings hatte er sich auch weitere Möglichkeiten vorstellen können: Er selbst nannte in seinen Verfügungen, daß neben dem RBK – sofern genügend Mittel vorhanden seien – ein Lehrstuhl in der Klinik, ein Wöchnerinnen- und Säuglingsheim und ein „biologisches Institut" geschaffen werden könnten, in denen nach homöopathischer Maßgabe behandelt und geforscht werden sollte.⁴⁵⁶ Davon konnte jedoch bis heute nichts verwirklicht werden.⁴⁵⁷

In den Richtlinien für die StHK konkretisierte Bosch, wie er sich die Förderung der Homöopathie vorstellte: „Die Krankenbehandlung in diesem Hause steht in entscheidendem Maße unter dem Zeichen der Homöopathie. Es ist ihm die Aufgabe gestellt, durch Forschung, Experiment und klinische Behandlung die homöopathische Heilweise zur vollen Höhe ihrer Leistungsfähigkeit zu entwickeln, die gewonnenen Erkenntnisse in Lehre und Schrifttum auszuwerten und der Mitwelt wie Nachwelt zur Weiterbildung zu überliefern. Daneben wird sich die ärztliche Leitung des Hauses angelegen sein lassen, den Blick für alle aus anderen Heilmethoden sich bietenden aussichtsreichen Heilmöglichkeiten frei zu halten. Es entspricht dem Wesen wahrer Heilkunst, daß sie kein wichtigeres Anliegen kennt, als dem Leidenden Heilung und, wo dies nicht möglich ist, Linderung zu bringen."⁴⁵⁸

In diesem Passus verbindet Robert Bosch drei Ziele, die in seinem Krankenhaus angestrebt werden sollen. Erstens soll die gesellschaftliche Durchsetzung der Homöopathie erreicht werden, indem die Heilweise in Forschung, Therapie und Lehre vorangetrieben wird. Bosch fordert also eine umfassende Betätigung in der Homöopathie. Dazu paßt Boschs weitere Vorgabe, daß auch die Leiter der weiteren fachärztlichen Abteilungen des RBK grundsätzlich auf dem „Boden biologischer⁴⁵⁹ Grundanschauungen stehen und in ihrer Facharbeit bei der Behandlung ihrer Pflegebefohlenen den leitenden Gedanken der Homöopathie Rech-

---

⁴⁵⁴ Paragraph 28, Absatz 1 der Richtlinien für die VVB in der Fassung von 1935 (in: ARBSG 1002-4).
⁴⁵⁵ Walz, *Ansprache*, S.46.
⁴⁵⁶ Paragraph 28, Absatz 1 und 2 der Richtlinien für die VVB in der Fassung von 1935 (in: ARBSG 1002-4).
⁴⁵⁷ Das Institut für Klinische Pharmakologie wurde später aber als eine Realisierung der alten Institutsidee verstanden, wenn auch mit einer veränderten Aufgabenstellung: Man blieb aber bei der Pharmakotherapie, man blieb bei der Untersuchung der biologischen Wirkung, man blieb auch bei Naturstoffen.
⁴⁵⁸ Richtlinien für die StHK in der Fassung von 1941, S. 2 (in: ARBSG 1002-111).
⁴⁵⁹ Der Begriff „biologisch" war in Weimarer Republik und im Dritten Reich ein Synonym für alternative Heilweisen. Siehe dazu Jütte, *Geschichte*, S. 45f.

nung tragen."⁴⁶⁰ Die Homöopathie soll also auf allen Gebieten – in Therapie, Forschung und Lehre – und in möglichst allen Abteilungen am RBK präsent sein. Zweitens forderte Bosch, wenn auch nur implizit, daß durch diese umfassende Betätigung im Laufe der Zeit eine Vervollkommnung der Homöopathie angestrebt wird.⁴⁶¹ Dazu gehört als wichtiger Punkt der naturwissenschaftliche Nachweis der Wirksamkeit der homöopathischen Heilweise. Und drittens schrieb Bosch vor, daß die Homöopathie am RBK mit anderen Alternativverfahren und auch mit der Schulmedizin eine Symbiose eingehen soll, sofern sich daraus Heilungschancen ergeben.

Diese Symbiose hat sich im Laufe der Jahrzehnte allerdings stark zu Gunsten der Schulmedizin verschoben. Im Jahr 1961 hieß es im erneuerten Gesellschaftsvertrag der StHK bereits, daß der Zweck der Gesellschaft „die ausschließliche und unmittelbare Förderung der Allgemeinheit durch Krankenbehandlung auf biologischem, vorwiegend homöopathischem Wege und durch wissenschaftliche Weiterentwicklung der medizinischen Grundlagen hierfür" sei.⁴⁶² Die Betonung der Wissenschaftlichkeit ist hier bereits zu erkennen. In der Fassung vom Januar 1969 wird die Homöopathie noch weiter zurückgedrängt: Im RBK sollten „möglichst biologische, soweit angängig homöopathische Heilweisen angewendet" werden.⁴⁶³ Von einer klaren Sollbestimmung („Die Homöopathie soll gefördert werden") entwickelte sich die rechtliche Grundlage der Homöopathie am RBK hin zu einer weniger bindenden Kannbestimmung („soweit angängig"). Aus dieser Veränderung spricht die Skepsis und Ernüchterung der Verantwortlichen nach drei Jahrzehnten schwieriger Erfahrungen im Umgang mit der Homöopathie.

Betrachtet man nun die Ziele, die Robert Bosch mit dem RBK verwirklichen wollte, so fällt auf: Alle Punkte, die bei früheren Gründungen homöopathischer Krankenhäuser angeführt worden waren, finden sich wieder. Das RBK stand also, was Motivation und Funktion anbetraf, uneingeschränkt in einer Tradition mit den älteren Häusern. Auch das RBK brach auf, um die öffentliche Anerkennung der Homöopathie durchzusetzen, um die Wirksamkeit der Homöopathie

---

⁴⁶⁰ Richtlinien für die StHK in der Fassung von 1941, S. 3 (in: ARBSG 1002-111). Im Organisationsplan für das RBK vom 12.3.41 (ADH, 51, Nr.222) wird diese Vorgabe nochmals betont: „Für sämtliche Abteilungen gilt der Grundsatz, daß diese nur mit solchen Ärzten besetzt werden dürfen, die mit den im Hause üblichen Heilmethoden eingehend vertraut sind. Dies gilt auch für die Fachärzte. Soweit die letztgenannten damit nicht oder nicht genügend vertraut sind, ist es selbstverständlich, daß sie sich mit dem Grundgedanken der im Hause üblichen Heilmethoden vertraut machen." Der Bosch-Vertraute Felix Olpp (AIGM, V, 60) meinte im Gespräch, daß Bosch und Walz „fanatische" Homöopathen gewesen seien, die unbedingt wollten, daß auch die chirurgische Nachbehandlung homöopathisch ablaufe.

⁴⁶¹ Hans Walz hat dieses Ziel 1942 auch ganz explizit ausgesprochen: Durch das RBK werde „die Homöopathie in der Lage sein, die Heilwirksamkeit ihrer Methode klinisch zu beweisen und die homöopathische Heilweise zu ihrer höchsten Leistungsfähigkeit zu entwickeln" (RBA 14/052, 17.2.42).

⁴⁶² Paragraph 2 des Gesellschaftsvertrag der StHK in der Fassung vom 22.12.61 (in: ARBSG 1002-110).

⁴⁶³ Paragraph 2 des Gesellschaftsvertrag der StHK in der Fassung vom 23.1.69 (in: ARBSG 1002-110).

nachzuweisen, um die Heilweise wissenschaftlich zu begründen und auszubauen (Forschung), um Nachwuchs auszubilden (Lehre) und um kranken Menschen eine effizientere Heilung zu ermöglichen (Therapie). Hinzu kam auch beim RBK das volkswirtschaftliche Argument.[464] Ein Ziel jedoch findet sich beim RBK, das bei Gründungen anderer homöopathischer Krankenhäuser nicht auftaucht: Am Krankenhaus sollte die Homöopathie nicht nur gefördert, sondern es sollten auch deren Grenzen abgesteckt werden. Nach Ansicht von Walz dürfe die Homöopathie nicht als Selbstzweck betrieben werden: „Es gibt keine alleinseligmachende Heilregel mit exklusiver Gültigkeit für alle Fälle menschlicher Erkrankung."[465]

Definition der Homöopathie am RBK

Damit sind wir bei der Frage angelangt, wie denn nach Robert Boschs Willen die homöopathische Ausrichtung am RBK aussehen sollte. Er selbst hat sich nicht dezidert dazu geäußert. Aus seinen allgemeinen Stellungnahmen und aus seinen verbindlichen Vorgaben läßt sich aber zweierlei erkennen. Bosch dachte nicht an ein exklusiv homöopathisches Krankenhaus, sondern wollte andere Heilweisen mit einbinden; allerdings sollte die Homöopathie eindeutig die Dominanz besitzen. Weiter förderte Bosch zwar aufgrund seiner lebensreformerischen Einstellung die Homöopathie und auch andere „biologische" Heilweisen, aber sie sollten, aufgrund seines rationalen und eher wissenschaftlich orientierten Weltverständnisses,[466] auf dem Boden der Naturwissenschaft stehen und damit dem Kriterium der Nachprüfbarkeit standhalten.

Diese grundsätzliche Einstellung Boschs führte dazu, daß am RBK eine Homöopathie gelehrt und angewandt wurde, die sich der „naturwissenschaftlich-kritischen" Richtung verpflichtet fühlte. Diese Richtung entstand bereits in der Frühzeit der Homöopathie: Moritz Müller hat um 1820 als erster homöopathischer Arzt dafür plädiert, die Homöopathie ständig nach wissenschaftlichen Erkenntnissen weiterzuentwickeln und auch Elemente der „Allopathie" in die Therapie zu integrieren. Dagegen sahen die „klassischen" Homöopathen, cum grano salis, die Heilweise Hahnemanns als voll entwickelt an; Veränderungen könnten sich deshalb negativ auf die Effizienz der Homöopathie auswirken.[467]

Dieser Gegensatz von „klassischer" und „naturwissenschaftlich-kritischer" Homöopathie bestimmte auch die Diskussionen am RBK. Dabei ist es fragwürdig,

---

[464] Walz, *Ansprache* (beim 1. Betriebsappell der Stuttgarter Homöopathisches Krankenhaus GmbH am 28. April 1940), S. 45ff. Der volkswirtschaftliche Nutzen war für Bosch nicht nur bei der Homöopathie wichtig, sondern kann als allgemeine Motivation seines sozialen Engagements gesehen werden. Umgekehrt war für ihn auch in allen eigenen Betrieben Wirtschaftlichkeit oberstes Gebot – auch im RBK: „Es ist selbstverständlich, daß in einem gut geleiteten Hause, wie aber auch sonst, die Grundsätze der höchsten Wirtschaftlichkeit in der inneren und äußeren Verwaltung hoch zu halten sind" (Richtlinien der StHK in der Fassung von 1941, Ziffer 9, in: ARBSG 1002-111).
[465] Walz, *Ansprache*, S. 47.
[466] Diese Veranlagung betont auch Theodor Bäuerle (RBA 14/001, S. 23).
[467] Siehe dazu Eppenich, *Dissense* sowie die Aufsätze von Bartels und Lennemann, *Homöopathie*.

ob solche einfachen Kategorien überhaupt geeignet sind, die vielschichtigen Verhältnisse innerhalb der Homöopathie adäquat zu beschreiben. Dieser Ansicht ist beispielsweise der Wiener Homöopath Mathias Dorcsi (1923–2001)[468], der 1973 als Leiter der Poliklinik am RBK im Gespräch war, dann aber wegen seiner zu klassischen Haltung abgelehnt wurde. In einem Brief an den RBK-Arzt Heinz Henne brachte Dorcsi sein Befremden zum Ausdruck: „Für uns unverständlich ist die Nomenklatur Klassische im Gegensatz zur Naturwissenschaftlich-kritischen Homöopathie und weiters unverständlich ist der Schreck vor Hochpotenzen [...]. Also ich muß ehrlich sagen, daß das bei uns keine Probleme sind".[469]

Am RBK aber wurde tendenziell in diesen Kategorien gedacht; sie bestimmten vor allem bei Hans Walz das homöopathische Selbstverständnis. Ein unbedingter Glaube an die Wissenschaft war der Grundpfeiler dieses Verständnisses; im Jahr 1957 stellte Walz unmißverständlich klar: „Wir sind im Gegenteil unerschütterlich davon überzeugt, daß die homöopathische Heilweise als ein Komplex biologisch erfahrbarer Wirklichkeit sehr wohl wissenschaftlich begründet, bewiesen und gelehrt werden kann, wenn auch nur in stufenweise fortschreitender Höherentwicklung. [...] Uns liegt an nichts anderem als an einer einwandfreien Sicherstellung der objektiven Wahrheit. Ihr dienen wir."[470] Der Glaube an eine „objektive Wahrheit" legt den positivistischen Geist offen, wie er zur damaligen Zeit noch dominierend war: Auch Walz hat kaum hinterfragt, ob es eine Objektivität in der Wissenschaft geben kann und ob die Wissenschaft nicht ebenfalls auf nicht beweisbaren Prämissen beruht.[471]

Aufgrund dieser Orientierung an wissenschaftlichen Grundsätzen der Nachvollziehbarkeit und Nachprüfbarkeit war am RBK eine Einbeziehung bestimmter homöopathischer Richtungen oder bestimmter anderer Alternativverfahren kaum denkbar. Zwar betonte Hans Walz hin und wieder, daß man offen sein müßte für „parawissenschaftliche Forschungen". So seien zwar ab einer Verdünnung von D 24 keine Moleküle der Ausgangssubstanz mehr in einem homöopathischen Medikament nachweisbar,[472] aber daraus ließe sich noch nicht dessen Unwirksamkeit ableiten.[473] Doch in der Praxis wurde diese Toleranz niemals umgesetzt. Die Anlehnung an „esoterische" Heilweisen wie die anthroposophische Medizin[474] lehnte Walz beispielsweise kategorisch ab: „Die Homöopathie ist keine Weltanschauung, sondern eine medizinische Heilweise, die wissenschaftlich so unterbaut ist, daß sie der Anlehnung an die Anthroposophie nicht bedarf."[475] Und auch bei der Erforschung der Potenzenfrage entschied man sich

---

[468] Zur Biographie siehe Drexler/Bayr, S. 89–92.
[469] AIGM NHE 27, Brief Dorcsi an Henne vom 2.8.74.
[470] ARBSG 1002-8, Grundsätzliche Ausführungen des Herrn Walz, 12.12.1957, S. 3f.
[471] Zur Problematik der Wissenschaftlichkeit der Homöopathie siehe III.3.3.5.
[472] Die sogenannte Loschmidtsche Zahl.
[473] ARBSG 1002-94, Zwischenbericht zum Thema RBK, 21.4.65, vertraulicher Bericht von Hans Walz.
[474] Siehe dazu: Jütte, *Geschichte*, S. 237–261.
[475] NHE 21, Brief von Walz an O. Schlegel vom 16.4.52.

dezidiert für die Tiefpotenzen: „Im Stofflich-Erweislichen müssen wir anfangen, wissenschaftlich zu forschen und festen Untergrund zu schaffen."[476]

Die wissenschaftliche Durchdringung der Homöopathie sollte aus diesem Grund am RBK oberste Priorität haben.[477] Dies führte dazu, daß keine nach Ansicht des RBK „unseriösen" Heilmethoden angewandt wurden. Eine schulmedizinische Diagnostik war am RBK selbstverständlich. Die Ärzte bedienten sich am RBK immer dann der schulmedizinischen Therapie, wenn die Homöopathie nicht erfolgversprechend war. Tiefpotenzen wurden vorwiegend bis maximal D 30 angewandt, da man sich hierbei noch einen wissenschaftlichen Wirkmechanismus auf biochemischer Grundlage vorstellen konnte. Und das RBK bevorzugte eine organpathologische Ausrichtung der Mittelwahl: Während Samuel Hahnemann und viele seiner Nachfolger die gesamte Persönlichkeit des Patienten (subjektive und objektive Symptome, Modalitäten usw.) bei der Wahl des Arzneimittels berücksichtigten, war am RBK die organspezifische Symptomatik ausschlaggebend.

Insgesamt gesehen war für die Entscheidungsträger und für die homöopathischen Ärzte am RBK die Homöopathie ein Teil der Schulmedizin. In einer Besprechung im Jahr 1966, an der der Aufsichtsrat der StHK, die leitenden Ärzte und Homöopathen des RBK teilnahmen, wird dies so protokolliert: „Ganz allgemein wird von den Beteiligten festgestellt, daß die Homöopathie ein Stück der modernen – mit Hahnemanns Worten ausgedrückt ‚rationellen' – Medizin sei, nichts Eigenes mehr."[478] Hans Ritter hat diese Ansicht am deutlichsten formuliert; für seine Definition der Homöopathie als „Ergänzungsmedizin" mußte er harsche Kritik aus homöopathischen Kreisen hinnehmen: Viele sahen dadurch die Homöopathie zum irrelevanten Anhängsel der Schulmedizin degeneriert.

Im Laufe der Jahre hat sich das RBK, vor allem in Krisensituationen, immer wieder um eine konkrete Definition der Homöopathie am Krankenhaus bemüht, um aus ihr die weitere Vorgehensweise ableiten zu können. So einigten sich im Februar 1967 die verantwortlichen Ärzte am RBK – Walter A. Müller, Gerhard Seybold, Rudolf Pirtkien, Hans Ritter und Heinz Henne – auf 17 Punkte, die den „Problemkreis Homöopathie" beschreiben sollten.[479] In der Tendenz zeigen sich dabei deutliche Zweifel an einer allgemeinen Wirksamkeit der Homöopathie; ihr Indikationsbereich wird deutlich beschnitten. So wird dem wichtigsten Merkmal der Homöopathie, dem Simileprinzip, keine allgemeine Gültigkeit mehr zugestanden: Der Totalitätsanspruch des Similesatzes sei widerlegt, und der Wert des Simile zur Ermittlung wirksamer Arzneimittel sei insgesamt als niedrig einzuschätzen. Daneben wird auch auf die Problematik der Placebowirkungen hingewiesen: Viele Mittel müßten aus dem homöopathischen Arznei-

---

[476] NHE 22, Walz in einem Ms. vom 22.3.65/5.4.65, S. 5.
[477] NHE 22, Walz in einem Ms. vom 22.3.65/5.4.65, S. 2.
[478] AIGM NHE 64, Niederschrift einer Besprechung im RBK, 27.4.66. Anwesend waren Knoerzer, Müller, Seybold, Ritter, Pirtkien und Henne.
[479] ARBSG 1002-84, Müller an Thomä, 28.2.67.

mittelschatz gestrichen werden, da es sich im Grunde um Placebos handele. Es wird aber betont, daß diejenigen Mittel, die aufgrund empirischer Erfahrungen als wirksam anzusehen seien, weiter geprüft werden sollen.[480]

Diese Tendenz der zunehmenden Einbindung der Homöopathie in Wissenschaft und Schulmedizin läßt sich aber nicht nur am RBK beobachten. Auch andere homöopathische Gruppen mußten ihre Anschauungen dem in der Medizin dominierenden wissenschaftlichen Paradigma anpassen, wenn sie von der offiziellen Medizin ernst genommen werden wollten. So erarbeitete auch der Zentralverein homöopathischer Ärzte um das Jahr 1970 eine Definition der Homöopathie; sie war nach gemeinsamen Beratungen des Gesamtvorstandes, der Vorstände der Landesverbände und des wissenschaftlichen Beirates zustande gekommen.[481] Demnach wird die Homöopathie als „arzneiliche Reiztherapie" bezeichnet, die auf dem Ähnlichkeitsprinzip beruhe. Das Simileprinzip sei jedoch kein Naturgesetz, sondern lediglich eine Anweisung für das Handeln: „Ein Prinzip, eine Regel, ein Plan, ein Vorsatz, nach dem man in der Therapie vorgehen will, ist gewiß kein Axiom, sondern vielmehr eine aprioristische Idee und als solche weder wissenschaftlich noch unwissenschaftlich. Man kann sie und braucht sie nicht zu beweisen. Ihr Wert kann nur daran gemessen werden, ob sie sich in der Praxis bewährt." Ebenso wie die Verantwortlichen am RBK verzichtet der ZV auf einen Absolutheitsanspruch – die Homöopathie sei eines unter vielen wirksamen Heilverfahren.

Allerdings gab es innerhalb der deutschen Homöopathie auch eine starke „klassische" Gruppe, die einer Annäherung an die Schulmedizin sehr skeptisch gegenüberstand.[482] Das RBK jedenfalls war in Deutschland das Flaggschiff der naturwissenschaftlich-kritischen Homöopathie und mußte sich von dieser Gruppe immer wieder den Vorwurf der Wissenschaftsverherrlichung gefallen lassen, wie in diesem Zitat: „Die Wissenschaftsvergötzung unserer Tage stimuliert die Medizin heute immer erneut, alles noch nach den Maximen der Klassischen Physik zu sehen und muß sich dafür schon Vorwürfe von den Physikern selbst einhandeln. Das Robert-Bosch-Krankenhaus nun stellte in erster Linie die Garde, die nur Meßbares gelten ließ."[483] Die Auseinandersetzung mit anderen Richtungen in der Homöopathie und mit den Prinzipien der Wissenschaft führten am RBK zu zentralen Konflikten.

---

[480] Eine weitere Definition aus dem Jahr 1969 findet sich in: Privatarchiv Gebhardt, Aktennotiz über eine Besprechung am 25.6.69 in Heilbronn.
[481] AIGM NRI, Informationsschrift des DZVhÄ zum Thema „Zusatzbezeichnung Homöopathie", ca. 1970.
[482] Bezeichnend sind dafür die vielfachen Streitgespräche zwischen dem naturwissenschaftlich-kritischen Homöopathen Hans Ritter und dem klassischen Homöopathen Adolf Voegeli (z. B. in: KH 9/1965, S. 177–185 und KH 18/1974, S. 215–219).
[483] AIGM NHE 36, Schramm an Henne vom 10.9.76.

2.2 Therapie

2.2.1 Klinik

Robert Boschs Forderung, daß möglichst alle fachärztlichen Leiter am RBK in der Homöopathie bewandert sein sollten,[484] konnte in der Realität nur selten erfüllt werden. Zwar scheinen sowohl der erste Leiter der Chirurgie Werner Burkart (1906–?) als auch der erste Leiter der frauenheilkundlichen Abteilung Werner Wundt (1887–?) homöopathische Kenntnisse gehabt zu haben.[485] Doch schon bei ihren Nachfolgern tat sich das RBK schwer. So mußte man bei der Einstellung des Frauenarztes Franz Ardelt (1908–1983), der von 1948 bis 1966 Leiter der gynäkologischen Abteilung am RBK war, hinnehmen, daß er zumindest vor Antritt der Stelle keine Beziehungen zur Homöopathie hatte.[486] Von seinem Nachfolger Alexander Kayser (*1927) ist bekannt, daß er gegenüber der Homöopathie aufgeschlossen war.[487] Dagegen soll Otto Sigel, der Leiter der chirurgischen Abteilung von 1948 bis 1973, der Homöopathie eher ablehnend gegenübergestanden haben.[488] Insgesamt mußten bei dieser Forderung Boschs also oft Abstriche gemacht werden. Zwischen den Abteilungen habe aber, ob homöopathisch ausgerichtet oder nicht, ein „freundschaftliches" Verhältnis bestanden.[489]

Ausprägung der Homöopathie in den inneren Abteilungen

Schon Samuel Hahnemann hat in seinem „Organon der Heilkunst" betont, daß sich der Arzt bei der Suche nach dem richtigen Mittel Zeit lassen müsse. Den subjektiven Symptomen des Patienten und der Vorgeschichte der Erkrankung

---

[484] Z. B. im Organisationsplan für das RBK vom 12.3.41 (ADH, 51, Nr. 222). Diese Forderung galt in gewissem Sinne auch für die nichtstationären Abteilungen. So sollten selbst in der Röntgenabteilung zwar nicht auf homöopathische, aber doch auf „biologische" Weise therapiert werden. Höhensonne und Diathermie hatten dort ihren festen Platz, und starke Bestrahlungen durften nur dann angewandt werden, wenn keine andere Behandlung mehr erfolgsversprechend war. Allgemein galt: „In der Röntgenabteilung soll nach Möglichkeit eine die Lebenstätigkeit unterstützende Therapie gepflegt werden" (Organisationsplan für das RBK vom 12.3.41, ADH, 51, Nr. 222).

[485] Laut NS-Kurier vom 16.4.40.

[486] Bei seiner Bewerbung 1947 schrieb Ardelt: „Die wissenschaftliche Homöopathie ist gerade von frauenfachärztlicher Seite nur sehr vereinzelt bearbeitet worden, und ich würde mich gern verpflichten, ev. neue homöopathische Erkenntnisse in die Frauenheilkunde einzuführen und auch wissenschaftlich in Wort und Schrift zu verfechten" (RBK, Personalakte F. Ardelt, A. an Saller, 26.9.47). Inwieweit er sich tatsächlich eingearbeitet hat, ist aus den Personalakten nicht ersichtlich. Laut Paul Mössinger soll Ardelt aber einiges aus der Homöopathie übernommen haben (AIGM, V, 60).

[487] So bat Alexander Kayser im Jahr 1977 Heinz Henne, ihm „einen guten und geduldigen homöopathischen Arzt der mittleren Generation für eine ungefähr 50jährige Pat., die vegetativ klimakterische Beschwerden hat", zu empfehlen (AIGM NHE 31, Brief Kayser an Henne vom 29.8.77). Bereits für das Jahr 1970 läßt sich eine weitere Anfrage Kaysers feststellen (AIGM NHE 31, Brief Kayser an Henne vom 29.6.70).

[488] So Dr. Gerd Schulte im persönlichen Interview, AIGM V 60.

[489] AIGM V 60, Interview mit Kurt Buchleitner.

kommen in der Homöopathie große Bedeutung zu. Deshalb erfordert die Homöopathie eine ausführliche Anamnese, und diese Forderung wurde am RBK, soweit ersichtlich, auch eingelöst. In einem Vorschriftspapier zur „Erhebung der Krankengeschichte"[490] findet sich ein sechsseitiger Fragenkatalog, bei dem Wert darauf gelegt wird, die Krankheit als Prozeß zu sehen: Deshalb soll sich der Arzt nicht nur nach der Krankheitsgeschichte der Eltern erkundigen, sondern auch nach dem Allgemeinbefinden des Patienten, nach seiner Geistes- und Gemütslage und auch nach den Modalitäten des Krankseins. Ziel ist: „Die Vorgeschichte soll nicht nur richtungsweisend für die Aufnahme des Befundes, der Krankheitsdiagnose dienen, sondern zugleich die persönliche Reaktionsweise des Kranken innerhalb seiner Umweltbedingungen herausstellen, sodaß eine differentielle Arzneidiagnose gestellt werden kann."

Die Diagnostik lehnte sich am RBK dagegen eng an die Schulmedizin an. Viele Homöopathen der klassischen Richtung hatten, vor allem in der Zeit vor 1945, die Diagnostik ganz abgelehnt.[491] Dagegen war am RBK immer eine organotrope Ausrichtung von Bedeutung; das homöopathische Mittel sollte also auf ein bestimmtes Organ wirken, und deshalb wurde die moderne Diagnostik zu einer wichtigen Hilfsmethode bei der Mittelwahl. Bereits am Aushilfskrankenhaus läßt sich dies feststellen. Aus den Jahren 1934 und 1938 sind einige Patientenblätter erhalten, die ganz nach schulmedizinischen Gesichtspunkten aufgebaut und ausgefüllt sind: Darin zeigt sich, daß alle üblichen diagnostischen Verfahren – wie Röntgen, Blutuntersuchung, Fiebermessung sowie Faeces-, Mageninhalt- oder Sputumuntersuchung – angewandt wurden.[492]

Auch in der klinischen Therapie dominierte am Aushilfskrankenhaus und am RBK die wissenschaftliche Ausrichtung, was sich vor allem in der Bevorzugung niedriger Potenzen und in einer Symbiose von homöopathischer und schulmedizinischer Behandlung ausdrückte. In den genannten Patientenblättern des Aushilfskrankenhauses findet sich kein Mittel, das höher als D 6 potenziert war. Am RBK hat Karl Saller 1948 eine Liste mit den 150 gebräuchlichsten homöopathischen Mitteln zusammengestellt, von denen 50 besonders hervorgehoben waren, weil sie in der Apotheke des RBK am stärksten nachgefragt wurden.[493] Bei einer Durchsicht zeigt sich, daß Medikamente nicht selten unverdünnt gegeben wurden (24 Mittel). Die höchste Potenz der Liste war die D 12 bei Acidum formicicum; das absolute Übergewicht lag bei Potenzen von D 2 bis D 4. Der Apotheker Friedrich Menge bestätigt diese Ausrichtung weitgehend. Zwar habe er Potenzen bis D 30 vorrätig gehabt, aber Alfons Stiegele habe meist nicht über D 15 ver-

---

[490] AIGM V 60, Beilage zu Interview mit Rolf Frauendorf.
[491] Dies war zum Beispiel bei dem Tübinger Homöopathen Emil Schlegel (1852–1934) der Fall, der die Diagnose geradezu „perhorresziert" habe (H. Balzli: Zu Emil Schlegels 70. Geburtstag. in: AHZ 170/1922, S. 335).
[492] AIGM NRI, Akte Patientenblätter.
[493] Saller, Mittel, S. 197f.

ordnet.⁴⁹⁴ Lediglich Otto Leeser hat nach 1949 hin und wieder Hochpotenzen verabreicht; auch Leeser bestätigt: „vor meiner Zeit waren Hochpotenzen [am RBK] Tabu".⁴⁹⁵ Weiter fällt in den Krankenblättern des Aushilfskrankenhauses der häufige Wechsel der Mittel auf. Bei keiner Behandlung hat der Arzt nur ein einziges homöopathisches Medikament verschrieben; umgekehrt finden sich aber auch nur selten mehrere Mittel gleichzeitig. Das heißt: Es mußte häufig länger nach dem richtigen Mittel gesucht werden, so daß mehrere Arzneien nacheinander „ausprobiert" wurden; oder aber es war aufgrund einer Veränderung des Krankheitsbildes ein neues Mittel angezeigt.

Anteil der Homöopathie an der klinischen Behandlung

In den ersten Jahren am Aushilfskrankenhaus dürfte die Homöopathie eine beinahe uneingeschränkte Stellung gehabt haben. Selbst gängige schulmedizinische Mittel, die fast alle Homöopathen zur Ergänzung für notwendig befanden, wurden in der Marienstraße nicht angewandt. Im Jahr 1926 heißt es deshalb: „Interessant ist die Angabe, daß im Stuttgarter homöopathischen Krankenhaus seit seinem 5jährigen Bestehen keine Betäubungs- und Schlafmittel gebraucht werden, obwohl Kranke aller Art zur Aufnahme kommen."⁴⁹⁶ Doch noch vor dem Umzug ins RBK nahm die Schulmedizin großen Raum ein, wobei das kombinierte Verfahren von homöopathischer und schulmedizinischer Behandlung dominierte. Diese Kombination blieb bis 1956 von primärer Bedeutung.⁴⁹⁷

Letztlich habe es vom einzelnen Arzt abgehangen, welches Mittel welchen Verfahrens er verschrieben habe, erinnert sich Paul Mössinger.⁴⁹⁸ Der Leitgedanke sei gewesen: Nach Möglichkeit soll homöopathisch behandelt werden; nur wenn die Krankheit zu schwerwiegend sei, wenn sie sich weiter verschlechtere oder wenn es für die Krankheit keine adäquaten homöopathischen Mittel gebe, solle auf ein schulmedizinisches Medikament zurückgegriffen werden.⁴⁹⁹ Kurt Buchleitner bestätigt dies. Antibiotika seien damals noch sehr selten verabreicht worden, Cortison habe es noch gar nicht gegeben – auch deshalb sei der Anteil homöopathischer Behandlung sehr hoch gewesen.⁵⁰⁰

Eine rein homöopathische Behandlung wurde dagegen immer seltener. Für das Jahr 1955 heißt es in einem Bericht des RBK zum Neben- und Miteinander von Homöopathie und Schulmedizin: „Zusammenfassend könnte man bei schweren

---

[494] AIGM V 60, Interview mit Friedrich Menge.
[495] NHE 21, Brief Leeser an Ritter, 18.12.63.
[496] AHZ 174 (1926), S. 236. Für das Jahr 1928 behauptet eine Quelle (ARBSG 1002-2), daß 80 Prozent der Behandlungen noch rein homöopathisch gewesen seien.
[497] Im Jahr 1947 hat Karl Saller in 85 Prozent aller Behandlungen ausschließlich oder gemischt homöopathisch behandelt. (ARBSG, 1002-7, Niederschrift über eine Sitzung im RBK am 13.12.1947; RBK, Personalakte Karl Saller, Blatt 5, RBK an Hippokrates, 16.8.549.
[498] AIGM V 60, Interview mit P. Mössinger.
[499] AIGM NHE 10, „Auswertung von 300 auslesefreien Krankenblättern".
[500] AIGM V 60, Interview mit Kurt Buchleitner. Ganz ähnlich auch Rolf Frauendorf (AIGM V 60, Interview mit R. Frauendorf) und Martin Stübler, in: AHZ 233 (1988), S. 198.

Krankheitsfällen die Homöopathie als Zusatztherapie zur Allopathie betrachten. Eine homöopathische Therapie von Obstipation und Schmerzzuständen gelang anscheinend nicht. Nach Abklingen schwerer Krankheitszustände durch allopathische Medikamente folgt häufig eine homöopathische und balneologische Behandlung. Bei gemischter Therapie wird in ca. 45 % im Durchschnitt die Wirkung homöopathischer Mittel – obwohl nicht sicher beurteilbar – als wirksam beschrieben."[501] Der Bericht stellt fest: „Rein homöopathisch behandelte Patienten gibt es daher z. Zt. im Robert Bosch-Krankenhaus kaum."[502]

Nach 1956 verschwand die Homöopathie weitgehend aus den stationären Abteilungen des RBK. Es kann aber nicht von einem vollständigen Ende der Anwendung der Homöopathie gesprochen werden. Denn auch nach diesem Zeitpunkt arbeiteten noch Ärzte mit zumindest homöopathischen Kenntnissen am RBK: Dazu gehörten Ulrich Mezger (bis 1958) und Heinz Henne (ab etwa 1967 nicht mehr klinisch tätig), aber auch zum Beispiel Willmar Oppermann und Manfred Weckenmann. Außerdem war in den inneren Abteilungen der Einfluß der homöopathischen Poliklinik spürbar: Hans Ritter hat hin und wieder Patienten zur stationären Behandlung eingewiesen und dann auch homöopathische Mittel verabreicht.[503]

Eine kursorische Untersuchung der Patientenblätter aus den inneren Abteilungen ab 1958 bestätigt allerdings auch: Mit dem Antritt von Walter A. Müller und Gerhard Seybold sank der Anteil homöopathischer Behandlung schlagartig.[504] Bis die Homöopathie aber endgültig aus den inneren Abteilungen verschwand, dauerte es noch mehrere Jahre.[505] In wenigen Fällen wurde nach dem früheren Prinzip vorgegangen: Zunächst versuchten die Ärzte mit homöopathischen Mitteln zu heilen, bei Mißerfolg stieg man auf schulmedizinische Arzneien um.[506] Insgesamt aber dürfte die Ansicht vorgeherrscht haben, daß homöopathische Mittel nur noch bei leichteren Krankheiten angebracht, während sie bei schwereren Erkrankungen fehl am Platze seien.[507]

---

[501] AIGM NHE 10, „Auswertung von 300 auslesefreien Krankenblättern", S. 1f.
[502] AIGM NHE 10, „Auswertung von 300 auslesefreien Krankenblättern", S. 2.
[503] In den Patientenblätter der Poliklinik (ARBK 1) lassen sich bis 1962 Personen nachweisen, die Ritter stationär einwies.
[504] Herrenberger Schwestern erinnern sich im Gespräch, daß ab 1959 (gemeint ist wohl eher 1956) lediglich noch einige homöopathische Standardmittel erlaubt gewesen seien. Mit dem Amtsantritt Seybolds und Müllers sei die homöopathische Ära am RBK zu Ende gegangen (AIGM, V, 60, Interview mit den Herrenbergern Schwestern).
[505] Die Zufallsstichprobe bezieht 100 Krankenblätter aus dem Jahr 1958 und je 50 aus den Jahren 1963 und 1965 ein (ARBK 2).
[506] So zum Beispiel die Patientin H.R., die 1958 wegen Asthmas zunächst homöopathisch behandelt wurde. Nach einer Woche aber wurde die Therapie umgestellt: „Da eine Besserung unter der homöopathischen Therapie nicht eingetreten ist, werden jetzt tgl. Euphyllin-Calcium-Inj. durchgeführt, welche prompte Erleichterung bringen" (ARBK 2, 1958, K 2129/58).
[507] Diesen Eindruck gewinnt man jedenfalls aus der Lektüre der Patientenblätter ab 1958. So zum Beispiel bei der Patientin K.W.: Die homöopathischen Mittel wurden nach „wenigen Tagen wegen Verschlimmerung abgesetzt" (ARBK 2, 1958, S 1866/58).

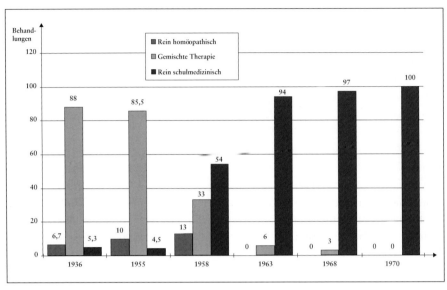

Graphik 17 Verteilung der Behandlungsmethoden in den inneren Abteilungen des RBK, 1936 bis 1970[508]

Die grundsätzliche Trendwende war jedoch 1956 eingeläutet worden. Dies zeigte sich zum einen bei den Einstellungen der Ärzte. Vor 1956 wurden selbst Assistenzarztstellen nur an Personen vergeben, die ein dezidiertes Interesse an der Homöopathie vorweisen konnten. Meist waren so viele Anfragen von Ärzten vorhanden, die speziell wegen der Homöopathie ans RBK kommen wollten, daß die Nachfrage nicht befriedigt werden konnte. Dagegen gingen die Bewerber nach 1956 in ihren Einstellungsunterlagen nicht mehr auf die Homöopathie ein, wie Stichproben in den ärztlichen Personalakten ergaben. Und von Seiten des RBK wurden auch keine homöopathischen Kenntnisse mehr verlangt. Dies war sogar bei leitenden Positionen der Fall. So wurde beispielsweise im Jahr 1964 Anton Bungartz als Oberarzt für die II. Innere Abteilung angestellt: Aus den Akten ist nicht ersichtlich, daß das RBK homöopathische Kenntnisse vorschrieb oder daß Bungartz sie nachweisen konnte.[509]

Zum anderen zeigt sich die Trendwende am rapide sinkenden Verbrauch homöopathischer Mittel. Im Jahr 1963 ließ Hans Walz feststellen, wie sich der Anteil der homöopathischen Arzneien am Gesamtverbrauch verändert hatte. So lautete

---

[508] Quellen: 1936 und 1955 nach RBK-internen Untersuchungen (AIGM NHE 10, „Auswertung von 300 auslesefreien Krankenblättern"). Hier wurden je 300 Krankenblätter der inneren Abteilungen aus der Zeit 24.3.–27.10.1936 und 1.1.–16.3.1955 ausgewertet. Die Angaben 1958 bis 1970 stammen aus einer eigenen Auswertung von je 100 Patientenblättern der inneren Abteilung (RBK 2).

[509] RBK, Personalakte Anton Bungartz.

das Ergebnis, das Friedrich Menge ihm mitteilte: Es seien „höchstens noch 10 % homöopathische Verordnungen geblieben und auch diese umfassen vorwiegend Routinemittel (sogenannte organotrop wirkende Arzneimittel) in Form von Tinkturen, wie sie auch früher benützt wurden neben der eigentlichen gezielten, mit Potenzen beherrschten Therapie."[510] Die leitenden Ärzte Müller und Seybold betonten in einer Merkschrift von 1964, daß homöopathische Mittel in den inneren Abteilungen im Grunde nicht mehr aus therapeutischen Motiven angewandt werden, sondern „im wesentlichen zur Beurteilung ihrer Wirksamkeit im vergleichenden Versuch", also lediglich noch zu Forschungszwecken.[511]

Hans Walz wollte diese Entwicklung nicht hinnehmen, weshalb er verstärkt ab 1964 immer wieder dazu aufrief, die Stellung der Homöopathie in den inneren Abteilungen zu überdenken. Überhaupt wurde in den Jahren 1964 bis 1966 nochmals mit großem zeitlichen und personellen Aufwand und mit großem Engagement versucht, der Homöopathie diejenige Position zu verschaffen, die Robert Bosch ihr am RBK zugedacht hatte. Beispielsweise wurde Hartmuth Walter, ein Werkarzt der Firma Bosch, für ein Jahr freigestellt, um eine Studie über die Möglichkeiten einer wissenschaftlichen Förderung der Homöopathie anzufertigen.[512] Die Ansichten, wie die Homöopathie am RBK fortgeführt werden sollte, gingen teilweise weit auseinander – in einem Punkt aber waren sich fast alle Gutachter, Ärzte und Entscheidungsträger einig: Eine Wiedereinführung der Homöopathie in den klinischen Abteilungen hielten sie – aus medizinischen und personellen – Gründen nicht für möglich. Statt dessen favorisierte man die Lösung, die homöopathische Therapie und Lehre in der Poliklinik weiterzuführen und die homöopathische Forschung in einem zu gründenden Institut voranzubringen.[513] Dieser Linie blieb man auch bei den Planungen zum neuen RBK treu: Homöopathische Therapie und Lehre sollten in der Poliklinik geleistet werden; für die Forschung sollte vorwiegend die 1967 gegründet Medizinisch-Biologische Forschungsstelle zuständig sein.[514]

Die leitenden Ärzte der inneren Abteilungen

Aus gesundheitlichen Gründen gab Alfons Stiegele (1871–1956) im Jahr 1946 die Leitung des RBK ab; bis zu seinem Tod war er am Krankenhaus aber noch beratend tätig. Stiegele hat beinahe ein halbes Jahrhundert lang, von seiner Mitwirkung an der homöopathischen Poliklinik in Stuttgart 1901 bis zu seinem Rücktritt 1946, die Homöopathie in Stuttgart und in Deutschland maßgeblich mit bestimmt. Als Alfons Stiegele 1956 starb, häuften sich die Superlative in einer

---

[510] ARBSG, 1002-10, Zum Arzneimittelverbrauch im RBK, 18.11.63.
[511] ARBSG, 1002-2, Merkschrift zur Besprechung vom 17.1.1964 (von Müller/Seybold).
[512] Ein Exemplar der (nicht veröffentlichten) Studie beispielsweise in: AIGM, NHE 71.
[513] Nach ARBSG 1002-14, Besprechungsnotiz vom 29.9.65.
[514] ARBSG, 1001-8, Zielsetzung, Struktur und Verfassung am neuen Robert Bosch-Krankenhaus. Bericht an die Gesellschafter der Robert Bosch Stiftung GmbH zur Gesellschafterversammlung am 11.11.1969, vorgelegt durch den Geschäftsführer.

Weise, die selbst für Nachrufe außergewöhnlich sind. Immanuel Wolf sah in Stiegele den „überragenden Meister homöopathischer Heilkunst, den bedeutendsten Vertreter der homöopathischen Heilwissenschaft während des letzten halben Jahrhunderts".[515] Und Fritz Donner nannte ihn den „Begründer einer klinischen Homöopathie": Stiegele habe erstmals auf wissenschaftliche Weise überprüft, was von den Indikationen und Empfehlungen, die in den letzten 120 Jahren zusammengetragen worden waren, wirklich stichhaltig und sicher sei.[516] In der Tat war (und ist) Alfons Stiegele weitgehend unumstritten geblieben, seine Leistungen wurden von allen Seiten anerkannt. Im RBK wurde die Umsetzung der Homöopathie in Therapie, Forschung und Lehre bis zu Stiegeles Weggang niemals in Frage gestellt, und auch außerhalb des RBK würdigten homöopathische Kreise die Verdienste Stiegeles, zum Beispiel durch die Schaffung des „Alfons-Stiegele-Preises" für herausragende wissenschaftliche Arbeiten auf dem Gebiet der Homöopathie.[517]

Alfons Stiegele war vor allem ein Praktiker. Bei seinen Forschungen hat er sich wenig für die theoretische Begründung der Homöopathie interessiert, wenig auch für die Funktionsweise der Homöopathie; in seinen Veröffentlichungen erörterte er deshalb vorwiegend die direkten Möglichkeiten homöopathischer Behandlung bei bestimmten Krankheiten. Bei der Wahl des Mittels gehe er, sagte Stiegele im Jahr 1938, nach drei Gesichtspunkten vor. Erstens sei er der Meinung, daß es zwischen Konstitution und Arzneimittel bestimmte Verbindungen gebe, so daß die Konstitution des Kranken berücksichtigt werden müsse. Zweitens wirkten manche Mittel, ähnlich wie in der Schulmedizin, gezielt auf bestimmte Organe (organotrope Homöopathie). Drittens müsse man aber auch die persönlichen Eigenarten und Krankheitserscheinungen berücksichtigen und in Beziehung zu bestimmten Mitteln setzen (personotrope Homöopathie). Vor allem diese individualisierende Mittelwahl sei für ihn von großer Bedeutung.[518] In der Praxis dürfte jedoch die organspezifische Orientierung vorherrschend gewesen sein; dies legt Fritz Donner nahe, der Stiegeles Praxis aus eigenem Erleben kannte.[519]

Aufgrund seiner Forschertätigkeit und seiner wissenschaftlichen Grundlage ging Stiegele sehr streng mit den homöopathischen Mitteln um: Er wollte Klarheit darüber haben, ob ein bestimmtes Mittel auch gewirkt hat und verordnete deshalb meist nur Einzelmittel.[520] Aus demselben Grund der Nachprüfbarkeit der

---

[515] Wolf, *A. Stiegele*, S. 177f.
[516] Donner, *A. Stiegele*, S. 1310.
[517] Der Preis wurde von der 1961 gegründeten „Forschungsgemeinschaft für Homöopathie" verliehen (AHZ 224/1979, S. 158ff).
[518] Stiegele, *Sinn der Homöopathie*, S. 43f.
[519] Donner, *Bemerkungen*, in: Bibliothek des IGM, H/k Donn o.J. 5, S. 20.
[520] Fritz Donner beschreibt Stiegeles Vorgehen so: „Als A. Stiegele 1921 die Leitung des Stuttgarter homöop. Krankenhauses übernahm, bemühte er sich – sowohl aus didaktischen Gründen wie auch um selbst Klarheit über die Mittelwirkung zu bekommen – jeweils nur eine Arznei zu verordnen. Um die von ihm gewünschte ‚klare Linie der Beurteilung der Arzneiwirkung' nicht

2 Die Homöopathie am Robert-Bosch-Krankenhaus in Therapie, Forschung und Lehre

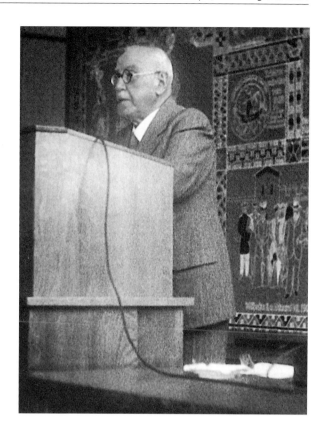

Abb. 10
Alfons Stiegele am Pult, beim „Betriebsappell" im Robert-Bosch-Krankenhaus, 1940.

Wirkungen habe Stiegele sein therapeutisches Handeln auch stets mit allen diagnostischen Kontrolluntersuchungen überprüft, um sich auf möglichst gesichertem Terrain zu befinden: Er strebte nicht allein eine subjektive Besserung der Beschwerden an, sondern eine Besserung, die somatisch nachprüfbar war.[521] Und nicht zuletzt wandte Stiegele vorwiegend Tiefpotenzen an, weil er glaubte, daß deren Wirkungen am ehesten wissenschaftlich erklärbar und beweisbar sein könnten.[522] Allerdings ging er hin und wieder auch bis zur 30. Zehnerpotenz. Die wissenschaftliche Orientierung war oberster Leitgedanke im Schaffen Alfons Stiegeles. Hier knüpft er an seinen homöopathischen Lehrer Theodor von Bakody

---

durch anderweitig eingesetzte Arzneien zu verwischen, wurden bei interkurrent auftretenden und nicht bedrohlich scheinenden Beschwerden der Krankenhauspatienten vorerst Placebotabletten eingesetzt, so vor allem dann, wenn Kranke abends ein Schlafmittel haben wollten. Viele schliefen bereits nach einer Tablette, bei anderen mußte die Scheinarznei – meist in anderer Form verabreicht, also als Tropfen oder Streukügelchen – von der Nachtschwester nochmals verabfolgt werden." (Donner, *Bemerkungen*, in: Bibliothek des IGM, H/k Donn o.J. 5, S. 20)

[521] Donner, *A. Stiegele*, S. 1310.
[522] ARBSG 1002-94, Zwischenbericht zum Thema RBK, 21.4.65, vertraulicher Bericht von Hans Walz, S. 5.

(1825–1911)⁵²³ an, der ausgehend von der Virchowschen Zellularpathologie eine Brücke zur Homöopathie schlagen wollte, „um an die Cellularpathologie eine Cellulartherapie anzuschließen".⁵²⁴ Leider hat Alfons Stiegele seine Anschauungen niemals systematisch niedergelegt: Er hat nur eine große Zahl von Aufsätzen veröffentlicht, die kein umfassendes Bild seiner Homöopathie vermitteln. Um dieses Defizit ein wenig auszugleichen, hat Hans Ritter später die wichtigsten Artikel Stiegeles in dem Band *Klinische Homöopathie* zusammengefaßt.

Stiegeles Nachfolge am RBK trat der Anthropologe Karl Saller (1902–1969) an, der aber nicht unumstritten war und schon 1949 wieder gehen mußte. Saller hatte am RBK von Anfang an einen schweren Stand. Zum einen stand er im Schatten des übermächtigen Vorgängers, zum anderen zweifelte man immer wieder seine homöopathische Befähigung an. Karl Saller hatte in München Medizin und Naturwissenschaften studiert: Im Jahr 1926 promovierte er dort in Anthropologie zum Dr.phil., zwei Jahre später erlangte er auch den medizinischen Doktorgrad. Seine Habilitation legte er 1928 in der medizinischen Fakultät der Universität Kiel ab; später erweiterte er die Venia legendi auf das Gesamtgebiet der Anatomie. Wegen ideologischer Gegensätze zum Nationalsozialismus wurde ihm 1933 ein Redeverbot auferlegt und 1935 die Lehrbefugnis entzogen. Er ließ sich deshalb in Badenweiler (Südbaden) als Arzt nieder und betrieb dort ein Sanatorium für innere Kranke, in dem er auch homöopathisch behandelte.⁵²⁵

Seine Kenntnisse in der Homöopathie hatte Saller am Stuttgarter Aushilfskrankenhaus erworben, wo er Ende der 1920er Jahre als Volontärarzt tätig war. Diese Kenntnisse scheinen für die StHK ausreichend gewesen zu sein, um Karl Saller 1946 zum ärztlichen Direktor des RBK zu machen. Doch vor allem Hans Walz war bald mit Sallers Leistungen unzufrieden; Jahre später urteilte er über ihn: Professor Saller sei kein Arzt im engeren Sinne, sondern Anthropologe.⁵²⁶ Dieses Urteil bedarf jedoch der Ergänzung: Viele Personen am RBK sahen Karl Saller durchaus für befähigt an, das RBK gemäß Boschs Vorgaben zu leiten. So meinte der Apotheker Friedrich Menge: Saller „war ein geschäftiger Mann, der […]das Haus den damaligen Anforderungen gemäß gut führte."⁵²⁷ Und die Ärzteschaft stellte sich, als Sallers Entlassung bekannt wurde, sogar geschlossen hinter ihren Leiter und appellierte an die StHK, die Kündigung rückgängig zu machen.⁵²⁸ Allerdings scheint sich diese Haltung in den folgenden Monaten in ihr Gegenteil verkehrt zu haben. Bei einer Versammlung im RBK im Frühjahr 1949 hätten alle anwesenden Ärzte außer Ilse Reinhardt gegen Saller Stellung genommen; sie seien der Ansicht gewesen, „daß die Aufgaben des RBK, als Pflege- und For-

---

523 Zu Bakody siehe: Schmideberg.
524 Stiegele, *Einstellung der Homöopathie*, S. 18.
525 Nach RBK, Personalakte Karl Saller.
526 Privatarchiv Gebhardt, Bericht über eine Besprechung vom 18.1.56.
527 Menge, *Erinnerungen*, S. 189.
528 ARBK 100, 33, RBK-Ärzte an Schloßstein, 25.6.48.

schungsstätte für Homöopathie" in Sallers Hand nicht gewahrt seien.[529] Walz setzte sich letztlich durch: Die Entlassung hatte aber ein gerichtliches Nachspiel, das sich über zwei Jahre hinzog; Saller erhielt eine Entschädigung zugesprochen.[530]

Saller bezeichnete sich selbst als einen Schüler Stiegeles und fühlte sich deshalb dessen Forderungen verpflichtet. Vor allem in der Verschränkung der verschiedenen Heilverfahren ging er aber weiter als Stiegele: Seine Aufgabe am RBK sah er darin, eine „vergleichende Therapie mit möglichst allen Mitteln, welche Homöopathie und Klinik anwenden", zu fördern; und sein letztes Ziel sei es, „eine Synthese der Gegenwartsmedizin" zu bewerkstelligen.[531] Das Simile-Prinzip der Homöopathie war ihm dabei nicht mehr alleiniger Grundsatz. Ihm gehe es als Praktiker darum, den Kranken zu heilen, weshalb er sich mehrerer Heilwege bediene: Notwendig sei eine „vergleichende Differentialtherapie", in der Schulmedizin, Naturheilverfahren, Homöopathie und Psychotherapie ihren Platz hätten.[532] Obwohl sich das RBK später diese Ansicht im Grunde zu eigen machte und obwohl Saller während seiner Zeit am RBK – nach eigener Aussage – 85 Prozent aller Fälle ausschließlich oder teilweise homöopathisch behandelt hat,[533] verlängerte die StHK den Vierjahresvertrag Sallers nicht. Wie Felix Olpp berichtet, habe Walz auf der Homöopathie als dominierendem Heilverfahren am RBK bestanden, was Saller abgelehnt habe.[534]

Saller, der nach seiner Entlassung Professor für Anthropologie an der Universität München wurde, scheint sich später von der Homöopathie abgewandt zu haben. In den homöopathischen Zeitschriften hat er kaum noch veröffentlicht, und er wurde auch bei anderen Autoren kaum noch erwähnt. Im Jahr 1954 wurde Saller schließlich aus der Mitgliederliste des ZV gestrichen. Allerdings hat sich Saller weiter für alternative Heilmethoden interessiert; im Jahr 1951 wurde er sogar zum Vorsitzenden des Bundesverbands Deutscher Ärzte für Naturheilverfahren gewählt.[535] Insgesamt hat Karl Saller aber in der Homöopathiegeschichte der Nachkriegszeit keine wesentliche Rolle gespielt.

Otto Leeser (1888–1964), der bereits am Aushilfskrankenhaus gearbeitet hatte und 1933 wegen seiner jüdischen Herkunft ausgewandert war, übernahm nun die Führung.[536] Auch er war ein kritischer Homöopath und kann deshalb durchaus in eine Reihe mit Stiegele und Saller gestellt werden: Er sah in der Homöopathie ebenfalls kein Allheilmittel. Vielmehr habe die Homöopathie innerhalb der gesamten Medizin ihren Platz: „Man dient der Sache nicht, wenn man über-

---

[529] RBK, Personalakte Karl Saller, ZV an Walz, 25.3.49.
[530] Siehe dazu: RBK, Personalakte Karl Saller.
[531] Saller, *Arbeitsprogramm*, S. 3 und 7.
[532] Saller, *Grenzen*, S. 381.
[533] ARBSG, 1002-7, Niederschrift über eine Sitzung im RBK am 13.12.1947.
[534] Felix Olpp hat dem Gespräch persönlich beigewohnt (nach AIGM, V, 60).
[535] Hennig, S. 76.
[536] Zu Leesers Bedeutung für die Entwicklung der Homöopathie in Großbritannien siehe Nicholls/Morrell, S. 204f.

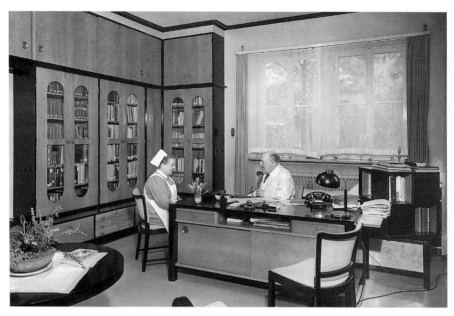

Abb. 11 Oberin Emmy Barth und Otto Leeser im Sprechzimmer Leesers, um 1950.

triebene Ansprüche stellt, als ob unsere Methode, das ‚Simile' für einen individuellen Patienten auszuwählen, allen anderen Methoden der Krankenbehandlung überlegen sei und sie ersetzen könne."[537] So waren für Leeser neben der Homöopathie als „Reiztherapie" auch die Substitutionstherapie (z. B. Insulin) und die direkte Erregerbekämpfung (bei Infektionen) von großer Bedeutung; das Anwendungsgebiet der Homöopathie sei eingeschränkt, aber immer noch groß genug für eine umfangreiche homöopathische Betätigung.[538] Als einziger ärztlicher Leiter des RBK hat Leeser regelmäßig Hochpotenzen angewandt.[539]

Im Gegensatz zu Stiegele beschäftigte sich Leeser vorrangig mit der Theorie der Homöopathie und allgemein mit den theoretischen Voraussetzungen der Medizin.[540] Sein Lebenswerk bildet das Buch *Grundlagen der Heilkunde*, in dem Leeser eine umfassende Betrachtung der Medizin auf naturwissenschaftlicher Basis liefert. Der Homöopathie war darin nur ein kürzeres Kapitel reserviert, was

---

[537] Leeser, *Ausbildung*, S. 191.
[538] Leeser, *Die Stellung der Homöopathie*, S. 318.
[539] Im Jahr 1929 verteidigte Leeser den Gebrauch von Hochpotenzen mit folgenden Worten: Für „die Wirksamkeit hoher Potenzen gibt es zur Zeit zwar keine naturwissenschaftliche Erklärung, aber sie widerspricht durchaus nicht einer zukünftigen. Denn es lassen sich (im Rahmen der Naturwissenschaft) Vorstellungen, Hypothesen, bilden, nach denen mit hohen Potenzen behauptete Wirkungen richtig sein könnten" (Leeser, *Problem der Wirksamkeit*, S. 158).
[540] Dies sei auch der Grund gewesen, weshalb Leeser sehr wenig auf den inneren Abteilungen präsent gewesen sei; er habe kaum in der Klinik gearbeitet (übereinstimmend nach: AIGM V 60, Interview mit Kurt Buchleitner; Aussage Hennes in: ARBSG, 1002-3, Vorläufige Dokumentation, 16.3.71, S. 8).

Zustimmung und Kritik gleichermaßen heraufbeschwor. Martin Stübler, ein Schüler Leesers, sieht in dieser Einbettung der Homöopathie in die Gesamtmedizin gerade den Vorteil der *Grundlagen der Heilkunde*.[541] Dagegen kritisierte Hans Ritter das Werk als zu unhomöopathisch: Die wenigen Seiten über die Homöopathie seien „erschütternd wenig bei einem Lehrbuch der Homöopathie": Leeser setze sich in keiner Weise mit dem vorhandenen homöopathischen Schrifttum auseinander und bezeichne die Homöopathie als eine „abgestimmte Reiztherapie", was als Rückschritt in der Entwicklung der Heilweise zu werten sei.[542]

Dann entschloß sich die StHK, zwei jungen Schulmedizinern von der Universität Tübingen die Leitung des Krankenhauses zu übertragen: Walter A. Müller (1919–1982) und Gerhard Seybold (1918–1999) hatten zuvor keine Erfahrungen in der Homöopathie gemacht, verpflichteten sich aber gegenüber dem RBK, „die völlig unvoreingenommene Prüfung der Homöopathie als unsere vordringlichste Aufgabe" anzusehen.[543] Eine wissenschaftliche Ausrichtung war dabei selbstverständlich: Man wolle versuchen, die homöopathische Empirie in das Licht der unzweifelhaften Tatsachenforschung zu erheben.[544] Müller und Seybold haben sich tatsächlich in die Homöopathie eingearbeitet, und sie haben mit Rudolf Pirtkien einen Mann ans Haus geholt, der homöopathische Forschungen betrieb; die homöopathischen Ausbildungskurse liefen unter Hans Ritter ebenfalls weiter. Müller sagte später, er habe seine Erfahrungen zur Homöopathie aus eigener klinischer Anwendung und aus dem Studium vieler Krankenblätter seiner Vorgänger bezogen.[545] In seiner klinischen Tätigkeit habe er die Erfahrung gemacht, daß auf der einen Seite homöopathische Mittel wirken können und daß auf der anderen Seite der letzte unbestreitbare Nutzen schulmedizinischer Arzneimittel bei weitem nicht so gesichert sei wie oftmals angenommen. Doch aus wissenschaftlicher Sicht sei ihm „von keinem einzigen der nur in der Homöopathie angewendeten Arzneimittel ein unbezweifelbarer Heilerfolg" bekannt.[546] Seybold vertrat eine ähnliche Auffassung: Er halte homöopathische Mittel bis etwa D 9 für wirksam, da eine pharmakologische Wirkung nachweisbar sei; grundsätzlich könne die Homöopathie das Verdienst für sich beanspruchen, die Schulmedizin auf brauchbare Arzneistoffe hingewiesen zu haben.[547]

Doch blieben die beiden ärztlichen Direktoren gegenüber der Homöopathie skeptisch. Diese Skepsis und der ausbleibende Erfolg der Homöopathie am RBK ver-

---

[541] Stübler, *Homöopathie 1948–1988*, S. 199f.
[542] Zitiert nach: Petzinger, *Zur Lage*, S. 230 (Bericht zur 116. Jahresversammlung des ZV im Jahr 1964).
[543] AIGM NHE 70, Niederschrift über die Sitzung des Aufsichtsrates der Stuttgarter Homöopathisches Krankenhaus GmbH am 26.4.56, Anlage 2.
[544] AIGM NHE 70, Niederschrift über die Sitzung des Aufsichtsrates der Stuttgarter Homöopathisches Krankenhaus GmbH am 26.4.56, Anlage 3.
[545] Müller, *Klinischer Beitrag*, S. 9384f.
[546] Müller, *Klinischer Beitrag*, S. 9384f.
[547] Seybold, *Die Heilweise der Homöopathie*, S. 96.

anlaßten Hans Walz ab etwa 1964 dazu, offen eine Kurskorrektur am RBK zu fordern. Dabei stellte er auch in Frage, ob Müller und Seybold die geeigneten Leiter des Krankenhauses seien – er selbst sah sich jedenfalls in seinen Hoffnungen enttäuscht.[548] In mehreren Berichten legten Müller und Seybold daraufhin dezidiert ihren Standpunkt zur Homöopathie nieder. Es sei der Homöopathie nicht damit gedient, eine unkritische Forschung zu betreiben oder sie nur am Krankenbett anzuwenden, meinte Müller 1965: Nur eine kritische Forschung könne die Homöopathie voranbringen. Das Problem sei jedoch, daß ein allgemeiner Wirkungsnachweis nicht erbracht werden könne, und die Prüfung der Wirksamkeit einzelner Arzneien sei ein langwieriges Unterfangen – schnelle Erfolge seien deshalb nicht zu erwarten.[549] Vorläufig müsse man deshalb das Fazit ziehen, „daß es auf dem Gebiet der Homöopathie keine ausreichenden Argumente, Beobachtungen und Tatsachen gibt, die es gestatten würden, dieses Teilgebiet als wissenschaftlich begründet zu bezeichnen."[550] Und solange dies nicht der Fall sei, könne eine Beschränkung auf rein homöopathische Behandlung am RBK nicht vertreten werden. Die Anwendung homöopathischer Mittel in nicht bedrohlichen Fällen, bei denen die Schulmedizin kein erwiesenermaßen wirksames Verfahren besitze, wolle man jedoch weiter pflegen. Auch nach einer 20jährigen Tätigkeit am RBK hat sich an dieser kritischen Einstellung nichts geändert. Insgesamt kamen Müller und Seybold im Jahr 1977 zu dem Schluß: „Mögen einzelne homöopathische Mittel irgendwann einmal eine Wirksamkeit erweisen, die Homöopathie als System wird es sicher nicht."[551]

Neben den ärztlichen Direktoren waren einige weitere Ärzte von großer Bedeutung für die Entwicklung der Homöopathie am RBK. Erich Unseld (1907–1973) leitete ab 1936 am Aushilfskrankenhaus und später am RBK bis 1956 die II. Innere Abteilung, allerdings mit längeren Unterbrechungen: Er war mehrere Jahre zum Kriegsdienst eingezogen, und im September 1945 mußte er auf Befehl der amerikanischen Militärregierung entlassen werden. Unseld ließ sich daraufhin als Arzt nieder. Im Jahr 1949 wurde ihm die Leitung des RBK angetragen. Als Schüler Stiegeles fühlte er sich jedoch einer wissenschaftlichen Homöopathie verpflichtet, die ihm immer wieder die Grenzen der Heilweise aufzeige. Deshalb lehnte er das Angebot ab: Er könne die Homöopathie nicht im Sinne Hahnemanns fördern und lehren, sondern müßte, „in dem Bestreben, sie wissenschaftlich lehrbar zu machen, ihr nichts als Einschränkungen und Demütigungen zuteil werden lassen". Denn vieles sei noch zu widersprüchlich, so daß man „über tastendes Probieren" nicht hinausgelangt sei.[552] Otto Leeser holte ihn trotzdem 1950, wiederum als Leiter einer inneren Abteilung, ans RBK zurück. Auch Unseld sah in der Homöopathie eine Heilweise unter mehreren. In einem Aufsatz

---

[548] AIGM NHE 70, Streng vertraulicher Bericht Walz' an die VVB, 29.9.65.
[549] ARBSG 1002-1, Müller an Walz, 14.2.66.
[550] ARBSG 1002-124, Müller an Brugger, 11.6.74.
[551] ARBSG, 1001-6, Müller an Stein, 19.10.77.
[552] RBK, Personalakte Unseld (Blatt 1), Unseld an Walz, 23.5.49.

nannte er neben der Homöopathie die Diättherapie, die physikalische Therapie, die Chirurgie, die Substitutionstherapie, die Immunotherapie, die palliative Arzneibehandlung sowie die Anwendung von antibiotischen und antibakteriellen Mitteln als notwendige Heilweisen.[553] Unseld verließ im Zuge der Auseinandersetzungen um Leeser das RBK.

Hermann Schlüter (*1903) war ab 1940 der Leiter der II. Inneren Abteilung des RBK. Er hatte etwa 1938 über das Thema „Psychosomatik bei Magenkranken" habilitiert und kam dann nach Stuttgart, um die Homöopathie zu erlernen – auch er war also ein Schüler Stiegeles. 1944 wurde er zum Kriegsdienst eingezogen und nach Kriegsende im Laufe der Entnazifizierungsaktionen durch die Militärregierung entlassen.[554]

Eine wichtige Rolle vor allem auf dem Gebiet der homöopathischen Forschung spielte Julius Mezger (1891–1976). Ab etwa 1927 hat Mezger eine Vielzahl von Arzneimittelprüfungen durchgeführt. Die Zahl seiner Veröffentlichungen ist ausgesprochen groß, seine *Gesichtete homöopathische Arzneimittellehre* wurde zu einem Standardwerk. Als Vertreter einer extrem schulmedizinischen Homöopathie wurde ihm vorgeworfen, neben Walz der Hauptkritiker Leesers zu sein.[555] Im Jahr 1958 verließ Mezger das RBK und eröffnete eine Praxis als homöopathischer Arzt.

Zu den wichtigen homöopathischen Ärzten am RBK zählte weiter Oswald Schlegel (1887–1963), obwohl er meist im Hintergrund blieb und eher stiller Beobachter war. Von etwa 1937 bis 1956 arbeitete Schlegel als Oberarzt am Aushilfskrankenhaus und am RBK; spätestens ab 1952 lag auch die Poliklinik in seiner Obhut. Der Sohn des berühmten homöopathischen Arztes Emil Schlegel kündigte 1956 in „famoser Solidarität"[556] mit Leeser.

Heinz Henne (1923–1988) gehört wegen seiner homöopathiehistorischen Leistung in die Reihe der wichtigen Homöopathen am RBK. Er war seit 1952 als Arzt am RBK beschäftigt und zählte zu den wenigen homöopathisch ausgebildeten Ärzten, die 1956 das RBK nicht verließen. Henne sollte deshalb Müller und Seybold als „homöopathischer Interpret" zur Seite stehen.[557] Etwa 1964 begann Henne, sich mit der Geschichte der Medizin zu beschäftigen und bildete sich an den Universitäten Tübingen und Wien fort. 1967 beendete er seine klinische Tätigkeit ganz und widmete sich fortan als Leiter der damals am RBK gegründeten Medizingeschichtlichen Forschungsstelle ausschließlich der historischen Erforschung der Homöopathie. Schwerpunkt seiner Arbeit war das homöopathische und pharmazeutische Wirken Samuel Hahnemanns. Im Jahr 1978

---

[553] Unseld, *Über die Indikation der Heilbehandlung*, S. 170f.
[554] ARBSG 1002-84, Die SHK, 1964.
[555] Landesverband Baden-Württemberg im DZhÄ, S. 259.
[556] Fritsche, Briefe, S. 205.
[557] AIGM NHE 17, Nr. 26.

mußte Henne aus gesundheitlichen Gründen in den vorzeitigen Ruhestand versetzt werden.

Rudolf Pirtkien (1920–1990) kam 1956 mit Gerhard Seybold ans RBK. Ihm oblag es weitgehend, die homöopathische Forschung am RBK voranzubringen: Für seine Veröffentlichungen über Arzneimittelprüfungen mit Belladonna und Bryonia erhielt er 1964 den „Professor-Alfons-Stiegele-Forschungspreis".[558] Sein Standpunkt zur Homöopathie scheint demjenigen Müllers und Seybolds sehr ähnlich gewesen zu sein. Er widmete sich deshalb lange Zeit nicht mehr homöopathischen Themen, sondern arbeitete über Einsatzmöglichkeiten von Computern in der Medizin und besorgte den Aufbau einer Giftinformationszentrale am RBK. 1967 wurde er Leiter der neu eröffneten Medizinisch-biologischen Forschungsstelle am RBK, 1969 habilitierte er sich im Fach Medizinische Datenverarbeitung. 1971 verließ er das RBK und nahm eine Professur an der Universität Kiel an.

Die Patienten der inneren Abteilungen des RBK

Nur ein Teil der Ärzte war also am RBK von der Wirksamkeit der Homöopathie überzeugt. Wie sah es nun umgekehrt bei den Patienten aus: War das RBK für sie ein herkömmliches Krankenhaus mit dem Zusatzangebot homöopathischer Behandlung oder wurde das RBK dezidiert als homöopathisches Krankenhaus wahrgenommen und genutzt? Die Beantwortung dieser Frage ist nur auf Umwegen möglich, denn in den wenigen erhaltenen Patientenblättern vor 1956 kommt der Patient nur selten zu Wort. So ist man vorwiegend auf ärztliche Aussagen und auf einige wenige Patientenbriefe angewiesen.

Grundsätzlich dürfte den Patienten die homöopathische Ausrichtung des RBK bekannt gewesen sein. Und da ein bedeutender Teil der Kranken von homöopathischen Ärzten eingewiesen worden war, durften viele auch bewußt eine homöopathische Behandlung gewünscht haben: Das RBK war sozusagen die stationäre Weiterführung der bisherigen ambulanten homöopathischen Behandlung. Niemals habe er erlebt, so erinnert sich der Arzt Kurt Buchleitner, daß ein Patient auf schulmedizinische Behandlung gepocht habe.[559] Umgekehrt existieren mehrere Stellungnahmen, daß ausdrücklich eine homöopathische Behandlung verlangt wurde. Dies läßt sich bereits für das Aushilfskrankenhaus nachweisen. Fritz Donner, der nach seiner Tätigkeit in Stuttgart in den 1930er Jahren die homöopathische Abteilung am Berliner Rudolf-Virchow-Krankenhaus übernahm, betonte: In Stuttgart sei er es gewohnt gewesen, daß die Patienten sich homöopathisch behandeln lassen wollten und dafür auch bereit waren, regelrechte Strapazen auf sich zu nehmen.[560] Die starke homöopathische Laienbewe-

---

[558] HM 89 (1964), S. 66
[559] AIGM V 60, Interview mit Kurt Buchleitner.
[560] Die Aussage Donners im Wortlaut: „Die Situation hier in Berlin war fast umgekehrt wie im Stuttgarter Homöopathischen Krankenhaus, wo wir doch erlebt hatten, daß Patienten mit Zahnschmerzen 3–4 Tage die heftigsten Schmerzen aushielten, nachts im Garten herumwandelten, kalt oder heiß duschten, heißen Kaffee und Eisstückchen abwechselnd in den Mund nahmen in

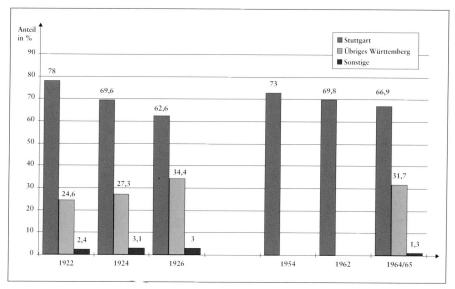

Graphik 18 Herkunft der Patienten im Aushilfskrankenhaus Marienstraße und am RBK 1922–1965 (in Prozent)[561]

gung in Württemberg dürfte dem RBK einen bedeutenden Zulauf an Patienten beschert haben. Ein Großteil der Kranken stammte, soweit dies nachweisbar ist, aus Stuttgart direkt und aus dem näheren Umland. Leider existieren kaum Zahlen für die homöopathische Phase zwischen 1940 und 1956. Doch es ist überaus wahrscheinlich, daß der Anteil der Patienten aus größerer Entfernung zwischen 1921 und 1973 kontinuierlich verschwindend gering geblieben ist. Das Aushilfskrankenhaus und auch das RBK waren also – was die Versorgung der Patienten anbetraf – Krankenhäuser mit lediglich lokaler oder allenfalls regionaler Bedeutung.

Der Ruf des RBK als „Mekka der Homöopathie" führte also nicht dazu, daß eine große Zahl auswärtiger Patienten nach Stuttgart kam. Dennoch ist ansatz-

---

der Hoffnung, irgendwie Erleichterung zu bekommen und es mit größter Empörung ablehnten, irgendein Pyramidonpräparat zu nehmen". In Berlin hätten sich viele Patienten dagegen nach kurzer Zeit wieder auf die schulmedizinischen Stationen verlegen lassen, wenn die homöopathischen Mittel nicht anschlugen.

[561] Quellen: Die Zahlen für das Aushilfskrankenhaus nach den Geschäftsberichten, in: HM 49 (1924), S. 1f. und HM 52 (1927), S. 33f. Die Zahl für 1954 nach: StA Stuttgart, Hauptaktei 5, 5410-4, passim. Für 1962: ARBSG 1002-28, Jahresbericht des RBK 1966, S. 8. Die Verteilung 1964/65 bezieht sich auf 4851 Patienten, die zwischen dem 1.10.64 und dem 30.9.65 stationär ins RBK aufgenommen wurden (StA Stuttgart, Hauptaktei 5, Akte 5410-0, RBK an Bürgermeisteramt, 12.10.65). Innerhalb Württembergs kamen 26,6 Prozent direkt aus den umliegenden Kreisen; die größte Entfernung innerhalb Württembergs war Schwäbisch Hall. Unter den Patienten aus sonstigen Herkunftsorten befinden sich lediglich 12 nicht hier wohnhafte Ausländer (0,25 Prozent).

weise zu erkennen, daß das RBK in Deutschland und in der Welt als homöopathisches Krankenhaus bekannt war und geschätzt wurde. So erzählt die frühere RBK-Schwester Toni Künzig: „So wie dieser Patient von Amerika kam und jener von Flensburg, so kamen sie von Aller Welt, wo es homöop. Ärzte gab, die unsere Chefs ausgebildet hatten. Wenn diese Ärzte solche Patienten nicht heilen konnten, dann schickten sie dieselben zu uns ins Homöop. Krankenhaus."[562] Auch aus einer Vielzahl von brieflichen Anfragen läßt sich die Bekanntheit des RBK ablesen. Homöopathische Ärzte in ganz Deutschland forderten ihre Patienten auf, sich ans RBK in ärztliche Behandlung zu begeben.[563] Manche Kranke in Deutschland wandten sich aus eigenen Stücken an das RBK.[564] Und auch aus dem europäischen und außereuropäischen Ausland kamen zahlreiche Bitten um Rat oder um Aufnahme.[565]

Diese Anfragen nach homöopathischer Behandlung erreichten das Haus übrigens noch weit nach 1956. Selbst Anfang der 1960er Jahre hatte sich also unter vielen Ärzten und Patienten nicht herumgesprochen, daß in den stationären Abteilungen des RBK kaum noch homöopathisch behandelt wurde. Und auch bei den Patienten, die im RBK stationär betreut wurden, scheint diese grundlegende Veränderung nach 1956 keine Reaktionen hervorgerufen zu haben. Aus den Patientenblättern ab 1958 läßt sich jedenfalls nicht herauslesen, daß Patienten den Verlust homöopathischer Behandlung beklagten: Niemand verlangte explizit eine homöopathische Behandlung, und niemand verweigerte die Einnahme schulmedizinischer Medikamente. Bei aller Beliebtheit der Homöopathie in Württemberg scheint es also keine oder nur sehr wenige „unnachgiebige" Anhänger der Homöopathie gegeben zu haben: Der Patientenzustrom hielt nach 1956 – fast – unverändert an.

Überhaupt erfreuten sich sowohl das Aushilfskrankenhaus als auch das RBK während ihres Bestehens einer beinahe ungebrochenen Akzeptanz in der Bevöl-

---

[562] ADH, 55, Beilage hinten: Vortrag von Schwester Toni Künzig. Sie arbeitete von 1933 bis etwa 1958 im RBK.
[563] Z. B. bittet Frau L. H. aus Erlangen, die an einer chronischen Polyarthritis leidet, um Aufnahme; ihr Hausarzt habe ihr das RBK empfohlen (AIGM NHE 21, Brief von L. H., 2.2.63).
[564] Z. B. AIGM NHE 21, Brief von S. L., 26.2.63.
[565] Einige Beispiele seien angeführt. Eine Frau H. aus Luxemburg bittet um die Adresse eines Homöopathen in ihrer Umgebung (AIGM NHE 21, Brief an Frau H., 28.9.62). Ein homöopathischer Arzt aus Finnland möchte sich am RBK einer Leistenbruchoperation unterziehen und bittet um einen Aufnahmetermin (AIGM NHE 21, Brief von H. K., 10.10.63). Ein Mann aus Salzburg möchte sich wegen eines Magengeschwürs homöopathisch beraten lassen. Hier scheint es den Ärzten des RBK zuviel geworden zu sein: Sie verweisen darauf, daß eine Beratung ohne vorherige eingehende Untersuchung nicht möglich sei und daß es doch auch in der Nähe „entsprechende Behandlung" gebe (AIGM NHE 21, Brief von M. K., 7.5.62). Aus Schweden erreichte das RBK ein regelrechter Notruf: Ein Mann will sich nur am RBK behandeln lassen, da es in Schweden kein homöopathisches Krankenhaus gebe (AIGM NHE 21, Brief von E. L., 4.6.62). Eine Patientenanfrage aus Uruguay erreichte das RBK im Mai 1957 (AIGM NHE 21, Brief an J. H., 3.5.57). Eine besorgte Mutter aus St. Petersburg in Florida möchte ihren Sohn in das RBK einweisen lassen, da sie nur dort auf adäquate homöopathische Behandlung hofft (AIGM NHE 21, Briefe von und an E. K., 1962/63).

kerung. Das zeigen die langfristigen Entwicklungen der Patientenzahlen, der Pflegetage und der Bettenauslastung. Leider existieren für das Aushilfskrankenhaus keine vollständigen Daten. Doch läßt sich in den ersten Jahren eine tendenzielle Aufwärtsbewegung beobachten, die allerdings ab 1925 zum Stillstand gekommen ist und sogar rückläufig war, ohne daß dafür Gründe zu erkennen sind. Bis 1934 stieg die Zahl der Patienten aber wieder kräftig an. Versorgte das Aushilfskrankenhaus mit seinen 73 Betten vor dem Umzug ins RBK rund 1.000 Patienten jährlich, so begann das RBK mit seinen 320 Betten im ersten vollständigen Betriebsjahr 1941 mit etwa 3200 Patienten – relativ gesehen behandelte das Aushilfskrankenhaus also mehr Patienten pro Bett, was nochmals die räumliche Beengtheit unterstreicht.

Im RBK stand den Patienten mehr Raum zur Verfügung. Doch hätte man mit Leichtigkeit weitaus mehr Kranke aufnehmen können; für 1941 berichtet Erich Unseld, daß der Andrang so groß gewesen sei, daß das Krankenhaus im Grund schon wieder zu klein sei.[566] Diese Situation verschärfte sich im Jahr 1944 deutlich. In diesem Jahr nahm das RBK weit über 4000 Patienten auf und hatte damit bereits wieder ein ähnliches Betten/Patienten-Verhältnis erreicht wie im Aushilfskrankenhaus. Das drastische Absinken der Patientenzahl im Jahr 1945 erklärt sich durch den Umstand, daß die Militärregierung einen großen Teil des Krankenhauses für eigene Zwecke beschlagnahmt hatte. Ab 1946 stieg die Zahl der Patienten wieder kontinuierlich, weshalb man zu dieser Zeit auch zusätzliche 40 Betten aufstellte und damit auf insgesamt 360 Betten kam. Ein vorläufiger Höhepunkt war 1952 mit beinahe 5000 Patienten erreicht. Erstaunlicherweise läßt sich für das Krisenjahr 1956 tatsächlich ein leichter Rückgang der Patienten feststellen – ob dies durch den Wechsel in der ärztlichen Leitung und damit durch das Verschwinden der Homöopathie in den inneren Abteilungen verursacht war, läßt sich aber nicht nachweisen. Bereits im folgenden Jahr war die frühere Zahl der Patienten schon wieder erreicht und stieg tendenziell weiter. Ab 1967 blieb die Zahl der Patienten kontinuierlich über 5.000.

Betrachtet man nun die Pflegetage (Zahl der Patienten multipliziert mit ihrer Liegedauer), so zeigt sich ein beinahe umgedrehtes Bild als bei den reinen Patientenzahlen. Am Aushilfskrankenhaus stiegen die Verpflegungstage bis 1926 kontinuierlich an, obwohl 1925 und 1926 die Zahl der Patienten rückläufig gewesen war; dies bedeutet also, daß die Patienten im Durchschnitt längere Zeit im Krankenhaus verbracht haben als vor 1925. Der „Ausreißer" im Jahr 1923 erklärt sich aus einer kurzfristig veränderten Honorarpraxis der Krankenkassen: Ab Herbst 1922 bewilligten sie lediglich die Bezahlung von chirurgischen Dienstleistungen; Patienten mit inneren Krankheiten mußten ihre Behandlung dagegen selbst bezahlen und blieben deshalb in großer Zahl aus (siehe auch Graphik 23).[567]

---
[566] Unseld, *Bericht*, S. 155.
[567] Siehe dazu Geschäftsbericht, in: HM 49 (1924), S. 2.

III. Homöopathie am Robert-Bosch-Krankenhaus

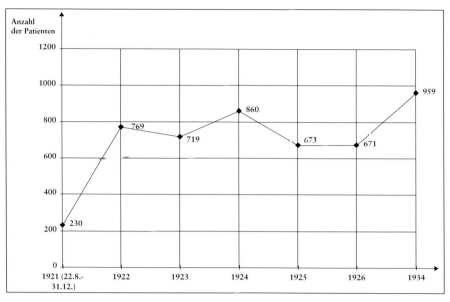

Graphik 19 Patienten im Aushilfskrankenhaus Marienstraße 1921–1926 und 1934[568]

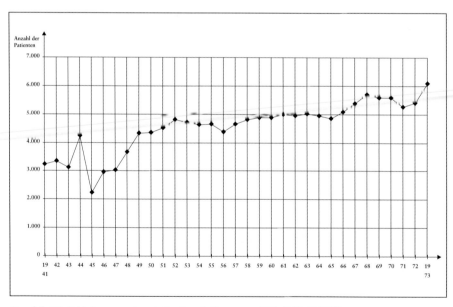

Graphik 20 Zahl der versorgten stationären Patienten am RBK 1941–1973[569]

---

[568] Quelle: Geschäftsberichte, in: HM 49 (1924), S. 1f. und HM 52 (1927), S. 33f.; das Jahr 1934 nach MBW.
[569] Quelle: Verwaltungsarchiv RBK 6100, Geschäftsberichte; ARBK 200, 128, Jahresberichte.

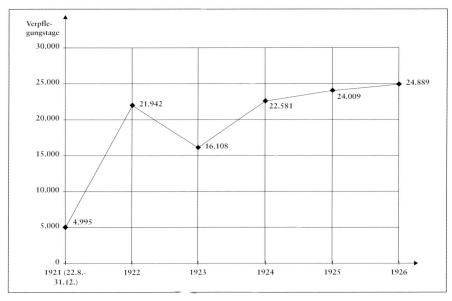

Graphik 21 Verpflegungstage im Aushilfskrankenhaus Marienstraße 1921–1926[570]

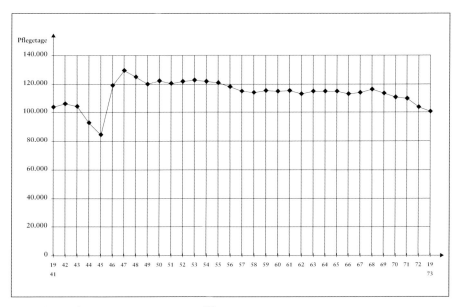

Graphik 22 Pflegetage am RBK 1941–1973[571]

---

[570] Quelle: Geschäftsberichte, in: HM 49 (1924), S. 1f. und HM 52 (1927), S. 33f.
[571] Quelle: Verwaltungsarchiv RBK 6100, Geschäftsberichte; ARBK 200, 128, Jahresberichte.

Auch am RBK war bei den Pflegetagen die Tendenz umgekehrt zur Entwicklung der Patientenzahlen, allerdings mit weniger erfreulicherem Resultat: Die Zahl der Verpflegungstage ging ab 1950 kontinuierlich zurück und erreichte 1972 wieder den Stand von 1941, obwohl damals 40 Betten weniger zur Verfügung gestanden hatten. Hier wirkte sich der extreme Rückgang der Liegedauer aus.

Dieser Rückgang der Pflegetage spiegelt sich abgeschwächt auch in der Kapazitätsauslastung wider. Blieb sie in den ersten Jahren des Aushilfskrankenhauses kontinuierlich über 90 Prozent (wiederum vom Ausreißerjahr 1923 abgesehen), so sank sie am RBK etwa 1955 unter 90 Prozent und Anfang der 1970er Jahre sogar unter 80 Prozent. Eine Auslastung von 90 Prozent gilt als außerordentlich hoch. Im Geschäftsbericht 1963 vermerkt das RBK: „Als voll belegt gilt ein Krankenhaus bei Belegungsziffern von 90 Prozent. Wir scheinen nach diesen Zahlen gering unter der möglichen Vollbelegung zu liegen, obwohl auf fast allen Abteilungen die Voranmeldungen, jahreszeitlich etwas schwankend, bei 8–14 Tagen liegen".[572] Als Ursachen für die Tatsache, daß am RBK keine Maximalbelegung bestehe, nennt der Geschäftsbericht die relativ hohe Zahl an Privatbetten, die nicht immer ausgelastet werden könnten, vor allem aber die Teilnahme am Stuttgarter Notaufnahme-System: Alle sechs Tage mußte das RBK zehn Betten für Notfälle freihalten.

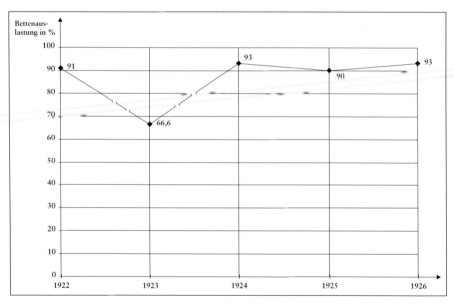

Graphik 23 Bettenauslastung am Aushilfskrankenhaus Marienstraße 1922–1926[573] (in Prozent)

---

[572] ARBK 200, 128, Jahresbericht 1963.
[573] Quelle: Geschäftsberichte, in: HM 49 (1924), S. 1f. und HM 52 (1927), S. 33f.

2 Die Homöopathie am Robert-Bosch-Krankenhaus in Therapie, Forschung und Lehre

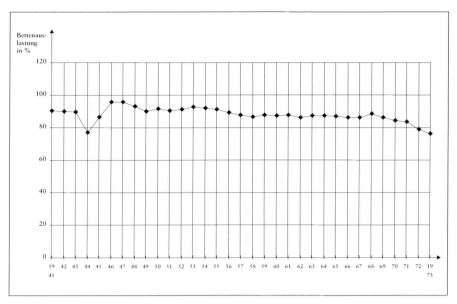

Graphik 24 Bettenauslastung am RBK 1941–1973[574] (in Prozent)

Das leichte Absinken der Auslastungszahlen kann deshalb nicht auf die Umstellung von homöopathischer auf schulmedizinische Behandlung in den inneren Abteilungen zurückgeführt werden. Das RBK lag vielmehr im allgemeinen Trend: So erreichte die Bettenausnutzung in deutschen Akutkrankenhäusern im Jahr 1966 den Wert von 88,6 Prozent – die Auslastung am RBK befand sich nur geringfügig unter dieser Marge.[575]

Von größerer Bedeutung als die bisherige Präsentation der statistischen Zahlen wäre eine qualitative Untersuchung der Patientenschaft. Insbesonders wäre von Interesse, ob die in der Homöopathie immer wieder behauptete „ganzheitliche" Behandlung[576] in irgendeiner Weise am RBK umgesetzt worden ist. Auch Besonderheiten im Arzt-Patienten-Verhältnis wären aufschlußreich. Eine solche Untersuchung scheitert jedoch an den fehlenden Quellen. Zum einen sind die Patientenblätter der inneren Abteilungen vor 1958 nicht erhalten; aus ihnen wäre aber wahrscheinlich sowieso nur die ärztliche Sicht auf den Patienten zu erkennen gewesen. Zum anderen ist die Überlieferung von Patientenbriefen sehr spärlich. Meistens sind sie zudem sehr allgemein gehalten: Die Schreiber bedanken sich für die „gute" Behandlung oder beklagen sich wegen unhöflichen Verhaltens. Nur zwei Briefe äußern sich dezidiert zur homöopathischen Behandlung. Im einen beklagt sich der Patient über die medizinische und menschliche Betreuung am RBK. Während seiner stationären Behandlung im Jahr 1943 habe

---

[574] Quelle: Verwaltungsarchiv RBK 6100, Geschäftsberichte; ARBK 200, 128, Jahresberichte.
[575] HStA Stuttgart, EA 2/010, Nr.3006, lfd. Nr. 121.
[576] Siehe dazu Faltin, *Heil*, sowie die Arbeit von Renate Jäckle.

man Medikamente nicht abgesetzt, obwohl er einen völligen Zusammenbruch erlitten habe und ständig erbrechen mußte; zudem habe man eine Einwilligung zu einer Blasenspiegelung dadurch erzwungen, daß man ihm mit einem Verdacht auf Krebs Angst gemacht habe. Auch sei ihm nicht erklärt worden, weshalb man ihm homöopathische und schulmedizinische Mittel gemischt verabreicht habe. Zuletzt sei er plötzlich entlassen worden, obwohl es ihm bedeutend schlechter als bei der Einweisung gegangen sei.[577] Ein zweiter Patient, der selbst Arzt war, beklagte sich 1947, er habe bei Karl Saller keinen Gesprächstermin bekommen, und überhaupt finde der ärztliche Leiter keinen Kontakt zu seinen Patienten. Zuletzt habe er, um überhaupt mit Saller sprechen zu können, als schwerkranker Patient in dessen Büro kommen müssen.[578]

Selbstverständlich handelt es sich hier um Einzelfälle, die nicht repräsentativ sein können für die allgemeine Haltung am RBK. Indem diese Fälle aber verblüffend identisch sind mit Aussagen aus allgemeinen Krankenhäusern, liegt doch die Vermutung nahe, daß am RBK der Umgang mit dem Patienten im Prinzip gleich war wie an jedem anderen Krankenhaus. Barbara Elkeles hat diesen Umgang beschrieben und als ein wichtiges Merkmal hervorgehoben, weshalb sich viele Patienten im Krankenhaus entmündigt fühlen: Sie klagen über fehlende Informationen über ihren Zustand und über den schlechten Umgangsstil der Ärzte, und sie fühlen sich hin und wieder zu reinen Ausbildungszwecken oder wissenschaftlichen Experimenten benutzt.[579] Auch am RBK treffen diese Vorwürfe – zumindest aus Patientensicht – zu: Teilnehmer der Ausbildungskurse am RBK nahmen jeweils an den Sprechstunden der Poliklinik teil, und in den stationären Abteilungen wurden teilweise auch homöopathische Mittel an Kranken ausprobiert.

Das Arzt-Patienten-Verhältnis scheint also am RBK relativ ähnlich gewesen sein wie an rein schulmedizinischen Krankenhäusern. Dies ist auch insofern naheliegend, als alle Ärzte des RBK eine schulmedizinische Ausbildung und damit eine schulmedizinische Sozialisation durchlaufen haben. Für eine zumindest intensivere Betreuung der Patienten spricht jedoch zweierlei. Erstens nahm sich der Arzt Zeit für eine umfangreiche Anamnese, was auch eine psychologische Bedeutung hatte. Und zweitens dürften sich die Schwestern, sofern ihre Zeit es erlaubte, intensiv mit den Patienten beschäftigt haben; dies legen zumindest die Aussagen einiger Schwestern nahe.[580] Allerdings lag dies nicht an einer spezifischen Eigenheit der Pflege in einem homöopathischen Krankenhaus, sondern am christlichen Ethos, das die Schwestern verinnerlicht hatten.[581]

---

577 ARBK 100, Briefwechsel A-S, Abschrift des Briefes von H.L., 9.2.43.
578 ARBK 100, Aktennote über eine Besprechung mit Patient Dr. A.M., 21.8.47
579 Siehe den Aufsatz von Elkeles.
580 AIGM V 60, Interview mit Herrenberger Schwestern, S. 15.
581 Dies drückt z. B. Hans Ritter für die Bettenstation der Poliklinik aus: „Bevor ich meinen Stationsbericht schließe, muß ich noch meiner langjährigen Stationsschwester Lotte gedenken. Ihre ruhige und freundliche Gesinnung, ihr mütterliches Verhältnis zu unseren Patienten machten die Station zu einer Oase des Friedens" (Ritter, *Memorandum*, S. 7).

2.2.2 Poliklinik

Während ihres gesamten Bestehens war die Poliklinik in recht beengten Räumlichkeiten untergebracht. Insgesamt umfaßten die Räume keine hundert Quadratmeter.[582] Die Röntgenabteilung und das Labor des RBK konnten mit genutzt werden.[583] Außerdem war an die Poliklinik eine eigene kleine Station mit zehn Betten angeschlossen, in der schwierigere Fälle betreut wurden.

Die Poliklinik hatte von Montag bis Freitag an den Vormittagen Sprechstunden. Bis 1955 war der ärztliche Direktor des RBK zugleich auch der leitende Arzt der Poliklinik; erst dann hatte sie mit Hans Ritter (1897–1988) und von 1969 bis 1973 mit Konrad Hötzer (*1924) einen eigenen Leiter. Dem leitenden Arzt waren wechselnde Assistenzärzte der inneren Abteilungen zugewiesen, die je einen Tag in der Woche ein bestimmtes Fachgebiet betreuten. Drei Krankenschwestern gingen den Ärzten zur Hand. Außerdem waren häufig bis zu 30 Teilnehmer der homöopathischen Kurse bei den Sprechstunden anwesend. Sie führten gemeinsam mit dem eingeteilten Assistenten die Anamnese durch und untersuchten die Patienten; dann führten sie sie dem Leiter der Poliklinik vor, der letztlich über die Therapie entschied.[584]

Wie aus den Patientenblättern der Poliklinik ab 1956 zu ersehen ist, war die Zusammenarbeit mit den diagnostischen Abteilungen des Hauses sehr eng. Dagegen scheint der Kontakt zwischen Poliklinik und inneren Abteilungen, zumindest während Hötzers Leitung, sehr spärlich gewesen sein: Hin und wieder seien seine Patienten auf die schulmedizinischen inneren Abteilungen verlegt worden; den umgekehrten Fall habe es dagegen nie gegeben.[585]

Die Poliklinik existierte von 1940 bis 1973, ohne jemals in Frage gestellt zu werden – die homöopathische Behandlungsweise hatte dort dezidiert ihren Platz. Und auch im neuen RBK sollte die Poliklinik fortgeführt und sogar erweitert werden; in den ersten Planungsunterlagen von 1965 wird der Poliklinik mit 220 Quadratmetern mehr als die doppelte Fläche zugestanden.[586] Konflikte mit Konrad Hötzer und die Unmöglichkeit, einen alle zufriedenstellenden Nachfolger zu finden, führten jedoch dazu, daß die homöopathische Poliklinik im neuen Haus nicht mehr eröffnet wurde.

Aus Sicht der StHK hatte die Poliklinik am RBK drei vorrangige Aufgaben. Nach einer „Besonderen Dienstanweisung"[587] für den leitenden Arzt sollte dort erstens die Homöopathie nach Möglichkeit immer in der Therapie angewendet werden. Zweitens sollte an der Poliklinik auch homöopathische Forschung betrieben wer-

---
[582] ARBSG 1002-52, Flächenvergleich verschiedener Abteilungen, 18.8.65.
[583] Ritter, *Memorandum*, S. 5f.
[584] So übereinstimmend in AIGM V 60, Interview mit Rolf Frauendorf, S. 6 und Stübler, Homöopathie 1948-1988, S. 198f.
[585] AIGM V 60, Interview mit Konrad Hötzer, S. 16.
[586] ARBSG 1002-52, Flächenvergleich verschiedener Abteilungen, 18.8.65.
[587] Entstanden etwa 1968; ein Exemplar in Privatarchiv Gebhardt.

den, vor allem durch „Sammeln von gesicherten Erfahrungswerten an dem Patientengut der Poliklinik". Und drittens sollte in der Ambulanz auch die Lehre der Homöopathie stattfinden: Der Leiter der Poliklinik war zugleich für die Organisation und Durchführung der Ausbildungskurse zuständig. Damit waren alle Aufgaben, die Robert Bosch zur Förderung der Homöopathie in seinen Richtlinien niedergelegt hatte, auf die Poliklinik übergegangen. Sie war ab 1956 der zentrale Ort homöopathischer Tätigkeit am RBK.

Allerdings konnte sich die Poliklinik niemals allein auf die homöopathische Förderung in Therapie, Forschung und Lehre beschränken. Es kamen anderweitige Aufgaben hinzu. Die wichtigste war die Übernahme der sogenannten „Inneren Facharztsprechstunden": Niedergelassene Ärzte aus Stuttgart und Umgebung konnten ihre Patienten in die Poliklinik des RBK schicken, um sie dort von einem Facharzt mit Hilfe modernster Diagnosetechnik untersuchen zu lassen; alle diese Patienten wurden also in der Poliklinik nicht behandelt. Bei einer Zufallsauszählung von hundert Patientenblättern der Poliklinik machten diese Facharztuntersuchungen 38 Prozent aus – sie nahmen die Ärzte der Poliklinik also zeitlich stark in Anspruch. Nebenbei verrät dieser hohe Anteil aber, daß die Praxisärzte Stuttgarts keine Berührungsängste gegenüber dem RBK hatten. Als weitere Aufgabe mußte die Poliklinik zweimal wöchentlich Personalsprechstunden abhalten; außerdem führten die poliklinischen Ärzte auch alle Blutentnahmen für die Internisten durch, sie besorgten die Nachkontrolle der Patienten nach ihrer Entlassung von den stationären Abteilungen, und sie übernahmen zumindest teilweise den Anmeldeverkehr und die Erstuntersuchung derjenigen Patienten, die ins Krankenhaus eingeliefert wurden.[588]

Grundsätzlich besaß die Poliklinik eine Doppelfunktion. Viele Patienten kamen über Jahre hinweg immer wieder und regelmäßig in die Poliklinik; sie hatte für diese Patienten den Stellenwert des Hausarztes. Ein nicht geringer Teil der Patienten wurde jedoch vom Hausarzt überwiesen, so daß die Poliklinik auch die Funktion der nach- beziehungsweise übergeordneten Behandlung übernahm; sie galt quasi als Zwischenstufe zwischen Praxis- und Krankenhausbehandlung.

Die leitenden Ärzte der Poliklinik

Im Prinzip sind die Ausführungen, die oben über die inneren Abteilungen gemacht wurden, auch für die Poliklinik gültig. Für die Ambulanz besteht aber der Vorteil, daß die Patientenblätter ab 1956 erhalten sind, und teilweise reichen die Unterlagen sogar noch bis in die Anfangszeit des RBK zurück.[589] Somit lassen

---

[588] Ritter, *Memorandum*, S. 6.
[589] ARBK 1. Die Unterlagen derjenigen Patienten, die nach 1956 nicht wieder vorstellig geworden waren, sind nicht erhalten. Für alle Patienten, die nach 1956 noch in der Poliklinik behandelt wurden, reichen die Unterlagen bis zum Datum ihrer Erstvorstellung und damit teilweise sogar bis in die 1930er Jahre zurück.

sich für die Poliklinik etwas genauere Aussagen zu Anamnese, Diagnostik und Therapie machen.

Die Krankenblätter weisen bei allen Leitern der Poliklinik eine umfangreiche Anamnese auf. Alfons Stiegele, Karl Saller, Otto Leeser, Hans Ritter und Konrad Hötzer beschreiben bei der ersten Vorstellung des Patienten oftmals eine Seite und mehr.[590] Ritter geht dabei nach einem festgelegten Ablauf vor.[591] Für ihn bestand die Fallaufnahme aus drei Teilen: erstens der Vorgeschichte des Patienten (für Ritter die eigentliche Anamnese), zweitens dem objektiven Status praesens („Befund") und drittens dem subjektiven Status praesens („Beschwerden").[592] Vor allem aus dem letzten Teil, der bei Ritter am ausführlichsten ist, läßt sich die Beachtung der homöopathischen Forderung erkennen, die subjektiven Symptome des Patienten zu beachten. Dazu gehören für Ritter nicht nur die körperlichen Beschwerden, sondern auch soziale und persönliche Gesichtspunkte: Ein aufreibender Beruf, schwierige Familienverhältnisse oder auch „schlechte" Gewohnheiten fanden bei Ritter Eingang in die Anamnese. Ganz ähnlich läßt sich auch die Anamnese bei Konrad Hötzer beschreiben. Sie verlief ebenso wie bei Ritter nach einem schulmedizinischen Muster, das aber homöopathische Eigenarten beinhaltete. Vor allem berücksichtigte Hötzer die subjektiven Symptome des Patienten, zudem konnte bei ihm die Fallaufnahme bis zu einer Stunde dauern.[593]

Bei der Diagnose war es für alle Leiter der Poliklinik selbstverständlich, alle zu Gebote stehenden Verfahren zu nutzen. In den Patientenblättern kommen die gängigen Verfahren – neben den Grundverfahren Inspektion, Auskultation, Perkussion und Palpation auch Röntgen, Blutuntersuchungen, EKG oder auch Schilddrüsenuntersuchungen – sehr häufig vor. Auf den Krankenblatt-Formularen war an zentraler Stelle ein dick umrandeter Kasten vorgedruckt, in den die Diagnose einzufügen war. Alle Ärzte der Poliklinik haben diesen Kasten auch ausgefüllt und damit eindeutig eine schulmedizinische Diagnose gestellt – mit Ausnahme von Konrad Hötzer: Er vermied das Stellen einer genauen Diagnose und hielt sich bei der Mittelwahl primär an die Symptomatik – bei ihm blieb das Kästchen meistens leer.[594] Die Therapie war ebenso wie in den inneren Abtei-

---

[590] Dieser Umfang hält sich mit Samuel Hahnemanns Anamnesen in etwa die Waage. Auch Hahnemann machte sich während der ersten Konsultation Notizen, die häufig eine Seite füllen; allerdings kommen auch viele Anamnesen mit mehreren eng beschriebenen Seiten vor (siehe dazu die edierten Krankenjournale Hahnemanns, z. B. D 5: Patient Nietschin auf Seite 74–76, Patientin Rosberg, S. 272f.).

[591] Ritter berichtet, daß Leeser die Anamnese gemacht habe, ohne den Redefluß des Patienten zu unterbrechen. Er selbst leitete dagegen die Aussagen des Patienten durch gewisse Fragestellungen (Ritter, *Memorandum*, S. 15).

[592] Ritter, *Aktuelle Homöopathie*, S. 119f.

[593] AIGM V 60, Interview mit Konrad Hötzer, S. 14.

[594] Abgesehen von der subjektiven Symptomatik und der längeren Dauer der Anamnese sind die Patientenblätter der homöopathischen Poliklinik identisch mit den Krankenakten der inneren schulmedizinischen Abteilungen des RBK ab 1958. Beide Male wird bei der Erstvorstellung handschriftlich oder mit Schreibmaschine die Anamnese eingetragen; anschließend werden unter dem

lungen an der naturwissenschaftlich-kritischen Homöopathie orientiert. Nachdem das Krankheitsbild abgeklärt worden war, wurde deshalb zunächst entschieden, ob eine homöopathische Behandlung überhaupt möglich war.[595] Falls der Patient geeignet schien, erhielt er zumeist Homöopathica in tiefen Potenzen; in den Krankenblättern sind homöopathische Potenzen feststellbar von unverdünnt bis D 12.

Für Hans Ritter war die Homöopathie ein Verfahren, das lediglich innerhalb der Gesamtmedizin überleben konnte. Gar nichts hielt er von Dogmatikern, die noch wie Hahnemann die Schulmedizin durch die Homöopathie ersetzen wollten[596]: „Der alte Traum Hahnemanns und vieler seiner Nachfahren, daß die Homöopathie eines Tages die Arzneitherapie schlechthin sein würde, ist ausgeträumt."[597] In seinem Lehrbuch *Aktuelle Homöopathie* (1962) hat Hans Ritter der Homöopathie ihren Platz innerhalb der Medizin zugewiesen. Danach gibt es für Ritter zwei grundsätzliche Wege der Arzneitherapie. Der eine ist die „künstliche Therapie", bei der die Heilung im wesentlichen ohne Mitwirkung des Organismus geschieht. Zu diesem Bereich zählen für ihn die symptomatisch-palliative Therapie, die Substitutionstherapie und die antiparasitäre Therapie. Der andere Weg ist die „Regulationstherapie", bei der die natürlichen Heilvorgänge des Körpers genützt werden – hier taucht also, in etwas wissenschaftlicherer Form, das Prinzip der Lebenskraft wieder auf. Hierzu rechnet Ritter neben der unspezifischen Reiztherapie und der Neuraltherapie auch die spezifische Reiztherapie, die gleichbedeutend ist mit der Homöotherapie.[598]

Der Regulationstherapie räumt Ritter nun eine gewisse Priorität ein. Im Hauptteil des Werkes zeigt Ritter, daß der Anwendungsbereich der Homöopathie sehr weiträumig und oftmals anderen Therapien überlegen sei. Die Vorteile der Homöopathie gegenüber anderen Verfahren sieht Ritter darin, daß man die regulative Behandlung an die individuelle Situation des Patienten anpassen könne, daß die subjektiven Symptome berücksichtigt werden können und daß aufgrund der niedrigen Dosierungen keine Arzneischäden vorkommen können. Als gravierende Nachteile betrachtet er aber die ungenügende wissenschaftliche Fundierung, die große Fülle von subjektiven Symptomen ohne Bestätigung durch Nachprüfungen[599] und die vielen Unsicherheiten in der Dosierungslehre.[600]

---

jeweiligen Vorstellungsdatum die Veränderungen und rechts davon die Verordnungen eingetragen. In den Akten der inneren Abteilungen mag vieles kürzer und stichwortartiger vermerkt sein – in der Tendenz sind sie sich gleich.

[595] So erinnert sich der Arzt Martin Stübler in: *Homöopathie 1948–1988*, S. 198.
[596] Siehe dazu Schreiber, Quellen und Studien zur Homöopathiegeschichte, Band 8, in Vorbereitung.
[597] Ritter, *Homöopathie gestern und heute*, S. 5.
[598] Zusammengefaßt nach: Ritter, *Aktuelle Homöopathie*, S. 24f. Ganz ähnlich in: Ritter, *Homöopathie gestern und heute*, S. 2ff.
[599] Die Sondierung und Reduzierung der Symptome sah Ritter deshalb als eine vordringliche Aufgabe der homöopathischen Forschung an.
[600] Ritter, *Positives und Negatives*, S. 558.

In der Praxis versuchte Hans Ritter aus Gründen der Wissenschaftlichkeit eine klare und das heißt nachprüfbare Linie zu verfolgen. Er verwandte ausschließlich Tiefpotenzen, wobei für ihn nur aufgrund der Erfahrung am Krankenbett entschieden werden könne, welche Dosierung im speziellen Fall angebracht sei.[601] Das Potenzenspektrum lag meist sehr eng zwischen unverdünnt und D 6.[602] Ein Problem war in der Praxis die Zahl der verabreichten Arzneimittel. Grundsätzlich gab Ritter lediglich ein Mittel, um dessen Wirkung gut beobachten zu können; aufgrund der „Multimorbidität" vieler Patienten sei es jedoch „häufig ein frommer Wunsch" geblieben, lediglich ein Einzelmittel zu verschreiben. Außerdem sei das Symptomenbild oft so vielgestaltig gewesen, daß es nicht möglich gewesen sei, das Krankheitsbild mit einem Mittel abzudecken. Dann habe er mehrere Mittel verschrieben, „um gewissermaßen statt mit einer Kugel mit Schrot zu schießen".[603] Was die Mittelwahl anbetraf, so orientierte sich Ritter ebenfalls stark an der Schulmedizin: Zwar bezog er die subjektive Symptomatik bei der Anamnese mit ein, letztlich behandelte er dennoch vorwiegend nach organotropen Gesichtspunkten: „Wir hatten schon angedeutet, daß wir der Individualisierung in der Homöopathie nicht die Bedeutung beimessen, die gern verkündet wird."[604]

Insgesamt gesehen war Hans Ritter ein überaus kritischer Homöopath. Für entrüstete Kommentare hat vor allem sein Buch *Homöopathie als Ergänzungstherapie* (1954) gesorgt, in dem Ritter seiner Überzeugung Ausdruck verlieh, „daß unsere heutige medizinische Wissenschaft das unverrückbare Fundament nicht nur in diagnostischer, sondern auch in therapeutischer Hinsicht ist".[605] Die Homöopathie besitze lediglich einen „Ergänzungswert", könne aber teilweise fühlbare Mängel der Schulmedizin ausgleichen.

Auch seine Tätigkeit in der Poliklinik des RBK hat Ritter mit eher skeptischen Worten beurteilt. Karl Schreiber bezeichnete im Jahr 1971 den Aufsatz Ritters *Bemerkungen zur Lage der Homöopathie* als ein erschütterndes und zugleich

---

[601] Ritter, *Aktuelle Homöopathie*, S. 58.
[602] Ritter, *Memorandum*, S. 16. Dies bestätigen auch die Karteikarten in der Patientensammlung zu bestimmten Arzneimitteln (in: AIGM, NRI).
[603] Ritter, *Aktuelle Homöopathie*, S. 90ff.
[604] Ritter, *Aktuelle Homöopathie*, S. 78.
[605] Ritter, *Homöopathie als Ergänzungstherapie*, S.11. Trotz dieses klaren Standpunkts war Hans Ritter aber stets nach allen Seiten offen geblieben. So hat er Mitte der 1960er Jahre mit dem klassischen Homöopathen Adolf Voegeli (1898–1993) korrespondiert und persönlichen Umgang gehabt (siehe KH 9/1965, S. 177–185; zu Voegeli siehe die Aufsätze von Römer). Voegeli hat daraufhin resümiert: „Denn wenn der ausgesprochenste Vertreter der sogenannten kritisch-wissenschaftlichen Homöopathie [Ritter] und der ausgesprochenste Vertreter der klassischen Richtung sich die Hände reichen können, dürfen es wohl auch die anderen wagen" (S. 185). Umgekehrt hat Ritter auch Kontakt zu extremen Gegnern der Homöopathie gehabt, wie zu Otto Prokop. Der Professor der Ostberliner Humboldt-Universität sah in der Homöopathie einen „medizinischen Okkultismus", aber über Ritters Hahnemann-Biographie schrieb er dem Autor: „Daß ich dabei nicht so gut wegkomme ist ganz natürlich, mir aber recht – wie Sie ja wissen. Nochmals wiederholt: Sie waren immer ein fairer Gegner" (AIGM NHE 32, Brief Prokop an Ritter vom 7.7.74).

ernüchterndes Resümee. Ritter äußerte sich zu diesen Bemerkungen gegenüber Schreiber in folgender Weise: „Sie werden mir nachempfinden, daß es mir nach einer Arbeit von 4 Jahrzehnten für eine sachliche und wissenschaftlich tragbare Ausübung der Homöopathie nicht leicht fiel, mich so zu äussern. Aber man kommt gerade aus dieser Einstellung nicht darum herum, die Dinge so sachlich-nüchtern zu sehen, wie möglich, auch wenn man sich dabei ins eigene Fleisch schneidet."[606] Der Homöopathie am Krankenbett erteilte Hans Ritter sogar eine vollständige Absage. Im *Memorandum* meinte Ritter, daß die Chancen für eine klinische Homöopathie gering seien und daß es unsinnig sei, „auf dem klinischen Parkett noch eine Lanze für sie zu brechen."[607]

Wegen eines – leicht verlaufenen – Herzinfarktes mußte Ritter 1968 die Poliklinik abgeben.[608] Er blieb dem RBK aber noch lange Jahre als Ratgeber verbunden. Sein Nachfolger Konrad Hötzer besaß eine von Ritter stark differierende Auffassung der Homöopathie. Lediglich in der Beurteilung der klinischen Homöopathie stimmten sie überein: Auch Hötzer sah den Schwerpunkt homöopathischer Behandlung nicht mehr in der Klinik, sondern in Praxis und Poliklinik, denn die Schulmedizin habe viele Fortschritte gemacht und könne akute schwere Fälle besser therapieren.[609] Ansonsten aber maß Hötzer den Außenseiterverfahren eine weitaus höhere Bedeutung zu als Ritter. Konrad Hötzer hatte eine internistische Facharztausbildung absolviert und bildete sich dann bei Paul Mössinger zum homöopathischen Arzt weiter. Bis 1966 war er als Homöopath zunächst in einer eigenen Praxis in Gaildorf, dann in einem Krankenhaus in Freudenstadt als Oberarzt tätig. Bevor er die Poliklinik am RBK übernahm, hatte er drei Jahre lang ein Kneippsanatorium in Lützenhardt geleitet.[610] Aufgrund dieses Werdegangs interessierte sich Hötzer nicht nur für die Schulmedizin und die Homöopathie, sondern vor allem auch für die Naturheilkunde. Außerdem zählte Hötzer auch die Psychotherapie zu den naturgemäßen Heilweisen, da sie sich auf die natürliche Heilkraft des Menschen stütze.[611]

Die genannten Verfahren wollte Hötzer zu einer „Ganzheitsmedizin"[612] verbinden. Innerhalb der Homöopathie sah er sich als Vertreter der „synoptischen Gruppe", die die naturwissenschaftlich-kritische Richtung mit der klassischen Homöopathie verbinden wolle.[613] Sein Ziel war deshalb, die Homöopathie nicht nur als organotrope Pharmakotherapie anzuwenden, sondern auch in persono-

---

[606] ARBSG 1002-125, Ritter an Schreiber, 18.6.71.
[607] Ritter, *Memorandum*, S. 17.
[608] AIGM NRI, Kurse 63–69, Ritter an Kabisch, 19.12.68.
[609] ARBSG, 1001-9, Hötzer an Walz, 23.6.68.
[610] Nach: RBK, Personalakte Konrad Hötzer.
[611] Hötzer, *Naturgemäße Heilweisen*, S. 243.
[612] Privatarchiv Gebhardt, Brief Hötzer an Schreiber vom 5.2.70: „Mein Wunschtraum für das neue RBK ist deshalb, daß dieses ein Modellkrankenhaus werde, in welchem eine Ganzheitsmedizin getrieben wird, welche die exakte wissenschaftlich fundierte Medizin der Universität ebenso umfaßt wie die Fächer, welche in der naturgemäßen Heilweise Kneipps enthalten sind".
[613] AIGM V 60, Interview mit Konrad Hötzer, S. 7.

troper Weise zu nutzen. Gerade bei der Einbeziehung der subjektiven Merkmale und bei der Bedeutung einer individualisierenden Therapie hätten Homöopathie und Tiefenpsychologie gleiche Ziele, so daß hier eine fruchtbare Verbindung möglich sei.[614]

Diese Form der „Ganzheitsmedizin" fand jedoch bei den Verantwortlichen nicht den gewünschten Anklang. Zu Beginn seiner Tätigkeit am RBK hatte Konrad Hötzer mehrere engagierte Skizzen verfaßt, in denen er Vorschläge für eine bessere Förderung der Homöopathie am RBK machte.[615] Bald befand sich Hötzer aber in der Position, daß er sich umgekehrt gegen Vorwürfe, die Homöopathie nicht adäquat zu fördern, verteidigen mußte. Manche Ärzte am RBK sahen in Hötzer einen zu klassischen Homöopathen,[616] und seine Beschäftigung mit Naturheilkunde und Psychotherapie wurde bei den verantwortlichen Personen nicht gern gesehen. Im Mai 1971 wurde Hötzer diese Beschäftigung schließlich ausdrücklich untersagt.[617] Diese Differenz ist dann im Herbst 1973 auch ausschlaggebend für die Trennung gewesen.[618]

Anteil der Homöopathie an der poliklinischen Behandlung

Im Gegensatz zu den inneren Abteilungen läßt sich der Anteil homöopathischer Behandlung in der Poliklinik direkt aus den Quellen bestimmen. Dazu wurden je 400 Patientenblätter aus der Amtszeit Ritters (1957–1968) und Hötzers (1969–1973) nach dem Zufallsprinzip ausgewählt und ausgewertet.[619] Es zeigt sich bei der Analyse, daß der Anteil ausschließlicher oder gemischter homöopathischer Behandlung sehr hoch war: Er lag sowohl bei Ritter als auch bei Hötzer bei insgesamt rund 75 Prozent, während umgekehrt der Anteil rein schulmedizinischer Behandlung lediglich fünf beziehungsweise zehn Prozent betrug. Die Quellen bestätigen also weitgehend, was Ritter selbst angab: Von hundert Verordnungen seien 80 homöopathische Mittel gewesen.[620] Ritter und Hötzer wurden damit der Forderung gerecht, an der Poliklinik möglichst homöopathisch zu behandeln.

Hans Ritter hat übrigens im Jahr 1966/67 selbst eine Auswertung von Krankenkarten der Poliklinik vorgenommen, die zu etwas anderen Ergebnissen kommt[621]: Bei 169 Patienten wurden 911 homöopathische und 396 schulmedizinische Mittel verordnet – das entspricht einem Verhältnis von etwa 2,3 zu 1

---

[614] Privatarchiv Gebhardt, Brief Hötzer an Ritter vom 16.2.70.
[615] Z. B. „Gedanken des Poliklinikers am RBK über den Strukturwandel" vom 29.10.1970 (in: Akte Gebhardt).
[616] Privatarchiv Gebhardt, Brief Hötzer an Mössinger vom 22.2.70.
[617] Privatarchiv Gebhardt, Brief Schreiber an Hötzer vom 11.5.71.
[618] AIGM NHE 40, Stein an Wünstel vom 23.10.73.
[619] Es wurden dabei lediglich Patienten berücksichtigt, die auch tatsächlich eine Behandlung erhalten haben. Reine Facharztuntersuchungen etc. wurden ausgesondert.
[620] Ritter, *Memorandum*, S. 8.
[621] ARBSG 1002-10, Zur Frage der wissenschaftlichen Orientierung der Homöopathie von Ritter, 20.1.67.

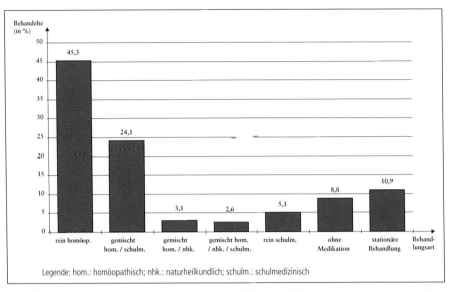

Graphik 25 Verteilung der Behandlungsarten an der Poliklinik des RBK während der Leitung Hans Ritters 1956–1968 (in Prozent)[622]

zugunsten der homöopathischen Mittel. Auffallend ist vor allem, daß im Durchschnitt jeder Patient 5,4 homöopathische und zusätzlich 2,3 schulmedizinische Verordnungen bekommen hat. Von den Patienten wurden 58 ausschließlich homöopathisch behandelt (34 Prozent), lediglich 13 erhielten eine ausschließlich schulmedizinische Behandlung (7,7 Prozent). Ritter kam deshalb zu dem Fazit, „daß sich in der ambulanten Praxis auch heute noch ein recht großer Teil homöopathisch behandeln läßt", wobei er aber eine bedeutende Einschränkung macht: Die homöopathisch behandelten Patienten könnten „ebenso gut oder besser" schulmedizinisch therapiert werden; viele sprächen aber besser auf homöopathische Mittel an.

Bei Konrad Hötzer ging der Anteil rein homöopathischer Behandlung gegenüber Ritter um fast zehn Prozent zurück; dafür erhöhte sich jedoch der Anteil jener Therapien, in denen die Naturheilkunde[623] eine Rolle spielte.

Erstaunlich ist nun, daß in der angeschlossenen Bettenstation diese Verteilung völlig anders aussah, obwohl die Leiter von Poliklinik und Bettenstation identisch waren. Hier kamen demnach die Unterschiede zwischen ambulanter und stationärer Behandlung zum Tragen, die für die homöopathische Therapie er-

---

[622] Quelle: ARBK 1, auf der Basis von 400 Fällen.
[623] Als naturheilkundliche Behandlung wurde hier gezählt: Bäder, Güsse, Wickel, Fango, Heilerde, Tee, Massage, Gymnastik und spezielle Diät.

2 Die Homöopathie am Robert-Bosch-Krankenhaus in Therapie, Forschung und Lehre

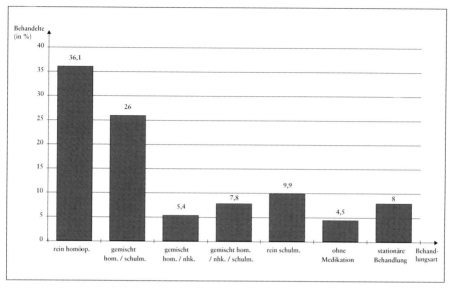

Graphik 26 Verteilung der Behandlungsarten an der Poliklinik des RBK unter der Leitung Konrad Hötzers 1969–1973 (in Prozent)[624]

hebliche Auswirkungen hatten. Leider ist man hier wiederum auf einige wenige Stellungnahmen angewiesen, da die Patientenblätter der Bettenstation ebenfalls verschollen sind. Bei einer Sitzung der Führungsebene der StHK heißt es 1971: „Prof. Oettel[625] stellte fest, daß er kürzlich von Dr. Hötzer gehört habe, er behandle seine Patienten auf seiner Station praktisch nicht homöopathisch. Bei ihm, so führte Prof. Ritter dazu aus, sei das auch nicht viel anders gewesen."[626] Diese Praxis bedeutet ganz konkret: In der Bettenstation der Poliklinik ist nach 1956 weniger homöopathisch behandelt worden als vor 1956 in den inneren Abteilungen.

Die homöopathische Behandlung in der Ambulanz der Poliklinik endete mit Hötzers Weggang 1973. Walter A. Müller hat die Poliklinik kommissarisch weitergeleitet – laut Patientenblättern fand mit diesem Wechsel von einem Tag auf den anderen keinerlei homöopathische Versorgung mehr statt. Es gab nur noch sehr wenige Fälle, in denen Homöopathica verschrieben wurden, und der Grund

---

[624] Quelle: ARBK 1, auf der Basis von 400 Fällen.
[625] Heinz Oettel war Professor für Medizin an der Universität Heidelberg und beriet das RBK in medizinischen, auch homöopathischen Fragen. Zu Oettel siehe das Personenverzeichnis.
[626] AIGM NHE 36, Protokoll über die Sitzung des Arbeitskreises von Dr. Schreiber am 26.5.71; Ebenso in: RBK, Personalakte Konrad Hötzer, Brief F 3 an Brugger, 27.5.71. In ARBSG, 1001-11, Protokoll der Vorstandssitzung der Hans-Walz-Stiftung, 7.3.72, S. 4, wird Hötzer sogar so wiedergegeben, daß er „keine" Homöopathie in der Bettenstation betreibe.

dafür lag meistens darin, daß der Patient schon zuvor ein homöopathisches Mittel bekommen hatte und nun wohl weiter darauf bestand.[627]

Die Patienten der Poliklinik des RBK

Trotz des hohen Anteils an homöopathischer Behandlung läßt sich nur selten anhand der Krankenblätter nachweisen, daß die Patienten tatsächlich wegen der homöopathischen Behandlungsmöglichkeit in die Poliklinik gekommen waren. In den ausgewerteten Blättern fanden sich sehr wenige Beispiele,[628] was aber nichts bedeuten muß: Oftmals dürfte der behandelnde Arzt den Wunsch einfach nicht notiert haben, und oftmals war die homöopathische Behandlung so selbstverständlich, daß der Patient nicht einmal den Wunsch danach geäußert hat. Interessant und aufschlußreich ist dagegen, daß viele Patienten bereits andere Ärzte konsultiert hatten, dort aber keine Hilfe fanden.[629] Hier wiederholt sich also ein Muster, das in der Homöopathie seit ihrer Entstehung beobachtet werden kann: Zunächst schöpft der Kranke die herkömmlichen Heilmethoden aus, und erst wenn er dort nicht geheilt werden kann, wendet er sich der Homöopathie als nachrangigem Verfahren zu.

Die Ambulanz der Poliklinik war bei den Krankenkassen zugelassen, so daß jeder Patient auf Krankenschein behandelt werden konnte.[630] Die Kassenärztliche Vereinigung als zuständige Genehmigungsstelle hatte dabei ausdrücklich die Erlaubnis zu einer homöopathischen Poliklinik erteilt – der Betrieb war also explizit an einen Arzt mit homöopathischer Zusatzbezeichnung gebunden. Durch den Weggang Leesers und die allgemeine Krise am RBK war die Fortführung der Ambulanz ab 1955 deshalb für einige Zeit in Frage gestellt gewesen. Mit Ritters Übernahme der Poliklinik konnte der Betrieb aber weitergehen. Nach dem nunmehr gültigen Vertrag durften im Jahr 3.000 Fälle behandelt werden. Das RBK stellte selbst die Rechnung an, daß jeder Patient durchschnittlich dreimal pro Schein vorspricht; demnach hätte die Poliklinik also rund 9.000 Konsultationen pro Jahr durchführen können.[631] In Wirklichkeit kam sie jedoch auf maximal 6.600 Konsultationen (im Jahr 1960); zumeist lag die Zahl unter 6.000 (siehe Graphik 29). Rechnet man von den vorgelegten Krankenscheinen die Facharztuntersuchungen ab, so blieben beispielsweise im Jahr 1966 lediglich 1.200 von 3.000 möglichen Scheinen übrig, die tatsächlich für homöopathische Behandlung genutzt worden waren.[632] Eine beträchtliche Steigerung wäre also möglich gewesen. Doch dazu hätten an der Poliklinik Nachmittags- und Samstagssprechstunden eingeführt werden müssen. Zudem wollte man nicht zu einer Ambulanz verkommen, in der die Patienten möglichst schnell abgefertigt werden müssen.

---

627 Nach einer Bewertung der Patientenblätter der Poliklinik im RBK (ARBK 1).
628 Z. B. die Patientin E. D., die schon bei Stiegele in poliklinischer Behandlung gewesen war.
629 Z. B. die Patientin J. D.: Wegen eines Ekzems hatte sie zuvor schon vier Hautärzte aufgesucht.
630 Stübler, *Homöopathie 1948–1988*, S. 199.
631 ARBSG, 1002-1, Protokoll der Besprechung vom 15.12.65, S. 5.
632 AIGM NHE 70, Besprechung über die Förderung der Homöopathie, 4./5.3.66.

Dennoch: Nach Aussagen einiger niedergelassenen Ärzte des RBK hätte ein guter Arzt damals etwa 2.800 Scheine verkraften können – erst darüber wäre der Betrieb einer „Rein-Raus-Praxis" gleichgekommen.[633] Man hätte die Frequenz also deutlich erhöhen können, bevor man an diesem Schmerzpunkt angelangt wäre. Betrachtet man die absolute Zahl der Patienten, kommt man zu den gleichen Ergebnissen. Die Poliklinik hätte, um die Zahl der Krankenscheine auszuschöpfen, etwa 35 Personen pro Tag behandeln müssen. Tatsächlich aber sprach Ritter in seiner abschließenden Beurteilung der Poliklinik von zehn bis 20 Patienten täglich, Hötzer nennt 15 bis 20 Patienten pro Vormittag.[634]

Diese Zahlen waren für die Verantwortlichen des RBK nicht befriedigend. Im April 1965 wurde Hans Ritter deshalb aufgefordert, Gründe für die geringe Frequenz zu nennen.[635] Ritter gibt als ersten Punkt einen persönlichen Faktor an: Er lehne es ab, Gefälligkeitsrezepte zu geben und unbegründet krankzuschreiben, weshalb viele Patienten nicht in die Poliklinik kämen. Zweitens liege die Poliklinik etwas außerhalb, so daß das direkte Einzugsgebiet eine relativ geringe Bevölkerungszahl aufweise. Drittens gebe es eine Einbuße an Patienten, weil der Leiter der Poliklinik aufgrund des Vertrages mit der Kassenärztlichen Vereinigung keine Hausbesuche machen dürfe. Viertens seien die Sprechstunden auf die Vormittage beschränkt; mittlerweile hätte sich die Einführung einer Nachmittagssprechstunde am Montag und Donnerstag aber als nützlich erwiesen. Fünftens hätten die langen Wartezeiten einen negativen Einfluß auf die Patientenzahlen. Und sechstens würden Patienten zumeist durch persönliche Empfehlung gewonnen, was jedoch für eine gute Auslastung der Poliklinik nicht genüge. Überweisungen von niedergelassenen Ärzten und Fachärzten hätten erst in den letzten Jahren zugenommen. Und Überweisungen von homöopathischen Ärzten seien – seit dem „großen Konflikt" von 1955/56 – äußerst gering.

Womöglich ist dieser letzte Punkt auch der Grund für den vehementen Rückgang neuregistrierter Patienten an der Poliklinik ab 1957. Leider liegen wiederum für die Zeit vor 1956 keine Zahlen vor; im Nachlaß Ritters ergibt sich aber aus erhaltenen Blättern, daß 1954 rund 1000 Patienten in der Poliklinik behandelt worden sind,[636] 1957 waren es lediglich noch 707, 1960 sogar nur noch 428. Erst Anfang der 60er Jahre konnte sich diese Zahl wieder stabilisieren. Konrad Hötzer hat die Zahl der Patienten kurzfristig auf ein hohes Niveau zurückführen können; schon im zweiten Jahr seiner Amtszeit fiel die Zahl aber auf den alten Stand (Graphik 27).

Die hier genannten Zahlen geben nun nicht den tatsächlichen Stand der Patienten wider. Denn Patienten, die womöglich Jahre später wegen einer ganz anderen Krankheit wieder gekommen sind, haben keine neue laufende Nummer erhalten.

---

[633] AIGM NHE 70, Besprechung über die Förderung der Homöopathie, 4./5.3.66.
[634] Ritter, *Memorandum*, S. 5; AIGM V 60, Interview mit Konrad Hötzer, S. 15.
[635] AIGM NHE 17, Nr.3, „Über wissenschaftliche Arbeitsmöglichkeiten" (April 65).
[636] AIGM NRI, Patientenblätter.

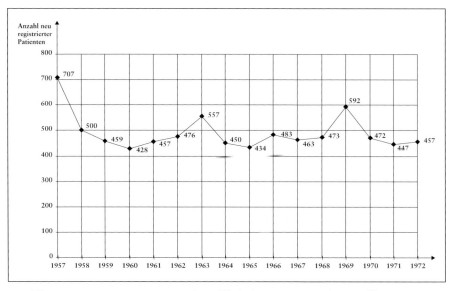

Graphik 27 Neu registrierte Patienten an der Poliklinik des RBK von 1957 bis 1972[637]

Außerdem wurde für alle Facharzt- und Personaluntersuchungen grundsätzlich keine laufende Nummer vergeben. Berücksichtigt man diese Fälle, ergibt sich ein anderes Bild: Die Patientenzahlen steigen bis 1967 relativ kontinuierlich, sinken dann aber bis 1973 stark ab. Eine beachtenswerte Ausnahme bildet wiederum das erste Jahr unter Hötzers Leitung: Er hatte 1969 fast doppelt soviele Patienten wie Ritter im Jahr 1968 (Graphik 28).

Überblickt man die ausgewerteten Blätter, kann es für die tendenzielle Aufwartsbewegung bis 1967 nur eine Ursache haben: Während Ritters Amtszeit hat der Anteil der Spezialuntersuchungen stark zugenommen, während die Zahl der tatsächlich behandelten Patienten eher gesunken sein dürfte. Bei Hötzer dagegen fiel der Anteil der Facharztuntersuchungen wieder deutlich ab. Es muß bei diesen Zahlen allerdings berücksichtigt werden, daß sie auf Stichproben und Hochrechnungen beruhen und deshalb lediglich Tendenzen widerspiegeln können.

Betrachtet man nun die Zahl der Konsultationen, so bestätigen sich die Ergebnisse aus Graphik 27: Ebenso wie die Zahl der neu registrierten Patienten blieb die Konsultationszahl zwischen 1957 und 1973 relativ konstant; hier ist nun jedoch auch explizit nachzuweisen, daß sie vor 1957 weitaus höher gelegen hatte. Die eigentliche Blütephase der Poliklinik – in Bezug auf die Frequenz – lag

---

[637] Quelle: AIGM NHE 17, Nr.3, „Über wissenschaftliche Arbeitsmöglichkeiten", S. 1; die Jahre 1966 bis 1972 nach ARBK 1 (die laufenden Nummern auf den Blättern wurden teilweise hochgerechnet auf das Jahresganze).

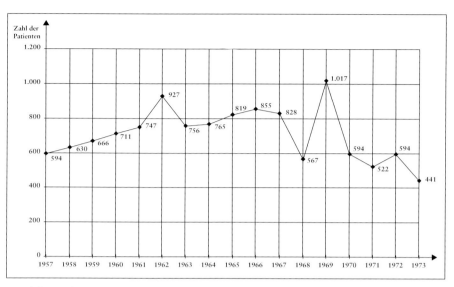

Graphik 28 Absolute Patientenzahlen an der Poliklinik des RBK 1957 bis 1972[638]

also in den 1940er Jahren; danach sank die Zahl der tatsächlich behandelten Patienten und die Zahl der Konsultationen stark ab.[639]

Für die Poliklinik lassen sich, aufgrund der erhaltenen Krankenakten ab 1956, nun auch detaillierte soziale Angaben zu den Patienten machen. Allgemein rückt Patientengeschichte zunehmend ins Blickfeld der Medizinhistoriker, nachdem sie bis vor kurzem nahezu völlig vernachlässigt worden ist.[640] Dennoch ist die Zahl von Auswertungen zu Patienten schulmedizinischer Ärzte noch sehr gering.[641] Die Homöopathiehistoriker haben dagegen auf diesem Feld schon erhebliche Arbeit geleistet: Vor allem zu Samuel Hahnemanns Patientenschaft liegen mehrere ausführliche Untersuchungen vor.[642] Es existiert jedoch noch keine Untersuchung einer homöopathischen Praxis nach 1945 und auch keine Analyse der

---

[638] Quelle: ARBK 1. Zahlen inklusive Facharzt-, Vorsorge- und Nachsorgeuntersuchungen. Außerdem wurden alle Patienten neu gezählt, die in einem anderen Jahr wegen einer anderen Krankheit wieder erschienen sind (aber keine neue Nummer bekommen haben). Die Zahlen sind hochgerechnet nach einer Stichproben-Auswertung von 11 Prozent aller Patientenblätter.

[639] Zahlen für die Poliklinik am Aushilfskrankenhaus existieren nicht. Lediglich in AIGM NRI (Akte Zu Arzneiprüfungen, Donner an Schoeler, 7.11.66) ist vermerkt, daß die Poliklinik um 1927 etwa 70 Konsultationen wöchentlich, also etwa 3.500 Konsultation pro Jahr gehabt haben soll.

[640] Siehe dazu Eberhard Wolff, *Patientengeschichtsschreibung*.

[641] Siehe dazu die Arbeiten von Franz Dumont, Wolfgang Balster, Michael Stolberg, J. und H.-P. Wolff, und Dietrich Tutzke/R. Engel.

[642] Siehe dazu Jütte, Patientenschaft; Vogl; Faure. Die bislang umfangreichste Auswertung hat Kathrin Schreiber geleistet, die die komplette Patientenschaft Hahnemanns zwischen 1811 und 1821 ausgewertet hat. Zur Patientenschaft des homöopathischen Laienheilkundigen Eugen Wenz (1856–1945) siehe Faltin, *Heil*, S. 268ff.

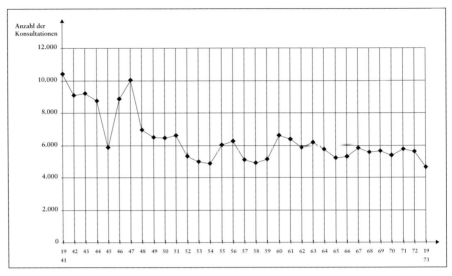

Graphik 29 Konsultationen in der Poliklinik am RBK von 1941–1973[643]

Patientenschaft einer homöopathischen Poliklinik. Bei letzterem Punkt können die Daten des RBK eine Lücke schließen.

Die Patientenblätter der Poliklinik umfassen schätzungsweise 8.000 bis 9.000 Patienten aus der Zeit vorwiegend zwischen 1956 und 1973. Sie sind alphabetisch geordnet. Für die folgende Auswertung wurden für die Amtszeit Ritters und Hötzers je 400 Patientenblätter ausgewertet, was also insgesamt rund zehn Prozent des Gesamtbestandes entspricht. Das methodische Vorgehen entspricht den Arbeiten von Vogl, Faltin und Schreiber, um so eine Vergleichbarkeit herstellen zu können.

Die Altersverteilung der Patienten ist während der Leitung Ritters und Hötzers relativ gleich – beide Male sind rund 70 Prozent aller Patienten zwischen 20 und 55 Jahre alt. Säuglinge und Kinder sowie ältere Menschen sind dagegen nur sehr wenig vertreten. Eine solche Verteilung entspricht den bisherigen Analysen zu Patientenschaften anderer Homöopathen und entspricht in etwa auch den damaligen Alterspyramiden der deutschen Bevölkerung.[644]

Bei der Geschlechtsverteilung halten sich männliche und weibliche Patienten die Waage: Bei den Patienten Ritters überwiegen die männlichen Patienten um etwa einen halben Prozentpunkt, bei den Patienten Hötzers ist der Anteil der weib-

---

[643] Quelle: Verwaltungsarchiv RBK 6100, Geschäftsberichte; ARBK 200, 128, Jahresberichte. Siehe dazu auch die etwas niedrigeren Zahlen in: AIGM NHE 17, Nr. 3, „Über wissenschaftliche Arbeitsmöglichkeiten", S. 1.

[644] Siehe dazu Faltin, *Heil*, S. 272; Schreiber. Zur allgemeinen Altersverteilung siehe die statistischen Jahrbücher der Bundesrepublik Deutschland.

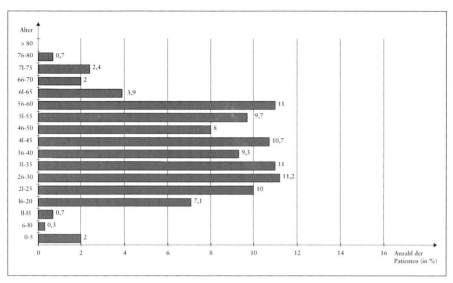

Graphik 30 Altersverteilung der Patienten der Poliklinik des RBK 1956–1968[645] (in Prozent)

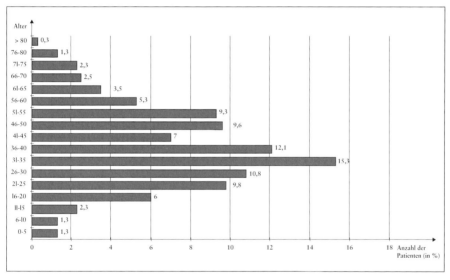

Graphik 31 Altersverteilung der Patienten der Poliklinik des RBK 1969–1973 (in Prozent)

lichen Patienten um etwa denselben Wert höher. Was den Familienstand derPatienten anbetrifft, ergaben sich ebenfalls keine Auffälligkeiten: Sowohl bei Ritter als auch bei Hötzer waren rund 60 Prozent der Kranken verheiratet, rund 30 Prozent ledig.

---

[645] Quelle für die Graphiken 16–27: ARBK 1, auf der Basis von 400 Fällen.

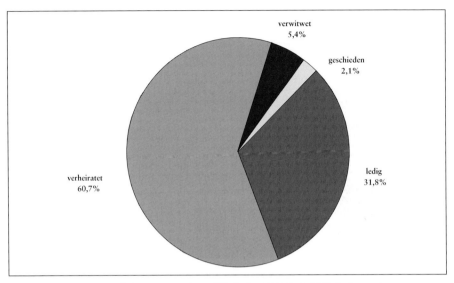

Graphik 32 Familienstand der Patienten der Poliklinik des RBK 1956–1968 (in Prozent)

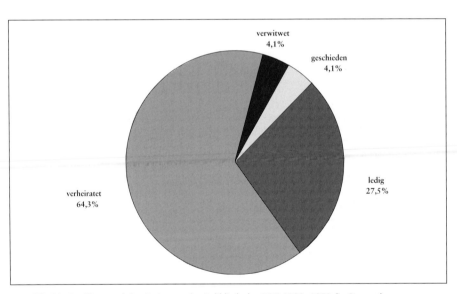

Graphik 33 Familienstand der Patienten der Poliklinik des RBK 1969–1973 (in Prozent)

Bei der Untersuchung der Patientenschaft der inneren Abteilungen des RBK wurde bereits festgestellt, daß das Krankenhaus – trotz seiner bundesweiten Ausstrahlung als homöopathisches Krankenhaus in Forschung und Lehre – nur von regionaler Bedeutung war, was die Anwendung der Homöopathie betraf: Der Löwenanteil der stationären Patienten kam direkt aus Stuttgart und aus den umliegenden Orten. Für die Poliklinik läßt sich nun dieselbe Feststellung treffen.

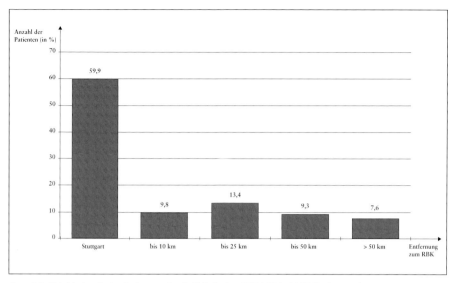

Graphik 34 Herkunft der Patienten der Poliklinik des RBK 1956–1968 (in Prozent)

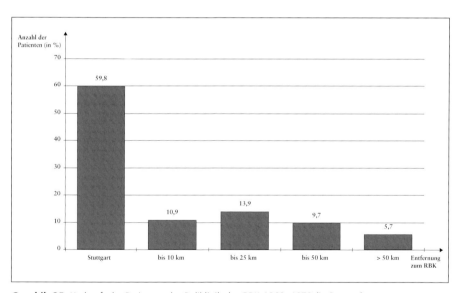

Graphik 35 Herkunft der Patienten der Poliklinik des RBK 1969–1973 (in Prozent)

Dies leuchtet für die Ambulanz auch ein, da die Patienten oft über Monate hinweg alle zwei Wochen vorstellig werden mußten; lange Anfahrtswege nahmen da nur die wenigsten in Kauf. Rund 60 Prozent der Patienten, sowohl bei Ritter als auch bei Hötzer, kamen direkt aus Stuttgart. Insgesamt wohnten rund 85 Prozent innerhalb eines Radius von 25 Kilometern.

Am aufschlußreichsten ist neben der regionalen Herkunft die Berufsverteilung der Patienten. Dabei mußten die beruflichen Rubriken, die Vogl gebildet hatte, der Zeit nach 1945 angepaßt werden. Vor allem wurden Arbeiter, aber auch Hausfrauen und Rentner gesondert gezählt. Insofern ist hier nur eine bedingte Vergleichbarkeit möglich. Die Ergebnisse sind wiederum bei Ritter und Hötzer außerordentlich ähnlich, was insgesamt bedeutet: Sie wandten zwar recht verschiedene Formen der Homöopathie an, ihre Patientenschaft glich sich aber stark.

Wie in einer Großstadt nicht anders zu vermuten, spielen landwirtschaftliche Berufe keine Rolle in der Patientenschaft der Poliklinik. Auch der Anteil handwerklicher Berufe ist nicht sehr hoch. Dagegen sind kaufmännische, industrielle und technische Berufe mit rund einem Drittel gut vertreten. Die Anteile der Arbeiter und des öffentlichen Dienstes erscheinen für eine Industrie- und Behördenstadt dagegen eher gering. Sehr ausgeprägt ist auch der Anteil der Hausfrauen, was jedoch eher auf die Familienstruktur der deutschen Nachkriegszeit denn auf spezifisch homöopathische Ursachen zurückzuführen ist: Ein Großteil der Frauen widmete sich damals der Kindererziehung und dem Haushalt und war selbst nicht berufstätig. Ansonsten sind kaum auffallende Unterschiede der Anteile an der Patienten- und Konsultationszahl zu beobachten. Hier dürfte sich das moderne Gesundheitswesen auswirken, durch die alle Personen ähnlich guten Zugang zu Behandlungsmöglichkeiten haben.

Wie häufig ein Patient in die Poliklinik kam, läßt sich aus den beiden Graphiken 38 und 39 erkennen. Dabei zeigt sich erstmals ein deutlicher Unterschied zwischen Ritter und Hötzer: Kamen bei Ritter beinahe 30 Prozent aller Patienten nur ein Mal in dessen Behandlung, waren es bei Hötzer lediglich knapp 13 Prozent. Man muß jedoch vorsichtig sein, hieraus irgendwelche Schlüsse zu ziehen. Die Differenz könnte vielleicht medizinische Ursachen haben: Viele Patienten Ritters könnten wegen Krankheiten gekommen sein, die mit einer Konsultation geheilt werden konnte. Insgesamt zeigt sich eine deutliche Konzentration auf wenige Konsultationen: Bei Ritter kamen rund zwei Drittel aller Patienten maximal vier Mal in die Poliklinik, bei Hötzer waren es nur geringfügig weniger. Das bedeutet allerdings nicht, daß an der Poliklinik ein starker Durchgangsverkehr geherrscht hat: Sehr viele Patienten blieben der Poliklinik über Jahre hinweg treu.

Die Anzahl der Konsultationen sagt noch wenig über die Dauer der Behandlung aus – zwischen zwei Konsultationen können drei Tage oder drei Monate liegen. Deshalb wurde der Behandlungszeitraum gesondert erfaßt. Er ist gerade bei der Untersuchung homöopathischer Behandlungen von Interesse, da die Homöopathie als ein Verfahren gilt, das viel Zeit in Anspruch nimmt.[646] Der Zeitraum einer Behandlung ist jedoch nicht nur vom angewandten Verfahren abhängig,

---

[646] Kam ein Patient wegen einer anderen Krankheit wieder, wurde dies nicht berücksichtigt. Nur so ließ sich der Behandlungszeitraum für eine zusammengehörende Therapie ermitteln.

2 Die Homöopathie am Robert-Bosch-Krankenhaus in Therapie, Forschung und Lehre

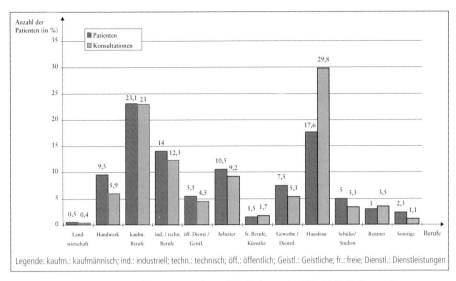

Graphik 36 Berufsverteilung der Patienten der Poliklinik des RBK 1956–1968 (in Prozent)

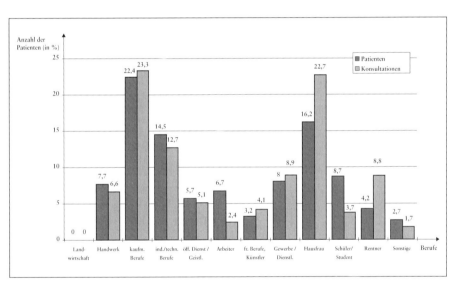

Graphik 37 Berufsverteilung der Patienten der Poliklinik des RBK 1969–1973 (in Prozent)

sondern natürlich auch von der Schwere der Krankheit sowie allgemein von den existierenden Behandlungsmöglichkeiten.

Dennoch zeigt sich eine starke Tendenz zu längeren Behandlungsperioden: Bei Ritter machen die Patienten, die länger als zwei Monate in Behandlung sind, rund ein Drittel aus; bei Hötzer sind es sogar 40 Prozent. Insgesamt behandelte

III. Homöopathie am Robert-Bosch-Krankenhaus

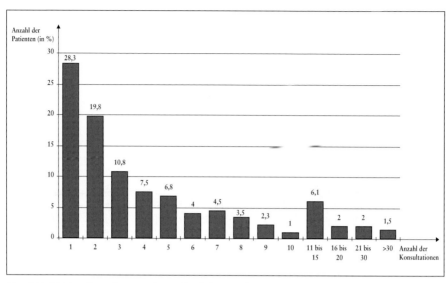

Graphik 38 Verteilung der Konsultationshäufigkeit an der Poliklinik 1956–1968 (in Prozent)

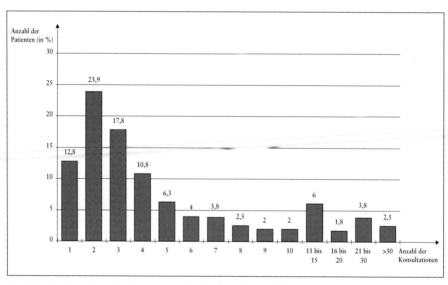

Graphik 39 Verteilung der Konsultationshäufigkeit an der Poliklinik 1969–1973 (in Prozent)

Hötzer seine Patienten über einen längeren Zeitraum hinweg als Ritter; dessen „Kurzzeitpatienten" (bis zwei Wochen) umfassen immerhin 45 Prozent, während es bei Hötzer lediglich etwas mehr als ein Drittel sind. Insgesamt gesehen hat Konrad Hötzer seine Patienten also häufiger und länger behandelt als Hans Ritter.

2 Die Homöopathie am Robert-Bosch-Krankenhaus in Therapie, Forschung und Lehre

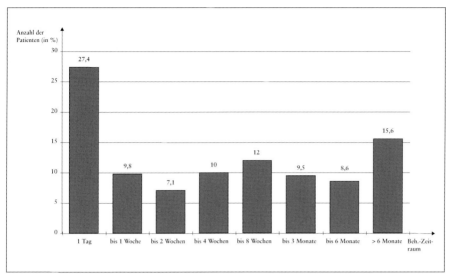

Graphik 40 Behandlungszeitraum der Patienten der Poliklinik des RBK 1956–1968 (in Prozent)

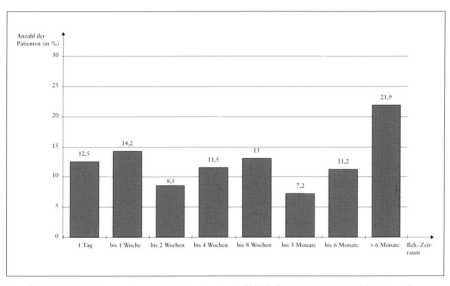

Graphik 41 Behandlungszeitraum der Patienten der Poliklinik des RBK 1969–1973 (in Prozent)

Von großem Interesse ist zuletzt die Frage, welche Krankheiten die Patienten der Poliklinik hatten. Grundsätzlich kann man sagen, daß nur in wenigen Fällen lebensbedrohliche Krankheiten vorlagen; diese Patienten wurden umgehend stationär eingeliefert und lediglich in Zwischenphasen von der Poliklinik betreut. Insgesamt zeigt sich ein breites Spektrum an Diagnosen, wobei jedoch Krankheiten der Kreislauf- und der Verdauungsorgane stark dominierten (bei

III. Homöopathie am Robert-Bosch-Krankenhaus

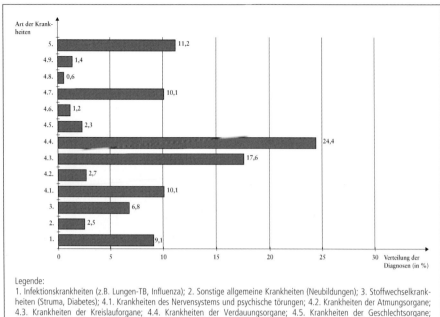

Legende:
1. Infektionskrankheiten (z.B. Lungen-TB, Influenza); 2. Sonstige allgemeine Krankheiten (Neubildungen); 3. Stoffwechselkrankheiten (Struma, Diabetes); 4.1. Krankheiten des Nervensystems und psychische törungen; 4.2. Krankheiten der Atmungsorgane; 4.3. Krankheiten der Kreislauforgane; 4.4. Krankheiten der Verdauungsorgane; 4.5. Krankheiten der Geschlechtsorgane; 4.6. Krankheiten der Haut; 4.7. Krankheiten der Bewegungsorgane; 4.8. HNO-Krankheiten; 4.9. Verletzungen, Unfälle; 5. Unbestimmte Diagnosen (z. B. „Vegetative Dystonie", allgemeine Müdigkeit).

Graphik 42 Verteilung der Diagnosen an der Poliklinik des RBK 1956–1968 (in Prozent)

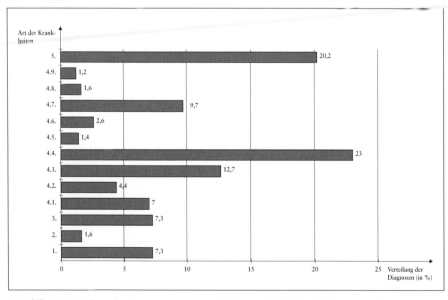

Graphik 43 Verteilung der Diagnosen an der Poliklinik des RBK 1969–1973 (in Prozent)

Ritter 42 Prozent, bei Hötzer 35,7 Prozent). Nur einen unbedeutenden Anteil hatten Geschlechtskrankheiten und Erkrankungen von Hals, Nase und Ohren.[647] Starke Veränderungen zwischen der Behandlungszeit Ritters und Hötzers gibt es nicht. Lediglich der Umfang an unbestimmten Diagnosen hat bei Hötzer deutlich zugenommen; dies hängt mit seiner Neigung zusammen, auf eine Diagnosenstellung zu verzichten und stärker die Symptomatik zu berücksichtigen. Die Einteilung der Krankheiten ist an ein Schema Reinhard Sprees angelehnt.[648]

Hans Ritter hat seine Patientenschaft auch selbst analysiert. Er kam dabei zu dem Ergebnis, daß 57 Prozent der Patienten mit chronischen Krankheiten ohne festes diagnostisches Profil zu ihm in die Poliklinik kamen. Weitere 18 Prozent hätten eine „relative Indikation" gehabt und nur vier Prozent seien „große klinische Fälle" gewesen; die restlichen 21 Prozent der Fälle verteilten sich auf Überweisungen an Fachärzte oder auf reine Beratungen.[649]

Außerdem verglich Hans Ritter am Ende seiner poliklinischen Tätigkeit die Krankheiten von rund 1700 Poliklinik-Patienten der Jahre 1965 bis 1967 mit etwa 3.000 Patienten der Jahre 1954 bis 1956 aus seiner früheren allgemeinen Praxis in Plettenberg.[650] In der Graphik 44 sind die Krankheiten von knapp 80 Prozent aller Patienten der Poliklinik dargestellt. Ritter war bei den Ergebnissen vor allem überrascht, daß die Krankheiten in der Poliklinik „ernster" waren als die in seiner Praxis; dies bestätigt erneut die These, daß die Poliklinik des RBK teilweise eine Zwischenposition zwischen Hausarzt und Krankenhaus eingenommen hat.

Abschließend sei noch angefügt: Es gibt es keine Anzeichen dafür, daß die homöopathischen Ärzte in irgendeiner Weise „menschlicher" oder „offener" mit den Patienten umgegangen wären als ihre schulmedizinischen Kollegen – von einem spezifisch homöopathischen Arzt-Patient-Verhältnis kann also nicht die Rede sein. Der Arzt Hellmuth Lehmann, der 1942 kurze Zeit am RBK tätig gewesen war, berichtet über den Ablauf der poliklinischen Sprechstunden zu Zeiten Alfons Stiegeles: „Die Untersuchung, ganz allgemein, bewegt sich durchaus in klinischen üblichen Bahnen. Die Kriegsverhältnisse bringen es mit sich, daß durch Ärztemangel manches kürzer ausfällt als sonst. [...] Der eigentliche Ambulanzraum ist groß. Hier ist neben dem Professor Stiegele, der Assistentin auch noch die Schwester und die Sekretärin vorhanden. Das schließt nun jede intim-ärztliche Besprechung und Untersuchung aus. Zudem stehen an der einen

---

[647] Im Jahr 1997 wurde in Sachsen und Sachsen-Anhalt die Patientenschaft von niedergelassenen homöopathischen Ärzten ausgewertet – die Resultate sind zwar nicht vom Zeitraum, aber doch von der Art der Patientenschaft her vergleichbar. In dieser Untersuchung verteilten sich die Diagnosen folgendermaßen: Asthma und Bronchitis elf Prozent; chronische Nebenhöhlenentzündung elf Prozent; Dermatitis 15 Prozent; Migräne und andere Erkrankungen des Zentralen Nervensystems 19 Prozent; sonstige Diagnosen 44 Prozent (*Im Osten was Neues*, S. 5). Hier zeigt sich also ein deutliches Übergewicht an chronischen Krankheiten in der Patientenschaft.
[648] Spree, *Quantitative Aspekte*.
[649] Ritter, *Memorandum*, S. 8.
[650] Ritter, *Fallverteilung*.

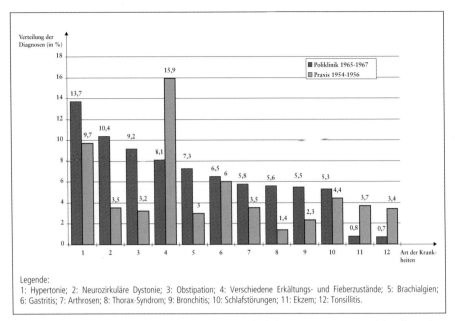

Graphik 44 Vergleich der Diagnosen zwischen der Poliklinik des RBK 1965–1967 und der allgemeinen Praxis Ritters 1954–1956[651] (in Prozent)

Seite zwölf Stühle, auf denen meist einige Assistenten oder Assistentinnen sitzen, zuhören und Aufzeichnungen machen. Die Situation ist auf der einen Seite eine Kompromißlage zwischen Lehren und Behandeln, auf der anderen aber habe ich den Eindruck einer durchaus gewollten Entwicklung."[652]

2.3 Forschung

Robert Bosch hatte in seinen Richtlinien für das RBK großen Wert auf homöopathische Forschung gelegt. Das bedeutete: Die Wirksamkeit der Heilweise sollte wissenschaftlich nachgewiesen und ihr Arzneischatz verbessert werden. Deshalb wurde von allen leitenden Ärzten des RBK erwartet, daß sie auch wissenschaftlich forschend tätig seien. Diese Forschungstätigkeit läßt sich in relativ wenige Felder einteilen.

Am dringlichsten – und zugleich am schwierigsten – war der Nachweis, daß das Simile-Prinzip Gültigkeit besitze. Das Simile war die Grundlage der Homöopa-

---

[651] Quelle: Ritter, *Fallverteilung*.
[652] Privatarchiv Lehmann, Wissenschaftliches Tagebuch, Eintrag vom 28.1.43, S. 26f.

thie, da nach ihm das richtige Arzneimittel gesucht und ausgewählt wurde. Der Nachweis, daß das Simile-Prinzip wirksam sei, hätte deshalb der Homöopathie einen gewaltigen Auftrieb verschafft, weil sie so ihre Berechtigung auf dem medizinischen Markt nach wissenschaftlichen Maßstäben bewiesen hätte. Dieser Aufgabe galt deshalb schon immer das vordringliche Interesse der homöopathischen Forschung. Doch dieser Nachweis ließ sich selbst auf empirischer Ebene nicht bewerkstelligen. Der Arzt wandte homöopathische Mittel beim Patienten nach der Ähnlichkeitsregel an und erzielte damit auch Erfolge: Ob diese Erfolge aber auf dem Simile-Prinzip, einem Placebo-Effekt, der Suggestion oder womöglich gar auf einem völlig anderen Heilprinzip beruhte, war nicht feststellbar. Unter dem Druck wissenschaftlicher Normen waren deshalb viele Homöopathen bereit, die uneingeschränkte Gültigkeit des Simile-Prinzips in Frage zu stellen, sowohl am RBK als auch im Zentralverein homöopathischer Ärzte – das Simile galt vielen lediglich noch als „Arbeitshypothese".[653]

Die großen Schwierigkeiten, das Simile nachweisen zu können, haben am RBK dazu geführt, daß nur wenige Versuche in dieser Richtung unternommen worden sind. Statt dessen einigte man sich im Jahr 1966 dezidiert darauf, nicht die Homöopathie als Ganzes beweisen zu wollen, sondern lediglich die Wirksamkeit einzelner homöopathischer Arzneien wissenschaftlich zu sichern.[654] Im Zentrum der Forschungen am RBK standen deshalb stets die einzelnen Arzneimittelprüfungen (AMP). Samuel Hahnemann hatte als Deduktion aus der Ähnlichkeitsregel gefordert, daß Arzneimittel zunächst am gesunden Menschen geprüft werden sollten: Diejenigen Symptome, die der Gesunde nach Einnahme des Mittels produziert, könnten umgekehrt mit demselben Mittel beim Kranken geheilt werden. Die Arzneimittelprüfung am Gesunden gehört deshalb zu den wesentlichen Charaktermerkmalen der Homöopathie.

Ein Blick in die tatsächliche Forschungstätigkeit am RBK zeigt jedoch, daß diese Form der Arzneimittelprüfung nicht die einzige war. Es gab in Wirklichkeit erstens die Arzneiprüfung am Gesunden, aber zweitens prüften alle homöopathischen Ärzte des RBK die Arzneien auch am kranken Menschen. So konnte untersucht werden, ob die Mittel tatsächlich diejenigen Krankheiten heilten, die die Empirie, die AMPs an Gesunden oder die Repertorien vorgaben. Und drittens wurden Arzneiwirkungen am RBK auch im Tierversuch geprüft. Die beiden letzteren Vorgehensweisen entsprechen schulmedizinischem Brauch.

Die AMPs am gesunden Menschen wurden am RBK vorwiegend in Zusammenarbeit mit den homöopathischen Ausbildungskursen geleistet. Es wurde von den Teilnehmern erwartet, daß sie sich während ihrer Anwesenheit am RBK an einer Arzneimittelprüfung beteiligten.[655] Allerdings ist nur für die wenigsten Kurse tatsächlich nachweisbar, daß eine AMP durchgeführt wurde. Insgesamt wurden

---
[653] AIGM NHE 17, Nr. 7 (16.11.70), S. 3.
[654] AIGM NHE 70, Besprechung über eine Förderung der Homöopathie, 4./5.3.66.
[655] Z. B.: AIGM NRI, Kurse 72–78, Merkblatt zur Weiterbildung in Homöopathie 1971.

zwischen 1946 und 1972 etwa 50 Kurse abgehalten; dabei dürften jedoch nur wenige Male auswertbare Studien entstanden sein, die auch veröffentlicht wurden.[656]

Einen näheren Anhaltspunkt zum Umfang der AMPs an Gesunden am RBK liefert Erich Unseld, der 1970 aus dem veröffentlichten Schrifttum alle AMPs an gesunden Personen zwischen 1936 und 1970 zusammengetragen hat. Danach haben in diesem Zeitraum in Deutschland 34 AMPs an Gesunden stattgefunden.[657] Davon stammen von den RBK-Ärzten Mezger, Unseld, Ritter, Leeser und Pirtkien insgesamt 16, also beinahe die Hälfte. Allerdings sind einige der Arbeiten nicht während der Tätigkeit des jeweiligen Arztes am RBK entstanden. Vor allem Julius Mezger hat zahlreiche AMPs durchgeführt, wobei das RBK nach seinem Ausscheiden nichts mehr mit seinen Prüfungen zu tun hatte.[658] Insgesamt lassen sich zehn AMPs direkt am RBK nachweisen; wahrscheinlich waren es in Wirklichkeit etwas mehr.

Die Ziele dieser Prüfungen lassen sich in drei Punkten zusammenfassen. Erstens sollte die Wirksamkeit des Simile-Prinzips zumindest für das einzelne Medikament nachgewiesen werden. Zweitens sollten neue Stoffe geprüft und so dem homöopathischen Arzneischatz hinzugefügt werden. Dieses Ziel hatte allerdings nur wenig Bedeutung, da bereits die bestehende homöopathische Materia medica von kaum einem Arzt wirklich ausgeschöpft werden konnte. Außerdem war der vorhandene Arzneischatz stark mit irrelevanten Symptomen überfrachtet. Deshalb war für die RBK-Ärzte das dritte Ziel das wichtigste: Bereits geprüfte Mittel sollten modernen Nachprüfungen unterzogen werden, um die Repertorien von falschen und überflüssigen Symptomen zu befreien. Alfons Stiegele sah, als er 1940 das RBK übernahm, darin sogar seine Hauptaufgabe: „Kritische Sichtung, Abstoßung und Aufbau wird das Programm sein, vor allem die Nachprüfung der Arzneiversuche am Gesunden."[659]

Die AMPs an kranken Personen fanden bis 1956 sowohl am Krankenbett als auch bei den ambulanten Patienten der Poliklinik statt. Nach 1956 hatten sie, von wenigen speziell durchgeführten Studien abgesehen, ihren Platz ausschließlich in der Poliklinik. Vor allem Alfons Stiegele und Hans Ritter, in geringerem Umfang auch Karl Saller und Otto Leeser, haben die Krankenakten der homöopathisch behandelten Patienten im nachhinein sorgfältig ausgewertet und so die Wirksamkeit bestimmter Mittel geprüft. Die Unterlagen Hans Ritters sind erhalten.[660] Er hat während seiner Zeit am RBK auf diese Weise rund 50 homöopathische Mittel klinisch getestet: Ritter hatte für jedes Medikament einen Kasten angelegt, in denen alle Blätter von Patienten, die das entsprechende Mittel

---

[656] In Tab. 8 zum Beispiel die Nummern 14–16.
[657] Unseld, *Deutsche Arzneimittelprüfungen*, S. 7ff.
[658] Julius Mezger hat zwischen 1932 und 1959 etwa 15 Arzneimittelprüfungen an Gesunden durchgeführt und bearbeitet (J. Mezger, *Arzneimittelprüfungen*, S. 138).
[659] Stiegele, *Aufgaben*, S. 314.
[660] AIGM NRI, Patientenkästen.

bekommen hatten, abgelegt waren. So entstand bis 1968 eine umfangreiche Fall-Sammlung; beispielsweise hat Ritter für Nux vomica rund 400 Behandlungen mit diesem Medikament zusammengetragen. Er hat jedoch nicht alle Arznei-Sammlungen ausgewertet und die Ergebnisse publiziert, da damit große Schwierigkeiten verbunden waren. Sie sind deshalb in der nachfolgenden Tabelle nur dann verzeichnet, wenn Ritter die Resultate veröffentlicht hat.

Die Patientenauswertungen Stiegeles sind dagegen leider verschollen. Dennoch zeigt seine umfangreiche Publikationsliste zu einzelnen Medikamenten, daß auch er diesen Arzneimittelprüfungen an kranken Personen große Bedeutung beigemessen hat. Da jedoch meistens nicht zu entscheiden ist, auf welcher Grundlage Stiegeles Aufsätze über bestimmte Arzneien zustandegekommen sind, wurden sie in der Tabelle nicht berücksichtigt. In Wirklichkeit dürfte die Zahl der Arzneimittelprüfungen am RBK deshalb höher liegen als die Tabelle nahelegt.

Speziell organisierte AMPs an kranken Personen wurden dagegen am RBK relativ selten durchgeführt. Vor allem Müller und Seybold haben in den inneren Abteilungen in den 1960er Jahren hin und wieder vergleichende Prüfungen angestellt: Sie gaben Patienten mit derselben Krankheit, beispielsweise mit chronischer Polyarthritis (Tab. 8, Nr. 38), entweder schulmedizinische oder homöopathische Präparate und beobachteten die Heilungs- und Linderungserfolge bei beiden Gruppen.

Als dritte Form der Arzneiprüfung haben Ärzte am RBK Tierversuche angestellt. Bereits Alfons Stiegele verwies auf die Notwendigkeit, den Tierversuch mit dem Versuch am gesunden Menschen zu verbinden, um optimale Ergebnisse zu erhalten. Und seit 1924 hat Stiegele auch nachweisbar tierexperimentell geforscht.[661] Doch erst in der Ära Müllers und Seybolds erhielt der Tierversuch größere Bedeutung: Von neun nachweisbaren experimentellen Arbeiten mit Tieren fanden sieben nach 1956 statt. Alle drei Formen der Arzneimittelprüfungen waren mit großen Problemen verbunden. Diese Schwierigkeiten werden im nachfolgenden Kapitel ausführlich behandelt.

Ein weiteres Gebiet der Forschungstätigkeit am RBK war die Potenzierung homöopathischer Mittel. Insbesondere Otto Leeser war daran interessiert gewesen, die Wirksamkeit von Hochpotenzen nachzuweisen – ihm ging es darum, zu zeigen, daß die homöopathische Potenzierung etwas anderes ist als eine einfache Verdünnung des Urstoffes (Tab. 8, Nr. 10). Müller und Seybold haben später die scheinbare Wirkung hoher Potenzen nachprüfen lassen (Tab. 8, Nr. 33). Mit Leeser begann auch der Zeitraum, in dem am RBK Grundlagenforschung betrieben wurde. Otto Leeser habe sogar einen Physiker der Technischen Hochschule Stuttgart herangezogen, um die homöopathische Grundlagenforschung voranzubringen.[662] Sie besaß vor allem nach 1956 einen gewissen Stellenwert, wobei

---
[661] In DZH 41 (1924), S. 304f. beschreibt Stiegele einen Tierversuch mit Meerschweinchen.
[662] Landesverband Baden-Württemberg im DZhÄ, S. 260.

jedoch nicht immer ein Zusammenhang mit der Homöopathie zu erkennen ist. Rudolf Pirtkien hat sich während seiner Zeit am RBK auch mit der Systematisierung homöopathischen Wissens beschäftigt. Sein starkes Interesse an der damals noch neuen Computertechnik führte dazu, daß er Versuche unternahm, die Krankenblätter elektronisch zu speichern und auszuwerten; auf diese Weise sollte ein neues Repertorium zusammengestellt werden, in dem der Arzt auf elektronischem Wege schnell und sicher das richtige Mittel finden konnte.[663] In der Fortschreibung dieser Arbeiten entfernte sich Pirtkien jedoch teilweise von der homöopathischen Aufgabenstellung.

Als letztes Forschungsgebiet ist die Homöopathiegeschichte zu nennen. Sie wurde vor allem durch Heinz Henne am RBK etabliert, der ab 1967 die Medizingeschichtliche Forschungsstelle leitete. Aufgrund der Bedeutung der homöopathiehistorischen Forschung bis in die Gegenwart hinein ist diesem Bereich ein eigenes Kapitel gewidmet.

In der folgenden Tabelle sind alle klinischen, poliklinischen und experimentellen Forschungsarbeiten aufgeführt, die bis 1973 nachgewiesen werden können. Ein Großteil der wirklich relevanten Arbeiten dürfte darin verzeichnet sein. Denn Hartmuth Walter, der 1964 alle Forschungstätigkeiten inklusive theoretischer Arbeiten am RBK aufgelistet hat, kommt für die Zeit bis 1964 auf insgesamt 38 Arbeiten,[664] Rudolf Pirtkien führt in seinem Forschungsresümee für die Zeit von etwa 1965 bis 1975 weitere elf Projekte auf. Insgesamt dürfte also die Zahl der relevanten Forschungsprojekte bei 50 liegen. Zur Simileforschung zählen dabei 14 Arbeiten, zur Gruppe der Arzneimittelprüfungen etwa 22, zur Potenzierung fünf, zur Grundlagenforschung acht Arbeiten. Allein für das Jahrzehnt 1965 bis 1975 seien etwa 700 Personen in die Untersuchungen einbezogen, rund 1.400 Tierversuche durchgeführt, Tausende von Krankengeschichten ausgewertet worden; insgesamt seien etwa 60 homöopathische Substanzen geprüft worden.[665]

Tab. 8 Bekannte experimentelle und klinische Forschungstätigkeit am RBK von 1921 bis 1973

Nr.	Thema	Art	Forscher	Datum	Quelle
1	Arzneiversuche mit Aethiops antimonialis	AMP2	Alfons Stiegele	ca. 1915–1927	DZH 44 (1927), S. 46–50
2	Anwendbarkeit von Arsenik	AMP2	Alfons Stiegele	1922	DZH 39 (1922), S. 145–163
3	Versuche mit Meerschweinchen	TV	Alfons Stiegele	1924	DZH 39 (1922), S. 145–163

Legende: AMP1: Arzneimittelprüfung an gesunden Personen; AMP2: Arzneimittelprüfung an kranken Personen; AMP3: Arzneimittelprüfungen im Tierversuch; SP: Forschung am Simile-Prinzip; P: Forschung zur Potenzierung; GF: Homöopathische Grundlagenforschung; TV: Tierversuch; S: Sonstige nichthomöopathische Forschungen

---

[663] Solche Programme gibt es mittlerweile auf dem Software-Markt.
[664] Walter, Beilage auf S. 56
[665] Pirtkien, *Zehn Jahre Forschung*, S. 1203.

Tab. 8 *Fortsetzung*

Nr.	Thema	Art	Forscher	Datum	Quelle
4	Arzneiversuche mit Cimicifuga (225 Fälle)	AMP2	Fritz Donner	1927–33	AHZ 181 (1933), S. 406–425
5	Arzneiversuche mit Asclepias vincetoxicum	?	Heinrich Meng	ca. 1928	Unveröffentlicht (siehe Donner, Quellenverzeichnis)
6	Auflistung klinischer Fälle, nach Mitteln geordnet	S	Horst Baumann	1940	Hippokrates 18 (1947), S. 320–329.
7	Wirkung von Pulsatilla auf Genitalfunktion der Maus	TV / AMP3	Marta Hofmeister	1950	Archiv für Homöopathie I (1953), S. 24–40.
8	Arzneiprüfung von Secale D 3 bei Durchblutungsstörungen	AMP2	Alfons Stiegele	1950	Hippokrates 21 (1950), S. 463–465 (Walter, S. 57 Beil.)
9	Arzneiprüfung von Erigeron (18 Teilnehmer)	AMP1	Julius Mezger, Martin Stübler	1950/51	Archiv für Homöopathie II/1955, S. 51–104
10	Nachweis von Stoffen in Potenzen mit Hilfe radioaktiver Indikatoren	P	Otto Leeser, K. Janner	1951	Archiv für Homöopathie I/1953, S. 9–16
11	Arzneiprüfung von Mandragora officinarum (30 Teilnehmer)	AMP1	Julius Mezger	1951	Archiv für Homöopathie I/1953, S. 41–100
12	Untersuchung der Aktivität frischgeschaffener Kristalloberflächen	GF	Otto Leeser	1952	Archiv für Homöopathie I/1953, S. 17–23.
13	Arzneiversuche mit Belladonna und Gelsemium	AMP2	Hans Ritter	1952–68	AHZ 215 (1970), S. 494–503 (IGM NHE 41)
14	Arzneiprüfung von Rauwolfia D 1 und D 3 (24 Teilnehmer)	AMP1	Otto Leeser, R. Schrenk	1954	Archiv für Homöopathie II/1955, S. 1–50
15	Arzneiprüfung von Gelsemium D 2 und D 4 (25 Teilnehmer)	AMP1	Otto Leeser	1955	AIGM NHE 12
16	Arzneiprüfung von Gelsemium D 4 (13 Teilnehmer)	AMP1	Otto Leeser	1955	AIGM NHE 12

Tab. 8 *Fortsetzung*

Nr.	Thema	Art	Forscher	Datum	Quelle
17	Arzneiprüfung eines unbekannten Mittels	AMP1	Julius Mezger, Rudolf Pirtkien	1958/59	AIGM NHE 64
18	Tierversuche zur choleretischen Wirksamkeit homöopathischer Mittel bei der Ratte	TV / AMP3	Walter A. Müller, Gerhard Seybold	1964	Medizinische Welt 26 (1960), S. 1417–1422
19	Doppelblindversuch zu fünf homöopathischen Mitteln in der Klinik zum Beweis des Simileprinzips	AMP2/ SP	Walter A. Müller, Gerhard Seybold	ca. 1960–1964	ARBSG 1002-6
20	Homöopathische Mittel im Vergleich zur üblichen klinischen Therapie	AMP2	Walter A. Müller, Gerhard Seybold, H. Müller	ca.1961	HIP 32 (1961), S. 281–283
21	Doppelblindversuch mit Nux vomica D 4 (147 Fälle)	AMP2	Hans Ritter	1961–65	HIP 37 (1966), S. 472–476
22	Arzneiprüfung von Bryonia	AMP1	Rudolf Pirtkien	1962	Pirtkien, Bryonia
23	Arzneiprüfung von Belladonna	AMP1	Rudolf Pirtkien	1963	Pirtkien, Belladonna
24	Bestimmung des Gehalts des reinsten handelsüblichen Milchzuckers an Mineralstoffen	P	Walter A. Müller, Gerhard Seybold	ca.1964	ARBSG 1002-6, Forschungsprogramm
25	Arzneiversuche zum Einbau radioaktiven Phosphors in Tumorzellen	GF		vor 1964	Walter, S. 57 Beil.
26	Stoffwechselforschung an isolierten Tierlebern	GF / TV		vor 1964	Walter, S. 57 Beil.
27	Prüfung der Gefäß- und Blutdruckwirkung von Veratrum und Lachesis	AMP2		vor 1964	Walter, S. 57 Beil.
28	Arzneiprüfung von Arsenik alb. D 3 bei Hautblutungen	AMP2		vor 1964	Walter, S. 57 Beil.
28	Krankenblattauswertung und elektronische Speicherung	S	Rudolf Pirtkien	vor 1964	Walter, S. 57 Beil.
30	Untersuchungen über adaptive Fermentbildung	GL	Walter A. Müller	vor 1964	Hoppe-Seyler's Zs. physiolog. Chemie 334 (1963), S. 180
31	Vergleich der Wirkung homöopathischer Mittel mit der Anregung der Gallensäureausscheidung durch Heilquellen	AMP2		vor 1964	Walter, S. 57 Beil.

Tab. 8 *Fortsetzung*

Nr.	Thema	Art	Forscher	Datum	Quelle
32	Arzneiprüfung von Arsenicum alb. D 6 bei Hautblutungen	AMP2		vor 1964	Walter, S. 57 Beil.
33	Prüfung der von Leeser behaupteten Wirksamkeit von Secale D 30 bei Durchblutungsstörungen	P		vor 1964	Walter, S. 57 Beil.
34	Prüfung der von Seitschek angegebenen Wirksamkeit von Sulphur D 200	P	Gerhard Seybold	1964	AHZ 209 (1964), S. 538–548 und 551–553
35	Arzneiversuche zu Gelsemium, Sanguinaria, Belladonna, Coffea, Zincum metallicum	AMP2	Hans Ritter	1964	Ritter, *Memorandum*, S. 19f.
36	Tierversuche mit Nux vomica D 6 zu Beschleunigung der Abheilung von Magengeschwüren	AMP3	Walter A. Müller, Gerhard Seybold	1964	HIP 32 (1961), S. 281–283
37	Untersuchung zur Wirksamkeit homöopathischer Mittel bei Husten	AMP2	Walter A. Müller, Gerhard Seybold	1964	ARBSG 1002-6
38	Vergleichende Untersuchung zur Wirksamkeit homöopathischer Mittel bei primär chronischer Polyarthritis	AMP2	Walter A. Müller, Gerhard Seybold, Rudolf Pirtkien	1965	HIP 36 (1965), S. 664–668
39	Arzneiprüfung von Gelsemium (Arbeit wurde eingestellt)	AMP1	Rudolf Pirtkien	nach 1966	Pirtkien, *10 Jahre Forschung*
40	Arzneiversuche mit Veratrum album D 1 bis D 6 bei Kreislaufkollaps	AMP2	Rudolf Pirtkien	nach 1966	Pirtkien, *10 Jahre Forschung*
41	Tierversuche zur Wirkung von Lycopus europaeus und Lithospermum offizinale auf den Stoffwechsel der Schilddrüse mit radioaktivem Jod	TV	Rudolf Pirtkien	nach 1966	Pirtkien, *10 Jahre Forschung*
42	Tierversuche zu Veränderungen der Cholerese mit der akuten Gallenfistel (untersucht wurden 21 homöopathische Mittel)	AMP3	Rudolf Pirtkien	nach 1966	Pirtkien, *10 Jahre Forschung*
43	Tierversuche zu digitalisartigen Wirkungen bei homöopathischen Mitteln	AMP3	Rudolf Pirtkien	nach 1966	Pirtkien, *10 Jahre Forschung*

Tab. 8 *Fortsetzung*

Nr.	Thema	Art	Forscher	Datum	Quelle
44	Nachweis von Arzneistoffen in potenzierten Mitteln	P	Rudolf Pirtkien	nach 1966	Pirtkien, *10 Jahre Forschung*
45	Prüfung eines Farbstofftests	S	Rudolf Pirtkien	ca.1967	ARBSG 1002-10, Vortrag vor der VVB von R. Pirtkien, 20.1.67
46	Blindversuch mit Bryonia	AMP1	Rudolf Pirtkien	1967	ARBSG, 1002-10, Vortrag vor der VVB von R. Pirtkien, 20.1.67
47	Tierversuche zur Geschwürentstehung bei Ratten und Meerschweinchen	TV	Rudolf Pirtkien	1967	ARBSG, 1002-10, Vortrag von R. Pirtkien, 20.1.67
48	Versuche zur Arzneimittelfindung nach der Simileregel mit Hilfe des Computers	S	Rudolf Pirtkien	1967/68	ARBSG, 1002-10, Vortrag von R. Pirtkien, 20.1.67
49	Prüfung von Akrinor, Effortil, Novadral und Veratrum album	AMP2 AMP3	Gerhard Seybold, R. Schumann, G. Schumann	ca.1970	Medizinische Klinik 65 (1970), S. 1399–1405
50	Doppelblindversuche mit Nux vomica D 4 und Asa foetida D 3	AMP1	Paul Mössinger	1971	Dt. Med. Wochenschrift 104 (1979), S. 140–143

Legende: AMP1: Arzneimittelprüfung an gesunden Personen; AMP2: Arzneimittelprüfung an kranken Personen; AMP3: Arzneimittelprüfungen im Tierversuch; SP: Forschung am Simile-Prinzip; P: Forschung zur Potenzierung; GF: Homöopathische Grundlagenforschung; TV: Tierversuch; S: Sonstige nichthomöopathische Forschungen

Abschließend soll nun noch die zeitliche Verteilung und institutionelle Verankerung der Forschung betrachtet werden. Schon am Aushilfskrankenhaus hat Alfons Stiegele Arzneiprüfungen unternommen, aber insgesamt war seine forschende Tätigkeit gering. Verblüffenderweise hat dies keinerlei Probleme mit den Krankenhausträgern aufgeworfen, obwohl dem Aushilfskrankenhaus letzten Endes dieselben Aufgaben zugewiesen worden waren wie später dem RBK. Auch in den ersten Jahren nach Eröffnung des RBK gab es praktisch keinerlei Forschung am Krankenhaus. Hier wirkte sich natürlich die Kriegssituation aus, die sowohl einen Personal- als auch Materialmangel nach sich zog. Stiegele hat später darauf verwiesen, daß er im alten Aushilfskrankenhaus zunächst wegen der Inflation, dann wegen der beengten Verhältnisse und schließlich wegen des Weltkrieges kaum habe wissenschaftlich arbeiten können.[666] Auch Karl Schreiber bemerkte, daß während des Zweiten Weltkrieges homöopathische Experimente unmöglich gewesen seien; damals habe jedes Mittel recht sein müssen, um das Krankenhaus überhaupt weiter betreiben zu können.[667] Erst Ende der 1940er Jahre konnte deshalb die alte Zielsetzung wieder aufgegriffen werden. Während Leesers Leitung konnten immerhin zehn Forschungsprojekte durchgeführt werden. Die wichtigste Phase der Forschungstätigkeit am RBK ist dann zwischen 1955 und 1965 angesiedelt; in dieser Zeit fanden rund 20 Projekte statt. Müller und Seybold haben sich also in homöopathischen Forschungen engagiert, auch wenn der Anteil nichthomöopathischer Projekte nun größer geworden war.

Forschung an Klinik und Poliklinik

Personal- und Zeitmangel warfen stets Probleme auf. Immer wieder führte die Personalunion von ärztlichem Direktor und forschendem Arzt zu Zielkonflikten; sogar Hans Walz mußte zugeben, daß die ärztliche Leitung neben den laufenden Geschäften kaum Zeit finde, wissenschaftlich zu forschen.[668] Und auch Kurt Buchleitner sagte in einem Gespräch, daß an der Klinik keine Arzneimittelprüfungen durchgeführt werden konnten, weil sie mit dem herkömmlichen Betrieb der inneren Abteilungen kaum vereinbar gewesen wären.[669] Die inneren Abteilungen waren deshalb selten Forschungsstätten. Nach 1956, als diese Abteilungen für die Homöopathie verlorengegangen waren und als mit Hans Ritter eine aktiv forschende Persönlichkeit die Poliklinik übernahm, wurde die Poliklinik zum Zentrum der Forschungstätigkeit am RBK.[670] Doch auch hier ergab sich das Problem der Personalunion. Im Verbund mit forschungsimmanenten Problemen der Homöopathie führte dies dazu, daß man immer wieder versuchte, die Forschung am RBK zu institutionalisieren, um sie fester am Krankenhaus zu verankern.

Institut für therapeutische Forschung

Ein erster Schritt in diese Richtung war bereits die Gründung des „Institutes für therapeutische Forschung" im Jahr 1950. Viel ist über dieses Institut nicht bekannt, doch der Träger scheint nicht das RBK, sondern ein eigener Verein gewesen zu sein. Ziel des Vereins war es, neben einer geregelteren Forschungstätigkeit

---

[666] Nach: AIGM NRI, Korrespondenz mit DZVhÄ, Donner an Ritter, 3.1.66.
[667] ARBSG 1003-15, 21.2.84.
[668] AIGM NHE 22, Ms. 22.3.65/5.4.65 (Walz), S. 10 und 12.
[669] AIGM V 60, Interview mit Kurt Buchleitner.
[670] Dagegen stellte der Umfang der Forschung Hötzers die RBSG nicht zufrieden; er wurde deshalb 1972 aufgefordert, mit der Auswertung der Patientenblätter zu beginnen (Privatarchiv Gebhardt, Brief Payer an Hötzer vom 21.9.72).

auch eine Vernetzung mit anderen Einrichtungen zu erreichen. So sollte beispielsweise eine pharmakologische Untersuchung in Zusammenarbeit mit der Universität Tübingen in Angriff genommen werden. Publikationsorgan des Institutes war das *Archiv für Homöopathie*, von dem zwei Bände, vorwiegend mit Arbeiten Leesers, erschienen sind.[671] Eine größere Aktivität hat dieses Institut nicht entfaltet.

Medizinisch-Biologisches Institut

Mitte der 1960er Jahre tauchte immer häufiger der Vorschlag auf, zur Lösung der Forschungsproblematik eine eigene Forschungsstelle einzurichten, in der sich die Mitarbeiter ausschließlich auf ihre wissenschaftlichen Projekte konzentrieren können. Bereits Hartmuth Walter hatte in seiner Studie von 1964 ein „Biologisches Zentralinstut" angeregt, und Hans Walz hatte die Idee aufgegriffen: Zwar sei den ärztlichen Leitern ein gewisses Maß von wissenschaftlichen Leistungen zuzumuten, aber die „zentrale Anordnung, Koordination, Überwachung der wissenschaftlichen Arbeiten, auch die Problemstellung, würde auf die Dauer eine zu starke Ablenkung der ärztlichen Direktoren vom eigentlichen Krankenhausdienst bedeuten."[672] Fritz Donner als Berater des RBK in wichtigen homöopathischen Fragen unterstützte die Gründung eines solchen Institutes, regte aber an, es nicht „Homöopathisches Institut" zu nennen, da sonst bedeutende Forscher abgeschreckt werden könnten.[673]

Am 1. April 1967 nahm dieses Institut, nach gut zweijähriger Vorbereitungszeit, unter dem Namen „Medizinisch-Biologische Forschungsstelle" seine Arbeit auf. Im Grunde handelte es sich dabei um zwei Institute, die weitgehend unabhängig voneinander forschten: In der „Medizinhistorischen Abteilung" widmete sich Heinz Henne fortan der Homöopathiegeschichte, in der „Dokumentations- und biologischen Abteilung" sollte Rudolf Pirtkien experimentelle Forschung in der Homöopathie betreiben. Später trug diese Abteilung vorwiegend den Namen „Medizinisch-Biologisches Institut" (MBI).

Die StHK stellte also für das MBI keinen eigenen Forscher an, sondern übertrug Rudolf Pirtkien diese Aufgabe, der bereits einige homöopathische Forschungsprojekte durchgeführt hatte. Beide Abteilungen sollten ungestört von den Tagesbedürfnissen des Krankenhauses arbeiten können. Es wurde aber Wert darauf gelegt, daß auch weiterhin kleinere Forschungsarbeiten am Krankenhaus selbst durchgeführt wurden; eine enge Zusammenarbeit mit den RBK-Ärzten verstand sich von selbst.[674] Die Fachaufsicht über beide Abteilungen hatte ein Beauftragter der RBSG: Bis 1970 hatte Professor Heinz Oettel aus Ludwigshafen diese Auf-

---

[671] Siehe dazu Verwaltungsarchiv RBK 6100, Geschäftsbericht 1950 sowie die beiden Bände des Archivs für Homöopathie.
[672] AIGM NHE 22, Ms. 22.3.65/5.4.65 (Walz), S. 10.
[673] AIGM NHE 70, Besprechung AMP mit Donner, 23.7.65.
[674] AIGM NHE 19, unter MBF Pirtkien, D, Brief Müller an Knoerzer vom 30.4.67.

gabe inne; er stand der Homöopathie mit Offenheit gegenüber, ohne jedoch selbst Homöopath zu sein.

Die Forschungsstelle hatte zunächst nur bescheidene Ausmaße. Die veranschlagten Kosten für beide Abteilungen lagen im ersten Betriebsjahr bei 240.000 Mark. Damit wurden vorwiegend die Gehälter bezahlt; einen eigenen Forschungsetat gab es nicht.[675] Doch schon in den nächsten Jahren mußte der Etat aufgestockt werden; allein 1969 ergab sich für das MBI ein Mehraufwand von über 360.000 Mark, der auf die einzurichtende Entgiftungszentrale zurückzuführen war.[676] Hatte Pirtkien bis 1968 lediglich eine MTA als weitere Kraft,[677] so bestand das MBI im Jahr 1970 aus einem leitenden Arzt (Pirtkien), drei ärztlichen Mitarbeitern, einer MTA, einem Programmierer und zwei Sekretärinnen.[678]

Die Aufgaben des MBI wurden relativ unpräzise formuliert, um so die Forschungsfreiheit der Wissenschaftler zu gewährleisten: Aufgabe sei die „Durchführung der Forschungsarbeiten auf medizinisch-biologischem Gebiet unter besonderer Berücksichtigung der Homöopathie".[679] Die Homöopathie konnte also keine Exklusivität in der Forschung des RBK mehr für sich beanspruchen. Hans Walz hat in der Planungsphase die Aufgaben des MBI etwas detaillierter formuliert. Für ihn war wichtig, daß das Institut selbst wissenschaftliche Arbeit leistet, aber auch Ergebnisse anderer Institutionen aufgreift und auswertet. Daneben sollte das MBI eine Koordinationsstelle für homöopathische Forschungen werden.[680] Ein wichtiger Nebeneffekt des Institutes sollte natürlich sein, daß es Argumente für die Berechtigung der Homöopathie liefere: Von dort sollte zu einem nicht unbedeutenden Teil die wissenschaftliche Untermauerung der prohomöopathischen Argumente ausgehen.[681]

Aus den jährlichen Tätigkeitsberichten des MBI läßt sich nun ersehen, wie Rudolf Pirtkien die allgemeine Aufgabenstellung konkret umgesetzt hat. In den ersten beiden Jahren widmete er sich vorrangig drei Projekten. Erstens machte er Tierversuche, um die Wirksamkeit von schulmedizinischen und homöopathischen Mitteln als blutdrucksteigernde Substanzen zu testen (Tab. 8, Nr. 43). Zweitens baute er Programm und Datenbestand zur elektronischen Diagnostik von Krankheiten auf (Tab. 8, Nr. 48); damit sollte das homöopathische Mittel nach der Simileregel per Computer gefunden werden.[682] Und drittens erhielt er

---

[675] ARBSG 1002-45, Finanzplan der MBF für 1967/68.
[676] ARBSG 1002-79, Sitzung des Aufsichtsrates der STHK, 15.10.68.
[677] AIGM NHE 19, MBF Pirtkien, IJ, Tätigkeitsbericht für 1967 vom 3.10.68.
[678] AIGM NHE 19, unter V, Voranschlag für 1970.
[679] AIGM NHE 19, MBF Pirtkien, R, Aus Niederschrift über die Gesellschafterversammlung der VVB am 10.4.67.
[680] AIGM NHE 22, Ms. 22.3.65/5.4.65.
[681] Z. B. so ausgedrückt in: AIGM NHE 36, Aktennotiz über ein Telefongespräch Schoeler-Henne am 8.10.70.
[682] AIGM NHE 19, MBF Pirtkien, IJ, Tätigkeitsbericht für 1967 vom 3.10.68; ARBSG 1002-24, Tätigkeitsbericht des MBF, 3.10.68.

1968 von der VVB einen Forschungsauftrag zu Erkrankungen des Magen-Darm-Trakts und zu Bluterkrankungen (Tab. 8, Nr. 42 und 46).[683]

Schon im Jahr 1968 begann Rudolf Pirtkien daneben mit dem Aufbau einer „Vergiftungszentrale". Zunächst sollten die Krankengeschichten des RBK ausgewertet werden, um die Symptomatik von Vergiftungsfällen zu sichern. Dann sollte eine Beratungsstelle eröffnet werden, bei der Menschen in Vergiftungsnotfällen rund um die Uhr schnelle Hilfe bekommen sollten. Das Projekt war zunächst auf zwei Jahre befristet; die Kosten trug die VVB allein, da sich das Land Baden-Württemberg finanziell nicht beteiligen wollte – die existierenden Auskunftsstellen in Mannheim und Freiburg seien hinreichend, hieß es beim Land.[684] Wahrscheinlich konnte die Informationsstelle am RBK erst Anfang 1970 eröffnet werden, da der wissenschaftliche Mitarbeiter Dr. Wolfgang Giere und zwei weitere Angestellte im Herbst 1969 gekündigt hatten und deshalb nicht genügend Personal zur Verfügung stand.[685] Die StHK scheint diesem Unternehmen skeptisch gegenübergestanden zu haben – sie trug es aber explizit mit.[686] Doch schon wenige Monate nach Eröffnung, im Juli 1970, entschied sich die StHK anders: Pirtkiens Engagement in der Computerforschung wurde als Fehlentwicklung interpretiert und kurzerhand gestoppt. Zum Jahresende 1970 wurde nicht nur der Betrieb der Giftinformationszentrale eingestellt, sondern Pirtkien mußte auch alle anderen Arbeiten auf dem Gebiet der Computerdiagnose beenden.[687] Als offizielle Begründung für diesen Richtungsschwenk wurde angegeben, daß der Bedarf an Giftauskunftstellen durch die bestehenden Informationszentren abgedeckt sei; die Auskunftsstelle am RBK wäre deshalb für den Träger lediglich eine finanzielle und personelle Belastung.[688] Dahinter stand aber auch die Enttäuschung der Verantwortlichen, daß am MBI weitaus weniger homöopathische Forschung betrieben worden war als erwartet. Ziel sei es gewesen, anhand von Computerergebnissen die Homöopathie voranzubringen, doch Pirtkien sei von diesem grundlegenden Auftrag abgewichen. Bei einer Giftinformationsstelle könne für die Homöopathie „nichts herauskommen".[689]

Rudolf Pirtkien wurde im Juli die Entscheidung mitgeteilt. Er solle sich ab 1971 ausschließlich auf die „medizinische Dokumentation", also auf die Auswertung der Krankenblätter, konzentrieren. Das Institut wurde mit der Kündigung zweier Mitarbeiter auch personell verkleinert.[690] Pirtkien hatte sich mit dieser Beschränkung der Aufgaben einverstanden erklärt. Als er aber kurze Zeit später einen Ruf der Universität Kiel erhielt, verließ er das RBK im Jahr 1971. Die klinische

---

[683] ARBSG 1002-24, VVB an Pirtkien, 26.9.68.
[684] ARBSG 1002-24, VVB an Pirtkien, 26.9.68.
[685] ARBSG 1002-27, 12.9.69.
[686] AIGM NHE 19, MBF Pirtkien, D, Dienstanweisung für die Leitenden Ärzte der MBF (1969).
[687] ARBSG 1002-89, Notiz Herrn Hoyer, 8.10.70.
[688] AIGM NHE 19, MBF Pirtkien, F sowie Artikel *Kein Bedarf* in Stuttgarter Zeitung vom 24.9.70.
[689] AIGM NHE 19, unter MBF Pirtkien, A, B vom 19.3.70.
[690] AIGM NHE 19, MBF Pirtkien, G, Niederschrift über die 13. RBK-GS am 15.7.1970, S. 3f.

und experimentelle Forschung lag damit, sieht man von der geringen Forschungstätigkeit Konrad Hötzers in der Poliklinik ab, seit diesem Zeitpunkt völlig brach.

Institut für Klinische Pharmakologie

Das MBI musste also geschlossen werden, doch im Grundsätzlichen hielt man die Idee eines eigenen homöopathischen Forschungsinstitutes auch weiterhin für richtig. Bereits 1969 waren erste Überlegungen angestellt worden, am neuen RBK ein wissenschaftliches Forschungsinstitut einzurichten, das sich vornehmlich auf die Untersuchung der Wirkungsweise von Arzneien am Menschen konzentrieren sollte. Eine solche „Klinische Pharmakologie" war um 1970 als eigenständiges Fachgebiet in der Bundesrepublik erst im Entstehen. Dieses Institut sollte deshalb, so heißt es rückblickend, „die in der Bundesrepublik bestehende Lücke zwischen der Erforschung von Heilmitteln im Tierversuch und der praktischen Anwendung und Erprobung am Krankenbett [...] schließen."[691]

Zunächst war es bei der Schaffung dieses Institutes für Klinische Pharmakologie (IKP) darum gegangen, die Homöopathie zu fördern. Aus diesem Grund war die Hans-Walz-Stiftung bereit gewesen, dem IKP Fördermittel zu bewilligen.[692] In einer Vorstandssitzung der Stiftung im Jahr 1970 kam klar zum Ausdruck, daß die Arbeit am pharmakologischen Institut „von grundsätzlicher Bedeutung für die Fortentwicklung der Homöopathie" sein werde.[693] Dr. Margarete Fischer-Bosch spendete im Jahr 1969 dem – noch zu gründenden – IKP drei Millionen Mark, die an die Bedingung geknüpft waren, daß das Schwergewicht der Arzneimittelforschung auf die „natürlichen Arzneimittel aus dem Tier-, Pflanzen- und Mineralbereich" gelegt werde.[694] Diese eher allgemein gehaltene Formulierung war bereits ein Zugeständnis Fischer-Boschs gewesen; sie hatte eindeutig die Homöopathie mit ihrer Spende fördern wollen.[695] Doch die Verantwortlichen des RBK – vor allem Karl Schreiber und Walter Müller – wollten sich aufgrund der Erfahrungen früherer Jahre nicht ausschließlich auf die Homöopathie festlegen, und außerdem wollte man wiederum dem Institutsleiter keine bindenden Vorschriften machen. Deshalb wurde die Homöopathie in den Gründungsverträgen nicht explizit erwähnt. Aufgrund des großen Anteils Margarete Fischer-Boschs an der Gründung des Instituts erhielt es 1973 den Namen „Dr.-Margarete-Fischer-Bosch-Institut für Klinische Pharmakologie".

In der Frage, ob am IKP vorwiegend homöopathische Mittel untersucht werden sollten oder nicht, gingen die Meinungen also auseinander. Einhelligkeit bestand aber in der Ansicht, daß das IKP die logische Fortsetzung des Willens Robert Boschs unter modernen Vorzeichen sei. Diese Meinung vertrat im März 1969

---

[691] *Institut für klinische Pharmakologie feiert Jubiläum*, S. 5.
[692] Z. B. im Jahr 1971 100.000 Mark für die Laboreinrichtung (ARBSG, 1001-68, Zirkulationsbeschluß des Vorstands der HWS, 30.12.71).
[693] ARBSG, 1001-11, Protokoll der HWS-Vorstandssitzung am 4.12.70, S. 2.
[694] ARBSG 1002-22, Vereinbarung zwischen Margarete Fischer und VVB, 29.5.69.
[695] IGM, Handakte Jütte zum IKP, S. 6.

die Gesellschafterversammlung der VVB,[696] und mit dieser Argumentation verteidigte Karl Schreiber im September 1974 auch die Schließung der Poliklinik gegenüber dem Zentralverein: „Die Stiftung ist der Ansicht, daß sie mit der Förderung des Institutes für klinische Pharmakologie auch dem Anliegen der Homöopathie in besonderem Masse gerecht wird."[697]

Diese Ansicht beruhte vor allem auf den Schriften Heinz Hennes. Er zog in mehreren Aufsätzen eine direkte Verbindungslinie von den Arzneimittelprüfungen Samuel Hahnemanns an gesunden Menschen hin zur klinischen Pharmakologie, die Arzneimittel ebenfalls in ihrer Wirkungsweise auf Menschen prüfe. Viel zu lange, so Henne, habe die Medizin ihre Arzneien allein im Tierversuch geprüft – der Wert eines Medikaments entscheide sich dagegen allein am Krankenbett. Erst in neuerer Zeit seien die Impulse, die von Hahnemanns induktiv-empirischer Methode der Arzneiuntersuchung am Menschen ausgegangen sei, auch in der allgemeinen Medizin wieder gewürdigt worden.[698] Das IKP schließe deshalb direkt an alte Forderungen Hahnemanns an – und auch an die Forderungen Stiegeles, der immer wieder betont habe, daß das klinische Lehrfach eng mit der Arzneimittellehre verbunden werden müsse; Stiegele habe es sehr bedauert, daß sich bei der Errichtung pharmakologischer Lehrstühle der Kliniker vom Pharmakologen getrennt habe.[699] Walter A. Müller stimmte in dieser Einschätzung mit Henne überein.[700] Auch Müller sah deshalb in dem Ziel, auf wissenschaftlicher Basis Arzneimittelwirkungen zu erforschen, eine „sinngemäße und natürliche Weiterentwicklung des Ihnen so sehr am Herzen liegenden Vermächtnisses des Stifters", schrieb er an Walz.[701]

Diese Verbindungslinie zwischen den Arzneimittelprüfungen Hahnemanns am Gesunden und der klinischen Pharmakologie wurde bei den Entscheidungsträgern als Rechtfertigung für die Gründung und den Betrieb des IKP herangezogen. Nachdem alle bisherigen homöopathischen Forschungen nicht die gewünschten Erfolge gebracht hatten, waren sie von der Rechtmäßigkeit ihres Vorgehens überzeugt – das IKP sollte Wege aus der Sackgasse der Homöopathie eröffnen. Ein Beispiel mag diese Überzeugung belegen. Hans Walz regte im Jahr 1973 bei Karl Schreiber an, man möge in die Ziele der RBSG den Passus aufnehmen: Hauptzweck der Stiftung sei die öffentliche Gesundheitspflege, insbesondere dadurch, daß sie das RBK und das IKP „unter Berücksichtigung der Homöopathie" betreibe. Schreiber antwortete Walz, er werde diesen Vorschlag gerne den Gesellschaftern übermitteln, denn: „Wir bringen damit nur zum Ausdruck,

---

[696] ARBSG 1002-22, Außerordentliche Gesellschafterversammlung der VVB, 17.3.69.
[697] AIGM NHE 38, aus Bericht des Geschäftsführers des DZVhÄ zur Hauptversammlung am 9.9.74.
[698] Henne, Klinische Pharmakologie, S. 231.
[699] Henne, Klinische Pharmakologie, S. 230.
[700] AIGM NHE 33, Müller an Walz vom 24.9.71.
[701] AIGM NHE 33, Müller an Walz vom 24.9.71. Ganz ähnlich auch in: AIGM NHE 33, Brief Müller an Henne vom 15.3.71 und AIGM NHE 38, MGF an Stein vom 28.11.77. Müller nimmt hier für sich in Anspruch, diesen Weg hin zu einem IKP schon 1964 gewiesen zu haben.

2 Die Homöopathie am Robert-Bosch-Krankenhaus in Therapie, Forschung und Lehre

was ohnehin unsere einhellige Auffassung ist, daß nämlich die klinische Pharmakologie die zeitgemäße Fortführung der Bestrebungen von Robert Bosch d.Ä. mit der Homöopathie darstellt."[702]

Allerdings zeigte sich recht bald, daß die Homöopathie selbst am IKP niemals etabliert wurde. Als 1970 der Leiter des IKP gesucht wurde, ist in den Stellenanzeigen, gemäß der mit Margarete Fischer-Bosch verabredeten Formulierung, von der Homöopathie nicht die Rede. Die Aufgabe dieses Leiters sei die „Erforschung der biochemischen Grundlagen von Arzneimittelwirkungen, Prüfung und Entwicklung von Arzneimitteln – besonders aus dem Bereich der Naturstoffe – zusammen mit den klinischen Fachabteilungen".[703] Hans Ritter und Paul Mössinger haben im Mai 1971 zum ersten Mal Bedenken gegen diese Entwicklung angemeldet. Bei einer Sitzung erkundigten sie sich bei Karl Schreiber, ob die Beschäftigung des klinischen Pharmakologen mit der Homöopathie verträglich festgelegt sein werde. Dies war offensichtlich nicht der Fall; Schreiber erklärte aber, „man werde den klinischen Pharmakologen im persönlichen Gespräch über seine Arbeit auf dem Gebiet der Homöotherapie unterrichten."[704] Die Stelle erhielt schließlich der Pharmakologe Dr. Peter Bieck, der das Institut von der Eröffnung im Jahr 1973 bis Ende 1976 leitete.[705] Nach seiner Anstellung, aber noch vor der Eröffnung des IKP übte Paul Mössinger abermals Kritik: Biecks Vorstellungen, so monierte er, gingen vor allem auf die experimentelle Pharmakologie „alter Art" zurück. Er stimmte aber mit Schreiber überein, daß man den Leiter nicht vertraglich auf die Förderung der Homöopathie festlegen könne. Heinz Oettel bedauerte bei dieser Sitzung, daß Peter Bieck es im Dezember 1971 gegenüber Frau Dr. Fischer-Bosch durchgesetzt habe, „zuerst sein Institut am RBK vollständig aufbauen zu dürfen, ehe er mit der Forschung über die Wirkungsweise homöopathischer Arzneien" beginne.[706]

Im Grunde wiederholte sich also 1971/72 am IKP dieselbe Problematik wie 1955/56 am RBK: Aufgrund der dezidiert wissenschaftlichen Ausrichtung des Krankenhauses und aufgrund des Mangels an geeigneten homöopathischen

---

[702] ARBSG, 1001-1, F 3 an Walz, 16.10.73.
[703] Die Anzeige ist z.B. abgedruckt in: Deutsche Medizinische Wochenschrift 95 (1970), S. 112. Bei den Vorberatungen zur Anzeige hatte man zunächst beabsichtigt, die Formulierung „insbesondere aus dem Bereich der natürlichen Heilmittel" zu verwenden. Davon blieb letztlich nur noch das Wort „Naturstoffe" übrig (ARBSG 1002-22).
[704] AIGM NHE 36, Protokoll über die Sitzung des Arbeitskreises von Dr. Schreiber am 26.5.71.
[705] IGM, Handakte Jütte zum IKP, S. 14. Nach Unterlagen aus dem Privatarchiv Gebhardt (Niederschrift über eine Sitzung der Homöopathischen Ärzte am 26.5.1971, in der Hauptverwaltung der Robert Bosch GmbH) wurde Mitte 1971 zuerst Professor Rahn zum Leiter des IKP berufen. Rahn hat lange Zeit an der Poliklinik der Universität Mainz gearbeitet. Er trat seine Stelle aber nicht an. Spätestens ab Ende 1971 wird dann Bieck als Leiter genannt (Privatarchiv Gebhardt, Niederschrift über eine Sitzung der Homöopathischen Ärzte am 1.3.1972, in der Verwaltung der Robert Bosch GmbH).
[706] ARBSG, 1001-11, Protokoll der Vorstandssitzung, 7.3.72, S. 2. So auch in Privatarchiv Gebhardt (Niederschrift über eine Sitzung der Homöopathischen Ärzte am 1.3.1972, in der Verwaltung der Robert Bosch GmbH): „Dr. Bieck sagte zu, nach Abschluss der Aufbauphase des Instituts sich auch einmal einer homöopathischen Fragestellung zuzuwenden."

Medizinern beziehungsweise Pharmakologen holten die Entscheidungsträger Nichthomöopathen ans Haus, denen man eine Einarbeitungszeit zugestand. Im Gegensatz zu Müller und Seybold haben sich die Leiter des IKP aber zu keiner Zeit mit Homöopathie beschäftigt.[707] Im Jahr 1993 stellte das Institut nach eigenen Angaben die „größte und am besten ausgestattete Forschungseinheit auf dem Gebiet der klinischen Pharmakologie dar". Es hatte zu diesem Zeitpunkt 36 Mitarbeiter.

Insgesamt fällt das Fazit zur homöopathischen Forschung am RBK eher negativ aus. Zwar seien in den 1950er und 1960er Jahre „einzelne ermutigende Erfolge" erzielt worden, schrieb schon Hartmuth Walter in seiner Arbeit.[708] Doch insgesamt stimmte er mit Hans Walz überein, der 1965 das Resümee zog: „Widrige Umstände [...] haben leider verhindert, daß fürs erste gleich einmal auf diese Weise zu Gunsten der wissenschaftlichen Anerkennung der Homöotherapie eine fühlbare Bresche hätte geschlagen werden können. Auch für die Reinigung einzelner Arzneimittelbilder von ihrer überladenen Symptomatik – eine Aufgabe, die sich Stiegele selber gestellt hatte – ist abgesehen von einigen fruchtlosen Anläufen nichts geschehen. [...] Konkret gesagt: würden wir am RBK das wissenschaftliche Programm [...] in dem seit Jahren geübten Tempo weiterverfolgen, so müssten voraussichtlich mehrere Menschenalter vergehen, ehe wir in der Lage wären, über die für eine durchgängige Anwendung der Homöotherapie von unseren Ärzten als erforderlich erachteten neuen Unterlagen zu verfügen."[709] Noch kritischer ging Hans Ritter mit der homöopathischen Forschung um. Er schrieb 1979: „Genau das ist unser heutiges Problem: in der Homöopathie müßte alles neu geschaffen werden [...]. Wie trügerisch der ‚Heilerfolg' als Beweismittel ist, hat Donner durch seine Beispiele hinreichend demonstriert. [...] Auch ich habe zuweilen Erfolge erzielt, wenn der Apotheker wegen Unleserlichkeit meiner Schrift ein ganz anderes Mittel verabreichte."[710]

---

[707] Die Schwerpunkte der wissenschaftlichen Arbeiten nach: Dr.-Margarete-Fischer-Bosch-Institut für Klinische Pharmakologie 1973-1993 sind folgende: Einfluß von Alter und Leberfunktion auf die Pharmakokinetik und -dynamik von Arzneimitteln; Interaktionspotential von Arzneimitteln; therapeutische Wirksamkeit von aktiven Metaboliten; Regulation der Salzsäuresekretion und Ulkustherapie; Prostaglandinsynthes/-analytik und Eicosanoidstoffwechsel; genetische Polymorphismen des humanen Arzneimittelstoffwechsels; Stereoselektivität von Wirkung und Stoffwechsel razemischer Arzneimittel; Überwindung der „Multi Drug Resistenz" (MDR); Klinische Pharmakologie von Antiarrhythmika und Calciumantagonisten; In-vitro-Modelle zur Vorhersage des in-vivo Arzneimittelstoffwechsels beim Menschen.
[708] Walter, S. 2ff. (der Zusammenfassung).
[709] AIGM NHE 22, Ms. 22.3.65/5.4.65 (Walz), S. 10.
[710] AIGM NRI, Korrespondenz mit DZVhÄ, Ritter an Gebhardt, 19.4.79.

2.4 Lehre

Die Ausbildung homöopathischer Ärzte war bis 1956 recht ungenau geregelt. Erste Ansätze zu einer berufsrechtlichen Festlegung sind allerdings bereits für das Jahr 1928 nachweisbar.[711] Auf dem 47. Deutschen Ärztetag in Danzig wurde bestimmt, daß die Ankündigung besonderer Heil- und Untersuchungsmethoden, darunter auch der Homöopathie, nicht statthaft sei. Ausgenommen von dem Verbot waren diejenigen homöopathischen Ärzte, „welche bei hinreichender homöopathischer Ausbildung der Standesvertretung gegenüber die Erklärung abgeben, sich grundsätzlich auf die Anwendung der homöopathischen Heilmethode beschränken zu wollen."[712] Diese Ärzte durften die Bezeichnung „praktischer homöopathischer Arzt" führen. Die erste tatsächliche Zusatzbezeichnung „Homöopathie" geht dann auf die Berufs- und Facharztordnung des Jahres 1937 zurück. Darin wurde in Paragraph 36 bestimmt, daß „der Zusatz ‚Homöopathie' bei Allgemeinärzten und Internisten, welche eine genügende Ausbildung in der Homöopathie nachweisen können", von der Ärztekammer genehmigt werden kann.[713]

In beiden Verordnungen war die Bezeichnung als Homöopath also an eine entsprechende Ausbildung gebunden, deren Inhalt jedoch nicht geregelt war. Erst 1956 wurde auf dem 59. Deutschen Ärztetag in Münster eine genau definierte Ausbildung für die Zusatzbezeichnung „Homöopathie" festgelegt. Danach durften Ärzte auf dem Arztschild die Zusatzbezeichnung führen, wenn sie erstens entweder eine mindestens 18monatige theoretische oder praktische Beschäftigung mit dem homöopathischen Heilverfahren unter Anleitung eines anerkannten homöopathischen Arztes oder wahlweise eine halbjährige Assistenzarzttätigkeit an einem Krankenhaus mit anerkannter homöopathischer Leitung absolviert hatten und wenn sie zweitens an drei anerkannten Fortbildungskursen oder an einem vierteljährigen Lehrgang in der Homöopathie teilgenommen hatten.[714]

Diese exakte Regelung der Ausbildung hatte zwischen RBK und ZV zu vehementen Konflikten geführt – sie werden im folgenden Kapitel eingehend besprochen. Vorerst sei nur bedeutsam, daß vor 1956 keine festen Richtlinien für die Ausbildung homöopathischer Ärzte bestanden haben und daß der ZV auch keine Ausbildungskurse anbot. Die Anerkennung der Zusatzbezeichnung erfolgte in der Praxis durch den ZV beziehungsweise durch die Ärztekammer, wenn der betreffende Arzt an einem homöopathischen Krankenhaus gearbeitet hatte, wenn er sich bei einem homöopathischen Arzt ausbilden ließ – oder wenn er einen der

---

[711] Das folgende nach Mengen, S. 35f.
[712] Ärztliches Vereinsblatt für Deutschland 57 (1928), S. 60 (§ 2b); zitiert nach Mengen, S. 35.
[713] Berufs- und Facharztordnung für die deutschen Ärzte vom 5. November 1937, § 36 Abs. 2a.
[714] Berufsordnung für die deutschen Ärzte (in der vom 59. Deutschen Ärztetag 1956 in Münster beschlossenen Fassung), Ausführungsbestimmungen zu § 35. Siehe dazu auch: AIGM NRI, Kurse 72–78, Merkblatt zur Weiterbildung in Homöopathie 1971.

Kurse am RBK besuchte. Denn als einzige Institution in Deutschland bot das Stuttgarter homöopathische Krankenhaus seit 1926 sporadisch und seit 1946 regelmäßig Ausbildungskurse an.[715] Vor allem unter Leeser, der vierteljährliche Kurse einführte, entwickelte sich das RBK zur unumstrittenen zentralen Ausbildungsstätte homöopathischer Ärzte in Deutschland. Erst 1956, als der ZV mit eigenen Kursen in Bad Brückenau begann, änderte sich diese Situation. Diese bedeutsame Position des RBK für die homöopathische Ausbildung gründete sich auf zwei Punkte: Erstens lud das RBK immer wieder junge Ärzte ein, für einige Zeit in den inneren Abteilungen beziehungsweise in der Poliklinik als Gast- oder Volontärarzt tätig zu sein, um dort die Homöopathie praktisch zu erlernen; und zweitens bot es mit den regelmäßigen Ausbildungskursen allen Ärzten die Möglichkeit, sich systematisch in die Homöopathie einzuarbeiten.

Ausbildung homöopathischer Ärzte in der Klinik

Die andernorts fehlenden Ausbildungsmöglichkeiten hatten für das RBK die Auswirkung, daß fast immer eine lange Warteliste von Ärzten existierte, die sich gerne in Stuttgart in der Homöopathie ausbilden lassen wollten. Schon 1946 sollen Gast- und Volontärärzte am RBK homöopathisch geschult worden sein.[716] Vor allem unter der Leitung Otto Leesers dürften dann jährlich zwei bis drei Volontärärzte beschäftigt worden sein, die zwischen sechs Monaten und zwei Jahren am RBK arbeiteten. Im Jahr 1950 war der Andrang beispielsweise so groß, daß für die wenigen Stellen eine Warteliste mit 40 Personen existierte.[717] Auch nach Leesers Weggang hielt die Nachfrage an. Hans Ritter versuchte, so viele Ärzte wie möglich in der Homöopathie auszubilden und pflegte deshalb eine Art „offene" Poliklinik.[718]

Grundlegende Voraussetzung für eine solche zeitweilige (und meist unentgeltliche) Beschäftigung am RBK war ein abgeschlossenes Medizinstudium und der Besitz der Approbation. Die Verantwortlichen des Krankenhauses hatten aufgrund ihrer naturwissenschaftlichen Ausrichtung und ihrer Orientierung an der Schulmedizin kein Interesse daran, andere Personenkreise als Ärzte in der Homöopathie auszubilden. Dies galt auch für die Kurse: Dort mußten die Teilnehmer ihr Medizinstudium zumindest weitgehend beendet haben.[719]

---

715 Bis zum Zweiten Weltkrieg bestanden Polikliniken in Berlin, Leipzig und Stuttgart. Dort konnten Ärzte durch regelmäßige Teilnahme an den Sprechstunden in der Homöopathie ausgebildet werden (AHZ 216/1971, S. 98).
716 AIGM NRI, Kurse I, RBK an Gorenflos, 5.3.46.
717 Verwaltungsarchiv RBK 6100, Geschäftsbericht 1950.
718 AIGM NHE 54, Ritter an Kollegen, 10.4.59.
719 So erhielt im Oktober 1946 der Heilpraktiker Flad, der an einem Kurs teilnehmen wollte, eine Absage (AIGM NRI, Kurse I, RBK an Flad, 3.10.46). Die einzige Ausnahme wurde im Jahr 1970 von Konrad Hötzer gemacht: Er ließ eine Physiotherapeutin am Kurs teilnehmen, die jedoch nicht selbst homöopathisch behandeln wollte, sondern lediglich bei einem homöopathischen Arzt zu praktizieren beabsichtigte und deshalb die Heilweise kennenlernen wollte. An den praktischen Krankendemonstrationen in den poliklinischen Sprechstunden durfte sie aber nicht teilnehmen.

Diese klinische Form der Ausbildung ist weder bei den RBK-Ärzten noch später bei den Homöopathiehistorikern ins Blickfeld gerückt; war von der Lehre die Rede, so meinte man damit automatisch die Ausbildungskurse. Eine nähere Betrachtung fördert jedoch die Erkenntnis zutage: In den Kursen des RBK wurden zwar wahrscheinlich über 2.000 Ärzte in der Homöopathie ausgebildet, aber es gingen aus ihnen kaum homöopathische Ärzte hervor, die später für die Entwicklung der Homöopathie bedeutsam wurden, etwa durch Publikationen, durch die Leitung einer Klinik oder durch Mitwirkung im Zentralverein; wieviele Ärzte nach Absolvierung der Kurse die Homöopathie praktisch anwandten, läßt sich nicht sagen. Dagegen konnten in der Klinik nur sehr wenige Personen geschult werden – und doch finden sich unter ihnen einige der wichtigsten homöopathischen Ärzte Deutschlands im 20. Jahrhundert. Dazu gehören – noch aus der Zeit des Aushilfskrankenhauses – Fritz Donner, Otto Dehler, Martin Schlütz und Erich Unseld. Sie alle sind demnach Schüler Alfons Stiegeles und haben, indem sie später selbst an einem homöopathischen Krankenhaus leitende Positionen übernahmen, die klinische Homöopathie weitergetragen.[720] Aus der Zeit des RBK ist vorrangig Martin Stübler, ein Schüler Leesers zu nennen; aber auch Julius Mezger und Paul Mössinger gehören in gewisser Weise dazu. Daneben hospitierten in den inneren Abteilungen zahlreiche Ärzte, die sich später niederließen und in ihren Praxen vorrangig homöopathisch behandelten, wie beispielsweise Kurt Buchleitner oder Gerd Schulte. Insofern muß man die praktische Ausbildung am RBK grundsätzlich als Erfolg verbuchen. Allerdings war dieser Nachwuchs nicht groß genug, wie die Personalproblematik noch zeigen wird. In Wirklichkeit bildete das RBK in der Klinik so viele Ärzte wie möglich aus; die Kapazitätsgrenze war stets erreicht. Und es wurde bis 1955 bei der Auswahl der Hospitanten stets darauf geachtet, daß sie wirkliches Interesse an der Homöopathie hatten. Die Personalakten des RBK sind voll von Beispielen.[721] Danach stand die Ausbildung am RBK in hohem Ansehen, und die Ausbildung am RBK hatte einen sichtbaren Schneeballeffekt, indem Gastärzte später die Homöopathie weitertrugen.

---

[720] Als weitere Schüler Stiegeles werden in dessen Nachruf auch Hermann Schlüter und Horst Baumann bezeichnet (AHZ 201/1956, S. 397). Sie haben später für die Homöopathiegeschichte keine bedeutende Rolle mehr gespielt.

[721] So suchte die Ärztin Elisabeth Aldenhoven (1909–?) im Jahr 1949 dezidiert nach einer Stelle, bei der sie sich in der Homöopathie weiterbilden konnte. Sie war in den 1930er Jahren in der Diätküche der Biologischen Abteilung im Rudolf-Hess-Krankenhaus in Dresden beschäftigt gewesen und hatte dabei so großes Interesse an den „biologischen Heilweisen" entwickelt, daß sie 1942 ein Medizinstudium aufnahm und sich durch eine homöopathische Ärztin in die Homöopathie einführen ließ. Einen Kurs am RBK hatte sie ebenfalls absolviert. Es fehle ihr aber noch die praktische Erfahrung, und deshalb bewarb sie sich um eine Stelle am RBK. Leeser stellte sie 1951 als Pflichtassistentin ein, obwohl die „Stellen noch immer überbesetzt sind". Zwei Jahre lang hat Aldenhoven in den inneren Abteilungen und in der Poliklinik gearbeitet, dann wollte sie sich als homöopathische Ärztin niederlassen (nach der Personalakte von Elisabeth Aldenhoven im RBK).

Homöopathische Ausbildungskurse am RBK

Der erste Kurs an den Stuttgarter homöopathischen Krankenhäusern fand im Jahr 1926 statt. Er dauerte zehn Tage und hatte eine immense repräsentative Bedeutung für die homöopathische Lehre. Zunächst ist der internationale Charakter zu nennen: Rund 130 Teilnehmer aus neun europäischen Staaten reisten nach Stuttgart an. Weiter hielten im Grunde alle renommierten Homöopathen Deutschlands Vorträge.[722] Außerdem sahen auch die Behörden diesen „Internationalen Ärztlichen Fortbildungskurs" als so wichtig an, daß bei der Eröffnung – neben Robert Bosch – auch Vertreter der Stadtverwaltung und des Medizinalkollegiums anwesend waren.[723] Und schließlich befanden sich unter den Teilnehmern rund zur Hälfte reine Schulmediziner, darunter auch Assistenten von Universitätskliniken, die anscheinend auf Anregung ihrer Chefs erschienen waren. Bezeichnenderweise fand der Kurs auch nicht am Aushilfskrankenhaus, sondern im Hörsaal des Württembergischen Medizinalkollegiums statt.

Insofern ist dieser erste Kurs eher untypisch für die Geschichte der homöopathischen Lehre in Stuttgart. Denn diese Veranstaltung, die eindrucksvoll das Interesse der Schulmedizin an der Homöopathie belegt, sollte vor allem für die Homöopathie werben und weniger die Ärzte in der Homöopathie ausbilden.[724] Erleichtert wurde den Ärzten ihre Anwesenheit auch dadurch, daß es sich nicht um einen rein homöopathischen Kurs handelte: Neben der Geschichte und Arzneimittellehre der Homöopathie waren auch die „Röntgenheilkunde" oder die Augenheilkunde Themen des Kongresses.

Zu dieser Zeit gab es auch in Berlin homöopathische Ausbildungskurse, die von Ernst Bastanier abgehalten wurden. Er hatte 1928 in Berlin einen Lehrauftrag für Homöopathie erhalten, was für die homöopathischen Ärzte ein erster wichtiger Schritt war, die Homöopathie an den Universitäten zu etablieren.[725] Da aber in Stuttgart ein homöopathisches Krankenhaus vorhanden sei, sollten dort weiterhin Kurse abgehalten werden.[726]

Dies gelang in den folgenden Jahren auch. Bis 1936 konnten etwa alle zwei Jahre Kurse angeboten werden, die – soweit nachvollziehbar – von einer großen Zahl von Personen besucht wurden; im Jahr 1935 haben sogar 300 Ärzte am Stuttgarter Kurs teilgenommen. Diese Kurse scheinen auch ihr Renommee und ihre Zielrichtung beibehalten zu haben. Der zweite Kurs 1928 dauerte zwar lediglich vier Tage, aber auch hier waren zahlreiche Schulmediziner anwesend, und auch hier ging es vorwiegend darum, „sich einen Überblick über die Entwicklung und den Stand der Homöopathie zu verschaffen. Ferner finden Vorlesungen über be-

---

[722] Dies waren vor allem: Heinrich Meng, Alfons Stiegele, Ernst Bastanier, Paul Dahlke, Hermann Göhrum, Richard Haehl, Emil Schlegel und Otto Leeser.
[723] *Der Internationale Ärztliche Fortbildungskurs in Stuttgart* (1926), S. 209ff.
[724] Bastanier, S. 539.
[725] Siehe dazu die Arbeiten von Petra Werner und Christian Lucae.
[726] Bastanier, S. 539.

stimmte Fragen der Diagnostik und Fortschritte der gesamten Medizin statt."[727] Wiederum zeigt sich auch das inhaltliche Konzept, die Homöopathie im Rahmen der Schulmedizin zu lehren. Neben dem Kurs fand zu gleicher Zeit in Stuttgart auch die Tagung der Internationalen Homöopathischen Liga und die Hauptversammlung des Zentralvereins statt: Dies unterstreicht den kongreßartigen Charakter des Kurses. Die Leitung hatte wie schon im ersten Kurs Heinrich Meng vom Aushilfskrankenhaus.

Während der nationalsozialistischen Jahre konnten zwei Kurse durchgeführt werden. Hier erweist sich nochmals deutlich, wie eng die Beziehung zwischen Homöopathie und Nationalsozialismus – im Rahmen der „Neuen Deutschen Heilkunde" – gewesen war. Am viertägigen Kurs in Stuttgart im Jahr 1935 nahmen viele führende Ärzte der Reichsarbeitsgemeinschaft teil, die den offiziellen Auftrag erhalten hatte, die Homöopathie auf ihre Wirksamkeit hin zu überprüfen.[728] Wie politisch aufgeladen der Kurs war, zeigt auch die sonstige behördliche Präsenz: Es waren Vertreter von der Reichsleitung des Sachverständigenrates für Volksgesundheit, vom Reichsgesundheitsamt und von der Reichsarbeitsgemeinschaft abgeordnet worden.[729] Und auch inhaltlich ging es bewußt darum, eine Synthese von Schulmedizin und Außenseiterverfahren im Sinne der „Neuen Deutschen Heilkunde" zu propagieren. Julius Mezger schrieb zum Kurs im Jahr 1936: „Es war dasselbe Ringen um die Parität in der Heilkunde, das auch zur Gründung der Zeitschrift 'Hippokrates' geführt hatte. Diese Zielsetzung stand damals [1926] einzig da und hat nun [1936] in den Bestrebungen der Reichsarbeitsgemeinschaft für eine Neue Deutsche Heilkunde eine völkisch bewußtere Fortsetzung gefunden."[730]

Nach dem Kurs von 1936 dauerte es ein volles Jahrzehnt, bis in Stuttgart wieder homöopathische Ärzte ausgebildet wurden. Durch den Krieg war es nirgendwo in Deutschland möglich gewesen, eine Schulung anzubieten. Und auch in der direkten Nachkriegszeit gab es viele Probleme. So konnte ein erster geplanter Kurs 1945 nicht stattfinden, weil während der kalten Jahreszeit für die Teilnehmer kein Wohnraum beschafft werden konnte.[731] Erst 1946 fand ein erster Kurs statt.

Das Stuttgarter Konzept hatte sich verändert: Es ging nicht mehr um die Verbesserung der Stellung innerhalb der Schulmedizin und um höheres Prestige, sondern ausdrücklich um die Ausbildung in Homöopathie. Deshalb veränderte sich auch die Klientel stark; vorwiegend kamen nun jüngere Ärzte zu den Kursen.[732] Karl

---

[727] *Internationaler Ärztlicher Fortbildungskurs* (AHZ 176/1928), S. 178. Auf Seite 179 des Aufsatzes ist das komplette Programm abgedruckt. Siehe auch: *Internationaler Ärztlicher Fortbildungskurs* (DZH 45/1928), S. 302 und 385.
[728] Mezger, *Fortbildungskurse*, S. 881.
[729] Erich Haehl, *Fortbildungskurs*, S. 769.
[730] Mezger, *Fortbildungskurse*, S. 881.
[731] AIGM NRI, Kurse I, RBK an Hegenberger.
[732] Ritter, *Memorandum*, S. 10.

Saller leitete die siebentägigen Kurse, die von 1946 bis 1949 zweimal jährlich stattfanden und an denen jeweils zwischen 30 und 60 Ärzte teilnahmen. Die Nachfrage war enorm, schon zum ersten Kurs waren 50 Teilnehmer gekommen, und es gingen weitere Anmeldungen ein, weshalb noch im selben Jahr ein zweiter Kurs angeboten wurde. Dieses starke Interesse hielt bis 1955 auch unvermindert an.[733]

Mit Otto Leeser veränderte sich die Ausbildung erneut. Er führte die bisherige Praxis noch einige Zeit fort, doch dann richtete er 1952 Vierteljahreskurse ein, die viermal jährlich stattfanden – das heißt, am RBK wurde bis 1955 das gesamte Jahr über in Kursen ausgebildet. Dadurch erhielten die Ärzte einen weitaus umfassenderen Einblick in die Homöopathie als zuvor. Die Stellung der Homöopathie in Deutschland hat sich durch diese Kurse sicherlich verstärkt, was als ein weiterer Erfolg des RBK gewertet werden kann. Inwieweit diese Kurse an der Verdoppelung der Mitgliederzahlen des ZV von 1949 auf 1955 eine Rolle gespielt haben, ist allerdings kaum zu entscheiden.[734] Jedenfalls war der Andrang selbst bei diesen langen Kursen so groß, daß die Plätze fast immer ein halbes Jahr im voraus ausgebucht waren. An jedem Kurs haben etwa 25 bis 30 Ärzte teilgenommen; eine größere Zahl war aufgrund des kleinen Lehrsaales nicht möglich.[735] Leesers ausdrückliches Ziel war es, mit der Zeit eine „Stuttgarter Schule in der Homöopathie" zu schaffen. Dazu ist es jedoch nicht gekommen. Insgesamt hat Leeser am RBK etwa 600 Ärzte in der Homöopathie ausgebildet[736]

Während der Zeit der Vierteljahreskurse war das RBK uneingeschränkt die zentrale Ausbildungsstätte der Homöopathen. Doch mit der neuen Berufs- und Facharztordnung von 1956 verlor das Krankenhaus diese Stellung mit einem Schlag. Da zuvor nicht spezifiziert war, was als „anerkannte Ausbildung in der Homöopathie" zu gelten habe, bedeutete dies de facto: Die Bezirksärztekammer, die die Zusatzbezeichnung vergab, hatte die Kurse am RBK quasi legitimiert. Durch die neue Regelung änderte sich zwar an dieser Anerkennung nichts, aber die Anwärter hatten nun weitere Möglichkeiten der Ausbildung: Der Zentralverein führte 1956 ein neues Kurssystem ein, bei dem in drei aufeinander aufgebauten Kurzkursen (A, B, C) von drei Tagen bis maximal einer Woche Dauer das gesamte homöopathische Wissen abgehandelt wurde. Das RBK lief gegen diese Regelung Sturm, da es – zurecht – fürchtete, daß die potentiellen Teilnehmer den kürzeren und schnelleren Weg der Ausbildung wählen würden. Man argumentierte, daß erstens die Kurzkurse keine Gewähr für eine ausreichende Ausbildung in der Homöopathie böten und daß zweitens dort keine praktische Ausbildung

---

[733] Siehe dazu z. B. AIGM NRI, Kurse I, RBK an Baumgartner sowie RBK an Coester.
[734] Gabriele Mengen (S. 113) legt in ihrer Arbeit eine solche Verbindung nahe. Sie stützt sich dabei auf eine Aussage Stüblers, in: *Homöopathie 1948–1988*, S. 199.
[735] Leeser, *Robert-Bosch-Krankenhaus*, S. 104.
[736] Stübler (*Homöopathie 1948–1988*, S. 199) spricht von 600 ausgebildeten Ärzten. In: *Dr. Otto Leeser*, S. 82, wird die Zahl von 579 Ärzten genannt, zu denen noch die Teilnehmer von drei Einwochenkursen gezählt werden müßten.

stattfinde, während am RBK die Teilnahme an den poliklinischen Sprechstunden Pflicht sei.[737]

Trotz allen Protestes setzte sich die neue Regelung jedoch durch. Betrachtet man den entsprechenden Passus, der auf dem Ärztetag in Münster verabschiedet worden war, zeigt sich: Es wurde soweit wie möglich auf das RBK eingegangen. Die halbjährige praktische Ausbildung am Krankenhaus und die vierteljährlichen Kurse bezogen sich eindeutig auf das RBK. Daneben entstand jetzt aber eine zweite Ausbildungslinie – die eineinhalbjährige praktische Ausbildung bei einem homöopathischen Arzt und die theoretischen Kurse des ZV waren nun eine Alternative. Der Zentralverein hielt ab 1956 jährlich zweimal seine A-B-C-Kurse in Bad Brückenau ab und bildete dort etwa 30 Teilnehmer pro Kurs aus.[738]

Mit Hötzers Weggang im Jahr 1973 endete die Ausbildung in Homöopathie am RBK.[739] Betrachtet man die Zahl der Teilnehmer und den jährlichen Ausbildungszeitraum, so bildete die Amtszeit Leesers eindeutig den Höhepunkt der homöopathischen Lehre am RBK. Auch unter Saller waren die Kurse, aufgrund des Nachholbedarfs vieler Ärzte, gut besucht. Nach 1955 ließ die Frequenz dagegen stark nach.

Tab. 9 Homöopathische Ausbildungskurse am RBK 1926–1972[740]

Nr.	Datum	Dauer	Teilnehmerzahl
1	1.–11.9.1926	10 Tage	130
2	13.–16.8.1928	4 Tage	?
3	1930/31	?	?
4	1932	4 Tage	?
5	1935	4 Tage	300
6	Sept. 1936	1 Woche	115
7	6.–12.10.1946	1 Woche	50
8	17.–23.11.1946	1 Woche	59
9	15.–21.6.1947	1 Woche	40
10	28.9.–4.10.1947	1 Woche	35
11	18.–24.4.1948	1 Woche	47
12	3.–9.10.1948	1 Woche	33

---

[737] Diese Argumentation z.B. in: ARBSG 1002-5, Rechtsanwalt Löffler an das Innenministerium, 3.7.58.
[738] Mengen, S. 45.
[739] AIGM, Bestand Z, 11, Protokoll der Hauptversammlung im Mai 71; AIGM, Bestand Z, 29, Stübler an Pischel, 4.5.71.
[740] Quellen: Privatarchiv Gebhardt, Karteiblatt Kurse; AIGM NHE 10, Programme der Kurse; AIGM NHE 54, passim; AIGM NRI, Kurse I; AIGM NRI, Kurse II.

Tab. 9 *Fortsetzung*

Nr.	Datum	Dauer	Teilnehmerzahl
13	6.–12.3.1949	1 Woche	?
14	14.–16.3.1949	3 Tage	?
	keine Kurse im Jahr 1950		
15	21.–26.5.1951	5 Tage	ca. 120
16	12.–17.5.1952	5 Tage	34
17	1.–6.6.1953	5 Tage	44
18	Jan.–März 1952	3 Monate	?
19	April–Juni 1952	3 Monate	?
20	Juli–Sept.1952	3 Monate	?
21	Okt.–Dez.1952	3 Monate	?
22	Jan.–März 1953	3 Monate	?
23	April–Juni 1953	3 Monate	?
24	Juli–Sept.1953	3 Monate	?
25	Okt.–Dez.1953	3 Monate	?
26	Jan.–März 1954	3 Monate	?
27	April–Juni 1954	3 Monate	?
28	Juli–Sept.1954	3 Monate	?
29	Okt.–Dez.1954	3 Monate	?
30	Jan.–März 1955	3 Monate	?
31	April–Juni 1955	3 Monate	?
32	Juli–Sept.1955	3 Monate	?
	keine Kurse im Jahr 1956		
33	6.5.–31.7.1957	3,5 Wochen	13
34	4.11.1957–31.1.1958	3 Monate	13
35	5.5.–26.7.1958	3 Monate	10
36	3.11.1958–30.1.1959	3 Monate	10
37	7.–24.1.1959	2 Wochen	?
	Sommerkurs 1959 fällt wegen mangelnder Beteiligung aus		
38	5.–17.10.1959	2 Wochen	10
39	2.–14.5.1960	2 Wochen	?
40	2.5.–29.7.1960	3 Monate	6

Tab. 9 *Fortsetzung*

Nr.	Datum	Dauer	Teilnehmerzahl
41	3.–19.5.1961	2 Wochen	?
42	26.–26.10.1961	10 Tage	?
43	2.–13.4.1962	11 Tage	?
44	15.–20.10.1962	1 Woche	?
	Keine Kurse im Jahr 1963		?
45	20.–30.4.1964	10 Tage	?
46	14.–27.3.1965	2 Wochen	9
47	28.2.–12.3.1966	2 Wochen	9
48	24.–29.10.1966	1 Woche	9
49	6.–18.3.1967	2 Wochen	16
	Herbstkurs 1967 fällt wegen mangelnder Beteiligung aus		
50	4.–9.3.1968	1 Woche	14
51	20.–25.10.1969 (A-Kurs)	1 Woche	19
52	16.–21.3.1970 (B-Kurs)	1 Woche	16
53	19.–24.10.1970 (C-Kurs)	1 Woche	9
54	22.–27.3.1971 (A-Kurs)	1 Woche	32
55	18.–23.10.1971 (B-Kurs)	1 Woche	19
56	13.–18.3.1972 (C-Kurs)	1 Woche	17
57	27.11.–2.12.1972	1 Woche	21
	Kurs 1973 kam nicht mehr zustande		

Trotzdem darf die Konkurrenz der Kurse von RBK und ZV nicht zu dem Schluß führen, daß hier zwei Institutionen abgeschottet voneinander und gegeneinander gearbeitet hätten. Bei aller Konfliktträchtigkeit der Situation haben immer wieder Dozenten des ZV auch bei den RBK-Kursen Vorträge gehalten, mit Hans Triebel (1896–1960) sogar der Vorsitzende des Verbandes schon im Jahr 1957. Umgekehrt haben sich auch Homöopathen des RBK für Kurse des ZV zur Verfügung gestellt.[741] Ab Ende der 1960er Jahre haben der ZV und das RBK ihre Kurse inhaltlich und organisatorisch abgesprochen; die Teilnehmer konnten spätestens ab dieser Zeit auch zwischen den Kursen wechseln, also beispielsweise den A-Kurs beim ZV und den B-Kurs am RBK absolvieren.[742]

---

[741] Z. B. nahmen Hötzer und Henne 1967 und Mai 1970 als Referenten an Ärztekursen des ZV teil.
[742] AIGM, Bestand Z, Ordentliche Hauptversammlung der Landesverbandsvorstände 1969; AIGM NRI, Kurse 69–71, Hötzer an Beyer, 27.1.71.

Dennoch hatte man am RBK immer wieder mit einem Mangel an Dozenten zu kämpfen,[743] und dennoch stellten die RBK-Ärzte selbst den Hauptanteil der Referenten der RBK-Kurse. Sowohl die jeweiligen homöopathischen Ärzte des Hauses als auch die Leiter der verschiedenen Abteilungen haben an den Kursen mitgewirkt. Dies unterstreicht nochmals die naturwissenschaftliche und schulmedizinische Ausrichtung der Kurse: Der Leiter der Röntgenabteilung, der Chirurgie oder der Gynäkologie sprachen über schulmedizinische Diagnostik und Therapie. Von besonderer Bedeutung waren nach Leesers Weggang Hans Ritter, Heinz Henne und Friedrich Menge für die Kurse, ab 1969 auch Konrad Hötzer.

Tab. 10 Verzeichnis der Dozenten bei den homoopathischen Ausbildungskursen am Aushilfskrankenhaus und am RBK[744]

Nr.	Name	Herkunft	Thema	Datum	PV
1	A. Aldenhoven	Wiesbaden	Homöopathische Herz- und Kreislaufbehandlungen	1949	
2	W. Anschütz	Karlsruhe		1969–1972	
3	Ernst Bastanier			1926	
4	Horst Baumann	Stuttgart	Klinische Demonstrationen	1947–1949	+
5	Fritz Becher	Stuttgart	Homöopathiegeschichte	1958–1960	
6	Behlau		HNO	1957–1958	
7	Wolff, Bloss	Bietigheim	Homöopathische Behandlung der Infektionen	1951	+
8	Busse	Stuttgart	Kinderkrankheiten	1953	
9	Paul Dahlke			1926	
10	Otto Dehler	Freudenstadt	Klinische Homöopathie	1951–1953	+
11	Dietrich	Stuttgart	Konstitutionsfragen	1940–1952	
12	Helmut Dinkelaker	Weil im Schönbuch		1969–1972	
13	Ch. Fey	Wörishofen	Kneippsche Anwendungen	1949	
14	E. Fischer	Stuttgart	Röntgendemonstrationen	1966–1968	
15	Heinz Fonrobert	Frankfurt		1957–1971	
16	Karl-Heinz Gebhardt	Karlsruhe		1969–1972	+

---

[743] Ritter, *Memorandum*, S. 11.
[744] Quelle: Nach den Programmen in: AIGM NHE 10, Programme der Kurse; AIGM NHE 54, passim; AIGM NRI, Kurse I; AIGM NRI, Kurse II. Die angegebenen Themen sind nur Beispiele; die Referenten können auch andere Themen angeboten haben. Der angegebene Zeitraum zeigt nur das früheste und späteste Datum und nicht unbedingt eine Kontinuität der Dozentur an. Zu den mit „+" gekennzeichneten Personen siehe das Personenverzeichnis.

Tab. 10 *Fortsetzung*

Nr.	Name	Herkunft	Thema	Datum	PV
17	Gessner	Bielefeld	Tiergifte	1951	
18	Hermann Göhrum	Stuttgart		1926	+
19	Grote	Wetzlar	Konstitutionstypen	1951	
20	Richard Haehl	Stuttgart		1926	+
21	H. Haferkamp	Mainz		1949	
22	Heller		Arzneimittellehre	1960	
23	Heinz Henne	Stuttgart	Homöopathiegeschichte	1957–1972	+
24	Walter Herz	Karlsruhe		1966–1970	
25	Heydleff	St. Blasien	Homöopathische Tuberkulosebehandlung	1947	
26	Konrad Hötzer	Stuttgart	Allgemein	1969–1972	+
27	Issels	Rottach-Egern	Klinische Krebsbehandlung	1953	
28	Rudolf Jehn	Heidenheim	Leber- und Gallemittel	1952	+
29	M. Kabisch	Hannover	Frauenkrankheiten	1957–1968	
30	Köbele	Calw	Homöopathie in der Sprechstunde	1951	
31	H. Köhler	Stuttgart	Homöopathische Tuberkulosebehandlung	1949	
32	Otto Leeser	Stuttgart	allgemein	1949–1955	+
33	Heinz Lennemann	Bochum		1957–1967	+
34	Karl Lohse	Stuttgart	Röntgendemonstration	1957–1962	+
35	Heinrich Meng	Stuttgart		1926	+
36	Friedrich Menge	Stuttgart	Homöopathische Pharmazie	1946–1972	+
37	E. Meyer	Wiesbaden	Pflanzliche Therapie	1949	
38	Julius Mezger	Stuttgart	Arzneimittelprüfungen	1951–1958	+
39	Ulrich Mezger	Stuttgart		1957–1972	+
40	Paul Mössinger	Heilbronn		1967–1972	+
41	H. Müller		Homöopathische Therapie der Herzkrankheiten	1958–1960	
42	Walter A. Müller	Stuttgart	Klinische Demonstrationen	1957–1960	+
43	Doris Neyses	Stuttgart	Frauenkrankheiten	1949	+
44	O. Oberück	Stuttgart	Arzneimittelbild des Schwefels	1949	

Tab. 10 *Fortsetzung*

Nr.	Name	Herkunft	Thema	Datum	PV
45	Peterson	Hamburg	Homöopathische Erfahrungen in der Praxis	1952	
46	Rudolf Pirtkien	Stuttgart		1958–1970	+
47	Pleuger		Chirurgie	1957	
48	Ilse Reinhardt	Stuttgart	Kinderkrankheiten, Diätetik	1946–1949	+
49	Hans Ritter	Stuttgart	Allgemein	1957–1972	+
50	Karl Saller	Stuttgart	Allgemein	1946–1949	+
51	Ch. Scharfbillig	Reil	Blutentziehungen	1949	
52	G. Schimert	München	Experimentelle Grundlagen der Homöopathie	1949	
53	Oswald Schlegel	Stuttgart	Homöopathische Behandlung Krebskranker	1951–1953	+
54	Ernst Schlevogt	Stuttgart	Bäderbehandlung des RBK	1949	+
55	E. Schlüren	Reutlingen	Frauenkrankheiten	1971–1972	
56	Schmidt		Pathologische Demonstrationen	1958–1959	
57	Heinz Schoeler	Karlsruhe		1957–1972	+
58	G.A. Schoger	Sandersbusch	Ultraschall	1949	
59	Schwabe	Karlsruhe	Neue Drogen	1965	
60	Wilhelm Schwarzhaupt	Köln		1957–1966	+
61	Gerhard Seybold	Stuttgart	Klinische Demonstrationen	1957–1959	+
62	Siegmund	Münster	Korrelationsphysiologie	1953	
63	Otto Sigel	Stuttgart	Chirurgie	1957	+
64	Alfons Stiegele	Stuttgart	Allgemein	1946–1955	+
65	Stockebrand	Hamm	Konstitutionelle Behandlung	1952	
66	Strübel	Stuttgart	EKG-Demonstration	1962	
67	Martin Stübler	Augsburg		1953	+
68	Rudolf Tischner	München	Geschichte der Homöopathie	1946–1947	
69	Hans Triebel		Ähnlichkeitsregel	1957–1958	+
70	Erich Unseld	Stuttgart	Klinische Homöopathie	1951–1953	+
71	Eric Voegeli	Lausanne	Hochpotenzen	1953	
72	Volk	Offenbach	Gestalt und Krankheit	1953	

Tab. 10 *Fortsetzung*

Nr.	Name	Herkunft	Thema	Datum	PV
73	S. Wanner	Stuttgart	Arzneimittelbild Jod	1949	
74	Manfred Weckenmann		Geschichte der Homöopathie	1968	+
75	Wilhelm Zimmermann	München		1968	

Der Inhalt der Kurse blieb in seiner Tendenz ab 1946 stets gleich. Grundsätzlich lassen sich die Themen in drei Bereiche einteilen: Neben dem rein homöopathischen Teil wurden die Teilnehmer in der Diagnostik (z. B. Röntgen, EKG-Demonstrationen) und in schulmedizinischen Fachdisziplinen (z. B. Frauenkrankheiten) geschult. In letzterem Bereich wurde dabei natürlich auch auf die homöopathische Behandlung bestimmter Krankheiten eingegangen. Der homöopathische Lehrinhalt teilte sich in einen theoretischen und einen praktischen Teil. Der theoretische Unterricht umfaßte die Geschichte der Homöopathie, die Grundprinzipien des Heilverfahrens, propädeutische Vorträge beispielsweise in der homöopathischen Anamnese, vor allem aber das Studium einzelner Arzneimittelbilder. Im praktischen Unterricht nahmen die Ärzte fast jeden Vormittag an den poliklinischen Sprechstunden teil, um dort die Homöopathie in der Praxis erleben zu können. Alfons Stiegele und nach ihm vor allem Hans Ritter haben die Bedeutung dieses praktischen Unterrichts stets hervorgehoben: Denn hier könne keine „selektive" Homöopathie betrieben werden – die Patienten kämen ohne vorherige Untersuchung direkt in die große Ärzterunde, so daß sich die Homöopathie am tatsächlichen Patientengut zu bewähren habe. Daran könne man, so die Argumentation Ritters, sehr gut die Chancen, aber auch die Grenzen der Homöopathie erkennen. An den Kursen des Zentralvereins wurde dagegen immer wieder moniert, daß dort nur in der Theorie Fälle vorgestellt würden, die zudem vorher nach ihrer Eignung für eine homöopathische Behandlung ausgewählt worden seien; so ergebe sich ein falsches Bild von den Möglichkeiten der Heilweise.[745] Konrad Hötzer hat dieses Modell des ZV übrigens übernommen: Er hat in seinen Kursen ab 1969 nur ausgewählte Fälle den Kursteilnehmern vorgestellt.[746]

Prinzipiell stimmten Stiegele, Leeser und Ritter darin überein, daß die Lehre der Homöopathie in den RBK-Kursen drei Bereiche umfassen mußten: Erstens die Prinzipien der Homöopathie (Einführung in das Simile-Prinzip etc.), zweitens die homöopathische Materia medica (Arzneimittellehre, Drogen- und Pflanzenkunde) und drittens die Anwendung des erlernten theoretischen Wissens in der poliklinischen Praxis.[747] Im Grunde stimmte auch der ZV mit dieser Ansicht

---
[745] Ritter, *Zur Frage der Lehre*, S. 190.
[746] AIGM NRI, Manuskript *Die deutsche Homöopathie im 20. Jahrhundert*, S. 11.
[747] Ritter, *Zur Frage der Lehre*, S. 190.

überein. Die Kurse hatten deshalb, abgesehen von der praktischen Anwendung, einen ähnlichen Aufbau. Außerdem beruhten die ZV-Kurse bis 1975 auf Otto Leesers *Grundlagen der Heilkunde*, das die Arzneimittelbilder in den Mittelpunkt stellte.[748]

Die Teilnehmer der RBK-Kurse waren sehr verschieden und lassen sich nicht auf ein einheitliches Profil verengen. Grundsätzlich war der Kurs für alle Ärzte offen, und so finden sich nicht nur Teilnehmer aus allen Teilen Deutschlands, sondern in geringem Umfang auch aus dem Ausland.[749] Allgemein nahmen viele Medizinstudenten am Ende des Studiums, aber auch Ärzte, Ober- und Chefärzte an den Kursen teil. Nur in unzureichendem Maße sei es ihm gelungen, die Assistenzärzte des eigenen Krankenhauses für die Kurse zu gewinnen, meinte Ritter selbstkritisch: Die Ärzte der inneren Abteilungen hatten also nach 1955 kein besonderes Interesse an der Homöopathie mehr.

In den Kursunterlagen Ritters sind beinahe alle Teilnehmer namentlich aufgeführt; sehr häufig ist sogar noch der Briefverkehr erhalten.[750] Diese Quellen bestätigen weitgehend, was Ritter zusammengefasst hatte. Die Vorkenntnisse in der Homöopathie waren sehr unterschiedlich. Manche Ärzte kamen mit einem sehr unbestimmten Vorwissen, hatten sich vielleicht autodidaktisch einiges angeeignet, ohne aber je eine systematische Einführung in die Homöopathie bekommen zu haben. Die Teilnehmer bildeten sich dann erst während des Kurses ein Urteil über den Wert der Homöopathie.[751] Der größere Teil besaß jedoch schon beachtliche homöopathische Kenntnisse: Einige Ärzte hatten bei einem homöopathischen Arzt hospitiert und wollten nun gerne eine systematische Ausbildung absolvieren, andere Ärzte hatten schon vor langer Zeit einen Kurs belegt und wollten ihr Wissen auffrischen, wieder andere sahen sich längst als homöopathische Ärzte und wollten mit den Kursen lediglich noch die rechtlichen Voraussetzungen erfüllen, um offiziell die Zusatzbezeichnung „Homöopathie" tragen zu dürfen.[752] Krankenhausärzte sind relativ selten unter den Kursteil-

---

[748] Mengen, S. 42. Näheres zum Inhalt der Kurse siehe die jeweiligen Kursprogramme in: AIGM NHE 10, Programme der Kurse.

[749] Unter den 97 Teilnehmern der Kurse zwischen 1957 und 1963 befanden sich beispielsweise 15 Ausländer, also etwa 15 Prozent. Allein sieben Teilnehmer kamen aus Indien, drei aus den Niederlanden, zwei aus Brasilien und je einer aus Polen, Israel und Chile (AIGM NRI, Kurse 63–69, Kursteilnehmer 1957–1963). Teilweise hat das RBK den ausländischen Ärzten sogar finanziell unter die Arme gegriffen, damit sie am Kurs teilnehmen konnten, wie beispielsweise dem rumänischen Arzt Teodor Caba: Das RBK hat Caba nicht nur eine offizielle Einladung geschickt und ihn von den Kursgebühren befreit, sondern ihm sogar noch 30 Mark Tagegeld bezahlt, damit er den Kurs besuchen und sich auch den Aufenthalt leisten konnte (AIGM NRI, Kurse 69–71, Brugger an Caba, 16.7.70).

[750] AIGM NRI, Kurse I und II.

[751] Z. B. AIGM NRI, Kurse I, Heinz Ernst an RBK, 14.1.48: Dr. Heinz Ernst hat nur autodidaktische und „unzureichende" Beschäftigung mit Homöopathie und will jetzt im Kurs mehr lernen. Ganz ähnlich: AIGM NRI, Kurse I, Gorenflos an RBK, 28.2.46; AIGM NRI, Kurse 69–71.

[752] Für jeden Fall ein Beispiel in: AIGM NRI, Kurse I, Leers an RBK, 28.9.46; AIGM NRI, Kurse I, Merschkötter an RBK, 9.5.47; AIGM NRI, Kurse 69–71, Mössinger an RBK, 14.6.71.

nehmern; vorwiegend handelt es sich um niedergelassene Ärzte. Dabei sind fast alle Fachrichtungen vertreten, neben den Fachärzten für Innere Medizin auch Kinder- und HNO-Ärzte und sogar Chirurgen. Auch einige Amtsärzte sind in den Listen aufgeführt.[753]

Inwieweit die Teilnehmer später die Homöopathie anwandten, ist schwer zu sagen. Bei einer Befragung von 73 Teilnehmern homöopathischer Kurse im Jahr 1972 sagten 30 Ärzte, daß sie die Homöopathie in über 50 Prozent aller behandelten Fälle einsetzen würden; weitere 24 Ärzte wandten die Homöopathie zumindest bei einem Viertel aller Fälle an.[754] Das bedeutet, daß die Teilnehmer überwiegend ein starkes Interesse an der Homöopathie hatten und sie auch dementsprechend häufig in der Praxis anwandten, daß aber nur die wenigsten ausschließliche Homöopathen waren. Die meisten sahen die Homöopathie als ein zusätzliches Verfahren neben der Schulmedizin an. Dies bestätigt auch Konrad Hötzer 1970 in einer brieflichen Äußerung: „Der größte Teil der Ärzte, die zu den Kursen kommen, wollen einige Tips erfahren, die sie in ihren meist schon bestehenden Praxen anwenden."[755] Nur knapp die Hälfte der Teilnehmer war oder wurde nach dem Kurs Mitglied des ZV.

Das RBK hatte der Lehre von Anfang große Bedeutung beigemessen und darin eine seiner wichtigsten Aufgaben gesehen. Das zeigt sich allein daran, daß die Teilnehmer zwar Gebühren zahlen mußten, die aber nur 20 Prozent der wirklichen Kosten deckten – den Rest trug das Krankenhaus.[756] Die Absolventen der Kurse hatten sich als homöopathische Ärzte in einer Praxis niedergelassen, viele waren aber auch der Homöopathie nicht treu geblieben. So kann das RBK vielleicht als Erfolg verbuchen, daß die durchgeführten Kurse die absolute Zahl homöopathischer Ärzte bedeutend vergrößert hat – den Personalmangel in der klinischen Homöopathie konnte es nicht beseitigen. Und so schlußfolgerte Hans Walz 1965: „Kein Zweifel, um eine Katastrophe abzuwenden, muss die Nachwuchs- und Ausbildungsfrage als heute vordringlichstes Problem ohne Verzug angefasst werden."[757]

---

[753] So hatte sich der Arzt Hübinger während seiner 16jährigen Praxistätigkeit und seiner zehnjährigen amtsärztlichen Tätigkeit ein wenig mit der Homöopathie beschäftigt und wünschte nun einen geschlossenen Überblick (AIGM NRI, Kurse I, Hübinger an RBK, 10.4.46).
[754] ARBSG, 1001-12, Fragebogen für Kursteilnehmer nach längerem Kursabschluss, 3.1.73. Ob es sich bei den Befragten um Teilnehmer der RBK-Kurse handelte, ist nicht ganz sicher: Der Befrager Helmut Dinkelaker war Referent bei den RBK-Kursen, aber auch Funktionär im baden-württembergischen Landesverband des ZV, so daß am wahrscheinlichsten ist, daß es sich um eine gemischte Studie handelt.
[755] Privatarchiv Gebhardt, Brief Hötzer an Schreiber vom 5.6.70.
[756] AIGM NRI, Kurse 69–71, Abrechnung des Kurses März 70.
[757] AIGM NHE 70, Streng vertraulicher Bericht an die VVB, 29.9.65.

2.5 Homöopathiegeschichte

Die homöopathiehistorische Tätigkeit am RBK gehört im Grunde in das Forschungskapitel dieses Bandes. Dennoch besaß die Homöopathiegeschichte spätestens ab 1967 eine so starke organisatorische und teilweise auch inhaltliche Selbständigkeit vom RBK, daß sie hier getrennt vorgestellt werden soll. Zudem hat die historische Forschung am RBK als einziges Feld der Homöopathie am RBK die „Wende" von 1973 überlebt, weshalb ihr auch aus diesem Grund eine eigene Darstellung gebührt. Heute fließt der homöopathiegeschichtlichen Forschung sogar der größte Teil derjenigen Gelder der RBSG zu, die an die Förderung der Homöopathie gebunden sind: Das 1980 gegründete „Institut für Geschichte der Medizin der Robert Bosch Stiftung" (IGM) in Stuttgart, das einzige private Institut dieser Art in der Bundesrepublik, legt einen deutlichen Schwerpunkt auf die Homöopathiegeschichte. Die direkten organisatorischen und inhaltlichen Verbindungsstränge des IGM zum RBK sind zwar weitgehend durchtrennt, aber dennoch geht seine Geschichte auf das Krankenhaus zurück.

Warum die homöopathiegeschichtliche Forschung im Gegensatz zur experimentellen Forschung überlebt hat, hat vor allem eine Ursache: Sie trägt bei weitem kein so großes Konfliktpotential in sich. Denn von ihr wurde nur in geringem Umfang ein schneller Beitrag zur Lösung der aktuellen homöopathischen Probleme am RBK erwartet. Sie sollte auf wissenschaftlicher Basis die medizinischen Grundlagen der Heilweise erarbeiten (z. B. durch Analyse der Krankenjournale Hahnemanns) und die Geschichte der Heilweise sichern (z. B. durch den Aufbau einer homöopathischen Bibliothek). Insofern bewegte sich die Homöopathiegeschichte in einem geschützteren Raum – die homöopathische Forschung war zur Lösung zahlreicher Probleme aufgefordert, die homöopathiehistorische Forschung mußte diese Probleme dagegen lediglich erkennen, dokumentieren und interpretieren.

Robert Bosch hat in seinen Richtlinien keine Förderung der Homöopathiegeschichte bestimmt, und auch implizit läßt sich aus seinen Schriften keine diesbezügliche Bemerkung herauslesen. Dennoch kann aus zwei Gründen die historische Förderung als folgerichtig angesehen werden. Erstens hat Robert Bosch selbst den Grundstock zur homöopathiegeschichtlichen Forschung am RBK gelegt, indem er 1926 die umfangreiche Homöopathiesammlung Richard Haehls erwarb, um sie in einem eigenen Museum der Öffentlichkeit zugänglich zu machen. Damit bekundete Bosch selbst sein Interesse an der Geschichte der Homöopathie. Diese Sammlung verblieb lange Jahrzehnte im RBK und bildete schon unter Heinz Henne den Ausgangspunkt und die Grundlage der historischen Forschung; bis zum heutigen Tag ist diese Sammlung der bedeutsamste Teil des Archivs des IGM. Zweitens entsprach die Förderung der Homöopathiegeschichte den Vorgaben Boschs, weil sie in gewissem Sinne auch der praktischen Entwicklung der Homöopathie diente – dies war ganz deutlich unter Heinz Henne. Es muß also das oben Gesagte etwas genauer formuliert werden: Der Arzt Heinz

Henne verfolgte mit seinen historischen Forschungen vor allem das Ziel, die „echte" Homöopathie Samuel Hahnemanns aus den Quellen herauszuarbeiten. Mit diesen Erkenntnissen wollte er auch die Homöopathie als medizinisches Heilverfahren befruchten, und somit intendierte Henne auch einen Beitrag zur Lösung der aktuellen Probleme. Es wurde bei der Geschichte des Instituts für Klinische Pharmakologie bereits gezeigt, wie einflußreich dieser Beitrag sein konnte und wie groß die tatsächlichen Konsequenzen der Forschung Hennes waren.[758] Heinz Henne sah also die Homöopathiegeschichte vor allem als Hilfswissenschaft der Medizin. Erst seine Nachfolgerin Renate Wittern (ab 1980) widmete sich dann verstärkt einer Form der Homöopathiegeschichte, die keine direkte praktische Nutzanwendung der Ergebnisse intendierte. Allerdings hat die Edition der Krankenjournale Hahnemanns, die unter Wittern fortgeführt wurde, auch der homöopathischen Praxis wichtige Impulse gegeben. – Im folgenden sollen nun die einzelnen Schritte der homöopathiehistorischen Forschung am RBK und in dessen Umfeld betrachtet werden.

Die Sammlung Richard Haehls, ca. 1890–1932

Der homöopathische Arzt Richard Haehl (1873–1932) gehört zu den bedeutendsten Persönlichkeiten der südwestdeutschen Homöopathie. Er hat in Amerika Medizin und vor allem die Homöopathie studiert, kam aber 1898 nach Deutschland zurück und betrieb seit dieser Zeit in Stuttgart eine homöopathische Praxis. Daneben war er als Sekretär der Hahnemannia und als Schriftleiter der „Homöopathischen Monatsblätter" sehr stark in der homöopathischen Laienbewegung engagiert. Eine weitere wichtige Aufgabe sah er in der Sammlung, Bewahrung und Erforschung des schriftlichen und dinglichen Nachlasses Samuel Hahnemanns. Seine zweibändige Hahnemann-Biographie, die er auf der Grundlage einer ausführlichen Quellenanalyse erstellt hat, ist zwar wegen ihrer apologetischen Tendenz und teilweise auch wegen unrichtiger Angaben heute nicht mehr völlig ohne Bedenken zu benutzen; ein unentbehrliches Nachschlagewerk bleibt sie aber weiterhin.[759]

Von eminenter Bedeutung für die Homöopathie- und für die allgemeine Medizingeschichte war wie gesagt die Sammeltätigkeit Haehls. Ihm ist es zu verdanken, daß mit Hahnemanns gesamtem schriftlichen Nachlaß eine so gute Überlieferung existiert wie für kaum einen zweiten Arzt des frühen 19. Jahrhunderts. Im Zentrum dieser Sammlung standen die Krankenjournale (37 in deutscher und 17 in französischer Sprache) und rund 200 Briefe Hahnemanns, meist an dessen Schüler Clemens von Bönninghausen (1785–1864)[760] und Karl Julius Aegidi

---

[758] Auch in der Schweiz hatte die Arbeit Hennes erhebliche Auswirkungen. Siehe dazu Lukas Fäh, *Einheit*, S. 113f.
[759] Siehe dazu Schreiber, Kapitel 1 und passim.
[760] Zu Bönninghausen siehe die Arbeit von Kottwitz.

(1794–1874)[761] adressiert.[762] Daneben hat Haehl viele Bücher gesammelt, aber auch umfangreiches Mobiliar und andere Erinnerungsstücke aus den Haushalten Hahnemanns. Schon vor seiner Studienzeit, also etwa um 1890, hat Richard Haehl mit seiner Sammeltätigkeit begonnen, und er hat bis zu seinem Tod nicht damit aufgehört.[763]

Das Hahnemann-Museum, 1932–1967

Bereits im Jahr 1920 oder 1921 hat Haehl in seinem Wohnhaus in der Birkenwaldstraße 118 ein „Hahnemann-Museum" eröffnet;[764] dabei handelte es sich um ein Privatmuseum, das keinerlei öffentliche Förderung genoß. Regelmäßige Öffnungszeiten dürfte es nicht gegeben haben, und auch der Besucherkreis begrenzte sich auf homöopathisch interessierte Personen. So besuchten die Teilnehmer des Internationalen Ärztlichen Fortbildungskurses in Stuttgart 1928 das Hahnemann-Museum und ließen sich von Haehl in das Leben Hahnemanns einführen. Haehl betonte übrigens bei diesem Anlaß, daß seine Sammlung jetzt fast vollständig sei; erst in letzter Zeit sei es ihm gelungen, „noch die letzten und fast wichtigsten Schriftstücke, Krankenjournale und Bücher, welche sich noch im Besitz der direkten Erben Hahnemanns befunden hatten, heimzuholen."[765]

Zu diesem Zeitpunkt, also 1928, war die Sammlung bereits in den Besitz Robert Boschs übergegangen. Er hat 1926 den gesamten Nachlaß gegen eine Leibrente für Haehl erworben mit der Versicherung, das Museum in geeigneten Räumlichkeiten des RBK unterzubringen.[766] Nach dem Tod Richard Haehls im Jahr 1932 mußten die Schriften und Gegenstände zunächst in Untergeschoßräumen verwahrt werden, bis das RBK eröffnet werden konnte. Da dies jedoch in Kriegszeiten geschah, verstaute man die Sammlung auch nach 1940 am RBK provisorisch in Kellerräumen. Manche Mobiliarteile – wie ein Schreibtisch, ein Sofa und eine Standuhr Hahnemanns – waren im Hippokrates-Verlag in der Hohenstaufenstraße untergebracht und verbrannten 1942 bei einem Fliegerangriff.[767] Die Bibliothek der Sammlung hatte man dagegen, gemeinsam mit Beständen der Württembergischen Landesbibliothek, rechtzeitig an einen Ort außerhalb Stuttgarts gebracht.[768]

---

[761] Zu Aegidi siehe die Arbeit von Vigoureux.
[762] NHE 22, The Hahnemann Archives at the Robert Bosch Hospital in Stuttgart.
[763] Zur Tradierung dieses Nachlasses, bis er von Haehl erworben worden war, siehe den Vortrag Hennes in Schaffhausen: AIGM NHE, VuP Liste Nr. 1–24, Nr.9. Zu Haehls eigener Einschätzung der Sammlung siehe: ARBSG, 1001-35, Richard Haehl an Hesselt, 15.5.31.
[764] Göhrum, *Dr. med. Richard Haehl*, S. 51, nennt das Jahr 1920; Henne gibt Ostern 1921 als Eröffnungsdatum an (AIGM NHE, VuP Liste Nr. 1–24, Nr. 9). Allgemein zum Museum siehe: Henne, *Hahnemann-Archiv*; *Aus dem Hahnemann-Archiv*; *Das Hahnemann-Archiv in Stuttgart* sowie ARBSG, 1002-1, Aufsatz Fischle, S.1.
[765] Grabert, S. 382. Siehe dazu auch Internationaler Aerztlicher Fortbildungskurs (AHZ 176/1928), S. 179.
[766] AIGM NHE 20, Daten zur Geschichte des IGM.
[767] *Das Hahnemann-Archiv in Stuttgart*, S. 105. Einige weitere der zerstörten Gegenstände sind aufgeführt in: AIGM NHE 1, Nr. 14, Artikel aus unbekannter Zeitung, ca. 1926.
[768] AIGM NHE 20, Daten zur Geschichte des IGM; Allmendinger, *Struktur*, S. 168.

Der bedeutendere Teil der Sammlung, nämlich der schriftliche Nachlaß Hahnemanns, konnte so gerettet werden. Erst nach dem Zweiten Weltkrieg wurden dann im RBK einige Räume für das Hahnemann-Museum eingerichtet. Wann genau dies war, läßt sich nicht mehr feststellen. Womöglich war dies erst 1956 der Fall, als vom RBK ein historisches Forschungsprogramm beschlossen und Heinz Henne als dessen Leiter eingesetzt wurde.[769] Es handelte sich dabei nicht um ein Museum im engeren Sinne, sondern eher um ein Archiv. Bei gelegentlichen Besuchen interessierter Homöopathen wurden dann die Glanzstücke der Sammlung hervorgeholt.

Spätestens ab 1956 wurden dann auch mit Mitteln der VVB weitere Gegenstände und Schriften Hahnemanns und aus dessen Umfeld erworben und der Sammlung einverleibt. Beispielsweise kaufte Heinz Henne im Jahr 1961 eine stattliche Anzahl von Briefen Hahnemanns aus dem Besitz von Erna Haimann, die die Briefe von ihrem Vater namens Feld erhalten hatte. Insgesamt bezahlte das RBK 11.000 Mark für 41 Briefe.[770] Nach Richard Haehl war Heinz Henne der erste, der die vorhandene Sammlung zu historischen Studien nutzte.

Paracelsus-Museum, 1941–1943

Oftmals verwirren sich in Aufsätzen zum Hahnemann-Museum die Begrifflichkeiten: Hahnemann-Museum, Paracelsus-Museum und Hahnemann-Archiv werden dann ohne scharfe Abgrenzung synonym benutzt. Nach den vorliegenden Quellen zu urteilen, handelt es sich bei diesen Namen in der Tat stets um ein- und dieselbe Einrichtung. Auch das Paracelsus-Museum, dem man eine gewisse Eigenständigkeit zugesprochen hat, war im Grunde nichts weiter als ein Plan zur Erweiterung des Hahnemann-Museums. Dies wird deutlich im Protokoll einer Besprechung der Stadt Stuttgart im Juni 1941: In Stuttgart, so heißt es dort, werde „durch das Robert-Bosch-Krankenhaus unter Leitung von dessen Direktor Hahn im Zusammenwirken mit einer Reihe Stuttgarter Stellen eine Paracelsus-Ausstellung eröffnet, die zugleich den Grundstock für ein großes homöopathisches Museum bilden soll."[771] Für dieses „Hanemann-Museum" [sic!] habe Robert Bosch bereits 250.000 Reichsmark gespendet, für den Ankauf der Bibliothek des Homöopathen Richard Haehl weitere 80.000 Reichsmark[772]; die Firmen Robert Bosch GmbH und Hahn & Kolb gaben je 20.000 Reichsmark.

---

[769] AIGM NHE 64, Henne an ärztliche Direktion RBK, 12.12.63.
[770] AIGM NHE 21, Schriftverkehr mit Erna Haimann und Dr. Freihofer. Der Kaufvertrag in AIGM NHE 21, 21.11.61, unter H. Eine allgemeine Übersicht über den Bestand des Hahnemanns-Museums siehe: AIGM NHE 64, Kurze Übersicht über die wichtigsten im Hahnemann-Archiv befindlichen Werke und Briefe Hahnemanns, 23.10.63; sowie AIGM NHE 16, Verzeichnis der Gegenstände aus dem Hahnemann-Nachlaß, 19.7.60.
[771] StA Stuttgart, Hauptaktei Gruppe 0–9: Beratungen mit den Ratsherren, den Verwaltungs- und Wirtschaftsbeiräten, Nr. 104: Beratung mit den Wirtschaftsbeiräten; Entschließung vom 15. Juni 1941.
[772] Ob mit dieser Summe lediglich die Bibliothek Haehls oder die gesamte Haehl-Sammlung bezahlt war, bleibt unklar.

Der Wirtschaftsausschuß der Stadt beschloß nun, für diese Paracelsus-Ausstellung, die am 15. Juni 1941 eröffnet wurde, ebenfalls 10.000 Reichsmark zu spenden.[773] Auch das württembergische Innenministerium steuerte 10.000 Reichsmark bei.[774]

Das bedeutet: Anfang der 1940er Jahre faßte man den Plan, die Sammlung Haehls nicht wie geplant im RBK auszustellen, sondern zur Basis eines großen öffentlichen Museums zu machen, das sich als „Paracelsus-Museum" mit der biologischen Medizin beschäftigen sollte. Der Name machte – aus Sicht der nationalsozialistischen medizinischen Ideologie – durchaus Sinn. Die Homöopathie war eine der wichtigsten Formen der biologischen Medizin und konnte deshalb zurecht breiten Raum in dem Museum beanspruchen. In der Stilisierung der historischen Entwicklung der biologischen Heilweisen wurde nun Paracelsus als der wichtigste Ahnvater gesehen, und gerade die Homöopathie glaubte in Paracelsus einen wichtigen Vorläufer zu besitzen.[775] Es war deshalb alles andere als verwunderlich, einem Museum zur biologischen Medizin seinen Namen zu geben – zumal in Stuttgart, wo Paracelsus' Vorfahren gelebt hatten.[776]

Die Entstehung der Pläne für das Museum standen in engem Zusammenhang mit den Feiern zum 400. Todestag Paracelsus' im Jahr 1941. Sie wurden im deutschen Südwesten am 15. Juni 1941 in Tübingen und Stuttgart abgehalten;[777] an ihnen nahmen neben hochrangigen Vertretern des Staates auch viele Ärzte teil – Alfons Stiegele hielt beispielsweise einen Vortrag über das passende Thema „Homöopathie und Schulmedizin". In vielen Festreden wurde dabei die Bedeutung Paracelsus für die gegenwärtige Medizin betont.[778] Anläßlich dieser Feiern wurde nun auch eine Paracelsus-Ausstellung gezeigt; in Stuttgart fand sie im Kronprinzenpalais statt.[779] Wenig ist über die Exponate oder das Konzept dieser Ausstellung bekannt, aber es ist eindeutig, daß ein großer Teil der Sammlung Haehls dort ausgestellt war. Denn aus dieser Sammlung sollte nach Ende der Ausstellung das Paracelsus-Museum gebildet werden. Ein bedeutender Schritt hin zur Eröffnung des Museums fand anläßlich des 80. Geburtstages Robert

---

[773] StA Stuttgart, Hauptaktei Gruppe 0–9: Beratungen mit den Ratsherren, den Verwaltungs- und Wirtschaftsbeiräten, Nr. 104: Beratung mit den Wirtschaftsbeiräten; Entschließung vom 15. Juni 1941.

[774] HStA Stuttgart, Aktenbüschel E 151 K VII 1361, Brief Gauleitung Württ-Hohenzollern an den württembergischen Innenminister vom 15.5.41 sowie Brief Oberpolizeidirektor an Finanzministerium vom 1.7.1941.

[775] Immer wieder haben sich Homöopathen deshalb mit Paracelsus beschäftigt, z. B. Emil Schlegel in seinem Buch *Paracelsus in seiner Bedeutung für unsere Zeit* (1922) oder auch Richard Haehl in seinem Aufsatz *Hahnemann und Paracelsus* (AHZ 177/1929, S. 399–419).

[776] Um genau zu sein: in Hohenheim, das heute nach Stuttgart eingemeindet ist. Zur Vereinnahmung Paracelsus' im Dritten Reich siehe den Aufsatz von Udo Benzenhöfer oder exemplarisch den Paracelsus-Artikel im Stuttgarter NS-Kurier vom 14.6.41, S. 4.

[777] Siehe zu den Feiern: *Paracelsus*, in: Stuttgarter Neues Tagblatt vom 15.6.41, S. 3; Unseld, *Bericht*, S. 154–157.

[778] Zum Beispiel: *Paracelsus – Reformator*, in: Württemberger Zeitung vom 14./15.6.41, S. 3.

[779] Württemberger Zeitung vom 12.6.41, S. 8. Siehe auch: Stuttgarter Neues Tagblatt vom 14.6.41, S. 5.

Boschs im Jahr 1941 statt: Die Stadt Stuttgart schenkte Bosch ein Gebäude, in dem das Museum untergebracht werden sollte. Man dachte dabei „an das Haus von Halem" in der Humboldtstraße auf der Karlshöhe.[780] Mit diesem Geschenk zeigt sich noch einmal, daß Robert Bosch die zentrale Figur auch bei den Planungen zum Paracelsus-Museum war.

Der Tod Boschs im Jahr 1942 dürfte deshalb zusammen mit den zunehmenden Kriegsproblemen in Stuttgart dafür verantwortlich sein, daß bis Ende 1942 nicht viel geschehen war in Sachen Paracelsus-Museum. Zumindest aber war bereits im September 1941, also wenige Monate nach den Paracelsus-Feiern, ein Trägerverein mit hochrangigen Mitgliedern gegründet worden, der die große politische Bedeutung des Museums widerspiegelt. Mit dem Arzt Hellmuth Lehmann war auch bereits ein Kustos eingesetzt worden.[781] Und man hatte auch schon ansatzweise ein Konzept entworfen. Das Museum sollte nicht nur Gegenstände und Schriften zur biologischen Medizin ausstellen, sondern „es will ein wissenschaftliches Forschungsinstitut für die Geschichte der Heilkunst und für die Biologische Heilkunde sein, in Anknüpfung an die von Paracelsus gefundenen Grundlagen und in Weiterforschung und Klärung der Ansichten."[782]

Eine nähere Betrachtung des Trägervereins zeigt beinahe exemplarisch, wie hier die Behörden, die Schulmedizin und die alternativen Heilverfahren im Sinne der „Neuen Deutschen Heilkunde" an einem Strang zogen.[783] Das Präsidium und der Vorstand des Vereins war hochklassig besetzt, was den hohen Stellenwert des Paracelsus-Museums über Stuttgart hinaus beweist. Im Ehrenpräsidium des Vereins saßen neben Robert Bosch auch Reichsstatthalter Wilhelm Murr (1888–1945)[784] und Reichsärzteführer Leonardo Conti. Den Vorsitz des Kuratoriums sollte der württembergische Ministerpräsident Christian Mergenthaler (1884–1980)[785] übernehmen, der aber ablehnte; Hans Walz trat dann als geschäftsführender Vorsitzender an seine Stelle. Daneben finden sich viele weitere öffentliche Persönlichkeiten im Kuratorium, beispielsweise der Ministerialrat Staehle und der Rektor der Universität Tübingen.[786]

Das Paracelsus-Museum selbst hat nie seine Pforten geöffnet, der Verein aber war ab September 1941 knappe zwei Jahre lang aktiv.[787] Die Geschäftsräume hatten sich zunächst im RBK befunden, aber spätestens ab September 1942 wurde als Adresse die Königstraße 19A, also in bester Lage Stuttgarts, angegeben.[788] Insgesamt hatte der Verein in dieser Zeit vier Mitarbeiter: Neben dem

---

[780] StA Stuttgart, Hauptaktei Gruppe 0–9: Beratung mit den Verwaltungsbeiräten, Anlage 2 vom 17.9.41.
[781] RBK, Personalakte Hellmuth Lehmann; *Chronik der Familie Lehmann*, S. 131–135.
[782] HStA Stuttgart, Aktenbüschel E 151 K VII 1361, Brief an den Finanzminister vom 9.12.42.
[783] ARBSG 1003-19, Protokoll über die Sitzung am 18.9.41.
[784] Siehe Zentner/Bedürftig: *Das große Lexikon des Dritten Reiches*, S. 395.
[785] Württembergischer Ministerpräsident ab 1933. Siehe dazu den Aufsatz von Michael Stolle.
[786] ARBSG 1003-19, Protokoll über die Sitzung des Kuratoriums, 17.2.42.
[787] Zu den Aktivitäten im einzelnen siehe: Privatarchiv Lehmann, Paracelsusmuseum, passim.
[788] ARBSG 1003-19, Henne an Heintel, 5.7.79.

Kustos Hellmuth Lehmann erhielten der Direktor des Vereins Paul Hahn, ein Dr. Bittel sowie eine Schreibkraft Gehälter. Finanziert wurde die Tätigkeit zu einem Viertel von der Stadt Stuttgart, zu drei Vierteln von der Robert Bosch GmbH.

Doch der Krieg vereitelte alle Pläne: Spätestens Mitte 1943 wurden alle Aktivitäten des Vereins eingestellt.[789] Nach 1945 nahm der Verein „Paracelsus-Museum" seine Arbeit nicht mehr auf, denn er war ein typisches Produkt der nationalsozialistischen Ära gewesen und konnte und sollte nun nicht mehr fortgeführt werden.[790] Vom Museum und vom Verein überdauerte so allein eine „Paracelsus-Bibliothek" mit rund 750 Bänden den Krieg.[791] Sie wurde im Jahr 1956 der medizinhistorischen Bibliothek angegliedert, die Heinz Henne betreute und die er zu einer homöopathischen Bibliothek ausbauen wollte. Zu dieser Zeit bestand die Paracelsus-Bibliothek zu zwei Dritteln aus Werken des 19. und 20. Jahrhunderts; etwa 100 Bände stammten aus dem 16. und 17. Jahrhundert.[792] Rund zehn Jahre lang, von 1971 bis 1981, lagerte der Bestand als Dauerleihgabe in der Württembergischen Landesbibliothek in Stuttgart. Im Zuge der Gründung des Institutes für Geschichte der Medizin wurde er dann aber zurückgenommen und der Bibliothek des IGM einverleibt.[793]

Medizingeschichtliche Forschungsstelle, 1967 bis 1978

Ab 1956 hat Heinz Henne das Hahnemann-Archiv betreut und sich dort mit der Geschichte der Homöopathie auseinandergesetzt; eine wichtige Veröffentlichung aus dieser Zeit war die Transkription der Hahnemannschen Krankenjournale Nr. 2 und 3 im Jahr 1963. Doch war Henne bis 1967 vorwiegend als Oberarzt der inneren Abteilung auch praktisch tätig. Erst im Januar 1964 begann Henne eine medizinhistorische Ausbildung zu absolvieren, zu der er von seiner ärzt-

---

[789] Privatarchiv Lehmann, Paracelsusmuseum, Brief Lehmann an Ärztevereinigung Mannheim, 18.9.45, S. 3: „1943 wurde das Institut als nicht kriegswichtig geschlossen und ich begab mich nach Edingen zurück."

[790] Pro forma existierte der Verein allerdings noch bis 1956. Im August 1950 erbat sich die Württembergische Bank beim Innenministerium Auskunft, was mit dem noch existierenden Guthaben des Vereins zu geschehen habe (ARGBSG 1003-19, Brief der Bank an das Innenministerium, 2.8.50). Im Mai 1956 stellte Hans Walz dann beim Amtsgericht einen förmlichen Antrag, dem Verein die Rechtsfähigkeit zu entziehen, da die Mitgliederzahl unter drei gesunken sei (AIGM, Paracelsus-Akte, Brief Walz an Amtsgericht Stuttgart, 23.5.56).

[791] Diese Zahl ergab sich bei einer Bestandsaufnahme im Jahr 1961 (AIGM NHE 64, Niederschrift über die Bestandsaufnahme der Paracelsus-Bücherei, 6.7.61).

[792] Wittern, *Institut*, S. 547. Ein vollständiges Titelverzeichnis findet sich in: ARBSG 1003-19, Titelverzeichnis der Paracelsus-Bibliothek. Die Eigentumsfrage der 100 kostbaren Bände war lange Zeit strittig gewesen – die Landesbibliothek hatte die Bände als ihr Eigentum betrachtet, die ihr aus dem halböffentlichen Paracelsus-Verein überlassen worden waren.

[793] ARBSG 1003-19, Württembergische Landesbibliothek an Firnkorn, 21.7.80; Württembergische Landesbibliothek an Payer, 8.10.81. Viele Bände dieser Paracelsus-Bibliothek tragen noch heute den Ex-libris-Stempel „Paracelsus-Museum für Geschichte der Heilkunde e.V."; siehe dazu z. B. die Paracelsusbiographie von Will-Erich Peuckert: *Leben, Künste und Meinungen des viel beschrieenen Theophrastus Paracelsus von Hohenheim*. Jena 1928 (Signatur: Biogr. Parac. 1928).

lichen Tätigkeit am RBK freigestellt wurde: Zunächst war er ein gutes Jahr bei Professor Walter von Brunn (1914–1971) am Institut für Geschichte der Medizin der Universität Tübingen tätig, dann arbeitete er sich ein knappes weiteres Jahr bei Professorin Erna Lesky (1911–1986) am Institut für Geschichte der Medizin der Universität Wien in die Medizingeschichte ein.[794] Mit dieser zweijährigen Ausbildung war Heinz Henne gerüstet für die Leitung der Medizinhistorischen Abteilung der „Medizinisch-Biologischen Forschungsstelle", die 1967 am RBK eingerichtet wurde.[795] Im Juni zog die Medizingeschichtliche Forschungsstelle (MGF) in Räume in der Stuttgarter Borsigstraße ein.[796] Dort blieb die Stelle rund sieben Jahre, dann mußte aus Platznot ein neuer Standort gefunden werden. Nach einem nur gut einjährigen Aufenthalt in der Gottfried-Keller-Straße in Zuffenhausen fand die Abteilung schließlich Ende 1975 in der Wernerstraße 17 in Feuerbach, in Räumen der Robert Bosch GmbH, eine neue Heimat. Es handelte sich dabei um die Räume des Firmenmuseums, die aber für die empfindlichen Sammlungen des Homöopathiearchivs höchst ungeeignet waren. Im Jahr 1980 wurden dann die heutigen Räumlichkeiten im Straußweg 17 bezogen.

Von 1956 bis 1978 war Heinz Henne der maßgebliche Forscher zur Homöopathiegeschichte im deutschen Sprachraum – der homöopathische Arzt Karl-Heinz Gebhardt schrieb 1973 in einem Brief an Henne: „Nach dem Tode von Tischner sind Sie ja der einzige namhafte Historiker, den die Homöopathie noch hat."[797] Henne beschäftigte sich in seinen Arbeiten hauptsächlich mit Samuel Hahnemann. Er machte mit den Transkriptionen von drei Krankenjournalen Hahnemanns den interessierten Homöopathen zum ersten Mal die Unterlagen zugänglich, aus denen die praktische Anwendung der Homöopathie durch den Gründer zu ersehen ist.[798] Hennes Transkriptionen waren damals bahnbrechend, genügen allerdings heutigen wissenschaftlichen Anforderungen nicht mehr; die Texte werden deshalb seit 1993 in einer kritischen Gesamtausgabe neu herausgegeben.[799] Neben der praktischen Ausprägung der Hahnemannschen Homöopathie interessierte Henne auch, wie Hahnemann als Arzt, Chemiker und Pharmazeut gewirkt und die Medizin seiner Zeit beeinflußt hat.[800] Hennes Werk umfaßt vor

---

[794] IGM NHE 6, Vita Dr. Henne. Zu Brunn und Lesky siehe *Kürschners Gelehrtenkalender* von 1966, S. 285 und 1412.

[795] In dieser Zeit stellte Henne auch Überlegungen an, zur besseren Qualifikation eine Habilitation anzustreben, was aber letztlich nicht gelang (siehe dazu: AIGM NHE 23, Brief Prof. von Brunn an Henne vom 7.7.67; AIGM NHE 36, Aktennotiz vom 29.6.72, unter Schadewaldt). Auch nach 1967 mußte Heinz Henne hin und wieder ärztliche Aufgaben am RBK übernehmen. Als Hans Ritter beispielsweise 1968 erkrankte, sprang Henne für ihn in der Poliklinik ein. Die Arbeit in der MGF mußte während dieser Zeit völlig ruhen (AIGM NHE 23, Brief Henne an Julian vom 29.11.68).

[796] AIGM NHE 23, Brief Knoerzer an Henne vom 25.4.67; Brief Henne an Brunn vom 20.6.67.

[797] AIGM NHE 28, Brief Gebhardt an Henne vom 21.2.73.

[798] Es handelt sich dabei um die *Krankenjournale 2 bis 4*, herausgegeben 1963 und 1968. Aufgrund der geringen Nachfrage wurde die Auflage des zweiten Bandes auf 250 Exemplare beschränkt (AIGM NHE 23, Brief Henne an ärztlichen Direktor, 30.10.67).

[799] Arnold Michalowski im Vorwort zum *Krankenjournal D 2*.

[800] Siehe dazu die Literaturangaben zu Henne im Personenverzeichnis.

allem Aufsätze, umfangreichere Schriften hat er nicht verfaßt. Sein Hauptwerk mit 55 Seiten Umfang war für einen bedeutenden homöopathischen Kongreß in New Delhi im Jahr 1977 bestimmt und wurde deshalb in englischer Sprache verlegt. Der Titel ist programmatisch für Hennes gesamte historische Forschungen: *Hahnemann. A Physician at the Dawn of a New Era.*[801]

Es wurde bereits beschrieben, daß Hennes Forschungen ein bestimmtes Ziel verfolgten. Henne versuchte erstens, aus den Quellen die „authentische" Homöopathie Hahnemanns herauszuarbeiten, um bei aktuellen Diskussionen, wie die „richtige" Homöopathie auszusehen habe, auf der Basis der Quellen argumentieren zu können. Neben dieser Standortbestimmung sollte die Quellenforschung aber zweitens auch praktische Früchte tragen – die historischen Erkenntnisse sollten in der praktischen Therapie umgesetzt werden können.[802]

Konkret sah Heinz Henne den Begründer der Homöopathie als einen Mann der „neuen Zeit", der in seiner Tätigkeit als Chemiker, Pharmazeut und Arzt in erster Linie dem objektiven Augenschein vertraut habe. Henne zeigte keinen Arzt, der sich auf eine reine Erfahrungsheilkunde zurückzog oder sich gar in schwärmerische Medizinphilosophie verstrickte, sondern einen Mediziner, der forschend tätig war und den bedeutsamen Einfluß der jungen Naturwissenschaft auf die Medizin anerkannte und nutzte. So erhielt Hahnemann den Nimbus eines kritischen Wissenschaftlers, der Beobachtung und Experiment als einzige medizinische Erkenntniswege akzeptierte. Mit dieser Einschätzung beschrieb Henne sozusagen die Homöopathie als Wissenschaft und legitimierte damit nicht nur die Heilweise an sich gegenüber der Schulmedizin, sondern auch die Ausprägung der Homöopathie am RBK, die so als eine moderne Fortführung der Bestrebungen Hahnemanns erscheint. In folgendem Zitat Hennes wird dies deutlich: „Vorurteilsfrei, ohne ‚Systembrille' müsse der Arzt die ‚Heilkräfte' der Arzneien gewissenhaft beobachten, schrieb Hahnemann einst an Hufeland. Die Medizin müsse sich an lautere Tatsachen und die zu ihrem Wirkungskreis gehörigen sinnlichen Erscheinungen halten. Keinen Schritt dürfe sie sich aus dem Kreise wohlbeobachteter Erfahrungen und Versuche wagen".[803] Diese Lesart des Hahnemannschen Werkes hat Heinz Henne auch Kritik eingebracht, vor allem jene, es gehe ihm bei seiner Arbeit primär um eine Legitimierung des RBK.[804] Henne selbst wies solche Vorwürfe zurück – und auch viele Homöopathen sahen in ihm den wichtigsten Homöopathiehistoriker seiner Zeit.[805]

---

[801] Die Arbeit wurde von Margaret Russell Skopec und Manfred Skopec ins Englische übersetzt. Die deutsche Originalfassung unter dem Titel Hahnemann – *Ein Arzt im Aufbruch einer neuen Zeit* findet sich als Manuskript in AIGM NHE 7.
[802] AIGM NHE 16, Die Medizingeschichtliche Forschungsstelle (16.3.78), S.2.
[803] Henne, *Klinische Pharmakologie*, S. 228.
[804] Beispielsweise äußerte der Vorsitzende des ZV Willibald Gawlik im Jahr 1975 in einem Brief an Henne diese Vermutung (AIGM NHE 28, Brief Gawlik an Henne vom 22.5.75).
[805] Fäh, *Einheit*, S. 113f.

Heinz Henne war bis zum Ende seiner Tätigkeit an der Forschungsstelle als einzige Person wissenschaftlich tätig – die personelle Ausstattung war relativ bescheiden. Bis zur Eröffnung der Forschungsstelle 1967 stand Henne sogar nur eine Stenokontoristin als Sekretärin zur Verfügung; schon damals wünschte er sich zumindest eine Bibliothekarin, um die notwendige Erstellung eines Stichwortkataloges durchführen zu können.[806] Letzteres geschah zwar nicht, doch mit der Zeit wurden tatsächlich weitere Stellen bewilligt: Im Jahr 1978, zum Zeitpunkt des Ausscheidens Hennes, waren mit einer Diplombibliothekarin und zwei Sekretärinnen (eine davon halbtags) drei weitere Mitarbeiter beschäftigt.[807] Finanziert wurde die Forschungsstelle über das Krankenhaus und damit über die StHK.[808] Die Hans-Walz-Stiftung unterstützte die Forschungsstelle häufig mit Geldern für außerplanmäßige Anschaffungen, wie zum Beispiel den Kauf antiquarischer Bücher.

Die grundsätzlichen Aufgaben der Medizinhistorischen Forschungsstelle hat Heinz Henne 1967 benannt.[809] Für ihn stand an erster Stelle die Untersuchung von Hahnemanns Lehre, um möglichst exakte Aussagen über dessen Denkweise machen zu können.[810] Zweitens sollten die Forschungsergebnisse durch Veröffentlichungen und Vorträge verbreitet werden. Drittens war Henne die Pflege intensiver Kontakte zu Fachleuten wichtig. Viertens sollten möglichst viele Quellen zur Homöopathiegeschichte gesammelt und an der MGF archiviert werden; dazu gehörte auch die Einwerbung von Nachlässen. Und fünftens dachte Henne an den Aufbau einer homöopathischen Bibliothek.

Seine Untersuchungen zu Hahnemanns Leben und Wirken hat Heinz Henne in rund 40 kürzeren und längeren Aufsätzen veröffentlicht; zieht man die kleineren Arbeiten, wie Nachrufe und Institutspräsentationen ab, so umfaßt das eigentliche Werk Hennes etwa 25 Arbeiten, die innerhalb von gut 20 Jahren Homöopathieforschung entstanden sind. Sehr engagiert war Heinz Henne bei der Aufgabe, die Forschungsergebnisse durch Vorträge und den Besuch von Kongressen publik zu machen. Besonders wichtig war ihm dabei, in schulmedizinischen Veranstaltungen Fuß zu fassen. Er hat sich deshalb beispielsweise verschiedenen Universitäten als Redner angeboten und dort teilweise auch, wie im Klinisch-Pharmakologischen Institut der Universität Heidelberg, Vorträge zur Homöopathie gehalten. Daneben hat Henne viele Kongresse in ganz Europa, von Brüssel bis Bukarest, besucht und dort seine Forschungsarbeiten vorgestellt.[811] Höhe-

---

[806] AIGM NHE 17, Nr. 1, 16.3.65, S. 2.
[807] AIGM NHE 16, Brief an Payer vom 12.10.78. Es handelte sich um die Bibliothekarinnen Renate Günther (seit Oktober 1973 angestellt), Hildegard Hartmann und Ingrid Schenk (halbtags).
[808] Der Etat lag beispielsweise im Jahr 1971 bei 159.000 Mark, im Jahr 1976 bei 204.000 Mark (AIGM NHE 16, Tätigkeitsberichte für 1970 und 1976).
[809] Das Folgende nach: AIGM NHE 23, Entwurf über eine Satzung für die Forschungsstelle am RBK vom 19.6.1967.
[810] AIGM NHE 19, unter IJ, Jahresbericht der MGF für 1967.
[811] Die vollständigen Angaben zu Hennes Aufsätzen und Vorträgen finden sich im Personenverzeichnis.

punkt dieser Vortragsreisen wäre sicherlich die Fahrt nach New Dehli gewesen, wo Henne im Jahr 1977 beim Internationalen Kongreß für Homöopathie sprechen sollte. Wegen einer fortschreitenden Augenerkrankung mußte er jedoch absagen.

Zur Forschungsarbeit im engeren Sinne gehörte für Henne auch die Betreuung von Doktoranden. Allerdings waren hier enge Grenzen gesetzt. Zum einen durfte Henne offiziell keine Dissertationen betreuen, da er nicht habilitiert war und da das MGF an keine Universität angegliedert war. Zum anderen waren die Räumlichkeiten am MGF derart begrenzt, daß lediglich zwei Doktoranden dort gleichzeitig arbeiten konnten. Das Interesse scheint aber größer gewesen zu sein, weshalb man immer wieder Bewerber habe abweisen müssen.[812]

Auch die Aufgabe, Kontakte zu Homöopathen und Fachleuten herzustellen und zu pflegen, hat Heinz Henne sehr ernstgenommen. Im Mittelpunkt standen dabei stets die Medizinischen und Medizinhistorischen Fakultäten. Sehr intensiven Kontakt hatte Henne natürlich zu seinen beiden Lehrern, Professor Walter von Brunn in Tübingen und Professorin Erna Lesky in Wien.[813] Daneben war er persönlich mit Professor Hans Schadewaldt (*1923) an der Universität Düsseldorf, mit Professor Heinz Goerke (*1917) an der Universität München und ab etwa 1975 mit Professor Gunter Mann (1924-1992) an der Universität Mainz bekannt.[814] Ziel dieser Kontaktpflege war es, die Homöopathie an den Medizinhistorischen Instituten Deutschlands zu etablieren.

Der Verbreitung des homöopathischen Gedankens diente auch der Versuch, mit Museen in Kontakt zu treten. Hier ist vor allem die Zusammenarbeit mit dem „Deutschen Medizinhistorischen Museum" in Ingolstadt zu nennen, das im Jahr 1973 als erstes Museum dieser Art in Deutschland eröffnet wurde.[815] Direktor des Museums und Vorsitzender der Trägergesellschaft war der bereits erwähnte Professor Goerke. Entscheidenden Anteil hatte Henne an der Konzeption der Sonderausstellung „Samuel Hahnemann als Begründer der Homöopathie", die 1975 knapp drei Monate lang in Ingolstadt zu sehen war und in der ein Großteil des Hahnemann-Nachlasses ausgestellt war. Nach der Ausstellung bestückte Henne eine Dauervitrine für das Museum mit Exponaten zur Homöopathie-

---

[812] AIGM NHE 38, Notiz über die Sitzung der RBSG am 25.5.77. In den Unterlagen sind lediglich zwei Personen nachweisbar, deren Dissertationen von Heinz Henne betreut wurden: Sylvia Brand promovierte um 1978 über das Thema „Die Pharmakotherapie in der ärztlichen Praxis an der Wende vom 18. zum 19. Jahrhundert, unter besonderer Berücksichtigung der Lehre Hahnemanns", Johann-Wolfgang Toepell arbeitete um 1977 über die „Einführung der Nitrite in die Herztherapie" (AIGM NHE 24, Briefe von und an S. Brand). Beide Doktoranden wurden von der Hans-Walz-Stiftung finanziell unterstützt.

[813] Zum Briefverkehr mit Prof. Brunn siehe: AIGM NHE 21, unter Brunn.

[814] Zu den genannten Professoren siehe *Kürschners Gelehrtenlexikon* für 1966 und 1980.

[815] Zur Geschichte des Museums siehe das *Jahrbuch des Deutschen Medizinhistorischen Museums 1* (1973–75). Ein Exemplar befindet sich in: ARBSG 1001-49.

geschichte: Ab Ende 1976 hatte die Heilweise so in Ingolstadt ihren festen Platz.[816]

Die Sammlung von Quellen und Literatur zur Homöopathie war ein weiteres Ziel der MGF gewesen. Schon durch den Besitz des Hahnemann-Nachlasses, aber auch durch den stetigen Zukauf von Briefen, Nachlässen und Büchern[817] errang das MGF schnell den Ruf, „die einzige einigermassen vollständige Bibliothek in Deutschland" zur Homöopathie zu sein.[818] Im Jahr 1978 bestand die Bibliothek der MGF aus rund 10.000 Bänden.[819] Dementsprechend zahlreich waren die Anfragen und Kopieraufträge, die das MGF von Homöopathen aus aller Welt erhielt. Insgesamt zeigt die umfangreiche Korrespondenz, daß das MGF durch Hennes Tätigkeit zur wichtigsten Anlaufstelle in Fragen der Homöopathiegeschichte wurde.

Institut für Geschichte der Medizin der Robert Bosch Stiftung, seit 1980

Die Darstellung der Geschichte dieses Instituts soll einer späteren Arbeit vorbehalten bleiben – an dieser Stelle mag ein Blick auf die Gründungszeit genügen. Etwa im Herbst 1977 erkrankte Heinz Henne schwer und konnte nur noch sporadisch seiner Tätigkeit am MGF nachgehen. Im Jahr 1978 trat er dann im Alter von 55 Jahren in den vorzeitigen Ruhestand. Die Stelle blieb daraufhin rund zwei Jahre lang vakant. In dieser Zeit hatte die RBSG erste Überlegungen angestellt, die Forschungsstelle in ein wissenschaftliches Institut umzuwandeln und damit konzeptionell und finanziell den Medizinhistorischen Instituten an deutschen Universitäten gleichzustellen. Bei der Stellensuche wurde deshalb nach einer entsprechend ausgewiesenen Kraft gesucht. Bei der Stellenanzeige, die im Jahr 1978 veröffentlicht wurde, ist übrigens – wie schon beim IKP – nicht von der

---

[816] In der Vitrine waren acht Autographe beziehungsweise Veröffentlichungen Hahnemanns und zwölf persönliche Gegenstände ausgestellt. Siehe dazu AIGM NHE 40, unter Wolf. Allgemein zur Zusammenarbeit der MGF mit dem Deutschen Medizinhistorischen Museum siehe: AIGM NHE 28, passim (Goerke); ARBSG, 1001-49; Henne, *Hahnemann-Büste*. Diese Büste befindet sich zwischenzeitlich wieder im IGM.

[817] Der finanzielle Etat für diesen Bereich lag im Jahr 1970 bei 4.309,78 DM (AIGM NHE 16, Tätigkeitsbericht für 1970).

[818] So Fritz Donner in einem Brief an Henne (AIGM NHE 27, Brief Donner an Henne vom 25.6.69). Es gab jedoch noch einige weitere Bibliotheken, die speziell Homöopathie sammelten. Laut einer Aufstellung von 1972 existierten neben der Bibliothek der MGF weitere elf solche Stellen im deutschsprachigen Raum (AIGM, Bestand Z, 19, passim). Dies waren im einzelnen: 1. Homöopathische Bibliothek Hamburg des DZVhÄ. Der Bestand umfaßte im Jahr 1959 rund 410, im Jahr 1969 rund 2600 Bände. Die Ausleihfrequenz war aber relativ niedrig: Im Jahr 1970 wurden lediglich 153, 1971 genau 321 Bücher ausgeliehen (nach AIGM, Bestand Z, 66). 2. Bibliothek des Berliner Vereins homöopathischer Ärzte, Berlin. 3. Bibliothek des Krankenhauses für natürliche Heilweisen, München. 4. Bibliothek des Landesvereins des DZVhÄ Nordrhein-Westfalen, Mülheim/Ruhr. 5. Werksbibliothek Willmar Schwabe, Karlsruhe. 6. Werksbibliothek Apotheker Müller, Göppingen. 7. Werksbibliothek ISO-Werk, Regensburg. 8. Bibliothek des Ärztlichen Vereins Hamburg. 9. Bibliothek der Gesellschaft für homöopathische Medizin in Österreich, Wien. 10. Bibliothek homöopathische Abteilung, Basel. 11. Bibliothek des Schweizerischen Vereins homöopathischer Ärzte, Zürich.

[819] AIGM NHE 16, Brief an Payer vom 12.10.78.

Homöopathie die Rede; gesucht wurde die Leitung für ein medizinhistorisches Institut mit dem Schwerpunkt „Therapiegeschichte".[820] Nach Ansicht von RBSG-Geschäftsführer Peter Payer sollte damit die bisherige Thematik Homöopathie aber nicht aufgegeben, sondern lediglich um die allgemeine Therapiegeschichte erweitert werden.[821] Unter 15 Bewerbern wurde schließlich die Privatdozentin Dr.phil. Dr.med. habil. Renate Wittern ausgewählt. Sie trat zum 1. Januar 1980 die Stelle als Institutsleiterin an. In den Folgejahren hat sie viel zur Homöopathiegeschichte gearbeitet.[822] Später zog das Institut in geeignetere Räume auf dem Areal des früheren Wohnhauses Robert Boschs um. Heute besitzt das IGM die größte geschlossenste Sammlung zur Homöopathiegeschichte.

---

[820] ARBSG 1003-11, Stellenanzeige für Leiter IGM, 1978. Siehe auch: AIGM NHE 18, Nr. 32, August 77.
[821] ARBSG 1003-10, Ansprache Payer, 1980, S. 4.
[822] Zum Beispiel die Edition und Kommentierung von Quellen zur *„Frühzeit der Homöopathie"*.

3 Problematik und Scheitern der Homöopathie am Robert-Bosch-Krankenhaus

Eine lapidare Feststellung gehört an den Anfang dieses Kapitels: Nicht alle homöopathischen Krankenhäuser Deutschlands sind gescheitert – aber fast alle. Unter den rund 55 homöopathischen Spitälern und homöopathischen Krankenhausabteilungen, die ab 1833 in Deutschland existiert haben, konnte letztlich nur das Münchner homöopathische Krankenhaus überleben. Eine eigene Studie wäre notwendig, um herauszufinden, welche Gründe dazu geführt haben.

Viele der erfolglosen Versuche scheiterten nicht im engeren Wortsinn: Die Homöopathie hörte an diesen Häusern einfach auf zu existieren, als der verantwortliche homöopathische Arzt in Ruhestand ging oder starb. Dahinter stand allerdings eine tiefere Problematik; es fragt sich, weshalb die Krankenhausträger nicht gewillt oder nicht in der Lage waren, einen Nachfolger anzustellen. Andere Häuser, zu denen auch das RBK zählt, zerbrachen dagegen ganz offensichtlich an den ungelösten homöopathischen Konflikten.

Insgesamt war die Geschichte der homöopathischen Krankenhäuser also eine Geschichte des Scheiterns, weshalb die „Homöopathischen Monatsblätter" schon 1922 das resignative Fazit zogen: „Die homöopathischen Krankenhäuser sind in der Geschichte der Homöopathie in Deutschland eines der trübsten Bilder."[823]

Weshalb nun tat und tut sich die Homöopathie seit über anderthalb Jahrhunderten so schwer, sich an Krankenhäusern zu etablieren – im Gegensatz beispielsweise zum zweiten wichtigen Außenseiterverfahren des 19. und 20. Jahrhunderts, der allseits angewandten Naturheilkunde? Viele Homöopathen haben sich diese Fragen im Laufe der Zeit immer wieder gestellt. Der homöopathische Arzt Watzke fand schon im Jahr 1867, in Hinblick auf den Untergang des ersten Leipziger homöopathischen Krankenhauses (1833–1842), eine differenzierte Antwort.[824] Er nennt vier Hauptgründe für das Scheitern des Spitals. Zunächst stand die Finanzierung und Unterhaltung des Krankenhauses auf wackligen Füßen. Dann hatte das Spital stets gegen die ablehnende Haltung der Behörden zu kämpfen. Weiter eskalierte der Streit zwischen reinen und freien Homöopathen über die Frage, welche Ausprägung die Homöopathie am Krankenbett haben sollte. Dabei geriet vor allem der ärztliche Direktor ins Schußfeld. Außerdem war man sich uneins, was das Patientengut anbetraf: Sollten alle Kranken aufgenommen werden, unabhängig von ihrer „Eignung" für eine homöopathische Behandlung? Schon hier zeigt sich, daß die Gründe für das Scheitern der homöopathischen Krankenhäuser nicht allein im medizinischen, also homöopathieimmanenten

---
[823] Richard Haehl, *Vorgeschichte*, S. 60.
[824] Watzke, S. 89f.

Bereich zu suchen sind. Neben medizinischen gab es auch ökonomische, politische und soziale Probleme.

Zu einer solchen Vielfalt an Ursachen kam auch Arnold Lorbacher, der im Jahr 1898 die Problematik der homöopathischen Krankenhäuser durchdachte.[825] In seinem Aufsatz finden sich alle Gründe Watzkes wieder, Lorbacher fügte aber noch einige weitere hinzu. So gebe es nicht nur medizinische Konflikte innerhalb der Homöopathie, sondern auch zwischen Homöopathie und Schulmedizin. Außerdem überlegte Lorbacher, ob die Homöopathie sich grundsätzlich für die Klinik eigne. Und zuletzt sah er ein Personalproblem: Es gebe zu wenig homöopathische Ärzte, die zur Leitung eines Krankenhauses geeignet und motiviert seien.

Heinz Eppenich verbleibt in seinen Arbeiten weitgehend im Rahmen dieser Argumente, auch wenn er sie ein wenig anders betitelt. Das Scheitern an der „Verwässerung der Homöopathie" bezieht sich, in einer bewusst tendenziösen Formulierung, auf den Konflikt der verschiedenen medizinischen Richtungen. Manche Krankenhäuser sind, so Eppenich, an der „Macht der Homöopathiegegner" gescheitert, womit er die Behörden und die Schulmediziner meint. Eine dritte Gruppe von Häusern ist an „organisatorischen Mängeln" zugrunde gegangen, was weitgehend synonym ist mit der finanziellen Problematik. Als einzigen neuen Punkt nahm Eppenich das Scheitern an den Zeitumständen auf; hier haben äußere Ereignisse, wie der Ausbruch eines Krieges, die Schließung des homöopathischen Krankenhauses bewirkt.[826]

Überblickt man die Geschichte der homöopathischen Krankenhäuser, so fallen demnach zwei grundsätzliche Dinge auf. Zum einen gab es seit dem ersten Krankenhaus in Leipzig permanent eine Vielzahl von Problemen – die Konfliktträchtigkeit war den homöopathischen Kliniken in die Wiege gelegt. Von einem „Sonderfall RBK" läßt sich deshalb nicht sprechen. Zum anderen traten nicht alle Probleme an jedem Krankenhaus auf.

Insgesamt lassen sich drei Problembereiche feststellen. Erstens finden sich einige Konflikte, wie der Streit zwischen den verschiedenen Richtungen der Homöopathie, an jedem Krankenhaus wieder; hier handelt es sich um homöopathieimmanente Probleme. Zweitens tauchen manche Probleme, wie der rasante Anstieg schulmedizinischer Erfolge nach 1945, nur in einer bestimmten Zeitspanne auf; hier handelt es sich also um zeitbedingte Probleme. Und drittens gab es Probleme, wie zum Beispiel eine unzureichende Finanzierung, die eher auf den Betrieb des einzelnen Krankenhauses zurückzuführen sind; hier handelt es sich also um krankenhausspezifische Probleme. Dieser Einteilung folgt dieses Kapitel, da so auf einen Blick zu ersehen ist, welche Konflikte am RBK aus der spezifischen Krankenhausstruktur resultierten, welche Konflikte auf die Zeitumstände zurück-

---

[825] Lorbacher, *Spitäler*.
[826] Diese Aufzählung nach Eppenichs Aufsatz *Homöopathische Krankenhäuser – Wunsch und Wirklichkeit*.

zuführen sind und welche Konflikte die Homöopathie schon seit beinahe 200 Jahren mit sich trägt. Eine vollständig klare Trennung dieser Bereiche ist allerdings nicht immer zu bewerkstelligen. Dennoch eignet sie sich gut dazu, um die ephemeren von den grundsätzlichen Konflikten in der Homöopathie zu unterscheiden. Alle Punkte der zweiten Kategorie „Zeitbedingte Probleme" tragen zugleich zu einer Geschichte der Homöopathie nach 1945 bei, alle Punkte der dritten Kategorie „Homöopathieimmanente Probleme" beschreiben zugleich die grundlegende Problematik der Homöopathie seit ihrer Entstehung.

Vielleicht müßte man noch eine vierte Rubrik, etwa mit der Bezeichnung „Probleme durch Wandlung der Lebenswelten", hinzufügen. Unter diesem Schlagwort wäre zu überlegen, ob die rasanten Veränderungen der Lebenswelten und -formen in den letzten 200 Jahren nicht auch gravierende Auswirkungen auf die Akzeptanz der Homöopathie allgemein und speziell in den Krankenhäusern hatten. Folgende Ansätze müßten verfolgt werden. Zunächst lebte zu Hahnemanns Zeiten der überwiegende Teil der Bevölkerung auf dem Land. Eine noch vorwiegend agrarisch geprägte Gesellschaft hatte, so steht zu vermuten, eine anders geartete Wahrnehmung von Krankheit und Heilung. Darüber hinaus war zu dieser Zeit ganz konkret der Zugang sowohl zu ambulanter ärztlicher Versorgung als auch zu stationärer Behandlung in Krankenhäusern schwierig.[827] Hat es der Homöopathie geschadet oder hat sie davon profitiert, daß heute eine flächendeckende ärztliche Versorgung existiert und daß der Gang zum Arzt sich als dominante Vorgehensweise bei der Suche nach medizinischer Hilfe eingebürgert hat? Außerdem hat sich in den letzten 200 Jahren parallel zur Urbanisierung und Medikalisierung eine starke Technisierung der Lebenswelten ereignet. Die Medizin ist hier ein Paradebeispiel: In den letzten fünfzig Jahren hat sich in Diagnostik und Therapie eine beispiellose Technisierung vollzogen.[828] Dies hatte widersprüchliche Konsequenzen: Einerseits setzen Patienten größte Hoffnungen in neue technische Entwicklungen, andererseits existiert eine starke Furcht vor der als anonym geltenden „Apparatemedizin". Dieser Technisierung verschloß sich die Homöopathie zumindest in ihrer grundlegenden Konzeption, wenn auch nicht immer – siehe RBK – in ihrer praktischen Ausprägung. Hat also die zunehmende Technisierung der Homöopathie in den letzten 200 Jahren einen Auftrieb verschafft oder gerade das Gegenteil bewirkt? Weiter fand in den letzten beiden Jahrhunderten eine dramatische Erhöhung der Lebensgeschwindigkeit statt, die in engem Kontext zu Urbanisierung und Technisierung steht. Nachrichten werden heute mit annähernder Lichtgeschwindigkeit übermittelt, jeder Punkt der Erde ist theoretisch in wenigen Stunden erreichbar. Hatte diese Beschleunigung Auswirkungen auf die Medizin und im besonderen auf die Homöopathie, erwarten Patienten heute beispielsweise eine „schnelle" Heilung, die die Homöopathie

---

[827] Zur ärztlichen Behandlung siehe die Arbeiten von Annette Drees, Michael Stolberg, *Heilkunde* und Michael Stolberg, *Patientenschaft*. Zu Krankenhäusern am Anfang des 19. Jahrhunderts siehe Foucault, *Geburt*, und Jetter, *Geschichte*.
[828] Siehe dazu Jütte, *Geschichte*, S. 55ff.

nicht leisten kann? Diese Punkte können, als Segmente der „Modernität", zusammengefaßt werden – insgesamt wäre hier also zu fragen, wie der Siegeszug der Moderne auf die Akzeptanz der Homöopathie gewirkt hat. Wie schon angedeutet, würde man sicherlich ebenso auf fördernde Aspekte (z. B. die moderne Fremdheit in der Welt fördert die Rückkehr zu „natürlichen" Heilweisen) wie auf hemmende Aspekte (z. B. die finanzielle und räumliche Verfügbarkeit medizinischer Technik hemmt die Anwendung der Homöopathie) stoßen. In letzter Konsequenz müßte man die Untersuchung auf die Fragen zuspitzen: Ist die Homöopathie ein „modernes" oder ein vormodernes Heilverfahren?

Neben diesem Problemkreis der Moderne müßten auch fundamentale demographische, soziale und medizinische Veränderungen der letzten zwei Jahrhunderte untersucht werden. Welche Auswirkungen hatte die Explosion der Bevölkerungszahl auf die homöopathische Heilweise? Welche Folgen hatte der starke Anstieg des Einkommens und damit der Lebensqualität breiter Bevölkerungsschichten im 20. Jahrhundert auf die Akzeptanz alternativer Heilverfahren? Und welchen Einfluß hatte der Umstand auf die Homöopathie, daß heute veränderte Lebensbedingungen im Verhältnis zum frühen 19. Jahrhundert ein stark verändertes Krankheitsspektrum hervorbringen?

Jede einzelne dieser Veränderungen hat jedoch mit so grundsätzlichen gesellschaftlichen Abläufen zu tun, daß jeweils eine eigene Untersuchung erforderlich wäre. Sie greifen weit über das hier gestellte Thema – die Homöopathie am RBK – hinaus und können deshalb in ihrer allgemeinen Bedeutung kaum weiter verfolgt werden. Der Leser sei aber für diese „Tiefenströmungen" der Geschichte sensibilisiert. Dagegen sollen die spezifischen Auswirkungen der Moderne auf die Medizin (z. B. Technisierung) später aufgegriffen werden.

Zum Scheitern der Homöopathie am RBK trugen einige Probleme bei, die sich in der Geschichte anderer homöopathischer Krankenhäuser nicht wiederfinden. Umgekehrt aber gab es am RBK auch einige konfliktfreie Bereiche, die an anderen Kliniken für Schwierigkeiten gesorgt haben. Dieses zweite Feld soll kurz abgesteckt werden: Dadurch wird zum einen die allgemeine Liste der Probleme an homöopathischen Krankenhäusern vervollständigt, und zum anderen wird deutlich, woran die Homöopathie am RBK nicht gescheitert ist.

Schwierige Finanzierung

Richard Haehl sah im Jahr 1922 in der schlechten Wirtschaftsführung und im ungenügenden Weitblick der Krankenhausverwaltungen einen der wichtigsten Gründe für das Eingehen der deutschen homöopathischen Krankenhäuser.[829] In dieser Pauschalität ist dies jedoch nicht richtig. Homöopathische Kliniken konnten in der Tat große Finanzierungsprobleme haben. Dies war beim Berliner homöopathischen Krankenhaus der Fall gewesen, das in starkem Maß von groß-

---

[829] Richard Haehl, *Vorgeschichte*, S. 60.

zügigen Spenden abhängig gewesen war. Das zweite Leipziger Krankenhaus sei sogar, so Eppenich, hauptsächlich an der fehlenden Finanzkraft gescheitert.[830] Dagegen war die Finanzierung beim zweiten homöopathischen Krankenhaus in München kein Problem, denn „das Geld floß reichlich aus privaten Händen".[831]

Diese Feststellung trifft im Prinzip auch beim RBK zu. Robert Bosch persönlich und nach seinem Tod die VVB und die Robert Bosch GmbH haben das Krankenhaus mit großen Summen bedacht, so daß die Weiterführung des Krankenhauses aus ökonomischer Sicht stets gesichert war. Dies bedeutet jedoch nicht, daß das RBK das Geld mit vollen Händen ausgeben konnte. Robert Bosch hatte in allen seinen Unternehmen größten Wert auf eine bedachte und sinnvolle Verwendung der Gelder gelegt. Dies galt auch für das RBK, weshalb Bosch in den Richtlinien für das Krankenhaus ausdrücklich bestimmte: „Es ist selbstverständlich, daß in einem gut geleiteten Hause, wie aber auch sonst, die Grundsätze der höchsten Wirtschaftlichkeit in der inneren und äußeren Verwaltung hoch zu halten sind."[832] Daneben zwang auch die allgemeine Finanzierungskrise der Krankenhäuser das RBK zum Sparen und Maßhalten: Schon seit Ende der 1940er Jahre standen die Kliniken in einem beständigen Kampf gegen die explosiv wachsenden Kosten. Die Vereinigung württembergischer Krankenhausverwaltungen nahm im Jahr 1951 sogar ausdrücklich das RBK als Beispiel für die bedrohliche Situation der Häuser.[833] Im Jahr 1952 wandte sich das RBK dann direkt an die Stadt Stuttgart mit der Bitte um öffentliche Zuschüsse: Die Firma Bosch habe zwar mit einem Beitrag dafür gesorgt, daß der größte Mangel am RBK behoben sei, aber insgesamt habe die Firma große „Wiederaufbausorgen" und müsse selbst Kredite in Anspruch nehmen.[834] Einen größeren Erfolg hatte diese Intervention jedoch nicht.[835] Solche Stellungnahmen des RBK an die Behörden finden sich bis 1973 immer wieder. Sie zeigen zum einen die schwierige Finanzlage des Krankenhauses. Sie offenbaren aber zum anderen auch die Ansicht der StHK, daß es nur recht und billig sei, wenn die öffentliche Hand einen Teil der Kosten des RBK trage. Sehr deutlich wird diese Haltung in einem Brief von 1960: „So sehr wir bei der Firma Robert Bosch auf großes Verständnis für unsere Notlage rechnen dürfen, so sehr können wir aber auch den Standpunkt der Firma verstehen, daß die Stadt Stuttgart, die durch das Vorhandensein des

---

[830] Eppenich, *Geschichte*, S. 71 und 86.
[831] Eppenich, *Geschichte*, S. 97.
[832] Richtlinien für die StHK, Fassung vom 31.5.41, Nr. 9 (in: ARBSG 1002-111).
[833] HStA Stuttgart, EA 2/009, Bü 3000/2, Brief der Vereinigung württembergischer Krankenhausverwaltungen an das Innenministerium Baden-Württemberg, 19.9.51.
[834] StA Stuttgart, Hauptakei 5, 5410-4, Briefe des RBK an Sozialreferenten der Stadt Stuttgart, 17.4.52 und 17.6.52.
[835] Dagegen erteilte die Stadt im Jahr 1957 für den Bau des Schwesternwohnheimes 150.000 Mark an Zuschüssen, das Land Baden-Württemberg sogar 300.000 Mark (bei Gesamtkosten von 2,25 Millionen Mark; StA Stuttgart, Hauptakei 5, 5410-5, RBK an Stadt Stuttgart, 11.4.69). Auch hier mußte das RBK aber zuerst die schwierige Finanzierungslage glaubhaft nachweisen (StaatsA LB, EL 26/1, Pos. 25, Zugang 1994/36, Az 14-3310, Betr.: Antrag auf Gewährung eines Staatsbeitrages, 30.1.57).

Robert Bosch-Krankenhauses in der Krankenversorgung ganz wesentlich entlastet wird, auch einen Teil der notwendigen Betriebszuschüsse leisten sollte".[836] Die Stadt Stuttgart mochte diese Argumentation jedoch nicht nachvollziehen und erteilte deshalb lediglich geringe Subventionen von eher symbolischem Charakter. So war, trotz hoher Zuschüsse der Firma, bis Ende 1965 ein Verlustvortrag von 1,886 Millionen Mark entstanden, der weitgehend von der VVB übernommen wurde.[837]

Das RBK befand sich also, wie fast alle anderen Krankenhäuser, meist in einer prekären finanziellen Lage. Dennoch standen mit der VVB und der Robert Bosch GmbH zwei Geldgeber zur Verfügung, die den Willen Robert Boschs respektierten und deshalb auch über die testamentarische Pflicht hinaus das homöopathische Krankenhaus förderten.

Fehlende Unterstützung der Behörden

Die behördliche Ablehnung oder zumindest die behördliche Gleichgültigkeit gegenüber der Homöopathie ist in der Geschichte der Heilweise immer wieder zu beobachten, verstärkt in der Zeit des Kaiserreiches und der Weimarer Republik.[838] In bezug auf die homöopathischen Krankenhäuser läßt sich jedoch keine allgemeine Tendenz feststellen. So waren die Behörden beispielsweise in Berlin im Jahr 1841 bereit gewesen, „auf Staatskosten für die Dauer von drei Jahren ein homöopathisches Klinikum mit 12 Betten zu errichten"[839]; etwa zur gleichen Zeit waren in Leipzig alle Bemühungen erfolglos geblieben, eine dauerhafte staatliche Unterstützung zu erhalten.[840] Auch später blieb die Haltung der Behörden nicht eindeutig: So hat das RBK, wie gesehen, nur sehr wenige Zuschüsse bekommen; dagegen haben manche staatliche Stellen die Homöopathie finanziell mitgetragen, indem sie an öffentlichen Krankenhäusern homöopathische Abteilungen einrichteten oder zumindest duldeten.[841]

Grundsätzlich läßt sich sagen, daß eine größere Offenheit der Behörden in finanzieller Hinsicht manche Geldnot der homöopathischen Krankenhäuser hätte überbrücken können. Manches Krankenhaus, wie das zweite Leipziger Spital, hätte durch öffentliche Zuwendungen gar vor der Schließung gerettet werden können. Öffentliche Stellen gehörten deshalb sicherlich nicht zu den großen Förderern der Homöopathie, sieht man einmal von der nationalsozialistischen Zeit ab. Am RBK war die Situation durch eine eher neutrale Position der Behörden gekennzeichnet. Die Stadt Stuttgart war auf der einen Seite bestrebt gewesen, dem RBK keine Steine in den Weg zu legen, da es eine wichtige Funktion inner-

---

[836] StA Stuttgart, Hauptaktei 5, 5410-4, RBK an Stadt Stuttgart, 5.1.60.
[837] StA Stuttgart, Hauptaktei 5, 5410-4, Zuschüsse an nichtstädtische Krankenhäuser, 20.1.69.
[838] Siehe dazu Schreiber (zur behördlichen Haltung 1811–ca. 1830) sowie Faltin, *Heil*, S. 224ff. (zur behördlichen Haltung 1871–1939).
[839] Eppenich, *Geschichte*, S. 77.
[840] Lorbacher, *Spitäler*, S. 196.
[841] Z. B. an den Kreiskrankenhäusern Freudenstadt und Heidenheim.

halb der Stuttgarter Krankenhausstruktur besaß. Auf der anderen Seite erhielt die Klinik kaum öffentliche Gelder.

Ablehnende Haltung der Krankenkassen

Die Anerkennung homöopathischer Behandlung durch die Krankenkassen war ebenfalls vorwiegend eine finanzielle Frage. Heinz Eppenich hat dieses Problem in seiner Arbeit nicht thematisiert; es dürfte für die Zeit vor dem Ersten Weltkrieg auch nur von geringem Belang gewesen sein. Nach 1918 wurden homöopathische Behandlungen von den Krankenkassen honoriert, allerdings mit demselben Honorarsatz wie die schulmedizinische Behandlung. Dies führte zu der Forderung vieler homöopathischer Ärzte nach einem höheren Honorar, da das homöopathische Verfahren einen größeren Zeitaufwand beanspruche.[842] Inwieweit diese Honorarpraxis der Krankenkassen Einfluß auf homöopathische Krankenhäuser hatte, ist noch völlig ungeklärt. Am RBK standen die Homöopathen zwar in Auseinandersetzungen mit den Kassen wegen der zu niedrigen Honorierung, aber in diesen Diskussionen drückte sich keine homöopathiespezifische Problematik aus; schulmedizinische Krankenhäuser sahen die Sätze ebenfalls als zu gering an.

Zu geringe Zahl von „homöopathischen" Patienten

Das RBK hatte zumeist eine äußerst befriedigende Bettenauslastung; niemals hatte das Krankenhaus das Problem, daß potentielle Patienten das RBK mieden, weil sie sich nicht homöopathisch behandeln lassen wollten.[843] Dagegen ist zumindest bei einem homöopathischen Krankenhaus gesichert, daß einer der Gründe für das Scheitern in der zu geringen Zahl von Patienten lag. In Aachen hatte Peter Meinolf Bolle (1812–1885) im Jahr 1868 eine homöopathische Heilanstalt eröffnet, doch im ersten halben Jahr war das Krankenhaus nur von zwei Patienten besucht worden.[844] In den meisten anderen homöopathischen Kliniken scheint dagegen eine genügend große Zahl von Patienten, die expressis verbis homöopathisch behandelt werden wollten oder zumindest eine solche Behandlung duldeten, vorhanden gewesen zu sein.[845]

---

[842] Siehe dazu Kap. III.1.1.4.
[843] Siehe dazu Kap. III.2.2.
[844] Eppenich, *Homöopathische Krankenhäuser*, S. 336.
[845] Auch die Untersuchung der homöopathischen Praxis Samuel Hahnemanns hat gezeigt, daß eine ausreichend große Zahl von Patienten an homöopathischer Behandlung interessiert war. Am Ende seiner Leipziger Zeit hat Hahnemann eine äußerst florierende Praxis betrieben (Schreiber, Kapitel 5). Dagegen stellte sich bei der Untersuchung des homöopathischen Laienheilers Eugen Wenz heraus, daß die Patientenschaft nicht groß genug war, um das notwendige Existenzminimum zu erwirtschaften (Faltin, *Heil*, S. 286ff.).

3.1 Spezifische Probleme des RBK

3.1.1 Aus der Aufgabenstellung resultierende Probleme

Probleme entstehen nicht allein aus objektiven Sachverhalten und besitzen deshalb keinen zwangsläufigen Charakter und Verlauf, sondern sie sind determiniert durch Aufgabenstellung, Erwartung und Überprüfung und damit durch Wahrnehmung und Interpretation bestimmter Sachverhalte. Dieser Umstand läßt sich sehr deutlich zeigen, wenn man das homöopathische Krankenhaus in der Marienstraße und das RBK miteinander vergleicht. In der Marienstraße haben Alfons Stiegele und andere homöopathische Ärzte nur sehr wenig Forschung betrieben, und sie haben auch keine systematische Lehre angeboten. Dieses homöopathische Krankenhaus hätte also, legt man den Aufgabenkatalog des späteren RBK als Meßlatte an, die Erwartungen bei weitem nicht erfüllt. Jedoch, diese Erwartungen existierten nicht in dem Maße wie später beim RBK, weshalb es in der Marienstraße auch nicht zu grundlegenden Konflikten kam. Gering waren die Ansprüche auch noch in den ersten Jahren des RBK, da dort wegen des Krieges keine wirkliche homöopathische Forschung und Lehre bewerkstelligt werden konnte. Hinzu kam, daß mit Alfons Stiegele eine Autorität das Krankenhaus leitete, die man nicht in Zweifel zog.[846] Man war deshalb bis 1945 der Meinung, daß unter den herrschenden Umständen nicht mehr erreicht werden konnte. Das Konfliktpotential war dementsprechend niedrig. Nach 1945 änderte sich diese Situation grundlegend, denn nun orientierte man sich ausdrücklich an den Richtlinien für die StHK, die Robert Bosch 1941 erlassen hatte; zudem war mit Stiegeles Weggang die Möglichkeit entstanden, auch direkt auf den ärztlichen Direktor einzuwirken.

Wie oben gezeigt wurde, hat Robert Bosch eindeutig festgelegt, daß an seinem Krankenhaus die Homöopathie in Therapie, Forschung und Lehre gefördert werden sollte.[847] Als man der Erfüllung dieser Ziele im Laufe der folgenden Jahrzehnte jedoch – aus den noch zu zeigenden Gründen – nur in sehr geringem Umfang näher gekommen war, erwuchs aus dem Spannungsfeld von Zielvorgabe und mangelnder Zielerfüllung ein grundsätzliches Problem. Wie sollte man sich weiter verhalten: Sollte man, trotz der großen Schwierigkeiten und trotz fraglicher Erfolgsaussichten, weiter hohe Summen in die Förderung der Homöopathie investieren oder sollte man, trotz Robert Boschs eindeutiger Vorgabe, von seinem Willen abrücken?

Es war vor allem Hans Walz, der den zweiten Lösungsweg vehement ablehnte und sich während seines gesamten Lebens dafür einsetzte, daß am RBK gemäß

---

[846] Auch im Rückblick haben die Verantwortlichen des RBK Alfons Stiegele fast nie der Kritik unterzogen (siehe z. B. die Aussage Hans Walz' im Jahr 1956, AIGM NHE 70, Niederschrift über die Sitzung des Aufsichtsrates der Stuttgarter Homöopathisches Krankenhaus GmbH am 26.4.56). Lediglich Fritz Donner sah die Leistung Stiegeles etwas kritischer (siehe AIGM NHE 26, Brief Donner an Ritter vom 18.9.74).
[847] Richtlinien für die StHK in der Fassung von 1941, S. 2 (in: ARBSG 1002-111).

Boschs Richtlinien die Homöopathie angewandt, erforscht und gelehrt werde. Walz argumentierte im Sinne Boschs, daß nicht der Betrieb eines Krankenhauses, sondern die Förderung der Homöopathie durch ein Krankenhaus das Ziel des Stifters gewesen sei. Walz betonte 1971: „Diesem Lebenswunsch RB's nicht mit beflissenem Bemühen treulich nachzukommen, hiesse: den Stifter RB unter Mißbrauch der von ihm selber stammenden finanziellen Mittel um die Erfüllung eines seiner feierlichsten Vermächtnisanliegen zu betrügen."[848] Die Förderung der Homöopathie am RBK war deshalb für Walz die „Conditio sine qua non", und mit ihrer Erfüllung oder Nichtbeachtung „steht oder fällt nach der Willensmeinung RBs die Daseinsberechtigung des RBK".[849] Denjenigen Personen, die ein Abgehen von der Förderung der Homöopathie befürworteten, stellte Hans Walz deshalb die – rein rhetorische – Frage, welchen Grund Robert Bosch denn gehabt haben könnte, ein rein schulmedizinisches Krankenhaus zu betreiben, da er doch niemals in seinem Leben Projekte unterstützt habe, für die andere Institutionen sowieso zuständig waren: „Er wollte kein Wasser in den Bach tragen".[850]

Ab Mitte der 1960er Jahre vertrat die VVB beziehungsweise die RBSG aber zunehmend die Meinung, daß die Schwierigkeiten in der homöopathischen Förderung so große Ausmaße annähmen, daß ihre Stellung am RBK grundsätzlich überdacht werden müsse. Bei diesen Überlegungen wollte man den Stifterwillen keineswegs ignorieren; auch in der Gruppe der „Reformer", zu der maßgeblich Karl Schreiber gezählt werden muß, waren die Richtlinien Boschs Richtschnur. Aber Robert Bosch hat zwei Punkte in seine Vorgaben eingefügt, die eine Veränderung der bisherigen Förderung bis hin zu einer Abschaffung der Homöopathie am RBK rechtfertigen konnten. Erstens legte Bosch den homöopathischen Ärzten des RBK nahe, „den Blick für alle aus anderen Heilmethoden sich bietenden aussichtsreichen Heilmöglichkeiten frei zu halten."[851] Er selbst bestimmte also, daß am RBK nicht ausschließlich homöopathisch behandelt werden sollte. Ein Ausweichen auf andere Heilverfahren, zum Beispiel auf die Naturheilkunde in ihrer ganzen Vielfalt, wäre so legitimiert worden. Eine zusätzliche Untermauerung dieser Position war dadurch gegeben, daß Robert Bosch sich selbst in naturheilkundliche Behandlung bei Max Bircher-Benner und sogar in schulmedizinische Obhut begeben hatte.[852] Zweitens hatte Robert Bosch betont, daß seine Richtlinien nicht zum Maß aller zukünftigen Entscheidungen gemacht werden müssten. Schon in den Vorgaben für die VVB von 1935 hat Bosch dies im Paragraph 30 festgelegt.[853] In den Richtlinien für die StHK von 1941 wurden

---

[848] ARBSG 1002-3, Walz' Rückblick auf Boschs Gründungsmotive, 22.4.71, S. 2.
[849] ARBSG 1002-3, Krankenhaus und Homöopathie, S. 3.
[850] RBA 13/19, Geschichte des RBK nach Hans Walz, 15.1.65, S. 10. Siehe auch: ARBSG 1002-3, Krankenhaus und Homöopathie, S. 4.
[851] Richtlinien für die StHK in der Fassung von 1941, S. 2 (in: ARBSG 1002-111).
[852] Siehe dazu Kap. III.1.1.6.
[853] Paragraph 30 der Richtlinien für die Vermögensverwaltung Bosch GmbH vom 19. Juli 1935 (ein Exemplar in ARBSG 1002-4).

sie nochmals ausdrücklich für das RBK formuliert: „Es liegt mir ferne, mit diesen oder späteren Richtlinien ein starres, in keinem Punkte wandelbares System von Vorschriften aufstellen zu wollen, vielmehr besteht meine Absicht hauptsächlich darin, grundsätzlich die Richtung zu bezeichnen, in der die mir vorschwebenden Ziele der G.m.b.H. verfolgt werden sollen. Ich bin mir bewußt, daß die wirtschaftlichen und kulturellen Zustände und Bedürfnisse immerwährenden Wandlungen unterworfen sind."[854] Deshalb forderte Bosch die Gesellschafter auf, bei neueren Entwicklungen nach Abwägung aller Umstände die Entscheidung zu treffen, die er selbst nach eingehender Prüfung gutgeheißen hätte. Mit einer Mehrheit von 75 Prozent konnten die Gesellschafter die Richtlinien dezidiert abändern.

Diese Passagen schützten das Stiftungswerk Boschs vor Erstarrung und ermöglichten eine bewegliche Haltung bei neuen Situationen. Aus der Sicht der Homöopathie aber hatte diese grundsätzlich positive Beweglichkeit negative Auswirkungen: Die ganz eindeutige Forderung Boschs, am RBK die Homöopathie voranzubringen, wurde durch diese Passagen in entscheidendem Maße relativiert. Der StHK war es nach den „vielfach enttäuschenden Erfahrungen" mit der Homöopathie möglich gewesen, sich neue Ziele zu setzen.[855]

Am deutlichsten ist diese Abänderung der Ziele bei der Gründung des „Institutes für Klinische Pharmakologie" zu beobachten.[856] Walter A. Müller und Heinz Henne waren der Ansicht, daß der junge Wissenschaftszweig der klinischen Pharmakologie eine Weiterführung der bisherigen homöopathischen Forschungen sei, da es dabei um die Erforschung der Wirkungen von Arzneien auf Menschen gehe – genau dies habe Samuel Hahnemann mit seinen Arzneimittelprüfungen an gesunden Menschen im Sinn gehabt.[857] Die Arbeit des IKP sei deshalb die „legale Fortführung" des Stifterwillens.[858] Die StHK und mit ihr die RBSG folgten dieser Ansicht Müllers und Hennes. Man sah hierin eine Neuorientierung, bei der der Stifterwillen respektiert und zugleich den aktuellen Gegebenheiten angepaßt worden war. In einem Brief der RBSG an den Zentralverein aus dem Jahr 1974 wird dies ausgesprochen: „Was der Gründer unseres Hauses über die Homöopathie denken würde, wenn er heute noch leben würde, vermag niemand zu sagen. Sicher ist jedenfalls, daß die Homöopathie – aus welchen Gründen auch immer – seit seinem Tod nicht die Entwicklung genommen und die Bedeutung erlangt hat, die er sich vorstellte. Andererseits besteht im Bereich der klinischen Pharmakologie in der Bundesrepublik eine empfindliche Lücke, die uns zu der Annahme veranlaßte, daß ein Beitrag zur Schließung dieser Lücke unter den

---

[854] Richtlinien für die Stuttgarter Homöopathisches Krankenhaus GmbH, Stuttgart (Fassung vom 31. Mai 1941), S. 8 (ein Exemplar in: ARBSG 1002-111).
[855] ARBSG 1003-16, RBSG (Payer) an Georg Hauber, 2.5.83.
[856] Siehe dazu Kap. III.2.3.
[857] AIGM NHE 33, Brief Müller an Henne vom 15.3.71; AIGM NHE 34, Hausmitteilung von MGF (Henne) an RBSG (Payer) vom 14.8.74.
[858] AIGM NHE 38, MGF an Stein vom 28.11.77.

heutigen Verhältnissen sich durchaus mit den damaligen Absichten von Robert Bosch vereinbaren läßt."[859]

Es läßt sich also nicht nachweisen, daß verantwortliche Personen in der StHK, der VVB oder RBSG die Homöopathie bewußt aus dem RBK verdrängen wollten. Vielmehr ist bei allen „Reformern" der Druck zu ersehen, nicht mehr wie bisher weitermachen zu können. Zugleich aber ist ebenso eindeutig, daß Boschs Aufforderung, gegenüber neueren Entwicklungen offen zu bleiben, den Untergang der Homöopathie am RBK wenn nicht mit verursacht, so wenigstens beschleunigt hat. Denn ohne diesen Passus wäre es 1973 rechtlich nicht so einfach möglich gewesen, der Homöopathie den Rücken zu kehren. Allerdings hätte das weitere Beharren auf der Förderung der Homöopathie nicht zwangsläufig ihr Überleben gesichert. Die eigentliche homöopathische Problematik machte Entscheidungen unausweichlich – mit oder ohne Boschs Passus'.

3.1.2 Fehlendes Engagement der Entscheidungsträger

Nach Walz' Rückzug aus den Amtsgeschäften im Jahr 1965 saßen kaum noch Personen im Aufsichtsrat und in der Geschäftsführung der StHK, die Robert Bosch persönlich gekannt und dessen Eintreten für die Homöopathie selbst erlebt hatten. Hier sind lediglich noch Ludwig Schweizer als Geschäftsführer bis 1966 und Robert Bosch d. J. als Aufsichtsratsmitglied zu nennen. Der persönliche Impetus und die emotionale Bindung an die homöopathische Sache, die bei Hans Walz äußerst ausgeprägt waren, war bei den nachfolgenden Leitern nicht mehr so stark vorhanden. Und mit den persönlichen Weggefährten Boschs starben auch jene Personen, die die Nachfolgenden mahnend an Robert Bosch und seine Überzeugungen erinnern konnten. Die ursprünglichen Anliegen mußten deshalb auf Grund der Enttäuschungen bis zu einem gewissen Grad fremd werden.

Inwieweit die späteren Aufsichtsratsvorsitzenden der StHK beziehungsweise die Geschäftsführer der RBSG Alfred Knoerzer, Karl Schreiber, Paul A. Stein und Peter Payer von der Wirksamkeit und damit von der Notwendigkeit der Homöopathie überzeugt waren, wurde in Sitzungen und Berichten niemals thematisiert. Ein etwa grundsätzlicher Zweifel der Verantwortlichen an der Homöopathie ist deshalb nicht zu erkennen. Dennoch hat Hans Walz Entscheidungsträgern in der StHK und Ärzten am RBK immer wieder vorgeworfen, sich der Homöopathie gegenüber ablehnend zu verhalten und damit den Stifterwillen zu mißachten. Lange Jahre, so kritisierte Walz, sei er überhaupt der einzige gewesen, der für den Willen Boschs eingetreten sei: „Hätte ich dies nicht getan oder hätte ich nicht mehr gelebt, so wäre das Unglaubliche geschehen: der deutlich genug dokumentierte Stifterwille Robert Boschs wäre im Strudel der aus unseren eigenen Reihen

---

[859] AIGM, Bestand Z, 21, RBSG an Wünstel, 11.11.74. Siehe auch: Karl Schreiber, in: *Das neue Robert-Bosch-Krankenhaus*. Sonderdruck aus Bosch-Zünder, Heft 3/1973.

erstandenen Gegenkräfte schmählich untergegangen."[860] Hans Walz zweifelte also bei manchen Personen am grundsätzlichen Willen, sich am RBK für die Homöopathie einzusetzen. Nachweisen läßt sich, daß es bei den verantwortlichen Ärzten und bei den Entscheidungsträgern Widerstände gegen eine unbeschränkte Fortführung der Homöopathie gab. Sie resultierten jedoch nicht aus einer unkritischen Ablehnung der Homöopathie, sondern aus eigenen oftmals mühevollen Erfahrungen mit der Heilweise, so zum Beispiel bei Walter A. Müller, Gerhard Seybold und Karl Schreiber.

Betrachten wir Walter A. Müller und Karl Schreiber etwas genauer: Wie sah bei leitenden Ärzten und Entscheidungsträgern der StHK das fehlende Engagement, die Homöopathie zu erhalten, aus? Walter A. Müller schrieb 1974 an Werner Brugger, daß er die homöopathische Literatur studiert und die Heilweise auch selbst angewandt habe, doch müsse er das Fazit ziehen, „daß es auf dem Gebiet der Homöopathie keine ausreichenden Argumente, Beobachtungen und Tatsachen gibt, die es gestatten würden, dieses Teilgebiet als wissenschaftlich begründet zu bezeichnen."[861] Aus diesem Grunde halte er weder die Begrenzung des IKP auf primär homöopathische Forschung noch die Fortführung der homöopathischen Poliklinik für durchführbar und auch nicht für zweckmäßig. Hier erwies sich Müller also aufgrund seines naturwissenschaftlichen Standpunkts als so großer Skeptiker gegenüber der Homöopathie, daß er keine Energie für deren Erhaltung als Heilmethode im Krankenhaus mehr einzusetzen gewillt war.

Ganz ähnlich verhielt es sich bei Karl Schreiber. Als Hans Walz ihn 1969 in einer Besprechung unter vier Augen dazu veranlassen wollte, mehr für die Homöopathie am RBK zu tun, lehnte dies Schreiber mit einer ganzen Reihe von Gründen ab. Dominierendes Argument war, daß die Schulmedizin in den letzten fünfzig Jahren große Fortschritte in Diagnose und Therapie gemacht habe, während die Wirksamkeit der Homöopathie nicht bewiesen werden konnte. Zuerst, argumentierte Schreiber, müsse man die Homöopathie von ihren Schlacken befreien, erst dann könne man wieder von ihr reden, „ohne sich lächerlich zu machen".[862]

Trotz seiner Skepsis war Schreiber aber nach Möglichkeit und in Maßen bereit gewesen, die Homöopathie zu fördern, wie manche Stellungnahmen zeigen. So gab er Hans Walz bei der Unterredung im Jahr 1969 das Versprechen, daß einer „geläuterten" Homöopathie „alle Türen am neuen RBK offenstehen".[863] Um es nicht bei Worten zu belassen, bildete er einen Ausschuß homöopathischer Ärzte[864], die ein Konzept erarbeiten sollten, wie die Homöopathie am neuen RBK eingegliedert werden könnte. Er selbst konnte sich vorstellen, am neuen RBK

---

[860] ARBSG 1001-9, Walz an Oettel, 2.1.74. Siehe auch: ARBSG 1002-14, Besprechungsnotiz vom 29.9.65; ARBSG 1002-3, Krankenhaus und Homöopathie, 24.4.68, S. 12; ARBSG 1001-11, Erweitertes Protokoll der HWS-Vorstandssitzung, 23.12.71.
[861] ARBSG 1002-124, Müller an Brugger, 11.6.74.
[862] ARBSG 1001-55, Aktennote zur Besprechung zw. Walz und Schreiber am 21.7.69.
[863] ARBSG 1001-55, Aktennote zur Besprechung zw. Walz und Schreiber am 21.7.69.
[864] Der Ausschuß bestand aus Hans Ritter, Heinz Henne, Paul Mössinger und Konrad Hötzer.

eine Abteilung für Naturheilweisen einzurichten, in der neben der klassischen Naturheilkunde auch die Homöopathie ihren Platz fände – man käme damit zum selben Konzept wie im Krankenhaus für Naturheilweisen in München-Harlaching.[865] Wenige Monate später hat Schreiber mit einer Delegation des RBK tatsächlich die Münchner Klinik besucht, um sich dort beim leitenden Arzt Wilhelm Zimmermann Ideen und Anregungen für das neue RBK zu holen.[866] Dennoch ist es letztlich nicht dazu gekommen, für die erweiterten Naturheilverfahren im neuen RBK eine Abteilung oder Poliklinik einzurichten.[867]

3.1.3 Persönliche Auseinandersetzungen und Störungen des Betriebsklimas

Konflikte treten überall auf, wo Menschen zusammen leben oder arbeiten, und selbst ohne bewußtes Zutun der Akteure entstehen zuweilen Störungen, die ihren Grund nicht allein in Sachkonflikten haben. In homöopathischen Kreisen ist das nicht anders, so daß Richard Haehl schon 1922 klagte, daß „Eifersüchteleien und Zwischenträgereien, nicht nur unter den Anhängern der Homöopathie überhaupt, sondern leider vor allem auch unter den homöopathischen Aerzten selbst", immer wieder vorkämen.[868] Auch in der Geschichte des RBK gab es Auseinandersetzungen, in denen persönliche Elemente eine Rolle spielten oder bei denen ein allgemein verschlechtertes Klima für unzureichende Kommunikation sorgte. Die Erinnerung an manche dieser Konflikte ist in homöopathischen Kreisen noch immer wach, so daß sie schon aus diesem Grund hier thematisiert werden müssen. Daneben aber hatten diese Auseinandersetzungen unvermeidlich einen Einfluß auf die Entwicklung der Homöopathie am Krankenhaus.

Natürlich läßt sich dabei nicht immer aufschlüsseln, worauf solche Störungen beruhen – auf persönlicher Antipathie, auf Mißverständnissen, auf hierarchischen Verhältnissen oder auf sachlich begründeten Meinungsdifferenzen. In den meisten Fällen gehen diese Bereiche fließend ineinander über. Es wurden deshalb hier all jene Konflikte und Störungen aufgenommen, die nicht ausschließlich auf inhaltliche Meinungsverschiedenheiten zurückzuführen sind.

So seien schon Karl Saller und Hans Walz, als Vorsitzender des Aufsichtsrates der StHK, immer wieder heftig aneinandergeraten, erinnert sich Felix Olpp.[869] Es war dabei zunächst um eine inhaltliche Differenz gegangen: Saller wandte die Homöopathie am RBK nicht in der Art und Weise und nicht in dem Maße an, wie Walz es sich vorgestellt hatte. Darüber hinaus aber war schnell eine persönliche Komponente in die Auseinandersetzung hineingetragen worden. Saller fühlte sich persönlich verletzt, weil die StHK ihm keine Klarheit über seine Zu-

---

[865] ARBSG 1001-55, Aktennote zur Besprechung Schreiber mit Mössinger, 17.2.69.
[866] An dem Besuch nahmen Karl Schreiber, Hans Ritter, Heinz Oettel und Margarete Fischer-Bosch teil.
[867] Zu den Gründen siehe Kap. III 3.3.4.
[868] Richard Haehl, *Vorgeschichte*, S. 60.
[869] AIGM V 60.

kunft am RBK gab. Er habe während seiner Zeit als ärztlicher Leiter am RBK einen Lehrstuhl für Anthropologie in Erlangen, Tübingen und Halle bekommen können; jedes Mal habe er abgelehnt, weil er sich gegenüber dem RBK verpflichtet gefühlt habe. Dafür könne er doch zumindest Gewißheit verlangen, wie sich die StHK die weitere Zusammenarbeit vorstelle.[870] Die StHK sah sich jedoch außerstande, Saller eine längerfristige Perspektive am RBK zu geben. Karl Saller wurde deshalb zum 31. März 1949 entlassen. Als Gründe für die Trennung gab das RBK drei Punkte an: Erstens habe es eine mangelnde Übereinstimmung hinsichtlich der grundsätzlichen ärztlichen Fragen und der Erfüllung des Stifterzweckes gegeben, zweitens habe Saller ohne Zustimmung des RBK eine Professur in München angenommen, drittens aber sei das Vertrauensverhältnis zwischen Saller und dem RBK erschüttert gewesen, so daß eine weitere Zusammenarbeit nicht mehr möglich sei.[871] Das RBK und Karl Saller trennten sich im Streit.[872]

Daneben ist es auch zu einem Konflikt zwischen Karl Saller und Oswald Schlegel gekommen. Saller sah in Schlegel einen „Vertreter der homöopathischen Dogmatik", was wohl zu so großen Schwierigkeiten geführt hat, daß Saller im November 1947 sein Amt zur Verfügung stellte. Zu diesem Zeitpunkt nahm der Aufsichtsrat der StHK die Kündigung jedoch nicht an.[873] Später leitete Saller gegen Oswald Schlegel sogar ein Ehrenverfahren wegen Diffamierungen beim DZVhÄ ein.[874] Der Ausgang dieses Verfahrens ist jedoch nicht bekannt, ebenso wenig Entgegnungen Schlegels, aus denen dessen Position hervorginge.

Für große Aufregung, auch in der homöopathischen Öffentlichkeit, sorgte im Jahr 1955 der Konflikt zwischen Otto Leeser und dem RBK, der sich auf eine Auseinandersetzung zwischen Otto Leeser und Hans Walz zuspitzte. Auch hier gab es eine persönliche Komponente, aber schon die Vehemenz der Streitigkeiten verweist darauf, daß es um sehr viel mehr ging: In Wirklichkeit bündelten sich in diesem Konflikt, wie unter einem Brennglas, viele Probleme um die Förderung der Homöopathie am RBK. Die therapeutische Ausrichtung Otto Leesers war Hans Walz zu klassisch, die Forschungen brachten kaum Ergebnisse, und die Heranbildung von befähigten homöopathischen Klinikern war nicht gelungen.[875]

---

[870] RBK, Personalakte Karl Saller, Brief an Schloßstein, 21.5.48, S. 4.
[871] RBK, Personalakte Karl Saller, RBK an Arbeitsamt, 12.3.49.
[872] Saller war im „Dritten Reich" die Lehrbefugnis entzogen worden, so daß er seinem eigentlichen Beruf bis 1945 nicht mehr nachgehen konnte. Zum Rechtsstreit zwischen RBK und Saller siehe mehrere Schriftstücke in: RBK, Personalakte Saller.
[873] RBK, Personalakte Karl Saller, Brief an Schloßstein, 21.5.48, S. 1f.
[874] RBK, Personalakte Karl Saller.
[875] Zum Ablauf der Auseinandersetzungen im Jahr 1955 siehe vor allem: ARBSG 1002-8. Weitere Informationen liefert: RBK, Personalakte O. Leeser (Blatt 3), Urteil des Arbeitsgerichtes Stuttgart vom 29.11.55. Eine Darstellung der Vorgänge durch den DZVhÄ findet sich in: StA Stuttgart, Hauptaktei 5, 5410-0. Hans Walz war übrigens nicht der einzige, der in Leeser den falschen Mann für die Leitung des RBK sah (siehe dazu: AIGM V 60, Gespräch mit Kurt Buchleitner).

Aufgrund dieser grundsätzlichen Bedeutung zog der Konflikt auch Kreise über das RBK hinaus: Der DZVhÄ sah hier wichtige homöopathische Interessen gefährdet und versuchte deshalb in die internen Konflikte einzugreifen.[876]

An dieser Stelle soll es primär um die persönlichen Zwistigkeiten des Jahres 1955 gehen. Zwei eidesstattliche Erklärungen, die Karl Schreiber im November 1955 abgegeben hat, können dabei als Leitfaden für die äußeren Vorgänge am RBK im Oktober 1955 dienen,[877] wobei aber anzumerken ist: Der tatsächliche Verlauf und die tatsächlichen Inhalte der Diskussionen können nur bis zu einem gewissen Grad rekonstruiert werden, da die überlieferten Ansichten sehr stark auseinandergehen.

Noch zur Vorgeschichte gehört eine Unterredung zwischen Walz und Leeser am 25. Juli 1955: Es war dabei um eine freiwerdende Assistenzarztstelle[878] gegangen, die Hans Walz gerne mit Heinz Henne, der mit ihm verwandt war,[879] besetzt haben wollte. Leeser hat dies abgelehnt: Er wollte die Stelle an einen anderen Arzt vergeben, der ihm besser geeignet erschien. Walz wollte sich damit nicht abfinden, wies aber jeglichen Vorwurf der Protektion zurück; vielmehr halte er Henne für eine „der aussichtsreichsten Nachwuchskräfte für's Krankenhaus".[880] Kurze Zeit später, am 5. Oktober 1955, erhielt Otto Leeser einen Brief von Hans Walz, in dem er ankündigte, daß er dem Aufsichtsrat der StHK die Bildung eines Personalausschusses vorschlagen wolle. Dieser Ausschuß solle sich künftig mit Personalfragen der am Krankenhaus angestellten Ärzte beschäftigen; bis zu einer Entscheidung des Aufsichtsrates möge Leeser deshalb keinerlei Veränderungen beim bezahlten ärztlichen Personal vornehmen. Leeser sah darin nicht nur einen Eingriff in seine Befugnisse, sondern auch ein Zeichen mangelnden Vertrauens in seine ärztliche Leitung und kündigte deshalb in seinem Antwortbrief (6.10.)

In den Konflikt spielte auch die Diskussion um die Verleihung des Professorentitels an Leeser hinein (AIGM NHE 16, Notiz vom 15.2.74; StA Stuttgart, Hauptaktei 5, 5410-1, OB Klett an Regierungspräsidium, 3.10.55).

[876] Siehe dazu Kap. III.3.2.3.

[877] ARBSG 1002-8, Eidesstattliche Erklärungen von Karl Schreiber, 22.11.55 und vom 25.11.55.

[878] Hier gibt es eine kleine Widersprüchlichkeit: In der Schilderung Karl Schreibers ist eindeutig von einer Assistenzarztstelle die Rede; dagegen sind manche Zeitzeugen (z. B. Friedrich Menge) der Meinung, daß es damals um die Beförderung Hennes zum Oberarzt gegangen sei, also um eine sehr viel gewichtigere Stelle. Nach Hennes eigenem Lebenslauf (AIGM NHE 1, Nachgereicht zur Vorläufigen Dokumentation, S.1) war er im Januar 1954 als Volontärarzt, ab Juli 1954 als außerplanmäßiger Assistenzarzt und 1955 als Facharzt am RBK angestellt gewesen. Oberarzt wurde er im Jahr 1956. Womöglich fließen also bei den widersprüchlichen Angaben zwei Vorgänge ineinander: Im Jahr 1955 war es tatsächlich darum gegangen, Henne vom außerplanmäßigen zum planmäßigen Assistenzarzt zu machen. Erst nach Leesers Weggang wurde er dann zum Oberarzt ernannt.

[879] In Interviews und manchen Quellen wurde immer wieder gesagt, daß Heinz Henne ein Neffe Walz' gewesen sei. Laut Walz' eigener Aussage ist dies nicht korrekt: Henne sei vielmehr nur im dritten Grad, als Geschwister-Kindskind, mit ihm verwandt gewesen (ARBSG 1002-8, Erste eidesstattliche Erklärung Walz' vom 23.11.55).

[880] ARBSG 1002-8, Instruktion, Oktober 1956, S. 13.

an, er werde seinen Abschied einreichen, wenn Walz den Antrag im Aufsichtsrat tatsächlich stellen sollte.

Dieser Konflikt im Verbund mit den weiteren Problemen um die Homöopathie führte dann am 24. Oktober 1955 zu einer vierstündigen Sitzung im RBK, bei der neben Walz und Leeser auch Karl Schreiber, Erich Unseld sowie Julius und Ulrich Mezger anwesend waren. Schon in dieser Besprechung war es darum gegangen, ob ein weiterer Verbleib Leesers am RBK denkbar sei. Folgt man den Erklärungen Schreibers, sind Auseinandersetzungen um folgende Themen geführt worden. Zunächst habe es Streit um die Besetzung der Assistenzarztstelle gegeben. Auch habe Erich Unseld Ulrich Mezger geraten, das RBK zu verlassen und an der Universität München eine Stelle anzunehmen, was Walz verärgerte, da er Ulrich Mezger zu den wichtigen Nachwuchskräften des Krankenhauses zählte. Unseld bestritt, diesen Rat erteilt zu haben. Weiter warf Walz Leeser vor, er habe ihn mit seiner Drohung des sofortigen Rücktritts (im Brief vom 6.10.) in eine Zwangslage bringen wollen. Außerdem kritisierte Walz Leesers „mangelnde Verbundenheit" mit seiner Aufgabe am RBK. Walz erhob auch den Vorwurf, daß Leeser Heinz Henne als Walz' „Spitzel" am RBK bezeichnet habe. Diese Kritik wies Leeser vehement zurück, er habe ihn lediglich als Verbindungsmann tituliert. Zuletzt lehnte Walz auch die Vorschläge Leesers für einen Nachfolger ab. Otto Leeser sei, so Walz, im Jahr 1949 nur für eine Übergangszeit angestellt worden; seine Aufgabe sei es vorrangig gewesen, junge Kliniker in der Homöopathie auszubilden, die die Leitung des RBK dann übernehmen konnten.[881] Dies war jedoch nur in Ansätzen geschehen. Leeser schlug nun Erich Unseld als Klinikleiter und Martin Stübler (der damals nicht mehr am RBK arbeitete) als Leiter der homöopathischen Ausbildungskurse vor, doch mit dieser Wahl war Walz nicht einverstanden. Stübler als wichtiger Schüler Leesers war ihm ein zu klassischer Homöopath.

In einem Bericht, den Walz ein Jahr nach den Vorfällen verfaßt hat, bestätigt sich die bisher beschriebene Sicht der Dinge weitgehend.[882] Walz hebt nun aber die schwerer wiegenden Argumente hervor. Leeser habe seine wichtigste Pflicht vernachlässigt, junge Homöopathen auszubilden; außerdem passe Leeser mit seiner allzu klassischen Haltung und seiner Abneigung gegen die Schulmedizin nicht in die Linie des RBK.[883]

Einen Tag nach dieser Sitzung, also am 25. Oktober 1955, hat Karl Schreiber den ärztlichen Direktor aufgesucht, um mit ihm über die Bedingungen für eine weitere Beschäftigung am RBK zu reden: Er solle einen „universitären Mann"

---

[881] Hier hatte Walz recht. In einer Besprechung zwischen Walz, Leeser und anderen am 14.6.49 wurde ganz klar ausgesprochen, daß Leeser das RBK nur für eine Übergangszeit leiten solle und zwar mit der Aufgabe, „eine Schule tüchtiger Homöopathen heranzuziehen" (RBK, Personalakte Otto Leeser, Blatt 8, Besprechung Walz, Leeser u.a. am 14.6.49).
[882] ARBSG 1002-8, Instruktion, Oktober 1956.
[883] ARBSG 1002-8, Instruktion, Oktober 1956, S. 2. Siehe auch: ARBSG 1001-3, Betr. Dr. Leeser, 5. 3.74.

einarbeiten und dann zurücktreten. Leeser lehnte jedoch diese Bedingung ab, er könne nur einen homöopathischen Arzt als Nachfolger akzeptieren.[884] Daraufhin wurde für den nächsten Tag eine weitere Sitzung anberaumt. Im Verlauf des Gespräches eskalierte die Situation; als Walz schließlich Leeser der Unglaubwürdigkeit bezichtigte, stand dieser auf und „sagte – indem er seinen Arztmantel auszuziehen begann – damit sei die Vertrauensbasis zwischen Herrn Walz und ihm weggefallen und er ziehe daraus die Konsequenzen. Herr Walz sagte dann: ‚Als Vorsitzender des Aufsichtsrates suspendiere ich Sie vor diesen Zeugen ab sofort von Ihrer Tätigkeit in diesem Hause.'"[885] Drei Tage später, am 29. Oktober 1955, erfolgte durch einen Beschluß des Aufsichtsrates der StHK die offizielle Kündigung Leesers. Auch diese Entlassung hatte ein Nachspiel am Arbeitsgericht; insgesamt wurden während der Verhandlung sieben eidesstattliche Erklärungen abgegeben.[886]

Es ist aus dieser Schilderung ersichtlich: Womöglich hätte die inhaltliche Problematik um die Homöopathie in der Zeit um 1955 ausgereicht, um zu einer Kündigung Leesers zu führen; daß sich die Ereignisse aber in einer so emotionalen Stimmung vollzogen, liegt zu einem nicht unbedeutenden Teil an persönlichen Komponenten. Hans Ritter, zu jener Zeit noch nicht am RBK angestellt, sprach von „einer unnötig dramatischen und verletzenden Entlassung Leesers".[887] Und der Zentralverein machte in einer Stellungnahme von 1956 deutlich: „Ohne diesen persönlichen Faktor hätten die Dinge gewiß einen ganz anderen Verlauf genommen."[888] Otto Leeser selbst fühlte sich als Opfer einer Intrige. Nach seiner Entlassung war er nach England zurückgekehrt und hatte mit dem RBK keinerlei Kontakt mehr. Nur mit dem Apotheker Friedrich Menge stand er noch einige Zeit in persönlichem Briefkontakt. In einem dieser Briefe vom 22. Oktober 1958 bezeichnete er seine Kündigung als „Hans Walziade".[889]

In den Strudel der Auseinandersetzungen des Jahres 1955 wurden neben Leeser auch einige weitere Ärzte hineingerissen. Hier ist zunächst der Konflikt zwischen Erich Unseld und Hans Walz zu nennen. Obwohl Unseld auf Seiten Leesers gestanden hatte, trug ihm der Aufsichtsrat der StHK, auf ausdrücklichen Vorschlag seines Lehrers Stiegele, im Jahr 1956 die unabhängige Leitung der Poliklinik an.[890] Unseld wollte dieses Angebot jedoch nicht annehmen, da er sich nicht in der Lage sehe, die Homöopathie als kongruentes System zu lehren. In einem Brief an Heinz Schoeler, den Schriftleiter der AHZ, soll Unseld sich dann grundsätzlich

---

[884] ARBSG 1002-8, Eidesstattliche Erklärungen von Karl Schreiber, 22.11.55 und vom 25.11.55.
[885] ARBSG 1002-8, Eidesstattliche Erklärungen von Karl Schreiber, 22.11.55 und vom 25.11.55. Siehe auch: ARBSG 1002-8, Instruktion, Oktober 1956.
[886] Siehe dazu die Unterlagen in: RBK, Personalakte O. Leeser (Blatt 3), Urteil des Arbeitsgerichtes Stuttgart vom 29.11.55, sowie ARBSG 1002-8, Instruktion, Oktober 1956.
[887] AIGM NRI, Manuskript *Die deutsche Homöopathie im 20. Jahrhundert*, S. 9.
[888] Landesverband Baden-Württemberg im DZhÄ, S. 259.
[889] AIGM, Varia, Brief Leeser an Menge vom 22.10.58.
[890] Das folgende nach: AIGM NHE 70, Niederschrift über die Sitzung des Aufsichtsrates der Stuttgarter Homöopathisches Krankenhaus GmbH am 26.4.56.

negativ über die Neuordnung am RBK, also über die Anstellung zweier Schulmediziner als ärztliche Leiter, geäußert haben. In diesem Zusammenhang, so gab Hans Walz den Vorfall wieder, seien er selbst und andere mit „unwahren Unterstellungen" herabgesetzt worden. Erich Unseld wurde daraufhin vom Aufsichtsrat aufgefordert, die Behauptungen über die homöopathische Linie und die Zielsetzung von Hans Walz, Julius Mezger und Oswald Schlegel zurückzunehmen, da andernfalls eine fristlose Kündigung ausgesprochen werde. Ob es dazu gekommen ist, wird aus den Unterlagen nicht ganz klar: Jedenfalls verließ Unseld, obwohl sein Vertrag offiziell bis Ende März 1957 gelaufen wäre, bereits zum 30. Juni 1956 das RBK.

Oswald Schlegel hatte sich, wie es scheint, aus den Auseinandersetzungen weitgehend herausgehalten; jedenfalls sind von ihm keine Stellungnahmen erhalten. Dennoch kam es nach der Entlassung Leesers zum Konflikt zwischen Oswald Schlegel und Hans Walz. Zum 31. März 1956 erhielt Schlegel eine fristgerechte Kündigung, weil er sich, so Walz in einem Rundschreiben, „als willfähriges Werkzeug" habe gebrauchen lassen, um für Leeser Stimmung zu machen. Anläßlich des Gerichtstermins in der Sache Leeser gegen das RBK (am 25.11.1955) habe Schlegel mehrere homöopathische Ärzte aufgefordert, an der Verhandlung teilzunehmen. Ganz allgemein betonte Hans Walz in seinem Rundschreiben: „Es wird noch eine ganze Reihe von personellen Berichtigungen tatsächlicher und grundsätzlicher Art durchgeführt werden müssen, ehe die neuen Herren der Schulwissenschaft eintreten".[891]

Zu diesen „personellen Berichtigungen" hätte sich beinahe auch der Apotheker Friedrich Menge zählen können. Friedrich Menge und Hans Walz waren aneinandergeraten, weil der Apotheker des RBK, ebenfalls 1955, eine kursierende Liste unterschrieben hat, in der gegen Julius Mezger und für Otto Leeser Position bezogen wurde. Daraufhin erhielt er einen Brief von Walz, in dem die Kündigung angedroht wurde.[892]

Das Ergebnis dieser sachlich und persönlich bedingten Auseinandersetzungen liegt auf der Hand: Am RBK vollzog sich ein Exodus der homöopathischen Ärzte; nur Heinz Henne und Julius Mezger (bis etwa 1960) waren als Homöopathen von Bedeutung übriggeblieben. Erst 1958 kam dann mit Hans Ritter eine weitere wichtige Person hinzu. Ebenfalls gravierend war, daß die Ereignisse einen tiefgreifenden Dissens mit dem DZVhÄ ausgelöst hatten – auf den wichtigsten homöopathischen Verband Deutschlands konnte das RBK in der Folgezeit nur noch sehr beschränkt bauen.

Auch nach 1955 kam es hin und wieder zu persönlichen Auseinandersetzungen, die jedoch niemals die Vehemenz der früheren Ereignisse annahmen. So soll es um 1970 zwischen Heinz Henne und Rudolf Pirtkien einige Spannungen gegeben

---

[891] Privatarchiv Gebhardt, Rundschreiben Walz' an die Herren Testamentsvollstrecker vom 24.1.56.
[892] Nach persönlicher Aussage Friedrich Menges, in: AIGM V 60.

haben, deren Motive aber nicht ersichtlich sind.[893] Zwischen Hans Ritter und Hans Walz scheint eine deutlich distanzierte Beziehung die Regel gewesen zu sein, wenn man einigen Andeutungen Ritters glauben darf. Er habe, so berichtet er rückschauend, einen sehr kühlen Empfang am RBK bekommen, und wegen der fehlenden Anerkennung der Vierteljahreskurse habe er von Anfang an die „eisige Gegnerschaft" von Hans Walz und deshalb keinerlei Rückhalt im RBK gehabt.[894] Dieser Konflikt kam jedoch nie zum Ausbruch: Ritter war stets in die Beratungen der StHK einbezogen worden, und seine Stimme hatte dort Gewicht. Eine atmosphärische Störung sah Ritter auch als Ursache dafür an, daß zwischen Walter A. Müller beziehungsweise Gerhard Seybold und Hans Ritter der Austausch über die Homöopathie relativ beschränkt geblieben war. Als ein zur älteren Generation gehörender Polikliniker habe er als „parvus contra pares" relativ jungen Uniklinikern gegenübergestanden, die gerade aus ihrer Assistentenfunktion in eine bedeutende leitende Position eingerückt waren und sich mit der ihr fremden homöopathischen Materie beschäftigen mußten. Hier habe es Kompetenz- und Adaptionsprobleme gegeben, die niemals gelöst worden seien. Ritter bezeichnete die Probleme als Schwierigkeiten „schicksalshafter Natur".[895]

Im Jahr 1965 fand zwischen Walter A. Müller, Gerhard Seybold und Hans Walz eine tiefgreifende Diskussion über den weiteren Umgang mit der Homöopathie am RBK statt, deren Tonfall ein persönliches Element enthielt.[896] Hans Walz war der Ansicht, daß die beiden ärztlichen Leiter „trotz gegenteiliger Zusage"[897] in den vergangenen neun Jahren nichts für die Homöopathie getan hätten. Zwar räumte Walz ein, daß die Direktoren mit der Situation selbst nicht glücklich seien, meinte aber in einem Brief vom 30. November 1965 an Müller: „Robert Bosch würde seine Enttäuschung über die Ergebnisse Ihres bisherigen homöopathischen Wirkens nicht verbergen."[898] Dieser Brief sorgte für Verstimmungen. Schon Paul Mössinger hatte Walz geraten, den Konflikt mit Müller und Seybold nicht auf die Spitze zu treiben.[899] Als Alfred Knoerzer, Aufsichtsratsvorsitzender der StHK, von dem Brief Kenntnis erhielt, war er empört.[900]

In den Jahren 1965 und 1966 kam es auch zu einer Auseinandersetzung zwischen der VVB beziehungsweise StHK und Hans Walz. Seit 1965 gehörte Walz nicht mehr dem Aufsichtsrat der StHK an und besaß deshalb keine Befugnis mehr, in die Diskussionen um die Homöopathie am RBK einzugreifen. Karl Eugen Thomä leitete zu dieser Zeit die VVB, Alfred Knoerzer war Walz' Nachfolger als Aufsichtsratsvorsitzender der StHK. Dennoch sah Walz die Förderung der Homöo-

---

[893] AIGM NHE 19, unter Prof. Oettel, Brief von Oettel an Brugger vom 27.6.70.
[894] AIGM NRI, Manuskript *Die deutsche Homöopathie im 20. Jahrhundert*, S. 23f. Ganz ähnlich auch in AIGM NHE 17, Nr. 25, Notiz vom 31.8.76; Ritter deutet dort „interne Spannungen" an.
[895] AIGM NHE 70, Vorbemerkungen zur wissenschaftlichen Sitzung am 27.4.1966 (von Ritter).
[896] Siehe dazu: ARBSG 1002-1, Briefe Walz-Müller.
[897] AIGM NHE 70, Streng vertraulicher Bericht an die VVB, 29.9.65.
[898] RBA 13/113, Brief Walz an Müller vom 30.11.65, S. 17.
[899] ARBSG 1002-15, Aktennote über Besprechung Walter/Mössinger, 26.11.65.
[900] ARBSG 1002-115, Knoerzer an Gesellschafter VVB, 3.1.66.

pathie am RBK weiter als seine Aufgabe an. In einem Schreiben an die Gesellschafter der VVB zeigte sich Knoerzer wegen Walz' Briefs an Walter A. Müller vom 30. November 1965 betroffen – und zwar nicht nur über die Kompetenzüberschreitung Walz', sondern auch über dessen Ton.[901] Walz kündigte daraufhin an, jegliche Mitarbeit an homöopathischen Fragen einzustellen, woran er sich in den folgenden Jahren aber nicht immer gehalten hat. Letztlich wollte auch niemand auf seine jahrzehntelangen Erfahrungen am RBK und in der Homöopathie verzichten.

Womöglich enthielt auch der Konflikt zwischen Konrad Hötzer und der StHK ein persönliches Element, obwohl es primär um inhaltliche Differenzen über die Ausprägung der Homöopathie an der Poliklinik gegangen war. Seine Vorliebe für die Psychotherapie habe man ihm „übelgenommen", und deshalb sei er „quasi hinausgeschmissen" worden.[902] Als die Probleme offenkundig geworden waren, hat sich Hötzer des öfteren in Briefen an Hans Walz und wohl auch an Angehörige des Hauses Bosch gewandt, obwohl diese keine direkte Entscheidungsgewalt hatten. In einer Sitzung des Jahres 1971 zeigte sich, daß Karl Schreiber diese Vorgehensweise als persönlichen Affront betrachtete: Er verwarnte Hötzer und drohte ihm die Entlassung an, falls er weiter den Dienstweg mißachte. Hötzer hat sich daraufhin entschuldigt.[903] Rückblickend zog Hötzer aufgrund der ihm auferlegten Einengung seiner heilkundlichen Interessen den Schluß: „Mein anfängliches Engagement wich schließlich einer Resignation".[904]

Insgesamt läßt sich das Fazit ziehen: Persönliche Auseinandersetzungen und allgemeine Störungen des Arbeitsklimas haben bei vielen grundsätzlichen Personalentscheidungen am RBK eine Rolle gespielt. Nur das Ausscheiden von Alfons Stiegele (1946) und Hans Ritter (1968) verlief ohne Komplikationen; dagegen gingen mit Karl Saller, Otto Leeser und Konrad Hötzer drei leitende Ärzte in mehr oder minder heftigem Streit, der in zwei Fällen sogar gerichtliche Folgen gehabt hat.

3.1.4 Räumliche und organisatorische Schwierigkeiten

Im Aushilfskrankenhaus in der Marienstraße war die räumliche Beengtheit der Normalzustand gewesen. Durch den Umzug ins RBK am Pragsattel wurde zunächst eine deutliche Entlastung erzielt, doch führte die Bettenaufstockung auf 360 Betten schon Ende 1945 wieder zu einem erheblichen Raummangel.[905] In den inneren Abteilungen scheint diese Einengung aber keine allzu gravierenden

---

[901] ARBSG 1002-115, Knoerzer an Gesellschafter VVB, 5.1.66.
[902] AIGM V 60, Interview mit Konrad Hötzer, S. 4 und 7. Siehe dazu auch Kap. III.2.2.2.
[903] Privatarchiv Gebhardt, Niederschrift über eine Sitzung der Homöopathischen Ärzte am 26.5.1971, in der Hauptverwaltung der Robert Bosch GmbH.
[904] Hötzer, Anmerkungen, S. 71.
[905] StA Stuttgart, Gesundheitsamt Nr. 147, RBK an Oberbürgermeister Stuttgart, 8.12.45.

3 Problematik und Scheitern der Homöopathie am Robert-Bosch-Krankenhaus

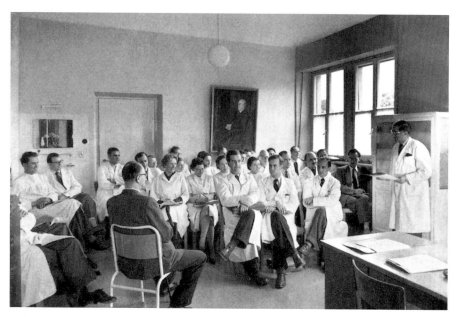

Abb. 12 Patient mit zwei Dutzend Gastärzten in der Poliklinik des Robert-Bosch-Krankenhauses, 1955.

Auswirkungen gehabt zu haben; jedenfalls wird die Erhöhung der Bettenzahl in den Quellen nicht problematisiert.

Dagegen hatte die Poliklinik zeit ihres Bestehens mit räumlichen Schwierigkeiten zu kämpfen, was für den Betrieb und die Qualität der Ambulanz Folgen hatte. Vor allem Hans Ritter und Konrad Hötzer haben die schwierigen räumlichen Verhältnisse der Poliklinik immer wieder beklagt. Neben dem Wartezimmer bestand die Ambulanz lediglich aus drei kleinen Untersuchungskabinen und dem eigentlichen Sprechzimmer mit 40 Quadratmetern. Nebenräume gab es nicht; es mußte deshalb, um dem Chefarzt ein eigenes Zimmer zur Verfügung stellen zu können, eine der Untersuchungskabinen zum Büro umfunktioniert werden. Das Sprechzimmer erscheint auf den ersten Blick recht geräumig, doch muß man berücksichtigen, daß neben dem behandelnden Arzt, dem Patienten und der Sprechstundenhilfe dort häufig auch 20 bis 30 Teilnehmer der homöopathischen Ausbildungskurse anwesend waren. Insgesamt besaß die Poliklinik eine Fläche von weniger als hundert Quadratmetern.[906] Raum für dezidiert forschende oder experimentelle Arbeiten stand damit kaum zur Verfügung. Als weitere Schwierigkeit kam hinzu, daß der Poliklinik neben ihrer eigentlichen Aufgabe der ambulanten homöopathischen Behandlung immer mehr Zusatzfunktionen aufgebür-

---

[906] ARBSG 1002-52, Flächenvergleich verschiedener Abteilungen, 18.8.65; Ritter, *Memorandum*, S. 5f.

det wurden, was den Stellenwert der Homöopathie erheblich verminderte.[907] Auch wenn bei diesen Zusatzaufgaben teilweise die Homöopathie zum Einsatz kommen konnte, so zeigt sich doch deutlich die teilweise Herabsetzung der Poliklinik zu einer „Aushilfsstation". Diese räumlichen und organisatorischen Einengungen hat Hans Ritter im Sinn gehabt, als er die Poliklinik 1966 als ein reines „Provisorium" bezeichnete.[908]

Mit Hötzers Amtsantritt 1969 veränderte sich die Lage nicht. Auch er klagte über die räumliche Einengung, über störende Einflüsse von außen und über zu geringes Personal. Um sein Büro habe er lange Zeit regelrecht kämpfen müssen, erzählt Hötzer.[909] Oftmals sei das Sprechzimmer stundenlang durch die Notaufnahme innerer Patienten blockiert gewesen; zudem habe der Raum als Archiv für die Krankengeschichten, als Vorbereitungsraum (z. B. zum Spritzenaufziehen) und während der Kurse auch als Hörsaal dienen müssen: „Wenn ich morgens Sprechstunde mache, geht während jeder Untersuchung mindestens 3–4mal die Tür auf."[910] Außerdem hätten die Krankenschwestern ihm oftmals nicht zur Verfügung gestanden: Sie seien häufig mit der Bestimmung der Markumarwerte den ganzen Tag beschäftigt gewesen, und auch die Blutentnahmen und Magensekretionsanalysen für das Labor hätten erhebliche Unruhe in den Betrieb der Poliklinik hineingebracht. Diese zusätzlichen Belastungen seien nicht nur abschreckend für die Patienten gewesen, sondern hätten auch ihn und die Angestellten überfordert. Außerdem habe er sich außerstande gesehen, gleichzeitig die Poliklinik zu leiten, die Ausbildungskurse zu halten und wissenschaftlich zu forschen. Schon Mitte 1970 fragte er deshalb bei Karl Schreiber an, ob nicht – neben der mit Dr. Liselotte Rupp besetzten Stelle – eine zusätzliche Assistenzarztstelle geschaffen werden könnte. Diesem Antrag entsprach die StHK nicht; jedoch sagte die Hans-Walz-Stiftung ein knappes Jahr später zu, für vorläufig sechs Monate das Gehalt einer weiteren Assistenzärztin zu übernehmen.[911] Für die Poliklinik im neuen RBK forderte Hötzer größere Räumlichkeiten und eine bessere personelle Ausstattung. Geplant war eine Verdoppelung der Fläche;[912] außerdem sollte, so Hötzer, neben ihm ein Oberarzt angestellt werden, um die Aufgaben in Forschung und Lehre bewältigen zu können.[913]

Die StHK hat bis 1973 auf die Klagen Ritters und Hötzers nur in geringem Umfang reagiert, obwohl die Poliklinik ab 1956 der ausschließliche Ort am RBK

---

[907] Siehe Kap. III.2.2.2.
[908] AIGM NHE 17, Nr. 3, Über wissenschaftliche Arbeitsmöglichkeiten von April 66, S. 1.
[909] AIGM V 60, Interview mit Konrad Hötzer.
[910] Hötzer über seine Anfangszeit in der Poliklinik, in: Privatarchiv Gebhardt, Abschrift vom 10.6.1969/ 2.8.1972, S. 1.
[911] Privatarchiv Gebhardt, Brief Hötzer an Schreiber vom 5.6.70. Hötzer hatte bereits eine Ärztin namens Dr. Neuhäuser im Auge (ARBSG 1001-68, Zirkulationsbeschluß des Vorstands der HWS, 25.3.1971).
[912] Nach den ersten Planungen im Jahr 1965 (ARBSG 1002-52, Flächenvergleich verschiedener Abteilungen, 18.8.65).
[913] Privatarchiv Gebhardt, Abschrift vom 10.6.1969/ 2.8.1972, S. 3.

war, an dem die Homöopathie noch in der Therapie eingesetzt und in der Lehre weitergegeben wurde; bis zur Gründung der MGF 1967 wurde dort zudem ein nicht geringer Teil der homöopathischen Forschung bewerkstelligt. Konrad Hötzer sprach im Interview von einer „Nebenrolle" der Poliklinik am RBK; auch wenn damit vordergründig die räumliche Situation beschrieben werden sollte, so verweist sie doch zugleich auf eine geistige Haltung: Die therapeutische Anwendung der Homöopathie blieb am RBK auf das kleine eingeengte Reservat der Poliklinik beschränkt. Und selbst dort, so legte Hötzer nahe, sei sie durch die „Infiltration mit anderen Aufgaben" allmählich zurückgedrängt worden.[914]

3.2 Zeitbedingte Probleme

3.2.1 Widrige Zeitumstände

Das RBK im Zweiten Weltkrieg

Die Probleme in dieser Zeit waren vielschichtiger Natur. Zunächst gab es gravierende Engpässe beim Personal. Im Laufe der Kriegsjahre wurden immer mehr Ärzte des RBK eingezogen, obwohl die Patientenzahlen relativ konstant blieben und 1944 sogar deutlich anstiegen. Vom Kriegsdienst betroffen waren selbstverständlich nicht nur die Homöopathen des Hauses, wie Erich Unseld oder Friedrich Menge, sondern auch viele Ärzte der anderen Abteilungen. So wurde nach der Einberufung des Leiters der Chirurgie Werner Burkart schon Anfang 1941 auch dessen Vertreter Norbert Koch einbezogen, was den Betrieb der chirurgischen Abteilung zeitweilig stark gefährdet hat.[915] Erst mit der Zuweisung des Chirurgen Gustav Schaaff vom Städtischen Krankenhaus in Feuerbach konnte die Situation entschärft werden; er leitete die Abteilung am RBK von 1941 bis 1945.[916]

Alfons Stiegele blieb schon aufgrund seines Alters (1941 wurde er 70 Jahre alt) von der Einberufung verschont. Die Stellen der weiteren leitenden Positionen der inneren Abteilungen wurden jedoch vakant: An die Stelle von Erich Unseld und Hermann Schlüter traten deshalb im Rang von Oberärztinnen Ilse Reinhardt und Milly Mundt. Inwieweit sie homöopathisch ausgebildet waren, geht aus den Quellen nicht hervor. Bei Ilse Reinhardt ist lediglich bekannt, daß sie 1941 ein Examen in der Homöopathie ablegte und noch im selben Jahr sowohl die poliklinische Sprechstunde als auch die II. Innere Abteilung leitete.[917]

Wie dem auch sei: Das RBK hatte in dieser schweren Zeit keine Wahlmöglichkeiten – es mußte deshalb schon in der Anfangszeit nichthomöopathische Ärzte

---
[914] AIGM V 60, Interview mit Konrad Hötzer, S. 3f.
[915] Siehe dazu die Personalakten von Horst Baumann und Norbert Koch am RBK.
[916] RBK, Personalakte Gustav Schaaff.
[917] RBK, Personalakte Ilse Reinhardt.

akzeptieren. Beispielsweise wurde im August 1942 die Ärztin Charlotte Bredt „notdienstverpflichtet": Sie blieb bis 1945 am RBK und hat erst dort erste Erfahrungen in der Homöopathie gesammelt.[918] Hinzu kam immer wieder der Mangel an Medikamenten. Ein homöopathischer „Normalbetrieb" dürfte deshalb bis 1945 nicht möglich gewesen sein.[919]

Ab 1944 trat erschwerend eine veränderte Aufnahmepraxis der Patienten hinzu. Zum einen erhöhte sich insgesamt die Zahl der Patienten deutlich, weil andere Stuttgarter Krankenhäuser nicht mehr arbeitsfähig waren; nur transportfähige Patienten wurden auf die „Landkrankenhäuser" verteilt. Zum anderen kamen nun aufgrund der Luftangriffe[920] immer mehr Kranke mit chirurgischer Indikation: „Schließlich war unser Krankenhaus noch das einzig erhalten gebliebene der Stadt, so daß alle Fliegerverletzten und Verbrannten zu uns gebracht werden mußten. Da lagen die Räume und Gänge voll bis auf den letzten Platz mit Schwerstverletzten", erinnert sich die damalige Pflegeleiterin Emmy Barth.[921] Die inneren Abteilungen seien deshalb in der letzten Kriegsphase immer stärker zusammengeschrumpft, während sich die chirurgische Station vergrößert habe.[922]

Die ab 1942 zunehmenden Luftangriffe hatten jedoch nicht nur eine andere Patientenschaft zur Folge, sondern auch erheblich schlechtere Arbeitsbedingungen. Die bisherigen Aufgaben mußten nun unter größeren Schwierigkeiten bewältigt werden, und zudem kamen neue Aufgaben hinzu. So machte es die oberste Luftschutzbehörde ab 1942 zur Pflicht, alle bettlägrigen Kranken von 7 Uhr abends bis 5 Uhr morgens in die Luftschutzräume zu bringen. Diese Verordnung sei bei den Patienten zunächst auf Widerstände gestoßen, dann habe sich das Verfahren „ohne wesentliche Hemmungen eingespielt. Die Kranken haben im Bewußtsein, 5 Betondecken über sich zu haben, ein Gefühl der Geborgenheit vor Überfällen".[923]

Ab 1944 mußte dann verstärkt auch der Betrieb des Krankenhauses in die Keller und Untergeschosse verlagert werden. Im Februar dieses Jahres wurden vier Luftschutzstationen in den unteren Etagen eröffnet, in denen sich auch ein Operationssaal und ein Entbindungszimmer befand. Die beiden oberen Stockwerke des RBK wurden zu dieser Zeit völlig geräumt.[924] In den letzten Kriegsmonaten brach zudem die Wasser- und Stromversorgung zusammen. Einmal am Tag wur-

---

[918] RBK, Personalakte Charlotte Bredt.
[919] Ende 1944 waren außer Stiegele lediglich noch die Ärzte Werner Wundt und Helmut Distel (siehe Personenverzeichnis) nicht einberufen (RBK, Personalakte Heinrich Braun, Brief von Unbekannt an Braun, 17.11.44).
[920] Siehe dazu die Arbeit von Bardua.
[921] ADH, 55, Bericht von Emmy Barth, S. 3.
[922] Verwaltungsarchiv RBK 6100, Geschäftsbericht 1944.
[923] Verwaltungsarchiv RBK 6100, Geschäftsbericht 1942.
[924] ADH, 55, Bericht von Emmy Barth, S. 2. Zur näheren Beschreibung der damaligen Zustände im RBK siehe auch: RBK, Personalakte Heinrich Braun, Brief von Unbekannt an Braun, 17.11.44.

de das Krankenhaus durch einen „Wasserwagen" versorgt, bei der Beleuchtung behalf man sich mit Kerzen.[925]

Um zumindest einen Teil der Patienten nicht länger der Gefahr von Luftangriffen auszusetzen, entschloß sich das RBK im Oktober 1944, ein „Ausweichkrankenhaus" zu eröffnen. Eine geeignete Stätte wurde mit dem Schloß Gültstein in der Nähe von Herrenberg gefunden. Milly Mundt leitete dieses Behelfskrankenhaus. Ihr zur Seite standen die Assistenzärztin Renate Reiche-Große und einige Schwestern; insgesamt waren 32 Angestellte im Schloß Gültstein beschäftigt. Die Zahl der versorgten Patienten hielt sich jedoch in Grenzen: Bis zum Jahresende 1944 wurden dort lediglich 97 Patienten behandelt, bis zur Schließung im Dezember 1945 waren es weitere 361 Kranke (im Verhältnis zu 1873 Patienten im RBK).[926]

Das RBK in den Nachkriegsjahren

Auch nach Ende des Krieges hatte das RBK mit vielen Problemen zu kämpfen. Der Mangel an homöopathischem Personal war weiterhin eine der größten Sorgen. Alfons Stiegele war gesundheitlich angeschlagen, so daß auf kurze Sicht ein Nachfolger gefunden werden mußte. Auch mehrere wichtige Arztstellen waren weiterhin unbesetzt. Zwar blieb Ilse Reinhardt bis 1950 in leitender Position am RBK. Doch Milly Mundt schied 1946 aus, und auf Befehl der Militärregierung durften mit Erich Unseld, Hermann Schlüter und Werner Burkart drei leitende Ärzte nicht weiter beschäftigt werden.[927] Neue Ärzte zu finden war schwierig: Allein die eingeschränkten Reise- und die schlechten Kommunikationsmöglichkeiten waren oft unüberwindliche Hindernisse, wenn man mit potentiellen Bewerbern in Verbindung treten wollte. So befand sich die ärztliche Versorgung am RBK nach Kriegsende in einer prekären Situation.[928]

Probleme bereitete teilweise auch die Versorgung mit Lebensmitteln. Das städtische Ernährungsamt mußte teilweise die Zuteilung bestimmter Nahrungsmittel beschränken,[929] was das RBK vor große medizinische Schwierigkeiten stellen konnte. So war Anfang 1946 eine Kürzung der Milchzuteilung um 40 Prozent angeordnet worden, woraufhin das RBK die Stadt um eine Ausnahmeregelung bat: Denn zur Zeit seien sehr viele Patienten mit Hungerödemen aus den russischen Gebieten und aus russischer Gefangenschaft im Krankenhaus, die einen besonders hohen Eiweißbedarf hätten.[930]

---

[925] ADH, 55, Bericht von Emmy Barth, S. 2.
[926] StA Stuttgart, Gesundheitsamt Nr. 147, RBK an Gesundheitsamt, 7.1.46; Verwaltungsarchiv RBK 6100, Geschäftsberichte 1944 und 1945.
[927] RBK, Personalakte Mundt; Menge, *Erinnerungen*, S. 188; ARBSG 1002-84, Die SHK, 1964; RBK, Personalakte Burkart.
[928] Verwaltungsarchiv RBK 6100, Geschäftsbericht 1945.
[929] Siehe dazu Lersch/Poker/Sauer.
[930] StA Stuttgart, Gesundheitsamt Nr. 147, RBK an Ernährungsamt, 5.2.46. Ein fast identischer Vorgang ist auch noch für 1947 nachweisbar. Wieder ging es um die Kürzung der Milchzuteilungen, nun aber wandte sich das RBK direkt an das Innenministerium (StaatsA LB, EL 26/1, Pos. 25, Zugang 1994/36, Az 14-3310, RBK an Innenministerium, 3.9.47).

Die Arbeitsbedingungen müssen in der ersten Nachkriegszeit geradezu katastrophal gewesen sein; es fehlte am notwendigsten. Noch Ende 1947 beklagte sich das RBK beim Innenministerium, daß „auf normalem Wege" keine Fieberthermometer beschafft werden könnten; entweder gebe es keine oder man müsse hohe Schwarzmarktpreise zahlen. Selbst Zellstoffwatte erhielt das Krankenhaus nur auf Intervention der Behörden.[931] Auch Medikamente – und gerade homöopathische Mittel – waren teilweise kaum zu bekommen. Im Februar 1947 bat das RBK deshalb das Innenministerium, die Apotheke des Krankenhauses mit vollen Rechten auszustatten, weil seit Kriegsende viele Apotheken der Stadt ausgefallen seien; die Versorgung mit homöopathischen Mitteln sei deshalb sehr schwierig geworden.[932]

Auch größere medizinische Geräte waren in den ersten Nachkriegsjahren Mangelware. Vom 22. April bis zum 7. Juli 1945 hatten französische Streitkräfte das RBK etwa zur Hälfte belegt.[933] Sie richteten dort ein Lazarett, die sogenannte „Formation Chirurgicale Mobile Nr. 2", mit 77 Betten und 38 Liegen ein.[934] Als sie wieder abzogen, nahmen sie einen großen Teil der Gerätschaften des RBK mit. Das RBK meldete daraufhin dem Gesundheitsamt seinen Ausstattungsstatus: Die Liste der entwendeten Gegenstände umfaßte drei volle Seiten. Dazu gehörten neben Einzelstücken auch komplette Einrichtungen der Röntgen- und Operationssäle.[935] Nach den Franzosen zogen die Amerikaner in das RBK ein; sie belegten bis Anfang November 1945 einen kleineren Teil des Krankenhauses; auch hier kam es also zu räumlichen Schwierigkeiten.[936] Daß sowohl die französischen als auch die amerikanischen Streitkräfte einen Teil des RBK weiter zur zivilen Nutzung zur Verfügung stellten, könnte mit dessen gutem Namen zusammenhängen. Felix Olpp erinnert sich jedenfalls, daß Franzosen und Amerikaner das Krankenhaus gefördert hätten, indem sie Nahrungsmittel zuteilten und bei der Anstellung von Ärzten behilflich waren – dies sei auf Robert Boschs Ruf als Widerstandskämpfer zurückzuführen gewesen.[937]

Insgesamt gesehen waren aber der Zweite Weltkrieg und die ersten zwei Nachkriegsjahre eine äußerst schwere Zeit, in der weder Personal noch Mittel vorhanden waren, um dem eigentlichen Auftrag des Krankenhauses nachgehen zu können. So beurteilte auch Hans Walz im nachhinein die Lage.[938] Im Gegensatz zu fast allen anderen Problemen des RBK lösten sich diese allgemeinen Per-

---

[931] StaatsA LB, EL 26/1, Pos. 25, Zugang 1994/36, Az 14-3310, RBK an Innenministerium.
[932] StaatsA LB, EL 26/1, Pos. 25, Zugang 1994/36, Az 14-3310, RBK an Innenministerium.
[933] Der 1. und 2. Stock war den Franzosen vorbehalten, im 3. und 4. Stock konnten weiter deutsche Patienten versorgt werden (ADH, 55, Bericht von Emmy Barth, S. 3).
[934] StA Stuttgart, Gesundheitsamt Nr. 147, RBK an Gesundheitsamt, 15.5.45.
[935] StA Stuttgart, Gesundheitsamt Nr. 147, RBK an Gesundheitsamt, 10.7.45; ADH, 55, Bericht von Emmy Barth, S. 3; ADH, 51, Nr. 279, 7.8.45.
[936] StA Stuttgart, Hauptaktei 5, 5410-0, Kruse an Gaupp, 19.7.45.
[937] AIGM V 60, Interview mit Felix Olpp.
[938] AIGM NHE 22, Ms. 22.3.65/5.4.65 (Walz), S. 10.

sonal- und Versorgungsschwierigkeiten von selbst, als sich ab etwa 1948 die wirtschaftlichen Bedingungen deutlich verbesserten.

3.2.2 Verhältnis des RBK zum Zentralverein homöopathischer Ärzte

Die Gründung des „Deutschen Zentralvereins homöopathischer Ärzte" (ZV) geht auf das Jahr 1829 zurück; der Verein zählt damit zu den ältesten medizinischen Gesellschaften Deutschlands. Seit der Entstehung des ZV handelte es sich hierbei sowohl um eine Standesorganisation für Ärzte homöopathischer Richtung als auch um eine Interessenorganisation zur Förderung der homöopathischen Heilweise.[939]

Seit frühester Zeit trat der ZV deshalb als Sprecher der Homöopathie auf. In späterer Zeit kamen homöopathische Laienvereine[940] und Berufsorganisationen von Laienheilern und Heilpraktikern[941] hinzu, die ebenfalls für die Anerkennung der Homöopathie kämpften. Aus Sicht des RBK besaß der ZV jedoch stets eine eindeutige Vorrangstellung. Im Jahr 1956 waren rund 900 Ärzte im ZV organisiert; diese Zahl erhöhte sich bis 1970 nur geringfügig.[942] Damit war der ZV zahlenmäßig immer weitaus kleiner als die Laienbewegung und die Berufsverbände der Heilpraktiker, besaß aber dennoch als „pressure group" innerhalb der Homöopathie eine maßgebliche Rolle.

Der ZV versuchte stets, wichtige Bereiche homöopathischer Betätigung entweder in eigener Regie zu leiten oder zumindest Einflußmöglichkeiten zu besitzen. Zu diesen wichtigen Bereichen gehörte zweifellos der Betrieb homöopathischer Krankenhäuser. Was das RBK anbetraf, hatte der ZV jedoch keinen Anspruch, an der dortigen Entwicklung der Homöopathie mitzuwirken: Das RBK war ein rein privates Krankenhaus und damit niemandem Rechenschaft schuldig. Dies führte immer wieder zu Konflikten mit dem ZV, der mehr oder minder deutlich ein Mitspracherecht forderte. Da sich das RBK solche Versuche der Einflußnahme energisch verbat, dachte der ZV immer wieder darüber nach, wie der eigene Verband bestimmte Aufgaben übernehmen könne. Am deutlichsten hat dies rückblickend Martin Stübler im Jahr 1988 ausgedrückt, der mit Blick auf das Verschwinden der Homöopathie am RBK sagte: „Es ist sehr problematisch, sich von einer Gruppierung abhängig zu machen, die der Homöopathie im

---

[939] Zur Geschichte des ZV stehen neuere und unabhängige Arbeiten noch aus. Siehe deshalb die Festschrift zum hundertjährigen Bestehen: Erich Haehl, *Geschichte* [1929].
[940] Bereits in den 1830er Jahren waren in Deutschland die ersten homöopathischen Vereine entstanden, doch zu einer breiten Bewegung wurde die Homöopathie erst in den 1870er und 1880er Jahren. Der größte homöopathische Laienverband, die Stuttgarter Hahnemannia, wurde 1868 gegründet. Siehe dazu: Wolff, *Nutzen*.
[941] Der erste Berufsverband von Laienheilern entstand im Jahr 1891, war aber ausschließlich für Naturheilkundige gedacht. Erst nach dem Ersten Weltkrieg wurden weitere Verbände gegründet; der wichtigste war der „Verband der Heilkundigen Deutschlands", der 1920 gebildet wurde. In ihm waren Laienheiler verschiedenster Heilweisen organisiert; im Jahr 1927 hatte der VDH knapp 1.000 Mitglieder. Siehe dazu, Faltin, *Heil*, S. 316ff..
[942] Schlich/Schüppel, S. 216.

Augenblick wohlwollend gesinnt ist. Dies kann sich in kurzer Zeit völlig ändern und dann zu solchen Ergebnissen führen. Wir müssen unsere Institutionen selbst tragen und auch selbst verwalten."[943]

Doch dazu fehlten dem ZV als relativ kleinem Verband sowohl die personelle als auch die finanzielle Ausstattung. Umgekehrt war sich aber auch das RBK bewußt, daß die Homöopathie am Krankenhaus ohne die Akzeptanz durch den Zentralverein kaum bestehen konnte. Letzthin waren also sowohl der ZV als auch das RBK bestrebt, an einem Strang zu ziehen. In diesem Spannungsfeld zwischen gemeinsamen Anstrengungen um die offizielle Anerkennung der Homöopathie und heftigen inneren Konflikten um die Ausprägung der Homöopathie bewegte sich das Verhältnis zwischen RBK und ZV.

Zusammenarbeit von ZV und RBK

Zunächst existierten enge personelle Verflechtungen zwischen Ärzten des RBK und dem ZV. Alfons Stiegele war um 1924 selbst Vorsitzender des ZV gewesen.[944] Daneben haben vor allem Julius Mezger, Heinz Henne und Hans Ritter enge Verbindungen zum Zentralverein gehabt und teilweise dort auch Ämter übernommen.[945] Julius Mezger hatte bis 1956 das Amt des Vorsitzenden des Landesverbandes Baden-Württemberg im ZV inne; im Verlauf der Auseinandersetzungen um Otto Leeser trat er zurück. Hans Ritter hat an sehr vielen Veranstaltungen des ZV teilgenommen und dort eine große Zahl von Vorträgen gehalten; auch stand er mit mehreren Vertretern des ZV in Briefkontakt. Und Heinz Henne war in den 1970er Jahren nicht nur einige Zeit Kassier im baden-württembergischen Landesverband und engagierte sich dort nicht nur in der Öffentlichkeitsarbeit,[946] sondern als Leiter der Medizinhistorischen Forschungsstelle bildete er auch eine wichtige Anlaufstelle für den ZV. Er hielt bei Veranstaltungen des ZV homöopathiehistorische Vorträge, er wurde in vielen Fragen als Experte gehört,[947] und ihn erreichten manchmal auch Bitten, für den ZV publizistisch tätig zu werden.[948] Henne lehnte aber ab, bezeichnenderweise, weil er sich zu sehr der naturwissenschaftlich-kritischen Richtung in der Homöopathie verpflichtet fühle.

---

[943] Stübler, *Homöopathie 1948–1988*, S. 200.
[944] Stiegele, *Die im Jahr 1924–25*, S. 308.
[945] Erich Unseld hatte für sechs Jahre das Amt des Vorsitzenden des ZV inne, war zu dieser Zeit aber nicht mehr am RBK beschäftigt. Während seiner Amtszeit in den 60er Jahren waren die Kontakte zwischen ZV und RBK eher sporadischer Natur.
[946] AIGM NHE 26, Brief Henne an Dinkelaker vom 6.1.75.
[947] AIGM NHE 26 passim; AIGM NHE 26, Brief Henne an Dinkelaker vom 6.1.75.
[948] AIGM NHE 36. Henne sollte die Jubiläumsschrift zum 150. Bestehen des ZV verfassen. Daneben stand Henne auch in engem Kontakt zu Karl-Heinz Gebhardt, ab 1971 lange Jahre Vorsitzender des baden-württembergischen Landesverbandes und ab 1975 auch des Bundesverbandes. Er bat Henne auch, mitverantwortlich an der AHZ mitzuarbeiten (AIGM NHE 28, Brief Gebhardt an Henne vom 16.9.76; AIGM NHE 28, Brief Henne an Gebhardt vom 11.9.75).

Von großer Bedeutung ist im Bereich der persönlichen Kontakte auch das Verhältnis zwischen Paul Mössinger und dem RBK gewesen. Mössinger war 1956 Nachfolger Mezgers als Vorsitzender des Landesverbandes des ZV geworden und avancierte zum Hauptkritiker der Entwicklung am Krankenhaus. Ab etwa 1965 aber wandelte sich diese Beziehung quasi in ihr Gegenteil: Mössinger wurde am RBK als Berater in homöopathischen Sach- und Personalfragen zugezogen,[949] ab 1968 gehörte er auch dem Vorstand der Hans-Walz-Stiftung an. An der Besetzung der Poliklinik 1969 hatte er maßgeblichen Anteil und war sogar einige Zeit selbst als Nachfolger im Gespräch.

Als zweiter Bereich der positiven Kontakte zwischen RBK und ZV ist die finanzielle Förderung des ZV beziehungsweise anderer homöopathischer Institutionen zu nennen. Es war vor allem die Hans-Walz-Stiftung, die sowohl homöopathische Veranstaltungen als auch homöopathische Arzneimittelprüfungen subventionierte. Zwischen 1969 und 1974 hat die Hans-Walz-Stiftung für diese Zwecke rund 35.000 Mark an den ZV beziehungsweise an die Internationale Homöopathische Liga gespendet.[950] Die Arzneimittelprüfungen waren der Stiftung dabei ein besonderes Anliegen, da die Forschung in diesem Bereich am RBK nicht zu den erhofften Fortschritten geführt hatte. Zwischen 1970 und 1979 lassen sich fünf „externe" Arzneimittelprüfungen nachweisen, die die Hans-Walz-Stiftung selbst initiiert oder gefördert hat. An ihrer Durchführung wirkte Paul Mössinger federführend mit.[951]

Das dritte Feld positiver Kontakte bezieht sich auf gemeinsame Gremien oder Institutionen. Hier sind zunächst die gemeinsamen Sitzungen zwischen Vertretern des RBK und des ZV auch auf höchster Ebene zu nennen. Zwar handelte es sich dabei nie um formell gegründete Gremien, aber es ist doch auf beiden Seiten das Bemühen erkennbar, zumindest in loser Folge Besprechungen abzuhalten. So führten die Hans-Walz-Stiftung, die RBSG und der ZV am 15. Mai 1971 eine Besprechung durch, bei der Lösungen für das homöopathische Dilemma gesucht wurden; dabei sollte die Kompetenz aller homöopathischen Stellen genutzt werden.[952]

---

[949] ARBSG 1002-12; ARBSG 1001-45, Mössinger an DHU, 4.6.68.
[950] ARBSG 1001-19, Zuschüsse der HWS an ZV, passim; ARBSG 1001-5, Henne an Mössinger, 3.10.74.
[951] Im einzelnen handelte es sich dabei um folgende Forschungsarbeiten. 1. Fragebogenauswertung zu Mercurius solubilis D 6 bei Streptokokkenangina und zu Mercuris bijodatus bei Virusangina um 1968. Verantwortlich: Forschungsgemeinschaft für Homöopathie. (Mössinger, Behandlung, S. 145–148). 2. Fragebogenauswertung zu Silicea D 4 bei Ganglion in den Jahren 1970/71. Verantwortlich: Forschungsgemeinschaft für Homöopathie. Förderung mit 10.000 Mark durch die Hans-Walz-Stiftung. 3. Doppelblindversuch zu Asa foetida bei Colon irritabile in den Jahren 1971–1973. 4. Doppelblindversuch zu Asa foetida bei Colon irritabile in den Jahren 1977/78. Verantwortlich: Mössinger und das Institut für Datenanalyse und Versuchsplanung in München (Leiter Volker Rahlfs), Finanzierung durch die Hans-Walz-Stiftung (siehe dazu: Rahlfs/Mössinger, S. 140–143). 5. Doppelblindversuch zu Euphorbium bei akutem Fließschnupfen im Jahr 1979. Verantwortlich: Mössinger und das Institut Rahlfs, Finanzierung durch die Hans-Walz-Stiftung. Allgemein zu diesen Forschungsarbeiten siehe: ARBSG 1001-30.
[952] AIGM NHE 30, Protokoll der Sitzung vom 15.5.71.

Außerdem gab es eine Zusammenarbeit bei konkreten Projekten. So war zwischen 1970 und 1974 immer wieder im Gespräch, ob in Stuttgart nicht eine Gemeinschaftspraxis mehrerer homöopathischer Ärzte gegründet werden könnte. Initiator dieses Projektes war wiederum Paul Mössinger. In einer solchen Praxis, so seine Hoffnung, kämen genügend Patientenfälle zur statistischen Auswertung zusammen; in Kooperation mit der Poliklinik des RBK könnte damit die Forschung vorangebracht werden.[953] Das Kuratorium der RBSG lehnte eine Förderung jedoch ab, da neben RBK und (geplantem) IKP keine weiteren medizinischen Einrichtungen mehr unterstützt werden könnten; die Hans-Walz-Stiftung erklärte sich grundsätzlich zu einer Förderung bereit. Das Projekt scheiterte letztlich daran, daß keine homöopathischen Ärzte für die Praxis gefunden werden konnten.[954] Im Jahr 1974 griff der ZV diese Idee nochmals auf: Die Eröffnung der Gemeinschaftspraxis könne einen Ersatz für die verlorengegangene Poliklinik darstellen. Doch auch dieses Mal wurde das Projekt nicht weiter verfolgt.[955]

Eine gemeinsame Veranstaltungsreihe von RBK und ZV riefen Konrad Hötzer und Helmut Dinkelaker vom baden-württembergischen Landesverband im Mai 1969 ins Leben. Ziel war es, eine Arbeitsgemeinschaft homöopathischer Ärzte zu schaffen, in der medizinische Probleme besprochen werden konnten.[956] Bis 1973 traf sich diese „Stuttgarter Gruppe", zu der in wechselnder Zusammensetzung rund 50 Ärzte gehörten, etwa alle zwei Monate am RBK.[957]

Zuletzt sind auch die homöopathischen Ausbildungskurse als Feld gemeinsamer Aktivität anzuführen. Vertreter des ZV haben seit dem ersten Kurs am RBK im Jahr 1926 als Referenten zur Verfügung gestanden, und umgekehrt hielten auch Ärzte des RBK nach 1956 Vorträge bei den Kursen des ZV. In zunehmenden Maße wurden die Kurse auch inhaltlich aufeinander abgestimmt.

Konflikte zwischen ZV und RBK

Meist entzündeten sich die Probleme zwischen RBK und ZV an Personalfragen. Bei fast jeder Besetzung einer leitenden Stelle kam es zu einer Auseinandersetzung; lediglich die Anstellung von Hans Ritter und Konrad Hötzer verlief konfliktfrei. Hinter diesem vordergründigen Konflikt wurden stets andere strittige Themen virulent. Überblickt man die Argumentationen von ZV und RBK, so lassen sich folgende Konfliktpunkte erkennen. Erstens ging es um die Frage der grundsätzlichen Zuständigkeit. Der ZV sah im RBK eine Institution, die für die Zukunft der Homöopathie derart wichtig war, daß deren Schicksal nicht allein dem zuständigen Träger überlassen werden konnte. Zweitens war man ab

---

[953] ARBSG 1001-9, Telefonnotiz, 22.5.70 und passim.
[954] ARBSG 1001-60, Auszug aus der Kuratoriumssitzung der RBSG, 11.6.70; siehe dazu vor allem: ARBSG 1001-60 und 1002-124.
[955] ARBSG 1001-14, Protokoll vom 11.10.74.
[956] AIGM NHE 47, Hötzer an Kollegen, vom 12.6.69.
[957] Die einzelnen Namen sind zu finden in: AIGM NHE 47, Stuttgarter Gruppe.

1956 in einen Disput über die Frage der homöopathischen Ausbildung eingetreten. Streitpunkt war die grundsätzliche Anerkennung der Kurse am RBK durch den ZV, aber auch die Länge der Kurse. Die Lehre war am RBK von so grundsätzlicher Bedeutung, daß diesem Konflikt im folgenden Kapitel gesondert nachgegangen wird, obwohl er auch eine Auseinandersetzung zwischen RBK und ZV war. Drittens ging es in der Tat um Personalfragen: Der ZV war daran interessiert, bei der Besetzung wichtiger Stellen mitreden zu können. Und viertens hatten die Konflikte immer auch die Frage nach der Ausprägung der Homöopathie am RBK zum Gegenstand. Grundsätzlich sah sich der Zentralverein zwar als ein integrativer Verband, in dem alle homöopathischen Richtungen gleichberechtigt vertreten sein konnten.[958] Daß dies auch angestrebt wurde, zeigt beispielsweise die Gründung der „Zeitschrift für Klassische Homöopathie" im Jahr 1957, wodurch die Vertreter der klassischen Richtung ein eigenes Veröffentlichungsorgan erhielten.[959] Die AHZ sah sich dagegen schon früh eher als Sprachrohr der naturwissenschaftlich-kritischen Richtung.[960] Doch in der Praxis war diese Gleichberechtigung nicht immer gegeben. Vor allem ab den 1950er Jahren scheint, soweit sich dies eruieren läßt, die klassische Richtung unter den Mitgliedern des ZV deutlich überwogen zu haben, und dies verschärfte natürlich die Konflikte mit dem naturwissenschaftlich-kritischen RBK. Im Jahr 1964 meinte Heinz Schoeler, damals zweiter Vorsitzender des ZV, in einer Besprechung mit Vertretern des RBK, daß nur etwa 20 Prozent der Mitglieder des ZV zu den naturwissenschaftlich-kritischen Homöopathen gezählt werden könnten, wobei man eine kleine Gruppe von Grenzgängern noch hinzuzählen könne.[961] Im Landesverband Baden-Württemberg wurde 1972 eine Umfrage gemacht, welche homöopathische Zeitschrift man beziehen würde; dabei stimmten von 63 befragten Personen 37 für den alleinigen Bezug der AHZ, nur 2 für den alleinigen Bezug der Zeitschrift für Klassische Homöopathie und 24 für den Bezug beider. Anfang der 1970er Jahre scheint also zumindest in Baden-Württemberg die naturwissenschaftlich-kritische Homöopathie wieder die stärkere Gruppe gewesen zu sein.[962]

Was die Betrachtung des Verhältnisses von RBK und ZV kompliziert, ist der Umstand, daß auf beiden Seiten mehrere Gruppen zu unterscheiden sind. Beim RBK sind vor allem die homöopathischen Ärzte von der Führungsebene der StHK zu trennen; die Akteure des ZV können geteilt werden in den Bundesverband, den Landesverband Baden-Württemberg sowie in einzelne homöo-

---

[958] Schnütgen, *Geschichte*, S. 21f.
[959] Es sei aber betont, daß die KH ebenso wenig wie die AHZ ein offizielles Verbandsorgan des ZV ist.
[960] Siehe dazu den Leitartikel der ersten Ausgabe von 1832.
[961] AIGM NHE 70, Protokoll über eine Besprechung im RBK, 8.7.64.
[962] AIGM NHE 56, Landesverband Baden-Württemberg im ZV an Kollegen, 20.10.72. Laut einer Mitgliederliste von 1974 bezogen alle 140 Mitglieder des Landesverbandes die AHZ, rund 35 daneben auch die KH (AIGM NHE 56, Mitgliederliste des Landesverbandes Baden-Württemberg 1974).

pathische Ärzte, die ohne ausdrücklichen Auftrag mit dem RBK in Kontakt traten. Als weitere Ebene wäre auch noch die „Internationale Homöopathische Liga" zu nennen, die aber nur marginal als Akteur auftrat.[963]

Wenn man nun in die Chronologie der Ereignisse eintritt, so fällt wie schon in anderen Konfliktfeldern auf, daß erst ab etwa 1946 ernsthafte Spannungen zu erkennen waren. Überhaupt tritt der ZV in der Geschichte des Aushilfskrankenhauses kaum in Erscheinung, sieht man von der Beteiligung an den repräsentativen Ausbildungskursen in Stuttgart ab. Schon kurz nach Stiegeles Ausscheiden scheint es jedoch zu einem Konflikt zwischen dem ZV und Karl Saller gekommen zu sein, dessen Verlauf aber weitgehend im dunkeln bleibt. Aus einigen Andeutungen ist lediglich zu entnehmen, daß der baden-württembergische Landesverband und insbesondere die homöopathischen Ärzte Stuttgarts mit der Homöopathie Sallers alles andere als einverstanden waren. Die Stuttgarter Homöopathen haben anscheinend sogar darüber nachgedacht, ob sie ihre Patienten weiter ins RBK einweisen sollten.[964] Bei diesem Konflikt ging es also um die homöopathische Richtung, die am RBK ausgeübt wurde. Der Landesverband war der Ansicht, daß Sallers Ausrichtung überhaupt nicht mehr als eine Form von Homöopathie bezeichnet werden könne. Man habe, so schrieb der damalige Vorsitzende Alfons Riegel (1894–1966) im März 1949 an Hans Walz, das Vertrauen in Karl Saller verloren und wünsche deshalb nicht, daß er weiter angestellt bleibe.[965]

Zum großen Konflikt kam es 1955/56. Die Auseinandersetzung zwischen ZV und RBK um Otto Leeser beinhaltete mehrere Probleme, deren Dominanz im Laufe der Zeit wechselte: Zunächst war es grundsätzlich um die Kündigung Leesers gegangen; in einer weiteren Phase kritisierte der ZV die Anstellung zweier Schulmediziner an einem homöopathischen Krankenhaus und eröffnete so in einem weiteren Schritt eine Debatte über die gewünschte Ausprägung der Homöopathie am RBK; schließlich gab es Differenzen über die Anstellung eines Homöopathen für die Poliklinik und über die damit zusammenhängende Frage der Ausbildungskurse.

Am 26. Oktober 1955 hatte die Sitzung stattgefunden, in der die Kündigung Leesers ausgesprochen worden war. Erst knapp zwei Monate später, am 18. Dezember 1955, reagierte der Landesverband Baden-Württemberg: Bei einer Mitgliederversammlung unterzeichneten 36 der 40 anwesenden Ärzte (insgesamt hatte der Landesverband etwa 190 Mitglieder) eine Vertrauenserklärung für Otto Leeser und Erich Unseld.[966] Mit dieser Erklärung wurde die Krise des RBK unmittelbar in den ZV hineingetragen. Noch während der Sitzung trat Julius

---

[963] In den Konflikt um die Kündigung Leesers 1955 griff die Liga nur mit einer allgemeinen Stellungnahme ein (Gutmann, S. 242f.).
[964] RBK, Personalakte Otto Leeser (Blatt 8), Besprechung Walz, Leeser u. a. am 14.6.49.
[965] RBK, Personalakte Karl Saller (Blatt 2), ZV Baden-Württ. an Walz, 25.3.49
[966] Landesverband Baden-Württemberg im DZhÄ, S. 261.

Mezger von seinem Amt als Vorsitzender des Landesverbandes zurück. Denn er hatte eindeutig zu den Hauptkritikern Leesers gehört und sah nun den Verband, den er anführte, gegen sich stehen. Außerdem war ihm vorgeworfen worden, den Landesverband nicht rechtzeitig über die Vorfälle am RBK informiert zu haben.

Die Erklärung wurde jedoch nicht als offizielles Votum des Verbandes veröffentlicht, da gerade ein Fünftel aller Mitglieder unterzeichnet hatte. Außerdem soll Wilhelm Schwarzhaupt (1906–1966), damals Vorstandsmitglied des Bundesverbandes, erklärt haben, daß der ZV diese Stellungnahme ablehne; dem Verein sei vielmehr an einer engen Zusammenarbeit mit dem RBK gelegen.[967] Hans Walz wertete diese Erklärung des Landesverbandes als „Entgleisung" und betrachtete sie als Einmischung in interne Angelegenheiten des RBK.[968]

Die Entlassung Leesers, das erkannten alle Mitglieder des ZV, war nicht mehr rückgängig zu machen, da bereits Ende 1955 die Anstellung zweier Schulmediziner zur unumstößlichen Tatsache geworden war. Nach Aussage Paul Mössingers, der Mezger als Vorsitzender des Landesverbandes abgelöst hatte, habe es zwischen ihm und Stiegele eine Unterredung gegeben über die Situation am RBK. Stiegele habe ihn gebeten, die neuen Direktoren Walter A. Müller und Gerhard Seybold zu unterstützen, da die Entscheidung für sie auch in seinem Sinne gewesen wäre.[969]

Der Landesverband sprach dem RBK „den echten und aufrichtigen Willen zur Förderung der Homöopathie" nicht ab, wie es in der Stellungnahme des Landesverbandes unter dem Titel „Zu den Vorgängen am Robert-Bosch-Krankenhaus" hieß.[970] Aber er war doch der Meinung, daß „eine Leitung des Robert-Bosch-Krankenhauses durch nur schulmedizinische Kräfte zu großen Gefahren für die Homöopathie führen kann."[971] Man gab sich deshalb einerseits diplomatisch und sagte Müller und Seybold zu, mit ihnen zusammenzuarbeiten, da sie für die Entwicklung keine Verantwortung trügen. Andererseits aber betonte man, daß mit dieser Anstellung „die bisherige Tradition des Hauses als Schule Stiegeles und Leesers beendet" sei, was nicht hinnehmbar sei.

Im Vorfeld dieser offiziellen Stellungnahme des Landesverbandes war es wiederum zwischen Landes- und Bundesverband zu Differenzen gekommen. Ein Teil der homöopathischen Ärzteschaft wollte seine Befürchtungen offen dem RBK mitteilen und damit tendenziell auf Konfrontationskurs gehen, während der andere Teil sich auf einen vermittelnden Standpunkt stellte, um die Verbindung mit dem RBK nicht zu verlieren. Im Zuge dieser ZV-internen Auseinandersetzungen legten Hanns Rabe (1890–1959) und Erich Unseld ihre Funktion als

---

[967] So gibt Hans Walz den Vorfall wieder (Privatarchiv Gebhardt, Rundschreiben an die Herren Testamentsvollstrecker vom 24.1.56).
[968] Privatarchiv Gebhardt, Rundschreiben an die Herren Testamentsvollstrecker vom 24.1.56.
[969] AIGM V 60, Interview mit Paul Mössinger.
[970] Landesverband Baden-Württemberg im DZhÄ, S. 260.
[971] Landesverband Baden-Württemberg im DZhÄ, S. 260f.

Mitherausgeber der Zeitschrift „Deutsche Homöopathische Monatsschrift" nieder; Unseld trat auch von seinem Amt als zweiter Vorsitzender des ZV zurück.[972] Am 28. Januar 1956 hatte man nun eine außerordentliche Hauptversammlung des Gesamtvorstandes des ZV in Frankfurt einberufen, was die Bedeutung der Vorfälle für den ZV beweist. Dabei verabschiedeten die Anwesenden ein Memorandum mit der Hauptforderung, daß nämlich nur ein homöopathischer Arzt für die Leitung des RBK in Frage komme. Als weiterer Punkt kam hinzu, daß der Leiter des Krankenhauses hundertprozentig unabhängig sein müsse; so wollte man zukünftige „Einmischungen" der StHK in ärztliche Belange verhindern.

Der Landesverband stand zu diesem Memorandum und überbrachte es Hans Walz. Der Ton des Schriftstücks, das von Hanns Rabe (bis 1955 Vorsitzender des ZV), Martin Schlütz (Leiter der homöopathischen Klinik in Bremen) und Wolff Bloss (1906–1973; zweiter Vorsitzender des Landesverbandes) unterschrieben war, war unglücklich gewählt.[973] Dies hat Bloss wohl selbst gespürt und deshalb im Juni 1956 einen weiteren Brief an Walz geschrieben, in dem er betont, daß eine ruhige und von gutem Willen getragene Aussprache doch im Interesse aller liege.[974] Doch Walz war über das Memorandum in höchstem Maße empört. Er konterte in einem Brief, daß es für die StHK völlig unerheblich sei, ob das RBK vom ZV anerkannt werde oder nicht – weitere Kontakte mit dem Landesverband lehnte er ab.[975]

Wie sich herausstellte, distanzierten sich der neue Vorsitzende des Bundesverbandes Hans Triebel und auch Wilhelm Schwarzhaupt vom Inhalt des Memorandums.[976] Schwarzhaupt hatte sich schon Anfang des Jahres tendenziell mit der Anstellung Müllers und Seybolds einverstanden erklärt. Er hatte zunächst Bedenken gegen das neue Leitungsduo gehabt, zuletzt aber meinte er: „Diese Lösung, wie sie gefunden wurde, ist die einzig mögliche. Sie ist imstande, die Homöopathie aus der Sackgasse, in die sie geraten ist, herauszuführen."[977] Auch andere wichtige Personen aus dem Umfeld des ZV versuchten im Konflikt zu beschwichtigen: So hatte Heinz Schoeler, der damalige Schriftleiter der AHZ, Gesprächsbereitschaft gegenüber dem RBK signalisiert; er hatte deshalb viele erboste Zuschriften an die AHZ nicht abgedruckt und sogar den mehrfach erwähnten Artikel *Zu den Vorgängen*[978] zunächst Walz zur Begutachtung vor-

---

[972] Landesverband Baden-Württemberg im DZhÄ, S. 260f.
[973] Das Memorandum ist erhalten in: ARBSG 1002-5, Memorandum über die ärztliche Leitung homöopathischer Krankenhäuser.
[974] ARBSG 1002-5, Bloss an Walz, 21.6.56.
[975] ARBSG 1002-5, Walz an Bloss, 9.7.56.
[976] RBK, Personalakte Otto Leeser (Blatt 1), Abschrift über die Unterredung zwischen den Herren Dr. Baeuchle, Dr. Schwarzhaupt und Dr. Henne in Köln am 26.6.56; ARBSG 1002-6, Protokoll über Unterredung zwischen Baeuchle, Triebel und Henne am 27.6.56.
[977] Privatarchiv Gebhardt, Brief Schwarzhaupt an Walz vom 31.1.1956.
[978] Landesverband Baden-Württemberg im DZhÄ, S. 259–262.

gelegt.⁹⁷⁹ Paul Mössinger und Wolff Bloss fühlten sich nach dieser Volte des Bundesverbandes im Stich gelassen.⁹⁸⁰

Hinter der Kritik an der Anstellung Müllers und Seybolds stand natürlich die Frage nach der Ausprägung der Homöopathie am RBK. Zwei nichthomöopathische Mediziner mit der Leitung des RBK zu betrauen, erschien dem Landesverband wie eine Bankrotterklärung des RBK.⁹⁸¹ Allerdings kann man bei Landesverband und RBK nicht von einem absoluten Gegensatz zwischen klassischer und naturwissenschaftlicher homöopathischer Ansicht sprechen: Zumindest Paul Mössinger als Vorsitzender des Landesverbandes gehört tendenziell ebenfalls zu den naturwissenschaftlich-kritischen Homöopathen – die Frage war deshalb lediglich, ob man die kritische Haltung so weit vorantreiben dürfe, daß die Homöopathie hinter der Naturwissenschaft verschwinde.

Nachdem Müller und Seybold ihr Amt als ärztliche Direktoren angetreten hatten, stellte sich die Frage nach der Anstellung eines homöopathischen Arztes für die Poliklinik. Wegen der Vorgaben der Kassenärztlichen Vereinigung konnte nur die schnelle Besetzung mit einem homöopathischen Arzt die Schließung verhindern. In dieser kritischen Situation rauften sich der ZV und das RBK zusammen: Der Landesverband verhielt sich passiv und scheint in die Besetzung der Poliklinik nicht eingegriffen zu haben; und der Bundesverband beteiligte sich sogar aktiv am Erhalt der Ambulanz. Hans Triebel hat sich als Vorsitzender des ZV direkt an die Kassenärztliche Vereinigung gewandt und um den Erhalt der Poliklinik gebeten, da sie in ihrer Funktion als Ausbildungsstätte unentbehrlich sei.⁹⁸² Außerdem schlugen Triebel und Schwarzhaupt in mehreren Unterredungen und Briefen mit Vertretern der StHK oder mit Hans Walz persönlich homöopathische Ärzte als mögliche Leiter der Poliklinik vor.⁹⁸³ Hans Ritter fand schließlich die Zustimmung von StHK und ZV.⁹⁸⁴

Die Frage nach dem Umfang des Einflusses des ZV auf das RBK war in diesem Konflikt der Jahre 1956/57 niemals ganz offen gestellt worden, aber beide Seiten

---

⁹⁷⁹ ARBSG 1002-6, Briefe Walz-Schoeler, 1956. Hans Triebel betonte dabei an anderer Stelle, daß der Schriftleiter der AHZ völlig unabhängig vom ZV sei und nicht beeinflußt werden könne (RBK, Personalakte Leeser, Blatt 1, Aktennote über ein Telefongespräch mit Triebel am 5.7.56).
⁹⁸⁰ AIGM, Bestand Z, 7, Brief Mössinger an Triebel, 12.7.56.
⁹⁸¹ Landesverband Baden-Württemberg im DZhÄ, S. 259f. Zu dieser Debatte siehe auch: Mezger, *Um was es ging*.
⁹⁸² RBK, Personalakte Leeser, Blatt 1, Aktennote über ein Telefongespräch mit Triebel am 5.7.56.
⁹⁸³ Im Gespräch waren zunächst die Homöopathen Max Kabisch (1899–1975; siehe zu ihm: Ritter, *Max Kabisch*, S. 402f.) und Herbert Unger (1903–?). Unger, der einige Zeit am Aushilfskrankenhaus in der Marienstraße gearbeitet hatte, war homöopathischer Arzt in Zwickau. Mit ihm hatte man bereits Kontakt aufgenommen, so daß er im Juli 1956 in einem Aufsatz über *Aufbau, Methoden und Ziele einer homöopathischen Poliklinik* seine Konzeption vorlegte (ARBSG 1002-7, Über Aufbau, Methoden und Ziele einer homöopathischen Poliklinik, Juli 1956; zu Unger siehe: Stübler, *Herbert Unger*, S. 274–276). Sowohl Kabisch wie Unger kamen jedoch für die StHK nicht in Frage – Walz war der Ansicht, daß ihre Anstellung nur zu „polemischen Auseinandersetzungen" führen könne (ARBSG 1002-7, Bemerkungen zu dem Brief des Herrn Dr. Triebel, 8.8.56).
⁹⁸⁴ ARBSG 1002-6, passim.

waren sich deren grundlegender Bedeutung bewußt. In indirekten Aussagen kommt der Machtkonflikt deshalb massiv zum Ausdruck. So kritisierte der Landesverband im Jahr 1956 das RBK, daß bis zum heutigen Tag eine „offene Unterrichtung der homöopathischen Ärztewelt"[985] vermieden worden sei. Damit machte der Landesverband deutlich, daß er sich als Beteiligter der Vorgänge sehe und deshalb in gewisser Weise ein Recht auf Partizipation habe. Sehr viel deutlicher wurde dieser Anspruch, wenn sich der Landesverband in derselben Stellungnahme dagegen wehrte, daß am RBK ein Laie – gemeint ist mit Sicherheit Hans Walz – darüber befinde, was wissenschaftliche Homöopathie sei und daß die Entscheidungsträger allein befänden, wie der Stifterwille Robert Bosch interpretiert werden musse.[986]

Relativ deutlich zeigte sich dann in einer Schrift vom 28. April 1957 das Ziel des Landesverbandes, Einfluß auf das RBK zu bekommen. Hier nannte Paul Mössinger die Bedingungen, unter denen der Landesverband der Gründung eines „Verbindungsausschusses" zwischen RBK und ZV zustimmen könne. Wichtigster Punkt: Der Aufsichtsrat der StHK solle sich bereit erklären, an seinen Beratungen regelmäßig zwei Mitglieder des Landesverbandes teilnehmen zu lassen. Diese Forderung erschien der StHK als unannehmbar.[987] Weiter sollte das RBK in wissenschaftlicher Hinsicht mit dem Landesverband zusammenarbeiten – auch bei der Frage nach der Ausprägung der Homöopathie am RBK zielte man also auf Einfluß. Als Gegenleistung war der Landesverband bereit, die Anstellung der nichthomöopathischen Chefärzte als „Übergangslösung" anzuerkennen; die StHK solle aber erklären, daß sie diesen Zustand so schnell wie möglich beenden werde.[988] Die StHK hat auf diese Bedingungen nicht reagiert. Hans Walz hatte den Eindruck gewonnen, daß der Landesverband ins RBK „hineinregieren" wolle.[989]

Der Verlauf dieses Konfliktes in den Jahren 1955/56 hat drei Punkte deutlich gemacht. Erstens zeigte sich, daß der Bundesverband zumindest in seiner Verbandsspitze zu einer Zusammenarbeit mit dem RBK bereit war. Der Großteil der Homöopathen dürfte aber die Vorgänge am RBK nicht gebilligt haben. Hans Walz selbst war der Meinung, daß nur etwa 20 Prozent der ZV-Mitglieder mit dem RBK sympathisierten, aber selbst diese würden sich scheuen, offen dazu zu stehen.[990] Zweitens handelte es sich für den ZV um eine Auseinandersetzung von grundlegender Bedeutung, die in dieser Phase alle anderen Themen verdrängte. Der drohende Verlust des homöopathischen Krankenhauses RBK besaß so

---

[985] Landesverband Baden-Württemberg im DZhÄ, S. 259.
[986] Landesverband Baden-Württemberg im DZhÄ, S. 260.
[987] Dies war nicht immer so gewesen: Mit Julius Mezger saß bis 1955 der Vorsitzende des Landesverbandes im Aufsichtsrat der StHK, wenn auch nicht primär in dieser Funktion, sondern als Arzt des RBK.
[988] ARBSG 1002-5, Voraussetzungen [...], 28.4.57.
[989] ARBSG 1002-1, Walz an Mössinger, 22.6.56, S. 9.
[990] ARBSG 1002-1, „Separate geschichtliche Darstellung" Walz, ca. 1956.

großes Gewicht, daß vor allem der Landesverband darin über ein ganzes Jahr hinweg das Thema Nummer eins sah und auf allen Versammlungen zur Sprache brachte.[991] Drittens führte der Konflikt zu einer internen Krise des ZV. Die Ereignisse am RBK waren von so großer Bedeutung, daß in deren Folge im ZV leitende Kräfte zurücktraten. Außerdem kam es zwischen Landes- und Bundesverband zu Differenzen, weil keine einheitliche Verfahrensweise erzielt wurde; der Landesverband glaubte, daß ihm die Bundesspitze in den Rücken gefallen sei.

Der Konflikt, verbunden mit dem schwelenden Streit um die Ausbildungskurse, führte dazu, daß die Kontakte vor allem zwischen StHK und dem Bundesverband des ZV in den folgenden Jahren spärlich waren. Dies war noch Anfang 1973 so.[992] Das RBK merkte im Jahr 1970 an, daß die Beziehungen zu den „gutwilligen" Kräften im ZV fortzusetzen seien; allerdings würden diese nur eine Minderheit darstellen.[993] Lediglich zwischen Heinz Henne und einigen Homöopathen existierte ein gewisser Austausch – er galt vielen längst als der wichtigere Ansprechpartner, da er sowohl dem ZV als auch dem RBK angehörte und somit eine „Schnittstelle" darstellte. Eine Ausnahme bildete daneben eine Besprechung zwischen dem ZV und der RBSG im Juli 1972.[994] Dieser Kontakt hatte jedoch gezeigt, wie schwierig der Umgang noch immer war – und er reichte aus, um kritische Stimmen auf den Plan zu rufen. Martin Stübler, damals zweiter Vorsitzender des ZV, warnte davor, die homöopathische Forschung allzu sehr von der Förderung der Hans-Walz-Stiftung und der RBSG abhängig zu machen: Er plädierte dafür, die Forschung auf mehrere Institutionen zu verteilen.[995]

Die grundsätzliche Sprachlosigkeit zwischen RBK und ZV hatte aber um 1970 ihre Ursache nicht allein in den zurückliegenden Konflikten. Hinzu kam, daß das RBK einfach an Bedeutung für den ZV verloren hatte, seit die inneren Abteilungen der Homöopathie verloren gegangen waren. Was die homöopathische Therapie anbetraf, orientierte man sich in den 1960er Jahren eher nach den homöopathischen Krankenhäusern in Bremen und München.[996] Außerdem standen im ZV andere Probleme im Vordergrund.[997] Aufgrund dieser Situation kam es im

---

[991] AIGM, Bestand Z, 7, Brief Landesverband BW im ZV an Kollegen, 16.2.60.
[992] AIGM, Bestand Z, 39, Wünstel an Gawlik, 18.1.73. Im Jahr 1971 war der Geschäftsführung des ZV nicht einmal bekannt, daß die VVB schon vor zwei Jahren in RBSG umbenannt worden war; bei Henne fragte Wünstel nun nach den Adressen, da der ZV zusehen müsse, auch mit der RBSG und dem IKP ins Gespräch zu kommen (AIGM, Bestand Z, 25, Wünstel an Henne, 18.10.71).
[993] ARBSG 1001-9, Aktennotiz zur Besprechung Henne-REA, 2.11.70.
[994] Es ging dabei um die Finanzierung einiger Forschungsvorhaben des ZV: Die RBSG war zunächst sehr zurückhaltend, sagte dann aber Unterstützung bei „sinnvollen" Forschungen zu. In dieser Sitzung wurde auch kurz die Gründung eines wissenschaftlichen Beirates für das RBK erörtert (AIGM NHE 38, aus Tätigkeitsbericht der Geschäftsführung des DZVhÄ, 11.11.72; AIGM, Bestand Z, 25, Wünstel an RBSG, 28.7.72).
[995] AIGM, Bestand Z, 29, Stübler an Wünstel, 20.7.72.
[996] AIGM V 60, Interview mit Paul Mössinger.
[997] Zunächst herrschte ein starker Dissens zwischen den reinen und den kritischen Homöopathen, der einen großen Teil der Aufmerksamkeit band. Weiter hatte der Deutsche Ärztetag im Jahr 1969 in Stuttgart darüber diskutiert, ob die Zusatzbezeichnung „Homöopathie" abgeschafft

Jahr 1968/69, als die Leitung der Poliklinik neu besetzt werden mußte, nicht zu einem Konflikt: Der Bundesverband griff weder fördernd noch hemmend in die Suche nach einem Nachfolger Ritters ein. Auch der Landesverband blieb zurückhaltend.

Um so gravierender erwies sich dann der Konflikt, der 1973/74 die Beziehungen zwischen ZV und RBK erneut erschütterte. Problem war die Nachfolgerfrage Konrad Hötzers beziehungsweise die sich abzeichnende Schließung der Poliklinik im Jahr 1973. Nun war der Bundesverband der eigentliche Gegner des RBK. Als Ende des Jahres 1972 bekannt wurde, daß Konrad Hötzer gekündigt worden war, rief dies aber zunächst kaum Reaktionen hervor.[998] Man gewinnt den Eindruck, daß im Verhältnis zum RBK eine Art Resignation vorgeherrscht hat; zudem wollte man sich nicht nochmals die Finger verbrennen und hielt sich deshalb zurück.[999]

Erst ab März 1973 scheint sich diese Ansicht gewandelt zu haben, denn nun machte sich der ZV erste Gedanken um die Zukunft der Poliklinik. Georg Wünstel wandte sich zu diesem Zeitpunkt an Henne und Ritter, um von ihnen Näheres über den Ablauf der Vorgänge zu erfahren. Schon in diesen Briefen deutete sich an, was in den folgenden zwei Jahren die Auseinandersetzung bestimmen sollte: ein ständiges Schwanken zwischen Konfrontation und Kooperation. Zum einen war der ZV eindeutig der Meinung, daß am RBK eine ungerechtfertigte Demontage der Homöopathie vorgenommen werde, gegen die man einschreiten müsse. Auf der anderen Seite aber hatte sich in früheren Konflikten gezeigt, daß mit Konfrontation nichts zu erreichen war und im Interesse der Homöopathie deshalb Verhandlungen vorgezogen werden müßten.[1000]

Am 25. Mai 1973 kam das Thema bei der Hauptversammlung des ZV in Wien zur Sprache. Hans Ritter versuchte zu beschwichtigen: Die Poliklinik sei nicht bedroht; vielmehr sei lediglich noch nicht der richtige Mann gefunden worden, sagte er bei der Versammlung. Viele der Anwesenden waren jedoch der Ansicht, daß am RBK die Homöopathie bewußt verdrängt werden solle: Artur Braun sah in den Vorfällen einen schrittweisen Abbau des Stifterwillens.[1001] Manche Homöopathen unterstellten dem RBK grundsätzlich mangelnden Willen, die

---

werden sollte, da eine dreiwöchige Ausbildungszeit als unangemessen angesehen wurde und da allgemein die wissenschaftliche Fundierung der Homöopathie zweifelhaft sei (im Bestand AIGM, Bestand Z, 28 finden sich zahlreiche Briefe zwischen Wünstel und anderen Gremien zum Thema).[175] Dies mußte natürlich im ZV als fundamentale Bedrohung aufgefaßt werden. Als weiterer externer Druck kamen ab etwa 1970 die Beratungen zum neuen EWG-Arzneimittelgesetz hinzu: In den Vordiskussionen wurde immer wieder angezweifelt, ob homöopathische Mittel nach der neuen Verordnung zugelassen bleiben könnten, da ihre Wirksamkeit nicht nachweisbar sei (AIGM, Bestand Z, 26, Wünstel an Oettel, 26.10.72; AIGM, Bestand Z, 29; sowie: Die Welt vom 22.11. und 9.12.1971).

[998] AIGM, Bestand Z, 5, Gebhardt an Dinkelaker, 22.12.72.
[999] So der ZV noch im Januar 1973: AIGM, Bestand Z, 39, Wünstel an Gawlik, 18.1.73.
[1000] AIGM, Bestand Z, 27, Wünstel an Henne und Ritter, passim.
[1001] AIGM, Bestand Z, 11, Protokoll der Hauptversammlung des DZVhÄ am 27.5.1973 in Wien.

Poliklinik fortzuführen.[1002] Diese Ansicht hat womöglich auch zu der Härte des Konfliktes geführt.

Helmut Dinkelaker machte bei der Versammlung den ersten Vorschlag, wie man beim RBK intervenieren könne. Wichtig sei zunächst, daß der ZV als geschlossener Verein auftrete, weshalb Dinkelaker die Bildung eines Ausschusses anregte; hier wollte der ZV also nicht nochmals denselben Fehler wie 1956 begehen. Falls dieses gemeinsame Vorgehen des ZV keinen Erfolg habe, müsse man weitere Anhänger der Homöopathie mobilisieren und auch an die Öffentlichkeit gehen, so „daß da ein ganz schöner Sturm zusammenkommen könnte, wovor sie im Robert Bosch vielleicht doch Respekt haben."[1003] Dieser Ansicht schloßen sich manche anwesenden Homöopathen an.[1004]

In der Tat wurden in diese Richtung erste Schritte unternommen. So wurden alle Wege sondiert, über die womöglich Einfluß auf die RBSG gewonnen werden konnte: Der ZV schrieb an verschiedene Stellen wie die Kassenärztliche Vereinigung Nord-Württemberg oder beispielsweise auch an das baden-württembergische Justizministerium, um dort zu erfahren, inwieweit Stiftungen rechenschaftspflichtig waren und auf ihre Stiftungsziele eingeschworen werden konnten.[1005] Zugleich aber setzte der ZV auch auf Kooperation. In einem Brief schrieb Georg Wünstel an Willibald Gawlik, daß man das Gespräch mit der RBSG suchen müsse: Man solle es mit einem „Vergleich" versuchen „und nicht durch den Ruf nach dem Kadi".[1006]

Doch die Beratungen auf der Wiener Hauptversammlung hatten im RBK für Verstimmungen gesorgt. Paul A. Stein (*1919), Vorsitzender der Hans-Walz-Stiftung, sah die Beziehung als belastet an, bat aber um Vorschläge für einen eventuellen Nachfolger Hötzers.[1007] Die RBSG reagierte weitaus schärfer: Angesichts der „unqualifizierten Angriffe" auf die Stiftung bei der Hauptversammlung sehe man keine Veranlassung mehr, die Kontakte mit dem ZV weiterzuführen.[1008] Das RBK verbat sich auch jetzt jegliche Einmischung in innere Angelegenheiten.

Dennoch brach die Verständigung in den folgenden Monaten nicht ab. Im Gegenteil regte sich auf beiden Seiten das Interesse, sich auszusprechen, so daß man – zunächst in Briefen, dann in persönlichen Gesprächen – relativ offen die Lage erörterte. Dabei traten folgende Konfliktpunkte zutage.[1009] Erstens habe bereits

---

1002 AIGM, Bestand Z, Dinkelaker an Wünstel, 1.5.73.
1003 AIGM, Bestand Z, Dinkelaker an Wünstel, 1.5.73 und passim. AIGM NHE 28, Aus Protokoll der Hauptversammlung des DZVhÄ am 27.5.73 in Wien.
1004 AIGM, Bestand Z, 11, Protokoll der Hauptversammlung des DZVhÄ am 27.5.1973 in Wien.
1005 AIGM, Bestand Z, 21, passim.
1006 AIGM, Bestand Z, 39, Wünstel an Gawlik, 12.6.73.
1007 AIGM NHE 40, Stein an Wünstel vom 4.7.73.
1008 ARBSG 1003-14, Schreiber/Payer an Wünstel, 26.9.73.
1009 ARBSG 1001-2, MGF an Stein, 26.6.75; AIGM NHE 40, Wünstel an Stein vom 10.10.73 sowie Antworten Steins vom 23.10.73.

das Gespräch am 26. Juli 1972 über die Finanzierung geplanter Forschungsvorhaben in „eisiger Atmosphäre" stattgefunden. Außerdem, so der ZV, habe die RBSG später ihre gemachte Zusage um wohlwollende Prüfung von Anträgen zurückgenommen. Hier war der Kritikpunkt also die fehlende Zusammenarbeit in homöopathischen Forschungsprojekten. Zweitens ging es konkret um die Entlassung Konrad Hötzers. Hier ging es um Personalfragen. Drittens beklagte sich der ZV, daß die RBSG und Hans-Walz-Stiftung grundsätzlich nur bereit seien, naturwissenschaftlich-kritische Homöopathie zu fördern. Hier ging es also um die Ausprägung der Homöopathie am RBK. Viertens wurde massiv die Frage nach dem Anspruch des ZV auf Einflußnahme am RBK diskutiert. Und fünftens hatte es auch einige atmosphärische Störungen gegeben: So reagierte der ZV sehr empfindlich auf den Umstand, daß kein Mitglied zur Eröffnung des neuen RBK eingeladen worden war. Die RBSG entschuldigte sich: Es habe sich um ein Versehen gehandelt.

Am 7. November 1973 wurden zwischen der Hans-Walz-Stiftung und einigen Vertretern des ZV (Willibald Gawlik, Georg Wünstel und Karl-Heinz Gebhardt) alle Fragen in einem persönlichen Gespräch erörtert, und in der Tat entspannte sich das Verhältnis daraufhin.[1010] Vor allem konnte die RBSG den ZV überzeugen, daß man stets beabsichtigt habe, die Poliklinik am RBK weiterzuführen und lediglich noch keinen geeigneten Bewerber gefunden habe.[1011] Damit sah der ZV seine Hauptforderung – den Erhalt der homöopathischen Poliklinik – erfüllt. Anfang 1974 wurde tatsächlich nochmals ein Anlauf gemacht, mit Matthias Dorcsi einen Nachfolger für Hötzer anzustellen.

Bezeichnend für das etwas bessere Verhältnis war, daß die tatsächliche Schließung der Poliklinik dem ZV in einem Gespräch offiziell mitgeteilt wurde.[1012] Der ZV kommentierte daraufhin verbittert und resigniert: „Dies ist für uns ein schwerer Schlag."[1013] Vor allem Willibald Gawlik konnte der Argumentation des RBK nicht folgen und machte die moderne und unabdingbar wissenschaftliche Einstellung des RBK für den Untergang der Homöopathie am RBK verantwortlich; in einer Rede vom Dezember 1974 sagte er: „Man komme hier nicht mit der Behauptung, wir leben in einer modernen Zeit und müssen moderner denken, als zu Hahnemanns Zeiten. Wer so argumentiert, schliesst sich der Meinung der Robert-Bosch-Stiftung an, die allein, um modern zu sein, die klinische Pharmakologie anstatt der Homöopathie in das Bosch'sche Erbe eingesetzt hat, und damit die Homöopathie aus dem Robert Bosch Kranken-

---

[1010] AIGM NHE 27, Protokoll über eine Besprechung des Vorstands der Hans-Walz-Stiftung am 7.11.73.
[1011] AIGM NHE 40, Wünstel an Stein vom 28.2.74: Wünstel als Geschäftsführer des ZV bittet darum, ein Informationsgespräch zu veranstalten, sobald die Poliklinik-Stelle wieder besetzt ist.
[1012] ARBSG 1001-14, Protokoll der Besprechung des HWS-Vorstands mit einer ZV-Delegation am 9.10.74. Anwesend waren von Seiten des ZV Gawlik, Wünstel und Gebhardt, von Seiten des RBK Stein, Oettel, Mössinger, Schreiber, Payer und Henne.
[1013] AIGM NHE 38, Protokoll des DZVhÄ vom 9.11.74.

haus herauskatapultiert hat. Wollen wir der Homöopathie das Grab schaufeln?!"[1014]

Mit diesem Abgesang endeten vorläufig die Beziehungen zwischen RBK und ZV. Der Bundesverband unternahm keine weiteren Schritte, obwohl Heinz Henne befürchtete, „daß man über kurz oder lang mit einer scharfen Opposition zu rechnen habe".[1015] Diese Opposition blieb weitgehend aus – man sah das RBK für die Homöopathie als endgültig verloren an.[1016]

Als Fazit der Beziehungen zwischen dem RBK und dem ZV lassen sich folgende Punkte zusammenfassen. Erstens war auf beiden Seiten der grundsätzliche Wille erkennbar, gemeinsam für eine Förderung der Homöopathie einzutreten. In gewissen Punkten kam es deshalb zur Zusammenarbeit. Zweitens verhinderten aber allgemeine Machtstreitigkeiten und inhaltliche Differenzen über die Ausprägung der Homöopathie in Krisensituationen häufig eine konstruktive Zusammenarbeit. Das RBK war zwar für Vorschläge und Hilfe offen, hat aber jeden Versuch der Einflußnahme des ZV rigoros mit dem Abbruch der Beziehungen geahndet. Eine Bündelung aller Kräfte zugunsten der Homöopathie ist nie gelungen – das hat sich sehr negativ auf die Entwicklung der Heilweise ausgewirkt. Drittens zeigte sich, daß für den ZV weder die Kooperationsstrategie (Bundesverband 1956) noch die Konfrontationsstrategie (Landesverband 1956) zum Erfolg geführt hat. Das Schwanken zwischen beiden Taktiken im Jahr 1973 hatte ebenfalls kein Resultat im Sinne des ZV erzielt. Der ZV besaß eine zu schwache Position, und das RBK war zu unabhängig in seinen Entscheidungen. Viertens muß betont werden, daß die ZV-Spitze im Jahr 1956 die Anstellung Müllers und Seybolds – wenn auch erst durch nachträgliche Zustimmung – ausdrücklich mitgetragen hat. Fünftens führte der Konflikt 1955/56 auch zu einer heftigen Krise innerhalb des ZV. Und sechstens waren die Konflikte emotional stark aufgeheizt. Der ZV verschloß sich dabei weitgehend der Einsicht, daß homöopathieimmanente Probleme (wie z. B. der Personalmangel) zumindest zum Scheitern der Homöopathie am RBK beigetragen haben. Umgekehrt hatte das RBK nie Verständnis dafür gehabt, daß sich der ZV als Hüter der Homöopathie in Deutschland verstand und deshalb auch am RBK mitreden wollte. Zuletzt bleibt festzuhalten: Die Konflikte zwischen ZV und RBK resultierten nicht allein aus einer inneren

---

[1014] AIGM NHE 27, Gawlik-Rede vom 16.12.74, S. 2.
[1015] ARBSG 1001-14, Protokoll der HWS-Vorstandssitzung am 6.11.74.
[1016] Hin und wieder traten ZV-Mitglieder oder ZV-nahe Institutionen als Kritiker des RBK auf; allerdings ging es dabei nicht mehr konkret um die Wiederbelebung der Homöopathie, sondern eher um Vergangenheitsbewältigung. So schrieb Wilhelm Schwarzhaupt im November 1983, daß das RBK der Homöopathie schweren Schaden zugefügt und einen Schock versetzt habe; der Stiftungszweck sei eklatant verletzt worden (ARBSG 1002-127, Informationsrundschau des ZV, Nov. 83, S. 11). Bei der Ausstellung „Pro Sanita" in Stuttgart im Jahr 1983 bezeichnete die „Aktion Gesundheit und Umwelt" die Ereignisse am RBK bis 1973 als Skandal. Der Versuch, mit Hans L. Merkle in ein Gespräch einzutreten, endete unglücklich (siehe Artikel *Pressekonferenz in Sachen Robert-Bosch-Stiftung* in: Natürlich & Gesund, 1983).

Problematik der Homöopathie, sondern auch aus der Rivalität zwischen dem unabhängigen Krankenhaus und dem einflußnehmenden ZV.

3.2.3 Schwierigkeiten in der Lehre der Homöopathie

Ab dem Jahr 1956 traten bei den homöopathischen Ausbildungskursen am RBK erhebliche Probleme auf, die im Grunde bis 1973 und damit bis zum Ende der Lehre am RBK nicht gelöst werden konnten. Mehrere Ursachen waren für diese Probleme verantwortlich. So sorgte ein weiterer Machtkonflikt zwischen RBK und ZV für eine Umgestaltung der Kurse. Dazu kam ein Dissens über Dauer und Inhalte der Kurse. Der Rückgang der Teilnehmerzahlen sowie ein verändertes Altersprofil stellte die Ausbildung an sich in Frage. Und es mißlang auch jeder Versuch, bei Universitäten und Medizinstudenten Interesse für homöopathische Ausbildungskurse zu wecken. Es war aber der Konflikt mit dem ZV, der die schwerwiegendsten Folgen für die homöopathische Ausbildung am RBK hatte.

Machtkonflikt zwischen RBK und ZV

In den bisherigen Auseinandersetzungen zwischen RBK und ZV hatten inhaltliche Argumente eine wichtige Rolle gespielt; dagegen ging es ab 1956 in Fragen der Lehre zunächst fast ausschließlich um den Einfluß auf die homöopathische Ausbildung. Dies zeigt schon der Umstand, daß der ZV niemals die Existenzberechtigung der RBK-Kurse in Zweifel gezogen hat: Streitpunkt war nicht, ob die Kurse grundsätzlich stattfinden sollten, sondern stets, wer am Ende der Kurse über die Vergabe der Zusatzbezeichnung „Homöopathie" entscheiden sollte. Ein zweiter wichtiger Unterschied zu den anderen Konflikten zwischen RBK und ZV war, daß die StHK in dieser Auseinandersetzung nicht leichtfertig über den Standpunkt des ZV hinweggehen konnte. Die Deutsche Ärztekammer hatte dem ZV in Fragen der Ausbildung eine maßgebliche Rolle zugesprochen: Seine Zustimmung war notwendig zur Verleihung der Zusatzbezeichnung. Das RBK war hier also vom ZV abhängig. Diese Entscheidungskraft des ZV war eindeutig; schon 1948 hatte die Bezirksärztekammer Nordwürttemberg einstimmig beschlossen: „Der Verein der homöopathischen Ärzte soll die Ausbildung bestätigen, nicht das Robert-Bosch-Krankenhaus."[1017] Erst 1956 wurde diese Zustimmung aber bundesweit bindend. Damit besaß der ZV den Schlüssel zur Ausbildung homöopathischer Ärzte.[1018]

Zu Konflikten hatte diese Regelung jedoch bis 1956 aus zwei Gründen nicht geführt. Zum einen hatte der ZV bis zu diesem Zeitpunkt keine eigenen Kurse organisiert; das RBK übernahm damit quasi stellvertretend die Ausbildung homöopathischer Ärzte. So urteilte der erste Vorsitzende des ZV Robert Schnüt-

---

[1017] AKVN, Protokoll vom 29.4.1948.
[1018] Siehe dazu: Mengen, S. 42; ARBSG 1002-5, Rechtsanwalt Löffler an das Innenministerium, 3.7.58; AIGM NRI, Informationsschrift des DZVhÄ zum Thema „Zusatzbezeichnung Homöopathie".

gen im Jahr 1950: „Was das Boschkrankenhaus in Einführungs- und Fortbildungskursen [...] geleistet [hat], ist hoher Anerkennung wert."[1019] Zum anderen sorgte die Weiterbildungsverordnung der Deutschen Ärztekammer im Jahr 1956 für eine völlig veränderte Situation. Bisher hatten die RBK-Kurse eine eindeutige Vorrangstellung in der Ausbildung homöopathischer Ärzte gehabt. Nun hatten die Bewerber plötzlich Alternativen: Sie konnten statt eines Vierteljahreskurses am RBK auch drei sehr viel kürzere Kurse beim ZV besuchen.[1020]

Diese Beschlüsse des Münsteraner Ärztetages traten jedoch 1956 nicht sofort in vollem Umfang in Kraft. Vielmehr zogen sich die Beratungen zwischen Ärztekammer, ZV, RBK und einigen Behörden bis etwa 1959 hin, und diese Zeit war auch die eigentliche Konfliktphase in Fragen der Lehre zwischen ZV und RBK. Die StHK und insbesonders Hans Walz haben in dieser Zeit versucht, ihre Kontakte zur Bezirksärztekammer, zur Stadt Stuttgart und zum baden-württembergischen Innenministerium zu nutzen, um die Beschlußfassung dieser Regelung zu verhindern oder um zumindest eine Sondergenehmigung zu erhalten. Am 3. Dezember 1958 kam es zu einer mündlichen Vergleichsverhandlung zwischen RBK und Ärztekammer, bei der auch Vertreter des Innenministeriums anwesend waren; das Krankenhaus konnte dabei mit seinen Sonderwünschen nicht durchdringen.[1021]

Mitte 1959 legte Paul Mössinger in einem Brief an den Stuttgarter Oberbürgermeister Arnulf Klett seine Motive offen, weshalb er eine Sonderregelung für das RBK ablehnte: Dies hätte bedeutet, daß das RBK allein durch einen Dreimonatskurs sämtlichen Assistenten und Chefärzten der Klinik selbständig und ohne Mitwirkung des Landesverbandes die Zusatzbezeichnung hätte verleihen können, und das habe der ZV verhindern wollen.[1022] Auch im Interview von 1996 nannte Paul Mössinger dezidiert diesen Beweggrund. Deshalb habe er auch die Zusammenarbeit mit dem neuen Leiter der Poliklinik, Hans Ritter, verweigert – was ihm heute noch leid tue, „da es seine Arbeit sehr erschwert hat".[1023] In der Tat bezeichnete Ritter seine Zeit am RBK als „via lapidosa".[1024] Eine Zusammenarbeit gab es zwischen RBK und ZV lange Zeit tatsächlich nicht. Weder

---

1019 Schnütgen, *Geschichte*, S. 22.
1020 Zusätzlich zu den Kursen war eine halbjährige Assistenzarzttätigkeit an einem homöopathischen Krankenhaus vorgeschrieben. Als dritte Möglichkeit war zunächst im Gespräch gewesen, daß man die Zusatzbezeichnung auch durch eine eineinhalbjährige theoretische oder praktische Beschäftigung bei einem homöopathischen Arzt erhalten konnte. Dies setzte sich jedoch nicht durch; vielmehr wurde ein eineinhalbjähriges Selbststudium unter Anleitung eines homöopathischen Arztes („Patenschaft") später zusätzlich zu den RBK- oder ZV-Kursen zur Pflicht.
1021 Viele wichtige Quellen zum Konflikt um die Ausbildungskurse (zwischen dem 9.12.56 und dem 19.4.58) sind in ARBSG 1002-8 zusammengefaßt; die Akte umfaßt 33 Schriftstücke, die im Original oder in Kopie dem „Hauptprotokoll" beigegeben sind.
1022 StA Stuttgart, Hauptaktei 5, Akte 5410-0, Mössinger an OB Klett, 9.6.59.
1023 AIGM V 60, Interview mit Paul Mössinger.
1024 Ritter, *Memorandum*, S. 5 und 13; AIGM NHE 17, Nr.25, Notiz vom 31.8.76.

kooperierte man bei Planung und Gestaltung der Kurse, noch übermittelte man sich gegenseitig Teilnehmerliste und Programm der Kurse.[1025]

Verkompliziert wurde dieser Machtkonflikt durch zusätzliche interne Probleme auf beiden Seiten. Zunächst gab es 1957 ein Kompetenzgerangel zwischen Hans Walz und Alfred Baeuchle, das zu einem Vertrauensverlust und zuletzt zur Beendigung der Tätigkeit Baeuchles im Aufsichtsrat der StHK führte.[1026] Auch im ZV existierten interne Unstimmigkeiten: In der Frage der Kurse haben Hans Triebel und Wilhelm Schwarzhaupt versucht, eine vermittelnde Position einzunehmen, wurden aber überstimmt. Erschwerend kam hinzu, daß sich der Konflikt mit der Frage um die Neubesetzung der Poliklinik überschnitt: Hans Ritter war nur bereit gewesen, die Stelle anzutreten, wenn eine Anerkennung der RBK-Kurse durch den ZV vorlag. Außerdem hatte der Eklat um Otto Leeser zu einem allgemeinen Mißtrauen zwischen RBK und ZV geführt, so daß eine Verständigung kaum möglich war.[1027]

Konflikt um Dauer und Inhalt der Kurse

Der Machtkonflikt zog im Laufe der Zeit Auseinandersetzungen um Länge und Inhalt der Ausbildung, also einen inhaltlichen Konflikt, nach sich. Der Landesverband begründete sein Eintreten für eine Änderung des Ausbildungsmodus damit, daß eine qualitative Verbesserung der Lehre notwendig sei. Deshalb sei eine längere Ausbildungsdauer anzustreben. Der vierteljährige Kurs am RBK, so der Verband in einer Stellungnahme des Jahres 1956, sei nicht ausreichend, um aus einem Schulmediziner einen homöopathischen Arzt zu machen. Die eineinhalbjährige Betreuung durch einen Homöopathen erhöhe deshalb zum einen die Kenntnisse in der Homöopathie, und zum anderen fördere sie auch das „Umdenken" der Bewerber.[1028] Gegen den Lehrplan der RBK-Kurse erhob der Landesverband aber keine gravierenden Einwände.[1029]

Bemerkenswerterweise argumentierte das RBK ebenfalls mit der Verbesserung der Ausbildung. Die mögliche Verkürzung der Ausbildung von drei Monaten (am RBK) auf drei einwöchige Seminare (beim ZV) sei, so meinte Hans Walz 1958, eine „schmachvoll oberflächliche Ausbildung", die die Vergabe der Zusatzbezeichnung niemals rechtfertige.[1030] Walz betonte: Die Beschlüsse würden die wissenschaftliche Ausbildung in der Homöopathie am RBK „aufs Schwerste" antasten, da man sich unter das „Joch des Landesverbandes homöopathischer Ärzte" begeben müsse.[1031] Als weiteren Grund, weshalb die ZV-Kurse kein adäquater Ersatz für die RBK-Kurse seien, nannte das RBK die praktische Seite der Ausbildung: Es sei unabdingbar, daß die Teilnehmer an poliklinischen

---

[1025] AIGM NRI, Kurse 1963–68, Landesverband ZV an Bezirksärztekammer, 21.5.57.
[1026] ARBSG 1002-8, Tätigkeit des Herrn Dr. Baeuchle für das RBK, 17.4.58.
[1027] Diese Auflistung nach: ARBSG 1002-8, Stellungnahme zum Brief des Herrn Dr. Ritter, 1.7.57.
[1028] ARBSG 1002-7, ZV an Walz, 16.12.56.
[1029] AIGM NRI, Kurse 1963–68, Landesverband ZV an Bezirksärztekammer, 21.5.57.
[1030] AIGM NHE 70, Vertraulicher Bericht (Walz) vom 8.9.58.
[1031] AIGM NHE 70, Vertraulicher Bericht (Walz) vom 8.9.58.

Sprechstunden teilnähmen, um die Chancen und Grenzen der Homöopathie in der Praxis zu erleben.

Da es dem ZV niemals um eine Beseitigung der Kurse am RBK ging, bemühte er sich ab 1958 um eine inoffizielle Übereinkunft mit dem RBK – man wollte einen Vergleich erzielen, mit dem beide Seiten leben konnten. Im Februar 1958 erkannte der Landesverband deshalb die dreimonatigen Kurse am RBK für sich allein als ausreichende Ausbildung in der Homöopathie an – die Vergabe der Zusatzbezeichnung sollte weiterhin an die Zustimmung des Landesverbandes gekoppelt, die eineinhalbjährige Betreuung durch einen Homöopathen aber nicht mehr notwendig sein. Die Ärztekammer hatte die Änderung der Zulassungsordnung aber bereits beschlossen.[1032] Die neue Ausbildungsverordnung wurde dann in den folgenden Jahren so umgesetzt: Die eineinhalbjährige Betreuung wurde Pflicht, und der Bewerber konnte entweder die Kurse des ZV oder die Kurse am RBK besuchen. In letzterem Fall mußte er mit der Bescheinigung, daß er am RBK-Kurs teilgenommen hat, selbst zur Ärztekammer gehen, die dann beim Landesverband eine Stellungnahme einholte. Ernstliche Schwierigkeiten, diese Zustimmung des Landesverbandes zu erhalten, habe es aber nicht gegeben, betonte Ritter.[1033]

Dennoch hatten die parallel laufenden Kurse erhebliche Folgen für die Ausbildung am RBK. Im Jahr 1956 konnten überhaupt keine Kurse stattfinden, und in den Jahren 1957 und 1958 wurden nur noch drei Dreimonatskurse durchgeführt; bis 1955 hatte man im gleichen Zeitraum acht Kurse angeboten. Die Konkurrenz mit den kürzeren ZV-Kursen hatte schließlich zur Folge, daß man ab 1959 tendenziell nur noch ein- bis zweiwöchige Kurse durchführen konnte. Die Praxis der Dreimonatskurse mußte also unter dem Druck der ZV-Kurse eingestellt werden. Auch die Teilnehmerzahlen veränderten sich, wie befürchtet, erheblich: Hatten bis 1955 durchschnittlich 40 Ärzte pro Kurs teilgenommen, so waren es bei den Dreimonatskursen 1957 und 1958 lediglich noch um die zehn Personen; der Kurs 1959 mußte ganz abgesagt werden, weil sich lediglich fünf Ärzte angemeldet hatten.[1034] Die homöopathische Ausbildung am RBK war damit ab 1957 in eine permanente Krise geraten. Eine Teilnehmerzahl von 32 wie im Frühjahr 1971 wurde als „richtiger Erfolg" gefeiert – der etwa zeitgleiche Frühjahrskurs des ZV in Bad Dürkheim war von 61 Ärzten besucht worden. Insgesamt hatten die Kurse des ZV einen weitaus höheren Zulauf.[1035]

Aufgrund dieser kontinuierlichen Krise schwelte der Ausbildungskonflikt mit dem ZV viele Jahre weiter; bis Anfang der 1970er Jahre kam es immer wieder

---

[1032] ARBSG 1002-6, ZV an Walz, 25.2.58.
[1033] Ritter, *Memorandum*, S. 13.
[1034] Ritter, *Memorandum*, S. 13.
[1035] Die ZV-Kurse dürften insgesamt die drei- bis fünffache Teilnehmerzahl gehabt haben. Siehe dazu die Vergleichszahlen in: AIGM, Bestand Z, 64 und 65; ARBSG 1001-17, Bericht des 2. Vorsitzenden [des ZV] am 16.10.72. Schon zahlenmäßig waren die Kurse des ZV weit überlegen: So fanden im Jahr 1972 in Deutschland fünf Kurse des ZV und nur zwei Kurse am RBK statt (Vereinsmitteilungen des DZVhÄ 19/1972, S. 92).

zu Diskussionen. Erstmals fand im Juli 1964 wieder ein direktes Gespräch zwischen RBK und ZV statt; der Vertreter des ZV, Heinz Schoeler, hatte sich schon in früheren Jahren aufgrund seiner vermittelnden Haltung als Verhandlungspartner angeboten.[1036] In der Tat zeigte sich Schoeler aufgeschlossen: Er und einige Gleichgesinnte im ZV würden eine kritischere Ausbildung anstreben und forderten vor allem eine praktische Unterweisung, wie sie in der Poliklinik des RBK angeboten werde. Wiederum offenbart sich also ein Dissens innerhalb des ZV, denn Schoeler dürfte lediglich eine Minderheit im ZV vertreten haben. Hans Ritter schlug daraufhin vor, auch am RBK nur noch einwöchige Kurse zu veranstalten, um den Rückgang der Teilnehmerzahlen zu bremsen.[1037]

Diese Annäherung zwischen RBK und Bundesverband des ZV verstärkte sich in den folgenden Monaten. Walter A. Müller und Hans Ritter hoben in einer Stellungnahme gegenüber dem ZV zwar nochmals ihre Kritik hervor: Die eineinhalbjährige Betreuung durch einen homöopathischen Arzt sei eine Farce und finde in der Wirklichkeit kaum statt; außerdem würde im ZV weiterhin die praktische Ausbildung vernachlässigt.[1038] Dennoch schlugen sie dem ZV eine gemeinsame Strategie vor: Zukünftig wollte man sich gegenseitig über die Kurse informieren, um eine einheitliche Linie in der Ausbildung zu erlangen. Außerdem sollten zumindest einige Referenten der RBK-Kurse Mitglieder des ZV sein, um eine vollständige Ab- und Ausgrenzung zu verhindern.

Im Zentralverein entwickelte sich nun eine interne Diskussion über das weitere Vorgehen. Vor allem bei der außerordentlichen Hauptversammlung der Vorstände der Landesverbände im November 1964 kam das Thema ausführlich zur Sprache. Ritter, der an dieser Versammlung als Vertreter des RBK teilnahm, versuchte durchzusetzen: Das RBK soll zumindest zweiwöchige Kurse anbieten können, die der ZV dann wie zwei eigene achttägige Kurse anerkenne. Doch obwohl alle zustimmten, daß es eine Bereicherung sei, wenn die Kursteilnehmer in der Poliklinik des RBK auch praktisch ausgebildet würden, war der Preis für die Anerkennung der zweiwöchigen Kurse manchen zu hoch: Benno Schilsky (1896–1971)[1039] und Karl von Petzinger (1903–1996) waren der Ansicht, der ZV verliere damit seine innere Unabhängigkeit. Insgesamt waren die anwesenden ZV-Vorstände gespalten: Schoeler, Schwarzhaupt und Lennemann forderten die Anerkennung, Petzinger, Schilsky und Berndt lehnten sie ab. Eine Einigung konnte nicht erzielt werden, so daß man die Angelegenheit vertagte.[1040] Damit

---

[1036] AIGM NHE 70, Protokoll über eine Besprechung im RBK, 8.7.64. Neben Schoeler nahmen an der Besprechung Seybold, Müller, Ritter, Pirtkien und Henne vom RBK teil. Es handelte sich also um ein ausschließlich ärztliches Gespräch.
[1037] Zu dieser Besprechung siehe auch: AIGM Bestand Z, 19, Besprechung Dr. Schoelers mit der Leitung des RBK, 9.7.64.
[1038] ARBK 200, 142, Ausbildung Homöopathie, Stellungnahme gegenüber dem ZV vom 11.11.64, S. 3.
[1039] Zu Schilsky siehe: Derlich, S. 268ff.
[1040] ARBK 200, 142, Ausbildung Homöopathie, 1. Sitzung des wissenschaftlichen Beirates des ZV, 14.11.64. Siehe zu dieser Sitzung auch: AIGM, Bestand Z, 13, Protokoll der außerordentlichen

waren die RBK-Kurse weiterhin in ihrer Existenz gefährdet. Ab 1968 mußte das RBK uneingeschränkt auf die Linie des ZV einschwenken und bot nur noch einwöchige Kurse im ABC-System des ZV an.

Dennoch gab es auch in späteren Jahren hin und wieder Bemühungen von seiten des ZV, die Ausbildungsdauer zu verlängern. Anfang 1966 waren sich Wilhelm Schwarzhaupt und Paul Mössinger, der sich mittlerweile dem RBK angenähert hatte, der Ansicht, daß die Ausbildung unzureichend sei und schlugen sogar vor, wieder dreimonatige Kurse einzuführen.[1041] Auf der Hauptversammlung des Zentralvereins im Jahr 1970 waren die anwesenden homöopathischen Ärzte einhellig der Meinung, daß mindestens sechs statt bisher drei Wochen Kursausbildung gefordert werden müßten.[1042] Zu einer Änderung der Ausbildungsrichtlinien kam es jedoch nicht. Erst lange, nachdem die Kurse am RBK eingestellt worden waren, setzten sich längere Ausbildungszeiten durch.[1043]

Neben der Dauer der Kurse führte auch der Inhalt der Seminare zu einer tiefgreifenden Meinungsdifferenz. Die Weigerung vieler ZV-Mitglieder, die RBK-Kurse als gleichwertig anzuerkennen, hatte auch mit ihrer homöopathischen Einstellung zu tun. Wie schon früher betont wurde, war zumindest im Bundesverband des ZV in den 1960er und 1970er Jahren die klassische Homöopathie dominant.[1044] Deshalb seien die RBK-Kurse im ZV nicht sehr hoch angesehen, ja oft kaum erwünscht gewesen.[1045] So kritisierte Karl von Petzinger im November 1964, daß man nicht wisse, wie die Homöopathie am RBK vertreten werde; man fürchte aber, daß dort ein falscher Geist herrsche und deshalb keine Aussicht bestünde, am RBK richtige homöopathische Ärzte auszubilden.[1046] Umgekehrt beklagte Hans Ritter die zunehmende Faszination, die die klassische Homöopathie auf den ZV und auf die Kursteilnehmer ausübe; abfällig meinte er zu den ZV-Kursen unter der Leitung Martin Stüblers: „Aber unabhängig davon kann ich mir nicht verhehlen, daß unsere kritische Einstellung vielen Hörern nicht behagt. Sie wollen nun einmal faszinierend und nicht abwägend instruiert werden."[1047]

Hauptversammlung der LV-Vorstände des ZV im November 1964; ARBK 200, 142, Ausbildung Homöopathie, Sitzung der Landesverbände, 1964.

[1041] AIGM NHE 70, Besprechung über die Förderung der Homöopathie, 4./5.3.66.

[1042] Nach einer Schilderung Heinz Hennes in: AIGM NHE 17, Nr.7 (16.11.70), S. 2.

[1043] Im Jahr 1987 hat die Bundesärztekammer zur Erlangung der Zusatzbezeichnung zusätzlich eine zweijährige klinische Tätigkeit zur Voraussetzung gemacht, und in der 1992 beschlossenen Weiterbildungsordnung wurde die Anzahl der besuchten Kurse auf sechs und die Dauer des Lehrgangs auf sechs Monate erhöht (nach Schlich/Schüppel, S. 219).

[1044] Im Jahr 1974 erklärte Paul Mössinger lapidar: „Die wissenschaftlich-kritische Richtung unter den homöop[athischen] Ärzten sei heute praktisch ausgestorben" (ARBSG 1001-14, Protokoll der Besprechung des HWS-Vorstands mit einer ZV-Delegation am 9.10.74).

[1045] AIGM NHE 70, Protokoll über eine Besprechung im RBK, 8.7.64

[1046] ARBK 200, 142, Ausbildung Homöopathie, Sitzung der Landesverbände, 1964.

[1047] AIGM NRI, Kurse 63–69, Ritter an Kollegen, 6.10.67. Ganz ähnlich auch im *Memorandum* Ritters, S. 13: „Überall stieß man auf die geheime, selten greifbare Gegenpropaganda im ZV. Immer stärker wirkte sich die Faszination durch seine neuen Kurse aus, die ohne Hemmschuh der Tatsachen das erhoffte illusionäre Bild der Homöopathie präsentierten."

Veränderte Rahmenbedingungen

Trotz der grundsätzlichen Bedeutung des Konfliktes zwischen RBK und ZV kann man dieser Auseinandersetzung nicht die alleinige Verantwortung für die Krise der homöopathischen Lehre am RBK anlasten. Es kamen einige weitere Faktoren hinzu. So war der Rückgang der Teilnehmerzahlen auch durch eine veränderte Arbeitsmarktlage für Mediziner bedingt. Denn ab Mitte der 1950er Jahre näherte man sich auch in der ärztlichen Branche der Vollbeschäftigung; zuvor waren Stellen äußerst rar gewesen, weshalb viele Ärzte ihre Qualifikation durch eine Zusatzausbildung – zum Beispiel in der Homöopathie – verbessern wollten.[1048] Die hervorragende Beschäftigungssituation machte nun eine solche zusätzliche Qualifikation nicht mehr notwendig. Hinzu kam eine rechtliche Veränderung: Um 1960 fand eine wichtige Aufhebung der Niederlassungsbeschränkung für Ärzte statt. Bis zu diesem Zeitpunkt hatte jeder Arzt eine Zusatzbezeichnung vorweisen müssen, um bei den Kassenärztlichen Vereinigungen die Genehmigung zur Niederlassung zu erhalten.[1049] Diese Regelung wurde abgeschafft.

Die beiden folgenden Graphiken verdeutlichen die Krise der Lehre am RBK: Sowohl die absoluten Teilnehmerzahlen als auch die Zahl der durchgeführten Kurstage pro Jahr sanken nach 1956 rapide und blieben bis zur Schließung der Poliklinik auf einem geringen Niveau stehen.[1050]

Ein weiteres Problem war die zunehmende Überalterung der Teilnehmer ab etwa 1958. Unter Leeser sollen die Teilnehmer noch relativ jung gewesen sein, da hier vornehmlich Medizinstudenten und junge Ärzte eine Zusatzbezeichnung anstrebten. Dagegen klagte Ritter ab 1958 über einen nicht unerheblichen Anteil an älteren Ärzten und ausgesprochenen „Sonderlingen".[1051] In seiner Zeit habe es sich vorwiegend um Praxisärzte gehandelt, denen eine Teilnahme an längeren Kursen schwer gefallen sei – auch aus diesem Grund mußte die Dauer der Kurse auf ein bis zwei Wochen reduziert werden.[1052] Über das durchschnittliche Alter der Teilnehmer lassen sich nur für einige wenige Jahre statistisch gesicherte Werte angeben. Für das Jahr 1968 bestätigt sich das recht hohe Durchschnittsalter, das Ritter kritisierte: Beim Einführungskurs im März 1968 waren die Teilnehmer

---

[1048] ARBK 200, 128, Jahresbericht 1959, S. 3.
[1049] ARBSG 1001-6, Müller an Stein, 19.10.77.
[1050] Man überlegte am RBK deshalb sogar, Teilnehmern eine Vergütung auszuzahlen, z. B. in Form von „Forschungsstipendien" der VVB (ARBSG 1002-1, Protokoll der Besprechung vom 15.12.65, S. 5).
[1051] Dies wird durch eine Äußerung Walter A. Müllers bestätigt. Da bis 1960 eine Zusatzbezeichnung notwendig gewesen sei, wenn ein Arzt sich niederlassen wollte, hätten vor allem junge Ärzte die Kurse besucht; aus diesem Grund hätten diese jungen Ärzte auch klaglos eine vierteljährliche unentgeltliche Ausbildung auf sich genommen. Nach dem Wegfall dieser Klausel sei die Zahl der jüngeren Teilnehmer stark gesunken (ARBSG 1001-6, Müller an Stein, 19.10.77).
[1052] AIGM NRI, Manuskript *Die deutsche Homöopathie im 20. Jahrhundert*, S. 11.

3 Problematik und Scheitern der Homöopathie am Robert-Bosch-Krankenhaus

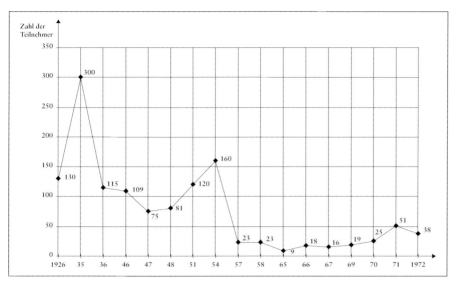

Graphik 45 Teilnehmerzahl an den homöopathischen Ausbildungskursen des RBK 1926–1972[1053]

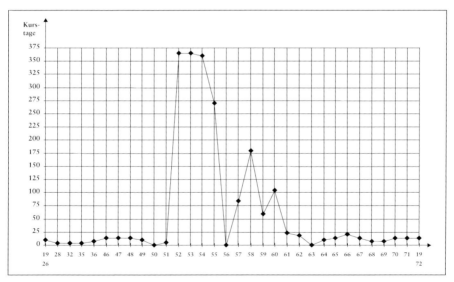

Graphik 46 Durchgeführte Kurstage pro Jahr 1926–1972[1054]

[1053] Quellen: Privatarchiv Gebhardt, Karteiblatt Kurse; AIGM NHE 10, Programme der Kurse; AIGM NHE 54, passim; AIGM NRI, Kurse I; AIGM NRI, Kurse II; die Zahl 1954 geschätzt nach: Stübler, Homöopathie 1948–1988, S. 199.

[1054] Quellen: siehe vorherige Fußnote.

zwischen 33 und 78 Jahre alt, das Durchschnittsalter lag bei 48 Jahren.[1055] Im Jahr 1972 wurden 73 Teilnehmer homöopathischer Kurse über ihre Person und ihre Einstellung zur Homöopathie befragt. Leider ist aber nicht ganz sicher, ob es sich um Teilnehmer der RBK-Kurse, der ZV-Kurse oder um Teilnehmer beider Kurse handelte.[1056] Über zwei Drittel der 73 befragten Ärzte war zum Zeitpunkt der Kursteilnahme bereits über 40 Jahre alt, über 90 Prozent waren bereits mehr als zehn Jahre als Arzt tätig, bevor sie den Kurs absolvierten. Zu diesem Zeitpunkt ist es also durchaus fraglich, ob man überhaupt noch von homöopathischem „Nachwuchs" sprechen kann.

Fehlende Resonanz an Universitäten

Um den Rückgang der Teilnehmerzahlen aufzufangen, aber auch, um den Universitäten die „Wissenschaftlichkeit" der Homöopathie zu demonstrieren, ging das RBK mehrere Male auf Medizinische Fakultäten zu und warb dort für die homöopathischen Ausbildungskurse. Die Resonanz war jedoch äußerst gering. Schon Hans Ritter hatte während seiner Zeit am RBK bis etwa 1967 eine zweistündige Vorlesung über Homöopathie an der Universität Frankfurt gehalten. Doch dieser Versuch der akademischen Lehre der Homöopathie gehörte nicht zu seinen besten Erinnerungen. Sehr schnell seien so wenig Zuhörer gekommen, daß kaum das akademische Minimum erfüllt gewesen sei, weshalb Ritter zu dem Schluß kam, „daß eine Vorlesung, die [...] kein Pflichtfach ist, im heutigen Lehrbetrieb keine sonderlichen Chancen hat."[1057]

Konrad Hötzer hat 1971 einen weiteren Anlauf unternommen, um Medizinstudenten für die Homöopathie zu interessieren. Dabei kam es übrigens zu einer Zusammenarbeit mit dem ZV: Im März 1971 trafen sich Hötzer und Henne mit Karl-Heinz Gebhardt und Heinz Schoeler, um das gemeinsame Vorgehen zu besprechen. Man einigte sich darauf, in Tübingen eine Wochenendtagung für Medizinstudenten und Medizinalassistenten zu organisieren. Auch hier zeigt sich, wieviel Wert die Veranstalter darauf legten, nicht den Widerspruch der Fakultäten heraufzubeschwören: Man wollte gegenüber den Universitäten betonen, daß man die Homöopathie als „Ergänzungstherapie" betrachte, um keine Mißverständnisse aufkommen zu lassen.[1058] Weder die Universitäten noch die Studenten zeigten jedoch ein sonderliches Interesse an solchen homöopathischen Ausbildungskursen. Es ist fraglich, ob der Tübinger Kurs überhaupt stattgefunden hat. Auch erste Kontakte zur Universität in Heidelberg im Mai 1971 zeitigten nicht gerade ermutigende Resultate.[1059] Hans Ritter berichtete Ende

---

[1055] AIGM NRI, Kurse 1963–68.
[1056] ARBSG 1001-12, Fragebogen für Kursteilnehmer nach längerem Kursabschluss, 3.1.73.
[1057] Ritter, *Memorandum*, S. 20.
[1058] Privatarchiv Gebhardt, Organisatorische Vorbereitungen für Wochenendtagung Tübingen (1971); Privatarchiv Gebhardt, Protokoll der Sitzung vom 13.3.71.
[1059] ARBSG 1001-39, Protokoll der Sitzung am 15.5.71. Ein ähnlicher Versuch war bereits 1968 von Paul Mössinger angeregt worden, kam aber wohl ebenfalls nicht zustande (AIGM NHE 23, Brief Mössinger an Stein vom 25.10.68).

1970 von einem ebenfalls gescheiterten Versuch der „Deutschen Homöopathischen Union" und zog daraus das allgemeine Fazit: „Die Studenten, die gegenüber der DHU den Wunsch äusserten, über Homöopathie unterrichtet zu werden, bestanden in Heidelberg aus einem einzigen, in München aus einer kleinen Gruppe, die inzwischen aus Examensbedrängnis und aus anderen Gründen schon wieder auseinandergelaufen ist. Von einem Verlangen nennenswerter studentischer Kreise nach homöopathischer Belehrung kann also nicht die Rede sein."[1060]

Fassen wir die Problematik um die Lehre der Homöopathie am RBK zusammen. Am Anfang stand ein grundsätzlicher Machtkonflikt zwischen dem ZV und dem RBK. Das Krankenhaus verstand sich als unabhängige Institution und versuchte sich deshalb gegen die „Kontrollabsichten" des Verbandes zur Wehr zu setzen.[1061] Umgekehrt ist aber auch die Position des Zentralvereins nachvollziehbar, der sich als wichtigster Interessenverband der Homöopathie begriff und deshalb eine so zentrale Aufgabe wie die homöopathische Ausbildung nicht in fremden Händen sehen wollte. Statt gemeinsam die Ausbildung zu organisieren, zersplitterten sich die innerhomöopathischen Kräfte in Macht- und Kompetenzstreitigkeiten. Dieser Konflikt muss deshalb letztlich als hausgemacht bezeichnet werden: Die Rivalitäten zwischen verschiedenen homöopathischen Interessengruppen haben zur Krise und zum Verschwinden der RBK-Kurse beigetragen. Verschärfend trat zu diesem Konflikt die Diskussion um die „richtige" Homöopathie. Dennoch muß abschließend festgestellt werden, daß der Verlust der Ausbildungskurse am RBK nicht in der Absicht des ZV gelegen hatte, auch wenn dessen Politik indirekten Anteil daran hatte. Im Gegenteil versuchten einige Mitglieder des ZV im Jahr 1973, das drohende Verschwinden der Kurse zu verhindern. Artur Braun schlug nach Hötzers Weggang vor, einen Ausbildungsleiter des ZV ans RBK zu entsenden.[1062]

Daneben hatten einige weitere Probleme die Konsolidierung der RBK-Ausbildung verhindert. Hier ist zunächst der Rückgang der Teilnehmerzahlen zu nennen, aber auch die zunehmende Überalterung der Teilnehmer bereitete dem RBK Sorgen. Zuletzt scheinen die 1950er und 1960er Jahren allgemein keine Zeit für eine Homöopathie, die die Integration in die Schulmedizin anstrebte, gewesen zu sein. Universitäten und Medizinstudenten zeigten jedenfalls kaum Interesse an den Ausbildungsangeboten des RBK. Ritter vermutete, daß eine oppositionelle Homöopathie, die sich medizinkritisch von der Schulmedizin abgegrenzt hätte, größeren Zulauf bekommen hätte. In der Tat waren die klassisch orientierten ZV-Kurse besser besucht.[1063]

[1060] ARBSG 1001-45, Ritter an Henne, 14.12.70.
[1061] AIGM NHE 70, Vorbemerkungen zur wissenschaftlichen Sitzung am 27.4.1966 (von Ritter).
[1062] AIGM NHE 28, Aus Protokoll der Hauptversammlung des DZVhÄ am 27.5.73 in Wien. Siehe auch: AIGM NHE 27, Protokoll über eine Besprechung des Vorstands der Hans-Walz-Stiftung am 7.11.73.
[1063] Ritter, *Memorandum*, S. 20.

Die Lehre am RBK hatte also seit 1956 an einer Dauerkrise gelitten. Schon zuvor war es Stiegele, Saller und Leeser nur in begrenztem Maße gelungen, eine genügend große Anzahl von klinischen homöopathischen Ärzten auszubilden. Nach 1956 kann überhaupt nicht mehr von Erfolgen gesprochen werden: Soweit nachweisbar, ging aus den RBK-Kursen nach 1956 kein einziger klinischer Homöopath von Bedeutung hervor. Der letztliche Auslöser für das Scheitern der Lehre am RBK ist gerade in diesem Mißerfolg zu suchen: Da die Kurse keine jungen klinischen Homöopathen hervorgebracht hatten, konnte das RBK auch keinen geeigneten Nachfolger für Konrad Hötzer finden – mit der Trennung von Hötzer mußten deshalb die Ausbildungskurse eingestellt werden. Die von Robert Bosch gestellte Aufgabe, „die gewonnenen Erkenntnisse in Lehre und Schrifttum auszuwerten und der Mitwelt wie Nachwelt zur Weiterbildung zu überliefern"[1064], war damit gescheitert.

3.2.4 Strukturwandel in den Krankenhäusern nach 1945

In den Jahrzehnten nach dem Zweiten Weltkrieg fand in deutschen Krankenhäusern ein Strukturwandel statt, der erhebliche medizinische, personalpolitische und finanzielle Auswirkungen hatte. Diese Auswirkungen trafen alle Krankenhäuser gleichermaßen. Für die Homöopathie am RBK hatte dieser Strukturwandel insgesamt negative Folgen.

Der Stuttgarter Bürgermeister Josef Matussek hat im Jahr 1968 die Ursachen und Folgen dieses Strukturwandels zusammengefaßt.[1065] Danach hat das Krankenhaus im Laufe des 20. Jahrhunderts eine grundsätzlich neue Funktion übernommen. War es im 19. Jahrhundert noch vornehmlich Bewahranstalt gewesen, so wandelte es sich immer stärker zur spezifischen Behandlungsstätte. Auch Bereiche und Abschnitte des Lebens, die früher nichts mit dem Krankenhaus zu tun hatten, fielen nun in dessen Zuständigkeit. Beispielsweise erfolgte um 1900 nur ein Prozent aller Geburten im Krankenhaus, während es im Jahr 1969 bereits 69 Prozent waren. Auch das Ende des Lebens vollzog sich immer öfters im Krankenhaus: Um 1900 starben etwa zehn Prozent der Menschen im Krankenhaus, 1961 waren es bereits 41 Prozent.

Weiter veränderten sich durch diese neue Funktion das Patientengut und auch die Krankheitsbilder sehr stark. Nach 1945 waren Krankheiten zunehmend behandlungsfähig, an denen man im 19. Jahrhundert gestorben war. Dadurch wurde der Kreis der Behandelten auf Schwerstkranke ausgedehnt. Zudem veränderte sich die Patientenschaft auch durch sozialen Wandel. Immer mehr Frauen gingen einem Beruf nach, so daß sie eine häusliche Pflege von kranken Angehörigen nicht mehr leisten konnten; diese Aufgabe fiel dann verstärkt ebenfalls an das Krankenhaus. Wichtigere Auswirkungen auf das Patientengut hatte allerdings

---

[1064] Richtlinien für die StHK in der Fassung von 1941, S. 2 (in: ARBSG 1002-111).
[1065] Matussek, *Wandel*, S. 5–7.

der Umstand, daß die Menschen ein immer höheres Lebensalter erreichten.[1066] Auf diesen Punkt soll gleich näher eingegangen werden.

Zudem sorgte die medizinische und technische Entwicklung nach 1945 für eine zunehmende Spezialisierung und Technisierung der Krankenhäuser; dies war ein Trend, der in fast allen Lebensbereichen zu beobachten war. Aufgrund der größeren Anforderungen und der vermehrten Möglichkeiten teilten sich die medizinischen Fächer in immer weitere Spezialdisziplinen. So rechnete Matussek vor, daß das größte Stuttgarter Krankenhaus, das Katharinenhospital, im Jahr 1927 lediglich sechs Disziplinen umfaßte;[1067] im Jahr 1968 waren es 18 Fachkliniken und Institute. Eng verzahnt damit ist die Zunahme an eingesetzter diagnostischer und therapeutischer Technik. Medizinische Abläufe wurden durch neue Apparaturen, vom Blutdruckmeßgerät bis zur Computertomographie, stark verändert. Auch nahm die Zahl der Laboratorien, Röntgenräume und Operationssäle zu. Matussek gibt für das 19. Jahrhundert an, daß die Krankenzimmer etwa 40 Prozent der Raumkapazität beansprucht hätten; im Jahr 1968 seien es bei allgemeinen Krankenhäusern noch elf Prozent gewesen. Dies ist ein wichtiger Indikator für den Wandel weg von der Pflegedominanz früherer Zeiten hin zur Untersuchungs- und Behandlungsdominanz. Auch dieser Punkt wird anschließend genauer untersucht.

Hinzu kam, daß sich das benötigte Personal beträchtlich erhöhte. Bedingt war diese Personalintensivierung durch verschiedene Entwicklungen. Die neuen Diagnose- und Behandlungsmöglichkeiten waren nur durch zusätzliches Personal im Krankenhaus einsetzbar; daneben sorgten tarifliche Vereinbarungen, insbesondere Arbeitszeitverkürzungen, für eine geringere Verfügbarkeit des einzelnen Angestellten. Außerdem wurde am RBK allgemein beobachtet, daß die Patienten höhere Ansprüche in räumlicher, technischer und pflegerischer Hinsicht stellten.[1068] Wieder legt Matussek Zahlen für das Katharinenhospital vor. Im Jahr 1927 waren dort – bei 915 Betten – 17 Ärzte, sechs Medizinalpraktikanten und 69 Schwestern beschäftigt; im Jahr 1968 waren es – bei 1.203 Betten – 128 Ärzte und 301 Schwestern. Für das RBK läßt sich eine ähnliche Entwicklung aufzeigen. Im ersten vollen Betriebsjahr des RBK, also 1941, versorgte statistisch gesehen ein Arzt knapp 19 Betten, im Jahr 1972 fielen dagegen nur noch 5,8 Betten auf einen Arzt.[1069] Der zunehmende Bedarf an Arbeitskräften führte, in Verbund mit der allgemeinen Vollbeschäftigung, ab den 1950er Jahren zu einer Personalnot. Nach einer Erhebung der baden-württembergischen Krankenhausgesellschaft waren 1958 insgesamt 4,4 Prozent der Stellen in den inneren Abteilungen baden-württembergischer Krankenhäuser nicht besetzt; in den

---

[1066] Siehe dazu auch: HStA Stuttgart, EA 2/009, Bü 3006, Denkschrift des Innenministeriums Baden-Württemberg über das Krankenhauswesen in Baden-Württemberg, ca. 1960.
[1067] Es handelte sich um die Abteilungen Innere Medizin, Chirurgie, Gynäkologie, Augen, HNO und Kiefer-Klinik.
[1068] RBK, Verwaltungsregistratur, Handakten Müller, Akte Hans Walz, Entwurf vom 18.12.61.
[1069] Verwaltungsarchiv RBK 6100, Geschäftsberichte 1941 und 1972.

chirurgischen Abteilungen waren es sogar 15 Prozent. Der Mangel betraf Ärzte, Pflege- und Hauspersonal gleichermaßen. Dennoch waren vor allem ärztliche Stellen kaum zu besetzen, da es für Mediziner weitaus lukrativer war, sich in freier Praxis niederzulassen.[1070]

Eine weitere Veränderung in den Krankenhäusern war, daß die medizinische und personelle Intensivierung der Krankenhausversorgung zu einer wahren Kostenexplosion führte. Allein zwischen 1965 und 1975 stiegen die Kosten der Krankenhäuser in Baden-Württemberg von 31 auf 106 Milliarden Mark, was einer Steigerung von 242 Prozent entspricht; der Reallohn erhöhte sich in demselben Zeitraum lediglich um 126 Prozent.[1071] Dadurch entwickelte sich das Krankenhaus zum zweitwichtigsten Kostenfaktor innerhalb des Gesundheitswesens: Er machte 1975 bereits 30,2 Prozent aus, während es zehn Jahre zuvor lediglich 18,7 Prozent der gesamten Gesundheitskosten waren.[1072] Die Kostenunterdeckung an deutschen Krankenhäusern belief sich 1957 auf 271 Millionen Mark.[1073]

Alle diese Veränderungen haben zu einer grundsätzlichen Neuorientierung der Krankenhäuser geführt; Matussek resümiert den Strukturwandel mit folgenden Worten: „Nach alledem hat sich das Krankenhaus zu einem medizinisch erfolgreichen, technisch perfektionierten und zweckgerichteten, hochspezialisierten und personalintensiven, auf Massendurchgänge eingestellten und kostenaufwendigen Großbetrieb entwickelt."[1074]

Das RBK unterschied sich deshalb bereits in erheblichem Maße vom Aushilfskrankenhaus in der Marienstraße, was Abläufe, Ausstattung, Patientengut, Personal und Kosten anbetraf. Aber das RBK sah sich dennoch im Vergleich zu anderen Krankenhäusern verstärkt ins Hintertreffen geraten. Schon 1961 hieß es in einer Akte des RBK, daß man den allgemeinen Veränderungen des Krankenhauswesens am RBK kaum noch Rechnung tragen könne: Bei der Eröffnung 1940 sei das RBK das „relativ modernste Stuttgarter Krankenhaus" gewesen, aber „jetzt oder doch bald [gehöre es] zu den älteren Krankenhäusern unseres Einzugsgebietes".[1075] Diese Einschätzung hat deshalb den Neubau des RBK 1973 entscheidend motiviert.

In Hinblick auf die Fragestellung dieses Kapitels ist nun entscheidend, welche Auswirkungen dieser Strukturwandel auf die Homöopathie am RBK hatte. Die

---

[1070] HStA Stuttgart, EA 2/009, Bü 3006, Denkschrift des Innenministeriums Baden-Württemberg über das Krankenhauswesen in Baden-Württemberg (ca. 1960), S. 16.
[1071] Krankenhausbedarfsplan, S. 7.
[1072] Krankenhausbedarfsplan, S. 7.
[1073] HStA Stuttgart, EA 2/009, Bü 3006, Denkschrift des Innenministeriums Baden-Württemberg über das Krankenhauswesen in Baden-Württemberg, ca.1960. Allgemein zum Strukturwandel der Krankenhäuser siehe auch: HStA Stuttgart, EA 2/009, Bü 3000/1, Niederschrift über die Sitzung der Arbeitsgemeinschaft der Leitenden Medizinalbeamten, März 1954.
[1074] Matussek, Wandel, S. 5f.
[1075] ARBK 200, 145, Korrespondenz mit Hans Walz, Entwurf vom 18.12.61.

bedeutende Zunahme der Kosten hätte ein Vorteil für die Homöopathie sein können. So scheint es wenigstens bei erster Betrachtung: Denn homöopathische Arzneimittel sind günstig, so daß sie sich im Bereich der medikamentösen Behandlung angeboten haben. Allerdings hatte dieser Preisvorteil in der Realität keinerlei Bedeutung am RBK. Dies hing damit zusammen, daß die Homöopathie bereits seit 1956 kaum noch in den stationären Abteilungen eingesetzt worden war und daß die dort tätigen Ärzte kaum noch homöopathische Kenntnisse besaßen; für sie waren Homöopathica schon aus medizinischen Gründen keine Alternative. Außerdem scheint es, als ob die Preisdifferenz auch nicht zu einer spürbaren Kostenentlastung beigetragen hätte: Denn auch die Poliklinik klagte, obwohl sie stark homöopathisch ordinierte, daß sie mit den erstatteten Honorarsätzen nicht auskommen könne. Jedenfalls findet sich in den Quellen zum RBK keinerlei Hinweis darauf, daß homöopathische Mittel aus ökonomischen Gründen schulmedizinischen Arzneien vorgezogen wurden.

Der zunehmende Bedarf an Personal betraf das RBK ebenso wie alle anderen Krankenhäuser, und man hatte ebenfalls erhebliche Probleme, diesen Bedarf einigermaßen zu decken.[1076] Dennoch hatte diese Problematik keine Auswirkungen auf die Anwendung der Homöopathie; sie verhielt sich ihr gegenüber neutral. Es kann allerdings vermutet werden, daß das RBK erhebliche Schwierigkeiten gehabt hätte, genügend homöopathische Ärzte zu finden, wenn die inneren Abteilungen auch nach 1956 weiter homöopathisch geführt worden wären.

Erhebliche Schwierigkeiten entstanden der Homöopathie aber durch die Veränderung des Patientengutes, die sich aus der Übernahme neuer Aufgaben und durch soziale Umwälzungen ergeben hatte. Negativ wirkte sich auch die Spezialisierung und Technisierung der Medizin auf die Stellung der Homöopathie aus.

Veränderung des Patientengutes und der Krankheitsbilder

Neue Aufgaben hatte auch das RBK nach 1940 übernommen. Der zunehmenden Zahl von Frauen, die ihre Kinder im Krankenhaus zur Welt bringen wollten, trug die StHK dadurch Rechnung, daß 1940 im RBK eine Abteilung für Frauenheilkunde und Geburtshilfe eingerichtet wurde. Außerdem registrierte das RBK ab den 1960er Jahren eine zunehmende Zahl von Patienten, die nicht akut behandlungsbedürftig und deshalb im Grunde Pflegefälle waren. Gerhard Seybold und Walter A. Müller haben 1968 knapp 200 Patientenblätter ausgewertet und kamen zu dem Ergebnis: Bei rund 15 Prozent aller Patienten übernehme das Krankenhaus quasi die Funktion einer Pflegestation.[1077]

Auch der steigende Altersdurchschnitt der Patienten läßt sich am RBK nachweisen. Aus der Untersuchung Seybolds und Müllers läßt sich ersehen, daß im Jahr 1968 genau 54,5 Prozent aller Patienten der inneren Abteilungen des RBK über

---
[1076] Siehe Kap. III.1.2.4.
[1077] ARBK 200, 147, Seybold an Gesundheitsamt vom 27.3.68.

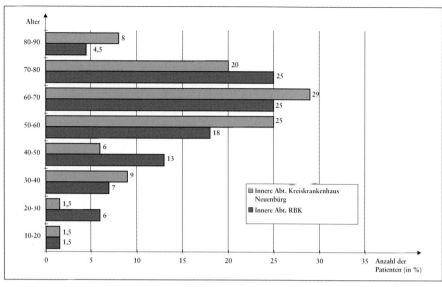

Graphik 47 Altersverteilung am RBK (Gesamtzahl: 195) und am Kreiskrankenhaus Neuenbürg (Gesamtzahl: 65) im Jahr 1968, in Prozent[1078]

60 Jahre alt waren; in dem Vergleichskrankenhaus in Neuenbürg waren es sogar 57 Prozent. Die beiden Ärzte betonen dabei, daß eine deutliche Veränderung gegenüber früheren Jahrzehnten festzustellen sei. Auch von der Patientenschaft der Poliklinik unterschied sich dieser Altersaufbau fundamental; dort machten die Altersgruppen zwischen 25 und 50 Jahren mit Abstand die stärkste Fraktion aus.[1079]

Diese deutliche Zunahme an älteren Patienten war eine der wichtigsten Ursachen für den Wandel der Krankheitsbilder im Krankenhaus. Als weitere Ursache für das sich verändernde Krankheitsspektrum sind gesellschaftliche Umstände (schädliche Umwelteinflüsse) und individuelle Lebensführung (falsche Ernährung, Bewegungsmangel) zu nennen.[1080]

Reinhard Spree hat in seiner quantitativen Untersuchung von Krankheitsbildern festgestellt, daß zu Beginn des 20. Jahrhunderts Infektionen an erster Stelle der im Krankenhaus behandelten Krankheiten standen, gefolgt von Verletzungen und Unfällen und von Erkrankungen der Verdauungsorgane. Heute dominieren dagegen Unfälle und Verletzungen, gefolgt von Krankheiten der Kreislauf- und Verdauungsorgane. Akute und chronische Infektionskrankheiten seien also seit der Jahrhundertwende stark zurückgegangen.[1081] Somit verschwand hier ein

---

[1078] ARBK 200, 147, Seybold an Gesundheitsamt vom 27.3.68.
[1079] Siehe Kap. III.2.2.1.
[1080] Spree, *Quantitative Aspekte*, S.76. Im einzelnen sind anzuführen: Verlängerung der Lebenserwartung, Technisierung der Arbeitswelt, veränderte Umweltbedingungen, höhere Wohn- und Verkehrsdichte und Wohlstandsfolgen.
[1081] Spree, *Quantitative Aspekte*, S. 75f.

breites homöopathisches Betätigungsfeld. Statt dessen nahm die Zahl der Patienten mit chirurgischer Indikation zu, die der homöopathischen Behandlung zumindest primär kaum zugänglich waren.

Von größerer Konsequenz für die Homöopathie war die Zunahme an schweren akuten Krankheiten, wie zum Beispiel Herzinfarkte oder Krebserkrankungen. Dies läßt sich am Wandel der Todesursachen zeigen. 50 Prozent aller Todesfälle beruhten 1987 auf Erkrankungen von Herz, Kreislauf und Gefäßen; 1927 waren es lediglich 15 Prozent gewesen. An bösartigen Neubildungen starben 1987 insgesamt 24 Prozent gegenüber zwölf Prozent 1927.[1082] Zwar waren einige homöopathische Ärzte der Meinung, auch schwerwiegende Krankheiten mit der Homöopathie heilen zu können.[1083] Die Mehrzahl der homöopathischen Ärzte – und dazu gehörten alle Homöopathen des RBK – waren jedoch der Ansicht, daß die homöopathische Methode bei solchen Krankheiten zu schwach sei, weshalb diese Erkrankungen mit schulmedizinischer Therapie bekämpft werden müßten. Der steigende Anteil an Patienten mit schweren Krankheiten drängte deshalb die homöopathische Behandlung am RBK zurück und warf zuletzt die grundsätzliche Frage auf, ob die Homöopathie angesichts dieses Patientengutes überhaupt zur Anwendung im Krankenhaus geeignet sei.

Karl Saller hat diese Entwicklung bereits im Jahr 1948 problematisiert. Im Aushilfskrankenhaus seien vorwiegend chronisch Kranke behandelt worden, sagte er; dagegen würden ins RBK nun in viel größerem Maße Patienten mit akuten Krankheiten eingeliefert; ein beträchtlicher Anteil seien Patienten mit lebensbedrohenden Erkrankungen. Diese kranken Menschen bedürften eines Aufwands an klinischer Betreuung und diagnostischer Sorge, die in keinem Verhältnis zu dem stehe, was vor 25 Jahren erforderlich und ausreichend gewesen sei.[1084] Die Homöopathie stoße hier unbedingt an ihre Grenzen. Saller faßte diese Entwicklung in folgenden Worten zusammen: „Gerade der klinische Betrieb des Robert-Bosch-Krankenhauses gibt uns in diese Grenzen [der Homöopathie] einen besonders zuverlässigen Einblick. Der klinischen Behandlung werden durchschnittlich die schwersten Erkrankungen aus der täglichen Praxis zugeführt, und zwar in der Regel solche Erkrankungen, an denen in ambulanter oder häuslicher Behandlung schon ein Großteil ärztlicher Kunst verschiedener Schulung versucht wurde. So steht die Klinik für sehr viele Fälle vor der Aufgabe, noch Wirkungen zu erzielen, wo andere Methoden bereits versagt haben, und so lernt auch gerade eine homöopathische Klinik in besonderem Maß die Grenzen der verschiedenen Heilmethoden kennen und abschätzen."[1085]

[1082] Nach Graphik in: Krankenhaus-Umschau 3/89.
[1083] Zum Beispiel Emil Schlegel, siehe sein Buch: *Die Krebskrankheit: ihre Natur und ihre Heilmittel*. München 1908.
[1084] ADH, 51, Nr. 286, 1948.
[1085] Saller, Übersicht, S. 382. Dieser Ansicht war auch Fritz Donner: Das Krankenhaus diene heute (im Jahr 1965) zur Aufnahme akuter schwerer Fälle, „für deren Behandlung die Homöopathie ihrer Natur nach ungeeignet ist." Er selbst habe deshalb in seiner Abteilung am Berliner Kran-

Eine solche Einschätzung ist nicht zwangsläufig und deshalb auch nicht von unbedingter „Richtigkeit". Es leuchtet aber ein, daß die homöopathischen Ärzte des RBK aufgrund ihrer schulmedizinischen und wissenschaftlichen Grundposition diesen Standpunkt einnahmen. Und die Entscheidungsträger am RBK schlossen sich ihnen an: Im August 1965 betonte die VVB, daß sich die Belegung der Krankenhäuser seit 1945 so sehr verändert habe, daß die Homöopathie „ein weniger gewinnbringendes Betätigungsfeld" habe.[1086]

Es stellte sich deshalb dem RBK die Frage, wie auf diese Veränderung der Patientenschaft zu reagieren sei. Grundsätzlich gab es zwei Möglichkeiten, die im Prinzip dasselbe intendierten: Entweder könnten in das RBK als allgemeines Krankenhaus nur bestimmte Patienten aufgenommen werden (implizite Patientenauslese) oder man errichtete ein Spezialkrankenhaus, das aufgrund des eingegrenzten Krankheitsspektrums auch nur eine bestimmte Patientenschaft besitzt (explizite Patientenauslese). Durch eine solche Steuerung hätte der Anteil an homöopathischen Behandlungen auch in den inneren Abteilungen wieder deutlich steigen können.

Eine implizite Patientenauslese kam jedoch für die StHK nicht in Frage.[1087] Denn nach 1945 hatte das RBK ein so starkes Gewicht im Stuttgarter Krankenhauswesen als allgemeines Krankenhaus, daß man keine Beschränkung im Hinblick auf die zu behandelnden Krankheiten vornehmen wollte. Paul Mössinger hat im Jahr 1969 nochmals einen Vorstoß in dieser Richtung hin unternommen.[1088] Karl Schreiber winkte aber ab: Man könne die Entwicklung der letzten 30 Jahre nicht zurückdrehen – das „RBK stellt ein Faktum im Stuttgarter Krankenhauswesen als Allgemeinkrankenhaus dar".[1089] In einem Brief an Hans Walz gab Schreiber noch einen zweiten Grund an, weshalb das RBK nicht nur ausgesuchte Kranke aufnehmen könne: Ein „homöopathisches Schwerpunkt-Krankenhaus mit Patienten-Auslese anzustreben, würde binnen kurzer Zeit zu einer Schließung des jetzigen Hauses (wegen nahezu geschlossenem Abzug der Ärzteschaft) führen".[1090]

---

kenhaus bestenfalls 20 Prozent homöopathisch behandeln können (AIGM NHE 70, Besprechung von AMP mit Donner, 23.7.65. Ebenso argumentiert Donner auch im Aufsatz: *Erfahrungen*, S. 523–527).

[1086] ARBSG 1002-12, VVB an Orzechowski, 9.8.65.

[1087] Ein Quellenhinweis legt allerdings nahe, daß eine solche Auslese de facto im Aushilfskrankenhaus und auch noch im RBK bis 1945 teilweise angestrebt worden ist. Hartmuth Walter stellte in seiner Arbeit fest, daß Alfons Stiegele ganz bewußt eine große Zahl von Patienten mit psychischen Versagens- und körperlichen Schwache- und Erschöpfungszuständen behandelt habe: „Ganz offenbar hat Stiegele als erfahrener homöopathischer Kliniker eine ihm für homöopathische Behandlungszwecke geeignet erscheinende Patientengruppe ausgewählt und die Neuaufnahmen so gesteuert, daß diese sich in seinem Krankenkollektiv anreicherte" (Walter, S. 65).

[1088] ARBSG 1001-55, Aktennote zur Besprechung Schreiber mit Mössinger, 17.2.69.

[1089] ARBSG 1001-55, Aktennote zur Besprechung Schreiber mit Mössinger, 17.2.69; ebenso ARBSG 1002-124, Aktennote Besprechung Schreiber-Mössinger, 12.5.69.

[1090] ARBSG 1001-10, Schreiber an Walz, 19.6.69.

Die andere Möglichkeit war, ein Spezialkrankenhaus zu errichten. Fritz Donner, der für das RBK als Berater fungierte, umriß in einem Brief an Ritter im Jahr 1966 mehrere Varianten. So wäre ein homöopathisches Krankenhaus für chronisch Kranke und für Rehabilitierungsfälle denkbar. Donner verwarf diese Möglichkeit aber, da ein solches Krankenhaus für die wissenschaftliche Erforschung der Homöopathie wenig bringe und da die in Frage kommenden Patienten oft an Endzuständen organischer Erkrankungen litten, die nicht wiederhergestellt werden könnten. Daneben nannte Donner die Möglichkeit eines Pavillons für leichtere Krankheitsfälle, der an das RBK angegliedert und wo nach homöopathischen Grundsätzen behandelt würde. Außerdem schlug er eine Belegklinik am RBK vor, in der niedergelassene homöopathische Ärzte ihre eigenen Kranken behandeln konnten. Dieser Variante standen aber rechtliche Bedenken entgegen.[1091] Letztlich kam Fritz Donner zu dem Schluß: „Ein homöopathisches Krankenhaus sei heute nur noch etwa als Erholungs- oder Kurheim denkbar, in dem möglichst viel Privatpatienten u.a. auch mit homöopathischen Mitteln behandelt würden."[1092]

Alle diese Vorschläge kamen für die StHK jedoch aus formalen, medizinischen und finanziellen Gründen nicht in Betracht. Vor allem Karl Schreiber brachte, als es um die Konzeption für das neue RBK ging, nun eine dritte Variante ins Spiel: eine eigenständige homöopathische Abteilung, quasi eine Art „Reservat", in dem die Heilweise im Verbund mit anderen alternativen Therapien angewandt werden konnte. In einigen wenigen Besprechungen wurde diskutiert, ob dieses Reservat eine ganze innere Abteilung sein könnte. Margarete Fischer-Bosch schlug im Februar 1968 vor, am neuen Haus eine III. Innere Abteilung einzurichten, in der die Homöopathie und andere naturgemäße Heilmethoden Anwendung finden sollten. Die Abteilung müßte ihrer Meinung nach rund 50 Betten haben (von 270 inneren Betten insgesamt); als möglichen Leiter nannte sie Ulrich Mezger.[1093] Karl Schreiber sah dagegen in einem Konzept vor, eine Abteilung für physikalische Therapie und naturgemäße Heilmethoden am neuen RBK einzurichten. Noch im Mai 1971 war Schreiber davon ausgegangen, daß diese Abteilung errichtet werde: Er sprach von 30 Betten (plus zehn für die Poliklinik).[1094] Karl-Heinz Gebhardt wurde schließlich die Stelle für diese Abteilung angeboten. Man unterbreitete ihm sogar den Vorschlag, ihn sofort anzustellen, obwohl er erst 1973 die Stelle als Leiter der Abteilung hätte antreten müssen – in dieser Zeit sollte Gebhardt herumreisen und seine Kenntnisse in der Homöopathie bei Ärzten seiner Wahl vertiefen. Gebhardt lehnte das Angebot jedoch ab. Denn erstens hätte er am RBK maximal 60 Betten bekommen, während er in seiner früheren Tätigkeit in Langensteinbach eine Abteilung für 150 Betten be-

---

[1091] AIGM NRI, Korrespondenz mit DZVhÄ, Donner an Ritter, 3.1.66.
[1092] AIGM NHE 70, Besprechung von AMP mit Donner, 23.7.65.
[1093] ARBSG 1002-17, Aktennote über Anruf von Frau Dr. Fischer-Bosch, 19.2.68.
[1094] AIGM NHE 36, Protokoll über die Sitzung des Arbeitskreises von Dr. Schreiber am 26.5.71. Siehe dazu auch: ARBSG 1001-10, Schreiber an Walz, 19.6.69.

treute. Zweitens hatte sich Gebhardt bereits entschlossen, sich niederzulassen. Und drittens hätte er am RBK sein zweites Standbein neben der Homöopathie, die Onkologie, aufgeben müssen – doch das wollte Gebhardt nicht, da er seine Patienten nicht im Stich lassen wollte.[1095]

Welche weiteren internen Beratungen geführt wurden, ist unbekannt; doch scheint nun die Suche nach einem homöopathischen Arzt als erfolglos aufgegeben worden zu sein. Aus der späteren Stellenanzeige für den Leiter dieser Abteilung ergibt sich, daß die Homöopathie nicht mehr im Vordergrund stand: Es wurde ein Leitender Arzt für das Gebiet Physikalische Therapie einschließlich Balneologie gesucht. In Hinblick auf weitere Kenntnisse heißt es lediglich allgemein: „Zur Abrundung seines Aufgabengebietes wären ferner nützlich Kenntnisse und Erfahrung in der Diätetik und den naturgemäßen Heilweisen."[1096]

Die Einrichtung einer homöopathischen Spezialabteilung scheiterte damit an der Unmöglichkeit, einen geeigneten Leiter zu finden.

Spezialisierung und Technisierung der Medizin

Nach 1945 kam es in der Schulmedizin zu einem gewaltigen Wissensanstieg; eine der Ursachen war die verstärkte weltweite Vernetzung und Zugänglichkeit der Forschungsergebnisse. Diese Zunahme an Wissen betraf die Grundlagenfächer ebenso wie die Pharmazeutik, die Diagnostik und die Therapie.[1097] Aus ihr resultierten zum einen eine Vielzahl von Erfolgen der schulmedizinischen Therapie; zum anderen führte dieser Wissensanstieg zu einer starken Spezialisierung der medizinischen Fächer und zu einer umfassenden Technisierung der Untersuchungs- und Behandlungsmethoden. In einer baden-württembergischen Studie zum Krankenhauswesen von 1977 wurde deshalb auch explizit die Vermehrung des Wissens als Grund für notwendige Veränderungen im Krankenhaussektor genannt: „Diese Wissenszunahme und der technische Fortschritt der Medizin können nur noch durch eine verstärkte Differenzierung der Leistungsangebote und fachliche Spezialisierung erfaßt und genutzt werden."[1098]

Die Spezialisierung der Medizin setzt sich bis zum heutigen Tage fort und ist besonders offensichtlich in der Aufteilung der medizinischen Spezialdisziplinen. Im Jahr 1992 beschloß der Deutsche Ärztetag, daß in 41 medizinischen Fachgebieten und 19 Schwerpunktgebieten die Möglichkeit zur Facharztweiterbildung bestehe. Weiter kommen 22 Zusatzbezeichnungen hinzu – insgesamt bestehen demnach 82 ärztliche Spezialberufe.[1099]

Im Krankenhauswesen kann man von einer inneren und einer äußeren Spezialisierung sprechen. Innerhalb des Krankenhauses zergliedern sich Allgemeinkli-

---

[1095] So nach der eigenen Schilderung Gebhardts in: AIGM V 60.
[1096] Deutsches Ärzteblatt, Heft 33 vom 17.7.72, S. XLV.
[1097] Siehe dazu Winau, S. 340.
[1098] Krankenhausbedarfsplan Stufe I, S. 7.
[1099] Seidler, S. 475.

niken in immer zahlreichere Spezialabteilungen. Daneben findet auch eine zunehmende Spezialisierung der Krankenhäuser insgesamt statt: Viele Kliniken verzichten bewußt auf bestimmte Abteilungen und konzentrieren sich auf einige wenige Disziplinen, in denen sie dann Spezialisten sind. Hier teilt sich also die Gesamtheit der Krankenhäuser Versorgungsaufgaben auf.

Am RBK blieb trotz dieser zunehmenden Spezialisierung lange Zeit alles beim alten: Die Abteilungen wurden weitgehend so beibehalten, wie sie schon 1940 konzipiert worden waren. Einzige Ausnahme war die Einrichtung einer Intensivstation im Jahr 1970. Die anderen Abteilungen blieben zwar in ihrer ursprünglichen Einheit erhalten, aber der Druck, auf die allgemeine Spezialisierung der Medizin zu reagieren, wuchs ab den 1960er Jahren beständig. Bei der Eröffnung des neuen RBK 1973 betonten die Verantwortlichen ausdrücklich, daß ein Motiv für den Neubau gewesen sei, die großen „klassischen" Disziplinen in „kleinere, selbständige und spezialisierte Fachbereiche und Abteilungen" aufteilen zu können, wie es der Entwicklung in der Medizin gemäß sei.[1100] In der Tat hatte man die inneren Abteilungen des neuen RBK in stark differenzierte Sektionen aufgeteilt.[1101]

Eine solche Spezialisierung mußte sich auf die Homöopathie, das sich als allgemeines und ganzheitliches Verfahren begriff, zwangsläufig negativ auswirken; sie galt vielen Ärzten zumindest in der Klinik als nicht mehr zeitgemäß, da sie zu unspezifisch behandle. Hinzu kam, daß mit der Spezialisierung eine starke Verwissenschaftlichung der Medizin einherging; die Homöopathie aber konnte in den Augen der meisten Ärzte diese Kriterien der Wissenschaftlichkeit nicht erfüllen und wurde deshalb selbst in jenen Spezialabteilungen nicht eingesetzt, wo sie noch sinnvoll hätte sein können. Walter A. Müller faßte 1977 diese Entwicklung in die Worte: In den letzten 50 Jahren habe die Medizin viele wissenschaftliche Erkenntnisse erlangt, die es einfach unmöglich machten, noch geschulte und wissenschaftlich kritisch ausgebildete junge Ärzte zu finden, welche einen wesentlichen Teil ihres therapeutischen Handelns auf das simplifizierende Gedankengebäude der homöopathischen Ärzte zu stellen bereit seien.

Von ebenso großer Bedeutung wie die Spezialisierung war die zunehmende Technisierung in den Krankenhäusern. Auch sie begann bereits Ende des letzten Jahrhunderts, zum Beispiel mit der Einführung der Röntgentechnik; erst nach 1945 aber stiegen die technischen Möglichkeiten in großem Maße. Seidler sieht in der Einführung von Röntgendiagnostik, Endoskopie, EKG, Tomographie und vielen weiteren technischen Diagnosegeräten sogar die wichtigste Veränderung in der

---

[1100] Programm zur Eröffnung des RBK am 28.3.73 (ein Exemplar in StA Stuttgart, Hauptaktei 5, 5410-7).

[1101] Es wurden Abteilungen mit folgenden Schwerpunkten gebildet: Stoffwechselstörungen mit dem Arbeitsgebiet Gastroenterologie und Endokrinologie; Ausscheidungsstörungen mit dem Arbeitsgebiet Nephrologie; Zellsystemstörungen mit dem Arbeitsgebiet Hämatologie und Immunologie; Kreislaufstörungen mit dem Arbeitsgebiet Kardiologie und Pulmologie (nach: *Das neue Robert-Bosch-Krankenhaus*. Sonderdruck aus Bosch-Zünder, Heft 3/1973).

Medizin nach dem Zweiten Weltkrieg: „Der eigentliche Fortschritt der Medizin der letzten Jahrzehnte liegt weniger im gedanklichen als vielmehr im technischen, im apparativen Bereich. Nicht die Krankheitskonzepte ändern sich, sondern die Möglichkeiten in der Durchdringung des Details."[1102]

Seybold und Müller weisen in ihren Geschäftsberichten immer wieder darauf hin, wie stark sich die technischen Möglichkeiten ausgeweitet hätten.[1103] Hier zeigt sich eine doppelte Problematik für die Homöopathie. Zum einen drängten Seybold und Müller auf einen Neubau, da derzeit die bestmögliche ärztliche und pflegerische Versorgung im RBK nicht mehr gewährleistet sei. Den neuen Erkenntnissen der Medizin in Diagnostik und Therapie müsse dort also, im wahrsten Sinne des Wortes, mehr Raum gewährt werden. Zum anderen ersetzten manche neue Techniken die Anwendung homöopathischer Mittel direkt. In Fällen, in denen früher homöopathisch behandelt wurde, weil das Krankheitsbild mangels fehlender Diagnosemöglichkeiten eher unspezifisch geblieben war, mußte nach Ansicht vieler homöopathischer Ärzte nun eine spezifisch schulmedizinische Arzneitherapie (z. B. Antibiotika bei Infektionen) oder eine chirurgische Behandlung (z. B. Operation bei Tumorerkrankung) eingesetzt werden.

Die Ausbreitung von technischen Geräten im Krankenhaus läßt sich kaum statistisch erfassen. Als Indikator kann jedoch die Zunahme diagnostischer Methoden dienen. Hier liegen Zahlen vor: Das RBK hat in seinen Geschäftsberichten jährlich die absolute Zahl von durchgeführten Röntgen-, EKG- und Laboruntersuchungen festgehalten. Setzt man diese Zahl ins Verhältnis zu den behandelten Patienten des RBK, ergibt sich folgendes Schaubild.

Die Kurven zeigen, daß sich diese drei diagnostischen Methoden uneingeschränkt durchgesetzt und zu Standardverfahren entwickelt haben. Wurden im Jahr 1941 lediglich sieben von 100 Patienten einem EKG unterzogen, so waren es 1971 bereits 73 Patienten. Im Jahr 1941 wurde nur etwa jeder dritte Patient geröntgt, während 1971 auf einen Patienten statistisch zwei Röntgenuntersuchungen kamen. Am eklatantesten ist die Zunahme der Laboruntersuchungen: 1941 wurde ein Patient durchschnittlich 1,52 Laboruntersuchungen unterzogen; 30 Jahre später waren es 11,9 Untersuchungen. Die Durchsetzung der modernen Diagnostik mußte allerdings nicht zwangsläufig zu einer Verdrängung der Homöopathie führen, denn moderne diagnostische Methoden und homöopathische Behandlung schließen sich nicht unbedingt aus. Womöglich hat aber auch die Technisierung im diagnostischen Bereich nicht nur die Entscheidung für eine nichthomöopathische Therapie bestimmt, sondern bei vielen Ärzten auch zu einer Fokussierung der allgemeinen Wahrnehmung auf die technische Medizin beigetragen.

[1102] Seidler, S. 475.
[1103] ARBK 200, 128, Jahresbericht 1964.

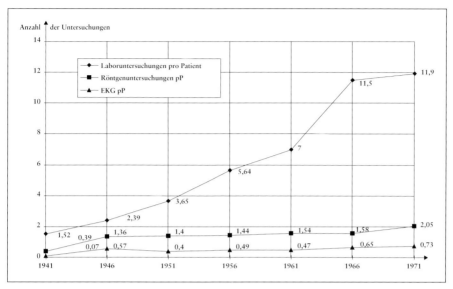

Graphik 48 Durchschnittliche Zahlen der Anwendung von Röntgen-, EKG- und Laboruntersuchungen pro Patient im RBK[1104]

Ein verändertes Patientengut sowie die Spezialisierung und Technisierung der Medizin haben somit die Anwendung der Homöopathie derart erschwert, daß viele homöopathische Ärzte ihren Einsatz in der Klinik nicht mehr für angebracht hielten. Mögliche Lösungsvorschläge dieser Probleme – etwa die Einrichtung einer Spezialabteilung – scheiterten am Mangel an homöopathischen Klinikern. So zog Hans Ritter im Jahr 1971 das Fazit: „Der Verlust der Kliniken muß als irreversibler Schicksalsschlag hingenommen werden. Die Kapazität der Homöopathie reicht nicht mehr aus, modernen Anforderungen an eine Vollklinik zu entsprechen."[1105] Bei der Konzeption des neuen RBKs ließen sich die Planer deshalb fast ausschließlich von schulmedizinischen Entwicklungen wie der Spezialisierung und Technisierung leiten; es war in den Beratungen niemals mehr die Rede davon, der Homöopathie im neuen Zentrum für Innere Medizin einen dominanten Platz einzuräumen.[1106]

[1104] ARBK 200, 128, Jahresberichte 1941 bis 1971 (vor 1954 und nach 1969 verschollen). Bei der Errechnung der Patientenzahlen wurden ambulante und stationäre Patienten zusammengerechnet, da sich auch die Poliklinik der diagnostischen Einrichtungen des RBK bedient hat. Bei der Zahl der Röntgenuntersuchungen pro Patient für 1971 wurde das Jahr 1969 zugrunde gelegt, da ab 1971 in den Geschäftsberichten eine andere Registrierungsmethode verwandt wurde, die eine falsche Vergleichszahl ergeben hätte.

[1105] Ritter, *Bemerkungen*, S. 102.

[1106] In den meisten Planungsbesprechungen bildete die Homöopathie allenfalls am Rande ein Thema (siehe z. B. ARBSG 1002-17, Müller an Schreiber, 15.3.68; ARBSG 1002-17, Besprechung vom 13.3.68).

3.2.5 Erfolge der Schulmedizin nach 1945

Die Homöopathie wurde, zumindest in den Krankenhäusern, durch die wachsenden Erfolge der Schulmedizin stark in Frage gestellt. Es läßt sich hier beinahe eine Umkehrung der Verhältnisse ersehen. Die Homöopathie war kurz vor 1800 aufgrund der Defizite der damaligen Medizin entstanden und hatte diesen Defiziten teilweise ihren Zulauf an Patienten zu verdanken. Samuel Hahnemann gab die desolate Situation der damaligen Medizin selbst als einziges Motiv für seine homöopathischen Forschungen an.[1107] Vor allem die hohen Dosen der damals üblichen Pharmaka wurden von Hahnemann stark kritisiert; seine homöopathischen Arzneimittel sind deshalb deutlich als Gegenreaktion zu begreifen. Diese „milde Macht" der Homöopathie ist bis heute einer der Gründe, weshalb sich Patienten der Heilweise Hahnemanns zuwenden. Auch später war immer wieder von Krisen der Medizin die Rede. Vor allem in der Weimarer Republik hat die Homöopathie wiederum von der Skepsis gegenüber der herkömmlichen Medizin profitiert.[1108] Doch spätestens nach 1945 hat die Schulmedizin im therapeutischen Bereich aufgeholt und galt vielen Ärzten und Patienten als der Homöopathie deutlich überlegen. Erst in den letzten Jahren schlägt diese Stimmung erneut um; viele Patienten sehen sich heute in der anonymen und kalten „Apparatemedizin" nicht mehr als Individuum ernstgenommen und wenden sich Heilverfahren der sogenannten „Ganzheitsmedizin" zu.[1109]

Insofern sind viele Erfolge der Schulmedizin im Grunde in Anführungszeichen zu setzen, da heute manche Errungenschaft wieder eher skeptisch beurteilt wird.[1110] An dieser Stelle geht es jedoch um eine zeitimmanente Untersuchung: Die Ärzte des RBK, die die Anwendbarkeit der Homöopathie in ihrer Klinik zu beurteilen hatten, waren damals eindeutig der Ansicht, daß es sich bei diesen Neuerungen der Schulmedizin um tatsächlichen „Fortschritt" handele, und ihre Meinung war für den Stand der Homöopathie am RBK maßgeblich. In diesem pragmatischen Sinn sollen hier die Begriffe „Erfolg" und „Fortschritt" verwendet werden.

Dennoch: Bei aller Subjektivität der Beurteilung muß man für manche Bereiche auch von objektiven Erfolgen sprechen. Die Erfolge der Schulmedizin gliedern sich in verschiedene Bereiche. Dazu gehört erstens die bereits genannte Entwicklung der diagnostischen Methoden: Mit der Einführung des Röntgenapparates durch Wilhelm Conrad Röntgen (1845–1923) und des Endoskops konnte das Körperinnere plötzlich sichtbar gemacht werden, mit Hilfe des Elektrokardiogramms konnten die Herzaktionen überprüft und pathologische Erscheinungen erkannt werden. Von großer Bedeutung war zweitens die Erweiterung chirurgischer Möglichkeiten. Durch aseptische Operationsverfahren und eine verbesserte

---

[1107] Hahnemann, *Organon*, S. 1 und S. 26.
[1108] Siehe die Arbeit von Klasen.
[1109] Jütte, *Geschichte*, S. 55ff.
[1110] Siehe dazu auch die Arbeiten MacKeowns als Gegenthese zum medizinischen Fortschritt.

Narkosetechnik konnten bereits in der zweiten Hälfte des 19. Jahrhunderts komplizierte Operationen durchgeführt werden. Thorax- und Neurochirurgie waren aber erst seit Beginn des 20. Jahrhunderts möglich; Transplantationen wurden nach 1945 zum Bestandteil der modernen Medizin. Drittens vollzogen sich auch im Bereich der Grundlagenforschung große Neuerungen. Seit Anfang des 20. Jahrhunderts führten beispielsweise Fortschritte in der Immunologie dazu, daß Blutübertragungen vorgenommen werden konnten. Im Jahr 1921 wurde das Insulin entdeckt, so daß nun die Krankheit Diabetes mellitus behandelt werden konnte, indem man das fehlende Insulin substituierte. Von direkter Bedeutung für die Therapie war viertens die Entdeckung und Nutzbarmachung von Impfstoffen und Arzneien. Léon Charles Albert Calmette (1877–1933) hatte 1920 einen Impfstoff gegen Tuberkulose entdeckt, der später von Gerhard Domagk (1895–1964) weiterentwickelt wurde: Eine der größten Volksseuchen verlor dadurch ihren Schrecken. Die Produktion von Chemotherapeutica und Antibiotika, wie Salvarsan, Sulfonamide, Penicillin und Streptomycin, revolutionierten die Therapie bestimmter Infektionskrankheiten. Bereits 1910 kam das arsenhaltige Präparat „Salvarsan" auf den Markt, das gegen Syphilis eingesetzt wurde.[1111] Nach dem Zweiten Weltkrieg gelangte das Penicillin nach Deutschland und ermöglichte die Therapie mancher Krankheiten, die bisher als schwer bis überhaupt nicht heilbar galten.[1112] Das neu entdeckte Cortison machte die Behandlung von endokrinen Erkrankungen möglich. Eine Vielzahl weiterer grundlegender Präparate kamen nach 1945 auf den Markt.[1113] Trotz der teilweise kontroversen Diskussion über den Wert einzelner Medikamente[1114] sahen damals die meisten Ärzte in diesen Entwicklungen insgesamt doch einen gewaltigen Fortschritt: Nun endlich seien viele unheilbare Krankheiten heilbar geworden. Wie immer man also zu diesen Erfolgen stand, eines war klar: Die homöopathischen Ärzte mußten auf sie reagieren.

Am RBK war diese Reaktion eindeutig. Die leitenden Ärzte verfolgten die neuen Entwicklungen der Schulmedizin mit großem Interesse, engagierten sich teilweise selbst in Forschungsprojekten und übernahmen neue Therapieformen immer dann, wenn sie ihnen überlegen erschienen. Die Homöopathie verlor so spätestens mit Sallers Amtsantritt in den inneren Abteilungen stark an Boden.

[1111] Siehe dazu den Aufsatz von Sauerteig.
[1112] Siehe dazu die Arbeit von Bickel.
[1113] Diese Aufzählung nach: Schadewaldt, *Die großen Fortschritte*, Winau, S. 340f.; Eckart, *Geschichte der Medizin*, S. 267ff.; Matussek, *Der strukturelle Wandel*, S. 5.
[1114] Z. B. wurde das „Salvarsan" von vielen Ärzten kritisch gesehen; siehe dazu den Aufsatz von Sauerteig. Auch Cortison und Antibiotika sind längst nicht mehr unumstritten; so urteilte der homöopathische Arzt Walther Zimmermann im Jahr 1990, daß oftmals Krankheiten nicht geheilt, sondern nur deren Symptome unterdrückt würden: „Im Phänomen ‚Unterdrückung' offenbart sich das ganze Elend der Medizin, denn wir wissen, daß eine antibiotische Behandlung keineswegs immer zu der erwünschten Heilung führt [...]. So betrachtet, handelt es sich beim Einsatz von Antibiotika also um keinen echten Fortschritt der Medizin". (Zimmermann, *Homöopathie in der Klinik*, S. 50f).

Karl Saller plädierte in seinem Aufsatz über die Grenzen von Homöopathie und Naturheilverfahren im Jahr 1949 dafür, die Fortschritte der Schulmedizin zum Wohle der Kranken zu nutzen, da sie die Sterblichkeit in einem Maße herabsetzten, die keine andere Methode zu bieten habe. Zu dieser Zeit war er allerdings noch der Ansicht, daß die neuen Therapien „keine wesentliche Einschränkung der Grenzen der Homöopathie oder Naturheilverfahren erbracht [haben], jedoch eine sehr wesentliche Ergänzung derselben", weil sich die modernen Errungenschaften vorwiegend auf schwere und akute Erkrankungen bezögen.[1115] Doch mit der Veränderung des Patientengutes genau in diese Richtung war die Bedeutung der Homöopathie im Krankenhaus tatsächlich in Frage gestellt.

Dies läßt sich auch an einem Forschungsprojekt während Sallers Amtszeit konkret nachweisen. Im Jahr 1948 veröffentlichte die RBK-Ärztin Liselotte Schirm im „Hippokrates" einen Aufsatz über die vergleichende Behandlung von Patienten, die an der Basedow-Krankheit litten.[1116] Im RBK wurde die Krankheit „schon seit vielen Jahren" mit homöopathischen Mitteln behandelt. In den letzten Jahren war bei diesem Krankheitsbild von anglo-amerikanischen Endokrinologen dagegen oft neuartige thyreostatische Substanzen verwandt worden. Mit dem neuesten Präparat „Methyl-Thiouracil" experimentierte nun das RBK. Die Untersuchung zeigt: Das Krankenhaus war an neuen Entwicklungen äußerst interessiert und war bereit, bei besseren Erfolgen das schulmedizinische Mittel zu übernehmen – aber dies geschah nicht unkritisch und übereilt. Denn das neue Mittel wurde von vornherein nur Patienten mit stark erhöhtem Grundumsatz verordnet, während „leichtere" Fälle weiter homöopathisch behandelt wurden. Und auch in den Ergebnissen erwies sich, daß nur ein Teil der Patienten, die in das Experiment einbezogen wurden, auf das Mittel ansprachen. Die Homöopathie wurde also am RBK, zumindest in diesem Fall, nicht umgehend gegen neue schulmedizinische Arzneien eingetauscht – gerade bei schweren und akuten Krankheiten war dies aber die Tendenz.

Wie Otto Leeser sich gegenüber dem Fortschritt der Schulmedizin verhalten hat, ist nicht klar zu erkennen. Aufgrund seiner tendenziell klassischen Ausrichtung dürfte er eine eher kritische Haltung eingenommen haben. Genau dies warf ihm Hans Ritter später jedenfalls vor; er schrieb in einem Rückblick über das RBK unter der Leitung Leesers: „Die Antibiotica und die Chemotherapeutica brachten ungeahnte Erfolge. Die ärztliche Tätigkeit im Robert Bosch-Krankenhaus blieb davon zunächst nur wenig berührt. [...]. Die Folgen blieben nicht aus. Die Klinik fing an, in ihrem Stil zu veralten. Notwendige Neuanschaffungen unterblieben. Schließlich kamen die ersten modern ausgebildeten Assistenten von der Universitätsklinik, denen die eingetretenen Mängel nicht verborgen blieben."[1117]

[1115] Saller, *Übersicht*, S. 382.
[1116] Schirm, S. 189–193.
[1117] AIGM NRI, Manuskript *Die deutsche Homöopathie im 20. Jahrhundert*, S. 9.

Neben Hans Ritter hat auch Konrad Hötzer die schulmedizinischen Entwicklungen in seiner Tätigkeit verfolgt und angewandt. Kurz vor Antritt seiner Stelle am RBK, also Ende 1968, schrieb er an Hans Walz: „Manche innere Erkrankungen, die zu Beginn der Arbeit am RBK noch Domäne der Homöopathie waren, können heute mit den neuen Mitteln der 'Schule' rascher und besser therapiert werden."[1118]

Gerhard Seybold und Walter A. Müller vertraten in den vielen Diskussionen der Jahre 1964 und 1965 gegenüber der StHK ebenfalls dezidiert die Ansicht, daß die Schulmedizin namentlich bei allen Krankheiten, die durch Erreger hervorgerufen werden, der Homöopathie überlegen sei; hier sei man verpflichtet, der schulmedizinischen Therapie den Vorzug zu geben.[1119] Müller war sich der Konsequenzen für die Homöopathie sehr bewußt; später resümierte er in einer Stellungnahme: Die Erfolge der Schulmedizin durch Antibiotika, Insulin, Digitalis, Diuretika, Elektrolyt- und Nährlösungen, substituierende Hormone und Vitamine habe dazu geführt, daß die Zahl der homöopathischen Krankenhäuser in der Welt deutlich vermindert wurde.[1120] Viele weitere homöopathische Ärzte, die auf die StHK als Berater Einfluß hatten, teilten die Meinung der RBK-Ärzte. Fritz Donner bezeichnete in einer Besprechung am RBK die Fortschritte der Schulmedizin als so bedeutende Umwälzung, daß die Homöopathie im Krankenhaus kaum noch eingesetzt werden könne und dürfe.[1121] Und auch Paul Mössinger, von der VVB zur Beurteilung der Homöopathie am Krankenhaus aufgefordert, kam zu dem Urteil: „Die Fortschritte der modernen Medizin kommen vor allem der Behandlung der üblicherweise in Krankenhäusern aufgenommenen Krankheiten zugute und sind der rein homöopathischen Behandlung überlegen."[1122]

Da die Patientenblätter der inneren Abteilungen aus den ersten Jahren des RBK nicht erhalten sind und da die Homöopathie ab 1956 auch aus anderen Gründen kaum noch bei stationären Patienten angewandt wurde, läßt sich keine statistische Erhebung über die Verdrängung der homöopathischen Mittel aus der Klinik anstellen. Zwei konkrete Beispiele, wie dieser Wandel vonstatten ging, können jedoch anderen Quellen entnommen werden. Im Jahr 1955 wurden (von einem nicht bekannten Arzt des RBK) 300 Krankenblätter der inneren Abteilungen ausgewertet. Die Hälfte der Akten war dem Jahr 1936 entnommen, bezog sich also auf das Aushilfskrankenhaus; die andere Hälfte umfaßte Patienten des

---

[1118] Privatarchiv Gebhardt, Brief Hötzer an Walz vom 23.12.68. Siehe auch: ARBSG 1001-9, Hötzer an Walz, 23.6.68.
[1119] ARBSG 1002-6, Thesen der am 17.1.1964 geführten Unterredung über die klinische Homöopathie.
[1120] Müller, *Klinischer Beitrag*, S. 9386.
[1121] AIGM NHE 70, Besprechung von AMP mit Donner, 23.7.65. Ganz ähnlich in: AIGM NRI, Korrespondenz mit DZVhÄ, Donner an Ritter, 3.1.66.
[1122] Denkschrift zur Förderung der wissenschaftlichen Entwicklung der Homöopathie durch die „Vermögensverwaltung Bosch GmbH" (VVB). unveröffentlices Ms. 1965 (ein Exemplar in ARBSG 1002-1), S. 6.

laufenden Jahres 1955. Der Therapievergleich ergab: Im Jahr 1936 waren viele schulmedizinische Medikamente noch unbekannt gewesen, weshalb im Aushilfskrankenhaus Patienten mit schweren Lungenentzündungen, Meningitis oder Sepsis oft homöopathisch behandelt worden seien. Während die Patienten 1936 meistens starben, habe man die Patienten 1955 mit den neuen Antibiotika fast immer retten können, so das Fazit des Arztes.[1123] Als zweites Beispiel läßt sich die veränderte Therapie der Tuberkulose anführen. Die Auswertung der Krankenblätter ergibt hier ein identisches Bild: Der Autor betont sogar, daß 1936 die Tuberkulose noch homöopathisch behandelt worden sei, während eine solche Therapie im Jahr 1955 „gerichtliche Konsequenzen" für den behandelnden Arzt haben würde.[1124] Die Ärztin Elisabeth Tröger (*1901), die 1946 auf der Tuberkulosestation des RBK gearbeitet hatte, hebt ebenfalls den Wandel der Therapie hervor: Man habe ab 1946 laufend Versuche mit homöopathischen Mitteln angestellt, aber „bei den schwerkranken, meist aussichtslosen Tuberkulosen – und fast nur solche wurden dem Robert-Bosch-Krankenhaus von der Tbc.-Fürsorgestelle zugewiesen – fanden wir die homöopathischen Mittel den stark wirkenden allopathischen im großen und ganzen unterlegen."[1125]

Den Siegeszug der schulmedizinischen Therapie wollte also auch im RBK niemand aufhalten. Dies bedeutete aber nicht, daß die homöopathischen Ärzte die Homöopathie insgesamt für eine erledigte Heilweise angesehen hätten. Vor allem Hans Ritter hat sehr wohl erkannt, daß auch die moderne Schulmedizin ihre Defizite besaß – er hat sich deshalb gegenüber beiden Seiten, der Homöopathie wie der Schulmedizin, immer wieder kritisch geäußert.[1126]

Schon 1962 konstatierte Hans Ritter, daß die Zahl der Patienten zunehme, die trotz der „ungeheuren Fortschritte" der Schulmedizin Zuflucht zu anderen Heilverfahren suchten.[1127] Als Gründe nannte er, neben einigen patientenspezifischen Ursachen[1128], vor allem die unzureichenden Therapiemöglichkeiten auch der modernen Medizin. Denn erstens habe die Schulmedizin das Problem, daß sie oftmals nur eine kurzfristige Besserung erziele. Gerade in der Klinik wurden die Symptome mit schulmedizinischen Methoden zwar erfolgreicher als mit homöopathischer Therapie behandelt; oftmals könne jedoch die eigentliche Krankheit

---

[1123] AIGM NHE 10, *Auswertung von 300 auslesefreien Krankenblättern*. Siehe dazu auch die Stellungnahme Müllers in: ARBSG 1002-2, Merkschrift zur Besprechung vom 17.1.64
[1124] AIGM NHE 10, *Auswertung von 300 auslesefreien Krankenblättern*.
[1125] Tröger, S. 36.
[1126] Siehe dazu: Ritter, *Blindversuch*; Ritter, *Praktische Medizin*, S. 17.
[1127] Das Folgende nach Ritter, *Aktuelle Homöopathie*, S. 13ff.
[1128] Ritter gibt zwei Ursachen an, die aus der Mentalität der modernen Patientenschaft resultierten. Zum einen sei die Hinwendung zu Außenseiterverfahren eine Reaktion des Publikums auf den „Realismus der Zeit". Der Patient aber suche Wunder: „Daß die Wissenschaft Grenzen haben muß, sieht auch der Laie ein. Aber das Wunder hat keine Grenzen." Zum anderen habe der Patient ein anderes Verhältnis zum Arzt entwickelt: Statt eines gemeinsamen Ringens gegen die Krankheit stelle er heute eine „merkantile" Haltung fest: „Heilung ist keine Vertrauenssache, [....] sondern ein Geschäft. Der Kranke geht zum Arzt wie er sein Auto zur Reparatur bringt." Wenn der Arzt deshalb nicht sofort helfen könne, gehe der Patient zum nächsten.

nicht geheilt werden. Ritter spricht deshalb von bloßer „Symptomenunterdrückung".[1129] Dies gelte vor allem für chronische Krankheiten wie Rheuma, Gastritis oder Gallenleiden. Zweitens nehme die Zahl der unaufhaltsam fortschreitenden Verschleißkrankheiten zu, gegen die keine Behandlung möglich sei; Ritter nennt hier als Beispiel Arteriosklerose, maligne Tumoren und Zirrhosen. Der Patient sei jedoch auch bei solchen Krankheiten nicht bereit zu kapitulieren und suche bei anderen Heilverfahren Hilfe. Drittens besäßen viele schulmedizinischen Arzneien starke und unerwünschte Nebenwirkungen. Und viertens gebe es viele Patienten, die die technologische Medizin aus weltanschaulichen Gründen ablehnten und sich deshalb Außenseiterverfahren zuwandten.

Diese Skepsis Ritters gegenüber der Schulmedizin hat ihn selbst an der Homöopathie festhalten lassen; während seiner Amtszeit war die Poliklinik des RBK deshalb nie gefährdet. In der Klinik aber konnten sich die Ärzte dem Sog der neuen Mittel nicht entziehen. Sogar Hans Ritter war der Ansicht, daß diese Entwicklung hin zu einer stärkeren oder gar ausschließlichen schulmedizinischen Therapie in der Klinik unausweichlich war: „Auch wenn es nicht zum vorzeitigen Abgang Leesers, sondern später zu seinem Ausscheiden aus Altersgründen gekommen wäre, hätte die Weiterführung der Homöopathie im RBK in absehbarer Zeit dem Druck der Neuzeit weichen müssen. [...] Es mußte sich also schicksalhaft erfüllen, was schon längst mit den homöopathischen Krankenhäusern in Amerika geschehen war."[1130]

3.3 Homöopathieimmanente Probleme

3.3.1 Mangel an homöopathischem Personal

Im Laufe ihrer Geschichte hatten die Anhänger der Homöopathie immer wieder mit dem Problem zu kämpfen, daß sie keine genügend große Zahl von Personen mobilisieren konnten, um bestimmte Vorhaben verwirklichen zu können. Unter Punkt 3.2.2 dieses Kapitels wurde bereits gezeigt, daß der Deutsche Zentralverein homöopathischer Ärzte eine relativ geringe Zahl von Mitgliedern hatte, so daß er bei Behörden und im RBK keine entsprechende Lobby aufbauen konnte; dies gilt ebenso für die homöopathischen Laienvereine und die Berufsverbände, in denen homöopathische Heilpraktiker organisiert waren.[1131] Umfassende Zahlen für die Zeit nach dem Zweiten Weltkrieg existieren leider nicht: Der Zentral-

---

[1129] Ritter, *Blindversuch*, S. 476.
[1130] Ritter, *Bemerkungen zur Lage der Homöopathie*, S. 98.
[1131] Im Jahr 1928 hatte der „Reichsbund für Homöopathie und Gesundheitspflege" 38.200 Mitglieder (Wolff, *Gesundheitsverein*, S. 49). Der Zentralverein hatte 1928 insgesamt 286 Mitglieder (Erich Haehl, *Geschichte*, S. 223ff). Die Zahl der Laienheiler lag nach einer Reichstatistik von 1929 bei insgesamt 12.413 Laienheilern, von denen vielleicht ein Drittel auch homöopathisch behandelt hat (Faltin, *Heil*, S. 239ff.). Dagegen hatte kurz vor dem Ersten Weltkrieg die Naturheilkunde allein rund 150.000 organisierte Anhänger in Laienvereinen (Wolff, *Gesundheitsverein*, S. 51). Zu den Naturheilverbänden im Dritten Reich siehe die Arbeit von Karrasch.

verein hatte 1963 insgesamt 950 Mitglieder.[1132] Versuche, beispielsweise einen homöopathischen Lehrstuhl zu errichten, scheiterten deshalb immer auch am mangelnden Gewicht der Verbände und an der mangelnden Zahl der Petitanten.[1133] Zudem besaßen die Verbände oftmals keine ausreichenden Finanzen; der Betrieb des zweiten Leipziger homöopathischen Krankenhauses durch den ZV scheiterte auch an den fehlenden Geldern.[1134]

Eine weitere Folge war, daß keine ausreichende Zahl von Teilnehmern für homöopathische Arzneimittelprüfungen zur Verfügung stand. Damit aber wurde auch die homöopathische Forschung und in der Folge eine eventuelle Weiterentwicklung der Homöopathie behindert,[1135] Dieses Problem trat am RBK des öfteren auf. Paul Mössinger appellierte, als er Anfang der 1970er Jahre das homöopathische Mittel Asa foetida an Kranken prüfen wollte, immer wieder an die homöopathischen Ärzte des ZV, sich an den Tests zu beteiligen. Doch die Resonanz war gering – am Ende konnten statt der erhofften 150 lediglich 63 Fälle gesammelt werden.[1136] Bei einer weiteren Prüfung, die gemeinsam mit dem ZV vorgenommen wurde, waren 250 Einzeluntersuchungen geplant. Doch nach mehreren Monaten waren erst 17 Fälle zur Auswertung eingegangen.[1137]

Daneben könnte zumindest zeitweise auch das Fehlen von homöopathischen Assistenzärzten ein Problem gewesen sein, denn dadurch war die therapeutische Anwendung der Homöopathie in homöopathischen Krankenhäusern in Frage gestellt. Im Geschäftsbericht des RBK von 1946 heißt es, daß ältere Assistenzärzte nach Kriegsende die Gelegenheit wahrgenommen hätten, sich niederzulassen, so daß „der Betrieb zunächst fast ganz mit neu einzuarbeitenden Kräften geführt werden" mußte.[1138] Tatsächlich sank die Zahl der Krankenhaus-Ärzte nach dem Zweiten Weltkrieg rapide und erreichte ihren Tiefstand im Jahr 1955: Nur noch 32 Prozent aller Ärzte arbeiteten im Krankenhaus; im Jahr 1990 waren es wieder 56 Prozent.[1139] Dadurch wurde sicherlich nicht nur der Umfang, sondern auch die Qualität der homöopathischen Behandlung heruntergesetzt.

Das größte Problem, das sich aus diesem Mangel an homöopathischem Personal ergab, war für das RBK jedoch das Fehlen von leitenden homöopathischen Klinikern. Es handelt sich dabei um ein homöopathieimmanentes Problem, denn bei vielen homöopathischen Krankenhäusern trat diese Schwierigkeit auf. Lorbacher sprach dies schon 1898 an: Die „beschränkte Auswahl von zur Leitung dieser

---

[1132] Schlich/Schüppel, S. 216.
[1133] Siehe dazu den Aufsatz von Petra Werner.
[1134] Eppenich, *Geschichte*, S. 71.
[1135] Dies zeigte sich beispielsweise bei einer Prüfung der Homöopathie Anfang der 1930er Jahren an der medizinischen Klinik der Universität Frankfurt unter Leitung des homöopathischen Arztes Josef Schier (siehe dazu den Aufsatz von Schier).
[1136] Siehe dazu: Rahlfs/Mössinger, *Asa foetida*.
[1137] Privatarchiv Gebhardt, Niederschrift über eine Sitzung hom. Ärzte am 1.3.72. Siehe auch: Privatarchiv Gebhardt, Protokoll der Hauptversammlung des DZvhÄ vom 10.5.72, S.11.
[1138] Verwaltungsarchiv RBK 6100, Geschäftsbericht 1946.
[1139] Vilmar, S. B-2352.

Anstalten geeigneten Aerzten" liege daran, daß viele homöopathischen Ärzte nicht bereit seien, ihre lohnende Praxis aufzugeben; anderen mangele es an den notwendigen wissenschaftlichen Kenntnissen.[1140] In der Tat mußten an den ärztlichen Direktor eines homöopathischen Krankenhauses größere Anforderungen gestellt werden als an einen homöopathischen Arzt. So wurde auch am RBK das Personalproblem durch den Umstand verschärft, daß die StHK bestimmte Eigenschaften und Kenntnisse voraussetzte, wodurch sich der äußerst kleine Kreis an Kandidaten noch weiter verringerte. Diese Anforderungen an einen homöopathischen Bewerber umfaßten erstens eine solide klinische Ausbildung, zweitens ein Eintreten für die naturwissenschaftlich-kritische Homöopathie, drittens wissenschaftliche Fähigkeiten in Forschung und Lehre und viertens persönliche und organisatorische Fähigkeiten zur Leitung einer (Poli-)Klinik. Fritz Donner hat im Jahr 1966 präzisiert, was unter einer soliden klinischen Ausbildung zu verstehen sei: Ein geeigneter Bewerber müsse etwa acht Jahre Assistenzarzt an einer großen, gutgeleiteten und erstklassigen Klinik und etwa weitere acht Jahre Oberarzt an einer gleichwertigen zweiten Klinik gewesen sein.[1141] Die Zahl ärztlicher Führungskräfte, die diese klinischen Forderungen erfüllen konnten und zudem für die Homöopathie eintraten, war minimal: Bei jeder wichtigeren Personalbesetzung am RBK tat sich deshalb das Problem auf, daß kein geeigneter oder überhaupt kein Bewerber zur Verfügung stand.

Die Unterscheidung zwischen homöopathischem Arzt und homöopathischem Kliniker ist dabei von grundlegender Bedeutung. Unter Punkt 3.2.3 wurde bereits beschrieben, daß das RBK in seinen Ausbildungskursen eine große Zahl von Ärzten in der Homöopathie ausgebildet hat. Zwar ist nicht bekannt, wieviele Ärzte später tatsächlich homöopathisch behandelt haben, aber ein gewisser Prozentsatz dürfte der Heilweise treu geblieben sein. Das Problem war vielmehr, daß keiner dieser ausgebildeten Ärzte bereit war, über längere Zeit hinweg klinisch tätig zu sein und deshalb auch nicht das wissenschaftliche und medizinische Format erreichen konnte, um ein großes Krankenhaus wie das RBK zu übernehmen – die meisten wanderten in die freie Praxis ab. Später kam das Problem der Überalterung der Kursteilnehmer hinzu. Der Nachwuchsmangel an homöopathischen Ärzten war also womöglich nicht einmal so gravierend – der Nachwuchsmangel an homöopathischen Klinikern aber war eklatant.

Auch bei der zweiten Schiene der homöopathischen Ausbildung, den Praktika interessierter Ärzte in den inneren Abteilungen, hatte das RBK mit diesem Problem zu kämpfen: Entweder verließen die Ärzte nach kurzer Zeit das Krankenhaus wieder und ließen sich nieder – oder sie übernahmen selbst die Leitung eines homöopathischen Krankenhauses oder einer homöopathischen Abteilung. Dann

---
[1140] Lorbacher, *Spitäler*, S. 197. Siehe auch Eppenich, *Geschichte*, S. 223.
[1141] AIGM NRI, Korrespondenz mit DZVhÄ, Donner an Ritter, 3.1.66. Praktische Ärzte kamen für Donner schon deshalb nicht in Betracht, weil sie spätestens nach fünfjähriger Abwesenheit von der Klinik den wissenschaftlichen Anschluß verpaßt hätten.

kann man zwar die Ausbildung, wie im Falle der beiden Stiegele-Schüler Otto Dehler oder Martin Schlütz, als erfolgreich bezeichnen, aber für das RBK selbst waren diese Ärzte verloren; sie standen bei einer wichtigen Personalentscheidung am RBK nicht mehr zur Verfügung.[1142]

Weder Stiegele noch Leeser ist es also gelungen, eine wirkliche Schule zu begründen. Welche Ursachen dieses Versäumnis hatte, wird in den Quellen äußerst selten diskutiert, so daß eine Antwort schwerfällt. Sicherlich war das Ziel einer eigenen Praxis für viele Ärzte erstrebenswert: Sie waren dort unabhängig und verdienten ausgesprochen gut. Wahrscheinlich ist auch, daß sehr viele Ärzte in der Homöopathie nur eine Ergänzung der schulmedizinischen Therapie sahen; sie waren von der Heilweise nicht so durchdrungen, daß sie sich auf Dauer die Tätigkeit an einem homöopathischen Krankenhaus vorstellen konnten. Weiter tritt die Frage der „Lehrbarkeit" der Homöopathie hinzu: Letztlich gründet sich die Homöopathie, da sie sehr stark individualisiert, auf umfassende Erfahrung, die eine jahrelange Tätigkeit voraussetzt. Womöglich hatte die fehlende Schulenbildung aber auch einen persönlichen Grund. Otto Leeser widmete seiner theoretischen Forschung viel Zeit und hat darüber vielleicht die praktische Ausbildung der Assistenten vernachlässigt. Und auch Alfons Stiegeles Qualitäten als Lehrer waren – zumindest nach Ansicht Hans Walz' – nicht unbedingt gut: Es hätten ihm einige für einen Pädagogen unerlässliche menschliche Eigenschaften gefehlt, wie zum Beispiel die Gabe, Begeisterung für eine Sache zu entfachen.[1143]

Erschwerend trat für das RBK hinzu, daß es kaum andere Ausbildungsstätten in Deutschland gab, aus denen klinischer Nachwuchs hätte hervorgehen können. Die zwei homöopathischen Krankenhäuser in Bremen und München und die etwa 20 kleineren homöopathischen Sanatorien beziehungsweise Krankenhausabteilungen bildeten jedenfalls ebensowenig wie das RBK homöopathische Kliniker aus, die in Stuttgart eine Führungsposition hätten übernehmen können. Und außerhalb dieser Stätten fand kein klinischer Unterricht für angehende homöopathische Ärzte statt – die Polikliniken in Leipzig und Berlin waren nach 1945 geschlossen worden, und in den Kursen des ZV war keine klinische Ausbildung möglich.[1144] Hans Walz bezeichnete den Personalmangel deshalb als „verheerend".[1145]

[1142] Bei der Nachfolgerfrage Sallers brachte Stiegele dieses Argument selbst vor, nachdem Hans Walz ihn kritisiert hatte, weil er keine „Schule" gebildet habe: „Stiegele gab dann zu, daß er wohl etwa zwei oder drei hierfür geeignete Schüler hätte, diese würden aber seit Jahren in allopathischen Krankenhäusern in leitenden Positionen als Beamte auf Lebenszeit sitzen und wohl kaum bereit sein, dies in der heutigen Zeit aufzugeben" (AIGM NRI, Korrespondenz mit DZVhÄ, Donner an Ritter, 3.1.66).

[1143] RBA 13/19, Geschichte des RBK nach Hans Walz, 15.1.65, S. 15.

[1144] Ritter, *Bemerkungen*, S. 102f. So auch Julius Mezger: „Das RBK war infolge des Mangels anderer homöopathischer Kliniken auf seinen eigenen Nachwuchs angewiesen. Wenn es an diesem fehlte, war der Weiterbestand des Krankenhauses in Frage gestellt." (Mezger, *Um was es ging*, S. 638).

[1145] ARBSG 1002-8, Grundsätzliche Ausführungen des Herrn Walz, 12.12.1957, S. 2.

Nach diesen allgemeinen Ausführungen wenden wir uns nun den einzelnen Stellenbesetzungen am RBK und ihrer spezifischen Personalproblematik zu. Bereits als Stiegele im Jahr 1946 zurücktreten mußte, weil er „fast am Ende seiner Kraft"[1146] war, tat sich das Problem auf, daß kein Nachfolger gefunden werden konnte. Dies war zum einen auf die allgemeine Situation nach dem Zweiten Weltkrieg zurückzuführen: Die homöopathischen Organisationen, wie der ZV, waren zerschlagen, so daß keine Ansprechpartner vorhanden waren. Zum anderen gab es tatsächlich kaum geeignete Bewerber. Hans Walz führte dies später auf das Versäumnis Stiegeles zurück, Nachwuchs auszubilden und auf Dauer für die Homöopathie zu interessieren.[1147] In dieser Pauschalität ist das Urteil Walz' jedoch nicht richtig: Einige wichtige Homöopathen, wie Martin Schlütz oder auch Fritz Donner, haben bei Stiegele ihre homöopathische Ausbildung erhalten und große Bedeutung für die deutsche Homöopathie gehabt; es stimmt aber, daß sie für eine Position am RBK nicht zur Verfügung standen. Die Quellen geben keine nähere Auskunft, wie lange und wie intensiv man 1946 nach einem geeigneten Arzt gesucht hat und welche Personen im Gespräch gewesen waren. Relativ schnell scheint die Wahl aber auf Karl Saller gefallen zu sein. Er hatte auch wohl die Zustimmung Stiegeles.[1148]

Als dann 1949 ein Nachfolger für Karl Saller gesucht wurde, standen die Verantwortlichen vor demselben Problem wie drei Jahre zuvor. Schon 1949 diskutierten Hans Walz und Alfons Stiegele, da kein homöopathischer Arzt in Frage komme, ob man nicht auf nichthomöopathische Mediziner zurückgreifen müsse. Ein für die Homöopathie „beschämenderes und bedrückenderes personelles Fiasko" sei zwar kaum denkbar, meinte Hans Walz; aber dennoch unterhielt man sich konkret über mehrere Personen.[1149] Stiegele habe ihm, so Walz, in einiger Verlegenheit die beiden Ärzte Professor Werner Zabel, einen Sanatoriumsarzt für Ganzheitsmedizin aus Berchtesgaden,[1150] und den Balneologen Professor Heinrich Lampert (*1898)[1151] von der Weserberglandklinik vorgeschlagen. Beide Ärzte hätten zwar homöopathische Neigungen gehabt, seien aber primär an der Naturheilkunde interessiert gewesen. Unter ihrer Führung, so fürchtete Walz, wäre das RBK jedoch „bald zu einem naturheilerischen Krankenhaus mit nebenher laufenden homöopathischen Tendenzen geworden".[1152] So folgte man den Vorschlägen nicht.[1153]

[1146] ARBSG 1002-7, Niederschrift über eine Sitzung im RBK, 13.12.1947.
[1147] RBA 13/19, *Geschichte des RBK nach Hans Walz*, 15.1.65, S. 15; ebenso: ARBSG 1001-3, Betr. Prof. Dr. Alfons Stiegele, 5.3.1974.
[1148] ARBSG 1002-7, Niederschrift über eine Sitzung im RBK am 13.12.1947.
[1149] EBA 13/19, Geschichte des RBK nach Hans Walz, 15.1.65, S. 15.
[1150] Zu Zabel siehe Jütte, *Geschichte*, S. 57 und 59; in den einschlägigen Ärztelexika ist Zabel nicht verzeichnet.
[1151] Zu Lampert siehe *Kürschners Gelehrtenkalender* von 1966, S. 1356.
[1152] Privatarchiv Gebhardt, Physikalische Therapie (19.5.65), vertrauliche Notizen von Hans Walz, S. 2.
[1153] AIGM NHE 70, Niederschrift über die Sitzung des Aufsichtsrates der Stuttgarter Homöopathisches Krankenhaus GmbH am 26.4.56.

Im Gespräch war daraufhin Erich Unseld, der sich als Schüler Stiegeles 1945 in Stuttgart niedergelassen hatte. Unseld scheint lange an der Stelle interessiert gewesen zu sein; doch letztlich lehnte er wegen Zweifeln an der Lehrbarkeit der Homöopathie ab.[1154]

Anscheinend war es im Frühjahr 1949 Willy Schloßstein gewesen, der vorschlug, sich an Otto Leeser zu wenden.[1155] Walz war damit trotz einiger Bedenken einverstanden.[1156] Denn Leeser war in England nicht als Arzt tätig gewesen, so daß er 15 Jahre lang keine praktischen Erfahrungen mehr hatte machen können. Er sei deshalb wissenschaftlich und medizinisch nicht mehr auf dem laufenden gewesen.[1157] Aus diesem Grund sollte er nach dem Wunsch Walz' das RBK nur übergangsweise leiten: Seine Hauptaufgabe sei es, innerhalb von etwa drei Jahren einige homöopathische Ärzte auszubilden, die dann die Leitung des RBK übernehmen könnten.[1158]

Leeser hat dann fast sechs Jahre lang das RBK selbst geleitet; als Walz 1955 die Frage aufwarf, wer der Nachfolger für Otto Leeser werden sollte, konnte Leeser lediglich den früheren RBK-Arzt Martin Stübler nennen. Doch dessen homöopathische Ausrichtung lag nach Walz' Ansicht nicht auf der Linie des RBK.[1159] Auch unter den sonstigen homöopathischen Ärzten Deutschlands gab es – zumindest aus Sicht des RBK – niemanden, der auch nur annähernd die gestellten Anforderungen erfüllen konnte. Erschwert wurde die Suche nach einem Nachfolger durch die größtenteils schwierige Beziehung zum Zentralverein homöopathischer Ärzte.

So ist Walz' Darstellung einigermaßen plausibel, daß nur aufgrund des eklatanten Mangels an naturwissenschaftlich-kritischen Homöopathen mit klinischer Erfahrung zwei Schulmediziner angestellt wurden, die zum Zeitpunkt ihres Eintretens kaum homöopathische Kenntnisse besessen hatten. Walz betonte dies kurz nach Leesers Entlassung nochmals in einem Brief an die Testamentsvollstrecker.[1160] Im Gegensatz zu vielen Homöopathen außerhalb des RBK war Walz jedoch zuversichtlich, daß Walter A. Müller und Gerhard Seybold die Homöopathie am Krankenhaus weiterführen würden. Die Befürchtungen, daß das RBK sich von der homöopathischen Linie entferne, seien völlig unbegründet, meinte

---

[1154] In einem Brief begründete Unseld die Ablehnung: ARBSG 1002-6, Unseld an Walz, 23.5.49. Dies dürfte in der Tat der ausschlaggebende Grund gewesen sein, denn nachdem Otto Leeser die Leitung des RBK übernommen hatte und damit auch für die Lehre verantwortlich war, stellte sich Erich Unseld zur Verfügung: Er leitete ab 1949 eine der beiden inneren Abteilungen.
[1155] AIGM NHE 70, Niederschrift über die Sitzung des Aufsichtsrates der Stuttgarter Homöopathisches Krankenhaus GmbH am 26.4.56.
[1156] RBK, Personalakte Otto Leeser (Blatt 8), Besprechung Walz, Leeser u. a. am 14.6.49.
[1157] RBA 13/19, Geschichte des RBK nach Hans Walz, 15.1.65, S. 15.
[1158] ARBSG 1001-3, Betr. Dr. Leeser, 5.3.74.
[1159] RBA 13/19, Geschichte des RBK nach Hans Walz, 15.1.65, S.15; AIGM NRI, Korrespondenz mit DZVhÄ, Donner an Ritter, 3.1.66.
[1160] Privatarchiv Gebhardt, Rundschreiben an die Herren Testamentsvollstrecker vom 24.1.56, S. 10; siehe auch: AIGM NHE 70, Niederschrift über die Sitzung des Aufsichtsrates der Stuttgarter Homöopathisches Krankenhaus GmbH am 26.4.56.

er Anfang 1956.[1161] Allerdings änderte er Anfang der 1960er Jahre seine Ansicht.[1162] Er hat ab etwa 1964 zumindest implizit die Frage aufgeworfen, ob nicht ein geeigneter homöopathischer Kliniker an die Stelle von Müller und Seybold treten müßte. Eine wirkliche Alternative aber wußte Hans Walz nicht zu nennen.

Beinahe ebenso groß waren die Personalprobleme, als 1957, 1969 und 1973 die Poliklinik mit einem ärztlichen Leiter besetzt werden sollte. Am einfachsten gestaltete sich die Anstellung von Hans Ritter im Jahr 1957, einem Arzt, der zuvor niemals in Zusammenhang mit dem RBK genannt worden war. Dieser Umstand zeigt, daß es auch außerhalb des RBK-Umfeldes einige wenige homöopathische Ärzte gab, die aus Sicht des RBK für eine leitende Position am Krankenhaus geeignet waren. Ritter war zwar in den Jahren vor seiner Anstellung nicht in einer Klinik beschäftigt, sondern als praktischer Arzt in Plettenberg in Westfalen tätig gewesen. Doch als habilitierter Arzt, der an den Universitäten Rostock und Frankfurt a. M. wissenschaftlich lehrte und forschte, erfüllte er die Anforderungen des RBK weitgehend. Und als wissenschaftlicher Vertreter einer kritischen Homöopathie war er geradezu für eine leitende Position am RBK prädestiniert. Unklar ist jedoch, wie das RBK auf Hans Ritter aufmerksam geworden war. Zunächst war nämlich erneut an Erich Unseld gedacht worden, der aber auch dieses Angebot ablehnte.[1163] Aufgrund der Quellenlage völlig überraschend kam plötzlich Hans Ritter ins Spiel – er erhielt die Stelle ohne erkennbare Diskussionen und trat sie zum 1. Januar 1957 an.

Als er 1968 aus gesundheitlichen Gründen in den Ruhestand treten mußte, war ein Nachfolger für Hans Ritter wiederum nicht in Sicht. In diesem Fall lassen sich die vielfachen Anstrengungen, die Stelle wiederzubesetzen, genau dokumentieren. Bereits 1965 wurden erstmals die Fühler ausgestreckt, wo in Deutschland ein geeigneter Bewerber gefunden werden könnte. Zu diesem Zweck hat die StHK zahlreiche Briefe an homöopathische Ärzte und andere Personen verschickt, um sie zur Nennung potentieller Kandidaten aufzufordern. Vor allem die Leiter homöopathischer Krankenhäuser wurden angeschrieben.[1164] Die Resonanz war äußerst gering. Am ernüchterndsten war wieder einmal die Beurteilung von Fritz Donner, der schon Mitte 1965 in einer Beratung am RBK zwölf bekannte homöopathische Ärzte auflistete, um sie dann allesamt als ungeeignet zu verwerfen: Es existiere seiner Meinung nach „kein in der Praxis der Homöopathie ausgebildeter und versierter Arzt in mittleren Jahren (40–50 Jahre) mehr;

[1161] AIGM NHE 21, Brief Walz an Schoeler vom 26.3.56, S. 7.
[1162] AIGM NHE 17, Nr.6, „Vertrauliche Bemerkungen für Herrn Merkle" (29.3.67) von Walz, S. 3. Siehe zu Walz' Einstellung auch: AIGM NHE 70, Vortrag Walz vor dem erweiterten Aufsichtsrat des RBK, 25.11.63; ARBSG 1002-3, Krankenhaus und Homöopathie, 24.4.68, S. 23.
[1163] AIGM NHE 21, Brief von Walz an Schoeler vom. 26.3.56. Kurzfristig war an Max Kabisch und Herbert Unger als leitende Ärzte gedacht worden. Siehe dazu: ARBSG 1002-7, Bemerkungen zu dem Brief des Herrn Dr. Triebel, 8.8.56. Siehe auch: ARBSG 1002-7, Über Aufbau, Methoden und Ziele einer homöopathischen Poliklinik, Juli 1956; ARBSG 1002-6, passim.
[1164] ARBSG 1002-42, 2.9.66. ARBSG 1002-42, Knoerzer an Thomä, 7.11.66.

alle diese und noch jüngeren Jahrgänge haben nur eine oberflächliche Ahnung von der Homöopathie."[1165]

Zunächst gingen Ende 1965 zwei Bewerbungen ein: Sowohl Rudolf Pirtkien als auch Heinz Henne hatten sich um die Nachfolge Ritters als Leiter der Poliklinik beworben. Doch die verantwortlichen Herren der VVB und der StHK konnten sich damit aus politischen Erwägungen nicht anfreunden.[1166] Zudem hätte sich im Falle einer Anstellung das Folgeproblem aufgetan, einen homöopathischen Forscher oder einen Homöopathiehistoriker zu finden. Hans Ritter selbst hatte ebenfalls keinen Nachfolger parat.[1167] Wiederum relativ überraschend einigte man sich dann auf Konrad Hötzer, dessen Name zuvor in dreijährigen Diskussionen niemals gefallen war. Der Kontakt war über Paul Mössinger zustande gekommen, bei dem Hötzer seine homöopathische Ausbildung absolviert hatte.[1168] Zu dieser Zeit war Hötzer Chefarzt des Kneipp-Sanatoriums Sonnenhof in Lützenhardt. Die StHK war allerdings bald nicht mehr mit Hötzers Tätigkeit zufrieden. Man diskutierte deshalb in der Hans-Walz-Stiftung, ob man Heinz Henne nicht neben Hötzer als gleichwertigen Leiter der Poliklinik einsetzen sollte.[1169]

Als dann Anfang 1972 die Trennung von Konrad Hötzer zum 1. Februar 1973 beschlossen wurde,[1170] begann eine fieberhafte Suche nach einem Nachfolger. Im Mai stellte sich als erster Bewerber der 36jährige Dr. Bejenke vor, der zwei Jahre lang bei Walther Zimmermann im Münchner homöopathischen Krankenhaus für Naturheilweisen die Homöopathie und die physikalische Therapie erlernt hatte und nun seit zwei Jahren seinen Facharzt für Innere Krankheiten besaß. Zur Zeit seiner Bewerbung war er Oberarzt der Inneren Abteilung des Krankenhauses Bad Reichenhall.[1171] Mit Bejenke tauchte zum ersten und einzigen Mal ein Kandidat auf, der in einem der beiden großen homöopathischen Krankenhäuser in München und Bremen ausgebildet worden war. Bejenke besaß den Standpunkt, daß alle Heilweisen objektiv untersucht werden sollten und lehnte jede dogmatische Haltung ab. Damit paßte er gut zu den Anforderungen

---

[1165] AIGM NHE 70, Besprechung APM mit Donner, 23.7.65. Diese homöopathischen Ärzte waren: Heinz Schoeler, Erich Unseld, Rudolf Pirtkien, Heinz Henne, Wilhelm Schwarzhaupt, Herbert Unger, Martin Stübler, Julius Mezger, Ulrich Mezger, Paul Mössinger, Hugo Schad, Dr. Sylvester (USA). Die Gründe für die Ablehnung waren meist: persönlich ungeeignet, zu alt, keine wissenschaftliche Arbeitsleistung, kein kritischer Homöopath. Siehe auch: AIGM NHE 70, 3.8.65.
[1166] ARBSG 1002-1, Protokoll der Besprechung vom 15.12.65, S. 2. Gerhard Seybold unterstützte die Anstellung Pirtkiens (ARBSG 1002-42, Sitzung des Personalausschusses, 14.11.66, S. 2f).
[1167] AIGM NHE 70, Besprechung über die Förderung der Homöopathie, 4./5.3.66. Siehe auch: ARBSG 1001-63, Vorstandssitzung der HWS am 31.5.68.
[1168] AIGM V 60, Interview mit Konrad Hötzer, S. 3. Später war es allerdings Paul Mössinger, der starke Bedenken gegen Konrad Hötzer anmeldete: Er sei schon 1968 gegen Hötzers Anstellung gewesen (ARBSG 1001-11, Protokoll der HWS-Vorstandssitzung [ursprüngliche Fassung], 7.3.72, S. 4f.).
[1169] ARBSG 1001-11, Protokoll der HWS-Vorstandssitzung (ursprüngliche Fassung), 7.3.72, S. 4f.
[1170] AIGM NHE 30, Brief Hötzer an Kollegen vom 4.1.72.
[1171] ARBSG 1001-12, Protokoll der HWS-Vorstandssitzung am 17.5.72.

des RBK, so daß die Hans-Walz-Stiftung die Anstellung Bejenkes auch begrüßte. Erst während der Verhandlungen erklärte Bejenke jedoch, daß er kaum Erfahrungen in der Homöopathie besitze. Nicht nur aus diesem Grund kam es schließlich nicht zu einer Einigung zwischen Bejenke und dem RBK.[1172] Nachdem diese Bewerbung von außerhalb des RBK-Umfeldes gescheitert war, wurden in einer weiteren Sitzung der Hans-Walz-Stiftung Ende 1972 mit Ulrich Mezger, Paul Mössinger und Heinz Henne drei bekannte Kandidaten in Betracht gezogen.[1173] Auch diese Möglichkeiten wurden jedoch letztlich verworfen.

So verließ Konrad Hötzer im Januar 1973 die Poliklinik, ohne daß ein Nachfolger gefunden worden war. Walter A. Müller leitete die Ambulanz vorerst kommissarisch. Erst im Juni 1973 brachte Paul A. Stein einen neuen Kandidaten ins Spiel: Es handelte sich um den Internisten Dr. Heuser (*1918), der zu diesem Zeitpunkt bereits 16 Jahre lang Oberarzt am Krankenhaus in Oberkirch war.[1174] Er hatte unter Leeser einen Vierteljahreskurs am RBK besucht und auch nach der Facharztausbildung weitere Kurse in der Homöopathie absolviert. Eine Unterredung Paul Mössingers mit Heuser hatte jedoch nicht das gewünschte Resultat. Heuser bekenne sich eher zur klassischen Richtung der Homöopathie; außerdem besitze er keine größeren praktischen Erfahrungen in der Homöopathie, so Mössinger. Auch wissenschaftliche Arbeiten könne Heuser nicht vorweisen.[1175]

Im November 1973 setzten sich Willibald Gawlik, Georg Wünstel und Karl-Heinz Gebhardt vom ZV mit dem Vorstand der Hans-Walz-Stiftung zusammen, um über die Misere der Poliklinik zu beraten. Der ZV schlug dabei vor, die Stelle attraktiver zu gestalten, um so womöglich das Interesse von Bewerbern zu wecken. Insbesonders dachte Gebhardt daran, dem Leiter der Poliklinik mehr Betten, drei Assistenten und eine finanzielle Gleichstellung mit den anderen Chefärzten zu bieten. Jedenfalls müsse bald etwas geschehen, so Gebhardt, da die Frequenz der Poliklinik erheblich zurückgegangen sei.[1176]

Ein letzter Versuch, doch noch einen Nachfolger für Hötzer zu finden, wurde Anfang 1974 gemacht. Mit Mathias Dorcsi (1923–2001) hatte sich Ende 1973 ein renommierter österreichischer Homöopath beworben,[1177] der auch bereits in homöopathischer Lehre und Forschung auf sich aufmerksam gemacht hatte. Dorcsi verfügte zudem über eine langjährige Erfahrung in der Homöopathie. Seit 1963 leitete er das Österreichische Institut für homöopathische Medizin. Doch seine Bewerbung war eher kühl aufgenommen worden: Man hatte Zweifel hin-

---

[1172] ARBSG 1001-66, Protokoll der HWS-Vorstandssitzung am 7.11.73.
[1173] ARBSG 1001-12, Protokoll der HWS-Vorstandssitzung am 6.12.72. Siehe dazu auch: ARBSG 1002-42, Sitzung des Personalausschusses, 14.11.66, S. 2; ARBSG 1001-55, Aktennote zur Besprechung zwischen Walz und Schreiber.
[1174] AIGM NHE 29, Brief Stein an Mössinger vom 26.6.73.
[1175] AIGM NHE 42, Bericht Mössingers über die Unterredung mit Heuser, 7.8.73.
[1176] AIGM NHE 27, Protokoll über eine Besprechung des Vorstands der Hans-Walz-Stiftung am 7.11.73.
[1177] AIGM NHE 27, Bericht Bosch F 2 an Henne vom 2.4.74.

sichtlich seiner Eignung, da er „eher einer streng klassischen Richtung in der Homöopathie" angehöre.[1178] Dennoch wurde Mathias Dorcsi zu Gesprächen nach Stuttgart eingeladen. Hinter den Kulissen versuchte man, mehr über den Bewerber zu erfahren.[1179] Heinz Henne arbeitete sich in die Veröffentlichungen Dorcsis ein. Er kam zu dem Ergebnis, daß Dorcsi eher nicht zu den kritischen Ärzten in der Linie Stiegeles gehöre; im letzten Jahr habe Dorcsi zudem ein ungünstiges Urteil über die naturwissenschaftlich-kritische Homöopathie gefällt.[1180]

Aufgrund dieser zu „klassischen" Haltung wurde Mathias Dorcsi abgelehnt. In mehreren Briefen an Ritter, Henne und die RBSG äußerte Dorcsi seine Enttäuschung über diese Entscheidung. Vor allem bemängelte er eine zu einseitige homoopathische Einstellung der Verantwortlichen des RBK. An Ritter schrieb er: „Was sind das für Fragen, ob Hoch oder tiefe Potenzen, wenn wir gar nicht wissen was potenzieren wirklich ist. Eine Natrium muriaticum D 6 ist nicht mehr verständlich als eine D 200."[1181] Nach der Ablehnung in Stuttgart gründete er 1975 in Wien das Ludwig-Boltzmann-Institut für Homöopathie. Durch die Tätigkeit an diesem Institut, dem auch eine homöopathische Poliklinik angeschlossen war, durch seine Vorlesungen an der Wiener Universität und durch seine Gründung der homöopathischen „Wiener Schule" wurde er in den 1970er Jahren zu einem der wichtigsten homöopathischen Ärzte Österreichs.[1182]

Mathias Dorcsi war der letzte Bewerber für die Poliklinik des RBK gewesen; seine Ablehnung besiegelte zugleich das Schicksal der Poliklinik. Manche Homöopathen haben die Schuld für den Untergang der Homöopathie an Klinik und Poliklinik der RBSG angelastet und auf Erfüllung des Testaments von Robert Bosch gepocht. Hans Ritter rief ihnen 1978 erbost entgegen: „Was nützt da der törichte Ruf nach dem Testament, wenn es weit und breit in der deutschen Homöopathie keinen Kliniker gab, der in dieses Erbe hätte eintreten können."[1183]

Fünf Punkte müssen als Fazit dieses Kapitels festgehalten werden. Erstens war die StHK, entgegen den Vorwürfen mancher Homöopathen, bis 1974 ernsthaft bestrebt gewesen, die Homöopathie am RBK beizubehalten. Neben dem IKP und der MGF sollte im neuen Haus auch die Poliklinik weitergeführt werden; außerdem war zeitweise an die Einrichtung einer kleineren Abteilung für naturgemäße Heilweisen gedacht gewesen, wodurch die Homöopathie sogar wieder in kli-

---

[1178] AIGM NHE 27, Bosch Geschäftsführung an RBSG vom 19.10.73. Siehe auch: AIGM NHE 27, Ritter an Dorcsi vom 31.1.74.
[1179] ARBSG 1002-126, Gutachten des Dr. Heiss-Krachenfels, 29.1.74. In diesem Büschel befinden sich auch die gesamten Bewerbungsunterlagen Dorcsis.
[1180] ARBSG 1001-1, Bericht vom 21.3.74, S. 4.
[1181] ARBSG 1001-1, Dorcsi an Ritter, 26.3.74. Siehe auch: AIGM NHE 27, Dorcsi an Henne vom 2.8.74.
[1182] Drexler/Bayer, S. 90–92; Dorcsi, *Wiener Schule*.
[1183] Ritter, *Memorandum*, S. 25.

nische Anwendung gekommen wäre. Es war nicht so, daß man den Einzug ins neue Haus als günstige Gelegenheit ansah, endgültig mit der klinischen und poliklinischen Homöopathie zu brechen. Ansonsten hätte man kaum im Jahr 1974 noch Verhandlungen mit potentiellen Bewerbern für die Leitung der Poliklinik geführt, und man hätte bei der Eröffnung des neuen Hauses 1973 auch nicht weiter gegenüber der Öffentlichkeit die Bedeutung der Homöopathie für das RBK hervorgehoben.[1184]

Zweitens hatte der Mangel an homöopathischen Klinikern in der Tat einen erheblichen Anteil am Scheitern der klinischen und poliklinischen Homöopathie am RBK. Hans Walz ist zuzustimmen, wenn er sagt, daß „gerade der Mangel an einer genügenden Anzahl entsprechender Ärzte [...] am Krankenhaus von jeher alle für die Homöopathie gehegten guten Absichten Robert Boschs, trotz dessen grosser finanzieller Opfer, leider zu nichte gemacht" hat.[1185] Die Ursache für diesen Personalmangel war zum einen zeitbedingt: Vor allem die günstigen Niederlassungsbedingungen und das hohe Einkommen in freier Praxis haben verhindert, daß sich einige der homöopathischen Ärzten zu homöopathischen Klinikern entwickelt haben.[1186] Zum anderen lag der Personalmangel aber auch in einer homöopathieimmanenten Problematik: Die homöopathische Idee war unter Ärzten allgemein zu wenig verbreitet, um eine genügende Zahl an Nachwuchs hervorzubringen.

Es wäre jedoch zu monokausal gedacht, wenn man das Scheitern der Homöopathie am RBK im allgemeinen und auch den Personalmangel am RBK im besonderen allein auf die fehlende Zahl an homöopathischen Klinikern zurückführen würde. Denn es gab einige geeignete homöopathische Ärzte, doch waren diese, und das ist der dritte Punkt dieser Zusammenfassung, nicht bereit gewesen, die Leitung der Poliklinik zu übernehmen. So haben beispielsweise Erich Unseld, Paul Mössinger und Karl-Heinz Gebhardt die ihnen angebotenen Stellen letztlich ausgeschlagen. Zudem haben auch die langjährigen Auseinandersetzungen zwischen ZV und RBK eine fruchtbare Zusammenarbeit in Fragen der Ausbildung erschwert und teilweise ganz verhindert.

Viertens hat aber auch die einseitige homöopathische Perspektive des RBK den Personalmangel weiter verschärft. Aufgrund des starren Festhaltens an einer naturwissenschaftlich-kritischen Homöopathie hat sich das RBK selbst einiger potentieller Bewerber beraubt; besonders deutlich war dies im Falle Mathias Dorcsi.

Fünftens schließlich muß betont werden: Auch wenn es kein Personalproblem gegeben hätte, wäre die Homöopathie am RBK mit hoher Wahrscheinlichkeit

---

[1184] Z. B. in: Stuttgarter Nachrichten, 31.3.73, S. 53. Noch im Jahr 1976 wurde in einer Besprechung zwischen Paul A. Stein, Hans Ritter und Heinz Henne erneut betont, daß der Verlust der Poliklinik eine zwangsläufige Entwicklung und „kein einseitiger Akt der Verwaltung des RBK" gewesen sei (AIGM NHE 17, Nr. 27, Besprechung vom 1.9.76).
[1185] Privatarchiv Gebhardt, Brief Walz an Hötzer vom 27.3.69. Siehe auch: ARBSG 1001-31, Merkle an Prof. Robert Ellscheid, 26.7.79.
[1186] Gerst, S. 224f.

gescheitert. Deutlich zeigt sich dies während Ritters Amtszeit: Mit ihm hatte ein für das RBK optimaler Homöopath die Poliklinik geleitet; dennoch hat auch er die Homöopathie nur sehr bedingt in Forschung und Lehre voranbringen können. Zumindest die homöopathische Therapie hatte aber bei ihm in der Poliklinik einen festen Platz – in der Klinik dagegen war auch sie zunehmend fraglich geworden.

3.3.2 Schwierigkeiten in der klinischen Anwendung der Homöopathie

In vorhergehenden Punkten wurde bereits dargelegt, daß die Anwendung der Homöopathie in der Klinik durch den allgemeinen Strukturwandel in den Krankenhäusern (verändertes Patientengut, Spezialisierung und Technisierung der Medizin) und durch die Erfolge der Schulmedizin nach 1945 stark zurückgedrängt wurde. Zu diesen zeitbedingten Entwicklungen trat weiter der permanente Personalmangel in der Homöopathie. In diesem Kapitel soll nun zum einen gezeigt werden, daß die vergleichsweise lange Verweildauer der Patienten im Krankenhaus bei homöopathischer Therapie mit der Zeit zu einem zusätzlichen Problem wurde. Zum anderen muß nochmals auf das klinische Patientengut und seine Eignung für eine homöopathische Therapie eingegangen und um einen homöopathieimmanenten Problemaspekt ergänzt werden.

Denn bei näherer Betrachtung wird offenbar, daß auch lange vor 1945 und damit vor dem „Siegeszug" der Schulmedizin in homöopathischen Kreisen die Frage diskutiert wurde, ob sich grundsätzlich das durchschnittliche klinische Patientengut für eine homöopathische Therapie eigne. So sah Arnold Lorbacher bereits 1898 im Krankengut der homöopathischen Spitäler ein Problem: Die homöopathischen Krankenhäuser seien „häufig gewissermassen Ablagerungsstellen für alle möglichen bösartigen, unheilbaren Krankheiten [...]. Man will, nachdem man alle möglichen Schulen schon durchgemacht hat, es auch noch mit der homöopathischen Behandlung versuchen."[1187] Hier war also nach Lorbacher kein allgemeiner Strukturwandel für die Dominanz einer homöopathieungeeigneten Klientel verantwortlich, sondern die Funktion des homöopathischen Spitals als nachrangige Klinik hinter dem schulmedizinischen Krankenhaus.[1188]

Auch im Aushilfskrankenhaus in der Marienstraße scheint die homöopathische Behandlung vieler Patienten Probleme bereitet zu haben; es ist allerdings nicht auszuschließen, daß dabei bereits die allgemeine Veränderung des Patientenguts hin zu schwereren und akuteren Krankheiten erste Auswirkungen gezeigt hat. Bei der Analyse dieser Probleme am Aushilfskrankenhaus ist man ausnahmslos auf Aussagen Fritz Donners angewiesen. Sie stammen somit zwar aus erster Hand (Donner arbeitete von 1927 bis 1931 am Aushilfskrankenhaus), aber die

---

[1187] Lorbacher, *Spitäler*, S. 19. Siehe auch Eppenich, *Geschichte*, S. 222f.
[1188] Ganz ähnlich war die Diskussion auch, als 1926 in Dresden ein homöopathisches Krankenhaus errichtet werden sollte. Siehe dazu die Notiz in: LPZH 57 (1926), S. 121 B.

Darstellung könnte aufgrund der sehr kritischen Haltung Donners auch überspitzt formuliert sein.

Donner zeichnet ein sehr negatives Bild. So seien viele Krankheiten, die im Krankenhaus häufig vorkämen, durch eine homöopathische Behandlung effektiv nicht geheilt worden. Beispielsweise sei die Zahl der Todesfälle bei Pneumonien sehr hoch gewesen, weil die Patienten mit homöopathischen Mitteln therapiert worden seien.[1189] Auch bei Rheuma seien die homöopathischen Erfolge teilweise sehr zweifelhaft gewesen, erinnerte sich Donner 1970.[1190] Zuletzt beschrieb Fritz Donner den Fall einer Patientin, die an einer Afterfissur litt. Schon damals habe man diese Erkrankung durch Verschorfung der Fissur mit einem Glüheisen schnell therapieren können; der Kranke habe binnen fünf Tagen entlassen werden können – am Aushilfskrankenhaus aber habe er erlebt, daß eine Patientin acht Wochen lang im Krankenhaus gelegen habe, weil der behandelnde Arzt sich auf die homöopathische Therapie beschränkt habe.[1191] Insgesamt hatte Donner also große Bedenken gegen die Einengung der Therapie auf die Homöopathie.

Weiter zweifelte Donner auch die Kritikfähigkeit zumindest mancher Ärzte des Aushilfskrankenhauses gegenüber der homöopathischen Therapie an. Sehr skeptisch hat sich Donner gegenüber Otto Leeser geäußert. Während der gemeinsamen Zeit in der homöopathischen Klinik habe Leeser mit seinen Hochpotenzen immer Erfolge gesehen, auch wenn die Besserung des Patienten eindeutig anderen Faktoren zuzuschreiben gewesen wäre.[1192] Auch bei anderen Ärzten hat Donner eine kritische Einstellung vermißt. Selbst die damaligen Chefärzte hätten auf kritisches Nachfragen „nichts auch nur einigermassen sachliches" antworten können; die meisten hätten eben in ihrer Jugend alles Gelesene gläubig übernommen.[1193]

[1189] Donner, *Über Erfahrungen*, S. 31.
[1190] Im Jahr 1929 habe Stiegele bei einer Tagung des Zentralvereins einen vielbeachteten Vortrag über Rheuma gehalten. Zur Vorbereitung des Referates mußte Donner aus dem Krankenarchiv für Stiegele alle Rheuma-Krankenblätter heraussuchen, doch nach einer Woche habe Stiegele etwa die Hälfte aller Akten zurückgebracht: „Ich sollte sie ins Krankenblattarchiv wieder einordnen, sie wären für den Vortrag nicht geeignet. Neugierigerweise sah ich mir beim Wiedereinordnen die Blätter durch... es waren sehr langwierig verlaufende mit vielen Komplikationen!" (AIGM NHE 27, Brief Donner an Wünstel vom 27.–31.10.70, S. 10).
[1191] RBK, Personalakte Karl Saller (Blatt 5), Rabe – der Krankenhausexperte, S. 5.
[1192] AIGM NHE 17, Vertrauliche Notiz über ein Gespräch Henne/Donner am 23.6.76. Donner berichtet darin von mehreren Fällen. So wurde ein Patient des Aushilfskrankenhauses „mit einem furchtbar stinkenden diabetischen Gangrän" damals nach Berlin zu Donner überwiesen. In einem Begleitbrief habe Erich Unseld mitgeteilt, daß mit einigen bestimmten homöopathischen Mitteln gute Erfolge erzielt worden seien, besonders Cuprum hätte schmerzfreie Nächte zur Folge gehabt. Donner: „Mir sagte der Kranke, die Mittel in Stuttgart hätten gar nichts genützt." Außerdem habe Unseld während der dreimonatigen stationären Behandlung sehr viele verschiedene Mittel nacheinander verabreicht. Donner ließ sich daraufhin das Krankenblatt aus Stuttgart kommen: „auffallend waren aber uns allen die ‚positiven' Einträge Unseld's hinsichtlich der guten Wirkung der jeweiligen Arzneien, die so ganz im Gegensatz zu den Angaben des Kranken standen" (AIGM NHE 26, Brief Donner an Ritter vom 27.9.74).
[1193] AIGM NRI, Korrespondenz mit DZVhÄ, Donner an Unseld, 15.10.66.

Außerdem war Fritz Donner der Ansicht, daß der homöopathische Erfolg des Aushilfskrankenhauses zu einem großen Teil der Auslese des Patientengutes zuzuschreiben sei. In der Marienstraße sei die Aufnahme von Patienten fast immer nach vorheriger Anmeldung durch den Hausarzt erfolgt; dadurch sei es möglich geworden, ungeeignete Fälle gar nicht erst aufzunehmen, sondern an andere Kliniken weiterzuleiten. Daneben hätten die homöopathischen Ärzte Stuttgarts, die ihre Kranken ins Aushilfskrankenhaus schickten, ein sehr großes Verständnis für das Bemühen der Krankenhausärzte gehabt, solche Kranke zu bekommen, bei denen man homöopathische Arzneiwirkungen zeigen kann.[1194] Nur aufgrund dieser dezidierten Patientenselektion seien bisweilen 80 Prozent der Kranken einer homöopathischen Behandlung zugänglich gewesen; er selbst, so Donner, habe im Rudolf-Virchow-Krankenhaus in Berlin meist nicht mehr als 20 Prozent aller Kranken homöopathisch behandeln können.

Schon für die 1920er und 1930er Jahre zieht Fritz Donner also das Fazit, daß es unmöglich sei, an einer allgemeinen Klinik allein oder auch nur vorherrschend homöopathisch zu therapieren. Im Gegenteil führt er selbst seine extrem kritische Haltung gegenüber der klinischen Homöopathie gerade auf die ernüchternden Erfahrungen am Aushilfskrankenhaus zurück.[1195] Die Schilderungen Donners sind gewiß nicht ausreichend, um allgemeine Schlüsse ziehen zu können, inwieweit die Homöopathie auch vor 1945 für das Krankenhaus geeignet war; dazu bedürfte es sehr viel genauerer Analysen der Patientenschaft homöopathischer Krankenhäuser.[1196] Doch war Donner nicht der einzige, der ein negatives Fazit zog. Auch Hans Ritter urteilte am Ende seiner homöopathischen Laufbahn: Die Homöopathie war „nie eine vollwertige klinische Methode. Sie hatte ihren Schwerpunkt seit jeher in der ambulanten Behandlung."[1197]

Ein grundsätzliches homöopathieimmanentes Problem bildete in der Klinik häufig auch die lange Verweildauer der Patienten. Homöopathische Mittel entfalten ihre Wirkung oft erst nach einiger Zeit, und vor allem bei chronischen Krankheiten kann sich die Behandlung über Wochen und Monate hinziehen. Dies bezeichnete Arnold Lorbacher schon 1898 als Nachteil für die homöo-

---

[1194] RBK, Personalakte Karl Saller (Blatt 5), Rabe – der Krankenhausexperte, S. 3.
[1195] AIGM NHE 26, Brief Donner an Ritter vom 18.9.74.
[1196] Beispielsweise wären, trotz mancher Probleme, anhand der vollständig vorhandenen Jahresberichte des zweiten Leipziger Krankenhauses solche Analysen ansatzweise möglich (siehe z. B. Jahresbericht für 1870 in: AHZ 83/1871, S. 173ff.).
[1197] Ritter, *Memorandum*, S. 26. Einschränkend muß jedoch gesagt werden, daß die klinische Homöopathie in den 1920er und 1930er Jahren auch noch in den Kinderschuhen steckte. Es wäre also durchaus möglich, daß durch ausgedehnte klinische Erfahrungen manche Schwierigkeit in der Anwendung der Homöopathie in der Klinik hätte gelöst werden können; dann würde es sich dabei zumindest nicht um ein prinzipielles homöopathieimmanentes Problem handeln. Diese Ansicht vertrat Ritter 1942: „Ist schon der Uebergang aus der freien Praxis in klinische Tätigkeit eine umso größere Leistung, je mehr Zeit seit dem ersten stets klinischen Abschnitten einer jeden ärztlichen Entwicklung verflossen ist, so häufen sich die Schwierigkeiten, wenn damit die Einführung einer Heilmethode verbunden ist, für die praktisch überhaupt noch keine klinische Tradition besteht" (Ritter, *Zum 70. Geburtstag*, S. 3).

pathischen Krankenhäuser.[1198] Im Krankenhaus konnte eine – im Verhältnis zu einem nichthomöopathischen Haus – längere Liegedauer zwei Schwierigkeiten nach sich ziehen: Zum einen blieben womöglich Patienten weg, weil sie wußten, daß sie in anderen Kliniken schneller entlassen wurden; zum anderen konnten die Krankenkassen Probleme bereiten und die Honorierung der längeren Behandlungsdauer verweigern.

Doch gab es am Aushilfskrankenhaus und am RBK tatsächlich eine längere Liegedauer der Patienten, und wenn ja, verursachte dies Konflikte? Für das Aushilfskrankenhaus ist eine Wertung sehr schwierig, da nur eine Handvoll Patientenblätter erhalten ist, aus denen kein repräsentatives Ergebnis abgeleitet werden kann. Es handelt sich dabei lediglich um 16 Patienten, die 1934 oder 1938 stationär behandelt worden sind.[1199] Die durchschnittliche Verweildauer betrug bei diesen Kranken 58,75 Tage – dagegen lag die Liegedauer in allgemeinen Krankenhäusern des Deutschen Reiches im Jahr 1925 bei etwa 30 Tagen, im Jahr 1939 bei rund 25 Tagen;[1200] in Württemberg erreichte die durchschnittliche Liegedauer an allgemeinen Kliniken im Jahr 1937 sogar nur 20,6 Tage.[1201] Würde die Zahl für das Aushilfskrankenhaus annähernd stimmen, so hätte dort die Liegedauer also um das Doppelte oder sogar um das Dreifache höher gelegen. Zumindest die Tendenz dieser Zahl bestätigt Fritz Donner: Um 1930 habe das Stuttgarter homöopathische Krankenhaus die längste Liegedauer aller Stuttgarter Krankenhäuser gehabt, obwohl die bereits „ausgesteuerten" Kranken in städtische Kliniken eingewiesen worden seien.[1202] Auswirkungen auf die Auslastung des Krankenhauses hatte diese lange Liegedauer jedoch nicht, denn das Haus sei meist voll belegt gewesen; auf die Patienten scheint die Verweildauer also nicht abschreckend gewirkt haben.[1203] Probleme mit den Krankenkassen können ebenfalls nicht nachgewiesen werden.

Diese Feststellungen gelten prinzipiell auch für das RBK. Auch hier gab es keine feststellbaren Auseinandersetzungen mit den Kostenträgern. Rolf Frauendorf, unter Leeser Arzt in der inneren Abteilung des RBK, führt dies allerdings lediglich auf die private Trägerschaft des Krankenhauses zurück: „Nun hatten wir damals die Möglichkeit, die Patienten, da es eine Stiftung war, von der Kasse nicht allzu schnell wieder rausholen zu lassen."[1204] Für die spätere Zeit des RBK konnte er sich jedoch nicht mehr vorstellen, wie die längere Liegedauer bei homöopathischer Behandlung hätte finanziert werden können. In der Tat sah Walter A. Müller 1964 in der höheren Verweildauer einen Nachteil der Homöopathie: Der politische Druck, die Liegedauer weiter zu verkürzen, sei enorm – mit homöo-

---

[1198] Lorbacher, *Spitäler*, S. 18.
[1199] AIGM NRI, Bereich Manuskripte (Akte Patientenblätter).
[1200] Spree, *Quantitative Aspekte*, S. 65.
[1201] HStA Stuttgart, E 151/54, lfd. Nr. 65.
[1202] AIGM NRI, Korrespondenz mit DZVhÄ, Donner an Ritter, 3.1.66.
[1203] RBK, Personalakte Karl Saller (Blatt 5), Rabe – der Krankenhausexperte, S. 3.
[1204] AIGM V 60, Interview mit Rolf Frauendorf, S. 8.

pathischer Therapie könne dies keinesfalls bewerkstelligt werden.[1205] Ritter betonte, es habe sich in der Bevölkerung herumgesprochen, daß das RBK „von allen Kliniken die längste Verweildauer" habe.[1206]

Ein Vergleich der Liegedauer zwischen dem RBK und allgemeinen schulmedizinischen Krankenhäusern ist nun lediglich für die „homöopathischen" Jahre zwischen 1940 und 1955 sinnvoll. Die durchschnittliche Verweildauer in württembergischen Krankenhäusern betrug im Jahr 1941 etwa 31 Tage, in den Stuttgarter Kliniken sogar nur 23 Tage.[1207] Dagegen blieben die Patienten des RBK 1941 rund 32 Tage in der Klinik. Hier zeigt sich also nur gegenüber den Stuttgarter Kliniken eine deutlich höhere Verweildauer. Für die frühen 1950er Jahre hat Reinhard Spree eine durchschnittliche Verweildauer von etwa 25 Tagen in allgemeinen Krankenhäusern der Bundesrepublik errechnet.[1208] Am RBK betrug sie zwischen 1950 und 1954 rund 26 Tage. Hier läßt sich also nicht mehr von einem wesentlichen Unterschied sprechen. Nach 1955 setzte sich diese Tendenz fort: So lag die Verweildauer im Jahr 1966 in bundesrepublikanischen Akutkrankenhäusern bei 19,5 Tagen, am RBK bei 22,3 Tagen.[1209] Insgesamt näherte sich das RBK also schon Anfang der 1950er Jahre der durchschnittlichen Verweildauer in deutschen Krankenhäusern an und unterschritt diese Zahl in den 1980er Jahren sogar.

Wie die folgende Graphik zeigt, war die Liegedauer am RBK im letzten halben Jahrhundert stark rückläufig: Betrug sie im Jahr 1947 noch etwa 43 Tage, so war sie bis 1973 um über die Hälfte auf etwa 19 Tage gesunken und lag 1995 lediglich noch bei knapp über fünf Tagen. Allerdings ist die extrem hohe Liegedauer in den ersten Jahren 1945 auf die spezifische Nachkriegssituation zurückzuführen.

Mit dieser grundsätzlichen Verkürzung der Verweildauer lag das RBK im allgemeinen Trend. Eine kausale Verbindung zwischen homöopathischer Behandlung und längerer Verweildauer läßt sich deshalb für das RBK nur schwer belegen. Allenfalls in den 1940er Jahren dauerte die Behandlung am RBK länger als in anderen Stuttgarter Kliniken. Doch weder war die Liegedauer in den 1950er Jahren gegenüber allgemeinen Krankenhäusern deutlich erhöht, noch sank die Verweildauer ab 1956 signifikant, was eigentlich hätte erwartet werden müssen, wenn von homöopathischer auf schulmedizinische Behandlung umgestellt wird.[1210] Daß aber die homöopathische Behandlung tatsächlich längere Zeit in

---

[1205] ARBSG 1002-6, Thesen der am 17.1.1964 geführten Unterredung über die klinische Homöopathie.
[1206] Ritter, *Memorandum*, S. 24.
[1207] HStA Stuttgart, E 151/54, Nr. 199, 1941, lfd. Nr. 202.
[1208] Spree, *Quantitative Aspekte*, S. 65.
[1209] HStA Stuttgart, EA 2/010, Nr.3006, lfd. Nr. 121.
[1210] Womöglich hängt dieses Ergebnis jedoch mit der spezifischen Homöopathie des RBK zusammen: Auch vor 1956 ist ein bedeutender Teil der Patienten entweder rein schulmedizinisch oder doch „gemischt" behandelt worden.

3 Problematik und Scheitern der Homöopathie am Robert-Bosch-Krankenhaus

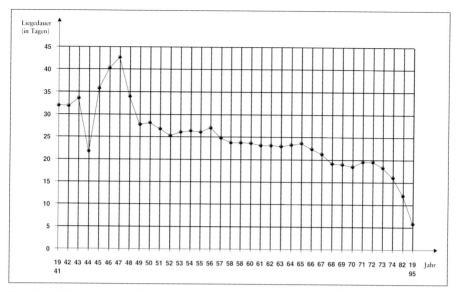

Graphik 49 Verweildauer (in Tagen) am RBK in den Jahren 1941 bis 1995[1211]

Anspruch nehmen konnte, legt die – allerdings nicht eindeutig nachweisbare – hohe Liegedauer für das Aushilfskrankenhaus nahe.

Insofern muß man das Fazit ziehen: Die Liegedauer war am RBK tendenziell nicht höher als anderswo, so daß auch keine Konflikte mit der Patientenschaft oder den Krankenkassen zu erwarten waren. Allerdings stand das RBK in den 1940er Jahren im Verhältnis zu manchen wichtigen Kliniken in Stuttgart, wie dem Katharinenhospital,[1212] schlechter da – eine solche Bilanz dürfte sicherlich dazu beigetragen haben, daß der Homöopathie die Rückkehr an die inneren Abteilungen des RBK erschwert wurde.

Ganz unabhängig von der Liegedauer aber waren die Schwierigkeiten bei der klinischen Anwendung der Homöopathie enorm, wie die bisherige Untersuchung ergeben hat. Zunehmend thematisierte das RBK deshalb die Frage, ob sich die Homöopathie grundsätzlich für die klinische Anwendung eigne. Die Antwort war – von Mitte der 60er Jahre an – negativ. So legte man den Gesellschaftern der RBSG im November 1969 das Fazit vor: Da man die Patienten am RBK keiner Auslese unterwerfen könne, „war es unvermeidlich, daß die Akutkranken überwiegend nicht homöopathisch behandelt wurden und daß sich die Pflege der Homöopathie in Lehre, Forschung und Anwendung in der Poliklinik konzen-

---

[1211] Quellen: Jahre 1941–73 nach den Geschäftsberichten im Verwaltungsarchiv RBK 6100, Geschäftsberichte; ARBK 200, 128; Jahre 1974–1995: RBK, Handakten Erben, Geschäftsbericht 1995.

[1212] Im Jahr 1963 lag die Verweildauer im Stuttgarter Katharinenhospital bei 14,3 Tagen, im RBK dagegen bei 22,9 Tagen (nach: *Gemeinderat unterstützt Denkschrift*, S. 2).

trierte".[1213] Mit dieser Skepsis gegenüber der klinischen Homöopathie stand das Krankenhaus nicht alleine da. So urteilte Erich Unseld im Jahr 1962 über die homöopathische Behandlung im Krankenhaus, daß die „Entscheidung gegen die Klinik längst gefallen" sei.[1214] Tatsächlich dürfte die Mehrzahl der Homöopathen Zweifel an der Anwendbarkeit der Homöopathie in der Klinik gehabt haben. Als 1976 in München für die Gründung einer homöopathischen Akademie geworben wurde, betonte der initiierende bayerische Landesverband des ZV: Man wolle an die Akademie keine Klinik angliedern, denn die Homöopathie sei „vor allem eine Methode der Praxis und am stationären Krankengut der Kliniken schwerer anwendbar und schwieriger erlernbar."[1215]

Das RBK war deshalb der Ansicht, daß Boschs Vorgaben einer Revision zu unterziehen seien. Die Probleme wurden in zahlreichen Besprechungen, Gutachten und Memoranden in den Jahren 1965 und 1966 diskutiert. Hans Walz hat die Erörterung der homöopathischen Problematik am RBK dadurch eröffnet, daß er Gespräche mit Fritz Donner und Wilhelm Schwarzhaupt aufnahm.[1216] Walz selbst verfaßte mehrere vertrauliche Berichte und Stellungnahmen.[1217] Es wurde der Werkarzt der Firma Bosch Hartmuth Walter hinzugezogen, der sich in einem umfangreichen Gutachten Gedanken zur praktischen Realisierung der Förderung der Homöopathie machte.[1218] Weitere Personen, beispielsweise Paul Mössinger oder der amerikanische Homöopath Sylvester, wurden ebenfalls gebeten, ihre Ansichten schriftlich niederzulegen.[1219] In mehreren Briefen und Berichten nahmen Walter A. Müller und Gerhard Seybold Stellung zur Problematik der Homöopathie am RBK.[1220] Es wurde Kontakt zur homöopathischen Arzneifirma Willmar Schwabe in Karlsruhe aufgenommen, um von deren Kompetenz zu profitieren.[1221] Und es wurde eine Vielzahl von internen Beratungen sowie Besprechungen im größeren Gutachterkreis abgehalten.[1222] Die Ergebnisse dieser umfassenden Überlegungen sind bekannt. Vorrangig entschied man sich für eine

---

[1213] ARBSG 1001 0, *Zielsetzung, Struktur und Verfassung am neuen Robert-Bosch-Krankenhaus.* Bericht an die Gesellschafter der Robert Bosch Stiftung GmbH zur Gesellschafterversammlung am 11.11.1969, vorgelegt durch den Geschäftsführer, S. 2f. Siehe dazu auch: ARBSG 1002-15, Zwischenbilanz vom 14.12.65, (von Walter), S. 2. In ARBSG 1002-77, Besprechung von RB und VVB-Gesellschaftern, 14.2.68, äußerte auch Robert Bosch d. J. die Ansicht, daß es nicht möglich sei, die Homöopathie klinisch anzuwenden.
[1214] Unseld, *Klinische Homöopathie*, S. 737.
[1215] AIGM NHE 24, Memorandum zur Errichtung einer homöopathischen Akademie in München vom 1.12.76.
[1216] Siehe die Aktennoten in: AIGM NHE 70.
[1217] Z. B. das umfassende Papier *Krankenhaus und Homöopathie* vom 24.4.68 (ARBSG 1002-18).
[1218] RBA 13/228.
[1219] ARBSG 1002-12; ARBSG 1002-13.
[1220] Z. B. ARBSG 1002-17, Merkschrift von Müller und Seybold zur Besprechung vom 17.1.64.
[1221] ARBSG 1002-15, Aktennote vom 5.1.66.
[1222] Die wichtigste Besprechung währte zwei volle Tage – an der Beratung am 4. und 5. März 1966 nahmen teil: Alfred Knoerzer, Werner Schaubel, Margarete Fischer-Bosch, Walter A. Müller, Gerhard Seybold, Hans Ritter, Hartmuth Walter, Professor Lembeck, Orzechowski, Paul Mössinger und Wilhelm Schwarzhaupt (Exemplar des Protokolls in ARBSG 1002-16).

Akzentuierung der homöopathischen Aktivität in der Poliklinik, wo die Anwendung der Homöopathie weitaus weniger Schwierigkeiten bereitete. Daneben sollten die medizinhistorischen Arbeiten fortgeführt werden. Zur Intensivierung der homöopathischen Forschung wurde 1967 das MBI gegründet.[1223] Damit war das Schicksal der klinischen Homöopathie am RBK besiegelt.

3.3.3 Schwierigkeiten in der Erforschung der Homöopathie

Die Erforschung der Homöopathie und ihrer Wirkungsweise wirft seit ihrer Entstehung Probleme auf. Diese Schwierigkeiten lassen sich in drei Punkten zusammenfassen. Erstens konnte bisher die Gültigkeit des Simile-Prinzips noch nicht nachgewiesen werden. Weder im Einzelfall noch insgesamt läßt sich deshalb beweisen, daß homöopathische Mittel tatsächlich nach dem „Similia similibus curentur" Hahnemanns wirken. Zweitens gestaltet sich auch der Wirkungsnachweis für das einzelne homöopathische Medikament schwierig. Es werden in der Homöopathie drei Prüfverfahren angewandt: Arzneistoffe werden an gesunden Menschen, an kranken Menschen und im Tierversuch geprüft. Alle drei Verfahren werfen jedoch erhebliche Probleme auf, und bis heute ist umstritten, welche Methodik die homöopathischen Besonderheiten am besten berücksichtigt. Drittens steht die Potenzierung der homöopathischen Mittel immer wieder in der Kritik der Schulmedizin: Vor allem bei höheren Dosierungen ist der Mechanismus einer potentiellen Wirkungsweise völlig ungeklärt.[1224]

Im folgenden soll geschildert werden, wie mit diesen Problemen am RBK umgegangen wurde – es handelt sich dabei um eine zeitimmanente Betrachtung, die nur ansatzweise den heutigen Forschungsstand einbezieht; auch die Placebodiskussion wird deshalb auf der Basis des Wisssenstandes der damaligen RBK-Ärzte geführt.[1225] Am RBK wurde über rund drei Jahrzehnte hinweg versucht, der Lösung zumindest einiger dieser Schwierigkeiten der Homöopathie näher zu kommen. Im Vordergrund stand dabei immer der Nachweis der Wirksamkeit einzelner homöopathischer Medikamente. Dagegen wurde der Nachweis der Gültigkeit der Ähnlichkeitsregel kaum verfolgt, da sich unüberwindliche methodische und wissenschaftliche Schwierigkeiten auftaten. Das Potenzierungsproblem war ebenfalls nur am Rande Gegenstand der Forschung am RBK, da man sich auf eine naturwissenschaftlich-kritische Homöopathie verständigt hatte, bei der Potenzen über D 24 nur selten verabreicht wurden.[1226]

Alfons Stiegele hat bereits im Aushilfskrankenhaus, also seit Anfang der 1920er Jahre, einzelne Arzneimittelprüfungen durchgeführt und auch Fallsammlungen zusammengestellt, anhand derer er die Wirkung eines bestimmten Medikaments

---

[1223] Nach ARBSG 1002-14, Besprechungsnotiz vom 29.9.65.
[1224] Siehe allgemein zu dieser Problematik: A. Richter (1991).
[1225] Zur Geschichte und zum heutigen Stand der Placebodiskussion siehe die Arbeiten von Andersen, Kaptchuk und Walach.
[1226] Zu den Forschungsarbeiten im einzelnen siehe Kap. III.2.3.

auf eine bestimmte Erkrankung untersuchte.[1227] Von einer systematischen Forschung am RBK läßt sich dagegen erst nach 1945 sprechen. Dabei mußten sich die Forscher am RBK mit folgenden Schwierigkeiten auseinandersetzen.

Wenig nutzbare Grundlagen an homöopathischer Forschung

Seit der Entstehung der Homöopathie besteht ein gravierendes Defizit an homöopathischer Forschung. Dies dürfte zu einem guten Teil an Samuel Hahnemann selbst liegen, der in seinen Schriften wenig über die Mechanismen und Wirkungsweisen der Homöopathie nachgedacht hat. Es sind lediglich Ansätze einer Begründung der Wirkungsprinzipien zu finden: So sprach Hahnemann beispielsweise davon, daß die Krankheiten nicht auf Materie beruhten, sondern „einzig geistartige (dynamische) Verstimmungen" seien und deshalb mit ebensolchen Mitteln geheilt werden müßten.[1228] Aber diese Begründungen waren für Hahnemann nebensächlich: Ihn interessierte primär der visuelle und vom Patienten gefühlte Heilungseffekt, nicht dessen Zustandekommen. Hahnemanns Forschungen beschränkten sich deshalb ausschließlich auf die Prüfung von möglichen Arzneistoffen; sein Ziel war nicht, einen Wirkungsnachweis zu erbringen. An sich selbst und an seinen Schülern prüfte Hahnemann eine Vielzahl von Substanzen. Er hat dabei eine für seine Zeit erstaunlich ausgefeilte Methodik entwickelt; beispielsweise war ihm bewußt, daß er nach Möglichkeit fremde Einflüsse ausschalten mußte.[1229] Dennoch war der Aussagewert dieser Untersuchungen in späterer Zeit stark umstritten; den Ärzten des RBK galten sie als sehr gering. Denn es habe sich lediglich um kleine Gruppen von Prüflingen gehandelt, so daß repräsentative Ergebnisse nicht zu erwarten seien. Außerdem habe Hahnemann die spezifischen Persönlichkeitsmerkmale der Prüflinge kaum berücksichtigt, weshalb beispielsweise individuelle psychische Auffälligkeiten fälschlicherweise als Arzneiwirkungen in die Repertorien eingeflossen seien. Weiter entsprächen diese Arzneimittelprüfungen Hahnemanns den Prüfungsstandards der Nachkriegszeit nicht einmal annähernd: Prüfer und Prüflinge kannten die Arznei und erwarteten deshalb bestimmte Reaktionen.[1230] Daneben waren die Prüflinge angehalten, alle beobachteten Symptome zu vermerken; dies aber habe in den späteren Repertorien zu einer völlig unübersichtlichen Fülle von Symptomen beim einzelnen Medikament geführt: In der „Reinen Arzneimittellehre" Hahnemanns wurde beispielsweise Bryonia mit 408 Symptomen, Nux vomica gar mit 908 Symptomen angegeben. Auch Georg Wünstel als Vertreter des Zentralvereins homöopathischer Ärzte äußerte sich 1972 sehr skeptisch über die Prüfungen Hahnemanns.[1231]

[1227] Z. B. Stiegele, *Arsenik* (1922).
[1228] Hahnemann, *Organon*, Vorrede zur 6. Auflage.
[1229] Hahnemann in: R. Haehl, *Hahnemann*, Bd. II, S. 107.
[1230] Zur Methodik der Arzneimittelprüfungen Hahnemanns und zum Ablauf siehe: Schreiber, Kapitel 2.
[1231] AIGM, Bestand Z, 26, Wünstel an Oettel, 26.10.72.

In späterer Zeit wurde die homöopathische Arzneimittelforschung womöglich auch durch Hahnemanns Diktum, seine Lehre sei in sich abgeschlossen, beeinträchtigt: Er war der Ansicht, daß Lehre und Anwendung seiner Homöopathie nur hilfreich wären, wenn man sie unverändert in der Form benutze, in der er sie hinterlassen hat.[1232] Eine solche perfekte Heilweise bedarf keiner Forschung mehr.

Dennoch haben spätere Generationen von Homöopathen Arzneimittelprüfungen durchgeführt – allerdings läßt sich dazu nur wenig sagen, da die Geschichte der homöopathischen Forschung nach Hahnemanns Tod noch weitgehend unbearbeitet ist. Fritz Donner listet in seinem Quellenverzeichnis, das alle ihm bekannten Prüfungen von Hahnemanns Zeiten bis etwa 1935 enthält, rund 2.800 homöopathische Arzneimittelprüfungen von annähernd 800 verschiedenen Prüfstoffen auf.[1233] Viele dieser Prüfungen hatten aber dieselben Nachteile wie schon die Hahnemannschen Untersuchungen. Dem Nachweis der Wirksamkeit der Homöopathie näherte man sich mit diesen Prüfungen kaum.

Kritische Homöopathen haben sich deshalb insgesamt sehr skeptisch über die Vorleistungen homöopathischer Forschung geäußert. Fritz Donner zog 1932 das ernüchternde Fazit: „Schauen wir uns die Zeitschriften-Literatur der letzten 70 Jahre [also etwa 1860–1930] durch, dann werden wir den Eindruck nicht los, daß die Homöopathie sich in der Möglichkeit des Weiterschreitens leergelaufen hat, man bewegt sich im Kreise weiter und während man in Wirklichkeit fast auf demselben Punkt stehen bleibt, glaubt man Fortschritte zu machen. Wir stehen nahezu auf demselben Punkt, auf dem wir vor 70 Jahren standen."[1234] Hans Ritter resümierte die folgende Zeitspanne bis 1980 mit beinahe denselben Worten: „Genau das ist unser heutiges Problem: in der Homöopathie müßte alles neu geschaffen werden".[1235]

Zwei grundsätzliche Probleme erschweren also den Fortschritt der homöopathischen Forschung beträchtlich: Zum einen konnte mit den herkömmlichen Forschungsmethoden der Homöopathie, also insbesondere den Arzneimittelprüfungen, lediglich der Arzneischatz erweitert, aber kein wissenschaftlich-kausaler Nachweis der Wirksamkeit geliefert werden. Zum anderen schritt die allgemeine medizinische Wissenschaft und ihre Nachweisverfahren – Stichwort Doppelblindversuch – beständig fort; unter der Norm und dem Druck dieser Verfahren wurden die früheren homöopathischen Prüfungen schnell obsolet. Die Konsequenz: Die Forscher des RBK mußten allen Vorarbeiten aus früheren Zeiten mißtrauen und beinahe bei Null anfangen.

[1232] Hahnemann, *Organon*, Schluß der Vorrede zur 6. Auflage.
[1233] Donner, *Quellenverzeichnis*.
[1234] Donner, *Über die Ankurbelung*, S. 185.
[1235] AIGM NRI, Korrespondenz mit DZVhÄ, Ritter an Gebhardt, 19.4.79.

Richtige Mittelwahl

Die große Zahl an Symptomen, die in den Repertorien für viele homöopathische Mittel angegeben ist, führte zu einem weiteren Problem: Es war für den Arzt oftmals sehr schwierig, das „richtige" Mittel zu finden und zu verabreichen. Am RBK wurde dieses Problem immer wieder thematisiert; so heißt es in einem Manuskript von 1965: Für viele Arzneimittel sei eine „derart verwirrende Fülle von Symptomen und Syndromen festgestellt, daß durch deren Übermass die Klarheit des Urteils und die erforderliche Sicherheit der Medikation notleiden musste."[1236] Das RBK sah deshalb eine Forschungsaufgabe darin, die Arzneimittelbilder zu sichten und zu „reinigen", um zu vereinfachten Mittelbildern zu kommen.

Umgekehrt ergab sich aber bei Arzneimittelprüfungen an Kranken das Problem, daß eine Untersuchung nur dann Ergebnisse liefern konnte, wenn das gewählte Mittel auch Wirkungen auf einen bestimmten Symptomenkomplex hatte. Um Fehlschläge zu vermeiden, behalf man sich bei Prüfungen deshalb oftmals damit, eine Verbindung von Krankheitsbild und Mittel zu wählen, die bereits recht gut erforscht war, so daß man sich gewisser Reaktionen sicher sein konnte. Solche Prüfungen brachten jedoch keine Erweiterung des homöopathischen Wissens, sondern allenfalls eine Bestätigung bekannter Arzneiwirkungen. Hier ging es deshalb letztlich darum, die Wirksamkeit des Mittels mit signifikanten Zahlen zu beweisen. Aus einigen noch zu nennenden Gründen gelang das jedoch nicht.

Homöopathie als phänomenologische Erfahrungsheilkunde

Die Homöopathie behandelt dem Anspruch nach den gesamten Menschen: Samuel Hahnemann ermittelte aufgrund der Gesamtheit der sichtbaren und mitgeteilten Symptome das entsprechende Heilmittel. Dabei beurteilte er die Wirkung aufgrund des phänomenologischen Eindrucks – welche Reaktionen das Mittel im Körperinneren ausgelöst hat, blieb Hahnemann verborgen. Im Gegensatz zur Schulmedizin blieb die Homöopathie bis heute in weiten Teilen eine Erfahrungsheilkunde: Die über Jahrzehnte und Jahrhunderte hinweg gemachten Erfahrungen am Krankenbett wurden gesammelt und ausgewertet.[1237] Damit ging die Homöopathie tendenziell den umgekehrten Weg der Schulmedizin, die durch spezifische wissenschaftliche Forschungen eine Wirkungsweise entdeckte und daraufhin am Menschen prüfte: Hier ging „Erkenntnis" dem Sammeln von Erfahrung voraus. In der modernen wissenschaftlichen Welt wird allerdings auch von einer Erfahrungsheilkunde wie der Homöopathie verlangt, daß sie ihre

---

[1236] AIGM NHE 22, Ms vom 22.3.65/5.4.65, S. 3. Siehe auch: Ritter, *Hahnemann*, S. 71.
[1237] Siehe die Definiton der Homöopathie am RBK: Privatarchiv Gebhardt, Aktennotiz über eine Besprechung am 25.6.69 in Heilbronn.

Vorgehensweise „erklären" kann; Erfahrung allein gilt nicht als ausreichende Legitimation.[1238] Hier entstand also ein Konflikt zur Schulmedizin.

Es kommt ein zweites Problem hinzu: Der Nachweis der Wirkungsweise der Homöopathie ist auch deshalb so schwierig, weil sich die modernen medizinischen Erkenntniswege womöglich für die Homöopathie nicht eignen. Moderne diagnostische und experimentelle Methoden liefern Erkenntnisse über bestimmte Organe oder über die Zusammensetzung bestimmter Körperflüssigkeiten – das homöopathische Mittel aber wirkt nach Hahnemann allgemein auf die Lebenskraft des Menschen und läßt sich deshalb nicht kausal mit bestimmten Organen oder Körperflüssigkeiten in Verbindung bringen. Das heißt: Das vermutete personotrope Wirkungsprinzip der Homöopathie und das organspezifische Erkenntnisprinzip der Schulmedizin scheinen nicht kompatibel zu sein. Bei der Anwendung einer organotropen Homöopathie, wie sie am RBK praktiziert wurde, fällt dieses Problem dagegen weniger stark ins Gewicht.

Um diese Schwierigkeiten zu lösen, haben die Forscher am RBK und auch viele andere homöopathischen Ärzte nach 1945 versucht, die Prüfungsmethoden zu verfeinern und den gültigen Normen anzupassen.

Wirksamkeitsnachweis des Simile-Prinzips schwierig

Ein echter Durchbruch der homöopathischen Forschung bestünde darin, wenigstens für ein Mittel die Wirksamkeit der Ähnlichkeitsregel zweifelsfrei nachzuweisen. Aus diesem Grund stand das Simile-Prinzip immer im Mittelpunkt des Interesses der homöopathischen Forscher – zugleich bereitete eine Untersuchung aber gewaltige Schwierigkeiten.[1239] Der homöopathische Arzt Hans Wapler (1866–1951)[1240] hat bereits im Jahr 1903 auf die Bedeutung hingewiesen, die der Erforschung des Simile zukommt.[1241] Der Zentralverein homöopathischer Ärzte hat dann im Jahr 1970 aber eingeräumt, daß zumindest bei gegenwärtigem Wissenstand ein Nachweis der Gültigkeit der Simile-Regel nicht möglich ist: „Das Ähnlichkeitsprinzip ist als Behandlungsanweisung für sich weder erforschbar, noch kann es bewiesen oder widerlegt werden. Experimenteller Untersuchung zugänglich ist aber, inwieweit es sich auch an Modellversuchen oder in anderen Bereichen praktisch bewährt."[1242]

Nach 1945 wurde aber nicht nur diese Unbeweisbarkeit als Problem anerkannt, es wurde auch zunehmend diskutiert, in welchem Umfang das Simile-Prinzip

---

[1238] Otto Leeser hat sich beispielsweise offen zur Homöopathie als Erfahrungsheilkunde bekannt; er sei der „altmodischen Meinung [...], man müsse zuerst Versuchsergebnisse richtig beobachten und sich erst dann um ihre Erklärung bemühen" (Leeser, *Stellung der Homöopathie in der Medizin*, S. 1258).
[1239] Siehe dazu Jütte, *200 Jahre*.
[1240] Zu Wapler siehe: Schoeler, *Hans Wapler †*, S. 105–110.
[1241] Wapler, *Willkommen*, S. 101.
[1242] AIGM NRI, Informationsschrift des DZVhÄ zum Thema „Zusatzbezeichnung Homöopathie", ca. 1970.

überhaupt Gültigkeit besitze. In naturwissenschaftlichen Kreisen der Homöopathie überwog dabei die Meinung, daß die Arzneiwirkung nach der Simile-Regel nur ein medizinisches Wirkungsprinzip unter anderen darstelle – von einem umfassend gültigen „Simile-Gesetz" wollte deshalb niemand mehr reden. Auf einer Hauptversammlung des ZV im Jahr 1970 scheint man sogar von der Simile-Regel als „aprioristischer Idee" abgegangen zu sein und statt dessen den Begriff „Arbeitshypothese" verwendet zu haben.[1243] Auch andere Ärzte lehnten es ab, dem Simile-Prinzip allgemeine Gültigkeit zuzuschreiben; in einer gemeinsamen Erklärung von Walter A. Müller, Gerhard Seybold, Rudolf Pirtkien, Hans Ritter und Heinz Henne heißt es im Jahr 1967: „Der Simile-Satz als allgemeingültige Regel mit Totalitätsanspruch darf durch bisher schon erfolgte Nachprüfungen als widerlegt gelten."[1244] Aus diesen Gründen wurden am RBK nur wenige direkte Forschungsprojekte zu dieser Fragestellung durchgeführt.[1245]

Man bemühte sich vielmehr, der Homöopathie dadurch zum Durchbruch zu verhelfen, daß man die Wirksamkeit einzelner homöopathischer Mittel nachzuweisen versuchte. Diese Vorgehensweise wurde am RBK im Jahr 1966 sogar ausdrücklich beschlossen: „Nach einhelliger Ansicht darf bei der Wirksamkeitsprüfung nicht von der Unterstellung eines Prinzips, das bewiesen werden müsse, ausgegangen werden; es ist vielmehr in den heutigen wissenschaftlichen Kriterien standhaltenden Versuchsreihen der Nachweis für die Wirksamkeit zunächst einzelner Mittel der Materia Medica Homöopathica zu erbringen: bei nebenherlaufender AMP [Arzneimittelprüfung] am Gesunden wäre hier eine ‚Aufrollung des Similebeweises von hinten her' möglich".[1246]

Probleme in der Methodik der Arzneimittelprüfungen

Ein kurzer Rückblick auf die Geschichte der homöopathischen Arzneimittelprüfungen[1247] zeigt, daß die grundsätzliche Versuchsanordnung während der letzten 200 Jahren gleich geblieben ist: Die Prüfung fand am gesunden Menschen statt, zentrale Bedeutung hatten die objektiven und subjektiven Symptome der Probanden. Zwei bedeutende Veränderungen haben allerdings stattgefunden. Erstens wurde in der ersten Hälfte des 20. Jahrhunderts die Kontrolle der Prüfungen durch Placebogaben eingeführt, um auf diese Weise eine Vergleichsgröße zu erhalten. Und zweitens werden die Prüfungen etwa seit den 1950er Jahren im doppelten Blindversuch durchgeführt; weder der Prüfungsleiter noch die Prüflinge wissen also, welcher Stoff verabreicht wird.

[1243] AIGM NHE 17, Nr. 7 (16.11.70), S. 3.
[1244] ARBSG 1002-17, Müller an Thomä, 28.2.67. Siehe auch: AIGM NHE 41, Ritter an Lichtenthaeler, 21.10.77.
[1245] AIGM NHE 10, „Auswertung von 300 auslesefreien Krankenblättern". Siehe auch: ARBSG 1002-1, Müller an Walz, 14.2.66, S. 13.
[1246] AIGM NHE 70, Besprechung über eine Förderung der Homöopathie, 4./5.3.66.
[1247] Zur historischen Entwicklung der homöopathischen Arzneimittelprüfungen siehe Walach, *Methoden*.

Samuel Hahnemann hat diese beiden Faktoren, die der besseren Kontrolle und der höheren Exaktheit der Ergebnisse dienen sollen, noch nicht gekannt. Bei seinen Arzneimittelprüfungen hat er nie Vergleichswerte mit Placebo angestrebt; nur in der Therapie hat er manchen Patienten ein „Nullpulver" oder „Nihil" verabreicht.[1248] Wichtig war Hahnemann bei den Prüfungen vielmehr die genaue und vollständige Dokumentation der erhaltenen Symptome. Um gute Resultate zu erreichen, instruierte er seine Schüler vor jeder Prüfung ganz genau.[1249] Hahnemann selbst war sich aber bewußt, daß mit den Prüfungen große Schwierigkeiten verbunden waren. Das Hauptproblem der Arzneimittelprüfungen: Zahlreiche äußere Einflüsse und auch der individuelle Charakter des Prüfenden können die tatsächlichen Arzneisymptome verändern – jeder Mensch reagiert anders, und auch der einzelne Mensch kann, je nach Tages- oder Jahreszeit, Arbeitsumfang oder Ernährung anders reagieren.

Mitte des 19. Jahrhundert gab es erste kleinere Veränderungen in der homöopathischen Prüfungsmethodik, um Fehlerquellen in der Hahnemannschen Methodik durch ausgefeiltere Techniken zu minimieren. So wurde im Jahr 1854 in der AHZ eine Liste mit 84 Paragraphen veröffentlicht, in denen der genaue Ablauf einer Arzneimittelprüfung beschrieben wurde – es handelte sich dabei um die Übersetzung eines Artikels aus dem „Philadelphia Journal of Homoeopathy".[1250] Um persönliche Einflüsse auf die Symptomatik möglichst auszuschließen, sollten viele Personen beiderlei Geschlechts geprüft werden, es sollte keine Änderung der Lebensweise während der Prüfung vorgenommen werden, es sollten Angaben über Person und Konstitution mitgeliefert werden, und es sollte auch die Witterung während der Prüfung berücksichtigt werden. Demselben Ziel diente die Einführung einer Periode der Beobachtung vor Beginn der Prüfung, um so den „Normalzustand" des Prüflings zu sehen. Eine Nachbeobachtung wurde vorgeschlagen, war aber nicht zwingend.

Diese Vorgaben hat im Grunde auch Alfons Stiegele zu Beginn seiner Arzneimittelprüfungen in den 1920er Jahren beherzigt. In einem Aufsatz aus dem Jahr 1924 beschreibt Stiegele seine Methode.[1251] Er beobachtete den Prüfling eine Woche lang vor der Prüfung und machte sich ein Bild des Menschen und seines Organismus. Dann erfolgte über etwa vier Wochen die Gabe des zu prüfenden Stoffes. Neben der Aufzeichnung der Symptome durch den Prüfling bediente sich Stiegele auch bereits der physikalischen und biologischen Diagnostik wie beispielsweise der Blutdruckmessung. Auch ein Blutbild wurde angefertigt; allerdings betonte Stiegele, daß die Funktion dieser Diagnostik für die homöopathi-

---

[1248] Hickmann, S. 59. Zur Bedeutung der Placebo-Arznei bei Hahnemann siehe die Arbeit von Varady.
[1249] Z. B. Hahnemann in einem Brief an Stapf vom 17.12.1816, abgedruckt in: R. Haehl, *Hahnemann*, Bd. II, S. 106f.
[1250] Abgedruckt in: AHZ 47 (1853/54), S. 121ff.
[1251] Stiegele, *Arzneimittelprüfungen*.

schen Prüfungen noch fragwürdig sei und auf jeden Fall nicht unbedingt notwendig.[1252]

In diesem Aufsatz von 1924 bezeichnete Stiegele nun die Einführung des einfachen Blindversuchs als wichtige Neuerung: Der Prüfling wußte nicht mehr, welchen Stoff er einnahm. Dadurch konnte weitgehend ausgeschlossen werden, daß die Prüflinge – häufig ja homöopathisch ausgebildete Ärzte – bestimmte Wirkungen erwarteten und deshalb auch erzielten. Eine Placebo-Kontrolle führte Stiegele dagegen noch nicht durch. Allerdings hat er noch im gleichen Jahr bei einem Tierversuch Placebo-Kontrollgruppen gebildet.[1253]

Bei anderen Arzneimittelprüfungen an Gesunden hat Stiegele womöglich auch schon Placebo-Kontrollen durchgeführt; dies legt jedenfalls Fritz Donner nahe, der 1929 den Einsatz von Placebo, wie sie „schon lange Zeit am Stuttgarter" Krankenhaus üblich seien, für sehr wichtig erachtete.[1254] Damit wird deutlich, daß die Placebo-Gabe in der homöopathischen Forschung bereits in den 1920er Jahren bekannt war und genutzt wurde; deren Anwendung hatte sich jedoch noch nicht durchgesetzt. Noch 1939 hat Heinz Schoeler in einem Merkblatt weder die Placebo-Kontrolle noch den einfach blinden Versuch genannt.[1255] Wichtig waren ihm vielfach die bereits genannten Faktoren zur Ausschließung von Fehlerquellen: Vorbeobachtung, kontinuierliche Lebensweise und verschiedene Altersgruppen. Als Neuerungen sind lediglich anzusehen, daß Schoeler nun eine Nachkontrolle von etwa zwei Wochen vorschreibt und daß der Prüfling wöchentlich klinisch untersucht wird.

Ende der 1930er Jahre fanden auch die homöopathischen Arzneimittelprüfungen Paul Martinis, eines anerkannten Klinikers der Universitätsklinik Bonn, statt. Seine Hauptkritik an der bisherigen Methodik bestand darin, daß viele der erhaltenen Symptome reine Suggestionssymptome seien; selten würde zwischen echten und eingebildeten Symptomen unterschieden.[1256] Er benutzte deshalb ganz bewußt den einfachen Blindversuch; außerdem kontrollierte er die Ergebnisse durch eine parallele Placebo-Studie.

Erst nach dem Zweiten Weltkrieg setzte sich in den homöopathischen Arzneimittelprüfungen Placebo-Kontrolle und doppelter Blindversuch durch, allerdings recht zögerlich. Im Jahr 1948 plädierte Schoeler für eine Placebo-Kontrolle vor der eigentlichen Prüfung: Der Teilnehmer soll also zunächst eine Scheinarznei bekommen, um die sogenannten Suggestions- und Initialsymptome zu erfassen, die bisher viel Verwirrung in die Arzneimittellehren gebracht hätten.[1257] Den doppelten Blindversuch bezeichnete Schoeler zwar als einleuchtend, aber als

---

[1252] Stiegele, *Arzneimittelprüfungen*, S. 307.
[1253] Harder, S. 146ff.
[1254] Donner, *Bewertung*, S. 138.
[1255] Schoeler, *Merkblatt*.
[1256] Martini, *Arzneimittelprüfung*, S. 155f.
[1257] Zitiert nach: Pirtkien, *Bryonia*, S. 10.

kaum durchführbar: Denn der Prüfungsleiter trage die Verantwortung und müsse deshalb über die geprüfte Arznei aufgeklärt sein.

Am RBK waren bis zum Ende der Amtszeit Leesers placebokontrollierte Einfachblindstudien die Regel. So berichtet Martin Stübler von einer Arzneimittelprüfung mit Erigeron, die von März 1950 bis Januar 1951 durchgeführt worden war. Die Prüflinge wurden vor und nach der Prüfung beobachtet und klinisch untersucht (Urin, Magensaft, Blutbild). Die eigentliche Prüfung dauerte zwei bis vier Wochen; daneben erhielten die Teilnehmer zwei Wochen lang Scheinarzneien.[1258] Nach 1956 blieb diese Anordnung weitgehend erhalten; allerdings wurde oftmals zur Doppelblindstudie übergegangen. Die beiden wichtigsten Prüfungen dieser Art stammen von Rudolf Pirtkien: Seine Versuche mit Bryonia und Belladonna sind die umfangreichsten und die am besten dokumentierten Arzneimittelprüfungen am RBK – unumstritten sind sie deshalb aber keineswegs.

Die Bryonia-Studie wurde in den Jahren 1957 und 1958 durchgeführt. Es nahmen daran fünf Prüfungsgruppen mit insgesamt 155 Prüflingen teil – sie alle waren homöopathische Ärzte und Ärztinnen. Der eigentlichen dreiwöchigen Hauptperiode ging eine dreiwöchige Beobachtungsperiode voraus; auf eine Nachbeobachtung wurde verzichtet. Neben der Placebokontrolle und der doppelblinden Anordnung (die Medikamente kamen verschlüsselt vom Pharmakologischen Institut der Universität Marburg) wurden auch die früheren Regeln homöopathischer Prüfungen beherzigt: Die Teilnehmer sollten also angeben, wenn sich ihre Lebensweise geändert hatte, wenn die Witterung umgeschlagen war, wenn andere Medikamente eingenommen werden mußten, wenn sie ohne Einfluß der zu prüfenden Arznei krank wurden oder wenn sich ihre Stimmung änderte. Auch sollten die Prüflinge keine Informationen über die beobachteten Symptome untereinander austauschen.[1259] Die Belladonna-Prüfung, die zwischen Herbst 1958 und Herbst 1961 stattfand, verlief in identischer Weise; es nahmen daran aber nur 34 Ärzte und Ärztinnen teil.

Hans Ritter hat in der Poliklinik versucht, ebenfalls den damaligen Prüfungsstandards gerecht zu werden und placebokontrollierte Doppelblindstudien durchzuführen. Bei einem Arzneimittelversuch an Kranken um 1965 prüfte er Nux vomica bei Gastropathien. Die Patienten blieben dabei in Unkenntnis, daß sie überhaupt an einer Prüfung teilnahmen. Nebenbei bemerkt: Dieses rechtlich bedenkliche Verfahren, das dem schon 1947 formulierten Nürnberger Code widersprach, wirft eine ganze Reihe medizinethischer Fragen auf – dieser Komplex kann aber an dieser Stelle nicht weiter verfolgt werden.[1260] Ritter ließ sich die

---

[1258] Stübler, *Eine Arzneimittelprüfung mit Erigeron*. Als zweites Beispiel kann die Prüfung des Mittels Mandragora officinarum im Jahr 1951 durch Julius Mezger genannt werden. Die Personen erhielten sowohl Verum als auch Placebo und kannten die geprüfte Arznei nicht. Mezger fügt dazu an: „auch dem Prüfungsleiter war die Wirkung des Stoffes nur ganz vage bekannt, da eine Arzneiprüfung von Bedeutung darüber nicht vorlag" (Mezger, *Arzneimittelprüfung*, S. 46).
[1259] Pirtkien, *Bryonia*, S. 16f.
[1260] Zum Problembereich „Informed Consent" siehe beispielsweise die Aufsätze von Helmut Narr und Vollmann/Helmchen.

Mittel ungekennzeichnet aus der Hausapotheke schicken, so daß er nicht wußte, ob er Verum oder Placebo verabreichte.[1261]

Insgesamt läßt sich also sagen: Durch Vor- und Nachbeobachtung, durch Einbeziehung klinischer Diagnostik, durch Placebokontrolle und durch Doppelblindstudien wurde im Laufe des 20. Jahrhunderts versucht, eine größere Aussagekraft der Ergebnisse zu erreichen. Die Zahl möglicher Fehlerquellen der homöopathischen Prüfungen blieb allerdings hoch – manche Störfaktoren teilte die homöopathische Arzneimittelprüfung dabei mit schulmedizinischen Untersuchungen, manche sind auf die spezifische Situation der Homöopathie zurückzuführen. Diese Fehlerquellen seien nun im folgenden beschrieben.

Zunächst war die meist sehr geringe Zahl der Teilnehmer an Arzneimittelprüfungen ein großes praktisches Problem.[1262] Um überhaupt Arzneiprüfungen an Gesunden durchführen zu können, wurden am RBK die Teilnehmer der Ausbildungskurse unter Saller und Stiegele verpflichtet, sich an mindestens einem Arzneiversuch zu beteiligen – medizinethische Bedenken wurden auch hier am RBK niemals erhoben.[1263] Die Zahl von maximal 30 bis 40 Personen reichte aber nicht aus, um repräsentative Ergebnisse zu erzielen. Manche Teilnehmer mußten zudem während der Prüfung ausscheiden, da sie beispielsweise zu starke Reaktionen bekamen oder weil sie wegen einer plötzlichen Erkrankung nicht mehr als gesund galten. Diese Probleme zeigten sich zum Beispiel im Jahr 1950/51 bei der bereits erwähnten Arzneimittelprüfung am RBK mit Erigeron. Daran nahmen 18 Ärzte teil, aber während der Prüfung mußten einige Teilnehmer pausieren oder ganz aussetzen, da sie zu starke Symptome bekamen. Als Ergebnis ergab sich ein deutlicher Einfluß des Präparates auf die Geschlechtsorgane, doch da nur zwei Frauen teilgenommen hatte, waren die Resultate fragwürdig geblieben. Man wiederholte deshalb im Jahr 1954/55 den Versuch mit neun weiblichen Prüflingen in Augsburg – doch auch hier erhielt man keine Ergebnisse, da nur drei Frauen die Prüfung zu Ende führen konnten.[1264]

Auch die Arzneiversuche an Patienten waren schwierig zu bewerkstelligen. Grundsätzlich konnten nur solche Kranke in die Prüfungen eingeschlossen werden, die rein homöopathisch behandelt wurden, doch darunter fiel am RBK lediglich ein geringer Prozentsatz. Mußte der Patient beispielsweise wegen eines plötzlichen Fieberschubs ein schulmedizinisches Präparat bekommen, schied er aus der Untersuchung aus. Bei vielen Patienten war die alleinige Verabreichung von homöopathischen Mitteln auch aus ethischen Gründen nicht vertretbar: Zum Beispiel mußte die Prüfung bei starken Schmerzen abgebrochen werden, um Schmerzmittel einsetzen zu können.

[1261] Ritter, *Blindversuch*, S. 1.
[1262] Die Einschätzung Donners in: Donner, *Bewertung*.
[1263] Leeser, *Das Robert-Bosch-Krankenhaus*, S. 3.
[1264] Stübler, *Eine Arzneimittelprüfung mit Erigeron*.

Alfons Stiegele und Hans Ritter haben deshalb während ihrer Zeit am RBK nicht Prüfungen mit fester Laufzeit durchgeführt, sondern ähnliche Fälle im Laufe mehrerer Jahre gesammelt – diese Fallsammlungen waren dann Grundlage einer Arzneimittelprüfung an Kranken. Allerdings war es auch bei diesem Verfahren schwierig, genügend Patientenfälle zusammenzubringen. So hat Stiegele von etwa 1915 bis 1927 die Krankenakten aller Patienten gesammelt, die von ihm mit Aethiops antimonialis (eine Verbindung von Quecksilber, Antimon und Schwefel) gegen die Krankheit Colica mucosa (Reizkolon) behandelt worden sind. Innerhalb dieser rund zwölf Jahre konnte er jedoch diese Behandlung bei dieser Krankheit nur 18 Mal vornehmen.[1265] Bei 15 Patienten sei die Behandlung erfolgreich gewesen – die Erfolgskriterien sind jedoch sehr subjektiv und rein phänomenologisch. Hans Ritter hatte mit demselben Problem zu kämpfen: Zwischen 1961 und 1965 konnte er zwar 147 Fälle von Gastropathien sammeln, die er mit dem Medikament Nux vomica D 4 behandelte;[1266] zwei weitere geplante Untersuchungen konnten dagegen „mangels Patienten" nicht fortgeführt werden.[1267] Aufgrund dieser rein quantitativen Problematik zog Hans Walz 1965 grundsätzlich in Zweifel, ob homöopathische Forschung in der Klinik und Poliklinik möglich sei.[1268] Er plädierte statt dessen für die Gründung eines eigenen Forschungsinstitutes.[1269]

Große Probleme bereitete auch die aufwendige und zeitintensive Durchführung von Arzneimittelprüfungen. Paul Mössinger schlußfolgerte im Jahr 1965 aufgrund seiner langjährigen Praxiserfahrung, daß man zur Herausarbeitung einer bestimmten Medikamentenwirkung und Arzneiindikation mindestens drei bis fünf Jahre veranschlagen müsse, bei selteneren Medikamenten sogar sieben bis zehn Jahre. Da ein Klinik- oder Poliklinikleiter aber wegen seiner vielfältigen Aufgaben in Therapie und Lehre immer nur einige wenige Mittel prüfen könne, werde die Forschung immer nur sehr langsam voranschreiten.[1270] Zu diesem Fazit kam auch Hartmuth Walter, nachdem er ein Jahr lang die Lage der Homöopathie am RBK untersucht hatte: Der größte Nachteil der derzeitigen Arbeitsweise sei, daß die Erstellung eines gesicherten homöopathischen Arzneimittelschatzes „viele Jahrzehnte bis Jahrhunderte" beanspruchen würde.[1271]

Weiter stellte sich im Laufe der Jahre heraus, daß die Klinik als Forschungsstätte ungeeignet war, denn eine Vielzahl von Problemen erschwerte dort die Durch-

---

[1265] Stiegele, *Aethiops*.
[1266] Ritter, *Blindversuch*.
[1267] Ritter, *Memorandum*, S. 21.
[1268] AIGM NHE 22, Ms. 22.3.65/5.4.65 (Walz), S. 12.
[1269] Auch andere homöopathische Forscher hatten mit diesem Problem zu kämpfen. Siehe dazu beispielsweise Schier, S. 177.
[1270] Denkschrift zur Förderung der wissenschaftlichen Entwicklung der Homöopathie durch die „Vermögensverwaltung Bosch GmbH" (VVB). Unveröffentliches Ms. 1965 (ein Exemplar in ARBSG 1002-1), S. 8.
[1271] Walter, S. 2ff (der Zusammenfassung). Siehe auch: AIGM NHE 22, Ms. 22.3.65/5.4.65 (Walz), S. 10.

führung von Arzneimittelprüfungen. Zunächst eigneten sich, wie gezeigt, nur wenige Patienten für eine rein homöopathische Behandlung. Weitere Bedingung war, daß der Patient über längere Zeit nur ein einzelnes homöopathisches Medikament einnehmen durfte, um keine Wirkungsstörungen durch andere Mittel zu bekommen. Eine solche Behandlung war jedoch nach 1945 am Patientengut eines Akutkrankenhauses kaum noch möglich. Zudem besaßen am RBK nur noch wenige Ärzte eine homöopathische Vor- und Ausbildung, so daß die Durchführung der Versuche personell nicht immer gewährleistet war. Leitenden Ärzte fehlte oftmals die zeitliche Kapazität, um solche Prüfungen durchzuführen. Schließlich bestand bei Arzneiprüfungen in der Klinik ein Interessenkonflikt: Einerseits sollte aus medizinischen und ökonomischen Gründen eine möglichst schnelle Entlassung angestrebt werden, andererseits war aus Forschungsgründen eine wochenlange Beobachtungszeit wünschenswert. Fritz Donner hielt deshalb die Erprobung und den Beweis der Wirksamkeit von homöopathischen Mitteln in der Klinik nicht für möglich; der geeignete Ort wäre vielmehr die Poliklinik.[1272] Hartmuth Walter kam 1965 zum selben Ergebnis: Wegen der allgemeinen Krankenversorgung sei die Kapazität des RBK „weitgehend ausgelastet"; für klinische (und auch experimentelle) Forschung fehlten deshalb die personellen und instrumentellen Voraussetzungen.[1273]

Es wurde bereits darauf hingewiesen, daß eine Vermeidung aller Umwelteinflüsse bei Arzneiprüfungen kaum möglich war: Die Bedeutung des Wetters und die Umstellung der Lebensweise im Krankenhaus lassen sich kaum abschätzen.

Vorgefaßte Meinungen können die Ergebnisse der Arzneimittelprüfungen im positiven wie im negativen beeinflussen. So unterstellte man zum Beispiel Rudolf Pirtkien, dessen magere Prüfungsergebnisse viel Unmut unter homöopathischen Ärzten erregt hatten, daß er im Grunde nichts von der Homöopathie halte, und dies spiegele sich in seinen Arbeiten wider: „Man spürt von der ersten Zeile der Arbeit an", äußerte sich im Jahr 1976 der zweite Vorsitzende des Zentralvereins Hans-Jürgen Schramm, „daß Herr P[irtkien] auszog, um die Homöopathie zu widerlegen und als Hauptbeweis wieder den strapazierten Begriff ‚Placebo' zu bemühen."[1274] Inwieweit dieser Vorwurf zutrifft, kann der Historiker nicht entscheiden. Ganz allgemein gilt dies aber für andere Arbeiten zur Homöopathie: So hatte zum Beispiel Otto Prokop in seiner Abhandlung zur Homöopathie als Paramedizin keine wirkliche Untersuchung vor; die Verurteilung der Homöopathie stand schon vorher fest.[1275]

In die Prüfungen können sich durch falsche Planung oder falsche Durchführung Ungenauigkeiten einschleichen, die eine Bewertung unmöglich machen. Beispielsweise gab Wilhelm Schwarzhaupt im Jahr 1956 ein ungünstiges Urteil über die

---

[1272] AIGM NHE 70, Besprechung AMP mit Donner, 27.7.65.
[1273] Walter, Vorblatt.
[1274] AIGM NHE 36, Schramm an Henne vom 10.9.76.
[1275] Siehe die Arbeit von Prokop/Wimmer.

Forschungen Otto Leesers ab; zu einem Forschungsprojekt über Natrium muriaticum meinte Schwarzhaupt: Es sei nicht exakt geplant gewesen und wiese eine „viel zu große Sprunghaftigkeit der Methodik" auf.[1276]

Homöopathische Arzneimittelprüfungen werden von manchen, auch homöopathischen Ärzten abgelehnt, weil sie auf grundlegend falschen Voraussetzungen beruhen würden. Zu dieser kritischen Gruppe gehörte Fritz Donner, der der Ansicht war, daß die Prüfungen sehr viel stärker auf der modernen Diagnostik und modernen naturwissenschaftlichen Methoden basieren müßten; die subjektiven phänomenologischen Beobachtungen lehnte er ab. In bezug auf Pirtkiens Arbeiten meinte Donner, sie würden zu wenig von pharmakologisch-feintoxikologischen Grundlagen ausgehen.[1277]

Unabhängig von der Art der Studie ergibt sich immer ein suggestiver Einfluß auf die Prüflinge. Selbst bei Doppelblindstudien weiß der Teilnehmer, daß er unter Umständen eine Arznei einnimmt und erwartet deshalb körperliche Reaktionen. Julius Mezger nennt diese Reaktionen „Erwartungssymptome", weshalb die anfänglichen Symptome besonders kritisch gesichtet werden müßten.[1278]

Äußerst schwierig ist es, ausschließlich gesunde Menschen zu prüfen. Julius Mezger bezeichnet diese Forderung Hahnemanns als kaum zu verwirklichen, da kein Mensch an Leib und Seele vollständig gesund sei. Außerdem gebe es oftmals Störungen durch alte und unbewußte „Krankheitsreste". Für die Gegenwart kämen weiter Umwelteinflüsse und Streß hinzu, weshalb Mezger zu dem Fazit kommt: „Im Ganzen sind die Verhältnisse für die Vornahme einer AMP heute sicher wesentlich schlechter geworden."[1279]

Oftmals beeinträchtigen Infekte während der Prüfung die Ergebnisse, so die Erfahrung Mezgers. Es stellt sich dabei die Frage, ob diese Infekte „zufällig" auftraten oder ob die Arznei die Widerstandsfähigkeit des Organismus vermindert hat.

Als weiteres Problem nennt Julius Mezger die „Bipolarität" der Mittel als Problem: Häufig bewirke eine Arznei bei einem Teil der Prüflinge das genaue Gegenteil der Symptome als bei der anderen Gruppe; beispielsweise wiesen einige Teilnehmer einen erhöhten Elan auf, während andere niedergeschlagen wirkten. Dies sei eine sehr irritierende Erfahrung, meinte Mezger, erklärt das Phänomen dann aber durch Erst- und Nachwirkung, die bei den Personen sehr unterschiedlich ausfallen könnten.[1280]

[1276] ARBSG 1002-5, Schwarzhaupt an Walz, 11.12.56.
[1277] AIGM NHE 70, Besprechung AMP mit Donner, 27.7.65.
[1278] Mezger, *Erfahrungen*, S. 141.
[1279] Mezger, *Erfahrungen*, S. 142.
[1280] Mezger, *Erfahrungen*, S. 235.

Lange Zeit war die wechselnde Qualität der Arznei ein Problem. Heute kommt dieser Schwierigkeit aufgrund der standardisierten Herstellung homöopathischer Medikamente kaum noch Bedeutung zu.

Ungeklärt ist noch immer, welche Potenzen in Arzneimittelprüfungen an Gesunden geprüft werden sollen. Hahnemann selbst hat meistens Hochpotenzen geprüft. Andere homöopathische Ärzte plädieren statt dessen dafür, relativ niedrige Potenzen zu benutzen, um eine ausgeprägte Arzneiwirkung zu erhalten. Am RBK wurde mit verschiedenen Potenzen experimentiert.

Dann stellt sich die Frage nach der Wertigkeit der Symptome. Ist ein Symptom, das nur einmal auftritt, als unecht anzusehen? Und umgekehrt: Besitzt ein Symptom, das bei allen Prüflingen auftritt, die höchste Bedeutung?

Die Anwendung der Placebo-Kontrolle blieb am RBK auch nach 1945 ein vieldiskutiertes Thema. Die Frage war vor allem, ob man zwei Gruppen bilden oder ob jeder Teilnehmer sowohl Placebo als auch Verum bekommen sollte. Julius Mezger war der Ansicht, daß aufgrund der zu großen Unterschiede der Individuen ein Vergleich zwischen Verum-Person und Placebo-Person absurd sei: Eine Prüfperson könne deshalb nur „mit dem eigenen Zustand verglichen werden außerhalb der Prüfstoffeinverleibung".[1281]

Eines der größten Probleme der homöopathischen Arzneimittelprüfung ist die Einbeziehung der Individualität der Prüflinge. Die homöopathischen Prüfungen haben den Menschen in seiner Differenziertheit einschließlich des komplexen seelischen Feldes zum Gegenstand, doch da es den genormten Menschen nicht gibt, sind einheitliche Ergebnisse nicht zu bekommen. Es folgt deshalb in den Prüfungen eine große Streuung der Symptome. Aus diesem Grund, so Julius Mezger, sei für die Homöopathie sogar der doppelte Blindversuch problematisch, da die statistische Auswertung die völlige Gleichartigkeit der Prüflinge voraussetze – bei der homöopathischen Arzneimittelprüfung handele es sich aber um einen „Individualitätsprüfungsversuch".[1282] Mit diesem Problem hat, wie mit vielen anderen, natürlich auch die schulmedizinische Forschung zu kämpfen – womöglich besitzt es aber aufgrund ihres organspezifischen Wirkungsprinzips keine so gravierenden Folgen wie in der Homöopathie.

Als Konsequenz ergibt sich aus dem individualisierenden Prinzip der homöopathischen Prüfungen, daß sie kaum reproduzierbar sind. Ein erneuter Versuch, selbst mit denselben Prüflingen, bringt unter Umständen ein völlig anderes Ergebnis zustande. Statistische Auswertungen sind deshalb, gleichgültig ob sie für die Homöopathie positiv oder negativ ausgehen, höchst problematisch. Hans Ritter erklärt diese großen Schwankungen in den Ergebnissen nicht allein mit der Individualität der Prüflinge, vielmehr liege es auch im Charakter der spezifisch homöopathischen „Regulationstherapie" begründet: Diese Therapie appel-

---

[1281] Mezger, *Erfahrungen*, S. 190.
[1282] Mezger, *Erfahrungen*, S. 190f.

liere ja an die autonomen Heilbestrebungen des Organismus und sei deshalb auf seine ständigem Wechsel unterworfene Reaktionsbereitschaft und Reaktionsfähigkeit angewiesen.[1283] Dieser Ansicht war auch Erich Unseld, der nach dem Studium der meisten Arzneimittelprüfungen zum Schluß kam, daß die Chancen der Homöopathie, konventionellen wissenschaftlichen Ansprüchen gerecht zu werden, beim statistischen Untersuchungsweg sehr schlecht seien.[1284]

Bei Arzneimittelprüfungen an Kranken kommen zu den genannten Problemen zwei weitere hinzu, die kurz angefügt werden sollen.

So bildet zunächst die Wahl des Verfahrens ein Problem, das wiederum auf der individualisierenden Methode der Homöopathie beruht. Soll man also ein definiertes Krankheitssyndrom (Symptomenbild) mit einem bestimmten homöopathischen Mittel behandeln – oder soll man ein Patientenkollektiv mit der gleichen klinischen Diagnose mit verschiedenen, der jeweiligen Individualität des Kranken angepaßten homöopathischen Mitteln behandeln? Im ersten Fall verstößt der Forscher gegen das homöopathische Prinzip der Individualisierung, im zweiten Fall sind die Kriterien, nach denen die Untersuchung bewertet werden müßte, nur sehr schwer festzumachen.

Zuletzt gestaltet sich in der Praxis allgemein die Auswertung von Arzneimittelprüfungen an Kranken sehr problematisch, da die Teilnehmer einer Prüfung noch schwerer zu vergleichen sind als bei Versuchen an Gesunden. Denn, so zieht Ritter ein Fazit, in der Poliklinik habe er oftmals das Medikament ändern, eine zweite Arznei geben oder die Potenz wechseln müssen. Diese Fälle schieden dann für eine Prüfung aus.

Julius Mezger, der damals vielleicht wichtigste Forscher auf dem Feld homöopathischer Arzneimittelprüfungen, zog deshalb 1974 insgesamt das Fazit: Die Durchführung und Auswertung solcher Untersuchungen berge enorme Schwierigkeiten. Wer glaube, es handele sich dabei um einfaches Auszählen, täusche sich gewaltig".[1285] Diese Aussage trifft auch für die bekannteste Arzneimittelprüfung zu, diejenige Paul Martinis in den Jahren 1936 bis 1939. Harald Walach hat Martinis Methodik untersucht und kam zum Schluß, daß dessen Einführung einer placebokontrollierten Einfachblindstudie zwar ein Fortschritt sei, daß aber die Resultate dennoch fragwürdig seien. Seine Kritik: Paul Martini habe allen Prüflingen Placebo und Verum verabreicht, aber die Perioden waren verschieden; die Dosierungsschemata seien außer bei der Schwefelprüfung nicht vergleichbar gewesen; zudem habe man grundsätzlich an zu wenigen Teilnehmern geprüft. Walachs Fazit: „Nur eines kann mit Sicherheit aus den Martini-Prüfungen geschlossen werden: daß sie keine Sicherheit in irgendeine Richtung liefern und daß alle Fragen nach wie vor offen sind."[1286]

[1283] Ritter, *Blindversuch*, S. 1.
[1284] Unseld, *Zur Lehre*, S. 411.
[1285] Mezger, *Erfahrungen*, S. 189.
[1286] Walach, *Arzneimittelprüfungen*, S. 190.

Dennoch hatten die bescheidenen Ergebnisse Martinis große Auswirkungen für die weitere Entwicklung der Homöopathie, da sie immer wieder als Argument gegen eine mögliche Wirksamkeit der Homöopathie herangezogen wurden. Dieselbe Folge hatten auch die Untersuchungen der Homöopathie durch das Reichsgesundheitsamt in den Jahren 1936 bis 1939, von denen jedoch lediglich der sogenannte „Donner-Report"[1287] erhalten geblieben ist. Es handelt sich dabei um einen subjektiven Bericht Donners, der maßgeblich an den Prüfungen beteiligt war, die seiner Meinung nach mit einem „totalen Fiasko" endeten.[1288] Eine nachträgliche wissenschaftliche Auswertung der Prüfungen ist nicht möglich, da das Material verschollen ist.[1289]

Fehlende Kausalität zwischen homöopathischer Behandlung und Erfolg

Kein Arzt, und sei er ein noch so vehementer Gegner der Homöopathie, streitet ab, daß eine homöopathische Behandlung erfolgreich sein kann. Das Problem, das auch die homöopathische Forschung am RBK nicht zufriedenstellend lösen konnte, lag vielmehr darin, daß zwischen der homöopathischen Therapie und dem Heilungserfolg keine kausale Verbindung hergestellt werden konnte – es fehlte das erklärende Bindeglied. Anders ausgedrückt: Hatte bei einer Behandlung tatsächlich das homöopathische Mittel den Erfolg herbeigeführt oder waren es andere Faktoren? Die Beurteilung eines homöopathischen „Erfolges" war kaum zu leisten.

Von den Gegnern der Homöopathie wurden in den Jahrzehnten nach dem Zweiten Weltkrieg drei Faktoren angeführt, die statt des homöopathischen Mittels die Heilung herbeigeführt haben könnten. Erstens brächten oftmals schon die veränderten Lebensumstände im Krankenhaus erhebliche Verbesserungen des Krankheitszustandes. In der Klinik sei der Patient zur Ruhe gezwungen, seine Ernährung könne reguliert werden und soziale Faktoren, wie Schwierigkeiten im Beruf oder in der Familie, seien zumindest momentan weniger bedrückend. Zweitens wurden als Ursache homöopathischer Erfolge oft die körpereigenen Heilkräfte angeführt. Fritz Donner mahnte deshalb seine Kollegen immer wieder, nicht zu schnell von homöopathischen Erfolgen zu sprechen: „Wenn man häufig gesehen hat, daß beispielsweise ein Magengeschwür bei Bettruhe, Diät und Wärmeanwendung ohne ein Medikament in 4 Wochen keine Beschwerden mehr macht, dann kann man einen mit einem homöopathischen Mittel behandelten Fall, der noch außerdem Bettruhe einhält, leichte Diät und evtl. eine Wärmflasche bekommt und nun nach 4 Wochen beschwerdefrei ist, nicht als homöopathischen Erfolg buchen."[1290]

[1287] Ein Exemplar des Manuskripts in: Bibliothek des IGM, SD I 23.
[1288] AIGM NRI, Akte Zu Arzneiprüfungen, Donner an Schoeler, 7.11.66.
[1289] Siehe dazu: Walach, *Untersuchung der Homöopathie*.
[1290] Donner, *Bewertung*, S. 137.

Drittens bezeichneten Gegner der Homöopathie die vermeintlichen Erfolge der homöopathischen Arznei häufig als „Placeboerfolge". Damit war gemeint, daß die bloße Verabreichung des Mittels auf die Psyche des Patienten wirke. Eine differenzierte Diskussion der Placeboeffekte, wie sie heute in Homöopathie und Schulmedizin geführt wurde, fand damals am RBK aber nicht statt. Die vermeintlichen oder tatsächlichen Placeboeffekte wurden auf drei Aspekte zurückgeführt. Zunächst könne allein die Präsenz des Arztes, seine Autorität und seine medizinischen Verrichtungen positive Auswirkungen haben: Man sprach von der „Droge Arzt". Zudem könne der Arzt, indem er dem Patienten zuspricht, ihm die Angst nimmt und die Wirkung eines Mittels betont, Erfolge erzielen: Er suggeriere dem Patienten also eine Besserung. Außerdem könne der Patient selbst an eine Wirkung des vermeintlichen Medikaments glauben und dadurch Effekte erzielen.

So führte Paul Martini bei seinen Prüfungen in den 1930er Jahren alle Ergebnisse auf Placeboeffekte dieser Art zurück: Da sich in der Symptomenhäufigkeit zwischen Placebo- und Verumphasen kein Unterschied erkennen ließ, kam Martini zu dem Schluß, daß homöopathische Mittel und Placebos gleichwertig seien.[1291] Auch Rudolf Pirtkien kam nach eingehenden Prüfungen von Bryonia und Belladonna zu dem Ergebnis, daß der größte Teil der angeblichen Arzneimittelsymptome auf Placeboeffekten beruhe.[1292]

Diese Resultate und Einschätzungen zeigen, daß die damaligen Erkenntnisse der Placeboforschung die Homöopathie ab den 1930er Jahren in eine ernste Krise stürzten. Denn nun war vermeintlich ein Erklärungsmodell für die „Wirksamkeit" der Homöopathie gefunden, die ihr zugleich jegliche medizinische Bedeutung absprach. Auch am RBK führten diese Erkenntnisse zu einer noch größeren Skepsis gegenüber der Homöopathie und gegenüber ihren Möglichkeiten in der klinischen Anwendung. Ein sehr negatives Bild zeichnete ein unbekannter Autor des RBK Mitte der 1960er Jahre in einer ausführlichen Stellungnahme zur Lage der Homöopathie: Die Placeboforschung der letzten zehn Jahre habe „die Beweiskraft der auf Augenschein und Eindruck beruhenden Empirie erschüttert", denn nun sei offenbar, daß Scheinarzneien selbst bei schweren organischen Krankheiten symptomdämpfend, schmerzlindernd und sogar heilend sein könnten und daß 30 bis 50 Prozent aller Menschen auf Placebo ansprächen.[1293]

Vor allem sieht der Autor in diesen Erkenntnissen den Bankrott der Homöopathie als Erfahrungsheilkunde: Es ergebe sich als Folgerung daraus, daß es nicht mehr gelingen könne, durch Beobachtung und Schilderung einzelner Krankheitsverläufe einen Beitrag zur Förderung der Homöopathie zu leisten.[1294] Deshalb

---

[1291] Dieser Folgerung widerspricht Walach: Mit den Resultaten könnten „weder negative noch positive Entscheidungen bezüglich der Gültigkeit homöopathischer Ansprüche abgeleitet werden" (Walach, *Arzneimittelprüfungen*, S.1 92).
[1292] ARBSG 1002-10, Vortrag vor der VVB von R. Pirtkien, 20.1.67.
[1293] AIGM NHE 10, Entwurf.
[1294] AIGM NHE 10, Entwurf, S. 2.

müßte sich die homöopathische Forschung stark der Grundlagenforschung zuwenden, um auf wissenschaftlicher Basis die Reaktionen des Körpers auf homöopathische Mittel zu untersuchen; hier wird also die Verlagerung der Forschung auf den Erkenntnisweg der Schulmedizin vorgeschlagen. Daneben müßten sämtliche homöopathischen Arzneimittelbilder neu gesichtet und von Placebo-Symptomen gereinigt werden.

Auch am RBK ließ sich deshalb nicht überprüfen, welche Faktoren bei einer Besserung oder Heilung tatsächlich zum Tragen gekommen waren: Bis heute ist es bei homöopathischen Medikamenten schwierig, das „post hoc ergo praeter hoc" am lebenden Organismus schlüssig nachzuweisen. Dies gilt im positiven wie negativen Sinn: Weder kann die Homöopathie die „Echtheit" ihrer Wirkung beweisen noch können deren Gegner unzweifelhafte Argumente gegen eine solche Wirkung anführen. Die Homöopathie allein als reines Placebo-Verfahren zu sehen, ist also aus Mangel an Beweisen nicht statthaft; zudem haben homöopathische Mittel auch bei Kleinkindern und Tieren Erfolge, bei denen Autosuggestion keine Rolle spielen kann. Dennoch befindet sich die homöopathische Forschung seit dem Aufkommen der Placebo-Diskussion unter zusätzlichem Rechtfertigungsdruck. Dieser Druck lastet auf der Schulmedizin nicht im selben Maße, obwohl sie von der Placebo-Problematik natürlich ebenfalls betroffen ist.

Ergebnisse der Arzneimittelprüfungen sind widersprüchlich

Die Geschichte der homöopathischen Forschung am RBK bestätigt die beschriebenen großen Schwierigkeiten der Arzneimittelprüfungen: In keiner einzigen Prüfung wurden eindeutige Resultate erzielt. Bereits im Jahr 1924 hat Alfons Stiegele die Wirksamkeit von Hochpotenzen an Meerschweinchen überprüfen wollen. Etwa ein halbes Jahr lang wurden acht Tiere in drei Gruppen (Verum: Natrium muriaticum C 30 und C 200 – Placebo – kein Mittel) geprüft. Während bei einem ähnlichen Versuch in Amerika eine deutliche Arzneiwirkung in den Verumgruppen festgestellt worden war, war das Ergebnis in Stuttgart enttäuschend: Es konnte keinerlei Wirkung der Hochpotenzen und keine einzige Veränderung an den Tieren nachgewiesen werden.[1295] Insgesamt beurteilten Hans Walz und Fritz Donner die Erfolge Stiegeles in der homöopathischen Forschung sehr ungünstig. Stiegele habe ihm gegenüber erläutert, so Walz, daß er lediglich in drei Fällen den Beweis der Wirksamkeit homöopathischer Mittel habe erbringen können; aber selbst dabei sei es von seinen ärztlichen Mitarbeitern versäumt worden, die wissenschaftlichen Belege so zusammenzustellen, daß sie veröffentlicht werden konnten.[1296]

Auch in späterer Zeit gelangen anderen Forschern am RBK keine klareren Ergebnisse.[1297] So hat Rudolf Pirtkien zwischen 1956 und 1964 gemeinsam mit

---

[1295] Harder, S. 146.
[1296] RBA 13/19, Geschichte des RBK nach Hans Walz, 15.1.65, S. 14. Donner spricht sogar nur von zwei Fällen (AIGM NRI, Korrespondenz mit DZVhÄ, Donner an Ritter, 3.1.66).
[1297] Das Folgende nach: Pirtkien, *Zehn Jahre Forschung*.

Müller und Seybold eine vergleichende klinische Prüfung vorgenommen: Es wurden in dieser Zeit 106 Patienten mit primär chronischer Polyarthritis behandelt, 42 davon wurden in den Versuch einbezogen. Sie wurden zunächst je nach Individualität des Patienten mit verschiedenen homöopathischen Mitteln behandelt. Insgesamt wurden zwölf Arzneien allein oder in Kombination verabreicht; Schmerzmittel ließen sich aber teilweise nicht vermeiden. In einer zweiten Phase wurden dann schulmedizinische Präparate (wie Irgapyrin oder Butazolidin) verabreicht, in einer dritten Phase Nebennieren-Stereoide. Die Methodik dieses Versuches wirft allerhand Fragen auf, doch davon ganz abgesehen war auch das Ergebnis nicht eindeutig: Die homöopathischen Mittel führten während des Klinikaufenthaltes bei 54 Prozent zu einer „subjektiv und objektiv" meßbaren Besserung. Da nach anderen Untersuchungen Placebo bei Gelenkerkrankungen in 15 bis 40 Prozent der Fälle zu Besserungen geführt haben soll, schlußfolgert Pirtkien, daß „wohl der größte Teil der Besserungen durch homöopathische Medikamente auf Placebo-Wirkung und den Klinikaufenthalt mit Bettwärme zurückzuführen" sei. Die Medikamente der zweiten Phase hätten dagegen in 80 Prozent, in der dritten Phase gar in 95 Prozent der Fälle zu Besserungen geführt: „Phase II und III sind damit den Medikamenten der Phase I überlegen, allerdings auch mit Nebenwirkungen behaftet." Insgesamt hat Pirtkien die Ergebnisse seiner homöopathischen Forschungen in vier Punkten zusammengefaßt. Erstens gebe es in der Tat homöopathische Substanzen, die wirksam seien. Zweitens lasse sich aber eine Wirkung nur bei pharmakologisch einsehbaren Dosierungen nachweisen. Drittens sei dadurch der Simile-Satz aber nicht bewiesen. Und viertens enthielten die homöopathischen Symptomverzeichnisse „überwiegend" Placebo-Symptome.

Auch Hans Ritter stand den Ergebnissen seiner Arzneimittelprüfungen skeptisch gegenüber. In den Jahren 1961 bis 1965 machte er beispielsweise einen placebokontrollierten Doppelblindversuch an Kranken bei Gastropathien. Das Placebo war zu 48 Prozent erfolgreich, von den Verum-Gaben (Nux vomica D 4) zeigten 63 Prozent eine positive Wirkung auf die Kranken. Diese Differenz erschien Ritter gering, so daß er das Ergebnis als „recht mager, um nicht zu sagen negativ" ansah.[1298]

Das Scheitern der homöopathischen Forschungen ist jedoch nicht nur am RBK feststellbar: Auch in externen Prüfungen konnten keine klaren Resultate erzielt werden, die die Wirksamkeit eines homöopathischen Mittels zweifelsfrei ergeben hätten. Beispielsweise mußte Paul Mössinger bei seiner Untersuchung von Asa foetida bei Colon irritabile Ende 1973 einräumen, daß ein sicherer Nachweis für eine Arzneiwirkung nicht erbracht werden könne.[1299] Als ein neueres Beispiel

---

[1298] Ritter, *Memorandum*, S. 21. Näheres zum Versuch und zu dessen Bewertung: Ritter, *Blindversuch*.
[1299] AIGM NHE 27, Protokoll über eine Besprechung des Vorstands der Hans-Walz-Stiftung am 7.11.73. Siehe auch: AIGM NHE 42, Mössinger an Kollegen vom 23.11.73.

kann eine Prüfung von Harald Walach (und anderen) angeführt werden, bei der mit klassischer Homöopathie chronische Kopfschmerzen behandelt wurden. Dabei berücksichtigte man auch die homöopathische Individualisierung: Die homöopathischen Ärzte diskutierten jeden Fall und gaben das Mittel nach Einzelfallentscheidung. Walachs Fazit lautete: „There was no significant difference in any parameter between homeopathy and placebo."[1300]

Einen guten Überblick über den Stand der homöopathischen Forschung und deren Ergebnisse liefern zuletzt die sogenannten Metaanalysen: Dabei werden existierende Prüfungen gesammelt und insgesamt auf ihre Methodik und ihre Resultate hin untersucht. Nach einer Metaanalyse, die im Jahr 1997 entstand und 89 homöopathische Studien der letzten 50 Jahre berücksichtigt, sind homöopathische Präparate etwa um den Faktor 1,5 bis 2 wirksamer als Placebos. Allerdings ist für die Autoren das Ergebnis nicht eindeutig: „The results of our meta-analysis are not compatible with the hypothesis that the clinical effects of homoeopathy are completely due to placebo. But there is insufficient evidence from these studies that any single type of homoeopathic treatment is clearly effective in any one clinical condition."[1301] Außerdem sei selbst das grundsätzlich positive Ergebnis nicht tauglich, um die Wirksamkeit der Homöopathie zu beweisen. Denn: „In den 89 Studien waren insgesamt 50 verschiedene Präparate und Therapie-Strategien gegen die unterschiedlichsten Beschwerden erprobt worden. Dabei fiel die Analyse einzelner Therapien immer enttäuschend aus."[1302] Allgemein sei die Analyse dagegen von Interesse: Sie zeige, daß das homöopathische Prinzip – im Grundsatz – wirksam sein könne.

Ein ähnliches Ergebnis erzielte auch Harald Walach in seiner Analyse bisheriger homöopathischer Prüfungen. Seiner Meinung nach gibt es insgesamt nur 20 klinische Studien, die den heutigen wissenschaftlichen Standards entsprechen. Sie alle wurden in der Zeit zwischen 1978 und 1990 durchgeführt – eine Prüfung des RBK zählt Walach also nicht in diese Kategorie. Davon kamen neun zu positiven und fünf zu völlig negativen Ergebnissen. Rechnet man experimentelle Studien hinzu, so halten 39 Prüfungen den Standards stand, von denen 23 positiv und zehn negativ ausfallen. Walach zieht deshalb das salomonische Urteil: „Die Aussage, daß die Homöopathie in ihrer Wirksamkeitsbehauptung widerlegt sei, kann jedenfalls aufgrund der vorliegenden Befunde nicht aufrechterhalten werden. Die Aussage, die Homöopathie habe ihre Wirksamkeit unter Beweis gestellt, ist genausowenig zutreffend."[1303]

[1300] Walach et alt., *Therapy*, S. 119.
[1301] Linde, S. 839.
[1302] Koch, S. B-2260.
[1303] Walach, *Wissenschaftliche homöopathische Arzneimittelprüfung*, S. 77, 99 und 121f. Siehe auch Walach, *Methoden*.

Lösungsversuche der homöopathischen Forschungsproblematik am RBK

Um die homöopathische Forschung am RBK effizienter zu machen, einigte man sich am RBK darauf, die homöopathische Forschungsarbeit auf den Wirkungsnachweis einzelner homöopathischer Mittel zu konzentrieren.[1304] Eine zweite Lösungskomponente bestand darin, die Methodik der Arzneimittelprüfungen zu verbessern. Von größter Bedeutung war dabei die konsequente Einführung der placebokontrollierten Doppelblindstudie Ende der 1950er Jahre am RBK.[1305] Julius Mezger, Heinz Henne und Walter A. Müller und Gerhard Seybold haben daneben – mehr oder weniger unabhängig voneinander – in den 1950er bis in die 1970er Jahre versucht, das homöopathische Prüfungsverfahren weiterzuentwickeln.[1306] Eindeutige Erfolge blieben aber aus.

Eine weitere Verbesserung der homöopathischen Forschung erhoffte sich das RBK durch eine zunehmende Verlagerung der Forschung von der Klinik auf eigenständige Abteilungen und Institute – insbesonders ist hier das Medizinisch-Biologische Institut zu nennen.[1307] Eine Bereicherung glaubte man außerdem durch die Gründung eines theoretisch ausgerichteten Forschungsinstitutes zu erzielen. Es war deshalb an eine Dokumentations-Abteilung gedacht, in der empirisch gewonnene Arzneimittelerfolge gesammelt und ausgewertet werden sollten. Letztlich demselben Ziel diente auch die medizinhistorische Abteilung Heinz Hennes.[1308]

Man war sich am RBK aber trotz dieser Verlagerung auf eigene Forschungsinstitute bewußt, daß ein zügiges Fortschreiten der homöopathischen Forschung nicht allein durch die Arbeiten des RBK bewirkt werden konnte. Ein weiterer Ansatz zur Lösung der homöopathischen Forschungsproblematik war deshalb die Zusammenarbeit mit anderen homöopathischen Einrichtungen, insbesondere mit homöopathischen Krankenhäusern, Instituten und Verbänden.[1309] Hartmuth Walter kam in seiner Analyse (neben der Gründung eines eigenen Instituts) zu dieser Lösung, die er sehr detailliert vorzeichnete. Es könnten Arzneimittelprüfungen an „Außenstellen" delegiert werden; die zentrale Koordination läge beim

---

[1304] AIGM NHE 23, Stellungnahme der Ärzte des RBK über förderungswürdige Forschungsgebiete der Homöopathie vom 19.2.1967, unterzeichnet von Dr. Müller. Siehe dazu auch: AIGM, Bestand Z, 26, Briefwechsel Wünstel mit Ritter; ARBSG 1002-125, Oettel an Arzneimittelkommission der deutschen Ärzteschaft, 2.10.71.
[1305] AIGM NHE 23, Stellungnahme der Ärzte des RBK über förderungswürdige Forschungsgebiete der Homöopathie vom 19.2.1967, unterzeichnet von Dr. Müller.
[1306] Mezger, *Erfahrungen*, S. 138ff.; ARBSG 1001-1, Entwurf zur Prüfung der Wirksamkeit homöopathischer Arzneimittel von H. Henne, 25.1.57; AIGM NHE 23, Stellungnahme der Ärzte des RBK über förderungswürdige Forschungsgebiete der Homöopathie vom 19.2.1967, unterzeichnet von Dr. Müller. Zu den heutigen Standards der Prüfungen siehe: Walach, *Wissenschaftliche homöopathische Arzneimittelprüfungen*, S. 71ff.
[1307] AIGM NHE 17, Nr. 3, „Niederschrift", S. 4.
[1308] AIGM NHE 23, Stellungnahme der Ärzte des RBK über förderungswürdige Forschungsgebiete der Homöopathie vom 19.2.1967, unterzeichnet von Dr. Müller.
[1309] ARBSG 1002-10, Zur Frage der wissenschaftlichen Orientierung der Homöopathie von Ritter, 20.1.67.

RBK. Weiter könnte das RBK allgemein zu einer Schaltzentrale der homöopathischen Forschung in Deutschland ausgebaut werden. Außerdem könnte man darauf hinarbeiten, ein Ordinariat für Medizingeschichte mit einem der Homöopathie nahestehenden Wissenschaftler zu besetzen. Zuletzt äußerte Walter die Hoffnung, daß vielleicht an der Universität Stuttgart eine medizinische Fakultät errichtet werde, an der die Chefärzte des RBK einen Lehrstuhl für klinische Pharmakologie übernehmen könnten.[1310]

Diese letzten Vorschläge konnten jedoch nur ansatzweise verwirklicht werden, denn insgesamt gab es nur wenige geeignete Einrichtungen, die entweder homöopathisch ausgerichtet waren oder bereit waren, homöopathische Forschungsprojekte zu übernehmen.[1311] In späterer Zeit hat Otto Leeser teilweise mit dem Institut für therapeutische Forschung in Erlangen zusammengearbeitet, das der Physiker Karl Janner leitete. Hier ging es jedoch weniger um eine Streuung der Forschung als um die Übernahme bestimmter Prüfungsabschnitte, für die am RBK die technischen Voraussetzungen fehlten.[1312] Paul Mössinger hat in den 1970er Jahren dann mit dem Institut für Datenanalyse und Versuchsplanung in München, geleitet von Volker Rahlfs, kooperiert.[1313] Ein weiterer Versuch in dieser Richtung war die anvisierte Gründung einer Gemeinschaftspraxis homöopathischer Ärzte in Stuttgart, wodurch genügend Patientenfälle für statistische Auswertungen gesammelt werden könnten. Das Projekt kam jedoch nicht zur Verwirklichung.[1314] Insgesamt blieb dieser von Walter vorgezeichnete Lösungsweg deshalb schon im Ansatz stecken.

Eine letzte Möglichkeit, der homöopathischen Forschung zu einem Auftrieb zu verhelfen, lag in der Erarbeitung alternativer Forschungsmethoden. Dabei wurde vor allem an eine stärkere Betonung der homöopathischen Grundlagenforschung gedacht: Vor allem sollte die Erforschung pharmakologischer und biochemischer Prozesse forciert werden. So könnten Erkenntnisse über Vorgänge und Reaktionen im feinstofflichen Bereich gewonnen werden, mit deren Hilfe man womöglich dann die Wirkung homöopathischer Mittel erklären konnte.[1315] Dieses Modell war insbesondere deshalb erfolgsversprechend, weil hier wiederum mit den gängigen medizinischen Forschungsprinzipien operiert wurde – eventuelle Erfolge hätten deshalb von den Gegnern nicht mehr so leicht angezweifelt werden können. Diese Forderung unterstützte auch Walter in seinem Gutachten.[1316] Die

---

[1310] Walter, Vorblatt.
[1311] Alfons Stiegele hatte für eine solche Ausweitung schon 1924 plädiert. in: DZH 41 (1924), S. 300.
[1312] ARBSG 1002-5, passim.
[1313] Ergebnisse in. AIGM NHE 42, Brief Rahlfs an Mössinger, 5.6.78.
[1314] Siehe dazu: ARBSG 1001-9, Telefonnotiz, 22.5.70 und passim; ARBSG 1001-14, Protokoll vom 11.10.74.
[1315] AIGM NHE 23, Stellungnahme der Ärzte des RBK über förderungswürdige Forschungsgebiete der Homöopathie vom 19.2.1967, unterzeichnet von Dr. Müller. Siehe dazu auch den Aufsatz von A. Richter.
[1316] Walter, S. 59.

Gründung des Institutes für klinische Pharmakologie am RBK kam deshalb diesem Ansatz entgegen, da erstmals eine neue Dimension homöopathischer Forschung eröffnet wurde. Zu Studien über homöopathische Mittel ist es jedoch niemals gekommen.

Fazit

Die homöopathische Forschung am RBK und allgemein in Deutschland und deren Problematik läßt sich in sechs Punkte fassen.

Erstens hatte das RBK erheblichen Anteil an der gesamten Forschungsleistung homöopathischer Institutionen in Deutschland. Erich Unseld hat im Jahr 1970 alle Arzneimittelprüfungen zusammengetragen, die zwischen 1936 und 1970 in Deutschland durchgeführt wurden – es waren insgesamt 34 Prüfungen.[1317] Davon stammten von den RBK-Ärzten Julius Mezger, Erich Unseld, Otto Leeser, Hans Ritter und Rudolf Pirtkien beinahe die Hälfte aller Prüfungen, nämlich 15. Allerdings muß einschränkend gesagt werden, daß diese Ärzte nicht alle Prüfungen in der Phase, in der sie am RBK arbeiteten, unternommen haben.

Zweitens muß gesagt werden, daß die homöopathische Forschung am RBK letztlich die festgelegten Ziele nicht erreicht hat. Auf keinem Gebiet gelang ein wirklicher „Durchbruch".

Der dritte Punkt dieser Zusammenfassung muß aber lauten: Die Forschungsproblematik war nicht RBK-spezifisch, sondern homöopathieimmanent. Dies läßt sich durch einen Blick auf andere homöopathische Forschungseinrichtungen zeigen. Im Zentralverein war die Forschung lange Jahre recht stiefmütterlich behandelt worden, weil den Verantwortlichen dort die Schwierigkeiten ebenso unüberwindlich erschienen. Mehrere Initiativen wurden deshalb gestartet, um der homöopathischen Forschung in Deutschland zu neuem Auftrieb zu verhelfen. Beispielsweise wurde im Jahr 1961 die „Forschungsgemeinschaft für Homöopathie" gegründet, die mit klinischen und therapeutischen Prüfungen die Homöopathie befördern wollte.[1318] Diese Forschungsgemeinschaft lobte auch einen Forschungspreis für Homöopathie („Professor-Alfons-Stiegele-Forschungspreis") aus.[1319] Doch die Resultate waren ebenfalls nicht dazu angetan, „Staat zu machen". Bei einer Besprechung des „Vereins zur Förderung der Homöopathie im Jahr 1973" wurde überlegt, ob ein eigenes Institut die homöopathische Forschung voranbringen könnte – hier wurden also dieselben Überlegungen angestellt wie am RBK. Man sah die Erfolgsaussichten eines solchen Institutes allerdings, ganz abgesehen von der schwierigen Finanzierung, eher skeptisch: Denn die bisherigen Einrichtungen – die Forschungsgemeinschaft für Homöopathie

---

[1317] Unseld, *Deutsche Arzneimittelprüfungen*, S. 7ff.
[1318] Walter, *Forschungsgemeinschaft*, S. 158ff. Siehe auch: AIGM NHE 42, Fragebogenaktion der Forschungsgemeinschaft für Homöopathie.
[1319] Schoeler, *Prof.-Alfons-Stiegele-Forschungspreis*, S. 798. Diesen Preis gibt es bis auf den heutigen Tag; er wird von der Deutschen Homöopathie-Union gestiftet und vom ZV verliehen.

und der wissenschaftliche Beirat des ZV – seien „trotz aller Bemühungen und der finanziellen Förderung" durch die homöopathischen Arzneifirmen Schwabe und Madaus nicht „besonders erfolgreich hervorgetreten".[1320] Diese Mißerfolge haben die Forschungsaktivität des ZV in den 1970er Jahren wieder stark vermindert.[1321]

Wie ein Überblick über die Geschichte der Arzneimittelprüfungen erwiesen hat, war die Problematik der homöopathischen Forschung nicht zeitbedingt – dies ist der vierte Punkt dieses Fazits. Bereits Samuel Hahnemann hat auf die großen Schwierigkeiten hingewiesen, eine Arzneimittelprüfung richtig durchzuführen und die Symptome richtig zu bewerten. Diese Problematik setzte sich ununterbrochen in den letzten 200 Jahren fort. Allerdings verschärfte die Placeboforschung nach 1945 diese Problematik und führte die Homöopathie in eine offene Krise.

Fünftens resultierte die homöopathische Forschungsproblematik zunächst aus einem rein quantitativen Aspekt. Der Homöopathie standen weder genügend Teilnehmer an Arzneimittelprüfungen noch genügend Forschungseinrichtungen zur Verfügung, um Prüfungen in großem Stil durchführen zu können. Im Vergleich zur Zahl schulmedizinischer Forschungseinrichtungen ist die Zahl homöopathischer Projekte gering.

Sechstens aber scheiterte die homöopathische Forschung vor allem daran, daß bei allen Prüfungen große Fehlerquellen auftreten können und daß nach heutigem wissenschaftlichen Kenntnisstand keine der Homöopathie gemäßen Prüfmethoden zur Verfügung stehen, die zu unzweifelhaften Ergebnissen führen.

Nicht nur am RBK, sondern allgemein hat die homöopathische Forschung also ihr wichtigstes Ziel (noch) nicht erreicht: den zweifelsfreien Nachweis der Wirksamkeit der Homöopathie.

3.3.4 Innerhomöopathische Konflikte

Schon in der Frühzeit der Homöopathie haben innerhomöopathische Meinungsverschiedenheiten medizinischer Natur die Einheit der Heilweise zerstört. Die Spaltung in „klassische" und „naturwissenschaftlich-kritische" Homöopathen führte bereits beim ersten homöopathischen Krankenhaus zu einem grundsätzlichen Konflikt.[1322] Max Otto Bruker betonte sogar 1955, daß der Zusammenbruch der Klinik „seine wahren und tieferen Ursachen im Zwiespalt innerhalb der Homöopathie selbst hatte".[1323] Schon in Leipzig hatte sich also der Dissens nicht als fruchtbar erwiesen – in späterer Zeit war dies nicht anders.

[1320] AIGM, Bestand Z, 6, Protokoll über die Vorstandssitzung des Vereins zur Förderung der Homöopathie, 29.6.73.
[1321] ARBSG 1001-37, Protokoll über die HV des ZV am 18.5.77.
[1322] Siehe dazu Eppenich, *Geschichte*, S. 38ff.
[1323] Bruker, S. 208.

Die Konfliktpunkte zwischen klassischer und naturwissenschaftlich-kritischer Homöopathie konzentrierten sich im 20. Jahrhundert auf vier Bereiche. Erstens gab es unterschiedliche Auffassungen über die Art der Mittelwahl: Sollte eine personotrope oder eine organotrope Homöopathie betrieben werden? Die klassischen Homöopathen warfen hier den naturwissenschaftlichen Homöopathen vor, daß sie die Wirkung homöopathischer Mittel mit demselben Mechanismus erklären wollten wie die der schulmedizinischen Mittel, nämlich als rein substantielle Arznei, die kausale Verbindungen zwischen Arznei und Organ zuließe; dagegen waren die Klassiker der Ansicht, daß das homöopathische Mittel auf die gesamte Person wirke. Zweitens war die Anwendung und Bedeutung der modernen Diagnostik ein Streitpunkt. Drittens war man sich über die Potenzierung uneinig: Sollte man vorwiegend Tiefpotenzen anwenden oder wie Hahnemann primär Hochpotenzen bis hin zu den berüchtigten Q-Potenzen?[1324] Der wichtigste Konflikt drehte sich aber viertens um den Einfluß der Schulmedizin auf die Homöopathie.

In Deutschland befand sich die klassische Homöopathie in der Weimarer Republik und während des Nationalsozialismus in der Minderheit.[1325] Dann aber erstarkte in den 1950er Jahren die klassische Homöopathie zunehmend. Um zu klären, welche Gründe dieser Wandel hatte, wäre eine eigene Untersuchung notwendig – Mengen sieht die Ursache in den fehlenden therapeutischen Erfolgen der kritischen Richtung;[1326] es kann aber vermutet werden, daß hieraus auch eine deutliche Reaktion gegen die zunehmende Verwissenschaftlichung und Technisierung der Schulmedizin abzulesen ist. Mengen sieht in diesem Dominanzwandel der homöopathischen Richtungen gar das wesentliche Charakteristikum in der Geschichte der deutschen Homöopathie nach 1945.[1327]

Da also die klassische Homöopathie im Zentralverein dominant gewesen zu sein scheint, verstärkte die unterschiedliche Grundposition die Auseinandersetzungen zwischen ZV und RBK.[1328] Umgekehrt lehnten auch die meisten Verantwortlichen und Ärzte des RBK die klassische Homöopathie ab und distanzierten sich von dieser Strömung.[1329] Insgesamt sah Hans Ritter in diesem Dissens die „chronisch schwärende Wunde"[1330] der Homöopathie, und die Meisterung dieses Problems war für ihn die „Schicksalsfrage der Homöopathie".[1331]

[1324] Siehe dazu Jütte, *Enträtselung*.
[1325] Bartels, S. 306; Mengen, S. 27.
[1326] Mengen, S. 113.
[1327] Mengen, S. 113. Siehe auch Ritter, *Bemerkungen zur Lage*, S. 100. Nach der Auswertung einer Umfrage unter Stuttgarter Kassenärzten stellte Ritter 1968 jedoch einschränkend fest: „Bei den vorwiegend homöopathisch medizinierenden Ärzten zeigte es sich, daß Hochpotenzen längst nicht so häufig angewandt werden, wie es nach dem Schrifttum erscheint" (Ritter, *Homöopathie in der Problemsphäre*, S. 71).
[1328] Siehe stellvertretend die Kritik des zweiten ZV-Vorsitzenden Hans-Jürgen Schramm in: AIGM NHE 17, Nr. 31, Schramm an Henne, 10.9.76, S. 2.
[1329] Siehe stellvertretend Ritter, *Bemerkungen zur Asthmabehandlung Voegelis*, S. 177.
[1330] Ritter, *Das alte Lied*, S. 38.
[1331] Ritter, *Homöopathie in der Problemsphäre*, S. 68.

Auch innerhalb des RBK gab es jedoch homöopathische Konflikte.[1332] Die Frage, inwieweit die moderne Diagnostik Teil der Homöopathie sein müsse, führte am RBK in einem wichtigen Fall zu Differenzen – bei der Entlassung Otto Leesers. Nach Julius Mezgers Interpretation stand Leeser der klinischen Diagnostik eher ablehnend gegenüber, während Mezger selbst – und wohl auch Hans Walz – der Ansicht waren, daß das Aufkommen der funktionellen Pathologie dazu geführt habe, daß ein grundsätzlicher Unterschied zwischen schulmedizinischer Diagnostik und der Betrachtungsweise der homöopathischen Schule nicht mehr vorhanden sei.[1333] Zudem gebe es keinen Grund mehr, warum sich die Homöopathie gegen eine differenzierte Diagnostik zur Klärung des Krankheitszustandes sperre.

Der Streit um den Wert von Hoch- und Tiefpotenzen hat am RBK ebenfalls zu Konflikten geführt. Bereits am Aushilfskrankenhaus waren Tiefpotenzen die Regel gewesen, aber weder die Ärzte noch die Verantwortlichen der StHK sahen darin ein Dogma. Deshalb konnte Otto Leeser in seiner Zeit am Aushilfskrankenhaus auch Hochpotenzen anwenden, ohne daß es deshalb zunächst zu Auseinandersetzungen gekommen war.[1334] Auch Alfons Stiegele hat hin und wieder höhere Potenzen, wenn auch keine ausgesprochenen Hochpotenzen, verwendet.[1335] Als es zwischen dem RBK und Otto Leeser 1955 zum Konflikt kam, spielte die Anwendung der Hochpotenzen aber eine bedeutende Rolle. Man bekommt beim Studium der Quellen sogar den Eindruck, als ob es sich dabei doch um eine Grundsatzfrage gehandelt habe – das RBK distanzierte sich also zunehmend von den Hochpotenzen. Auch später wurde dieser Frage große Bedeutung zugemessen: Mathias Dorcsi wurde im Jahr 1973 als Leiter der Poliklinik abgelehnt, weil man fürchtete, daß Dorcsi die Poliklinik „zu sehr in das Fahrwasser Leesers zurückführen" könnte.[1336]

Das größte innerhomöopathische Konfliktpotential am RBK trug jedoch die Frage in sich, welchen Stellenwert die Schulmedizin innerhalb der Homöopathie einnehmen sollte. Man war weder bereit, der Homöopathie eine allgemeine Gültigkeit zuzuerkennen, noch sollte sie zu sehr von der Schulmedizin verdrängt werden. Aufgrund dieser Stellung kam es am RBK zu zwei Formen von Konflik-

---

[1332] Allein die tendenziell organotrope Anwendung homöopathischer Mittel war am RBK kaum in Zweifel gezogen worden und führte deshalb nicht zu offenen Konflikten. Fritz Donner verwies allerdings in einem Brief von 1970 darauf, daß am Aushilfskrankenhaus keineswegs eine einheitlich organotrope Mittelwahl angewandt worden sei; vielmehr habe jeder Arzt selbst über seinen Weg zur Mittelfindung entschieden: „Es sei nur kurz darauf hingewiesen, daß der damalige Oberarzt A. Sanders auf Grund der Organotropie die Mittel wählte, Stiegele oft auf Grund eines einzelnen sogenannten Leitsymptoms und der andere Chefarzt H. Meng meistenteils nur die psychischen Symptome für die Arzneimittelwahl heranzog" (AIGM NHE 27, Brief Donner an Wünstel vom 27.–31.10.70, S. 3).

[1333] Mezger, *Um was es ging*, S. 635. Siehe dazu auch: Unseld, *Klinische Homöopathie*, S. 741.

[1334] AIGM NHE 17, Vertrauliche Notiz über ein Gespräch Henne/Donner am 23.6.76.

[1335] ARBSG 1002-94, Zwischenbericht zum Thema RBK, 21.4.65, vertraulicher Bericht von Hans Walz, S. 5. Zur Ansicht Walz' siehe: AIGM NHE 22, Ms. vom 22.3.65/5.4.65.

[1336] AIGM NHE 27, Brief Ritter an Dorcsi vom 31.1.74.

ten: RBK-Ärzte konnten manchen Verantwortlichen zu wenig homöopathisch sein wie Karl Saller und später Walter A. Müller und Gerhard Seybold – und sie konnten ihnen zu klassisch sein, wie Otto Leeser und Konrad Hötzer.[1337]

Mit der dezidiert naturwissenschaftlich-kritischen Richtung der Homöopathie am RBK stellt sich deshalb die Frage, ob gerade das Beharren auf dieser Ausprägung der Heilweise zu ihrem Verschwinden am RBK beigetragen hat. Heinz Eppenich, als Vertreter einer reinen Homöopathie, ist dieser Ansicht: „Doch angesichts der sehr klinisch-polypragmatischen Ausrichtung und des zugleich naturwissenschaftlichen Homöopathieverständnisses [...] ist zu fragen, ob die Homöopathie in diesem Unternehmen [RBK] überhaupt je eine Chance hatte, sich zu behaupten."[1338] Eppenich vertritt demnach die Meinung, daß ein Krankenhaus, in dem eine klassische oder reine Homöopathie zur Anwendung gekommen wäre, größere Aussichten auf Erfolg gehabt hätte. Dagegen ließe sich einiges anführen. Ein klassisches homöopathisches Krankenhaus wäre nach 1945 unter noch stärkeren Druck der Schulmedizin geraten. Außerdem wäre auch das Personalproblem noch gravierender gewesen, da klassische Homöopathen mit klinischer Erfahrung kaum vorhanden waren. Zudem ist zu fragen, ob sich eine klassische Homöopathie an einem modernen Patientengut tatsächlich hätte bewähren können. Doch mit solchen Überlegungen, die den innersten Bereich homöopathischer Überzeugungen zum Gegenstand haben, begibt man sich letztlich auf das rutschige Eis der Spekulation. Dagegen lassen sich folgende Punkte zu einem Fazit zusammenfassen.

Erstens hat die Spaltung der Homöopathie in eine klassische und eine naturwissenschaftlich-kritische Homöopathie eine einheitliche Vorgehensweise aller Homöopathen in der Geschichte immer wieder verhindert. Für das RBK ist vor allem relevant, daß die unterschiedlichen Grundpositionen von RBK und Zentralverein dazu beigetragen haben, die Spannungen zu verschärfen. Externe Streitigkeiten hatten also ihre Ursache auch in diesem innerhomöopathischen Konflikt. Zweitens haben die Auseinandersetzungen um die „richtige" Homöopathie auch innerhalb des RBK viele Kräfte gebunden, die somit der Weiterentwicklung der Heilweise verloren gingen. Drittens haben diese innerhomöopathischen Konflikte dazu beigetragen, daß die homöopathische Kontinuität am RBK immer wieder vehement gestört wurde. Karl Saller, Otto Leeser und Konrad Hötzer mußten – neben anderen Gründen – aufgrund ihrer divergierenden homöopathi-

---

[1337] Zum Konflikt um Saller siehe: Karl Saller: *Übersicht über die Grenzen von Homöopathie und Naturheilverfahren*; RBK, Personalakte Karl Saller (Blatt 2), Begründung für das Arbeitsgericht, 4.1.49, S. 2ff.; ARBSG 1002-7, Aktennote vom 3.1.47. Siehe auch: ARBSG 1002-7, Niederschrift über eine Sitzung im RBK am 13.12.47; RBK, Personalakte Saller (Blatt 5), Rabe- ein Krankenhausexperte; RBK, Personalakte Karl Saller, Brief an Schloßstein, 21.5.48. Zum Konflikt um Leeser siehe: AIGM, NHE 1, Nr.24, Vorläufige Dokumentation, (1971). Zum Konflikt um Müller und Seybold siehe: AIGM NHE 70, Streng vertraulicher Bericht an die VVB, 29.9.65. Zum Konflikt um Hötzer siehe: Privatarchiv Gebhardt, Brief Ritter an Hötzer vom 20.2.70; Privatarchiv Gebhardt, Brief von Schreiber (RBSG) an Hötzer vom 11.5.71.

[1338] Eppenich, *Dissense*, S. 29.

schen Anschauung gehen. Viertens hat der innerhomöopathische Konflikt den ohnehin bestehenden Mangel an homöopathischen Klinikern weiter verschärft, da die StHK alle Homöopathen, die ihr als zu klassisch erschienen, abgelehnt hatte.

Insgesamt gesehen hatte das Scheitern der Homöopathie am RBK also seine Ursache auch in der Spaltung der Homöopathie in verschiedene medizinische Richtungen. William Gutman (1903–1991) resümierte 1956 mit deutlichem Seitenblick auf das RBK: „Die großen amerikanischen Anstalten litten unter demselben Gegensatz und sind daran zugrunde gegangen. [...] Es ist ein Gebot der Stunde, daß sich die homöopathische Ärzteschaft einigt."[1339] Dies jedoch war und ist ein frommer Wunsch: Die Spaltung der Homöopathie muß vorerst als Tatsache hingenommen werden.

3.3.5 Das Problem der Wissenschaftlichkeit der Homöopathie

Im Zentrum der medizinischen Diskussion zwischen Schulmedizin und Homöopathie stand in den Jahrzehnten nach 1945 – auch am RBK – das Thema „Wissenschaftlichkeit".[1340] Das generelle Argument der Schulmedizin war: Die Homöopathie könne ihre Wirksamkeit weder grundsätzlich noch beim einzelnen Medikament zweifelsfrei nachweisen und sei deshalb kein ernstzunehmendes Heilverfahren – es fehle der Homöopathie der „wissenschaftliche" Ansatz. Manche Kritiker argumentierten deshalb, daß es sich bei der Homöopathie um eine Heilweise handele, die mehr auf Glauben denn auf Vernunft begründet sei: Die Existenz der Homöopathie und ihre zunehmende Beliebtheit, so schrieb beispielsweise 1978 Stefan Ehlers, „beweist jedoch, daß sie auf eine Struktur trifft, die die Unvernunft zu ihrer Erhaltung braucht, sich rationaler Einschätzung verweigert und Wissenschaft daher als gefährlich ablehnen muß."[1341] Otto Prokop lehnte 1976 das Simile-Prinzip, die Arzneimittelprüfung am Gesunden und die Dosierungslehre als „unsinnig" und als „Zumutung" ab.[1342]

[1339] Gutman, S. 243f.

[1340] Grundsätzlich muß gesagt werden, daß diese Diskussion nicht allein mit medizinischen Argumenten geführt wurde, sondern auch durch soziale Faktoren bedingt war. Da die Homöopathie ein „Außenseiterverfahren" war (und ist), stand sie unter dem beständigen Druck der Schulmedizin, ihre Legitimität zu beweisen. Dies konnte nach dem herrschenden Paradigma der „Wissenschaftlichkeit" lediglich bedeuten, daß die Homöopathie ihre Wirksamkeit zweifelsfrei nachweisen mußte. Blickt man aber auf die Wirksamkeit der Schulmedizin, so ergibt sich das Bild, daß auch die Wirksamkeit der schulmedizinischen Mittel, Strategien und Therapien keineswegs immer bewiesen ist (Siehe dazu beispielsweise das von der Stiftung Warentest im Jahr 2000 veröffentlichte *Handbuch Medikamente*. Ein Viertel der 5.000 überprüften Arzneien wurde dabei als „wenig geeignet" eingestuft.). In vielen Fällen befindet sich die Schulmedizin in derselben Lage wie die Homöopathie – der Arzt vermutet und probiert, ohne wirklich zu wissen. Der Unterschied zwischen der scheinbar „unwissenschaftlichen" Homöopathie und der „wissenschaftlichen" Schulmedizin lag also oftmals nicht in einer objektivierbaren medizinischen Differenz, sondern war vielmehr durch die soziale Position der Heilweise definiert.

[1341] Ehlers, S. 169.

[1342] Prokop/Wimmer, S. 59f.

Daß „Wissenschaftlichkeit" nach 1945 plötzlich als wichtigstes Kriterium herangezogen wurde, um den Wert der Homöopathie zu beurteilen, hat seine Ursache in einer allgemeinen gesellschaftlichen Wandlung der letzten Jahrhunderte: dem Anbruch der „Moderne". Zentrale Merkmale der Moderne sind neben einer säkularisierten Lebenswelt und einer pluralistischen Gesellschaft die zunehmende Technisierung und Verwissenschaftlichung der Gesellschaft – hinter beiden letzteren Merkmalen steckt der in der Moderne bestimmende Geist des Rationalismus.[1343] Durch diesen Wandel geriet auch die Medizin verstärkt unter das ideologische Paradigma der Wissenschaft, die so zur wichtigsten Legitimation des medizinischen Vorgehens wurde.

Wissenschaft wird seit mindestens 200 Jahrhunderten häufig als absolute und unbestechlich objektive Instanz zur Beurteilung des Wertes bestimmter Sachverhalte herangezogen. Es sei aber betont, daß Wissenschaft selbstverständlich ebenfalls kulturell, sozial und historisch definiert ist – letzten Endes kann man bei der „Wissenschaft" deshalb sogar von einer Weltanschauung sprechen, bei der Rationalität des bestimmende Merkmal ist. Denn es gibt keine voraussetzungslose Wissenschaft und damit auch keine objektive Wissenschaft. Diese kritische Distanz war allerdings in den 1940er bis 1970er Jahren in der Schulmedizin, der Homöopathie und auch am RBK nur selten anzutreffen.

Denn die Definition von Wissenschaft, die in den ersten Jahrzehnten nach dem Zweiten Weltkrieg auch am RBK Grundlage der Debatte war, sah recht positivistisch aus – um diese zeitimmanente Sicht soll es hier gehen. Auf der theoretischen Ebene definierte Paul Martini im Jahr 1959 Wissenschaft als „die ausnahmslose Verpflichtung zum streng logischen Denken; dazu kommt die unbedingte Ablehnung jedes scheinbar aprioristischen Lehrsatzes im Bereich der Naturwissenschaften, also eines jeden Lehrsatzes, der nicht selbst der strengsten Beweisführung durch unwiderlegliche Tatsachen standgehalten hätte."[1344] Für Martini waren sowohl die Simile-Regel als auch die Wirksamkeit der Hochpotenzen solche aprioristischen Lehrsätze, weshalb er der Homöopathie keine Wissenschaftlichkeit bescheinigen wollte. Ein weiteres Kriterium von Wissenschaftlichkeit war in der Medizin zudem die Reproduzierbarkeit jeglichen Experimentes, die in der Homöopathie in der Tat nicht zu leisten war und deshalb ebenfalls gegen deren Wissenschaftlichkeit sprach.

Wissenschaftlichkeit bedeutete in der Medizin aber immer auch – auf der praktischen Ebene – die Anerkennung und Anwendung der neuesten medizinischen Errungenschaften. Wer von wissenschaftlicher Medizin sprach, bezeichnete damit ein Ideensystem, das seine Grundlage in der Entdeckung der Zellularpathologie durch Rudolf Virchow hatte. Danach ruhte das Gebäude der modernen Medizin vorrangig, wenn auch nicht ausschließlich, auf der Physiologie, der Pa-

---

[1343] Zum Problem der „Moderne" siehe Faltin, *Heil*, S. 27ff. sowie die Arbeiten von Berger/Berger/Kellner, Bock, Engelhardt, Gehlen, Kaufmann und Tenbruck.
[1344] Martini, *Homöopathie und Wissenschaft*, S. 542.

thologischen Anatomie und auf der Anwendung der Organischen Chemie auf Physiologie und Pathologie. Die Homöopathen nun benötigten – zumindest der homöopathischen Grundstruktur nach – weder die Virchowsche Zellularpathologie zur Erklärung der Wirksamkeit ihrer Heilweise noch brauchten sie das medizinische Spezialwissen zur Anwendung ihres Verfahrens. Die Homöopathie beruhte vielmehr auch weiterhin primär auf der Sammlung von Erfahrungswerten und damit auf einem induktiven Erkenntnisweg. Damit aber widersprach die Homöopathie in ihrer prinzipiellen Ausformung den vorwiegend deduktiven Verfahren und Vorgehensweisen, die sich in den letzten 200 Jahren in der Medizin legitimiert hatten.[1345]

Die Homöopathie mußte deshalb in den 1950er Jahren akzeptieren, daß ihnen eine „Wissenschaftsdebatte" nicht erspart bleiben würde. In der Tat gingen ab dieser Zeit zahlreiche homöopathische Ärzte auf das Thema „Homöopathie und Wissenschaft" ein – die Zahl der Artikel zu diesem Thema ist enorm.[1346] Im Laufe der Nachkriegszeit – die Argumente blieben sich über Jahrzehnte hinweg gleich – entwickelten sich dann sechs verschiedene Möglichkeiten, wie die homöopathischen Ärzte mit diesem grundlegendsten aller Probleme umgehen konnten.

Abwendung von der Homöopathie

Am einfachsten konnte man den Konflikt lösen, indem man tatsächlich die „Unwissenschaftlichkeit" der Homöopathie anerkannte und sie deshalb nicht mehr als medizinische Therapie in Betracht zog. Einige Ärzte des RBK haben diesen Weg mehr oder minder konsequent beschritten. Dazu gehörte während der Zeit des Aushilfskrankenhauses Heinrich Meng, der aufgrund seiner klinischen Erfahrungen mit der Heilweise eine wachsende Skepsis entwickelt hatte. Fritz Donner resümiert ein Gespräch mit Meng Anfang der 1930er Jahre folgendermaßen: „Nun, Meng war damals bereits 14 Jahre in Stuttgart als hom[öopathischer] Arzt tätig gewesen, die Ernüchterung war also bei ihm nach 14 Jahren gekommen, und er plante damals bereits, zur psychoanalytischen Pädagogik umzusatteln".[1347] Tatsächlich übernahm Meng im Jahr 1937 den ersten europäischen Lehrstuhl für Psychohygiene in der Schweiz. Auch Fritz Donner selbst muß zumindest teilweise zum Kreis der „Aussteiger" gezählt werden. Zwar hielt die Auseinandersetzung mit der Homöopathie sein gesamtes Leben über an, aber er war doch ein schärferer Kritiker als mancher Gegner aus den Reihen der Schul-

---

[1345] Siehe dazu beispielsweise die Definition von Hans Ritter, in: AIGM NHE 70, Vorbemerkungen zur wissenschaftlichen Sitzung am 27.4.1966. Zum Gegensatz des deduktiven Vorgehens in der Schulmedizin und des induktiven Vorgehens in der Homöopathie siehe auch: Jochem, S. 35.

[1346] Als Beispiele seien die Aufsätze von Volckmar Bartels (*Heilkunst oder Naturwissenschaft*, 1954), Paul Martini (*Homöopathie und Wissenschaft*, 1959), Hans Ritter (*Homöopathie und Wissenschaft*, 1959), Hellmuth Beuchelt (1960), Mathias Dorcsi (*Wissenschaft*, 1964), H. Barthel (1976) und Artur Braun (*Wissenschaftscharakter*, 1994) genannt. Insgesamt finden sich zu diesem Thema zwischen 1954 und 1997 rund 30 Publikationen.

[1347] AIGM NHE 26, Brief Donner an Ritter vom 18.9.74.

medizin. Von den RBK-Ärzten scheint sich Karl Saller nach seinem Weggang vom Krankenhaus endgültig von der Homöopathie abgewandt zu haben. Zuletzt können auch Walter A. Müller und Gerhard Seybold mehr oder weniger dieser Kategorie zugerechnet werden. Trotz intensiver Bemühungen um die Entwicklung der Homöopathie überwog bei ihnen Skepsis.[1348]

Infragestellung der Wissenschaftlichkeit der Schulmedizin

Manche Homöopathen beschritten die Strategie, der Schulmedizin ihre eigene Geschichte und ihren aktuellen Zustand vor Augen zu führen, um so das Diktum der Wissenschaftlichkeit auch für die Homöopathie zu relativieren. Vor allem zwei historische Punkte wurden angeführt. Zum einen sei die Medizin lange Zeit eher „Kunst" statt Wissenschaft gewesen, und noch heute könne man nur in beschränkter Form von der Medizin als Naturwissenschaft sprechen, denn die dazu notwendigen Grundprinzipien der Exaktheit und Kausalität seien am lebenden Organismus kaum zu erfüllen – die Medizin nehme deshalb schon immer eine Zwischenstellung zwischen spekulativer Geistes- und exakter Naturwissenschaft ein.[1349] Zum anderen habe sich die Schulmedizin ebenso wie die Homöopathie über Jahrhunderte hinweg als Erfahrungswissenschaft verstanden – erst durch das Aufkommen der Zellularpathologie und durch die Einführung modernster Forschungstechnologie sei hier bis zu einem gewissen Grad ein Wandel eingetreten, argumentierten manche Anhänger der Homöopathie weiter. Insgesamt gesehen könne deshalb keine Rede davon sein, daß es sich bei der Medizin um eine Naturwissenschaft mit klar definierter Hermeneutik und Methodik handele.[1350] Die Legitimation der Medizin durch „Wissenschaftlichkeit" und die daraus resultierende Ablehnung der Homöopathie wird aus dieser Perspektive heraus fragwürdig.[1351]

Wissenschaftlichkeit der Homöopathie als offene Frage

Viele Homöopathen, darunter vor allem ein großer Teil der klassischen Homöopathen, zogen sich auf eine abwartende Position zurück. Sie argumentierten, daß es nicht zulässig sei, die Schlußfolgerung zu ziehen: Was nicht bewiesen werden könne, existiere auch nicht. Denn gerade bei der Wirksamkeit der Simile-Regel oder der Hochpotenzen sei es durchaus möglich, daß irgendwann die medizinische oder biochemische Forschung neue Erkenntnisse erlange, die das Wirkprinzip auch auf wissenschaftlicher Grundlage erklären könnten. Solange müsse man die Wissenschaftlichkeit der Homöopathie als offene Frage begreifen. Die-

---

[1348] ARBSG 1001-6, Müller an Stein, 19.10.77.
[1349] Zum Beispiel: Braun, *Homöopathie und moderne Medizin*, S. 194.
[1350] Siehe beispielsweise den Aufsatz des Physikers A.M.K. Müller (1991).
[1351] Dieser Zweifel an der „Wissenschaftlichkeit" der Schulmedizin erstreckte sich auch auf die Arzneiforschung: Die Wirksamkeit vieler schulmedizinischen Medikamente sei durchaus nicht geklärt und deshalb zweifelhaft (siehe dazu: Schwarzhaupt, *Zukunftsaufgaben*, S. 218; Ritter, *Blindversuch*, S. 476).

sen Weg hat beispielsweise Otto Leeser schon Ende der 1920er Jahre eingeschlagen: Für „die Wirksamkeit hoher Potenzen gibt es zur Zeit [1929] zwar keine naturwissenschaftliche Erklärung, aber sie widerspricht durchaus nicht einer zukünftigen. Denn es lassen sich (im Rahmen der Naturwissenschaft) Vorstellungen, Hypothesen, bilden, nach denen mit hohen Potenzen behauptete Wirkungen richtig sein könnten."[1352]

Ablehnung des Paradigmas der „Wissenschaftlichkeit"

Innerhalb der Homöopathie gab es – eine zahlenmäßig nicht zu bestimmende – Gruppe, die sich mit einer wissenschaftlichen Erklärung der Heilweise nicht oder nur wenig beschäftigt. Diese Gruppe tendierte dazu, das Paradigma der Wissenschaftlichkeit insgesamt abzulehnen und statt dessen eine alternative „ganzheitliche" Homöopathie zu propagieren. Diese Form der Homöopathie sah sich deshalb bewußt als Gegenströmung zur wissenschaftlichen und technisierten Medizin und damit tendenziell als eine Gegenströmung zur Moderne im oben definierten Sinn. Oftmals wurde die Homöopathie dann mit außermedizinischen Konnotationen aufgeladen, die ihre Quellen in der „Natürlichkeit" der Lebensreformbewegung und in der religiösen Ganzheitlichkeit esoterischer Strömungen hat. In diesem Fall vertrat diese Homöopathie nicht nur ein alternatives Heilkonzept, sondern dieses Heilkonzept war in eine allgemeine „antimodernistische" Weltanschauung eingebettet.[1353]

Neue Definition des Wissenschaftsbegriffes

Spätestens seit den 1950er Jahren war unter homöopathischen Ärzten die Tendenz zu erkennen, die Veränderungen des wissenschaftlichen Weltbildes, die vornehmlich aus der modernen Physik resultierten, als Grundlage eines neuen Wissenschaftsbegriffes zu nutzen. Denn durch diese Erweiterung beziehungsweise Umgestaltung der Definition von Wissenschaftlichkeit ließ sich die Homöopathie nicht nur in ein modernes Weltbild integrieren, sondern konnte sogar gegenüber der herkömmlichen Medizin als besonders „fortschrittlich" dargestellt werden, da sie die neuen Maßstäbe bereits in ihren Erklärungsmodellen berücksichtigt hatte. Leitbild dieses neuen Erklärungsmusters war stets eine „Wissenschaft des lebendigen Organismus". Die Abläufe im Menschen ließen sich, so die Argumentation, nicht allein durch das „reduktionistische" Modell der klassischen Physik erklären – umgekehrt könnten die Erkenntnisse der modernen Physik nicht nur der medizinischen Wissenschaft neue Wege öffnen, sondern auch die Homöopathie und deren komplizierte Wirkungsweise erklären.[1354]

Schon Alfons Stiegele, Erich Unseld und Otto Leeser haben diese Strategie der Neudefinition von Wissenschaftlichkeit angewandt, um die Homöopathie als

---

[1352] Leeser, *Problem der Wirksamkeit*, S. 158.
[1353] Siehe dazu: Faltin, *Heil*, S. 143ff.
[1354] So zum Beispiel G. Lang (1985).

Wissenschaft zu etablieren. Fritz Munk faßte Stiegeles Überzeugung in die Worte: „Alle heutigen Systeme, die sich an Stelle des Kausalitätsprinzips ungebundener Sinndeutung und Auslegung ihrer Meinungen und Offenbarungen in der Wissenschaft bedienen, haben der Lehre Hahnemanns [...] den stärksten Auftrieb gegeben und sie sozusagen wissenschaftlich koordiniert, was Stiegele mit Befriedigung bemerkt. Sie haben ihr das böse Omen der Unwissenschaftlichkeit genommen, das ihr zur Zeit des naturwissenschaftlichen Positivismus anhaftete."[1355]

Auch Otto Leeser argumentierte, daß lebende Organismen als „offene Systeme" untersucht werden müßten.[1356] Erich Unseld war der Ansicht, daß der alte mechanistische Wissenschaftsbegriff überholt sei – im Gegensatz zu Leeser und Stiegele unterstellte er jedoch der Schulmedizin nicht, auf dieser Stufe stehengeblieben zu sein. Vielmehr kritisierte er seine homöopathischen Kollegen, die sich dieser Konstruktion lediglich noch bedienten, um ein negatives Bild der Schulmedizin zeichnen zu können.[1357] Auch die Schulmedizin habe sich von diesem einfachen und veralteten Wissenschaftsbegriff entfernt – und deshalb sei auch eine Eingliederung der Homöopathie in eine allgemeine medizinische Wissenschaft ohne weiteres möglich. Neue Erkenntnisse vor allem in der Mikrophysik hätten bewirkt, daß in der Biologie ein ganzheitliches Denken Einzug gehalten habe, durch das womöglich bald auch die Wirkungsweise der Homöopathie erklärt werden könne: „Mit der Erkenntnis der höheren systemischen Komplizierung der Lebewesen gegenüber den einfacheren mikrophysikalischen Ganzheiten muß aber dann die Einsicht heranreifen, daß die Ganzheiten höherer Ordnung wissenschaftlich nicht in derselben Kategorie wie die einfachen physikalischen und chemischen Vorgänge behandelt werden dürfen."[1358] Die Homöopathie, als „Ganzheit höherer Ordnung", fände dann innerhalb eines einheitlichen naturwissenschaftlichen Weltbildes ihren festen Platz.

Großes Aufsehen erregte unter manchen Homöopathen der Wissenschaftler Thomas S. Kuhn, der im Jahr 1969 mit seinem Buch über die „Struktur wissenschaftlicher Revolutionen" an die Öffentlichkeit trat. Dieses wissenschaftstheoretische Werk beschäftigt sich keineswegs mit der Homöopathie. Doch konnte man durch einfache Übertragungen der Kuhnschen Thesen erklären, weshalb die Homöopathie stets von der Schulmedizin als „unwissenschaftlich" ausgegrenzt wurde. Ein völlig neues Paradigma setze sich, so Kuhn, nur äußerst selten durch und jedenfalls erst dann, wenn „eine normale Problemlösungstätigkeit offensichtlich versagt" hat.[1359] Diese Struktur wissenschaftlicher Erneuerung machte für manche Homöopathen offensichtlich, weshalb der Homöopathie die Aner-

---

[1355] Munk, S.400. Siehe dazu auch: Stiegele, *Grundlagen*, S. 3.
[1356] Leeser, *Stellung der Homöopathie in der Medizin*, S. 1255. Ganz ähnlich argumentieren etwa zur gleichen Zeit auch William Gutman, S. 243 und Bartels, S. 450.
[1357] Unseld, *Kunst und Wissenschaft*, S. 521.
[1358] Unseld, *Homöopathie im Licht*, S. 18.
[1359] Kuhn, S.87.

kennung versagt wurde: Sie paßte nicht in das herrschende Paradigma und konnte durch Forschung auch nicht erklärt und integriert werden; zugleich „funktionierte" das alte Paradigma für die meisten Mediziner noch ausgezeichnet. Wichtiger aber war, daß sich die Homöopathie durch dieses Modell auf eine Stufe mit der Schulmedizin stellen konnte. Denn im Grunde handele es sich um zwei gleichwertige Paradigmata, von denen das eine – die Schulmedizin – nicht besser und richtiger sei, nur weil es eine herrschende Stellung besitze, und von denen das andere – die Homöopathie – nicht schlechter und unrichtiger sei, nur weil es eine Außenseiterposition einnehme. So erscheinen hier wiederum Schulmedizin und Homöopathie letztlich als Weltanschauungen, und auf diesem Feld müssen Begrifflichkeiten wie „wahr" oder „richtig" versagen.

Die Schwäche aller dieser Argumentationen besteht allerdings darin, daß sie sich – notwendigerweise – nur auf einer theoretischen Ebene bewegen. Auf praktischer Ebene konnte der Beweis, daß die Homöopathie tatsächlich nach den neuen Erkenntnissen der modernen Physik wirke, nicht erbracht werden. Aus diesem Grund haben Ärzte am RBK diese Argumentation nur beiläufig und nie in der Forschung praktisch aufgegriffen – sie waren vielmehr auf der Suche nach „handfesten" Beweisen.[1360]

Anwendung des klassischen Paradigmas auf die Homöopathie

Die letzte Strategie bestand darin, das vorwiegend linearkausale Diktum (der klassischen Physik und weiter Teile der schulmedizinischen Wissenschaft) weitgehend anzuerkennen und zu versuchen, die Wirksamkeit der Homöopathie auf dieser Basis nachzuweisen. Wie im Kapitel zur homöopathischen Forschung gezeigt wurde, war dies jedoch kaum möglich: Die Homöopathie konnte das notwendige kausale Bindeglied zwischen verabreichter homöopathischer Arznei und beobachtetem Heilerfolg nicht nachweisen.

[1360] Die Strategie, Wissenschaft neu zu definieren, wird auch in neuerer Zeit in vielen homöopathischen Veröffentlichungen verfolgt (z.B. Braun, *Wissenschaftscharakter*, S. 141f. [1994]). Vor allem Karl-Heinz Gebhardt hat im Jahr 1986 weit beachtete Thesen vorgelegt (siehe den Aufsatz Gebhardts zum *Wissenschaftsverständnis in der Medizin*). Übertragen auf die Medizin bedeuteten die Erkenntnisse der modernen Physik für Gebhardt: Die Schulmedizin habe mit Hilfe des Weltbildes der klassischen Physik im 19. und 20. Jahrhundert erstaunliche Erfolge verzeichnet, doch überall dort, „wo keine klaren linear-kausalen Zusammenhänge feststellbar sind, stagnierten die Ergebnisse der modernen Medizin. [...] Wo weder eine kausale Behandlung möglich, noch eine Substitutions- oder unterstützende Therapie nötig sind, beschränkt sie sich auf die Unterdrückung unerwünschter Krankheitssymptome" (Gebhardt, Wissenschaftsverständnis, S. 15). Für Gebhardt besteht die Medizin lediglich zu etwa zehn Prozent aus klassischer Naturwissenschaft, zu 30 Prozent aber aus Naturwissenschaft im Sinne der komplexen Quantenmechanik; daneben ist die Medizin zu 50 Prozent als Geisteswissenschaft und zu zehn Prozent als Theologie (Hilfe von Sterbenden) anzusehen. In dieser Bedeutung von Medizin als Wissenschaft kann nach Karl-Heinz Gebhardt die Homöopathie als zusätzliches (also nicht einmal als konkurrierendes) Schema zur Beschreibung des Krankheitsgeschehens und der Heilvorgänge in die Medizin integriert werden.

Das RBK fühlte sich weitgehend dieser klassischen Vorgehensweise verpflichtet, geriet dadurch aber in ein unauflösbares Dilemma, denn dieser Wissenschaftsbegriff war mit der homöopathischen Heilmethode unvereinbar. Es sei aber betont: Ein Ausweichen auf einen neuen Wissenschaftsbegriff hätte nur auf theoretischer Ebene das Dilemma gelöst. In der praktischen Forschung hätte es dem RBK auch nicht gelingen können, auf der Grundlage eines Weltbildes der modernen Physik einen Nachweis der homöopathischen Wirksamkeit zu erbringen.

Solche wissenschaftstheoretische Überlegungen fanden am RBK jedoch nur ansatzweise statt. In der Praxis orientierte man sich am unumstößlichen Ideal der Kausalität, was dem Krankenhaus harsche Vorwürfe eingebracht hatte, wie diejenigen von Hans-Jürgen Schramm: „Die Wissenschaftsvergötzung unserer Tage stimuliert die Medizin heute immer erneut, alles noch nach den Maximen der Klassischen Physik zu sehen und muß sich dafür schon Vorwürfe von den Physikern selbst einhandeln. Das Robert-Bosch Krankenhaus nun stellte in erster Linie die Garde, die nur Meßbares gelten ließ."[1361] Umgekehrt war das RBK jedoch der Ansicht, daß die einzige Alternative zu ihrer Form der Wissenschaftlichkeit darin bestünde, alle „Prüfbarkeit" fahrenzulassen und sich auf das Gebiet der reinen Spekulation zu begeben. Das aber kam für Verantwortliche und Ärzte nicht in Betracht. Immer wieder wird diese „unwissenschaftliche" Homöopathie als Schreckgespenst an die Wand gemalt. So betonte Hans Walz im Jahr 1965: „Würde die Homöopathie versäumen, mit der erforderlichen Behendigkeit wissenschaftlich vorwärts zu schreiten, so würde sie sich aller Voraussicht nach dazu verurteilen, allmählich auf den Rang einer medizinischen Sekte herabzusinken".[1362]

So ist am RBK insgesamt ein kritischer Umgang mit „Wissenschaftlichkeit" kaum zu erkennen. Objektivität, Nachprüfbarkeit und Kausalität waren die wichtigsten Kriterien des Wissenschaftsbegriffes des RBK. Verdeutlichend trat zu diesen Kriterien hin und wieder das Gegensatzpaar „Wissen" und „Glauben" hinzu, wie in diesem Zitat von Hartmuth Walter, der Hans Walz wiedergibt: „Allgemein gesprochen sei die Homöopathie ausschließlich als medizinische Wissenschaft zu behandeln, die nicht zu irgendeiner philosophischen, naturphilosophischen oder religiös-philosophischen Fachdisziplin gehöre, auch nicht in die Kategorie irgendwelcher weltanschaulichen, geisteswissenschaftlichen oder erkenntnistheoretischen Richtung einzureihen sei, also weder irgendwelchen Geheimwissenschaften, noch der Anthroposophie, Parapsychologie oder einem Zweig des Okkultismus zuzuordnen sei."[1363] Am RBK waren so ausschließlich experimentelle und statistische Beweise der Heilerfolge akzeptabel.

[1361] AIGM NHE 36, Schramm an Henne, 10.9.76.
[1362] AIGM NHE 22, Ms. vom 22.3.65/5.4.65, S. 6.
[1363] Walter, S. 4.

Mit dieser Sichtweise schloß sich das RBK der gängigen Meinung der Schulmedizin an und betrieb in gewisser Weise eine Art „Autodisziplinierung", indem es sich immer wieder selbst zu einer homöopathischen Wissenschaftlichkeit ermahnte. Die Anlehnung an das schulmedizinische Paradigma zeigte sich am RBK in drei Aspekten.

Erstens versuchte man, auf historischer Basis herauszuarbeiten, daß die Homöopathie zumindest teilweise den Ansprüchen an eine exakte Wissenschaft genüge. Heinz Henne hat in mehreren Publikationen den bedeutsamen Einfluß der damals noch jungen Naturwissenschaft auf Samuel Hahnemann hervorgehoben.[1364] Zweitens war man am RBK der Überzeugung, daß der klassische Wissenschaftsbegriff in der Therapie, der Forschung und der Lehre der Homöopathie zur Anwendung kommen müsse. Wissenschaftliche Erklärungsmuster und Verfahrensweisen, bei denen Schulmedizin und Homöopathie übereinstimmten, bildeten deshalb die Grundlage dieser Anstrengungen. Karl Saller beispielsweise hat mehrere solche Übereinstimmungen erkannt.[1365] Zunächst könne die experimentell-pharmakologische Forschung befördert werden, weil durch die Arndt-Schultzsche Reizregel[1366] Naturwissenschaft und Homöopathie kombinierbar geworden seien. Dann könne die moderne Allergielehre und Immunitätsforschung womöglich dazu beitragen, das Wesen der Homöopathie näher zu erklären. Außerdem habe die medizinische Untersuchung des vegetativen Nervensystems und der innersekretorischen Drüsen Aspekte zu einer Begründung und Vertiefung der homöopathischen Auffassungen gefunden. Insgesamt sah Karl Saller nur diesen einen Weg, den die Homöopathie gehen konnte.[1367] Hans Ritter hielt vor allem die Anwendung der modernen Diagnostik für eine Möglichkeit, eine exakte und damit wissenschaftliche Medizin zu betreiben.[1368] Schließlich fühlten sich auch Walter A. Müller und Gerhard Seybold der exakt-kausalen Wissenschaft verpflichtet, und dabei hatten sie lange Zeit den Rückhalt von Hans Walz. Kurz nach ihrer Anstellung betrachtete Walz die Berufung zweier Schulmediziner sogar als Vorteil für die Homöopathie: „Nach unserer Überzeugung werde gerade die Anlegung strengster wissenschaftlicher Prüfungsmaßstäbe die unzweifelbare Wirksamkeit der Homöotherapie handgreiflich erweisen, wenn in voller Unbefangenheit und Gewissenhaftigkeit gearbeitet werde."[1369]

Drittens zeigte sich die Orientierung des RBK am schulmedizinischen Paradigma der Wissenschaftlichkeit daran, daß das Krankenhaus beständig Anschluß an schulmedizinische Einrichtungen, insbesonders an Universitäten, suchte. So hat bereits Hermann Schlüter während des Zweiten Weltkrieges eine Dozentur an

---

[1364] Zum Beispiel in: AIGM NHE 26, Brief Henne an Dewenter vom 1.6.70.
[1365] Saller, *Neue Vorstellungen*.
[1366] Siehe dazu: Jütte, *Geschichte*, S. 194.
[1367] Saller, *Neue Vorstellungen*, S. 61.
[1368] Ritter, *Homöopathie und Wissenschaft*, S. 1277.
[1369] AIGM NHE 70, Niederschrift über die Sitzung des Aufsichtsrates der Stuttgarter Homöopathisches Krankenhaus GmbH am 26.4.56.

der Universität Tübingen inne.[1370] Hans Ritter hielt während seiner Amtszeit Vorlesungen über Homöopathie an der Universität Frankfurt. Und Heinz Henne unterhielt enge Kontakte zu zahlreichen medizinhistorischen Fakultäten. Außerdem war das RBK bestrebt, einen Lehrstuhl für Homöopathie zu schaffen, um so die wissenschaftliche Entwicklung der Heilweise voranzubringen.[1371] Auch die Anstellung von Müller und Seybold muß unter diesem Aspekt gesehen werden: Da beide die Venia legendi besitzen, könne man so vielleicht den alten Traum der deutschen Homöopathie verwirklichen, die Heilweise an den Universitäten durchzusetzen.[1372] Ab etwa 1963 stand in Stuttgart dann die Gründung einer Medizinischen Akademie beziehungsweise Fakultät in der Diskussion, was vom RBK sehr unterstützt wurde.[1373] Dieser Ansatz, die Homöopathie in universitäre Strukturen einzubinden, ließ sich jedoch nicht verwirklichen.

Fazit

Die vorangehenden Erörterungen haben deutlich gemacht, auf welch komplexe Materie man sich einlassen muß, wenn man die Stellung der Homöopathie zur Wissenschaftlichkeit für die Zeit nach 1945 untersuchen will. Als Ergebnisse der vorangegangenen Betrachtung lassen sich folgende Punkte festhalten.

Zunächst lassen sich in der Diskussion durchaus weltanschauliche Aspekte erkennen. Neben jener homöopathischen Gruppe, die sich explizit als medizinische und weltanschauliche Gegenströmung zur modernen Medizin und zur Moderne allgemein versteht, besitzen auch das schulmedizinische wie das homöopathische Konzept von Wissenschaftlichkeit weltanschauliche Grundlagen. Überhaupt steht zu vermuten, daß eine Wendung zu beziehungsweise eine Abwendung von der Homöopathie auch mit grundsätzlichen weltanschaulichen Überlegungen verbunden ist.

Weiter geriet die Homöopathie nach 1945 noch stärker als zuvor unter den Druck des herrschenden Paradigmas der Wissenschaftlichkeit. Die Vertreter der Homöopathie haben im Laufe der Jahre verschiedene Lösungsansätze entwickelt, die jedoch aus homöopathischer Sicht allesamt nicht befriedigen können. Entweder entfernte sich dadurch die Homöopathie bewußt von der Wissenschaft und entwickelte sich zunehmend zu einem ausgegrenzten „Außenseiterverfahren"; oder sie näherte sich der schulmedizinischen Wissenschaft an, ohne jedoch dem Diktum der Nachweisbarkeit ihrer Wirkungen entsprechen zu können.

[1370] Verwaltungsarchiv RBK 6100, Geschäftsbericht 1946.
[1371] Privatarchiv Gebhardt, Rundschreiben an die Herren Testamentsvollstrecker vom 24.1.56.
[1372] Mezger, *Um was es ging*, S. 639.
[1373] ARBSG 1002-76, Ausweitung des Unterrichts der Medizinischen Fakultät, 18.7.63; ARBSG 1002-23, Vertrauliche Aktennote eines Gesprächs zwischen Karl Schreiber („F 3") und Bürgermeister Sander, 16.7.69. Siehe dazu auch: Amtsblatt der Stadt Stuttgart vom 19.9.68, S. 3; Stuttgarter Zeitung vom 2.4.69; Stuttgarter Zeitung vom 5.9.68, S. 17.

Ob die Homöopathie also als wissenschaftliches Verfahren zu gelten habe, kann nicht pauschal beantwortet werden – je nach Definition des Wissenschaftsbegriffes und je nach Perspektive des Betrachters ist hier eine bejahende oder ablehnende Antwort möglich. Eindeutig aber ist: Es war und ist (noch) nicht möglich, die Homöopathie auf eine – schulmedizinisch definierte – wissenschaftliche Grundlage zu stellen, wie es am RBK versucht worden ist. Diese Bemühungen konnten deshalb zwangsläufig nicht erfolgreich sein. Der umgekehrte Weg, die Abwendung von der schulmedizinischen Wissenschaftlichkeit, hätte das RBK dagegen unter Umständen in eine medizinische und soziale Außenseiterposition geführt. In diesem ausweglosen Dilemma ist die grundlegendste Ursache für das Scheitern der Homöopathie am RBK zu sehen.

IV Zusammenfassung

Diese Arbeit ist nicht die erste wissenschaftliche, wohl aber die erste historische Studie zur Problematik der Homöopathie am RBK. Bereits im Jahr 1964 hatte der Arzt Hartmuth Walter versucht, Lösungen zu erarbeiten, um der Homöopathie am RBK das Überleben zu sichern. Hans Ritter hat dann im Jahr 1978 – und damit bereits nach dem Verschwinden der Homöopathie am RBK – in seinem *Poliklinischen Memorandum* ansatzweise die Geschichte des Hahnemannschen Heilverfahrens am RBK aufgearbeitet. Walters Vorschläge wurden sogar teilweise umgesetzt, doch ließ sich die Homöopathie durch sie nicht retten. Ritter selbst zeigte sich äußerst resigniert, so daß sein *Memorandum* zu einem Nachruf auf die klinische Homöopathie geriet: „Das deutsche Homöopathische Krankenhaus, einst der Stolz der Jünger Hahnemanns, gibt es nicht mehr. Es hat sich ein unausweichliches Schicksal vollzogen".[1374]

Keine Frage: Die klinische Homöopathie ist (im Gegensatz zur ambulanten Homöopathie) eine bedrohte Heilweise, zu mächtig und zu grundsätzlich gestalten sich die Probleme um Therapie, Forschung und Lehre der Homöopathie in der Klinik. Damit aber tritt diese Arbeit in eine Reihe zu Walter und Ritter: Sie kann die Probleme nur benennen – erfolgversprechende Lösungen kann sie dagegen nicht anbieten, denn sie sind vorläufig nicht in Sicht.

Die klinische Homöopathie am RBK

„Wir sind heute der entscheidende homöopathische Vorposten für die Welt", schrieb Hans Walz im Jahr 1965.[1375] In dieser Aussage schwingt viel Pathos mit, doch davon einmal abgesehen, muß man Walz zustimmen, zumindest auf die klinische Homöopathie bezogen: Das RBK war, als es 1940 eröffnet wurde, mit seinen letztlich 360 Betten das größte homöopathische Krankenhaus, das jemals in Deutschland gebaut worden war; und es dürfte in seiner Zeit auch weltweit die wichtigste homöopathische Klinik gewesen sein. Allerdings war es zu keiner Zeit das einzige homöopathische Krankenhaus: In Deutschland waren vor allem die „Homöopathisch-biologische Klinik" in Bremen (1936–1969) und das „Krankenhaus für Naturheilweisen" in München (teilweise unter anderem Namen von 1859 bis heute) von Bedeutung.

Das RBK ragte jedoch nicht nur wegen seiner Größe, sondern auch wegen seiner umfassenderen Aufgabenstellung hervor. Robert Bosch, der der Homöopathie zum Durchbruch verhelfen wollte und sie deshalb seit 1915 mit großen Summen förderte, hatte in seinen Richtlinien für das Krankenhaus festgelegt, daß darin die Homöopathie nicht nur in der Therapie, sondern auch in der Forschung und

---

[1374] Ritter, *Memorandum*, S. 24.
[1375] AIGM NHE 70, Streng vertraulicher Bericht an die VVB, 29.9.65.

der Lehre vorangebracht werden solle.[1376] Für Robert Bosch sollte am RBK zwar die Homöopathie das dominante Heilverfahren darstellen, aber auch Schulmedizin und andere alternative Heilverfahren sollten, soweit sie erfolgversprechend waren, angewandt werden. Das RBK sah sich deshalb dezidiert als Vertreter einer „naturwissenschaftlich-kritischen" Homöopathie, die sich sehr stark an der Schulmedizin orientierte – manchen Kritikern zu stark: So hat beispielsweise Hans Ritters These, die Homöopathie als reines „Ergänzungsverfahren" zu sehen, heftigen Widerspruch in den Reihen homöopathischer Ärzte außerhalb des RBK ausgelöst.

Die Voraussetzungen des RBK für einen Erfolg waren so günstig wie bei keinem anderen homöopathischen Krankenhaus zuvor: Die Finanzierung war durch das Engagement Robert Boschs beziehungsweise nach seinem Tod durch das Engagement von Vermögensverwaltung und Robert Bosch GmbH gesichert; aufgrund der Orientierung der Klinik an der Schulmedizin zeigten sich Behörden und Ärzte aufgeschlossen und legten dem RBK jedenfalls keine größeren Steine in den Weg; auch die Krankenkassen akzeptierten das homöopathische Verfahren, indem sie es wie schulmedizinische Therapien honorierten. Dennoch geriet die Homöopathie am RBK bereits seit seiner Gründung zunehmend unter Druck, so daß ihre Anwendung, Erforschung und Weitergabe im Laufe der Jahre schrittweise zurückgenommen und relativiert werden mußte – seit 1973 existiert keine Therapie, Forschung und Lehre der Homöopathie am RBK mehr.

Die wichtigsten Etappen dieser Entwicklung der Homöopathie am RBK sahen folgendermaßen aus. Im Jahr 1956 verschwand die Homöopathie weitgehend aus den inneren Abteilungen, da die neuen ärztlichen Direktoren Walter A. Müller und Gerhard Seybold die therapeutische Anwendung als problematisch ansahen. Ab diesem Zeitpunkt beschränkte sich die homöopathische Therapie auf die Poliklinik des RBK. Dagegen wurden Forschung und Lehre, wenn auch unter Schwierigkeiten, fortgeführt. In den Jahren 1964 und 1965 – einer Zeit der „Besinnung" am RBK – waren die Probleme jedoch so groß, daß in zahlreichen Gutachten und Besprechungen nach neuen Wegen gesucht wurde, um dem Stifterwillen auch weiterhin nachkommen zu können. Das Ergebnis dieser Beratungen bestand vor allem in einer stärkeren Abtrennung der homöopathischen Forschung vom Krankenhausbetrieb: Mit der Gründung des „Medizinisch-biologischen Instituts" und der „Medizingeschichtlichen Forschungsstelle" im Jahr 1967 sollten personelle und finanzielle Mittel konzentriert werden. Die Poliklinik war weiterhin die wichtigste Stätte am RBK für Therapie und Lehre der Homöopathie. Allerdings bewährte sich auch das MBI nur in Ansätzen, so daß mit dem Umzug ins neue Haus dessen Auflösung geplant war. Die Forschung sollte dann vom „Institut für klinische Pharmakologie" übernommen werden, das 1973 gegründet wurde. Dabei sahen wichtige Entscheidungsträger des RBK, vor allem Karl Schreiber, das IKP als eigentliche Fortführung des Stifterwillens an, und

---

[1376] Richtlinien für die StHK in der Fassung von 1941, S. 2 (in: ARBSG 1002-111).

zwar unabhängig von der Frage, ob dort homöopathische oder schulmedizinische Pharmaka untersucht werden. In der Tat kam es nie zu homöopathischen Forschungen am IKP, obwohl vor allem Margarete Fischer-Bosch darauf bestanden hatte. Mit dieser Verlagerung der Forschungstätigkeit von der Homöopathie auf die Klinische Pharmakologie endete die homöopathische Forschung am RBK. Die Poliklinik – und damit die ambulante homöopathische Therapie und die homöopathische Lehre – sollten jedoch auch am neuen Haus fortgeführt werden. In erster Linie aus Mangel an geeignetem Personal und aufgrund der starken Ausrichtung an der schulmedizinischen Entwicklung wurde dieses Vorhaben aber nicht verwirklicht, so daß mit dem Umzug 1973 auch die homöopathische Poliklinik ihre Tätigkeit einstellte. Die daran gekoppelten homöopathischen Ausbildungskurse konnten ebenfalls nicht fortgeführt werden.

Die Probleme, die die Homöopathie am RBK aufwarf, waren mannigfaltig und vielfach ineinander verwoben.

Zunächst ergab sich am RBK im Laufe der Jahre ein Problem, das aus der Aufgabenstellung resultierte: Robert Bosch hatte eindeutig bestimmt, daß er die Homöopathie fördern wolle; zugleich aber gab er vor, nicht penibel an seinen Richtlinien zu hängen, wenn neue Erkenntnisse eine Änderung notwendig machen sollten. Deshalb spalteten sich die Verantwortlichen am RBK mit der Zeit in zwei Gruppen auf: Vor allem Hans Walz hat an einer expliziten Förderung der Homöopathie festgehalten, während die Gruppe der „Reformer" auf benachbarte Bereiche ausweichen beziehungsweise die Förderung der Homöopathie zurücknehmen wollte – diese zweite Gruppe setzte sich durch.

Auch wenn man den Entscheidungsträgern der StHK beziehungsweise der RBSG fehlenden Willen nicht unterstellen kann, so waren manche von ihnen doch nach den vielen beschwerlichen Erfahrungen mit der Homöopathie skeptisch geworden. Da weder die Therapie noch die Forschung konkrete Resultate und Schlüsse zuließ und da auch die Lehre erhebliche Probleme bereitete, war Ende der 1960er Jahre der Wille, unbedingt an der Homöopathie festzuhalten, geschwächt. Am deutlichsten zeigt sich dies bei der Gründung des IKP: Obwohl dort nach den ersten Beratungen auch homöopathische Forschungen betrieben werden sollten und obwohl Margarete Fischer-Bosch ihre Investitionen an diese Bedingung geknüpft hatte, gab es keine zwingenden Bemühungen, diesen Plan auch umzusetzen.

Persönliche Auseinandersetzungen und ein allgemein gestörtes Betriebsklima belasteten das RBK immer wieder. Neben inhaltlichen wurden oft auch persönliche Differenzen in Konflikte hineingetragen. Nur das Ausscheiden von Alfons Stiegele (1946) und Hans Ritter (1968) verlief ohne Komplikationen; dagegen gingen mit Karl Saller (1949), Otto Leeser (1955) und Konrad Hötzer (1973) drei leitende Ärzte in mehr oder minder heftigem Streit, der in zwei Fällen sogar gerichtliche Folgen hatte.

Räumliche und organisatorische Schwierigkeiten belasteten die tägliche homöopathische Arbeit zusätzlich. Während die Klinik hier nur am Rande betroffen war, herrschten in der Poliklinik kaum zumutbare Zustände. Insgesamt umfaßte die Poliklinik eine Fläche von weniger als hundert Quadratmetern, so daß kein Raum für Forschungstätigkeiten oder sonstige Arbeiten zur Verfügung stand. Als weitere Schwierigkeit kam hinzu, daß der Poliklinik neben ihrer eigentlichen Aufgabe der ambulanten homöopathischen Behandlung immer mehr Zusatzfunktionen aufgebürdet wurden, was den Stellenwert der Homöopathie erheblich verminderte. Die StHK hat auf die Klagen der leitenden Ärzte der Poliklinik nur in geringem Umfang reagiert. Dabei ist bemerkenswert, daß gerade die Poliklinik so stiefmütterlich behandelt wurde, obwohl sie doch ab 1956 der ausschließliche Ort am RBK war, an dem die Homöopathie noch in der Therapie eingesetzt und in der die Lehre weitergegeben wurde.

Diese ersten vier Problemkreise betrafen speziell das RBK. Hinzu traten nach 1945 fünf zeitbedingte Probleme, die zuvor in der Geschichte der homöopathischen Krankenhäuser nur ansatzweise oder gar nicht aufgetreten waren. Dazu gehörten zunächst allgemeine widrige Zeitumstände. Beinahe das gesamte erste Jahrzehnt des RBK war überschattet gewesen vom Zweiten Weltkrieg und dessen Nachwirkungen. Viele wichtige leitende Ärzte, darunter Erich Unseld und Hermann Schlüter, wurden in den Kriegsjahren eingezogen und/oder verloren nach 1945 im Laufe der Entnazifizierung ihre Stelle, so daß ein akuter Mangel an homöopathischen Ärzten eintrat. Der Krieg hatte weiter zur Folge, daß das RBK als einziges unbeschädigtes Krankenhaus der Stadt Stuttgart vollkommen überlastet war. Schlechte Arbeitsbedingungen und fehlende medizinische Ausrüstung verschärften die Lage. Deshalb waren während des Zweiten Weltkriegs und der ersten Nachkriegsjahre weder genügend Personal noch Mittel vorhanden, um dem eigentlichen Auftrag des Krankenhauses – der Förderung der Homöopathie durch Forschung und Lehre – nachgehen zu können.

Eine große Belastung für die homöopathische Entwicklung war der über viele Jahre schwelende Konflikt zwischen dem RBK und dem Zentralverein homöopathischer Ärzte. Zwar war auf beiden Seiten grundsätzlich der Wille erkennbar, gemeinsam für eine Förderung der Homöopathie einzutreten, so daß bei manchen Projekten tatsächlich zusammengearbeitet wurde. Machtkämpfe um die Autonomie von Entscheidungsgewalt und um den Erwerb von Einflußzonen sowie inhaltliche Differenzen über die Ausprägung der Homöopathie verhinderten jedoch in vielen Krisensituationen eine konstruktive Zusammenarbeit. Das RBK verstand sich als rein private Institution und war deshalb nicht bereit, eine Einflußnahme von außen zu dulden. Umgekehrt sah sich der ZV als wichtigster Sachwalter und Interessenvertreter der Homöopathie, weshalb er den Betrieb des größten homöopathischen Krankenhauses der Welt nicht allein einem privaten Träger überlassen wollte. Der ZV besaß jedoch eine zu schwache Position, so daß weder Kooperation noch Konfrontation eine Einflußnahme auf Dauer sichern konnten.

Auch die Lehre der Homöopathie am RBK war von diesem Konflikt geprägt. Bis 1955 hatte das RBK quasi eine Monopolstellung in der Ausbildung homöopathischer Ärzte gehabt. Vor allem der Landesverband Baden-Württemberg innerhalb des ZV war jedoch um diese Zeit bestrebt, die letzte Entscheidung über die Anerkennung der Zusatzbezeichnung „Homöopathie" an sich zu ziehen. Dadurch kam es zum offenen Konflikt über Art, Inhalt und Dauer der Kurse. Das RBK war schließlich gezwungen, die Kursdauer von drei Monaten auf ein bis zwei Wochen zu senken, was nach Meinung des Krankenhauses keine adäquate Ausbildung in der Homöopathie mehr ermöglichte. Verschärfend trat zu diesem Konflikt die Diskussion um die „richtige" Homöopathie. Im Zentralverein besaßen klassische Homöopathen eine starke Position; da sie die naturwissenschaftlich-kritischen RBK-Kurse ablehnten, kam es auch in den 1960er Jahren nicht zu einer wirklichen Verständigung. Dennoch: Der Verlust der Ausbildungskurse am RBK hatte nicht in der Absicht des ZV gelegen, auch wenn dessen Politik indirekten Anteil daran hatte. Neben dieser Auseinandersetzung zwischen RBK und ZV hatten einige weitere Probleme das Überleben der RBK-Ausbildung erschwert: Die Teilnehmerzahlen der Kurse gingen rapide zurück, und auch die zunehmende Überalterung der Teilnehmer sorgte für Schwierigkeiten. Die Lehre am RBK hat deshalb seit 1956 an einer Dauerkrise gelitten – bereits zuvor aber war es kaum gelungen, eine genügend große Anzahl von klinischen homöopathischen Ärzten auszubilden.

Der Strukturwandel in den Krankenhäusern nach 1945 war ausschlaggebend für den Untergang der Homöopathie in den inneren Abteilungen. Hier ist vor allem die Veränderung des Patientengutes zu nennen: Schwere und akute Krankheiten machten einen immer größeren Teil aus, weshalb die kritischen Homöopathen es nicht mehr verantworten wollten, diese Krankheiten homöopathisch zu behandeln. Hinzu kam die allgemeine Spezialisierung und Technisierung der Medizin nach dem Zweiten Weltkrieg, die die Homöopathie als umfassende Erfahrungsheilkunde in den Hintergrund treten ließ. Hatte die Homöopathie schon vor 1945 keine Monopolstellung am RBK gehabt, so verringerte sich ihr Anteil unter Karl Saller und Otto Leeser zunehmend. Durch die Anstellung von Müller und Seybold verschwand sie 1956 völlig aus den inneren Abteilungen.

Eng verbunden mit diesem Strukturwandel waren auch die Erfolge der Schulmedizin nach 1945. Das Aufkommen einer modernen Diagnostik, die erhebliche Erweiterung chirurgischer Möglichkeiten und die Einführung vieler neuer Medikamente sorgten dafür, daß die naturwissenschaftlich-kritischen homöopathischen Ärzte des RBK sich diesen Entwicklungen der Schulmedizin nicht verschließen wollten – die zunehmende Anwendung schulmedizinischer Therapien, die erfolgversprechender waren oder zumindest schienen, verdrängte die Homöopathie nicht nur vom Krankenbett, sondern teilweise auch aus der Poliklinik.

Mindestens ebenso gravierend wie der Strukturwandel und die Erfolge der Schulmedizin waren die Auswirkungen der fünf homöopathieimmanenten Problemkreise, mit denen sich alle homöopathischen Krankenhäuser seit beinahe 200

Jahren auseinandersetzen müssen. Da ist zunächst der eklatante Personalmangel. Die Zahl homöopathischer Ärzte und sonstiger Anhänger der Homöopathie ist insgesamt relativ gering, so daß für größere Projekte zur Entwicklung der Homöopathie weder die Finanzen noch die Mitarbeiter zur Verfügung stehen. Besonders gravierende Auswirkungen hatte jedoch der Mangel an klinischen Homöopathen, also an homöopathischen Ärzten, die in der Lage waren, ein homöopathisches Krankenhaus in medizinischer und organisatorischer Hinsicht zu leiten. Bei fast allen wichtigen Personalentscheidungen am RBK tat man sich schwer, einen geeigneten Bewerber zu finden. Allerdings muß gesagt werden, daß dieser Personalmangel durch zwei Faktoren verschärft wurde – einerseits dadurch, daß manche geeignete Ärzte die angebotene Führungsposition ablehnten, und andererseits dadurch, daß das RBK manche Ärzte, die womöglich geeignet gewesen wären, aufgrund ihrer nicht konformen homöopathischen Ausrichtung zurückwies.

In engem Zusammenhang mit dem Strukturwandel des Patientengutes nach 1945 müssen die sonstigen Schwierigkeiten in der klinischen Anwendung der Homöopathie gesehen werden. Bereits seit der Frühzeit der Homöopathie wurde diskutiert, ob sich die Heilweise grundsätzlich für das Krankenhaus eigne: Vor allem die oftmals längere Liegedauer wurde als zwingendes Argument gegen den klinischen Erfolg der Homöopathie angeführt. Eine übermäßig verlängerte Liegedauer gegenüber schulmedizinischen Krankenhäuser konnte am RBK allerdings nicht nachgewiesen werden, was jedoch lediglich am großen Anteil schulmedizinischer Behandlung liegen könnte. Dennoch waren die medizinischen Probleme, die Homöopathie am Krankenbett anzuwenden, im Laufe der Zeit so groß geworden, daß die homöopathische Therapie völlig aus den inneren Abteilungen verdrängt wurde.

Eines der größten Probleme am RBK lag in den ausbleibenden Resultaten homöopathischer Forschung. Obwohl das RBK bis 1973 erheblichen Anteil an der gesamten Forschungsleistung homöopathischer Institutionen in Deutschland hatte, gelang auf keinem Gebiet auch nur ansatzweise ein Durchbruch. Weder konnte die Wirksamkeit der Simile-Regel noch die Wirksamkeit eines einzelnen Medikamentes schlüssig bewiesen werden. Allerdings ist für diesen Mißerfolg nicht das RBK verantwortlich zu machen – die Problematik liegt in der Heilweise selbst, die eine Erforschung mit herkömmlichen wissenschaftlichen Methoden sehr erschwerte. Zudem besaß die Arzneimittelprüfung als wichtigstes Forschungsverfahren der Homöopathie eine Vielzahl immanenter Fehlerquellen. Durch die Placeboforschung, die in Deutschland verstärkt nach 1945 einsetzte, geriet die Homöopathie noch stärker unter Druck: Der Heilweise wurde vorgeworfen, sie wirke nur als Placebo, nicht aber durch eine spezielle Pharmakotherapie. Der Nachweis der Wirksamkeit homöopathischer Mittel war deshalb dringender als je zuvor, konnte aber nicht erbracht werden. Nach heutigem Kenntnisstand ist die pharmakotherapeutische Wirksamkeit der Homöopathie weder eindeutig zu beweisen noch zu widerlegen.

Innerhomöopathische Konflikte zwischen klassischer und naturwissenschaftlich-kritischer Richtung haben eine einheitliche Vorgehensweise aller Homöopathen in der Geschichte immer wieder verhindert. Für das RBK ist relevant, daß die unterschiedlichen Grundpositionen von RBK und Zentralverein dazu beigetragen haben, bestehende Spannungen zu verschärfen. Und auch innerhalb des RBK haben die Auseinandersetzungen um die „richtige" Homöopathie viele Kräfte gebunden. Außerdem wurde durch diese innerhomöopathischen Konflikte die Kontinuität am RBK gestört – bei der Entlassung von Karl Saller und Otto Leeser haben deren nicht genehme homöopathischen Auffassungen eine erhebliche Rolle gespielt. Insgesamt gesehen hatte das Scheitern der Homöopathie am RBK also seine Ursache auch in der Spaltung der Homöopathie in verschiedene medizinische Richtungen.

Das letzte Problem, an dem die Homöopathie am RBK scheiterte, war deren Stellung als „abweichendes" Verfahren innerhalb des herrschenden Paradigmas der Schulmedizin. Zentraler Begriff dieser Debatte zwischen Homöopathie und Schulmedizin war nach 1945 die „Wissenschaftlichkeit" als wichtigste Legitimation einer Heilweise. Darunter wurde damals in relativ positivistischer Sicht vornehmlich der kausal zweifelsfreie Nachweis der Wirksamkeit des homöopathischen Mittels verstanden – diesen Nachweis war die Homöopathie aber außerstande zu liefern. Verschiedene Strategien wurden deshalb entwickelt, um das Dilemma zu lösen. Sie alle vermochten jedoch keine befriedigende Lösung anzubieten: Entweder entfernte sich dadurch die Homöopathie bewußt von der Wissenschaft und entwickelte sich mehr oder minder zu einem sozial, medizinisch und teilweise weltanschaulich ausgegrenzten „Außenseiterverfahren"; oder sie näherte sich der schulmedizinischen Wissenschaft an, ohne jedoch das Diktum der Nachweisbarkeit ihrer Wirkungen in der Praxis erfüllen zu können. Deshalb fiel es der Homöopathie äußerst schwer, eine anerkannte Stellung zum herrschenden Paradigma der Schulmedizin zu finden. Das RBK versuchte das Dilemma zu lösen, indem es sich an den gängigen Kriterien der Wissenschaftlichkeit orientierte – ein Erfolg war jedoch, wie das Forschungsdilemma gezeigt hat, auf diesem Wege ausgeschlossen.

Da sich das RBK auch als Forschungsinstitution sah, wirkten sich von allen genannten Problemen der vollständige Fehlschlag der Forschung und die damit verbundene Unmöglichkeit, eine „seriöse Wissenschaftlichkeit" zu vertreten, am gravierendsten aus. Daneben spielten auch das Personalproblem, die innerhomöopathischen Auseinandersetzungen, der Strukturwandel des Patientengutes und die Erfolge der Schulmedizin eine erhebliche Rolle. Es zeigt sich also, daß homöopathieimmanente Probleme erheblichen Anteil hatten am Scheitern der Homöopathie am RBK – die Konfliktträchtigkeit ist der Homöopathie sozusagen in die Wiege gelegt. Deshalb kann beim RBK keinesfalls von einem „Sonderfall" gesprochen werden, auch wenn zeitbedingte Faktoren die Situation deutlich verschärft hatten. Am RBK vollzog sich ein ähnliches Schicksal wie an den meisten anderen homöopathischen Krankenhäusern: Sie gingen an äußeren Schwierigkeiten, vor allem aber an inneren Problemen zugrunde.

Zwangsläufig ist dies jedoch nicht, wie das Krankenhaus für Naturheilweisen in München beweist, das eine seit weit über hundert Jahren bestehende Tradition aufzuweisen hat. Eine Untersuchung zur Frage, was diese Klinik befähigt hat, mit den homöopathieimmanenten Problemen zu leben, wäre deshalb von höchster Bedeutung.

Die Lage der deutschen Homöopathie nach 1945

Die deutsche Homöopathie in der zweiten Hälfte des 20. Jahrhunderts ist – je nach Perspektive – geprägt von Krise und Aufschwung. Betrachtet man die Homöopathie in wissenschaftlicher Hinsicht, befand sie sich nach 1945 in einer deutlichen Krise; betrachtet man dagegen lediglich die Beliebtheit der Homöopathie unter Patienten, ist zumindest seit den 1960er Jahren ein Aufschwung zu verzeichnen. Wahrscheinlich liegt hierin auch ein wichtiger Grund für das Überleben der Homöopathie in den letzten 200 Jahren: Angefeindet von der Schulmedizin, ausgegrenzt vom Paradigma der Wissenschaftlichkeit, sahen viele Patienten in der Homöopathie dennoch eine Alternative zur Schulmedizin und ließen sich homöopathisch behandeln.

Bei aller Zurückhaltung angesichts fehlender Zahlen läßt sich jedoch nach 1945 zunächst von einer gewissen Indifferenz, womöglich gar Skepsis – bei Ärzten und Patienten – gegenüber der Homöopathie sprechen. Die Nachkriegszeit war geprägt vom Siegeszug der Schulmedizin, so daß viele Patienten keine Notwendigkeit sahen, sich auf die Suche nach anderen Heilverfahren zu begeben. Vor allem in der Ärzteschaft führten die Erfolge dazu, daß die Schulmedizin als dominantes Heilverfahren völlig unbestritten blieb. Verbunden mit den Erkenntnissen der Placeboforschung, durch die die Homöopathie grundsätzlich in Frage gestellt wurde, und verbunden mit dem gewaltigen Personalmangel, geriet die Homöopathie deshalb nicht nur am RBK, sondern allgemein in eine schwere Krise.[1377]

Dieser Krise der Homöopathie als wissenschaftliches Verfahren stand wahrscheinlich aber schon ab den 1960er Jahren ein langsamer und dann deutlich steigender Aufschwung der Homöopathie als angewandtes Verfahren entgegen. Schon 1962 konstatierte Hans Ritter, daß die Zahl derjenigen Patienten, die trotz der „ungeheuren Fortschritte" der Schulmedizin Zuflucht zu anderen Heilverfahren suchten, zunehme.[1378] Als Gründe für diesen „Massenausbruch aus der offiziellen Medizin" nannte er vor allem die unzureichenden Therapiemöglichkeiten der Schulmedizin in manchen Bereichen. Tatsächlich erweisen sich heute wieder manche Erfolge der Schulmedizin als zweifelhaft, auf viele Krankheiten

---

[1377] Hans Ritter hat die Merkmale dieser Krise aus seiner Sicht zusammengefaßt in: Ritter, *Bemerkungen zur Lage der Homöopathie in der Bundesrepublik und Vorschläge zu ihrer Verbesserung*.

[1378] Ritter, *Aktuelle Homöopathie*, S. 13ff.

hat sie keine Antwort parat, und auch die Zurichtung der Behandlung auf ein humanes Menschenbild scheint trotz oder gerade wegen des gigantischen Wissenszuwachses immer schwieriger zu werden. Die allgemein wieder auflebende Skepsis vieler Patienten gegenüber dem technisierten und als anonym und lebensfeindlich empfundenen Krankenhaus hatte deshalb einen Rückschwung zu alternativen Heilmethoden zur Folge, wie man ihn seit der Weimarer Republik nicht mehr erlebt hat. Im Jahr 1997 haben nach einer Studie des Allenbach-Instituts rund 65 Prozent der Bevölkerung Naturheilmittel selbst angewendet, während es noch 1970 lediglich 52 Prozent waren.[1379] Allerdings werden diese alternativen Therapien seltener in akuten Fällen, sehr häufig aber bei chronischen Krankheiten angewandt, so daß offen bleiben muß, ob ein homöopathisches Krankenhaus von diesem Umschwung profitieren könnte.

Aus historischer Perspektive muß man das Fazit ziehen: Die Homöopathie am RBK mußte aufgrund der damals herrschenden Bedingungen zwangsläufig scheitern, aber die allgemeinen Voraussetzungen der Homöopathie haben sich in den letzten zwei Jahrzehnten wieder deutlich verbessert. Deshalb darf die Geschichte des RBK nicht zu dem Schluß verleiten, die Idee homöopathischer Kliniken endgültig zu den Akten zu legen. Eine Entscheidung für oder gegen ein homöopathisches Krankenhaus kann niemals endgültig sein, sondern die Frage nach den Chancen seiner Verwirklichung muß in einem veränderten historischen Umfeld immer wieder neu gestellt werden.

Deshalb läßt sich letztlich nur sagen: Der Betrieb eines homöopathischen Krankenhauses ist keine Utopie, aber er ist und bleibt höchst problematisch. Diese Aussage ist ernüchternd, aber sie läßt auch Raum für Hoffnung.

[1379] Häußermann, S.C-1857. Zum Aufschwung der Homöopathie siehe auch: Stübler, *Homöopathie 1948–1988*, S. 202f.

V Anhang

1 Eckdaten zur Geschichte des Aushilfskrankenhauses Marienstraße und des Robert-Bosch-Krankenhauses

1901	Gründung eines „Krankenhausfonds" durch den Stuttgarter Laienverein „Hahnemannia".
1904	Gründung des Vereins „Stuttgarter Homöopathisches Krankenhaus" durch homöopathische Ärzte.
1906	Vereinigung der beiden Parteien und Kauf eines Grundstücks am Trauberg bei Gablenberg.
7.6.1915	Gründung der „Stuttgarter Homöopathisches Krankenhaus GmbH" (StHK) durch die Hahnemannia, den Verein homöopathischer Ärzte und Robert Bosch. Bosch brachte 275.000 Mark in das Gründungskapital ein, was rund 70 Prozent des Kapitals entsprach. Beginn der Bauarbeiten.
1918	Einstellung der Bauarbeiten wegen der Folgen des Ersten Weltkriegs.
22.8.1921	Eröffnung des homöopathischen Aushilfskrankenhauses in der Marienstraße 41. Das Haus in der Stuttgarter Innenstadt hat 73 Betten. Leiter ist Alfons Stiegele, Trägerin ist die StHK.
1931	Erste Schritte für den Bau des RBK. StHK erwirbt Grundstücke am Pragsattel.
1936	Die Robert Bosch GmbH spendet anläßlich des 75. Geburtstages Boschs und des 50jährigen Firmenjubiläums 3,25 Millionen Mark für den Bau des RBK.
1937	Beginn der Bauarbeiten.
10.4.1940	Feierliche Eröffnung des RBK. Das Haus hat 320 Betten; nach 1945 wird die Zahl auf 360 erhöht.
1940–1945	Ärztlicher Direktor des RBK ist Alfons Stiegele.
1946–1949	Aus gesundheitlichen Gründen tritt Stiegele zurück. Sein Nachfolger wird Karl Saller.
1949–1955	Otto Leeser übernimmt die ärztliche Leitung des RBK. 1955 wird Leeser entlassen.
1955/56	Krisenjahr und Wendepunkt am RBK. Mit Gerhard Seybold und Walter A. Müller übernehmen zwei Schulmediziner das Krankenhaus. In den inneren Abteilungen wird kaum noch homöopathisch behandelt. Die praktische Anwendung der Homöopathie beschränkt sich weitgehend auf die

	Poliklinik. Dagegen unternehmen Müller und Seybold zahlreiche homöopathische Forschungsprojekte.
1957–1969	Die homöopathische Poliklinik erhält einen eigenen Leiter. Die Position übernimmt Hans Ritter.
1967	Gründung der Medizinisch-Biologischen Forschungsstelle, in der die Homöopathie in praktischer Forschung (Leitung: Rudolf Pirtkien) und in historischen Untersuchungen (Leitung: Heinz Henne) vorangebracht werden soll.
1969	Konrad Hötzer übernimmt die Leitung der Poliklinik.
1973	Umzug in das neue RBK. Die homöopathische Poliklinik wird am neuen Haus nicht fortgeführt – damit Ende der praktischen Anwendung der Homöopathie am RBK. Die homöopathischen Ausbildungskurse finden ebenfalls nicht mehr statt – damit Ende der Lehre der Homöopathie am RBK. Homöopathische Forschungen sollen vom soeben gegründeten IKP übernommen werden, was aber nicht umgesetzt wird – damit Ende der homöopathischen Forschungen am RBK. Die RBSG und die Hans-Walz-Stiftung fördern heute – getrennt vom RBK – weiterhin homöopathische Projekte.

2 Kurzbiographien wichtiger Personen des Robert-Bosch-Krankenhauses

Die Biographien und Literaturangaben sind nicht immer vollständig. Möglichst umfassende Angaben wurden für jene Zeitspanne angestrebt, in der die Person am RBK oder in dessen Umfeld tätig war.

Elisabeth Aldenhoven (*1909)
Zunächst Gewerbelehrerin, Anfang der 1930er Jahre in der Diätküche der Biologischen Abteilung im Rudolf-Hess-Krankenhaus in Dresden tätig, seither Interesse an der Homöopathie. 1942–48 Medizinstudium. Erwerb von Kenntnissen in der Homöopthie durch die homöopathische Ärztin Auguste Schneider, die früher selbst am RBK gearbeitet hatte. Homöopathischer Fortbildungskurs am RBK im Oktober 1948. A. wollte sich später als homöopathische Ärztin niederlassen. Leeser stellte sie 1951 als Pflichtassistentin ein.

Referenz:
RBK, Personalakte

Heribert Aldenhoven (*1901)
Geboren in Bonn, Studium der Medizin. Von Ende 1945 bis April 1947 als Hospitant der Homöopathie am RBK.

Literatur:
– Klinischer Beitrag zur Frage der Todesahnungen. In: HIP 17 (1946), S. 40–42.
– Über psychische und psychogene Symptome und ihre Bedeutung als Leitmomente bei der homöopathischen Arzneimittelwahl. In: HIP 18 (1947), S. 329–338.

Referenz:
– HIP 18 (1947), S. 387
– WÄ 1 (1946), S. 64
– RBK, Personalakte

Franz Ardelt (1908–1983)
Leiter der Gynäkologie des RBK von 1948 bis 1966. Geboren in Posen, ca. 1926 bis 1931 Studium der Medizin in Breslau und Heidelberg. Assistenstelle an der Universitätsfrauenklinik Breslau. Oberarzt 1937, Niederlassung als Frauenarzt 1938.

Referenz:
– RBK, Personalakte

Alfred Baeuchle
Aufsichtsratsmitglied der StHK von etwa 1956–59.

Wolfram Bappert
Volontärarzt am RBK von 1949 bis 1950.

Emmy Barth (1896–1970)
Oberin der Pflegeabteilung am RBK von 1923 bis 1962.

Referenz:
– AHZ 215 (1970), S. 556f.

Horst Baumann (*1912)
Geboren in Halberstadt, Studium der Medizin. Assistenzarzt am RBK von 1938 bis 1940 und von 1946 bis 1952, dazwischen Kriegsdienst. Umfangreiche Mitarbeit bei „HIP", Referent bei homöopathischen RBK-Ausbildungskursen.

Literatur:
- Bryonia. In: Arzt und Patient 63 (1950), S. 206ff. (mit Friedrich Menge).
- Gelsemium sempervirens. In: Die Heilkunst 67 (1954), S. 432ff. (mit Friedrich Menge).
- Klinische Demonstrationen zur homöopathischen Arzneimittellehre. In: HIP 18 (1947), S. 320–329.
- Zur intrakutanen Injektionsbehandlung chronischer Gelenkerkrankungen mit hochverdünnter Schwefelsäure. In: HIP 19 (1948), S. 246–252.
- Zur Reform des Medizinstudiums. In: HIP 18 (1947), S. 12ff.

Referenz:
- WÄ 1 (1946), S. 64
- RBK, Personalakte

Fritz Becher (*1922)
Oberarzt der Ersten Inneren Abteilung am RBK von 1956 bis 1960, zugleich wissenschaftlicher Mitarbeiter. B. kam von der Medizinischen Universitätsklinik Tübingen. Keine homöopathischen Kenntnisse.

Wolff Bloss (1906–1973)
Homöopathischer Arzt und Facharzt für Innere Medizin in Bietigheim (Württ.). Zweiter Vorsitzender des Landesverbandes Baden-Württemberg im ZV von 1953 bis 1971.

Referenz:
- AHZ 219 (1974), S. 118f.

Robert Bosch d. Ä. (1861–1942)
Geboren in Albeck (bei Ulm). 1886 Gründung der Firma Robert Bosch in Stuttgart. Finanzierte in weiten Teilen das Stuttgarter homöopathische Aushilfskrankenhaus und das Robert-Bosch-Krankenhaus.

Referenz:
Theodor Heuss: Robert Bosch

Robert Bosch d. J. (*1928)
Mitglied der Geschäftsführung der Robert Bosch GmbH von 1954 bis 1971, Mitglied des Aufsichtsrates von 1971 bis 1978. Zugleich Aufsichtsratsmitglied der StHK von 1955 bis 1968.

Walter Brändle (1926–1971)
Leiter der Anästhesie des RBK von 1969 bis 1971.

Egon Braun
Prokurist der Robert Bosch GmbH, Geschäftsführer der RBSG von 1969 bis 1972.

Werner Brugger (1930–1995)
Verwaltungsdirektor des RBK und Geschäftsführer der StHK von 1966 bis 1990.

2 Kurzbiographien wichtiger Personen des Robert-Bosch-Krankenhauses

Wilhelm Brunner (1908–1980)
Geschäftsführer der StHK von 1963 bis mindestens 1973. Seit 1935 am Aushilfskrankenhaus bzw. am RBK beschäftigt.

Karl Buchleitner (*1919)
Assistenzarzt am RBK in den Jahren 1955/56. Medizinstudium in Graz und Tübingen, Tätigkeit am Krankenhaus Calw 1954/55. B. suchte bewußt eine Stellung am RBK, um sich in Homöopathie weiterzubilden. Seit 1960 niedergelassener homöopathischer Arzt in Pforzheim.

Referenz:
– AHZ 229 (1984), S. 215f.

Werner Burkart (*1906)
Oberarzt an der chirurgischen Abteilung im Marienhospital, ab 1940 Leiter der chirurgischen Abteilung des RBK. Kriegsdienst. 1945 wieder einige Monate am RBK, mußte aber noch 1945 auf Befehl der Militärregierung entlassen werden.

Otto Dehler (1902–1975)
Schüler von Alfons Stiegele. Von 1933 bis 1936 Oberarzt am Stuttgarter Aushilfskrankenhaus. Anschließend bis 1943 Chefarzt der homöopathisch-biologischen Abteilung des DRK-Krankenhauses Wuppertal-Elberfeld, dann bis 1964 Chefarzt am Kreiskrankenhaus Freudenstadt.

Literatur:
– Allergie und ihre Bedeutung für die ärztliche Praxis. In: DHM 1 (1950), S. 105ff.
– Beitrag zur Homöotherapie der Erkrankungen des Harnsystems. In: Naturheilverfahren 1954, S. 151ff.
– Carbo vegetabilis und Carbo animalis in der Homöopathie. In: HIP 7 (1936), S. 864–867.
– Klinische Demonstrationen zum Kapitel Verdauungskrankheiten. In: HIP 7 (1936), S. 344–347.

Referenz:
– AHZ 220 (1975), S. 243f.
– AHZ 220 (1975), S. 181.

Erich Dieterle
Geschäftsführer der StHK von 1955 bis 1963.

Albert Dietrich (1873–1961)
Geboren in Schweidnitz. Medizinstudium und Habilitation. Leiter des pathologisch-anatomischen Laboratoriums des RBK von 1940 bis 1956. Wissenschaftliche Tätigkeit, jedoch keine Arbeiten zur Homöopathie.

Referenz:
– Stuttgarter Zeitung vom 16.3.56 (mit Bild)
– HIP 18 (1947), S. 387
– HM 79 (1954), S. 2
– RBK, Personalakte

Helmut Dinkelaker (1908–1984)
Erster Vorsitzender des Landesverbandes Baden-Württemberg im ZV ab 1977, Pressereferent im ZV seit 1974.

Referenz:
- AHZ 223 (1978), S. 110f.

Helmut Distel (*1913)
Assistenzarzt am RBK 1944/45.

Fritz Donner (1896–1979)
Geboren in Stuttgart, Vater war ebenfalls homöopathischer Arzt. Medizinstudium und ärztliche Tätigkeit an Krankenhäusern in Greifswald und Rostock. Assistenzarzt (ab 1929 Oberarzt) am Aushilfskrankenhaus Stuttgart von 1927 bis etwa 1931. Im Jahr 1931 übernahm D. eine Tätigkeit als Oberarzt an der neu gegründeten Homöopathischen Universitätspoliklinik in Berlin; ab 1936 Leitung der homöopathischen Abteilung am Rudolf-Virchow-Krankenhaus. Ab 1948 ärztliche Direktion des Städtischen Behring-Krankenhauses. Kritischer Homöopath der naturwissenschaftlichen Richtung.

Literatur:
- Arbeiten von Führern der naturwissenschaftlichen Homöopathie. In: AHZ 177 (1929), S. 40–47 und 178 (1930), S. 49–60.
- Auszüge aus Arbeiten führender Klassiker der naturwissenschaftlichen Homöopathie. In: AHZ 177 (1929), S. 221–259.
- Beiträge zur Pharmakodynamik des Mangans. In: AHZ 176 (1928), S. 287–293.
- Eine Studie über Kalium bichromicum. In: AHZ 176 (1928), S. 215–224.
- Gedanken über die Frage der Lehrbarkeit der Homöopathie. In: AHZ 175 (1927), S. 169–179.
- Historische Reminiszenzen. In: AHZ 176 (1928), S. 360–362.
- Homoeopathica Americana. In: AHZ 175 (1927), S. 104–110.
- Homoeopathica Americana. In: AHZ 176 (1928), S. 192–215.
- Homoeopathica Americana II. Beiträge zur Geschichte und Bewertung der Homöopathischen Medizinschulen in Amerika. In: AHZ 176 (1928), S. 31–61.
- Homoeopathica Americana III. Beiträge zur Geschichte und Bewertung des Kentianismus. In: AHZ 176 (1928), S. 148–170.
- Ketzerisches? In: AHZ 176 (1928), S. 61–75.
- Kritische Betrachtungen über Arzneimittelprüfungen. In: AHZ 175 (1927), S. 151–163.
- Nochmals die amerikanischen Medizinschulen. In: AHZ 176 (1928), S. 185–192.
- Quellenverzeichnis der Arzneiprüfungen von 800 der wichtigsten homöopathischen Heilmittel. Leipzig 1937.
- Über den gegenwärtigen Stand der Homöopathie in den außereuropäischen Ländern. In: AHZ 179 (1931), S. 362–381.
- Über die Bewertung von Erfolgen einer homöopathischen Behandlung. In: AHZ 177 (1929), S. 128–149.
- Über die Beziehungen zwischen Mumps und chronischer Bleivergiftung. In: AHZ 178 (1930), S. 167–177.
- Über die gegenwärtige Lage der Homöopathie in Europa. In: AHZ 179 (1931), S. 229–271.
- Über die Quellen der homöopathischen Arzneimittellehre. In: AHZ 177 (1929), S. 369–394.
- Über die Situation und die nächstliegenden Aufgaben der Homöopathie. In: AHZ 180 (1932), S. 325–340.

- Über Homöopathie in ambulanten chirurgischen Fällen. In: AHZ 179 (1931), S. 207–210.
- Vier Vorlesungen über Homöotherapie. Leipzig 1937.
- Weitere Beiträge zur Lage der Homöopathie in Europa. In: AHZ 180 (1932), S. 114–116.
- Zwölf Vorlesungen über Homöopathie. Berlin/Tübingen/Saulgau 1948.

Referenz:
- AHZ 221 (1976), S. 117–120.
- AHZ 224 (1979), S. 163–165.

Mathias Dorcsi (1923–2001)
Österreichischer homöopathischer Arzt. D. war 1973 als Nachfolger Konrad Hötzers für die Poliklinik des RBK im Gespräch.

Referenz:
- Drexler/Bayer, S. 89–92.

Margarete Fischer-Bosch (1888–1972)
Älteste Tochter von Robert Bosch d.Ä. Studium der Volkswirtschaft und Sozialwissenschaft in Berlin, 1918 Promotion. Engagierte Verfechterin der sozialen und homöopathischen Interessen des Vaters. Spende von drei Millionen Mark im Jahr 1968 zur Gründung des Instituts für Klinische Pharmakologie.

Referenz:
- Bosch-Zünder 52 (1972), Heft vom 23.2., S. 31.

Karl Fischle (1897–1987)
Vorsitzender der Hahnemannia von 1956 bis 1984 und Aufsichtsratsmitglied der StHK von 1961 bis 1968.

Referenz:
- AHZ 222 (1977), S. 155–157 (mit Bild).
- AHZ 227 (1982), S. 121f.
- Stuttgarter Zeitung vom 29.4.1967

Rolf Frauendorf (*1913)
Geboren in Halle a.d. Saale, Medizinstudium. Arzt der inneren Abteilung des RBK von 1949 bis 1956.

Literatur:
- Die Stellung der Homöopathie zu den physikalischen und chemischen Methoden der Heilkunde. In: HIP 26 (1955), S. 519–523.

Referenz:
- RBK, Personalakte

Hermann Frick
Arzt am RBK von Mai 1949 bis August 1950.

Jakob Früh
Architekt des alten RBK.

Willibald Gawlik (*1919)
Vorsitzender des ZV von 1969 bis 1975.

Referenz:
- AHZ 230 (1985), S. 68f.
- AHZ 234 (1989), S. 164–166

Karl-Heinz Gebhardt (*1924)
Homöopathischer Arzt in Karlsruhe, Vorsitzender des ZV ab 1975.

Referenz:
- AHZ 229 (1984), S. 207–209
- AHZ 234 (1989), S. 205–210

Wolfgang Giere (*1936)
Ärztlicher und wissenschaftlicher Mitarbeiter an der Medizinisch-Biologischen Forschungsstelle am RBK um 1968. Zuvor Studium der Medizin, Promotion 1964 am Pharmakologischen Institut der Universität Tübingen. Hat sich vorwiegend mit Datenverarbeitung und wissenschaftlicher Dokumentation beschäftigt.

Rolf Glauner (*1905)
Studium der Medizin in Tübingen, Wien, Berlin und München. Leiter der Röntgenabteilung des RBK ab 1940. Auf Anordnung der Militärregierung wurde G. 1945 entlassen.

Literatur:
- Zur Röntgenbestrahlung der Entzündung. In: HIP 12 (1941), S. 1251ff.

Hermann Göhrum (1861–1945)
Hausarzt und Freund von Robert Bosch d. Ä. seit etwa 1918. Studium der Landwirtschaft in Hohenheim, Bekanntschaft mit Gustav Jaeger, der Göhrums Lehrer und Freund wurde. G. hatte maßgeblichen Anteil an Boschs homöopathischem Engagement; beförderte auch die Stellung der Homöopathie in Stuttgart. Aufsichtsratsmitglied der StHK von 1940 bis 1945.

Literatur:
- Dr.-Ing. e.h. Robert Bosch und die Neue Deutsche Heilkunde. In: HIP 7 (1936), S. 839–843.
- Homöopathisches im Weltgeschehen. In: HIP 8 (1937), S. 789–793.

Referenz:
- AHZ 179 (1931), S. 171–173
- HIP 12 (1941), S. 781ff.

Richard Haehl (1873–1932)
Geboren in Kirchheim/Teck, Studium der Medizin (auch der Homöopathie) am Hahnemann-Medical-College in Philadelphia von 1894 bis 1898. Ab 1898 niedergelassener homöopathischer Arzt in Stuttgart, Sekretär der Hahnemannia, Schriftleiter der Homöopathischen Monatsblätter, Sammler des Hahnemann-Nachlasses und wichtiger Hahnemann-Biograph. H. hatte großen Einfluß auf die Homöopathie in Stuttgart.

Referenz:
- DZH 11 (1932), S. 49–52.

Paul Hahn (1883–1952)
Oberster Bauleiter des RBK und enger Vertrauter Robert Bosch d. Ä.

Referenz:
– Eisele, S. 176

Hermann Hartenstein (*1928)
Assistenzarzt der Zweiten Inneren Abteilung am RBK von 1958 bis 1961, bis 1964 als Oberarzt am RBK.

Helmut Hartweg (*1920)
Leiter der Röntgenabteilung des RBK von 1963 bis 1965. Habilitation 1955 an der Universität Tübingen.

Maria Heckmann (*1909)
Ärztin in der Kinderabteilung des RBK 1940 bis 1942, dann nach Berlin abkommandiert.

Literatur:
– Homöotherapeutische Betrachtungen. In: HIP 13 (1942), S. 30.

Heinz Henne (1923–1988)
Geboren in Stuttgart, Studium der Medizin in Tübingen und Freiburg, Promotion 1950. Beschäftigung am pharmakologisch-toxikologischen Institut in Tübingen, dann Facharztausbildung für Innere Medizin. Ab 1952 als Volontär- und Assistenzarzt am RBK, von 1956 bis 1967 als Oberarzt an der Inneren Abteilung des RBK, dazwischen medizinhistorische Studienaufenthalte am Institut für Geschichte der Medizin an der Universität Tübingen bei Professor Walter von Brunn und am Institut für Geschichte der Medizin in Wien bei Professor Erna Lesky. Von 1967 bis 1978 Leiter der Medizingeschichtlichen Forschungsstelle des RBK.

Literatur:
– (Hg.): Hahnemanns Krankenjournal Nr.4. (Veröffentlichungen aus dem RBK Stuttgart). Stuttgart 1968.
– (Hg.): Hahnemanns Krankenjournale Nr.2 und Nr.3. (Veröffentlichungen aus dem RBK Stuttgart). Stuttgart 1963.
– Alfons Stiegele in memoriam. In: AHZ 217 (1972), S. 1–3.
– Alfons Stiegeles Verdienste um die Homöopathie. Zum Andenken an seinen 100. Geburtstag. In: HM 96 (1971), S. 275–277.
– Arbeit über die Hahnemannsche Lehre im Hahnemann-Archiv des RBK. 1964.
– Bericht über den Kongreß der Liga Homöopathica Internationalis in Florenz vom 2. bis 5. September 1959. In: DHM 11 (1960), S. 255–264 und S. 269–300.
– Das Hahnemann-Archiv im Robert Bosch-Krankenhaus in Stuttgart. In: Sudhoffs Archiv 52 (1968), S. 166–169.
– Das neue Robert-Bosch-Krankenhaus. Tradition und Fortschritt. In: HM 98 (1973), S. 219–224.
– Die Entwicklung der Hahnemannschen Anschauungen und Erfahrungen und das Hahnemann-Archiv in Stuttgart. In: Nachrichtenblatt der Dt. Gesellschaft für Geschichte der Medizin, Naturwissenschaft und Technik 22 (1963), S. 31.
– Die Hahnemann-Büste im Deutschen Medizinhistorischen Museum in Ingolstadt. In: AHZ 219 (1974), S. 183–185.
– Eine Erinnerung an Dr. Richard Haehl. In: HM 92 (1967), S. 105–108.
– Hahnemann als Chemiker und Pharmazeut. Arzneibereitung und therapeutische Leitgedanken in ihrer Wechselwirkung. In: Deutsche Apothekerzeitung 113 (1973), S. 1327–1331 (umgearbeiteter Vortrag der Atterseetagung 1972).

- Hahnemann. Das unstete Leben des Vaters der Homöopathie. Sendung von Willy Grüb, ausgestrahlt am 22.11. und 5.12.1971 auf SF 1. Vorspann zur Sendung von H.
- Hahnemann. A Physician at the Dawn of a New Era. Stuttgart 1977. (Übersetzung von Margaret Russell Skopec und Manfred Skopec. Das deutsche Original „Hahnemann. Ein Arzt im Aufbruch einer neuen Zeit" blieb unveröffentlicht.)
- Hahnemanns Bedeutung für die Pharmazie, dargestellt am Beispiel des Mercurius solubilis. In: Acta Congressus Internationalis Historiac Pharmaciae Pragae 1971. Stuttgart 1972, S. 157–166.
- Hahnemann und die rumänische Volksmedizin. In: XXIIe Congrès International d'Histoire de la Médicine. Bucarest-Constantza 30 août-5 septembre 1970, S. 219f. (ein Exemplar in AIGM NHE 1, VuP Nr. 21).
- Hahnemann und die Schellingsche Naturphilosophie. In: Proceedings des XXVIII. Internationalen Kongresses für Homöopathische Medizin in Wien, S. 203–214.
- Humanitäre Zielsetzungen Hahnemanns als Ausdruck seines aufklärerischen Denkens. In: Jahrbuch des Dt. Medizinhistorischen Museums Ingolstadt 1 (1973–75), S. 97–101.
- Khelline bei Angina pectoris und Asthma bronchiale (mit H. Brügel). In: DMW 78 (1953), S. 14–17.
- Klinische Erfahrungen über das Weltmannsche Koagulationsband nach der Modifikation von Frimberger. (mit Fr. Seyffer). In: DMW 75 (1950), S. 1340–1341.
- Klinische Pharmakologie – eine Verwirklichung der wissenschaftlichen Methode Hahnemanns heute. In: AHZ 219 (1974), S. 227–232.
- Kurzbericht über die Eröffnung der Sonderausstellung Nr.4 „Samuel Hahnemann als Begründer der Homöopathie". In: AHZ 220 (1975), S. 129f. [Modernes Leben, natürliches Heilen 100 (1975), S. 146].
- Laudatio für Prof. Hans Ritter. In: AHZ 214 (1969), S. 317–319.
- Mißverständnisse um Hahnemann. Zeitbedingte Gründe für die Verkennung seines Ansatzes zu einer Reform der Heilkunde. In: Kongreßbericht des Jubiläumskongresses der Liga Medicorum Homoeopathica Internationalis in Rotterdam am 24.4.75, S. 85–105.
- Populärmedizinische Publizistik im Wandel der Zeit. In: Modernes Leben, natürliches Heilen 100 (1975), S. 29–33.
- Probleme um die ärztliche Diagnose als Grundlage für die Therapie zu Ende des 18. und in der ersten Hälfte des 19. Jahrhunderts. In: Christa Habrich/Frank Marguth/Jörn Henning Wolf (Hg.): Medizinische Diagnostik in Geschichte und Gegenwart. Festschrift für Heinz Goerke. München 1978, S. 64–76.
- Professor Dr. Hans Ritter 75 Jahre alt. In: Stuttgarter Nachrichten vom 4.5.72, S. 25.
- Profilierter Homöopath. [Laudatio zu Ritters 75. Geburtstag] In: Stuttgarter Zeitung vom 3.5.72, S. 30.
- Quellenstudium über Samuel Hahnemanns Denken und Wirken als Arzt. Zum Beginn der Edition seiner Krankenjournale. Stuttgart 1963.
- Rezension des Buches von Heinrich Schipperges: „Paracelsus. Der Mensch im Licht der Natur." In: AHZ 1977, S. 215–216.
- Rezension des Buches von Dr. H. Meng: „Leben als Begegnung" (Autobiographie). In: AHZ 217 (1972), S. 236f.
- Rezension des Buches von Prof. James Harvey Young: „Quacksalber. Geschichte des Kurpfuschertums in den USA im 20. Jahrhundert". In: Zs.f.Allgemeinmedizin 62 (1973), S. 1255f.
- Skeptizismus und Empirismus in Deutschland zu Ausgang des 18. und Anfang des 19. Jahrhunderts. Hahnemanns Ansatz zur Reform der Arzneikunde. In: Acta Congr. Internat. XXIX Historiae artis medicinae, 25–31 Aug. 1974, Budapest, Bd I, S. 403–409.

- Staatsmedizinische Probleme um den Arzt und Pharmazeuten Hahnemann. Ein Schlaglicht auf die Beziehungen zwischen den Heilberufen. In: Medizinhistorisches Journal 12 (1977), S. 346–363.
- Über das Hahnemann-Archiv am Robert-Bosch-Krankenhaus, mit besonderer Berücksichtigung von auch den Pharmazeuten interessierenden Fragen. In: Deutsche Apotheker-Zeitung 113 (1973), S. 2034.
- Über die choleretische Wirkung von Divanillydencyclohexanon. In: Zs. für klinische Medizin 150 (1953), S. 499–505.
- Urteile über Hahnemann. In: HM 97 (1972), S. 131f.
- Verteilungen der Geburtsmonate bei Schizophrenen. Med. Diss. Tübingen 1950 (unveröffentlicht?).
- Von wann an gebrauchte Hahnemann nachweislich hohe Arzneiverdünnungen? In: Aktuelle Probleme aus der Geschichte der Medizin. Basel/New York 1966, S. 333–340.
- Vorläufige Dokumentation über das Robert-Bosch-Krankenhaus in Stuttgart. Mit einigen Hinweisen auf die Entwicklung der Therapieforschung in den vergangenen Jahrzehnten. Unveröffentl.Ms. 1971 (AIGM NHE 1, VuP Nr.24).
- War Hahnemann nur ein guter Beobachter? In: HM 95 (1970), S. 123–126.
- Weitere Bemerkung zu Prof. H. Ritters Arbeit „Gelsemium als Kopfschmerzmittel". In: AHZ 217 (1972), S. 65–68.
- Wichtige Impulse Hahnemanns für die zeitgenössische therapeutische Praxis. In: AHZ 220 (1975), S. 45–51 und S. 98–103.
- Zur Arbeit von Hans-Theodor Koch „Dr. Wilhelm Reil-Bey (1820–1880). Ein abtrünniger Homöopath als Balneologe in Ägypten". In: Medizinhistorisches Journal 1969, S. 168–170. (In: AIGM NHE 1, VuP Nr. 15)
- Zur Frühgeschichte der Homöopathie. Hahnemanns Entwicklung als Arzt und pharmaceutischer Chemiker. In: DHM 11 (1960), S. 460–477. (zugleich Vortrag beim Colloquium über Homöopathie im RBK am 13.7.1960).
- Zur Geschichte der Homöopathie in Ungarn. Eine Erinnerung anlässlich des 150. Geburtstags von T.v. Bakody. In: AHZ 221 (1976), S. 228–237.
- Zwei vielbeschäftigte Brünner Ärzte. Eine Rückerinnerung an die Zeit zu Anfang der dreißiger Jahre des vorigen Jahrhunderts anhand von Originaldokumenten. In: AHZ 218 (1973), S. 63–68.

Vorträge:
- Titel unbekannt. Vt. am 12.11.76 in Ingolstadt anläßlich der Vorstellung der Hahnemann-Vitrine im Dt. Medizinhistorischen Museum.
- Aus der Geschichte der Homöopathie. Vt. in Heidelberg auf dem Ärztekurs A des ZV.
- Das Experiment am Menschen in der Homöopathie. Kolloquium am Medizinhist. Institut der Universität Mainz am 28.5.75.
- Das Hahnemann-Archiv. Vt. am 17.2.76 auf dem Lehrgang der Vereinigung dt. Wirtschaftsarchivare in Stuttgart.
- Das Stuttgarter Hahnemann-Museum Richard Haehls in seiner neuen Gestalt. Vt. am 10.9.76 in Heidenheim-Schnaitheim beim Verein für Homöopathie und Lebenspflege.
- Datura Stramonium bei psychischen Affektionen. Gedanken zu dieser Indikation dargestellt an Hand einiger Literaturstellen des späteren 18. und frühen 19. Jahrhunderts. Vt. beim Pharmaziehistorischen Kolloquium in Wien am 15.11.1966, ausgetragen von der Österreichischen Gesellschaft für Geschichte der Pharmazie. (Ms. in AIGM NHE 1, VuP Nr.11; Sudhoffs Archiv lehnte Publikation ab)
- Die Entwicklung der Hahnemann'schen Anschauungen und Erfahrungen und das Hahnemann-Archiv Stuttgart. Vt. am 1.10.1963 bei der Jahrestagung der Deutschen Gesellschaft für Geschichte der Medizin, Naturwissenschaft und Technik in Schaffhausen.

- Die therapeutische Praxis zu Anfang des vergangenen Jahrhunderts, anhand von Beispielen einzelner, bekannter Pharmaka dargestellt. Vt. am 18.10.75 im Katharinenhospital in Stuttgart auf der „Therapeutischen Tagung". Wiederholung des Vt.s am 18.8.76 am RBK vor der Ärzteschaft.
- Grenzen der Homöotherapie. Vt. am 24.5.74 auf dem Ärztekurs A des ZV in Heidelberg.
- Hahnemann. Vorlesung am 27.10.76 am Klinisch-Pharmakologischen Institut der Universität Heidelberg.
- Hahnemann als Chemiker und Pharmazeut. Vt. am 1.6.72 auf der „Atterseetagung 1972" (9. Gemeinschaftstreffen der hom. Gesellschaften aus CH, D und A).
- Hahnemanns Bedeutung für die Pharmazie, dargestellt am Beispiel des Mercurius solubilis. Vt. am 21.9.71 auf dem intern. Kongreß für Geschichte der Pharmazie in Prag. (In: Acta Congressus Internationalis Historiae Pharmaciae Pragae 1971. Stuttgart 1972, S. 157–166.)
- Hahnemanns Psoralehre im Widerstreit der Meinungen. Vt. am 23.6.72 auf dem XXVIIe Congrès Triennal de la Ligue Médicale Homéopathique Internationale in Brüssel.
- Hahnemann und die rumänische Volksmedizin. Vt. beim XXII. Internationalen Kongreß für Geschichte der Medizin in Bukarest am 2.9.1970 (Ms. in NHE, VuP Nr. 21).
- Hahnemann und die Schellingsche Naturphilosophie. Vt. am 28.5.73 in Wien (In: Proceedings des XXVIII. Internationalen Kongresses für Homöopathische Medizin in Wien, S. 203–214.)
- Hahnemann, der Initiator eines neuen Denkens auf dem Gebiet der Pharmakotherapie in Deutschland. Vt. am 19.9.69 in Bad Brückenau vor dem Ärztekurs C für Homöopathie des ZV. Vortrag wurde wiederholt am 17.5.1971 in Bad Dürkheim. (Ms. in AIGM NHE 1, VuP Nr.18)
- Hahnemann, der Naturforscher und Arzt. Eine biographische Skizze. Vt. am 3.5.1970 beim Ärztekurs in Bremen. (Ms. in AIGM NHE 1, VuP Nr.19)
- Ist die Arzneiwirkung praktisch reproduzierbar oder nicht? Eine Kontroverse um Hahnemann mit weitreichenden Folgen. Vt. am 23.1.1971 bei der Jahreshauptversammlung des Landesverbandes Bad-W. im DZhÄ in Stuttgart.
- Mißverständnisse um Hahnemann. Zeitbedingte Gründe für die Verkennung seines Ansatzes zu einer Reform der Heilkunde. In: Kongreßbericht des Jubiläumskongresses der Liga Medicorum Homoeopathica Internationalis in Rotterdam am 24.4.75, S. 85–105.
- Nux vomica bei Hahnemann. Vt. am 23.1.1972 im Glemstal bei Stuttgart auf der Jahreshauptversammlung des Landesverbandes im ZV.
- Samuel Hahnemann. Dia-Vt. am 12.2., 19.2., 29.3. und 5.4.76 am RBK vor der Schwesternschaft.
- Samuel Hahnemann als Begründer der Homöopathie. Einführungs-Vt. am 21.3.75 im Dt. Medizinhist. Museum Ingolstadt zur Eröffnung der Sonderausstellung Nr. 4.
- Skeptizismus und Empirismus in Deutschland zu Ausgang des 18. und Anfang des 19. Jahrhunderts. Hahnemanns Ansatz zur Reform der Arzneikunde. Vt. am 29.8.74 in Budapest auf dem Int. Kongreß für Geschichte der Medizin. In: Acta Congr. Internat. XXIX Historiae artis medicinae, 25–31 Aug. 1974, Budapest, Bd I, S. 403–409.
- Staatsmedizinische Probleme um den Arzt und Pharmazeuten Hahnemann. Ein Schlaglicht auf die Beziehungen zwischen den Heilberufen. Vt. am 14.9.75 in Saarbrücken bei der Jahrestagung der Dt. Gesellschaft für Geschichte der Medizin. In: Medizinhistorisches Journal 12 (1977), S. 346–363.
- Überblick über die Medizingeschichtliche Forschungsstelle an einer modernen Klinik mit Institut für Klinische Pharmakologie, mit ihrem Unterlagenmaterial. Vt. am 15.5.74 im RBK bei der Tagung der Arbeitsgemeinschaft für med. Bibliothekswesen.

- Über das Hahnemann-Archiv am Robert-Bosch-Krankenhaus, mit besonderer Berücksichtigung von auch den Pharmazeuten interessierenden Fragen. Vt. am 29.11.73 im Katharinenhospital Stgt. bei der Dt. Pharmaz. Gesellschaft, Landesgruppe Württemberg. In: Dt. Apotheker-Zeitung 113 (1973), S. 2034.
- Von wann an gebrauchte Hahnemann nachweislich hohe Arzneiverdünnungen? In: Aktuelle Probleme aus der Geschichte der Medizin. Basel/New York 1966, S. 333–340. Referat beim XIX. internationalen Kongreß für Geschichte der Medizin in Basel am 8. Sept. 1964.
- Wichtige Impulse Hahnemanns für die zeitgenössische therapeutische Praxis. Vt. am 24.5.74 in Heidelberg auf der Jahrestagung des ZV. In: AHZ 220 (1975), S. 45–51 und S. 98–103.
- Wie kann der homöopathische Arzt einen Beitrag zur wissenschaftlichen Forschung auf dem Gebiet der Therapie leisten? Vt. am 29.1.72 in München-Harlaching auf dem Ärztekurs D der ZV.
- Zur Frühgeschichte der Homöopathie. Hahnemanns Entwicklung als Arzt und pharmaceutischer Chemiker. In: DHM 11 (1960), S. 460–477. (zugleich Vortrag beim Colloquium über Homöopathie im RBK am 13.7.1960).
- Zur Geschichte der Pulsatilla. Vt. am 3.10.71 auf einer Tagung des ZV auf der Zuflucht bei Freudenstadt.
- Zwei vielbeschäftigte Brünner Ärzte. Eine Rückerinnerung an die Zeit zu Anfang der dreißiger Jahre des vorigen Jahrhunderts anhand von Originaldokumenten. In: AHZ 218 (1973), S. 63–68. Vt. am 4.7.1969 in Brünn auf dem wissenschaftshistorischen Symposium.

Referenz:
- AHZ 234 (1989), S. 72–76
- AIGM NHE 6, Vita Dr. Henne

Hinderer
Architekt, gestaltete die Pläne Frühs nach den Vorgaben Boschs und Walz' um.

Konrad Hötzer (*1924)
Geboren in Stuttgart, Kriegsdienst und russische Kriegsgefangenschaft. Studium der Medizin von 1948 bis 1953. Ausbildung zum Facharzt für innere Krankheiten in Schwäbisch Hall, gleichzeitig Ausbildung in der Homöopathie durch Paul Mössinger. Von 1961 bis 1964 niedergelassener homöopathischer Arzt in Gaildorf. In den Jahren 1965 und 1966 Oberarzt der Inneren Abteilung des Kreiskrankenhauses Freudenstadt. Von 1966 bis 1969 Chefarzt des Sanatoriums Sonnenhof/Lützenhardt (Kneippsanatorium mit rund 150 Patienten). 1969 bis 1973 Leiter der Poliklinik des RBK.

Literatur:
- Adipositas und Kneippkur. In: Therapiewoche 18 (1968), S. 2069.
- Anmerkungen zu den „Erinnerungen an Jahrzehnte mit der Homöopathie" von F. Menge. In: AHZ 228 (1983), S. 71.
- Behandlung des chronischen bronchitischen Syndroms mit Antimonium sulfuratum aurantiacum. In: Therapiewoche 7 (1970), S. 287.
- Das programmierte Lernen in der Homöopathie. In: AHZ 219 (1974), S. 25–29.
- Das Sodbrennen. In: HM 96 (1971), S. 176–179.
- Der Mensch in seiner natürlichen und künstlichen Umgebung. In: HM 97 (1972), S. 235f.
- Die Behandlung der chronischen Pyelonephritis mit Mercurius sublimatus corrosivus. In: AHZ 218 (1973), S. 108–111.

- Die Homöotherapie der Migräne und der psychogenen Kopfschmerzen. In: AHZ 225 (1980), S. 204–211.
- Gesunderhaltung durch naturgemäße Lebensweise und Homöopathie. In: HM 95 (1970), S. 195–204.
- Hahnemann und die Wasserbehandlung. In: HM 96 (1971), S. 54f.
- Hahnemann und Kneipp. In: AHZ 217 (1972), S. 205–212.
- Kalmia latifolia in der Nachbehandlung von rheumatischen Herzerkrankungen. In: AHZ 217 (1972), S. 246–248.
- Lespedeza Sieboldii und Lespedeza capitata in der Behandlung der chronischen Niereninsuffizienz. In: AHZ 218 (1973), S. 7–12.
- Sinn und Unsinn der antibiotischen Behandlung. In: HM 97 (1972), S. 99–101.
- Was sind naturgemäße Heilweisen. In: HM 97 (1972), S. 243f.
- Wie wird man „homöopathischer Arzt"? In: HM 96 (1971), S. 5–8.

Vorträge:
- Behandlung des chronischen bronchitischen Syndroms mit Antimonium sulf. aurant. Vt. im Juni 69 beim südwestdeutschen Internistenkongreß Konstanz.
- Communication d'homéopathie avec observations cliniques. Vt. am 17.10.71 vor der Société Médicale de Biothérapie in Paris.
- Die Bedeutung der Homöopathie in der Kneipp-Kur. Vt. am 25.11.70 beim Kneippverein Stuttgart. (Ms. in ARBSG 1002–122)
- Die systematische induktive Forschung in der Homöopathie. Vt. am 19.9.70 beim internat. Forschungsrat der homöopathischen Liga in Minden.
- Gesunderhaltung als freudige Aufgabe. Vt. am 17.12.69 beim Kneippverein Stuttgart.
- Gesunderhaltung durch naturgemäße Lebensweise und Homöopathie. Vt. am 24.5.70 bei der Hahnemannia Stuttgart.
- Hahnemann und Kneipp. Vt. am 4.6.72 beim Kneipp-Verein Westerheim.
- Hahnemann und Kneipp. Vt. am 12.5.71 beim KneippÄrzteBund in Bad Wörishofen.
- Homöopathische Behandlung der Kinderkrankheiten. Vt. im März 70 beim Homöopathischen Verein Laichingen.
- Homöopathische Behandlung der rheumatischen Erkrankungen. Vt. am 5.12.70 beim Homöopathischen Verein Urach.
- Homöopathische Behandlung rheumatischer Erkrankungen. Vt. am 1.11.72 beim Homöopathischen Verein Laichingen.
- Homöopathische Behandlung von Herz- und Kreislauferkrankungen. Vt. am 25.1.72 beim Ärztekurs D in München.
- Homöopathische Möglichkeiten bei Herzinsuffizienz. Vt. am 19.9.72 beim Naturheil-Ärztekongreß.
- Homöotherapie der Magen-Darm-Krankheiten. Vt. am 22.1.1972 im Gasthof Glemstal bei Stuttgart auf der Jahreshauptversammlung des Landesverbandes im ZV.
- Homöotherapie der Migräne. Vt. am 23.5.74 auf dem Ärztekurs A des ZV in Heidelberg.
- Hormone. Vt. am 20.3.72 beim Kneippverein Urach.
- Vt am 12.5.72 vor dem ZV.
- Zwei homöopathische Fiebermittel. Vt. 1970 beim ZV Bremen.

Referenz:
- AIGM, Interview mit Konrad Hötzer
- RBK, Personalakte

Rudolf Jehn
Homöopathischer Arzt am Aushilfskrankenhaus Stuttgart. Nach dem Zweiten Weltkrieg Leiter der homöopathischen Abteilung am Bezirkskrankenhaus Heidenheim.
Literatur:
- Altes und Neues über Iberis amara. In: AHZ 208 (1963), S. 281–287.

Margarete Kämmerer (*1909)
Assistenzärztin in der inneren Abteilung des RBK von 1943 bis 1944, kam von der Bremer Homöopathisch-Biologischen Klinik nach Stuttgart.

Lore Kappus (*1909)
Assistenzärztin in der inneren Abteilung des RBK von Ende 1940 bis Februar 1945.
Referenz:
- RBK, Personalakte

Alexander Kayser (*1927)
Leitender Arzt der gynäkologischen und geburtshilflichen Abteilung des RBK ab 1966.
Referenz:
- Stuttgarter Zeitung vom 5.1.67, S. 23 (mit Bild)

Hermann Klaeger (*1918)
Assistenzarzt in der inneren Abteilung des RBK von 1952 bis 1956.

Alfred Knoerzer (1882–1978)
Aufsichtsratsmitglied der StHK 1959 bis 1968 (Vorsitzender von 1965 bis 1968).

Heinz Köhler (*1914)
Assistenzarzt in der inneren Abteilung des RBK von 1947 bis 1956.
Literatur:
- Apis. In: Arzt und Patient 63 (1950), S. 260ff.
- Die homöopathische Behandlung der Tuberkulose. In: Arzt und Patient 62 (1949), S. 104ff.
- Die Nierentuberkulose. In: HIP 19 (1948), S. 208–210.
- Silicea. In: Die Heilkunst 66 (1953), S. 347ff.

Referenz:
- RBK, Personalakte

Irene Leeser (*1926)
Volontärärztin in der inneren Abteilung des RBK von 1950 bis 1951. Tochter Otto Leesers.

Otto Leeser (1888–1964)
Studium der Medizin und Pharmazie in Berlin, Staatsexamen 1911, Doppelpromotion Dr. med. und Dr. phil. Schiffsarzt, Assistent an der Augenklinik in Karlsruhe, 1918 als Partner des Onkels in dessen Praxis, 1922 Niederlassung als homöopathischer Arzt in Frankfurt am Main. Von 1929 bis 1933 Leiter der inneren Frauenabteilung des Aushilfskrankenhauses Stuttgart. Im Jahr 1933 Emigration nach England, Gründung eines Laboratoriums zur Herstellung homöopathischer Arzneien in High Wycombe (zwischen London und Oxford), da er als nicht registrierter Arzt keine Praxis ausüben durfte. Annahme

der britischen Staatsbürgerschaft. 1949 Rückkehr nach Deutschland und Übernahme der Leitung des RBK. Entlassung 1955 und Rückkehr nach England.

Literatur:
- Alumina. In: DZH 43 (1926), S. 586–600.
- Arzneimittel. Ms. Stuttgart 1953 (122 S.)
- Arzneiprüfungen am Gesunden. In: DZH 40 (1923), S. 82–87.
- Arzneiwirkungen und natürliche Ordnung der Pflanzen. In: AHZ 203 (1958), S. 209–224.
- Arzneiwirkungen und Stoffwechselfunktionen des Schwefels. In: AHZ 203 (1958), S. 321–328.
- Ausbildung in der Homöopathie. In: DMW 78 (1953), S. 1803ff.
- Belladonna. In: AHZ 201 (1956), S. 289–301.
- Belladonna-Überempfindlichkeit. In: DZH 42 (1925), S. 139.
- Bemerkungen zum Konstitutionsproblem. In: DZH 45 (1928), S. 18–23.
- Bemerkungen zu Tischners Aufsatz „Hahnemann und die biologische Reizregel". In: AHZ 201 (1956), S. 199–201.
- Berichtigung. In: AHZ 179 (1931), S. 85f.
- Borax. In: DZH 43 (1926), S. 637–644.
- Bryonia. In: Hippokrates (London) 1 (1947), S. 44–59.
- Bryonia. In: AHZ 201 (1956), S. 166–173.
- Bufo. In: AHZ 205 (1960), S. 206–215 und S. 243–252.
- Carbo vegetabilis und Carbo animalis. In: DZH 41 (1924), S. 169–184,
- Constitution and constitutional treatment. In: British homoeopathic Journal 26 (1936).
- Critique of Homoeopathy. London 1946.
- Das Arndt-Schulz'sche biologische Grundgesetz und seine Bedeutung für die Therapie. Leipzig 1926.
- Das Problem der Wirksamkeit hoher Potenzen. In: AHZ 177 (1929), S. 149–162.
- Das Robert Bosch Krankenhaus. In: Almanach zum Hahnemann-Jubiläumskongreß. Stuttgart 1955, S. 35–42 (auch in: HM 79/1954, S. 1–4).
- Das Verhältnis der Homöopathie zu den naturärztlichen Methoden. In: HIP 22 (1951), S. 571–577.
- Der Apotheker und die Homöopathie. In: Deutsche Apothekerzeitung 95 (1955), S. 233–236.
- Der Sinn der homöopathischen Arzneimittellehre. In: DZH 49 (1932), S. 25–33.
- Die Aktivität frisch geschaffener Kristalloberflächen und ihre Bedeutung für die Entstehung der Staublungenerkrankungen. In: Archiv für Homöopathie I/1953, S. 17–23.
- Die Arzneiwirkung. In: HIP 20 (1949), S. 595–604.
- Die Ausbildung in der Homöopathie. In: AHZ 204 (1959), S. 191–204.
- Die Bedeutung der Physik des 20. Jahrhunderts für das ärztliche Denken. In: HIP 20 (1949), S. 255–262.
- Die Dosierung in der Homöopathie [zum 70. Geburtstag von August Heisler]. In: Landarzt 1951.
- Die Homöopathie vor dem Forum des Berliner Vereins für Innere Medizin und Kinderheilkunde. In: DZH 42 (1925), S. 337–346.
- Die Lehre vom Adaptionssyndrom in homöopathischer Sicht. In: AHZ 202 (1957), S. 545–556.
- Die Metallsalztherapie Walbum's und ihr Verhältnis zur Homöopathie. In: HIP 3 (1930/31), S. 265–274.
- Die mineralischen Arzneimittel. Lehrbuch der Homöopathie, Spezieller Teil A. Stuttgart 1933.
- Die natürliche Ordnung der Arzneimittellehre. In: Deutsche Apotheker-Zeitung 1953.

- Die natürliche Ordnung in der Materia medica. In: AHZ 213 (1968), S. 356–361 und S. 453–458 (gekürzte Fassung des englischen Originals aus: Hippokrates. Towards Synthesis in Medicine 1/1947, S. 5–26).
- Die Psoratheorie Hahnemanns und die moderne Konstitutionslehre. In: HIP 1 (1928/29), S. 154–166.
- Die Stellung der Homöopathie in der Gesamtmedizin. In: HIP 22 (1951), S. 316–318.
- Die Stellung der Homöopathie in der Medizin. In: Die Medizinische 1955, S. 1255–1260.
- Diskussion über Homöopathie. In: DZH 42 (1925), S. 440–447.
- Eine Arzneimittelprüfung der Rauwolfia serpentina. In: Archiv für Homöopathie II/1955, S. 1–50 (mit R. Schrenk).
- Einführung in die Homöotherapie. Ein Vortrag für Studierende und Ärzte. In: DZH 39 (1922), S. 3–18 und S. 58–77.
- Einleitung zu einem homöopathischen Seminar. In: HIP 4 (1933), S. 24–30.
- Emil Schlegel. In: HIP 23 (1952), S. 527f.
- Einige Silicea-Fälle. In: KH 1–2 (1957/58), S. 67–71.
- Ericaceen als Arzneien. In: HIP 24 (1953), S. 513–519.
- Erste Hilfe bei Vergiftungen. In: HM 56 (1931), S. 2–4, S. 18–20 und S. 35f.
- Erwiderung auf eine Kritik Dr. Fenners. In: AHZ 173 (1925), S. 141–145.
- Fluor und seine Verbindungen. In: DZH 49 (1932), S. 138–143.
- Funktionelle und strukturelle Ähnlichkeit als Prinzip der Lehre von den Arzneiwirkungen. In: AHZ 204 (1959), S. 423–440.
- Gentianaceae. Calcutta 1937.
- Graphit. In: DZH 42 (1925), S. 464–470 und S. 510–516.
- Grundlagen der Heilkunde (= Allgemeiner Teil des Lehrbuchs der Homöopathie). Ulm 1963 (3. völlig neubearbeitete Auflage; 1. Aufl. 1923; 2. Aufl. 1926).
- Grundlagen der Heilkunde. I.–VI. Teil. In: HIP 25 (1954), S. 66–70, 98–102, 129–133, 161–166, 195–199 und 237–243.
- Grundlagen der Heilkunde. Die Besonderheiten der Lebensvorgänge. In: HIP 26 (1955), S. 14–18, S. 74–78, S. 147–151, S. 215ff, S. 238ff., S. 274–279, S. 334–337, S. 400–404, S. 453–458.
- Hintertreppenwissenschaft. In: Südwestdeutsches Ärzteblatt 10 (1955).
- Homöopathie. Stuttgart 1953.
- Homöopathie. Die biologische arzneiliche Heilungsmethode. In: AHZ 203 (1958), S. 6–11 (zuerst: Frankfurter Zeitung vom 11.2.1921).
- Homöopathie, ihr Wesen und ihre Bedeutung. In: HM 51 (1926), S. 49–51 und S. 68–70.
- Homöopathie und Biochemie. Leipzig 1935.
- Homöopathie und Naturheilkunde in der Klinik. In: HIP 24 (1953), S. 586–589.
- Homöopathie und Naturheilkunde. In: Naturheilverfahren II, S. 202ff.
- Homöopathie und Schulmedizin. In: Gesundheitslehrer 22 (1927), S. 212ff.
- Homöopathie vor dem Forum des Berliner Vereins für innere Medizin und Kinderheilkunde. In: DZH 42 (1925), S. 337–346.
- Homöopathische Lehrstühle? In: DZH 42 (1925), S. 437–440.
- Homoeopathy and Chemotherapy. London 1946.
- Homoeopathy and its pharmaceutical aspects. In: British pharmaceutic Journal 28 (1938).
- Homoeopathy in Science and Medicine. In: Proc.Sci.Res.Soc. 1944 und 1945.
- Homöostasis und Homöopathie. In: AHZ 202 (1957), S. 2–13.
- Iodum. In: Hippokrates (London) 1 (1947), S. 27–43.
- Immuntherapie und Homöotherapie. In: DZH 39 (1922), S. 433–461.
- Iritis und Skleritis. In: DZH 42 (1925), S. 134–138.

- Ischias. In: DZH 39 (1922), S. 142–144.
- Ist die Arndt-Schulz'sche Regel eine Stütze der Homöopathie? In: HIP 24 (1953), S. 417–421.
- Jod. In: DZH 40 (1923), S. 295–318 und S. 354–371.
- Lehrbuch der Homöopathie. 3 Bde. Ulm-Heidelberg 1973.
- Leitsätze zur Eingliederung der Homöopathie in den medizinisch-klinischen Unterricht. In: HIP 3 (1930/31), S. 250f.
- Loganiaceae. In: Journal amer. Inst. Homoeop. N.Y. 1937.
- Natural order in materia medica. In: Hippokrates (London) 1 (1947), S. 5–26.
- Nutritive und dynamische Arzneiwirkung, insbesondere bei Calcarea und Silicea. In: DZH 40 (1923), S. 440–468.
- Presenting Homoeopathy. In: Health through Homoeopathy 1943.
- Prof. Dr. Alfons Stiegele zum 80. Geburtstag. In: HIP 22 (1951), S. 599f.
- Rademacher und Grauvogl in ihrem Verhältnis zur Konstitutionsauffassung der Homöopathie. Mit einer Kritik der sog. Biochemie Schüsslers. In: HIP 3 (1930/31), S. 583–605.
- Reine Ameisensäure ein Arzneimittel? In: Ärztliche Rundschau 1928.
- Report on the new British Homoeopathic Pharmacopoeia. In: British homoeopathic Journal 33 (1943), S. 192ff und 34 (1944), S. 114ff und 181ff.
- Salizylsäure. In: HIP 2 (1929/30), S. 620–634.
- Schlangengifte. In: DHM 6 (1955), S. 355–370.
- Schwefel. In: HIP 2 (1929/30), S. 33–55.
- Silber (Argentum metallicum und Argentum nitricum). In: DZH 42 (1925), S. 261–280.
- Solanaceen. In: AHZ 208 (1963), S. 341–365.
- Spinnengifte. In: AHZ 202 (1957), S. 215–222.
- Synthesis, not compromise. In: British homoeopathic Journal 37 (1947).
- The contribution of Homoeopathy development of Medicine. London 1945.
- The meaning of potentizing. In: British homoeopathic Journal 27 (1937).
- Towards a new British Hom. Pharmacopoeia. In: British homoeopathic Journal 37 (1937).
- Über die Beurteilung und neuere Behandlung der psychomotorischen Störungen. In: Zs. Neur. 35 (1917), S. 425ff. (mit Dr. Rieder).
- Über die sogenannte nutritive und dynamische Wirkung der Arzneimittel, insbesondere von Calcarea und Silicea. In: DZH 40 (1923), S. 440–468.
- Über die verschiedenen Deutungen der homöopathischen Ähnlichkeitsregel. In: Reinhard Planer (Hg.): Der Kampf um die Homöopathie. Leipzig 1926, S. 276–279.
- Über Iritis und Skleritis. In: DZH 42 (1925), S. 134–138.
- Über Linien- und Flächenvergleichung. In: Z. Psychol. 74 (1915), zugleich phil. Diss.
- Über Rheumatismus nodosus. Med. Diss.1912.
- Über Tuberkulinbehandlung. In: DZH 39 (1922), S. 553–568.
- Unpersönliche und persönliche Heilkunst. In: HIP 20 (1949), S. 89–95.
- Untersuchungen über die Potenzierung in der Homöopathie mit Hilfe von radioaktivem Phosphor. In: Archiv für Homöopathie I/1953, S. 9–16 (mit K. Janner).
- Was würde Hahnemann heute sagen? In: HIP 21 (1950), S. 458–463.
- Wie sollen wir die Homöopathie heute lehren? In: HIP 26 (1955), S. 510–514.
- Zink. In: DZH 42 (1925), S. 151–166.
- Zur Aufklärung über die Homöopathie. Berlin 1920.
- Zur Stellung der Homöopathie in der Medizin. In: HIP 24 (1953), S. 385–387.

Vorträge:
- Die Stellung der Homöopathie in der Gesamtmedizin. Vt. am 21.5.51 beim ärztlichen Fortbildungskurs am RBK.
- Homöopathie und Naturheilkunde in der Klinik. Vt. am 25.9.53 in Bad Wildbad auf dem 5. Einführungskurs für Naturheilverfahren.
- Was würde Hahnemann heute sagen? Vt. am 19.5.1950 bei der Tagung des ZV.

Referenz:
- AHZ 203 (1958), S. 1–3.
- AHZ 208 (1963), Beilage zu Heft 1.
- AHZ 210 (1965), S. 33–35.

Hellmuth Lehmann (1896–1946)
Kustos am Paracelsus-Museum Stuttgart und Arzt am RBK von etwa 1942 bis 1944.

Literatur:
- Vitamine, Sulfonamide und biologische Medizin. In: HIP 15 (1944), S. 112–114.

Referenz:
Hermann Walther Lehmann: Chronik der Familie Lehmann, S. 63–147. AIGM, Bestand V.

Heinz Lennemann (*1906)
Geboren in Wanne-Eickel, Medizinstudium in Marburg, Kiel und Freiburg. Praktika im Sportärztlichen Institut der Universität Freiburg und an der dortigen Hautklinik. Assistenzarzt am Aushilfskrankenhaus Stuttgart 1933 bis 1934. Niederlassung als homöopathischer Arzt in Dortmund, später in Bochum.

Referenz:
- AHZ 211 (1966), S. 126f. (mit Literaturverzeichnis und Bild)
- AHZ 231 (1986), S. 66–69 (mit Literaturverzeichnis und Bild)

Karl Lohse (1905–1982)
Leiter der Röntgenabteilung des RBK von Ende 1945 bis 1963.

Referenz:
- RBK, Personalakte

Friedrich Mayer (*1919)
Assistenzarzt der inneren Abteilung des RBK von 1947 bis 1952. M. ließ sich anschließend als praktischer homöopathischer Arzt in Stuttgart nieder.

Literatur:
- Carduus marianus. In: Arzt und Patient 62 (1949), S. 256ff. (mit F. Menge).
- Chelidonium. In: Arzt und Patient 62 (1950), S. 8ff.
- Der Blutdruck in Abhängigkeit von eiweißreicher Kost. In: HIP 18 (1947), S. 36ff.

Referenz:
- RBK, Personalakte

Heinrich Meng (1887–1972)
Chefarzt der inneren Frauenabteilung des Aushilfskrankenhauses Stuttgart ab 1926. Wandte sich von der Homöopathie ab, übernahm 1937 den ersten europäischen Lehrstuhl für Psychohygiene in der Schweiz.

Literatur:
- Arzneimittelwahl. In: DZH 46 (1929), S. 96–99.
- Das ärztliche Volksbuch. 3 Bde. Stuttgart 1929, hg. von Meng u.a.
- Das psychoanalytische Volksbuch. 2 Bde. Hg. von Meng und Paul Federn. Stuttgart 1928.
- Der Gegensatz von Arzt und Volk in der Bevölkerungsfrage. In: HIP 2 (1929/30), S. 56–61.
- Der homöopathische Weltkongreß in London 1927. In: AHZ 175 (1927), S. 247–253.
- Der praktische Arzt und die Psychotherapie. In: HIP 18 (1947), S. 45–47.
- Die Basedowerkrankung und ihre konstitutionelle Therapie. In: DZH 45 (1928), S. 42–48.
- Die Gesamtsymptome in der Homöopathie. Radebeul/Dresden 1930.
- Eine unveröffentlichte Calcarea phosphorica-Prüfung von Obermedizinalrat Dr. von Sick. In: DZH 39 (1922), S. 360–365.
- Gespräche über Arzneimittel. In: DZH 39 (1922), S. 568–571.
- Hahnemann und Probleme der modernen Arzneitherapie. In: HIP 3 (1930/31), S. 285–292.
- Homöopathie, biologische Medizin und moderne wissenschaftliche Forschung. In: DZH 39 (1922), S. 49–57, S. 115–124, S. 169–176 und S. 216–223.
- Homöopathie, Hormontherapie und Psychotherapie als umstimmende Heilmethoden. In: DZH 48 (1931), S. 187–196.
- Homöopathische Forschung zur Thromboseprophylaxe und Thrombosetherapie. In: DZH 49 (1932), S. 123–126.
- Homöopathische Klinik. In: DZH 43 (1926), S. 627–637.
- Homöopathische Klinik. Vortrag auf dem Internationalen Ärztlichen Fortbildungskurs am Stuttgarter Homöopathischen Krankenhaus 1928. In: DZH 46 (1929), S. 266–273.
- Krankheitsverlauf und Krankheitsbehandlung in der Pubertät. In: DZH 46 (1929), S. 217–224.
- Leben als Begegnung. Stuttgart 1971.
- Mangan bei Dementia praecox. Probleme der Psychiatrie. In: AHZ 177 (1929), S. 204–211.
- Paul Dahlke. In: DZH 45 (1928), S. 221–233.
- Samuel Hahnemann, sein Leben und Wirken im neuen Licht. In: DZH 39 (1922), S. 493–496.
- Tiergifte. In: DZH 45 (1928), S. 49–64.
- Toxikologie und Arzneiprüfung unter besonderer Berücksichtigung der Metalle. In: AHZ 177 (1929), S. 484–501.
- Ueber die Angst beim vergifteten, organisch kranken und neurotischen Menschen. In: DZH 40 (1923), S. 49–63.
- Ueber Migränekranke und ihre Behandlung. In: DZH 49 (1932), S. 135–138.
- Ueber Schlaf und Schlafstörung beim Gesunden, Kranken und Arzneivergifteten. In: DZH 41 (1924), S. 243–255.
- Ueber zwei Schlagworte in der modernen Medizin. In: DZH 39 (1922), S. 19–22.
- Unbekannte Wirkungen von Secale cornutum. In: AHZ 175 (1927), S. 194–200.
- Vom Studium der homöopathischen Arzneimittellehre. In: DZH 46 (1929), S. 178–181.
- Vom Unbewußten, vom Triebkonflikt und vom Sublimieren. In: HIP 1 (1928/29), S. 68–78.
- Zahn und Arznei. In: DZH 39 (1922), S. 80–82.

Referenz:
- Heinrich Meng: Leben als Begegnung (Autobiographie)

Hermann Meng (*1895)
Assistenzarzt am Aushilfskrankenhaus Stuttgart um 1926, Niederlassung als Facharzt für Frauenkrankheiten und Chirurgie im Jahr 1933. Von 1946 bis 1948 Leiter der chirurgischen Abteilung des RBK.

Referenz:
– RBK, Personalakte

Friedrich Menge (1902–1999)
Geboren in Rosenfeld bei Balingen, Studium der Pharmazie in Tübingen und Marburg, Promotion, Tätigkeiten in verschiedenen Apotheken. Leitung der Krankenhausapotheke des RBK von der Eröffnung 1940 bis 1967, unterbrochen von Kriegsdienst. Visitator der homöopathischen Apotheken in Nordwürttemberg von 1951 bis 1961, Mitherausgeber des Homöopathischen Arzneibuches.

Literatur:
– Abrotanum. In: Die Heilkunst 64 (1951), S. 150ff (mit Rempiss).
– Aesculus. In: Arzt und Patient 63 (1950), S. 550f. (mit G. Kenter).
– Apis. In: Arzt und Patient 63 (1950), S. 260–262 (mit H. Köhler).
– Arnica montana. In: Die Heilkunst 66 (1953), S. 130ff. (mit Herrmann).
– Arsen und Arsenverbindungen. In: Die Heilkunst 67 (1954), S. 127ff. (mit Wanner).
– Arzneipflanzen der Liliaceen. In: AHZ 203 (1958), S. 28–33.
– Avena sativa. In: Die Heilkunst 67 (1954), S. 265ff. (mit Goebel).
– Bericht über die Tätigkeit des Arbeitskreises zur Revision des HAB. In: Die Pharmazie 1951, S. 304ff.
– Bryonia. In: Arzt und Patient 63 (1950), S. 206–211 (mit H. Baumann).
– Carbo animalis und Carbo vegetabilis. In: Die Heilkunst 64 (1951), S. 22ff.
– Carduus marianus. In: Arzt und Patient 62 (1949), S. 256–259 (mit F. Mayer).
– Chelidonium. In: Arzt und Patient 63 (1950), S. 8–12 (mit F. Mayer).
– Chemie und Pharmakognosie. In: KH 13 (1969), S. 61–64.
– China. In: Die Heilkunst 67 (1954), S. 86ff. (mit Remppis).
– Cimicifuga. In: Die Heilkunst 67 (1954), S. 202ff. (mit Mössinger).
– Conium maculatum. In: Die Heilkunst 69 (1956), S. 98ff. (mit Remppis).
– Die Bearbeitung des „Homöopathischen Arzneibuches". In: AHZ 208 (1963), S. 307–314.
– Die Einrichtung homöopathischer Apotheken. In: Deutsche Apothekerzeitung 93 (1953), S. 367ff.
– Erinnerungen an Jahrzehnte mit der Homöopathie. Bericht eines württembergischen Apothekers. In: AHZ 227 (1982), S. 185–191.
– Gelsemium Sempervirens. In: Die Heilkunst 67 (1954), S. 1–5 (mit H. Baumann).
– Graphit. In: Die Heilkunst 67 (1954), S. 53ff. (mit Siepmann).
– Homöopathische Arzneibereitstellung in Württemberg während eines Jahrhunderts. In: Modernes Leben – natürliches Heilen 102 (1977), S. 68–71.
– Homöopathisches Arzneibuch. 1934. (ab 1950 Revision des HAB in einem Arbeitskreis, hg. 1965)
– Ipecacuanha. In: Die Heilkunst 66 (1953), S. 268ff. (mit Schirm).
– Lycopodium. In: Die Heilkunst 64 (1951), S. 415ff.
– Nachweis von Aceton und Acetessigsäure im Harn. In: DZH 53 (1937), S. 331–333 (mit H. Otto).
– Neue Gesichtspunkte bei der Bearbeitung des HAB. In: DHM 7 (1956), S. 478–485.
– Nux vomica. In: Arzt und Patient 62 (1949), S. 101–104 (mit O. Gichtel).
– Schoelers Ehrentafel der wichtigsten homöopathischen Ärzte. In: AHZ 223 (1978), S. 147–156.

- Podophyllum. In: Die Heilkunst 68 (1955), S. 24ff. (mit Kenter).
- Pulsatilla. In: Die Heilkunst 64 (1951), S. 110ff.
- Rhus toxicodendron. In: Die Heilkunst 68 (1955) (mit Gichtel).
- Schwefel und Schwefelverbindungen. In: Arzt und Patient 62 (1949), S. 350–356 (mit O. Oberück).
- Silicea. In: Die Heilkunst 66 (1953), S. 347ff (mit Köhler).
- Spigelia. In: Die Heilkunst 64 (1951), S. 220 (mit Kenter).
- Tabellarische Zusammenstellungen zum Homöopathischen Arzneibuch. Stuttgart 1935 (mit H. Otto).
- Über Arzneipflanzen in den Schriften des Paracelsus mit besonderer Berücksichtigung der schwarzen und weißen Nieswurz. In: AHZ 219 (1974), S. 157–161 und S. 192–199.
- Über den Jodgehalt einiger homöopathischer Arzneimittel. Hedera helix. In: HIP 13 (1942), S. 742f.
- Untersuchungen über die Haltbarkeit homöopathischer Zubereitungen. Aus dem Laboratorium des Isowerks Sonntag & Söhne. In: Pharmazeutische Zeitung 1953, S. 33ff.
- Veratrum album. In: Arzt und Patient 63 (1950), S. 401ff (mit Fornefeld).
- Zur Praxis der Blutzuckerbestimmung. In: DZH 53 (1937), S. 208–210 (mit H. Otto).

Referenz:
- AHZ 212 (1967), S. 553f.
- AHZ 218 (1973), S. 25f.49
- AHZ 227 (1982), S. 185–191
- AHZ 238 (1993), S. 68

Julius Mezger (1891–1976)
Medizinstudium in Tübingen und Freiburg von 1911 bis 1917. Erste Begegnung mit der Homöopathie durch Immanuel Wolf, ab etwa 1920 als homöopathischer Arzt in Unterweissach bei Backnang. Übersiedlung der Praxis nach Stuttgart. Oberarzt der inneren Abteilung am RBK von 1949 bis 1958. Anschließend Praxis in Stuttgart. Ab 1927 zahlreiche Arzneimittelprüfungen. Bis 1956 Vorsitzender des Landesverbandes Baden-Württemberg im ZV.

Literatur:
- Agaricus muscarius (der Fliegenpilz). In: DZH 57 (1941), S. 15–23.
- Alters-Tremor. In: HIP 11 (1940), S. 1004.
- Altes und Neues über Jod und Fluor. In: AHZ 207 (1962), S. 399–417.
- Aristolochia clematitis. In: HIP 14 (1943), S. 403–406.
- Aristolochia clematitis. Ihre Prüfung am Gesunden und Anwendung am Kranken. In: DZH 18 (1939), S. 333–341 und S. 349–356.
- Arthrosen und chronische Arthritiden. In: AHZ 183 (1935), S. 293–311.
- Arzneimittelprüfung des Chelicerengiftes der Kreuzspinne Aranea ixoloba. Stuttgart 1958.
- Arzneimittelprüfungen. In: DZH 40 (1923), S. 145–148.
- Ausbildung in Homöopathie. In: HIP 8 (1937), S. 1180.
- Aus Lehre und Praxis der Homöopathie. Ein Einführungslehrgang am Stuttgarter homöopathischen Krankenhaus. Stuttgart 1936.
- Behandlung der Furunkulose. In: HIP 12 (1941), S. 659.
- Behandlung der Uretritis. In: HIP 14 (1943), S. 578.
- Behandlung des chronischen Harnröhrenkatarrhs. In: HIP 10 (1939), S. 944.
- Behandlung des Erysipels mit Graphit. In: HIP 7 (1936), S. 995–999.
- Behandlung von Veitstanz nach Scharlach. In: HIP 8 (1937), S. 528f.

- Bellis perennis. Zusammenfassende Darstellung und kritische Durchsicht einer Prüfung. In: DZH 57 (1941), S. 129–138.
- Bemerkungen zur Sulfur-Konstitution. In: DZH 18 (1939), S. 95–102.
- Beobachtungen über die epidemische Lage im Sommer und Herbst 1928. In: DZH 46 (1929), S. 120–126.
- Das Arzneibild des Flußspats nach einer Arzneimittelprüfung. In: DHM 5 (1954), S. 313–332.
- Das Arzneibild des Quecksilbers und seine homöopathische Verwendung. In: HIP 9 (1938), S. 1277–1281.
- Das Kochsalz im physiologisch-pathologischen Geschehen und die homöopathische Natrium muriaticum-Therapie. In: DZH 51 (1935), S. 237–251.
- Der Jodgehalt von Hedera helix. In: DZH 18 (1939), S. 363f.
- Die Aristolochia clematitis als Heilmittel bei Eiterinfektionen, bei Wunden und bei Venenentzündungen. In: HIP 27 (1956), S. 450–453.
- Die Behandlung der Gallenblasenentzündung. In: DZH 59 (1943), S. 155f.
- Die Behandlung der Grippe mit epidemischen Mitteln. In: DZH 19 (1940), S. 42–44.
- Die Behandlung des Kreislaufs bei Herzkrankheiten des Alters. In: AHZ 205 (1960), S. 99–112.
- Die Grippeepidemie 1949 und ihre homöopathische Behandlung. In: Zeitschrift für biologische Heilwesen 61 (1948/49), S. 150–152.
- Die Homöopathie und Prof. Dr. Emil Bürgi. In: HIP 5 (1934), S. 204–209.
- Die Homöopathie in der Praxis. In: HIP 10 (1939), S. 1161f., S. 1288–1291 und S. 1323–1326.
- Die Internationalen ärztlichen Fortbildungskurse am Stuttgarter Homöopathischen Krankenhaus. In: HIP 7 (1936), S. 881.
- Die Magnesiumsalze in der Homöopathie – eine vergleichende Darstellung. In: DHM 8 (1957), S. 401–413.
- Die Methodik der Arzneimittelprüfung in der Homöopathie. In: AHZ 206 (1961), S. 668–680.
- Die Wertung der Symptome in „Kent's Repertorium". In: KH 7 (1963), S. 97–106.
- Doppelseitige Kiefergelenksentzündung. In: HIP 9 (1938), S. 226f.
- Eine Arzneimittelprüfung mit Asterias rubens. In: AHZ 221 (1976), S. 133–137 und 222 (1977), S. 114.
- Eine Arzneimittelprüfung mit dem Besenginster. In: AHZ 205 (1960), S. 311–318, S. 337–358, S. 504–512 und S. 529–540 (gemeinsam mit Martin Stübler).
- Eine Arzneimittelprüfung mit der Alraunwurzel Mandragora officinarum. In: Archiv für Homöopathie I/1953, S. 41–100.
- Eine Arzneiprüfung mit Magnesium carbonicum und Magnesium sulfuricum. In: DZH 60 (1944), S. 136–149 und S. 161–177.
- Eine Nachprüfung mit Magnesium muriaticum. In: AHZ 219 (1974), S. 93–104.
- Eine neue Arzneimittelprüfung von Asarum europaeum. In: AHZ 215 (1970), S. 97–111 und S. 160–169.
- Eine Neuprüfung mit Magnesium muriaticum. In: AHZ 219 (1974), S. 93–106.
- Eine Prüfung von Ammonium bromatum. Bericht über die vom Stuttgarter Verein homöopathischer Ärzte im Jahre 1923 veranstaltete Arzneimittelprüfung. In: DZH 42 (1925), S. 48–52.
- Eine wenig beachtete Ursache der Unfruchtbarkeit. In: HIP 10 (1939), S. 104–106.
- Ermüdbarkeit. In: HIP 14 (1943), S. 648f.
- Fluorprobleme in der Medizin. In: DHM 9 (1958), S. 145–150.
- Gesichtete Homöopathische Arzneimittellehre. Bearbeitet nach den Ergebnissen der Arzneiprüfungen, der Pharmakologie und der klinischen Erfahrungen. 2 Bde, Heidelberg 1991 (9. Aufl., zuerst 1950).

- Gesichtspunkte zur Darstellung der homöopathischen Arzneimittelbilder. In: AHZ 211 (1966), S. 267f.
- Hahnemann und die medizinische Wissenschaft. In: HM 80 (1955), S. 145–149.
- Hedera helix. Praktische Anwendung einer Prüfung am Gesunden. In: HIP 7 (1936), S. 849–857.
- Homöopathie und Gynäkologie. In: Zeitschrift für biologische Heilweisen 61 (1948/49), S. 6–14 und S. 36–40.
- Homöopathische Behandlung bei Aorten-Insuffizienz und Aortenstenose. In: HIP 7 (1936), S. 825f.
- Homöopathische Behandlung der chronischen Pharyngitis. In: HIP 8 (1937), S. 899f.
- Homöopathische Krebsbehandlung mit Arsenicum album. In: HIP 5 (1934), S. 174–179.
- Homöopathische Mittel gegen Heißhunger. In: HIP 8 (1937), S. 804.
- Immanuel Wolf 90 Jahre alt. In: AHZ 205 (1960), S. 524f.
- Immanuel Wolf zum 80. Geburtstag. In: HIP 22 (1951), S. 135.
- Inwiefern kann uns die Arndt-Schulzsche Regel bei der Dosierung der Arzneiprüfung und in der Therapie leiten? In: DHZ 56 (1940), S. 159–167.
- Kali carbonicum in der homöopathischen Therapie. In: HIP 7 (1936), S. 552–557 und S. 616–623.
- Kompendium der homöopathischen Therapie. Stuttgart 1950.
- Lachesis. In: HIP 4 (1933), S. 229–235.
- Mandragora – Arzneibild und Erfahrungen. In: AHZ 209 (1964), S. 107–122.
- Mandragora officinarum e radice. Eine Arzneimittelprüfung. In: DHM 3 (1952), S. 129–144.
- Noch einmal: Die Wertung der Symptome in „Kent's Repertorium". In: KH 8 (1964), S. 32–34.
- Problematik der Repertorisation. In: KH 15 (1971), S. 74–76.
- Quassia amara bzw. Picrasma excelsa. In: DZH 43 (1926), S. 306–314.
- 97. Hauptversammlung des ZV und Gautagung Westfalen-Süd, Reichsarbeitsgemeinschaft für eine Neue Deutsche Heilkunde in Bad Eilsen vom 21. bis 24. Mai 1936. In: HIP 7 (1936), S. 537–539.
- Tabische Krisen. In: HIP 7 (1936), S. 649f.
- Tarantula hispanica und Chorea minor. In: DHM 9 (1958), S. 488f.
- Therapeutische Erfahrungen mit der Mandragoren-Wurzel (Alraunwurzel). In: DHM 8 (1957), S. 377–387.
- Thuja occ. bei Kopfschmerz und Neurasthenie. In: DZH 43 (1926), S. 406–411.
- Über eine neue Arzneiprüfung von Cimicifuga racemosa. In: AHZ 216 (1971), S. 145–156.
- Über gleichzeitige Anwendung mehrerer homöopathischer Mittel. In: HIP 9 (1938), S. 127f.
- Über meine Erfahrungen mit Arzneimittelprüfungen. Rückblick und Ausblick. In: AHZ 219 (1974), S. 138–145, S. 185–192, S. 233–237 und 220 (1975), S. 9–13.
- Um was es ging! Eine kurze Darstellung der Hintergründe zur Umbesetzung in der ärztlichen Leitung des Robert-Bosch-Krankenhauses. In: DHM 7 (1956), S. 635–641.
- Unklare Fieberzustände des Kindes. In: HIP 11 (1940), S. 1200.
- Vergleichende Betrachtung der Arzneimittelbilder der Spinnen. In: AHZ 206 (1961), S. 328–339.
- Veratrum album bei Alterspsychose und Phosphor bei Magenblutungen. Eine Krankengeschichte. In: DZH 18 (1939), S. 203f.
- Wann ist ein Wechsel bei homöopathischen Mitteln angezeigt? In: HIP 9 (1938), S. 22f.
- Wann und wie homöopathische Behandlung bei Gallensteinleiden, wann Operation? In: DZH 59 (1943), S. 90–92.

- Woher stammen die Symptome unserer Arzneimittellehre? In: DHM 9 (1958), S. 563–570.
- Zum Geburtstag von Hans Wapler und Alfons Stiegele. In: DZH 57 (1941), S. 376–378.
- Zur homöopathischen Behandlung des Ulcus. In: HIP 12 (1941), S. 730.
- Zur Kenntnis des Magnesiumbildes. In: DHM 1 (1950), S. 82–91.

Referenz:
- AHZ 206 (1961), S. 705f.
- AHZ 216 (1971), S. 267f.
- AHZ 221 (1976), S. 244f.

Ulrich Mezger (*1921)
Volontärarzt am RBK 1954 bis 1955, dann bis 1958 Assistenzarzt in der inneren Abteilung und der Poliklinik des RBK. 1958 Niederlassung als homöopathischer Arzt in Stuttgart.

Referenz:
- RBK, Personalakte

Paul Mössinger (*1914)
Studium der Mathematik, Militärdienst und Kriegseinsatz. Studium der Medizin, Volontärarzt in der inneren und der gynäkologischen Abteilung des RBK 1949. Niederlassung als homöopathischer Arzt in Heilbronn. Vorsitzender des Landesverbandes Baden-Württemberg im ZV von 1956 bis 1970, Vorstandsmitglied der Hans-Walz-Stiftung von 1968 bis mindestens 1978. Zahlreiche Forschungsarbeiten im Bereich der Homöopathie, 1966 Verleihung des Professor-Alfons-Stiegele-Preises.

Literatur:
- Beiträge zum Neuaufbau der praktischen Medizin. Ulm 1964.
- Das persönliche Rezept. Ulm 1962.
- Denkschrift zur Förderung der wissenschaftlichen Entwicklung der Homöopathie durch die „Vermögensverwaltung Bosch GmbH" (VVB). Unveröffentlichtes Ms. 1965 (ein Exemplar in ARBSG 1002-1)
- Der praktische Arzt als Fachmann für Erfahrung und Beobachtung. Neue Denkansätze für die Allgemeinmedizin. Heidelberg 1974.
- Homöopathie heute. In: AHZ 225 (1980), S. 256–267 und 226 (1981), S. 19–29.
- Homöopathie und naturwissenschaftliche Medizin. Zur Überwindung der Gegensätze. Stuttgart 1984.
- So kann es nicht weitergehen. Zur Krise der gesetzlichen Krankenversicherung. Heidelberg 1978.
- Sorgen um die Medizin. Gedanken eines Arztes zur gesetzlichen Krankenversicherung. Heidelberg 1968.

Referenz:
- AHZ 224 (1979), S. 193–198 (mit vollständigem Literaturverzeichnis)
- AHZ 229 (1984), S. 212f.
- AHZ 234 (1989), S. 211f.

Walter A. Müller (1919–1982)
Geboren in Stuttgart, Medizinstudium in Tübingen und Würzburg, Promotion 1946. Bis 1952 Assistenzarzt am Kreiskrankenhaus Kissleg und Assistenzarzt in der inneren Klinik des Krankenhauses Bad Cannstatt. Assistent am Max-Planck-Institut für Biochemie und am Physiologisch-Chemischen Institut für Biochemie der Universität Tübingen von 1952

bis 1956, Facharzt für innere Medizin 1953. Gemeinsam mit Gerhard Seybold ab 1956 Leitung des RBK. Verleihung des Professorentitels 1973. Ausscheiden aus dem RBK 1982.

Literatur:
- Anmerkung zur vorstehenden Arbeit von Herrn Dr. Richwien. In: DHM 9 (1958), S. 589f.
- Ansatzpunkte für eine vergleichende Therapie des Duodenalgeschwürs unter Berücksichtigung homöopathischer Medikamente. In: HIP 32 (1961), S. 281–283 (mit H. Müller/M. Schmidt).
- Beitrag zur Ätiologie, Prognose und therapeutischen Beeinflußbarkeit von Lebercirrhose und chronischer Hepatitis. – Behandlungsversuche mit einem Vitamin-Kombinationspräparat. In: Acta Hepato-Splenologica 12 (1965), S. 34–44 (mit L. Strübel, U. Prinzing und R. Pirtkien)
- Boschzündung. Erwiderung auf den gleichnamigen Artikel aus Heft 14. In: Euro med 1972, S. 971–973.
- Chemotherapie der Gallenwegsinfektionen. In: Fortschr.Med. 83 (1965), S. 228–232.
- Das Fieberskop, ein vollflexibler Magenspiegel. In: Münchener medizinische Wochenschrift 105 (1963), S. 1421–1424.
- Der Ort der Homöopathie in der allgemeinen Medizin. In: Stuttgarter Zeitung vom 22.6.1960, S. 19.
- Die Beteiligung innerer Organe beim Erythema exsudativum multiforme maius. In: DMW 85 (1960), S. 879–882 (mit H. Hartenstein).
- Die verschiedenen Formen des experimentellen Ulcus ventriculi bei der Ratte und seine medikamentöse Beeinflussung. 3. Mitteilung. In: Arzneimittel-Forschung 14 (1964), S. 205–207 (mit J. Braun).
- Die Wirkung von Arsenicum album D 3 und D 6 auf die Kapillarresistenz und die Blutgerinnung beim Menschen. ca. 1966 (mit R. Bleher).
- Essential Hyperbilirubinaemia. In: German Medical Monthly 3 (1958), S. 61f.
- Fortführung der Diskussion der Einglaspotenzen. In: DHM 10 (1959), S. 569.
- Klinischer Beitrag zur Problematik der Homöopathie. In: Therapiewoche 28 (1978), S. 9384–9386.
- Konservative Therapie der Leber- und Gallenerkrankungen. In: Klinisch-radiologisches Seminar 7 (1977), S. 158–163.
- Konservative Therapie und Diätetik der Magen- und Colonerkrankungen aus heutiger Sicht. In: Monatskurse ärztlicher Fortbildung 24 (1974), S. 464–469.
- Stellungnahme zu dem Vortrag Dr. Stüblers über Sulfur und die physiologische Chemie des Schwefels. In: DHM 8 (1957), S. 476.
- Über die Wirkung des Kissinger Rakoczy-Brunnens auf die Ausscheidung von Gallensäuren und Bilirubin mit der Galle. In: Zeitschrift Bäder- und Mineralheilkunde 11 (1964), S. 408 (mit H. Brügel und J. Rietz).
- Über Fermentgehalt menschlicher Leukozyten. In: Hoppe-Seyler's Zeitschrift physiologischer Chemie 334 (1963), S. 180.
- Unsere Erfahrungen mit der Tumortherapie nach Leupold. In: HIP 32 (1960), S. 956–965 (mit Seybold und R. Heller).
- Untersuchungen über die Wirkung von Lycopus europaeus und Lithospermum officinale auf den Schilddrüsenstoffwechsel der Ratte. In: HIP 32 (1961), S. 284–288 (mit H. Hartenstein).
- Uropepsinogen. In: DMW 84 (1959), S. 392.
- Versuche über den Fermentgehalt menschlicher Leukoyten. (mit M. Schmidt). Unveröff. Ms.
- Weitere Diskussion zum Problem der Einglaspotenzen. In: DHM 10 (1959), S. 226–228.

Vorträge:
- Gallen-Sekretion und Gallenwegs-Erkrankungen. Vt. beim 15. Ärztlichen Fortbildungskurs in Bad Kissingen 1962.
- Chemotherapie der Gallenwegsinfektionen. Vt. beim 1. Kongreß für ärztliche Fortbildung 1964 in Stuttgart.
- Allgemeine Pharmakotherapie bei Erkrankungen der Gallenwege. Vt. beim 16. Ärztlichen Fortbildungskurs in Bad Kissingen 1965.
- Über das Zieve-Syndrom. Vt. bei der 1. Tagung der Südwestdeutschen Gesellschaft für Innere Medizin in Stuttgart am 26.6.64.

Referenz:
- Ärzteblatt Baden-Württemberg 37 (1982), S. 395

Milly Mundt (*1899)
Assistenzärztin der inneren Abteilung des RBK 1939 bis 1946, ab 1945 als Chefärztin. Leitung des Ausweichkrankenhauses Gültstein.

Heinz Oettel (1903–1980)
Geboren in Dresden, Studium der Medizin, Pharmakologie und Pharmazie, Professor an der Universität Heidelberg, Berater der RBSG und der Hans-Walz-Stiftung von etwa 1967 bis mindestens 1978. Oe. besaß die Aufsicht über das MBI und die MGF.

Felix Olpp (1905–1998)
Mitarbeiter der Firma Bosch ab 1936, Privatsekretär Robert Boschs d. Ä.

Willmar Oppermann (*1926)
Assistenzarzt der inneren Abteilung des RBK von 1956 bis 1968, ab 1964 als Oberarzt.

Peter Payer
Geschäftsführer der RBSG von 1977 bis 1990; zuvor bereits seit 1972 stellvertretender Geschäftsführer.

Rudolf Pirtkien (1920–1990)
Geboren in Insterburg, Ostpreußen. Studium der Medizin in Königsberg, Greifswald und Hamburg, Promotion 1948. Ausbildungsjahre von 1950 bis 1956 an der Universitätsklinik Hamburg-Eppendorf, dem Hamburgischen Krankenhaus Wintermoor, dem Max-Planck-Institut für Arbeitsphysiologie Dortmund und der Universitätsklinik Tübingen. Ab 1956 am RBK als Oberarzt der II. Inneren Abteilung, ab 1967 Leiter der Medizinisch-biologischen Forschungsstelle des RBK. Habilitation 1969 im Fach Medizinische Datenverarbeitung. Hauptarbeitsgebiete: Klinische Pharmakologie, Kapillargebiet, Dokumentation und Diagnostik mit elektronischer Datenverarbeitung. 1971 Ruf als Professor nach München und Kiel. Bis 1986 in Kiel am Institut für Medizinische Statistik und Dokumentation im Klinikum der Universität. Am RBK zahlreiche Forschungsarbeiten zur Homöopathie, 1964 Verleihung des Professor-Alfons-Stiegele-Preises.

Literatur:
- Beitrag zur Ätiologie, Prognose und therapeutischen Beeinflußbarkeit von Lebercirrhose und chronischer Hepatitis. – Behandlungsversuche mit einem Vitamin-Kombinationspräparat. In: Acta Hepato-Splenologica 12 (1965), S. 34–44 (mit L. Strübel, U. Prinzing und W.A. Müller)
- Bericht über den 22. Kongreß der Liga Homoeopathica Internationalis Medicorum in Salzburg vom 8.–12.9.58. In: DHM 10 (1959), S. 81–96 und S. 112–116.

- Computer-Medizin-Möglichkeiten und Grenzen für die freie Praxis. In: Ärzteblatt Baden-Württemberg 25 (1970).
- Computereinsatz für die freie Praxis? In: Deutsches Ärzteblatt 67 (1970).
- Computereinsatz in der Medizin. Diagnostik mit Datenverarbeitung (mit W. Giere). Stuttgart 1971.
- Die Anwendung von Computern in der Medizin. In: IBM-Nachrichten 1966? (Ms. in ARBSG 1002-12)
- Die Arbeitsweise eines Computers in der medizinischen Diagnostik (mit W. Giere). In: HIP 40 (1969), S. 416–421.
- Die Arzneifindung in der Homöopathie mit Hilfe eines Computers (mit E. Kenzelmann). In: AHZ 211 (1966), S. 62–69.
- Die Differentialdiagnose von Vergiftungen mit Hilfe eines Elektronenrechners als Modell der Diagnose von Krankheiten. In: Verhandlungen der Deutschen Gesellschaft für innere Medizin 72 (1966), S. 428–431.
- Die verschiedenen Formen des experimentellen Ulcus ventriculi bei der Ratte und seine medikamentöse Beeinflussung. In: Arzneimittel-Forschung 14 (1964), S. 47–50 und 128–132. (mit F. Röhm).
- Durch Computer unterstützte Auskünfte bei Vergiftungen. In: HIP 40 (1969), S. 882–886.
- Ein Modell der Diagnostikhilfe durch Computer bei Vergiftungen. Habilitationsschrift 1969.
- Ein Programm zur Identifizierung von Arznei- und Giftstoffen nach Symptomen. In: Method.Inform.Med. 5 (1966), S. 31–35 (Ms. in ARBSG 1002-12).
- Eine Arzneimittelprüfung mit Belladonna. Versuche zur wissenschaftlichen Begründung der Homöopathie. Bd. 2. Veröffentlichungen aus dem RBK. Stuttgart 1963.
- Eine Arzneimittelprüfung mit Bryonia. In: HIP 32 (1961), S. 288–296 und S. 329–336.
- Eine Arzneimittelprüfung mit Bryonia. Versuche zur wissenschaftlichen Begründung der Homöopathie. Bd. 1. Veröffentlichungen aus dem Robert Bosch-Krankenhaus. Stuttgart 1962.
- Erzeugung von Vormagengeschwüren bei der Ratte durch Glukosefütterung und ihre medikamentöse Beeinflussung (mit Röhm und Seybold). (vor 1964).
- Fehldiagnosen in der Klinik. In: Die Therapiewoche 1968.
- Gedanken zur Medizin im Jahre 2000. In: Ärzteblatt Baden-Württemberg 24 (1969).
- Homoeopathy and the computer. In: The British Homoeopathic Journal 56 (1968), S. 140–143. (Exemplar in ARBSG 1002-83)
- Klinische Voraussetzungen für eine computerunterstützte Diagnostik. In: Langenbecks Archiv für Chirurgie, 87. Tagung der Deutschen Gesellschaft für Chirurgie vom 1.–4.4.70.
- Krankheiten des modernen Menschen. Stuttgart 1969.
- Krankheit, Gesundheit und Übergangszustände. In: HM 89 (1964), S. 56–59.
- L'homéothérapie et l'ordinateur. In: Cahiers de Biothérapie 7 (1970), S. 26ff. und S. 111ff.
- Modellversuch einer elektronischen Differentialdiagnose bei Vergiftungen. In: Anaesthesiologie und Wiederbelebung Bd.45 (1970).
- Möglichkeiten einer Unterstützung der Diagnostik durch Computer. In: HIP 42 (1971), S. 3–24.
- Neue Methoden für die Durchführung homöopathischer Arzneimittelprüfungen am Gesunden. In: HM 89 (1964), S. 98–101.
- Schwierigkeiten und Fehldiagnosen bei Erkrankungen der Bauchorgane. In: Der Landarzt 46 (1970).
- Über den Krebs. In: HM 89 (1964), S. 18–22.
- Über unsere Ernährung. In: HM 88 (1963), S. 150–154.

- Vergleichende Untersuchungen über die Aushebungsmethode und telemetrische pH-Messung zur Funktionsdiagnostik des Magens und ihre Anwendung zur Beurteilung von Medikamentenwirkungen. In: Zs. für Gastroenterologie 1969 (mit U.H. Pfister, G. Seybold).
- Vergleichende Untersuchungen über die Azidität des Magensaftes mit dem Gastrazidtest, sowie mit titrimetrischer und pH-Bestimmung nach fraktionierter Gewinnung. In: Die Medizinische Welt 29 (1963), S. 1441–1444 (mit M. Kitschmann).
- Vergleichende Untersuchungen über die choleretische Wirkung verschiedener Öle und Fette bei der Ratte. In: Die Medizinische Welt 29 (1963), S. 1741–1744 (mit W. Oppermann und G. Seybold).
- Vergleichende Untersuchungen über die choleretische Wirkung verschiedener Arzneimittel bei der Ratte. In: Die Medizinische Welt 26 (1960), S. 1417–1422 (mit E. Surke und G. Seybold).
- Vergleichende Untersuchungen über die Übereinstimmung bioptischer, gastroskopischer Aushebungs- und Röntgenbefunde in der Magendiagnostik. In: HIP 40 (1969), S. 9–11 (mit U.H. Pfister und G. Seybold).
- Vergleichende Untersuchungen über die Wirksamkeit verschiedener Medikamente bei der Behandlung der primär chronischen Polyarthritis. In: HIP 36 (1965), S. 664–668 (mit G. Seybold).
- Zu den Bemerkungen von Paul Mössinger zu dem Buch von Pirtkien „Eine Arzneimittelprüfung mit Bryonia". In: AHZ 208 (1963), S. 103–105.
- Vorbeugende, naturgemäße Lebensweise. In: HM 90 (1965), S. 129–136.
- Über Erkrankungen der Leber. In: HM 90 (1964), S. 147–155.
- Über Erkrankungen der Gallenwege. In: HM 90 (1964), S. 180–187.
- Über Erkrankungen der Bauchspeicheldrüse. In: HM 90 (1964), S. 204–207.
- Zehn Jahre Forschung auf dem Gebiet der Homöotherapie. In: Zs. für Allgemeinmedizin 52 (1976), S. 1203–1209.
- Zum Stand der Datenverarbeitung in der Medizin. In: HIP 43 (1972), S. 259f.
- Zu Referaten und Bemerkungen des Herrn von Petzinger. In: AHZ 209 (1964), S. 599f.

Vorträge:
- Computer-Diagnostik in der inneren Medizin bei Vergiftungen. Vt. auf der Klausurtagung im Oktober 66 in Titisee.
- Die Anwendung eines Dekodierungs- und Textausdruck-Programmsystems (DUTAP) zur Ausgabe von Labordaten. Vt. bei der Tagung „Automation und Datenverarbeitung in der Klinischen Chemie" in Hannover im März 1969.
- Die Anwendung von Computern in der Homöotherapie. Vt. in London im Juli 1965 (mit E. Kenzelmann)
- Diabetes mellitus. Vt. am 23.4.67 für die DAK in Stuttgart.
- Diagnostik von Vergiftungen. Vt. beim IBM-Seminar „Datenverarbeitung und Medizin" in Bad Liebenzell im März 1969
- Die Differentialdiagnose von Vergiftungen mit Hilfe eines Elektronenrechners als Modell der Diagnose von Krankheiten. Vt. im April 66 auf dem Kongreß der Deutschen Gesellschaft für innere Medizin in Wiesbaden.
- Fehldiagnosen in der Klinik. Vt. bei der 2. Mainzer Ärztlichen Fortbildungstagung der II. Med. Universitätsklinik und bei der 5. Unterländer Fortbildungstagung in Heilbronn am 10.6.67.
- Gesunde Ernährung. Vt. beim Volksbildungswerk Korntal am 28.4.67.
- Gesundheit kein Problem. Vt. bei der Mitgliederveranstaltung der DAK in Ludwigsburg am 17.11.68.
- Homeopathy and Computer. Vt. beim British Homeopathic Congress in Glasgow im September 1967 und im Oktober 1967 bei der Tagung der Liga Homöopathice Internationalis in New Delhi.

- Krankheiten des modernen Menschen. Vt. am 14. und 21.4.67 beim Volksbildungswerk Korntal, am 16.11. an der VHS Ludwigsburg in Großingersheim, am 17. und 27.11.67 an der Volkshochschule Aalen, am 6.3.68 an der Volkshochschule Ludwigsburg in Beihingen und am 21.10.68 in Möglingen, am 27.11.68 in Walheim.
- Krebs, Vorbeugung, Erkennung und Behandlung. Vt. an der Volkshochschule Ludwigsburg in Walheim am 29.11.67.
- Kybernetik, Rechenmaschinen und Medizin. Vt. im Juli 66 auf dem Kongreß der Liga Homoeopathica Internationalis Medicorum in Hannover.
- Prospektive Untersuchungen über die Medizin im Jahr 2000. Vt. in der Kommission der Bezirksärztekammer Nord-Württemberg am 6.11.68.
- Richtige Ernährung, gesundes Leben. Vt. am 20.11. und am 4.12.67 bei der VHS Ludwigsburg in Schwieberdingen, am 7.3. und 14.3.68 bei der VHS Ludwigsburg in Markgröningen, am 25.10.68 an der VHS Ludwigsburg in Heutingsheim, am 11.11.68 an der VHS Ludwigsburg in Oberstenfeld, am 12.11.68 an der VHS Ludwigsburg in Asperg
- Symptomenverarbeitung zur Gift- und Arzneifindung mit Hilfe einer elektronischen Rechenanlage. Vt. in Bonn im Okt. 1964 (mit E. Kenzelmann).
- Untersuchungen über die Diagnose von Erkrankungen und Vergiftungen mit Hilfe elektronischer datenverarbeitender Maschinen. Vt. im Juni 66 in Freudenstadt bei der Tagung der Süddeutschen Gesellschaft für innere Medizin.
- Vorbeugen ist besser als heilen. Vt. an der Volkshochschule Schwäbisch Gmünd am 22.10.68.

Referenz:
- AIGM NHE, VuP Nr.24, Nachgereicht zur Vorläufigen Dokumentation
- HIP 42 (1971), S. 3

Werner Quilisch (1896–1959)
Arzt am Aushilfskrankenhaus Stuttgart um 1923.

Literatur:
- Die homöopathische Praxis. Stuttgart 1953.
- Ein Fall von psychogener Hyperemesis gravidarum. In: DZH 40 (1923), S. 280–283.
- Homöopathie als Therapie der Person. Arzneimittellehre und Therapie auf physiologischer Grundlage. Saulgau 1949.
- Homöopathische Differential-Therapie. Ulm 1954.

Referenz:
- AHZ 204 (1959), S. 529f.

Kurt Reinbold (1906–1985)
Leiter der Urologischen Abteilung von 1957 bis 1968.

Ilse Reinhardt (1895–1998)
Geboren in Magdeburg, Medizinstudium in Rostock, Berlin und Göttingen. Assistenz- und später Ober- und Chefärztin in der inneren Abteilung des RBK von 1939 bis 1950. Leitung der poliklinischen Sprechstunde. Niederlassung als homöopathische Ärztin in Stuttgart.

Literatur:
- Arbeitstagung der Westdeutschen Ärztekammer am 18. und 19.10.1947 in Bad Nauheim. In: HIP 18 (1947), S. 405.
- Aus Samuel Hahnemanns Repertorium von 1817: Über den Husten. In: AHZ 189 (1941), S. 121–127.

- Carbo animalis und Carbo vegetabilis. In: Die Heilkunst 64 (1951), S. 110ff. (mit F. Menge).
- Ernährungsfragen vom Standpunkt der Erfahrungsheilkunde und der wissenschaftlichen Medizin. In: HIP 17 (1946), S. 42–49.
- Die Ärztin in der Standesorganisation. In: WÄ 1 (1946), S. 88.
- Bericht über das Niederlassungswesen. In: WÄ 2 (1947), S. 33f.
- Hahnemann-Gedenkfeier im Robert-Bosch-Krankenhaus, Stuttgart. In: DZH 59 (1943), S. 240.
- Homöopathische Arzneimittel in der Kinderheilkunde. In: HIP 19 (1948), S. 287–290.
- Lycopodium. In: Die Heilkunst 64 (1951), S. 415ff. (mit F. Menge).

Referenz:
- Stuttgarter Zeitung vom 17.10.1965.
- Stuttgarter Zeitung vom 18.10.1997, S. 29.

Ernst Remppis (*1920)
Assistenzarzt in der inneren Abteilung des RBK von 1947 bis 1955. Niederlassung als Arzt.

Literatur:
- Abronatum. In: Die Heilkunst 64 (1951), S. 150ff. (mit F. Menge).
- China. In: Die Heilkunst 67 (1954), S. 86ff. (mit F. Menge).
- Conium maculatum. In: Die Heilkunst 69 (1956), S. 98ff. (mit F. Menge).

Alfons Riegel (1894–1966)
Vorsitzender des Landesverbandes Baden-Württemberg im ZV vor 1949.

Referenz:
- AHZ 211 (1966), S. 513.

Hans Ritter (1897–1988)
Geboren in Hamburg, Medizinstudium in Tübingen und München, Promotion. Praktischer Arzt in Rostock von 1925 bis 1952. Habilitation an der Universität Rostock. Vorlesungen in Rostock über Homöopathie und Berufskrankheiten, von etwa 1953 bis 1965 Vorlesungen an der Universität Frankfurt a.M. Praktischer Arzt in Plettenberg/Westfalen von 1952 bis 1956. Chefarzt der Poliklinik des RBK von 1957 bis 1969.

Literatur:
- Aktuelle Homöopathie. Theorie und Praxis. Stuttgart 1962.
- Alfons Stiegele †. In: DHM 7 (1956), S. 601–603.
- A propos de la répertorisation. In: Cahiers de Biothérapie 8 (1972), S. 263–268.
- Arsenum jodatum bei Krankheiten der Respirationsorgane. In: AHZ 195 (1950), S. 45–54.
- Ars medici obstans. Aus der Inneren Poliklinik des Robert-Bosch-Krankenhauses Stuttgart. In: Der Landarzt 41 (1965), S. 177–181.
- Bemerkungen zur Asthmabehandlung Voegelis. In: KH 9 (1965), S. 177–184.
- Bemerkungen zur Enzyklopädie Pierre Vanniers. In: AHZ 206 (1961), S. 349–355.
- Bemerkungen zur Lage der Homöopathie in der Bundesrepublik und Vorschläge zu ihrer Verbesserung. In: AHZ 216 (1971), S. 97–107.
- Bericht über die 96. Hauptversammlung des Deutschen Zentralvereins homöopathische Ärzte in Bad Elster im Mai 1935. In: HIP 6 (1935), S. 540–542.
- Biologische Therapie und Gesamtmedizin. In: AHZ 214 (1969), S. 6–13.
- Cactus grandiflorus als Herzmittel. In: AHZ 192 (1944), S. 44–52.

- Carduus marianus. Ein Beitrag zur Frage der homöopathischen Differentialindikation. In: AHZ 189 (1941), S. 139–143.
- Crataegus oxyacantha, ein wenig bekanntes und doch wertvolles Herzmittel. In: HIP 6 (1935), S. 219–222 und S. 259–265.
- Das alte Lied. In: KH 17 (1973), S. 38–43.
- Die Anamnese in der Allgemeinpraxis. In: Münchener Medizinische Wochenschrift 112 (1970), S. 214–221.
- Die Behandlung der Angina pectoris. In: AHZ 183 (1935), S. 216–221.
- Die Behandlung der Herz- und Gefäßkrankheiten unter besonderer Berücksichtigung der Homöopathie. Berlin/Saulgau 1947 (wurde als Habilitationsschrift anerkannt).
- Die chronische Obstipation. In: HIP 34 (1963), S. 184–189.
- Die dennoch leidigen Hochpotenzen. In: KH 6 (1962), S. 229–231.
- Die Dosis als pragmatisches Argument in der Homöopathie (zugleich ein Beitrag zu ihrer Deutung als Reiztherapie). In: HIP 32 (1961), S. 674–678.
- Die fokale Infektion als Ursache rheumatischer Erkrankungen und die Probleme ihrer homöopathischen Behandlung. In: AHZ 183 (1935), S. 311–334.
- Die Homöopathie in der Defensive. In: Ärztliche Praxis 25 (1973), S. 3884–3886.
- Die Homöopathie in der medizinischen Situation unserer Zeit. In: DHM 10 (1959), S. 49–56.
- Die Homöopathie in der Problemsphäre der modernen Therapie. Schlußfolgerungen aus einer Umfrage. In: AHZ 213 (1968), 66–71.
- Die Homöopathie und Dr. Schilsky. In: AHZ 206 (1961), S. 168f.
- Die homöopathische Behandlung der Krankheiten der Gallenwege und der Leber. In: AHZ 193 (1948), S. 64–71.
- Die homöopathische Behandlung der Krankheiten der Nase. In: DZH 59 (1943), S. 1–6.
- Die Klassische Homöopathie Eichelbergers und Deichmanns. In: AHZ 223 (1978), S. 12–17.
- Die prophylaktische Bedeutung der Homöotherapie. In: HIP 35 (1964), S. 923–925.
- Die therapeutische Anwendung von Crataegus oxycantha. In: DZH 48 (1931), S. 66–70, S. 93–101 und S. 116–123.
- Digitalis und die Ähnlichkeitsregel. In: AHZ 186 (1938), S. 336–339.
- Ein Colocynthis-Fall. In: AHZ 184 (1936), S. 110–112.
- Eine Vergiftung mit Digitalis. In: AHZ 185 (1937), S. 179–181.
- Ein Fall von Jackson'scher Epilepsie. In: DZH 42 (1925), S. 456–464.
- Ein homöopathischer doppelter Blindversuch und seine Problematik. In: HIP 37 (1966), S. 472–476.
- Fallverteilung in Klinik und Praxis. Ein Vergleich. In: Münchener Medizinische Wochenschrift 114 (1972), S. 126–133.
- Frauenkrankheiten und Kreislauf. In: DZH 52 (1936), S. 183–191.
- Fritz Donner zum 80. Geburtstag. In: AHZ 221 (1976), S. 117–120.
- Gegen Prof. Klemperers Widerlegung der Homöopathie. In: DZH 42 (1925), S. 348–351 und S. 417–434.
- Gelsemium als Kopfschmerzmittel. In: AHZ 215 (1970), S. 494–503.
- Gibt es eine Homöopathie. In: AHZ 183 (1935), S. 170–172.
- Hiatus practicus in der medizinischen Ausbildung. In: Deutsches Ärzteblatt 62 (1965), S. 395f.
- Homöopathie als Ergänzungstherapie. Stuttgart 1954.
- Homöopathie gestern und heute. In: HM 97 (1972), S. 3–6.
- Homöopathie und Wissenschaft. In: DHM 10 (1959), S. 554–560.
- Homöopathie und Wissenschaft. Erwiderung auf Paul Martini (DMW 1959, S. 633–638). In: DMW 84 (1959), S. 1276–1278.

- Homöopathische Behandlung. In: DMW 97 (1972), S. 1474f.
- Homöopathische Beiträge zur Herzbehandlung. In: AHZ 191 (1943), S. 79–91.
- Homöopathische Einkehr. In: HIP 14 (1943), S. 410–414.
- Homöopathische Propädeutik. Einführung in die Grundlagen der praktischen Homöopathie. Stuttgart 1972.
- Homöopathisches zur Herztherapie. In: Der Landarzt 39 (1963), S. 1157–1163.
- In eigener Sache. In: AHZ 217 (1972), S. 268–272.
- In welchem Alter und woran sterben die amerikanischen Ärzte? In: Die Medizinische Welt 21 (1970), S. 1582–1585.
- Ist die Homöopathie heute noch von Bedeutung? In: Nelly – Fachzeitschrift für die Frau 1972, S. 51–53.
- Ist die menschliche Dummheit eine Infektionskrankheit? In: AHZ 183 (1935), S. 236.
- Kann in unserem praktischen Denken und Handeln eine homöopathische Komponente heute noch sinnvoll sein? In: Der Landarzt 42 (1966), S. 989–995.
- Klunkers Diskussionsbeitrag zu meinen Gelsemium- und Belladonnaarbeiten und seine Prüfung von Stannum metallicum. In: KH 17 (1973), S. 238–242.
- Kreislaufkrankheiten in Hahnemanns Krankenjournalen, zugleich Einblick in seine eigene Anwendung seiner Lehre. In: AHZ 221 (1976), S. 183–193 und S. 238–244.
- Kreislauftherapie von Bönninghausens aus seinen Krankenjournalen, verglichen mit Hahnemanns Praxis. In: AHZ 223 (1978), S. 2–7.
- Kurzer Bericht über die 96. Hauptversammlung des Deutschen Zentralvereins homöopathischer Ärzte in Bad Elster im Mai 1935. In: AHZ 183 (1935), S. 155–157.
- Nachträge zu Hahnemanns Pariser Zeit. In: AHZ 224 (1979), S. 54–60.
- Naturwissenschaftlich-kritische oder „metaphysisch-vitalistische" Gesichtspunkte in der Herztherapie. In: DZH 51 (1935), S. 274–277.
- Nicht allgemein anerkannte Heilverfahren. In: Ärztliche Praxis 23 (1971), S. 2978f.
- Nochmals zum Gelsemium-Problem. In: AHZ 217 (1972), S. 69.
- Nochmals zur Stellung der Homöopathie in der freien Praxis und zur Problematik von Fragebogen. In: AHZ 215 (1970), S. 62–68.
- Ohne Wunder wirksam. In: Selecta 1972, S. 4077.
- Outsider-Methoden in der Medizin. In: Ulmer Forum 1970/71, S. 26–28.
- Poliklinisches Memorandum aus dem Robert-Bosch-Krankenhaus [gedruckt, aber unveröffentlicht] 1978.
- Positives und Negatives in der Homöopathie. In: Fortschritte der Medizin 79 (1961), S. 557f.
- Praktische Homöopathie. In: AHZ 181 (1933), S. 9–21.
- Praktische Medizin im Zeitalter der Technik. In: Regensburger Universitäts-Zeitung 7 (1971), S. 17–20.
- Probleme der homöopathischen Behandlung der Gefäßkrankheiten. In: AHZ 187 (1939), S. 30–41.
- Probleme der homöopathischen Behandlung der Herzschwäche. In: AHZ 185 (1937), S. 447–459.
- Probleme ohne Ende. In: AHZ 218 (1973), S. 171–174.
- Regulationstherapie und Homöopathie. In: Der Landarzt 38 (1962), S. 891–895.
- Samuel Hahnemann. Begründer der Homöopathie. Sein Leben und Werk in neuer Sicht. Heidelberg 1974.
- Sanguinaria beim Kopfschmerz. In: AHZ 219 (1974), S. 145–152.
- Über chronische Zinkdampfschädigungen. In: Deutsches Gesundheitswesen 1949, S. 603ff.
- Über den homöopathischen Gebrauch von Secale (Ergotin). In: AHZ 188 (1940), S. 31–40.
- Über die Ameisensäure. In: AHZ 222 (1977), S. 177–185.

- Über die Kombinationstherapie mit Penicillin und unspezifischen Mitteln. In: HIP 25 (1954), S. 74–79 und S. 557f.
- Über die Verbreitung allgemein nicht anerkannter Heilverfahren in der freien Praxis. Ergebnis einer zweiten Umfrage. In: Der Landarzt 45 (1969), S. 1215–1218 (mit H.G. Habighorst).
- Über gewerbliche Zinkschädigung und ihre Beziehung zur homöopathischen Arzneimittellehre. In: AHZ 196 (1951), S. 18–29.
- Über grundsätzliche Irrtümer in der Beurteilung der Homöopathie. In: HIP 21 (1950), S. 245–249.
- Über Lachesis. In: AHZ 220 (1975), S. 136–147.
- Vernünftige kritische Anwendung der Homöopathie? In: DHM 11 (1960), S. 586–594.
- Wie verhält es sich mit der homöopathischen Behandlung der Syphilis? In: AHZ 183 (1935), S. 423–426.
- Wissenschaftliche Medizin und Homöopathie. Erwiderung auf den gleichnamigen Aufsatz und L. und O. Prokop in Heft 13/1967 dieser Zeitschrift. In: Österreichische Ärztezeitung 23 (1968), S. 790–793.
- Zu dem Bericht über die 116. Tagung des ZV. In: AHZ 209 (1964), S. 597f.
- Zu der homöopathischen Behandlung der Magenleiden und ihrer Stellung in der Gesamttherapie. In: AHZ 181 (1933), S. 334–368.
- Zum Biß der Schlange. In: HIP 25 (1954), S. 483f.
- Zum Keuchhusten der Erwachsenen. In: HIP 22 (1951), S. 480.
- Zum Problem der chronischen Krankheiten in der Homöopathie. In: HIP 26 (1955), S. 272–274.
- Zum 70. Geburtstag Alfons Stiegeles. In: AHZ 190 (1942), S. 1–4.
- Zur Behandlung des Bronchialasthmas. In: AHZ 184 (1936), S. 293–297.
- Zur Behandlung des chronischen Gelenkrheumatismus. In: DHM 10 (1959), S. 457–464.
- Zur Behandlung des Ekzems. In: AHZ 183 (1935), S. 438–440.
- Zur Behandlung des Ekzems mit Ameisensäure. In: AHZ 196 (1951), S. 81–87.
- Zur Differentialindikation homoopathischer Mittel bei Pankreaserkrankungen. In: DHM 5 (1954), S. 93–98.
- Zur Fallverteilung in der Allgemeinpraxis. In: Münchener Medizinische Wochenschrift 110 (1968), S. 1456–1466.
- Zur Frage der Behandlung der Herzarrhytmien bei Kindern. In: AHZ 183 (1935), S. 221f.
- Zur Frage der Lehre und der praktischen Ausbildung in der Homöopathie. In: DHM 11 (1960), S. 189–196.
- Zur Frage des Repertorisierens. In: AHZ 217 (1972), S. 193–200.
- Zur homöopathischen Behandlung des Keuchhustens. In: AHZ 184 (1936), S. 42–47.
- Zur homöopathischen Behandlung der Lungenkrankheiten. In: AHZ 191 (1943), S. 112–120.
- Zur homöopathischen Behandlung des Magen- und Zwölffingerdarmgeschwürs. In: HIP 25 (1954), S. 375–379.
- Zur Homöotherapie der Carditis rheumatica. In: DHM 4 (1953), S. 403–409.
- Zur Homöotherapie der vegetativen Dystonie. In: HIP 23 (1952), S. 324–328.
- Zur Individualisierung der Dosis in der Homöopathie. In: AHZ 207 (1962), S. 71–77.
- Zur Problematik der „Homöo-Hormone". In: AHZ 199 (1954), S. 78f.
- Zur Stellung der Homöopathie in der Arzneitherapie. In: HIP 30 (1959), S. 305–312.

Vorträge:
- Biologische Therapie und Gesamtmedizin. Vt. zur Einweihung des Krankenhauses für naturgemäße Heilweisen in München-Harlaching 1968.

- Forderungen der Gegenwart. Vt. beim Wiener Kongreß der Homöopathischen Liga. (Ms. in ARBSG, 1001-21).
- Homöotherapie der Leberkrankheiten. Vt. am 15.4.72 auf der wissenschaftlichen Tagung des Landesverbandes Baden-Württemberg homöopathischer Ärzte.
- Outsider-Methoden in der Krankenbehandlung. Vt. bei der Volkshochschule Böblingen am 28.2.73 (Ms. in ARBSG, 1001-21).
- Thema unbekannt. Vt. am 23.5.74 auf dem Ärztekurs A des ZV in Heidelberg.
- Therapeutische Erfahrungen mit Belladonna. Vt. auf der Tagung der Dt. Sektion des Internationalen Hom. Forschungsrates im RBK am 4./5. September 1971.

Referenz:
- AHZ 212 (1967), S. 210–213 (mit Literaturverzeichnis)
- AHZ 217 (1972), S. 179–181 (mit Literaturverzeichnis)
- AHZ 222 (1977), S. 115–118
- AHZ 227 (1982), S. 154–156
- AHZ 232 (1987), S. 119f.
- AHZ 233 (1988), S. 121–123 (mit ergänzendem Literaturverzeichnis)
- AIGM NRI, Manuskript „Die deutsche Homöopathie im 20. Jahrhundert", S. 2

Liselotte Rupp (*1931)
Assistenzärztin unter Konrad Hötzer an der Poliklinik des RBK von 1969 bis 1973. Niederlassung als homöopathische Ärztin.

Karl Saller (1902–1969)
Geboren in Kempten, Studium der Medizin und Naturwissenschaften in München. Promotion 1924 im Fach Anthropologie (Dr.phil.), Promotion 1926 in Medizin. Kurze Tätigkeit als Volontärarzt am Aushilfskrankenhaus Stuttgart. Assistent am Anthropologischen Institut in Kiel, 1928 Habilitation in der medizinischen Fakultät der Anthropologie. 1929 Tätigkeit am Anatomischen Institut in Göttingen, Erweiterung der Venia legendi auf das Gesamtgebiet der Anatomie. Forschungen auf dem Gebiet der Konstitutions- und Rassenkunde. Wegen ideologischer Gegensätze zum Nationalsozialismus wurde ihm 1933 ein Redeverbot auferlegt, 1935 die Lehrbefugnis entzogen. Niederlassung in Badenweiler (Südbaden) und Betrieb eines homöopathischen Sanatoriums für innere Kranke. Kriegsdienst von 1939 bis 1945 als Truppenarzt. Ärztlicher Direktor des RBK von 1945 bis 1949. Anschließend Professor für Anthropologie und Humangenetik an der LMU München.

Literatur:
(Eine vollständige Bibliographie Sallers mit 391 Titeln findet sich in: Hennig, S. 75–117)
- Allgemeine Konstitutionslehre. Eine Vorlesungsreihe. Stuttgart 1948.
- Allgemeinsymptome beim Krebs. Blutstatus, Magenfunktion, Nierenfunktion. In: HIP 18 (1947), S. 283–298.
- Allergie und Homöopathie. Bemerkungen zu dem Buch von Herff: Die klinische Bedeutung der Arzneimittel als Antigene. In: AHZ 186 (1938), S. 278–284.
- Anthropologie – Anthropotherapie. In: HIP 18 (1947), S. 148–153.
- Arzneimittelbilder Carbo vegetabilis, Chelidonium majus, China. In: DZH 58 (1942), S. 240–244.
- Arzneimittelbilder Cimicifuga racemosa, Digitalis purp., Echinacea angust, Ferrum phos. In: DZH 58 (1942), S. 334–338.
- Aufstand des Geistes. Essays. Düsseldorf 1953.
- Ausgewählte Arzneimittelbilder. Acid.nitr., Argent.nitr. In: DZH 57 (1941), S. 329–333.
- Behandlung der Praesklerose. In: HIP 12 (1941), S. 56.

- Beiträge zur homöopathischen Arzneimittellehre. In: DZH 58 (1942), S. 1–6.
- Das Arbeitsprogramm des Robert-Bosch-Krankenhauses. Festrede anläßlich des 25jährigen Bestehens des Stuttgarter Homöopathischen Krankenhauses, jetzt Robert-Bosch-Krankenhaus. In: HIP 17 (1946), S. 3–7.
- Das konstitutionelle Denken in der modernen Medizin. In: Arzt und Patient 62 (1949), S. 49–56.
- Das Rheumaproblem im Licht der homöopathischen Mittel. In: HIP 18 (1947), S. 53–61.
- Diagnosen, Symptome, Modalitäten, Arzneimittelbilder und Konstitutionen in der homöopathischen Praxis. In: DZH 57 (1941), S. 1–6.
- Diagnostik und Therapie in der Hydrotherapie. Saulgau 1947.
- Die Behandlung mit einfachen Säuren. Saulgau 1946.
- Die Behandlung mit einfachen Säuren. Rezepte, Hinweise und Vorschläge. In: DZH 60 (1944), S. 33–46, S. 65–78 und S. 106–117.
- Die gebräuchlichsten homöopathischen Mittel. In: HIP 19 (1948), S. 197f.
- Die Homöopathie im Rahmen der ärztlichen Heillehre. In: DZH 58 (1942), S. 73–78.
- Die moderne Sulfonamidbehandlung bei Infektionen. In: HIP 18 (1947), S. 100–107.
- Die Nichtmetalle in ihrer therapeutischen Anwendung durch Homöopathie und Klinik. In: Fortschritte der Medizin 55 (1937), Nr. 23/24.
- Die Spurenelemente in homöopathischer Anwendung. In: HIP 17 (1946), S. 26–36.
- Die Stellung der Schilddrüse im innersekretorischen Gleichgewicht. In: DZH 54 (1938), S. 1–21.
- Die wissenschaftliche Lage der gegenwärtigen Homöopathie. In: Grenzgebiete der Medizin 1949, S. 142ff.
- Differenzierung der „unspezifischen Reiztherapie". In: HIP 18 (1947), S. 32ff.
- Einführung in die menschliche Erblichkeitslehre und Eugenik. Berlin 1932.
- Experimentelle Homöopathie. In: HIP 19 (1948), S. 230–237.
- Genauigkeit und Tagesveränderlichkeit der Blutkörperchensenkungsgeschwindigkeit. In: HIP 13 (1942), S. 863–868.
- Genotypus und Phänotypus. Konstitution und Rasse in ihrer Definition und ihren gegenseitigen Beziehungen. In: Anat.Anz. 71 (1931), S. 367ff.
- Homöopathie und biologische Medizin bei Thyreotoxikose, Basedow und Kropf. o. O. 1946.
- Homöopathie und genetische Konstitutionslehre. In: Medizinische Klinik 1936, Nr.7.
- Homöopathische Betrachtungen über Badenweilers Thermalquelle. In: Fortschritte der Medizin 54 (1936), Nr.11.
- Homöopathische Konstitutionstherapie. Saulgau 1946.
- Hypotonie. In: Fortschritte der Medizin 55 (1937), Nr. 25.
- Interne Krampfaderbehandlung. In: Medizinische Klinik 1937, Nr.14
- Kampf dem Hunger. Eine Aussprache. Stuttgart 1948.
- Konstitution und Medizin. In: HIP 18 (1947), S. 1–9.
- Konstitution und Vererbung. In: HIP 19 (1948), S. 321–328.
- Krankheitsverhindernde und krankheitsdisponierende Faktoren der technischen Zivilisation. In: HIP 33 (1962), S. 624–628.
- Lehrbuch der homöopathischen Arzneimittellehre. Dresden 1947 (3. erw. Aufl., Ulm 1956).
- Leitfaden der Anthropologie. Berlin 1930.
- Neue Vorstellungen vom Wesen der Homöopathie. Nach einem Rundfunkvortrag. In: Südwestdeutsches Ärzteblatt 4 (1949), S. 59–61.
- Nosoden, Autonosoden, Vaccinen, Autovaccinen, Mischvaccinen und Automischvaccinen. In: DZH 57 (1941), S. 1–6.
- Rasse, Masse und Persönlichkeit. Ms. zu einem Vortrag 1946.

- Similesatz und Konstitutionsregel. Zur Grundlegung einer differenzierenden Konstitutionstherapie. In: HIP 18 (1947), S. 188–197.
- Spiritus dilutus (45%) als Arzneimittelbild. In: Arzt und Patient 63 (1950), S. 215–219.
- Stoffwechseluntersuchungen an Fastenpatienten. In: HIP 11 (1940), S. 1145–1154 und S. 1179–1188.
- Thyreotoxikose, Basedow und Kropf. Saulgau 1948.
- Thyreotoxikose und Basedowsche Krankheit. Wesen und Behandlung. In: DZH 53 (1937), S. 374–380.
- Über Beziehungen zwischen mineralischen und pflanzlichen Arzneistoffen in der homöopathischen Anwendung. In: Fortschritte der Medizin 54 (1936), Nr.17.
- Über das Blutbild und das Säure-Basenverhältnis im Urin Krebskranker. In: HIP 19 (1948), S. 367–370.
- Über die Altersveränderungen des Blutdrucks. In: Zs. für die gesamte exp. Medizin 58 (1928), S. 683ff.
- Über die Grenzen von Homöopathie und Naturheilverfahren. In: Arzt und Patient 62 (1949), S. 381–390.
- Über die homöopathische und naturheilerische Anwendung einiger Heilpflanzen. In: Fortschritte der Medizin 54 (1936), Nr.10.
- Über die Körpertemperatur beim Fasten. In: HIP 10 (1939), S. 973–976.
- Über die Wirkung von Schlangengiften, speziell Lachesis. In: Zeitschrift für biologische Heilweisen 61 (1948/49), S. 100–104 und S. 135–140.
- Übersicht über die Grenzen von Homöopathie und Naturheilverfahren. In: Arzt und Patient 62 (1949), S. 381–390.
- Über Technik und Wirkung der Teilbäder. In: HIP 9 (1938), S. 1181–1188.
- Über Unterschiede im Verlauf der Blutkörperchensenkung. In: HIP 19 (1948), S. 42f. (mit S. Knoerzer).
- Untersuchungen über die männliche Keimdrüse der weißen Hausmaus. In: Zeitschrift für Anatomie und Entwicklungsgeschichte 80 (1926), S. 579ff.
- Untersuchungen über Konstitutions- und Rassenformen an Turnern der deutschen Nordmark. In: Zeitschrift für Konstitutionslehre 14 (1928), S. 1–51.
- Wer hat Erfahrungen über Di-Bazillenträger? In: HIP 15 (1944), S. 72f.
- Wirkung der Porphyrine. In: HIP 13 (1942), S. 894.
- Zum Ausbau der Konstitutionsregel. In: Arzt und Patient 62 (1949), S. 216–220.
- Zur Behandlung der Dermatitis herpetiformis. In: DZH 57 (1941), S. 315f.
- Zur Behandlung des Diabetes mellitus. In: HIP 10 (1939), S. 121–127 und S. 145–150.
- Zur Differenzierung der unspezifischen Reiztherapie. In: HIP 18 (1947), S. 339–345.
- Zur „Homöopathia involuntaria" in der klinischen Säurebehandlung. In: DZH 57 (1941), S. 207–209.
- Zur Reform des Medizinstudiums. In: HIP 19 (1948), S. 104 und S. 298f.
- Zur Vitamin C-Versorgung durch Heiltees, besonders dem Hagebuttenschalentee. In: Naturärztliche Rundschau 11 (1939), Nr. 4 und 7/8.
- Zu Technik und Anwendungsbereich von Unterwassermassagen. In: HIP 11 (1940), S. 16–18.
- Zwischen Säuren und Alkalien. In: HIP 12 (1941), S. 973–977, 1005–1009, 1074–1079, 1171–1174 und 1209–1214.

Vorträge:
- Übersicht über die Grenzen von Homöopathie und Naturheilverfahren. Vt. im Oktober 1947 am RBK.

Referenz:
- RBK, Personalakte
- HIP 18 (1947), S. 387

- AHZ 201 (1956), S. 81
- Die Heilkunst 82 (1969), S. 318ff.
- Anthropologischer Anzeiger 32 (1969/70), S. 287f.

Alois Sanders
Oberarzt am Aushilfskrankenhaus Stuttgart um 1927.

Referenz:
- AIGM NHE 27, Brief Donner an Wünstel vom 27.–31.10.70, S. 18

Hugo Schad (*1907)
Assistenzarzt und stellvertretender Chefarzt der inneren Abteilung 1939 bis 1942, wurde dann zur Wehrmacht eingezogen. Sch. war später Chefarzt der inneren Abteilung des Backnanger Kreiskrankenhauses, von 1963 bis 1979 Präsident der Bezirksärztekammer Nordwürttemberg.

Literatur:
- Aus der Heillehre Rademachers mit besonderer Berücksichtigung seiner Lebermittel. In: HIP 13 (1942), S. 666ff.
- Conium maculatum. In: HIP 14 (1943), S. 389 (mit Hollenberg).
- Ehrung des großen Deutschen, des Arztes Paracelsus. In: HIP 12 (1941), S. 918ff.
- Gelsemium sempervirens. In: HIP 14 (1943), S. 396ff. (mit Hollenberg).
- Iris versicolor bei Hyperemesis gravidarum. In: HIP 12 (1941), S. 210ff.
- Ischias und ihre homöopathische Behandlung. In: HIP 12 (1941), S. 593ff.
- Über die homöopathische Behandlung der funktionellen Obstipation. In: HIP 14 (1943), S. 383ff.
- Veratrum album als Analepticum. In: AHZ 186 (1941), S. 74ff.
- Zur Geschichte der Homöopathie in Württemberg. In: HIP 12 (1941), S. 1227ff.

Werner Schaubel (*1926)
Geschäftsführer der VVB von 1955 bis 1964 und Geschäftsführer der StHK von 1963 bis 1990.

Liselotte Schirm (*1915)
Assistenzärztin der inneren Abteilung des RBK von 1945 bis 1951.

Literatur:
- Honiginjektionen bei inneren Krankheiten. In: HIP 18 (1947), S. 66ff.
- Ipecacuanha. In: Die Heilkunst 66 (1953), S. 268ff. (mit Menge).
- Zur Differentialtherapie der Hyperthyreosen mit thyreostatischen Substanzen. In: HIP 19 (1948), S. 189–193.

Oswald Schlegel (1887–1963)
Sohn des homöopathischen Arztes Emil Schlegel. Medizinstudium, Niederlassung als homöopathischer Arzt in Pforzheim. Von etwa 1937 bis 1956 Arzt am Aushilfskrankenhaus Stuttgart und am RBK, zuletzt als Oberarzt. Ab etwa 1952 faktische Leitung der Poliklinik des RBK. Anschließend Niederlassung in Geislingen (Steige).

Literatur:
- Ansichten, rund um die Homöopathie. In: HIP 20 (1949), S. 574–577 und 21 (1950), S. 70–73.
- August Bier zum Gedenken. In: HIP 20 (1949), S. 246–248.
- Behandlung der Skrofulose. In: HIP 10 (1939), S. 720.
- Behandlung der Thrombose-Entzündung. In: HIP 14 (1943), S. 54.

- Behandlung des Basedow. In: HIP 12 (1941), S. 364.
- Behandlung des Restempyems. In: HIP 10 (1939), S. 719f.
- Behandlung des Zungenbrennens. In: HIP 11 (1940), S. 1228.
- Behandlung einer jeden Therapie trotzenden Bartflechte. In: HIP 10 (1939), S. 512.
- Casuistik. In: DZH 48 (1931), S. 154f.
- Chronischer Rachenkatarrh nach Gasvergiftung. In: HIP 9 (1938), S. 1124.
- Das Johanniskraut, Hypericum perforatum. In: HIP 11 (1940), S. 984–987.
- Das Symptomenverzeichnis in der Homöopathie – ein Kuriosum? In: HIP 25 (1954), S. 415–417.
- Der Kampf um den Krebs und die Homöopathie. In: HIP 8 (1937), S. 796–802.
- Der Ruf nach dem Kunstfehler. In: HIP 13 (1942), S. 578–580.
- Die arzneiliche Behandlung der Schuppenflechte. In: HIP 8 (1937), S. 358–363.
- Die Biologie der Magensäure. In: DZH 47 (1930), S. 287f.
- Die Frage der Verdünnungen in der Homöopathie. In: HIP 9 (1938), S. 549–551.
- Die Homöopathie bei der Behandlung Krebskranker. In: HIP 24 (1953), S. 429–435.
- Die homöopathische Behandlung des Asthma bronchiale. In: HIP 11 (1940), S. 119f.
- Die Kluft zwischen Homöopathie und wissenschaftlicher Medizin geschlossen? In: HIP 11 (1940), S. 1099–1103.
- Die Lymphogranulomatose. Eine Studie und Umfrage. In: DZH 48 (1931), S. 6–11.
- Die Stellung der Naturheilkunde zur aktiven und passiven Immunisierung. In: HIP 9 (1938), S. 629–633.
- Dr. Adolf Zellers Krebsbehandlung. In: DZH 39 (1922), S. 110–114.
- Eduard Salzborn, der Krebsdoktor von Bockfließ. In: HIP 12 (1941), S. 212–215.
- Eine homöopathische Krankengeschichte von Werlhofscher (Blutflecken-)Krankheit. In: HIP 20 (1949), S. 18–21.
- Eine kleine Krankengeschichte. In: HIP 20 (1949), S. 520–522.
- Ein homöopathischer Behandlungsfall in vergleichender Betrachtung. In: HIP 26 (1955), S. 51f.
- Ekzeme und Asthma. In: HIP 14 (1943), S. 18.
- Etwas über ein absonderliches Belladonna-Symptom. In: DHM 7 (1957), S. 394–396.
- Gedanken über die „Unheilbarkeit" des Krebses. In: HIP 26 (1955), S. 573–577.
- Giftigkeit von Arnica. In: HIP 10 (1939), S. 840.
- Grundlegende Krebsbehandlung. Krebs und Arsen. In: HIP 24 (1953), S. 590–593.
- Grundlegende Krebsbehandlung. In: HIP 24 (1953), S. 300–304.
- Heilkunst und Gewissen in der Krebsbehandlung. In: DZH 46 (1929), S. 184–190.
- Homöopathie und Wissenschaft. In: Wiener medizinische Wochenschrift 88 (1938), S. 1284–1287.
- Homöopathische Arzneiverordnung und Apotheke. In: HIP 12 (1941), S. 802f.
- Homöopathische Behandlung der inoperablen Blasen- und Nierentuberkulose. In: HIP 10 (1939), S. 168.
- Homöopathische Behandlung des Ekzems. In: HIP 14 (1943), S. 277.
- Homöopathische Glanzheilungen auf Grund einzelner Symptome? In: HIP 25 (1954), S. 701–704.
- Homöopathische Plauderei. In: HIP 10 (1939), S. 848–851.
- Innerliche Behandlung der Konkrementbildung in der Glandula sublingualis. In: HIP 11 (1940), S. 372.
- Ist die Heilung einer Nierentuberkulose ohne Operation ausgeschlossen? In: HIP 14 (1943), S. 665–667.
- Kann man beim Bierschen Jodtropfen von einer homöopathischen Dosierung sprechen? In: HIP 9 (1938), S. 264f.
- Kombinierte oder Einzelmittel. In: HIP 5 (1934), S. 404–413.
- Krebsbehandlung vor Gericht. In: DZH 48 (1931), S. 299305.

- Lidödem. In: HIP 9 (1938), S. 445f.
- Mandelhypertrophie der Kinder. In: HIP 9 (1938), S. 383–385.
- Mastdarmprolaps des Kindes. In: HIP 12 (1941), S. 504.
- Multiple Sklerose und homöopathische Behandlung. In: HIP 6 (1935), S. 892–896.
- Petersilie bei Insektenstich? In: HIP 11 (1940), S. 1256.
- Schuppenflechte und homöopathische Fragestellung. In: HIP 9 (1938), S. 712–714.
- Schwere, akute Nikotinvergiftung. In: HIP 11 (1940), S. 811–814.
- Soll das Stauffersche Symptomenverzeichnis neu bearbeitet werden? In: DHM 8 (1957), S. 116–118.
- Vom guten und weniger guten Brot. In: HIP 21 (1950), S. 487–490.
- Vom Muttermal und seiner homöopathischen Behandlung. In: DZH 49 (1932), S. 52–56.
- Von der Kunst, das Symptomenverzeichnis in der Homöopathie lebendig zu halten. Ein Versuch. In: AHZ 202 (1957), S. 63–66.
- Von der kuriosen Welt der homöopathischen Arznei. In: HIP 10 (1939), S. 932–938.
- Weiteres von Dr. Nebels Krebsbehandlung. In: DZH 40 (1923), S. 407–416.
- Wie kann die Erfahrung des homöopathischen Arztes im „Hippokrates" gepflegt und vermittelt werden? In: HIP 21 (1950), S. 208–212.
- Zahnwurzelfüllungen als Krankheitsursachen? Zu der Frage in Heft 23 der Zeitschrift. In: HIP 10 (1939), S. 803f.
- Zincum und Stirnhöhle. In: DZH 48 (1931), S. 223f.
- Zum Problem der Amalgamplomben. In: HIP 15 (1944), S. 437–439.
- Zur Frage der homöopathischen Behandlung der Bauchfell-Tuberkulose. In: HIP 10 (1939), S. 120.
- Zur Frage der Krebsbehandlung. In: AHZ 174 (1926), S. 93f.
- „Zusätzliche" oder „grundlegende" Krebsbehandlung? In: HIP 24 (1953), S. 140–142.

Referenz:
- AHZ 207 (1962), S. 670f.
- AHZ 208 (1963), S. 388.

Ernst Schlevogt (*1910)
Geboren in Radeberg, Medizinstudium, Assistenz- und Oberarzt in der inneren Abteilung des RBK von 1947 bis 1949. Spezialisierung auf physikalische Therapie.

Literatur:
- Behandlungstechnik des Stangerbades. In: HIP 21 (1950), S. 50–55.
- Das Stangerbad und seine Indikationen. In: HIP 18 (1947), S. 346–349.
- Die Anpassungsleistung als Ziel der Behandlung mit Wärme und Kälte. In: HIP 29 (1958), S. 135–139.
- Die Bedeutung der Sauna für Prophylaxe und Therapie. In: HIP 21 (1950), S. 605–608.
- Die biologische Medizin und ihre Entwicklung in den letzten 25 Jahren. In: HIP 21 (1950), S. 409–413.
- Heilkunde im Wandel der Zeiten. Stuttgart 1950.
- Naturarzt gesucht! Zu dem gleichnamigen Beitrag des Dr.med. A. Hoff in Heft 18/1950. In: HIP 22 (1951), S. 507–510.
- Örtliche Behandlung mit Iontophorese und Anodenelektronus im hydroelektrischen Vollbad. Eine Erweiterung der Behandlungsmöglichkeit des elektro-medizinischen Stangerbandes (hydro-elektrischen Bades). In: HIP 24 (1953), S. 339–341.
- Sauna. Anwendung und Wirkung. Kleine Anleitung zum richtigen Saunabaden. Stuttgart 1950.
- Stellungnahme zu Fissenewert: „Vergleich verschiedener Hyperthermie-Verfahren (sog. ‚Heimsauna' und ‚Sauna finnischer Art')" in HIP 28 (1957), S. 447. In: HIP 29 (1958), S. 17–19.

- Truppenarzt und Naturheilkunde. In: HIP 14 (1943), S. 629–635 und S. 654–660.
- Vergleichende Behandlung der kruppösen Pneumonie. In: HIP 19 (1948), S. 379–383 und S. 411–417.
- Zur Indikationsstellung in der Hydrotherapie. In: HIP 17 (1946), S. 49–58.
- Zur Reform des Medizinstudiums. In: HIP 19 (1948), S. 297f.

Referenz:
- HIP 18 (1947), S. 387
- RBK, Personalakte

Willy Schloßstein (1894–1953)
Leiter des Privatsekretariats Robert Boschs, seit 1943 Geschäftsführer der Vermögensverwaltung Bosch und stellvertretender Vorsitzender des Testamentsvollstrecker-Kollegiums. Geschäftsführer der StHK von 1933 bis 1953.

Hermann Schlüter (*1903)
Medizinstudium, Promotion, Habilitation über Psychosomatik bei Magenkranken vor 1938. Assistent an der Universitätsklinik Heidelberg. Ausbildung in der Homöopathie am Aushilfskrankenhaus Stuttgart 1938, Chefarzt der inneren Abteilung des RBK von 1940 bis 1944. Vorlesungen über Homöopathie an der Universität Heidelberg. Kriegsdienst. Entlassung aus dem RBK im Laufe der Entnazifizierung.

Literatur:
- Behandlung der Raynaudschen Krankheit. In: HIP 12 (1941), S. 876.
- Brüchigkeit der Nägel. In: HIP 9 (1938), S. 472f.
- Chronischer Juckreiz beim Kind. In: HIP 9 (1938), S. 304.
- Fingernägelkauen der Kinder. In: HIP 9 (1938), S. 385.
- Folgen von Übersäuerung. In: HIP 10 (1939), S. 1111f.
- Frühzeitiges Auftreten von Angina pectoris. In: HIP 12 (1941), S. 779.
- Gedanken zur Pathogenese und Homöotherapie des Magengeschwürs bei Hahnemann und heute. In: DHM 7 (1956), S. 313–317.
- Hämorrhoiden und Pruritus ani. In: HIP 9 (1938), S. 519.
- Hartnäckiges Nackenekzem. In: HIP 9 (1938), S. 250.
- Homöopathische Behandlung der Hals-, Nasen-, Ohrenkrankheiten. In: HIP 14 (1943), S. 90.
- Homöopathische Behandlung des Heuschnupfens. In: HIP 9 (1938), S. 562f.
- Homoiotherapie von klimakterischen Beschwerden? In: HIP 9 (1938), S. 268.
- Magenbeschwerden in der Schwangerschaft. In: HIP 9 (1938), S. 1189f.
- Neuritis des N. cutaneus femoralis posterior. In: HIP 10 (1939), S. 1040.
- Sepsis. In: HIP 9 (1938), S. 338.
- Tagung des ZV in Bad Tölz, 26. bis 29. Mai 1938. In: HIP 9 (1938), S. 750–752.
- Über die Bedeutung der Abhärtung für die Gesundheitsvorsorge. In: HIP 27 (1957), S. 244–247.
- Über die Behandlung der hypertrophischen Rhinitis. In: HIP 9 (1938), S. 895.
- Über einige Grundlagen zur Differentialtherapie innerer Krankheiten. In: HIP 9 (1938), S. 705–712.
- Über Entwicklung und Aufgabe der Homöopathie. In: HIP 12 (1941), S. 1241–1243.
- Welches Medikament wähle ich? In: HIP 10 (1939), S. 637–641.

Referenz:
- ARBSG 1002-84, Die SHK, 1964
- RBK, Personalakte

Martin Schlütz (1904–1972)
Geboren in Marburg/Lahn, Medizinstudium, Assistenzarzt und Oberarzt in Marburg, Bochum, Breslau, Mülheim und Oberhausen. Um 1930 Aufnahme der Tätigkeit am Aushilfskrankenhaus Stuttgart und Ausbildung in der Homöopathie. Schüler Alfons Stiegeles. Leitung der „Homöopathisch-biologischen Klinik" in Bremen von 1936 bis 1969.

Referenz:
- AHZ 217 (1972), S. 272–274 (mit Literaturverzeichnis)

Heinz Schoeler (1905–1973)
Hauptschriftleiter der AHZ von 1939 bis 1972. Vorsitzender des ZV von 1960 bis 1963.

Referenz:
- AHZ 215 (1970), S. 169ff. (mit Literaturverzeichnis)
- AHZ 223 (1978), S. 153.

Karl Schreiber (1911–1991)
Geboren in Stuttgart, Jurastudium und Promotion. Ab 1947 bei der Firma Robert Bosch, von 1962 bis 1974 Mitglied der Geschäftsführung des Unternehmens. Geschäftsführer der StHK von 1953 bis 1955, Vorsitzender des Aufsichtsrates der StHK 1968, Geschäftsführer der RBSG von 1968 bis 1976, Mitglied der Gesellschafterversammlung und des Kuratoriums der RBSG von 1971 bis 1981; von 1977 bis 1979 deren Vorsitzender.

Referenz:
- Bosch-Zünder 52 (1972), Heft vom 22.3., S. 70.

Luise Schützinger (*1915)
Assistenzärztin in der inneren Abteilung des RBK von 1940 bis 1946, ab 1944 Tätigkeit auch in der Poliklinik des RBK. Nach 1946 Niederlassung als homöopathische Ärztin in Stuttgart.

Referenz:
- RBK, Personalakte

Wilhelm Schwarzhaupt (1906–1966)
Vorstandsmitglied des ZV, zwischen 1955 und 1966 zahlreiche Kontakte mit dem RBK.

Referenz:
- AHZ 211 (1966), S. 23–25 (mit Literaturverzeichnis)

Ludwig Schweizer (1898–1983)
Seit 1925 verschiedene Tätigkeiten in der Robert Bosch GmbH, zuletzt 1933 bis 1936 im Privatsekretariat Robert Boschs. 1937 zum Verwalter des im Bau befindlichen RBK bestellt. Bis 1966 Verwaltungsdirektor des RBK, von 1938 bis 1966 Geschäftsführer der StHK.

Gerhard Seybold (1918–1999)
Geboren in Böblingen, Medizinstudium in Tübingen und Freiburg, Promotion 1944. Kriegsdienst und Kriegsgefangenschaft. Tätigkeit am Pathologischen Institut der Universität Tübingen, Facharztausbildung für Innere Medizin an der Medizinischen Klinik Tübingen. 1956 Habilitation. Spezialisierung in Nephrologie. Von 1956 bis 1983 ärztlicher Direktor des RBK gemeinsam mit Walter A. Müller.

Literatur:
- Abschied von Walter A. Müller. In: Ärzteblatt Baden-Württemberg 37 (1982), S. 395ff.
- Der Einfluß von Hydrochlorthiazid auf die Insulinwirkung und den Aufbau von 131J-Insulin beim Kaninchen. In: Zeitschrift für experimentelle Medizin 138 (1964), S. 105–115 (mit A. D'Addabo und E. Kallee).
- Die Bedeutung der Plasmaproteine und Mitochondrien für die Vitalspeicherung: Modellversuch für Transport und Stoffaustausch. In: Die Medizinische Welt 23/24 (1958), S. 1232–1241.
- Die Heilweise der Homöopathie. Stuttgart 1958.
- Die immunologisch meßbare Insulinausscheidung im Urin bei nicht diabetischen Versuchspersonen nach Gabe eines Saluretilums und bei eingeschränkter Nierenfunktion. In: Die Medizinische Welt 24 (1973), S. 1343–1349.
- Die verschiedenen Formen des experimentellen Ulcus ventriculi bei der Ratte und seine medikamentöse Beeinflussung. In: Arzneimittel-Forschung 14 (1964), S. 47–50, 128–132 (mit F. Röhm und R. Pirtkien).
- Einweihung des Schwesternwohnheims des Robert-Bosch-Krankenhauses in Stuttgart. In: Bosch-Zünder 38 (1958), S. 16–18.
- Erzeugung von Vormagengeschwüren bei der Ratte durch Glukosefütterung und ihre medikamentöse Beeinflussung. (vor 1964) (mit Röhm und Pirtkien)
- Makroglobulinämie Waldenström mit therapieresistenter Meningeosis und Beteiligung des zentralen Nervensystems. In: Verhandlungen der Deutschen Gesellschaft für innere Medizin 81 (1975), S. 1612–1615 (mit J. Lange, W. Wilmann und G. Wegner).
- Sind oral applizierte Antihypotonika wirksam. In: Zeitschrift Allg. Med. 48 (1972), S. 432–441.
- Unsere Erfahrungen mit der Tumortherapie nach Leupold. In: HIP 32 (1961), S. 956–965 (mit R. Heller und W.A. Müller).
- Untersuchungen über die Wirkung von Pulsatilla pratensis, Cimicifuga racemosa und Aristolochia clematitis auf den Östrus infantiler und kastrierter weißer Mäuse. In: Arzneimittel-Forschung 10 (1960), S. 514–520 (mit M. Siess).
- Vergleichende bakteriologische Untersuchungen an simultan gewonnenen Blasenpunktat- und Mittelstrahlurinen. In: Therapiewoche 28 (1978), S. 3221–3228 (mit R. Augustin, R. Witzenhausen und M. Heßler).
- Vergleichende Untersuchungen über die choleretische Wirkung verschiedener Arzneimittel bei der Ratte. In: Die Medizinische Welt 26 (1960), S. 1417–1422 (mit E. Surke und R. Pirtkien).
- Vergleichende Untersuchungen über die choleretische Wirkung verschiedener Öle und Fette bei der Ratte. In: Die Medizinische Welt 29 (1963), S. 1741–1744 (mit R. Pirtkien und W. Oppermann)
- Vergleichende Untersuchungen über die Oxydase- und Phosphatase-Reaktion bei Granulocyten vor und nach Gabe von Sulfur D 200. In: AHZ 209 (1964), S. 538–548 und 551–553. (mit P. Braun). [Entgegnung dazu von Robert Seitschek in AHZ 209 (1964), S. 549–551.]
- Vergleichende Untersuchungen über die Übereinstimmung bioptischer, gastroskopischer Aushebungs- und Röntgenbefunde in der Magendiagnostik. In: HIP 40 (1969), S. 9–11 (mit U.H. Pfister und R. Pirtkien).
- Vergleichende Untersuchungen über die Wirksamkeit verschiedener Medikamente bei der Behandlung der primärchronischen Polyarthritis. In: HIP 36 (1965), S. 664–668 (mit R. Pirtkien).
- Viscerale Leishmaniose (Kala Azar) in Deutschland. In: Die Medizinische Welt 32 (1966), S. 48–52 (mit W. Meissner)

Referenz:
- Stuttgarter Zeitung vom 4.7.56

Otto Sigel (1908–1989)
Leiter der chirurgischen Abteilung des RBK von 1948 bis 1973.

Paul A. Stein (*1919)
Von 1953 bis 1986 in der Robert Bosch GmbH angestellt. 1964 bis 1971 Leiter der Rechtsabteilung, 1967 bis 1986 Mitglied der Geschäftsführung. Aufsichtsratsmitglied der Robert Bosch GmbH von 1987 bis 1990. Aufsichtsratsmitglied der StHK von 1959 bis 1965, Vorsitzender der Hans-Walz-Stiftung von 1967 bis mindestens 1978.

Eugen Stemmer (1862–1919)
Medizinstudium in Tübingen, ab 1888 homöopathischer Arzt in Stuttgart. Tätigkeit in der Stuttgarter homöopathischen Poliklinik ab 1901. Schriftführer im Verein der homöopathischen Ärzte „Stuttgarter homöopathisches Krankenhaus" ab 1904.

Referenz:
- AHZ 167 (1919), S. 59

Alfons Stiegele (1871–1956)
Geboren als Sohn eines homöopathischen Arztes in Ravensburg, auch Bruder Karl wandte sich der Homöopathie zu. Medizinstudium in München, Ausbildung in der Homöopathie bei Theodor von Bakody in Budapest und bei Hugo Schulz in Greifswald. Um 1896 Niederlassung als praktischer Arzt in Stuttgart. Tätigkeit in der homöopathischen Poliklinik in Stuttgart ab 1901. Leiter des homöopathischen Aushilfskrankenhauses Stuttgart von 1921 bis 1940 und des RBK von 1940 bis 1945. Ernennung zum Professor 1942. Rufe nach Berlin (1926) und Heidelberg (1937) hat St. abgelehnt.

Literatur:
- Abrotanum (Artemisia Abrotanum, Eberraute). In: AHZ 180 (1932), S. 47–62.
- Aethiops antimonialis. In: DZH 44 (1927), S. 46–50.
- Agaricus muscarius. In: AHZ 187 (1939), S. 198–201.
- Aloe Socotrina. Eine homöopathische Arzneimittelstudie. In: HIP 5 (1934), S. 443–450.
- Altes und Neues wider und für die Homöopathie. In: HIP 19 (1948), S. 64–67.
- Alte und neue Wege zur Erkenntnis der spezifischen Arzneiwirkung. In: HIP 3 (1930/31), S. 529–551.
- Apis mellifica (das Bienengift) homöotherapeutisch gesehen. In: HIP 18 (1947), S. 12–15.
- Behandlung der Schweißneigung. In: HIP 10 (1939), S. 383f.
- Beiträge zur Homöotherapie der Haut. In: DHM 1 (1950), S. 3–18.
- Beitrag zur Arzneiwirkung der Asa foetida. In: Stiegele, Klinische Homöopathie, S. 109–112 (zuerst 1951).
- Beitrag zur Behandlung der foetiden Bronchitis. In: HIP 1 (1928/29), S. 167–169.
- Beitrag zur Behandlung der foetiden Bronchitis und des Lungenabszesses. In: DZH 46 (1929), S. 168–171.
- Beitrag zur Behandlung der Psoriasis. In: DZH 39 (1922), S. 352–360.
- Beitrag zur homöopathischen Behandlung der diabetischen Gangrän. In: HIP 4 (1934), S. 113–119.
- Beitrag zur Homöotherapie der Durchblutungsstörungen mit Secale cornutum. In: HIP 21 (1950), S. 463–465.
- Blutgefäß und homöopathische Arznei. In: AHZ 185 (1937), S. 385–395.
- Chronisches Ekzem. In: HIP 7 (1936), S. 558.
- Cuprum metallicum (Kupfer). In: HIP 20 (1949), S. 33–37.
- Das homöopathische Wirkungsgebiet der Jodide. In: DZH 18 (1939), S. 12–20.

- Dem Andenken Arnold Zimmers. In: AHZ 181 (1933), S. 222–224.
- Dem Andenken von Geheimrat Prof. Dr. Bier. In: AHZ 194 (1949), S. 3.
- Der habituelle Bauchschmerz der Kinder. In: AHZ 186 (1941), S. 190ff.
- Der Herzhusten. In: HIP Sonderheft (1932), S. 10f.
- Der Kalk. Eine homoeopathische Arzneimittelstudie. In: HIP 6 (1935), S. 587–598.
- Der Sinn der Homöopathie. Jena 1938.
- Die Ähnlichkeitsregel. In: HIP 15 (1944), S. 328f.
- Die arzneilichen Eigenschaften der Eberraute (Artemisia Abrotanum). In: HIP 7 (1936), S. 858–864.
- Die Arzneiprüfung am Gesunden. Ein kleiner geschichtlicher Beitrag. In: HIP 10 (1939), S. 1151–1154.
- Die Aufgaben des Robert Bosch-Krankenhauses in Stuttgart. In: HIP 11 (1940), S. 313–321.
- Die Einstellung der Homöopathie zum heutigen klinischen Denken. In: AHZ 184 (1936), S. 18–31.
- Die Entwicklung der homöopathischen Arzneimittellehre. In: AHZ 187 (1939), S. 145–154.
- Die Entwicklung des pathogenetischen und therapeutischen Denkens in den letzten Jahren. In: Berliner homöopathische Zeitschrift 3 (1912), S. 407–420.
- Die homöopathische Behandlung der Erkrankungen der Verdauungswege. In: HIP 7 (1936), S. 210–217 und S. 245–254.
- Die Homöotherapie des spastischen Schmerzes. In: HIP 14 (1943), S. 377–382.
- Die Homöopathie im Rahmen der Gesamtmedizin. Stuttgart 1937 (mit H. Gessler).
- Die Homöopathie in ihrer Stellung zur Schulmedizin und den Naturwissenschaften im 150. Geburtsjahr Hahnemanns. Leipzig 1905.
- Die im Jahre 1924–25 geplanten neuen Arzneimittelprüfungen. In: DZH 41 (1924), S. 300–309.
- Die innere Behandlung von Zahn- und Kieferkrankheiten. In: AHZ 175 (1927), S. 260–267.
- Die Naturwissenschaften. In: HIP 13 (1942), S. 618.
- Die Pathologie Hahnemanns. In: HIP 1 (1928/29), S. 386–421.
- Die physikalische Therapie am Stuttgarter homöopathischen Krankenhause. In: AHZ 181 (1933), S. 319–334.
- Die Stellung der inneren Medizin zur Chirurgie; das Verhältnis der Homöopathie zu beiden. In: DZH 41 (1924), S. 220–243.
- Dr. K.E. Baers Bericht über die Sauna. In: HIP 19 (1948), S. 20.
- Dulcamara Bittersüß. In: HIP 13 (1942), S. 809–812.
- Einige weitere Gesichtspunkte bei der homöopathischen Behandlung der Herzkrankheiten. In: Stiegele, Klinische Homöopathie, S. 131–137 (zuerst 1936).
- Emil Schlegel †. In: HIP 6 (1935), S. 93–96.
- Enuresis. In: DHM 4 (1953), S. 193–200.
- Erklärung von Prof. Dr. A. Stiegele. In: AHZ 191 (1943), S. 26–28.
- Erkrankungsformen der Schilddrüse und ihre homöopathische Behandlung. In: DZH 40 (1923), S. 63–73.
- Erwiderung auf die Arbeit Castens „Ueber konservative Behandlung des Gangrän bei Diabetikern und einige Behandlungsfehler" in Heft 18 des „Hippokrates". In: HIP 6 (1935), S. 868–870.
- Fall von diabetischer Gangrän. In: DZH 40 (1923), S. 278–280.
- Gelsemium sempervirens – gelber Jasmin. In: HIP 9 (1938), S. 299–302.
- Gibt es eine erprobte homöopathische Behandlung der Schweißneigung. In: HIP 10 (1939), S. 383ff.

- Grundlagen und Ziele der homöopathischen Heilmethode. In: DZH 40 (1923), S. 3–19.
- Grundlagen und Ziele der homöopathischen Heilmethode. Auszugsweiser Bericht. In: AHZ 170 (1922), S. 253f.
- Hahnemann. In: HIP 26 (1955), S. 527–530.
- Hahnemann als Arzt und Mensch. Vortrag bei der Gedenkfeier zum 100. Todestag Hahnemanns. In: HIP 14 (1943), S. 479–482.
- Hans Wapler zu seinem 80. Geburtstag. In: AHZ 193 (1948), S. 26f.
- Hermann Göhrum zum 70. Geburtstag (13.Juni 1931). In: AHZ 179 (1931), S. 171–173.
- Hermann Göhrum. In: HIP 12 (1941), S. 781ff.
- Homöopathie – Insulinkur. In: HIP 8 (1937), S. 627f.
- Homöopathie und Diphtherie. In: AHZ 184 (1936), S. 169.
- Homöopathie und Schulmedizin. In: HIP 12 (1941), S. 1045–1050.
- Homöopathische Arzneimittellehre. Stuttgart 1949.
- Homöopathische Klinik: Encephalitis. In: DZH 40 (1923), S. 186.
- Homöopathische Klinik: Hydrocephalus. In: DZH 41 (1924), S. 202.
- Homöopathische Klinik: Milztumor mit Ascites. In: DZH 41 (1924), S. 254.
- Homöotherapeutische Beobachtungen. In: HIP 13 (1942), S. 8–11, S. 26–30 (mit Unseld, Reinhardt und Heckmann).
- Innere Behandlung von Zahn- und Kieferkrankheiten. In: DZH 44 (1927), S. 519f.
- Klinische Homöopathie. Beiträge zu ihren Grundlagen. Eine Sammlung von Aufsätzen und Vorträgen, hg. von Hans Ritter. Stuttgart 1941 (5. Aufl. 1955).
- Konstitution und Arzneiprüfung. In: HIP 17 (1946), S. 10–15.
- Konstitution und Homöopathie. In: DZH 45 (1928), S. 7–17.
- Lachesis. In: DZH 43 (1926), S. 241–251.
- Meine Erfahrungen bei akuten und chronischen Gelenkerkrankungen. In: AHZ 183 (1935), S. 265–293.
- Pathologische Anatomie und Homöopathie. In: HIP 19 (1948), S. 328f.
- Physikalisch-therapeutische Beobachtungen am Stuttgarter Homöopathischen Krankenhaus. In: Stiegele, Klinische Homöopathie, S. 258–266 (zuerst 1928).
- Planung und Betrieb des Robert-Bosch-Krankenhauses Stuttgart-Bad Cannstatt. In: HIP 7 (1936), S. 848f. (mit J. Früh)
- Scutellaria lateriflora Linné, Helmkraut. In: AHZ 201 (1956), S. 409–411.
- Über Arsenik. In: DZH 39 (1922), S. 145–163.
- Über Cimicifuga. Bemerkungen zu Donners Arbeit über Cimicifuga in Nr. 5/6 Dez. 1933. In: AHZ 182 (1934), S. 81–86.
- Über Cuprum arsenicorum. In: AHZ 152 (1904), S. 3.
- Über die Behandlung der chronischen Insuffizienzen. In: DZH 49 (1933), S. 152–161.
- Über die homöopathische Betrachtungsweise und die Homöotherapie des Schmerzes. In: DHM 5 (1954), S. 273–281.
- Über Erkrankungen im Bauchraum, die mit Störungen des venösen Kreislaufs zusammenhängen. In: Beiträge zur wissenschaftlich-kritischen Homöopathie. Stuttgart 1950.
- Über Grenzerweiterungen in der Homöopathie. In: DHM 7 (1956), S. 603–610.
- Über Herzschwäche. Aussprachebemerkungen zu dem Vortrag von Prof. Dr. Siebeck über die Behandlung der Herzschwäche. In: HIP 7 (1936), S. 686–688.
- Über Hochpotenzen. In: DHM 8 (1957), S. 27–34.
- Über Iberis amara und die Bedeutung der homöotherapeutischen Symptomatik bei Herzkranken. In: HIP 25 (1954), S. 21–25.
- Über Iris versicolor bei Migräne. In: AHZ 152 (1904), S. 81.
- Über Kreuzschmerzen. In: HIP 23 (1952), S. 350–353.
- Über peritonitische Reizerscheinungen nach Grippe. In: DZH 40 (1923), S. 403–407.

- Über Störungen des venösen Kreislaufs namentlich im Bauchraum. In: Stiegele, Klinische Homöopathie, S. 154–161 (zuerst 1951).
- Weitere Kasuistik für Asa foetida. In: AHZ 197 (1952), S. 46f.
- Wie sollen wir uns zur Homöopathie stellen? In: HIP 15 (1944), S. 135ff. (Übersetzung aus dem Französischen).
- Zeitbegriff in Pathologie und Homöopathie. In: DHM 6 (1955), S. 130–139.
- Zum 75. Geburtstage von Prof. Dr. August Bier. In: AHZ 184 (1936), S. 359–362.
- Zum 75. Geburtstag von Rudolf Tischner. In: HIP 25 (1954), S. 231f.
- Zur Begrüßung [anläßlich des 25. Bestehens des Stuttgarter Homöopathischen Krankenhauses 1946]. In: HIP 17 (1946), S. 1–3.
- Zur Behandlung der Leberzirrhose. In: HIP 11 (1940), S. 1092–1095.
- Zur Behandlung des Hustens. In: HIP 4 (1933), S. 37–51.
- Zur Behandlung des Lungenabszesses und der fötiden Bronchitis mit Sulfur jodatum. In: HIP 4 (1934), S. 245.
- Zur Behandlung neuropathischer Zustände im Kindesalter. In: DZH 39 (1922), S. 30–35.
- Zur Frage der Potenz. In: AHZ 191 (1943), S. 17–26.
- Zur homöopathischen Behandlung der Herzkrankheiten. In: AHZ 175 (1927), S. 92–104.
- Zur homöopathischen Behandlung der Neuralgien. In: Stiegele, Klinische Homöopathie, S. 250–257 (zuerst 1936).
- Zur homöopathischen Behandlung der Polyarthritis acuta. In: HIP 2 (1929/30), S. 435–444.
- Zur homöopathischen Behandlung des Lungenabszesses und der fötiden Bronchitis mit Sulfur jodatum. In: Stiegele, Klinische Homöopathie, S. 175–180 (zuerst 1934).
- Zur Klinik der Kalmia latifolia. In: AHZ 157 (1909), S. 117.
- Zur Technik der Arzneiprüfungen am Gesunden (AMP.). In: HIP 10 (1939), S. 286–288.
- Zur Therapie der Hodentuberkulose. In: AHZ 158 (1910), S. 35.

Vorträge:
- Alte und neue Wege zur Erkenntnis der spezifischen Arzneiwirkung. Vt. beim Fortbildungskurs am hom. Krankenhaus Stuttgart 1930.
- Hahnemann. Vt. am 23.4.55 im RBK.
- Hahnemann als Arzt und Mensch. Vt. bei der Gedenkfeier zum 100. Todestag Hahnemanns 1943.

Referenz:
- HIP 9 (1938), S. 1309f.
- HIP 12 (1941), S. 1221f.
- AHZ 190 (1942), S. 1–4
- AHZ 196 (1951), S. 169f.
- AHZ 196 (1951), S. 171–180
- HIP 27 (1956), S. 733
- AHZ 201 (1956), S. 396
- HM 96 (1971), S. 275–277
- AHZ 217 (1972), S. 1–3

Karl Stiegele (1850–1937)
Ältester Bruder von Alfons Stiegele, Medizinstudium in Tübingen, Freiburg und Straßburg; Promotion 1875. Übernahme der Praxis des verstorbenen Vaters, praktische Einführung in die Homöopathie anläßlich einer Scharlach-Epidemie. 1883 Ernennung zum stellvertretenden Leibarzt der württembergischen Königin Olga, nach dem Tod des Leib-

arztes Georg Rapp übernahm er dessen Praxis und Stellung in Stuttgart. Ernennung zum Geheimen Hofrat; ab 1908 Leibarzt der Herzogin von Arenberg in Brüssel. Anfang der 1920er Jahre aus gesundheitlichen Gründen Rückzug aus Beruf und öffentlichem Leben.

Referenz:
- AHZ 178 (1930), S. 250–253
- HM 62 (1937), S. 177f.

Martin Stübler (1915–1989)
Medizinstudium in Tübingen, Graz, Hamburg und München, Promotion 1940. Tätigkeit an verschiedenen Kliniken. Assistenzarzt in der inneren Abteilung des RBK von 1950 bis 1952. Otto Leeser schlägt St. als seinen Nachfolger vor. Niederlassung als homöopathischer Arzt in Augsburg. Zweiter Vorsitzender des ZV.

Literatur:
- Bedingungen und Grenzen der Homöopathie. In: AHZ 220 (1975), S. 103ff.
- Der Beitrag der Homöopathie zum Problem der Ganzheit. In: HIP 26 (1955), S. 542–647.
- Die Homöopathie 1948–1988. In: AHZ 233 (1988), S. 198–205.
- Eine Arzneimittelprüfung mit dem Berufkraut Erigeron canadense. In: Archiv für Homöopathie II/1955, S. 51–104.
- Erinnerung an Otto Leeser. In: AHZ 210 (1965), S. 33–35.
- In der ersten Septemberwoche: Hahnemann-Jubiläumskongreß. In: Stuttgarter Zeitung vom 3.9.1955, S. 40.
- Körperliches und seelisches Symptom in der homöopathischen Arzneimittelwahl. In: HIP 24 (1953), S. 527–529 und S. 553–556.
- Vitamine, Hormone und Fermente in der Praxis. In: HIP 24 (1953), S. 311–313.

Referenz:
- AHZ 225 (1980), S. 268–270.
- AHZ 234 (1989), S. 254f.
- AHZ 233 (1988), S. 198–205.

Karl Eugen Thoma (1898–1983)
Leiter der Rechtsabteilung der Robert Bosch GmbH von 1932 bis 1964. Von 1964 bis 1969 Geschäftsführer der VVB bzw. der RBSG, von 1964 bis 1973 zugleich Gesellschafter der RBSG.

Hans Triebel (1896–1960)
Vorsitzender des ZV von 1955 bis 1960.

Referenz:
- AHZ 201 (1956), S. 320
- AHZ 205 (1960), S. 97

Erich Unseld (1907–1973)
Geboren in Ulm, Studium in Tübingen, zuerst Naturwissenschaft, dann Medizin. Kenntnisse der Homöopathie zuerst durch den Ulmer Hausarzt Alfred Pfleiderer. Klinische Studien in Kiel, München und Tübingen. Promotion etwa 1930. Tätigkeit an der Medizinischen Poliklinik Tübingen, der chirurgischen Abteilung am Städtischen Krankenhaus Ulm, an der Frauenklinik des Staatlichen Krankenstifts in Zwickau, am Waldkrankenhaus Gera und am Kreiskrankenhaus Göppingen. Ab 1936 am Aushilfskrankenhaus Stuttgart unter Alfons Stiegele, ab 1940 Oberarzt und Leitung der II. Inneren Abteilung des RBK. Kriegsdienst von 1941 bis 1945. Ende 1945 Wiederaufnahme der Tätigkeit am RBK, Entlassung auf Befehl der amerikanischen Militärregierung. Bis Herbst 1949 homöopathische Allge-

meinpraxis in Ditzingen. Von 1949 bis 1956 Leiter einer inneren Abteilung des RBK unter Otto Leeser. Niederlassung als homöopathischer Arzt in Stuttgart. Erster Vorsitzender des ZV von 1963 bis 1969.

Literatur:
- Abgang von Sperma. In: HIP 10 (1939), S. 1376.
- Analekzem des Kindes. In: HIP 9 (1938), S. 304f.
- Arzneien aus der Familie der Liliaceen. In: AHZ 211 (1966), S. 103–109.
- Bericht über die Stuttgarter Tagung des Deutschen Zentralvereins homöopathischer Ärzte und die Paracelsus-Feier in Tübingen vom 13. bis 15. Juni 1941. In: AHZ 189 (1941), S. 154–157.
- Darmatonie in der Schwangerschaft. In: HIP 11 (1940), S. 948.
- Der biologische Gedanke in der Homöopathie. In: HIP 11 (1940), S. 361–364.
- Der wissenschaftliche Rahmen der Homöopathie. Stuttgart 1959.
- Deutsche Arzneimittelprüfungen seit 1936. In: AM 14 (1970), S. 7–12.
- Die Behandlung der Elephantiasis. In: HIP 11 (1940), S. 144.
- Die Herzbeziehungen von Aconitum Napellus. In: AHZ 197 (1952), S. 117–126. (auch in: HIP 22/1951, S. 600–604).
- Die Homöopathie als Methode der Individualtherapie. In: AHZ 206 (1961), S. 641–654.
- Die Homöopathie im Licht der modernen Naturwissenschaft. In: AHZ 203 (1958), S. 11–20.
- Die homöopathische Arzneimittelprüfung vom pathophysiologischen Standpunkt aus. In: AHZ 207 (1962), S. 129–141.
- Die Krampfbeziehungen von Cuprum. In: AHZ 204 (1959), S. 450ff.
- Die Lehre der Homöopathie in klinischer Sicht. In: HIP 26 (1955), S. 515–519.
- Die nächtliche Polyurie. In: DZH 58 (1942), S. 201f.
- Einführung in das homöopathische Arzneipotenzierungsverfahren. In: AHZ 218 (1973), S. 205–209, 253–262 und 219 (1974), S. 13–20.
- Einige neuere Konzepte des wissenschaftlichen Menschenbildes und die Homöopathie. In: AHZ 205 (1960), S. 2–151.
- Einweihung des Krankenhauses für Naturheilweisen in München-Harlaching. In: AHZ 214 (1969), S. 3–6.
- Haaressen der Kinder. In: HIP 10 (1939), S. 216.
- Helleborus niger. In: AHZ 214 (1969), S. 49–57.
- Helonias dioica. In: AHZ 211 (1966), S. 160–164.
- Homöopathie und klinisches Syndrom. In: AHZ 203 (1958), S. 97ff.
- Homöopathische Arzneien der Stickstoff-Phosphor-Gruppe. In: AHZ 212 (1967), S. 65–74.
- Homöopathische Behandlung bei Herz- und Kreislauf-Erkrankungen. In: HIP 10 (1939), S. 769–775.
- Homöopathische Behandlung der Colitis mucosa. In: HIP 12 (1941), S. 756.
- Homöopathische Palliativ-Behandlung. In: DZH 19 (1940), S. 58–61.
- 100. Hauptversammlung des Deutschen Zentralvereins homöopathischer Ärzte 17.–21.5.1939 in Wiesbaden. In: HIP 10 (1939), S. 660–664.
- Im 73. Lebensjahr starb [...] Dr. Alfons Riegel. In: AHZ 211 (1966), S. 513.
- Indikation und therapeutische Beurteilung der Homöopathie. In: AHZ 197 (1952), S. 199.
- Kasuistische Mitteilungen. Cerebrale Krampfanfälle vom Jacksontyp – Cuprum. Jukkendes Perianalekzem – Croton. In: DHM 4 (1953), S. 246ff.
- Klinische Homöopathie und Homöopathie in der Klinik. In: AHZ 207 (1962), S. 737–748.

- Krankheitsdiagnose und homöopathische Arzneimitteldiagnose. In: HIP 24 (1953), S. 387–391.
- Kriterien der homöopathischen Arzneiwirkungen. In: DHM 1 (1950), S. 97–105.
- Kunst und Wissenschaft in der Homöopathie. In: DHM 5 (1954), S. 516–522.
- Lachesis beim Gesunden. In: HIP 11 (1940), S. 480.
- Lymphatismus der Kinder. In: HIP 12 (1941), S. 560.
- Neuere Arzneiprüfungen von Bryonia. In: AHZ 196 (1951), S. 189ff.
- Offener Brief an Prof. Dr. med. Martini. In: AHZ 204 (1959), S. 415–419.
- Ohrensausen bei Hypertonie. In: HIP 11 (1940), S. 168.
- O. Leesers „Grundlagen der Heilkunde". In: AHZ 208 (1963), S. 314–317.
- Prof. A. Stiegele 80 Jahre alt. In: DHM 3 (1952), S. 2f.
- Rezidivierende Polypen der Blase. In: HIP 9 (1938), S. 446.
- Sumbulus moschatus. In: AHZ 206 (1961), S. 686ff.
- Tabacum. In: AHZ 209 (1964), S. 6–19.
- Über die Indikation der homöopathischen und nichthomöopathischen Heilbehandlung. In: DHM 3 (1952), S. 168–175.
- Über Fluorbehandlung mit Lilium tigrinum. In: AHZ 185 (1937), S. 270–276.
- Über Grenzen und Fehlerquellen des homöopathischen Verfahrens. In: HIP 12 (1941), S. 1244–1248.
- Ueber sogenannte venöse Mittel der Homöopathie. In: AHZ 189 (1941), S. 161ff. (auch in: HIP 12/1941, S. 293–299).
- Vortrag: Über Sinn und Form der Befragung des Kranken. In: DHM 11 (1960), S. 631ff.
- Zum Thema: Homöopathie und Infektionskrankheiten. In: AHZ 212 (1967), S. 145–153.
- Zur Bedeutung der Kasuistik im homöopathischen Schrifttum. In: DHM 4 (1953), S. 241–245.
- Zur Homöotherapie peripherer Durchblutungsstörungen mit Secale cornutum. In: Zeitschrift für biologische Heilweisen 61 (1948/49), S. 114f.
- Zur Lehre und Lehrbarkeit der Homöopathie. In: AHZ 202 (1957), S. 401–412 und 449–454.
- Zur Pharmakodynamik und Pharmakotherapie des Nitroglycerins. In: AHZ 207 (1962), S. 257–268.
- Zur Therapie der cardiopulmonalen Insuffizienz mit Laurocerasus. In: AHZ 199 (1954), S. 289ff. (auch in: DHM 4/1953, S. 385–393).
- Zur Wiederholung homöopathischer Arzneien. In: AHZ 200 (1958), S. 258ff. (auch in: DHM 6/1955, S. 140–148).
- Zur wissenschaftlichen Qualifikation und Methodik der Homöopathie. In: AHZ 204 (1959), S. 97–107.

Vorträge:
- Fälle aus der Praxis. Vt. am 23.1.1971 in Stuttgart bei der Jahreshauptversammlung des Landesverbandes Baden-Württemberg im ZV.
- Hahnemann, der Begründer der Homöopathie. Vt. am 8.9.1955 im RBK.
- Homöopathische Therapie beim Waden-Krampf. Vt. am 5.5.67 bei der 119. Jahresversammlung des ZV in Schwäbisch Hall.
- Homöopathie und Forschung. Vt. am 12.10.69 bei der Wochenendtagung des Landesverbandes Baden-Württemberg im ZV im Hotel Zuflucht, Nähe Kniebis.

Referenz:
- AHZ 217 (1972), S. 71–75
- AHZ 219 (1974), S. 25f.

Helmuth Walter
Betriebsarzt der Robert Bosch GmbH, wurde 1964 für ein Jahr freigestellt, um eine Studie über die Förderungsmöglichkeiten der Homöopathie am RBK zu erstellen.

Literatur:
- Studie über die Möglichkeiten einer wissenschaftlichen Förderung der Homöopathie. Ms. 1964.

Hans Walz (1883–1974)
Geboren in Stuttgart. Seit 1912 im Privatsekretariat Robert Boschs, seit 1925 Generalbevollmächtigter über das gesamte Vermögen Robert Boschs, nach dem Zweiten Weltkrieg Vorsitz der Geschäftsführung der Firma Robert Bosch bis 1963. Aufsichtsratsmitglied der StHK ab 1940, von 1945 bis 1965 deren Vorsitzender. Gründung der Hans-Walz-Stiftung anläßlich des 75. Geburtstages 1958. Ernennung zum Ehrenvorsitzenden des Hauses Bosch 1963.

Referenz:
- HM 79 (1954), S. 1
- ARBSG, 1002-3, Lebenslauf Walz' vom 22.4.71
- Bosch-Zünder 54 (1974), Heft vom 3.5., S. 2f.

Anton Waterloh (1892–1960)
Assistenzarzt am Aushilfskrankenhaus Stuttgart vor 1923.

Referenz:
- DZH 40 (1923), S. 417
- AHZ 205 (1960), S. 145

Immanuel Wolf (1870–1964)
Vorsitzender der Hahnemannia von 1911 bis 1964, Aufsichtsratsmitglied der StHK von 1940 bis 1964.

- Referenz:
- HIP 22 (1951), S. 135.
- AHZ 205 (1960), S. 524f.
- HM 89 (1964), S. 66f.

Georg Wünstel (1921–1992)
Geschäftsführer des ZV von 1969 bis 1975.

Werner Wundt (*1887)
Leiter der gynäkologischen Abteilung des RBK von 1940 bis 1945.

3 Bildverzeichnis zur Geschichte homöopathischer Krankenhäuser in Stuttgart

Die Bilddokumente sind in chronologischer Reihenfolge verzeichnet.

1. Diakonissenhaus Stuttgart vor 1900 (In: Eppenich, *Geschichte*, S. 110).
2. Zeichnung des geplanten (und nie verwirklichten) homöopathischen Krankenhauses, um 1915 (In: HM 31/1906, S. 125; identische Zeichnung auch in: AHZ 153/1906, S. 61).
3. Entwurfszeichnung des geplanten homöopathischen Krankenhauses 1914 (In: HM 39/1914, S. 103).
4. Kolorierte Entwurfszeichnung des geplanten homöopathischen Krankenhauses, ca. 1914 (In: StA Stuttgart, Postkartensammlung).
5. Lageplan des Grundstückes des späteren homöopathischen Aushilfskrankenhauses im Jahr 1916 (In: StA Stuttgart, Baurechtsamt D 3800, Marienstraße 41).
6. Lageplan des Grundstückes des homöopathischen Aushilfskrankenhauses vor dem Umbau zum Krankenhaus 1920 (In: StA Stuttgart, Baurechtsamt D 3800, Marienstraße 41).
7. Innenaufbau des Aushilfskrankenhauses als Bauzeichnung 1927 (In: StA Stuttgart, Baurechtsamt D 3800, Marienstraße 41).
8. Innenaufteilung, Lageplan und Fassadenzeichnungen des Aushilfskrankenhauses 1927 (In: StA Stuttgart, Baurechtsamt D 3800, Marienstraße 41).
9. Außenansicht des Aushilfskrankenhauses (In: Gnant: *Die Kranken-, Heil- und Pflegeanstalten im Freistaat Württemberg*. Stuttgart 1929, S. 32; ein Exemplar in: HStA S. E 151/53, 48, lfd. Nr.39; drei Abzüge dieses Bildes auch in: StA Stuttgart, Fotosammlung, Hom. Krankenhaus, Nr. F 43476.)
10. Carl Stiegele (In: AHZ 178/1930, S. 251).
11. Entwurfszeichnung des RBK um 1932 (In: Das schöne Schwabenland 1932, Nr. 10).
12. Zwei Abbildungen des Stangerbades (In: AHZ 181/1933, S. 330 u. 331).
13. Grundriß des Obergeschosses und Zeichnung des RBK im Jahr 1936 (In: HIP 7/1936, Beilage zu S. 884).
14. Erste Bauphase des RBK bis zum Mauerwerk des Untergeschosses, um 1937 (In: HM 63/1938, S. 66).
15. Das RBK kurz vor dem Richtfest am 6.4.38 (In: HM 63/1938, S. 67; ebenso in: HIP 9/1938, S. 499).
16. Gesamtansicht des RBK von der Pragkreuzung her, 1938 (In: HIP 9/1938, Titelseite des Heftes 50 vom 15.12.38).
17. Lageplan und Gartenplan des RBK, Zeichnung von 1938 (In: HIP 9/1938, S. 1311).
18. RBK mit Garten, um 1940 (In: Sonderbeilage des Stuttgarter Neuen Tagblattes, ca. Mai–Juli 1940).
19. Blick ins Laboratorium des RBK, 1940 (In: Sonderbeilage des Stuttgarter Neuen Tagblattes, ca. Mai–Juli 1940).
20. Medizinische Bäder des RBK, 1940 (In: Sonderbeilage des Stuttgarter Neuen Tagblattes, ca. Mai–Juli 1940).
21. Besuch Robert Boschs im Laboratorium, mit Ärzten, 1940 (In: Sonderbeilage des Stuttgarter Neuen Tagblattes, ca. Mai–Juli 1940).
22. Vortragssaal des RBK, 1940 (In: Sonderbeilage des Stuttgarter Neuen Tagblattes, ca. Mai–Juli 1940).
23. Operationsraum des RBK, 1940 (In: Sonderbeilage des Stuttgarter Neuen Tagblattes, ca. Mai–Juli 1940).

24. Liegeterrasse des RBK, 1940 (In: Technik, Juli 1940, S. 1).
25. Robert Bosch allein im Laboratorium, 1940 (In: Technik, Juli 1940).
26. Behandlung mit wasserdurchströmten Kühlschlangen, 1940 (In: Technik, Juli 1940, S. 3).
27. Operationsraum der Frauenabteilung des RBK, 1940 (In: Technik, Juli 1940, S. 3).
28. Geh-Bad des RBK, 1940 (In: Technik, Juli 1940, S. 3).
29. Röntgen-Diagnostik des RBK, 1940 (In: Technik, Juli 1940, S. 3).
30. Apotheke und Laboratorium mit Dr. Friedrich Menge, 1940 (In: Technik, Juli 1940, S. 3).
31. Diätküche des RBK, 1940 (In: Technik, Juli 1940, S. 5).
32. Brotofen in der Diätküche des RBK, 1940 (In: Technik, Juli 1940, S. 5).
33. Heizungsanlagen des RBK, 1940 (In: Technik, Juli 1940, S. 5).
34. Chefarzt-Zimmer im RBK, 1940 (In: Technik, Juli 1940, S. 5).
35. Schwesternkasino des RBK, 1940 (In: Technik, Juli 1940, S. 5).
36. Krankenzimmer der III. Klasse (In: Technik, Juli 1940, S. 5; auch in: Bosch-Zünder 22/1940, S. 46).
37. Relief: Fenster von Professor Mohl, ca. 1940 (In: IGM-Bildarchiv, Nr. 168).
38. Blick von der Privatstation im 4. Stock des RBK, ca. 1940 (In: IGM-Bildarchiv, Nr. 169).
39. Labor im RBK, mit Frau Anschütz, ca. 1940 (In: IGM-Bildarchiv, Nr. 170).
40. Ambulanz des RBK, ca. 1940 (In: IGM-Bildarchiv, Nr. 171)
41. Inhalationsraum des RBK, ca. 1940 (In: IGM-Bildarchiv, Nr. 172).
42. Turnsaal im RBK, ca.1940 (In: IGM-Bildarchiv, Nr. 173).
43. Labor im RBK, ca.1940 (In: IGM-Bildarchiv, Nr. 174).
44. Unterwassermassage im RBK, ca. 1940 (In: IGM-Bildarchiv, Nr. 175).
45. Patientenbücherei des RBK, ca. 1940 (In: IGM-Bildarchiv, Nr. 176).
46. Aufenthaltsraum der Station von Dr. Frauendorfer mit Gemälde von Bosch d. Ä., ca. 1940 (In: IGM-Bildarchiv, Nr. 177).
47. Nähstube des RBK, ca. 1940 (In: IGM-Bildarchiv, Nr. 178).
48. Stangerbad mit Bademeister Omeis im RBK, ca. 1940 (In: IGM-Bildarchiv, Nr. 179).
49. Röntgengerät im RBK, ca. 1940 (In: IGM-Bildarchiv, Nr. 180).
50. Aufenthaltsraum der Kinderstation im RBK, ca. 1940 (In: IGM-Bildarchiv, Nr. 181).
51. Aufenthaltsraum einer Station III. Klasse im RBK, ca. 1940 (In: IGM-Bildarchiv, Nr. 182).
52. Küche des RBK, ca. 1940 (In: IGM-Bildarchiv, Nr. 183).
53. Schwestern-Speiseraum des RBK, ca. 1940 (In: IGM-Bildarchiv, Nr. 184).
54. Eingangsbereich des RBK, ca. 1940 (In: IGM-Bildarchiv, Nr. 185).
55. Schreibtisch in Chefzimmer im RBK, ca. 1940 (In: IGM-Bildarchiv, Nr. 186).
56. Bücherschränke in Chefzimmer im RBK, ca. 1940 (In: IGM-Bildarchiv, Nr. 187).
57. Labor im RBK, ca. 1940 (In: IGM-Bildarchiv, Nr. 188).
58. Robert Bosch bei der Eröffnung des Krankenhauses (In: Bosch-Zünder 22/1940, S.49; auch: Apotheker-Illustrierte, ca. Mai–Juli 1940, ein Exemplar in: StA Stuttgart, Zeitungsausschnittssammlung O 1.5.3, RBK).
59. Luftbild vom RBK (In: Apotheker-Illustrierte, ca. Mai–Juli 1940, ein Exemplar in: StA Stuttgart, Zeitungsausschnittssammlung O 1.5.3, RBK).
60. Dr. Friedrich Menge in der homöopathischen Apotheke (In: Apotheker-Illustrierte, ca. Mai–Juli 1940, ein Exemplar in: StA Stuttgart, Zeitungsausschnittssammlung O 1.5.3, RBK).
61. Arzt am Mikroskop im Laboratorium (In: Apotheker-Illustrierte, ca. Mai–Juli 1940, ein Exemplar in: StA Stuttgart, Zeitungsausschnittssammlung O 1.5.3, RBK).

62. „Wunschwähler" am Bett (In: Bosch-Zünder 22/1940, S. 47; auch: Apotheker-Illustrierte, ca. Mai–Juli 1940, ein Exemplar in: StA Stuttgart, Zeitungsausschnittssammlung O 1.5.3, RBK).
63. Stangerbad (In: Bosch-Zünder 22/1940, S. 48; auch: Apotheker-Illustrierte, ca. Mai–Juli 1940, ein Exemplar in: StA Stuttgart, Zeitungsausschnittssammlung O 1.5.3, RBK).
64. Blick auf das RBK mit Obstbäumen. (In: Bosch-Zünder 22/1940, S. 45).
65. III.-Klasse-Zimmer, von Terrasse aus gesehen (In: Bosch-Zünder 22/1940, S. 46).
66. Nachtbeleuchtung in Fußbodennähe (In: Bosch-Zünder 22/1940, S. 47).
67. Gehbad (In: Bosch-Zünder 22/1940, S. 48).
68. Operationsraum (In: Bosch-Zünder 22/1940, S. 50).
69. Oberbürgermeister Karl Strölin, Robert Bosch und andere Personen beim Rundgang durch das RBK (In: NS-Kurier vom 29.6.1940).
70. Alfons Stiegele mit Gattin beim „Betriebsappell" im RBK, 1940 (In: IGM-Bildarchiv Nr. 519).
71. Unbekannte Person (womöglich Hans Walz oder Hans Triebel) beim „Betriebsappell" im RBK, 1940 (In: IGM-Bildarchiv Nr. 520).
72. Robert Bosch am Pult, beim „Betriebsappell" im RBK, 1940 (In: IGM-Bildarchiv Nr. 21).
73. Herrenberger Schwestern beim „Betriebsappell" im RBK, 1940 (In: IGM-Bildarchiv Nr. 522).
74. Drei Herren (rechts: Pathologe Professor Albert Dietrich) beim „Betriebsappell" im RBK, 1940 (In: IGM-Bildarchiv Nr. 523).
75. Alfons Stiegele am Pult, beim „Betriebsappell" im RBK, 1940 (In: IGM-Bildarchiv Nr. 524).
76. Julius Mezger am Pult, beim „Betriebsappell" im RBK, 1940 (In: IGM-Bildarchiv Nr.5 25).
77. Hermann Schlüter am Pult, beim „Betriebsappell" im RBK, 1940 (In: IGM-Bildarchiv Nr. 526).
78. Unbekannte Personen beim „Betriebsappell" im RBK, 1940 (In: IGM-Bildarchiv Nr. 527).
79. Hermann Göhrum beim „Betriebsappell" im RBK, 1940 (In: IGM-Bildarchiv Nr. 528).
80. Alfons Stiegele und Julius Mezger beim „Betriebsappell" im RBK, 1940 (In: IGM-Bildarchiv Nr. 529).
81. Unbekannte Person am Pult, beim „Betriebsappell" im RBK, 1940 (In: IGM-Bildarchiv Nr. 530).
82. Oberbürgermeister Karl Strölin, Robert Bosch und Ratsherren bei der Besichtigung vor dem RBK, 1940 (In: Bosch-Zünder 22/1940, S. 51; auch: HM 65/1940, Titelblatt von Heft Nr. 8).
83. Alfons Stiegele, Robert Bosch, Apotheker Friedrich Menge und eine unbekannte Person in der Arzneiausgabe des RBK, 1940 (In: HM 65/1940, Titelblatt von Heft Nr. 9; auch in: Almanach zum Jubiläumskongreß 1955, S. 38).
84. Zeichnung des RBK, 1940 (In: HIP 11/1940, Titelblatt von Heft 14/15).
85. Baderäume des RBK, Gehbad und Kneippanwendungen, 1940 (In: HM 65/1940, S. 83).
86. Operationssaal des RBK, 1940 (In: HM 65/1940, S. 85).
87. Diätküchenleiterin des RBK, 1940 (In: HM 65/1940, S.106).
88. Rohkostzubereitung im RBK, 1940 (In: HM 65/1940, S. 107).
89. Brustbild von Alfons Stiegele, 1940 (In: DZH 56/1940, S. 46).
90. Bild des RBK von erhöhter Warte, von der Seite aufgenommen (In: Stuttgarter Zeitung vom 3.9.55, S. 40).

91. Alfons Stiegele (In: AHZ 188/1940, S. 30 Beilage).
92. Ansprache von OB Karl Strölin bei der Eröffnung des RBK, 1940 (In: RBA-Fotoarchiv, Nr. 284).
93. Robert Bosch d. Ä., OB Karl Strölin, Alfons Stiegele und Paul Hahn bei der Eröffnung des RBK, 1940 (In: RBA-Fotoarchiv, Nr. 285).
94. Küche des RBK, 1940 (In: RBA-Fotoarchiv, Nr. 642)
95. OB Karl Strölin überreicht Robert Bosch d. Ä. ein Geschenk bei der Einweihung des RBK, 1940 (In: RBA-Fotoarchiv, Nr.2 83).
96. Szene im Operationssaal des RBK, 1940 (In: RBA-Fotoarchiv, Nr. 637).
97. Robert Bosch d.Ä., Reichsärzteführer Conti, Paul Hahn bei der Eröffnung des RBK, 1940 (In: RBA-Fotoarchiv, Nr. 278).
98. Robert Bosch d. Ä. mit weiteren Personen in der Bäderabteilung des RBK, 1940 (in. RBA-Fotoarchiv, Nr. 286).
99. Röntgenapparatur im RBK, 1940 (In: RBA-Fotoarchiv, Nr. 643).
100. Porträt von Alfons Stiegele, 1941 (In: HIP 12/1941, S. 1221).
101. Briefkopf des RBK, 1941 (In: HStA Stuttgart E 151 K VII 1361).
102. Robert Bosch bei der Verleihung der Auszeichnung „Pionier der Arbeit", mit Reichsleiter Dr. Robert Ley und Gauleiter Reichsstatthalter Murr, 1941 (In: Stuttgarter Neues Tagblatt vom 24.9.41, S. 1; ein Exemplar in RBA 14/250).
103. Seitliche Aufnahme des RBK mit Obstbäumen im Vordergrund, ca. 1946 (In: HIP 17/1946, Titelseite der Sonderausgabe).
104. Oberin Emmy Barth und Otto Leeser im Sprechzimmer Leesers, um 1950 (In: ADH, 55, Nr. 26).
105. RBK mit Umgebung, 1954 (In: Stuttgarter Jahrbuch 1954/55, S. 100).
106. Zimmer des ärztlichen Direktors, 1955 (In: Almanach zum Hahnemann Jubiläumskongreß 1955, S. 37).
107. Apotheke des RBK, 1955 (In: Stuttgarter Zeitung vom 3.9.55, S. 40).
108. Patient mit zwei Dutzend Gastärzten in der Poliklinik des RBK, 1955 (In: Stuttgarter Zeitung vom 3.9.55, S. 40; auch: Almanach zum Jubiläumskongreß 1955, S. 39).
109. Alfons Stiegele, Erich Unseld, Otto Leeser, Hanns Rabe, Julius Mezger, Oberbürgermeister Arnulf Klett, Hans Walz und Verwaltungsdirektor Ludwig Schweizer legen während des Hahnemann-Jubiläumskongreß am Grabe Robert Boschs einen Kranz nieder, 1955 (In: Stuttgarter Nachrichten Nr. 204 vom 5.9.55, S. 7).
110. Alfons Stiegele, Erich Unseld, Otto Leeser, Julius Mezger, Oberbürgermeister Arnulf Klett, Hans Walz, Ludwig Schweizer und Hanns Rabe(?) als Gruppenbild, wahrscheinlich bei demselben Anlaß entstanden wie Bild Nr. 109, 1955 (In: RBA-Fotoarchiv, Nr. 1788).
111.–117. Sieben verschiedene Bilder von unbekannten Personen beim Hahnemann-Jubiläumskongreß, 1955 (In: AHZ 200/1955, S. 362 Beilage).
118. Alfons Stiegele, 1956 (In: HM 81/1956, S. 177).
119. Alfons Stiegele, 1956 (In: AHZ 201/1956, S. 394).
120. Otto Leeser, 1956 (In: AHZ 201/1956, S. 81).
121. Gerhard Seybold, 1956 (In: Stuttgarter Zeitung vom 4.7.56).
122. Walter A. Müller, 1956 (In: Stuttgarter Zeitung vom 4.7.56).
123. Gerhard Seybold und Walter A. Müller, 1956 (In: Stuttgarter Nachrichten vom 4.7.56).
124. Zeichnung des geplanten Schwesternwohnheimes, 1957 (In: Allgemeine Zeitung vom 7.2.57).
125. Neues Schwesternwohnheim mit Weinbergen im Vordergrund, 1957 (In: Stuttgarter Zeitung vom 13.12.1957, S. 21).
126. Innenansicht des neuen Schwesternwohnheimes, 1957 (In: Stuttgarter Zeitung vom 13.12.1957, S. 22).

127. Schwesternwohnheim mit Schwestern, Außenansicht, 1958 (In: Stuttgarter Nachrichten vom 13.12.57).
128. Hans Ritter, 1957 (In: Stuttgarter Zeitung vom 17.1.57).
129. Hans Walz überreicht Emmy Barth den Schlüssel des neuen Schwesternwohnheimes, 1958 (In: Bosch-Zünder 38/1958, S. 16).
130. Neubau des Schwesternwohnheimes mit Ostflügel des RBK (In: Bosch-Zünder 38/1958, S. 19).
131. Ostflügel des RBK und Schwesternwohnheim, ca. 1958 (In: ADH, 55, Nr. 34).
132. Tagesräume im neuen Schwesternwohnheim mit einigen Diakonie-Schwestern, 1958 (In: ADH, 55, Nr. 32 und 31).
133. Schwester Emmy Barth, Margarete Fischer-Bosch und Robert Bosch d. J. bei der Einweihung des neuen Schwesternwohnheimes, 1958 (In: ADH, 55, Nr. 30, 1958).
134. Arzt und Schwestern im Gespräch, 1958 (In: Bosch-Zünder 38/1958, Heft 1, S. 21–25).
135. Unterricht der Schwestern mit Arzt, 1958 (In: Bosch-Zünder 38/1958, Heft 1, S. 21–25).
136. Schwester bei der Morgentoilette, 1958 (In: Bosch-Zünder 38/1958, Heft 1, S. 21–25).
137. Schwester im Operationssaal, 1958 (In: Bosch-Zünder 38/1958, Heft 1, S. 21–25).
138. Operationsschwester wird telefonisch geweckt, 1958 (In: Bosch-Zünder 38/1958, Heft 1, S. 21–25).
139. Schwester überbringt Patienten die Post, 1958 (In: Bosch-Zünder 38/1958, Heft 1, S. 21–25).
140. Schwester im Treppenhaus, 1958 (In: Bosch-Zünder 38/1958, Heft 1, S. 21–25).
141. Schwestern beim Betten von Patienten, 1958 (In: Bosch-Zünder 38/1958, Heft 1, S. 21–25).
142. Schwester beim EKG, 1958 (In: Bosch-Zünder 38/1958, Heft 1, S. 21–25).
143. Schwestern am Klavier, 1958 (In: Bosch-Zünder 38/1958, Heft 1, S. 21–25).
144. Schwestern im Aufenthaltsraum (1), 1958 (In: Bosch-Zünder 38/1958, Heft 1, S. 21–25).
145. Schwestern im Aufenthaltsraum (2), 1958 (In: Bosch-Zünder 38/1958, Heft 1, S. 21–25).
146. Schwestern mit Ludwig Schweizer und Wilhelm Brunner bei der Einweihung des Wohnheimes, 1958 (In: RBA-Fotoarchiv, Nr. 1790).
147. Otto Leeser, 1958 (In: AHZ 203/1958, S. 1 Beilage).
148. Julius Mezger, 1961 (In: AHZ 206/1961, S. 705).
149. Oswald Schlegel (In: AHZ 207/1962, S. 670).
150.–151. Zwei verschiedene Bilder von Otto Leeser im Garten seines Wohnhauses in England, 1963 (In: AHZ 208/1963, Beilage zu Heft 1).
152. Otto Leeser im Garten seines Wohnhauses in England, mit Martin Stübler, 1963 (In: AHZ 208/1963, Beilage zu Heft 1).
153. Immanuel Wolf, 1964 (In: Stuttgarter Zeitung vom 25.3.1964).
154. Walter A. Müller, 1965 (In: Deutsches Ärzteblatt 62/1965, S. 2788).
155. Schwesternwohnheim des RBK, 1965 (In: Stuttgarter Zeitung vom 6.8.1965).
156. Luftbild der Gegend um das RBK mit schraffierter Fläche, wo Neubau hinkommen soll, 1965 (In: Stuttgarter Nachrichten vom 17.8.65).
157. Heinz Lennemann, 1966 (In: AHZ 211/1966, S. 127).
158. Gesamtansicht des RBK, 1966 (In: Bosch-Zünder 46/1966, S. 104f.).
159. Besucher informieren sich über Vorschläge des Architektenwettbewerbs für das neue RBK, 1966 (In: Bosch-Zünder 46/1966, S. 104f.).

160. Vorsitzende des Preisgerichts des Architektenwettbewerbs für das neue RBK (Knoerzer, Müller und Professor Gutbier) vor einem Modell, 1966 (In: Bosch-Zünder 46/1966, S. 104f.).
161. Modell des ersten Preises des Architektenwettbewerbs für das neue RBK, 1966 (In: Bosch-Zünder 46/1966, S. 104f.).
162. Modell von einem der zweiten Preise des Architektenwettbewerbs für das neue RBK, 1966 (In: Bosch-Zünder 46/1966, S. 104f.).
163. Modell des anderen zweiten Preises des Architektenwettbewerbs für das neue RBK, 1966 (In: Bosch-Zünder 46/1966, S. 104f.).
164. Modell des dritten Preises des Architektenwettbewerbs für das neue RBK, 1966 (In: Bosch-Zünder 46/1966, S. 104f.).
165. Hans Ritter, 1967 (In: AHZ 212/1967, S. 211).
166. Rudolf Pirtkien am Computer, 1967 (In: Stuttgarter Nachrichten vom 20.6.67).
167. Außenansicht der Medizingeschichtlichen Forschungsstelle in der Borsigstraße 5, 1969 (In: KH 14/1969, S. 150).
168. Schrank mit Erinnerungsstücken Hahnemanns in der MGF, 1969 (In: KH 14/1969, S. 150).
169.–170. Zwei verschiedene Bilder des Inneren der Panzerschränke mit dem schriftlichen Nachlaß Hahnemanns in der MGF, 1969 (In: KH 14/1969, S. 151).
171. Ansicht aus dem Symptomen-Lexikon Hahnemanns 1817, (1), MGF 1969 (In: KH 14/1969, S. 153).
172. Ansicht aus dem Symptomen-Lexikon Hahnemanns 1817, (2), MGF 1969 (In: KH 14/1969, S. 154).
173. Konrad Hötzer, 1969 (In: Stuttgarter Zeitung vom 28.4.69, S. 16).
174. Oberin Emmy Barth, 1970 (In: AHZ 215/1970, S. 556).
175. Baustelle des neuen RBK, April 1970 (In: RBA 10/59, Das neue Robert-Bosch-Krankenhaus in Stuttgart, Titelblatt).
176. Gesamtansicht des neuen RBK im Modell, 1970 (In: RBA 10/59, Das neue Robert-Bosch-Krankenhaus in Stuttgart, S. 1).
177. Erich Unseld, 1972 (In: AHZ 217/1972, S. 71).
178. Luftbild des neuen RBK, 1972, (In: Euro med 1972, S. 671).
179. Karl Schreiber, 1972 (In: Bosch-Zünder 52/1972, Heft vom 22.3.).
180. Margarete Fischer-Bosch, 1972 (In: Bosch-Zünder 52/1972, Heft vom 23.2.).
181. Luftbild von altem und neuem RBK zusammen, ca. 1973 (In: StA Stuttgart, Hauptaktei 5, 5410-7).
182.–185. Vier Bilder des RBK während des Baus, ca. 1973 (In: StA Stuttgart, Hauptaktei 5, 5410-7).
186. Altes RBK, ca. 1973 (In: StA Stuttgart, Hauptaktei 5, 5410-7).
187.–190. Vier verschiedene Zeichnungen des neuen RBK, ca. 1973 (In: StA Stuttgart, Hauptaktei 5, 5410-7).
191. Diagramm der Zuständigkeiten und Abhängigkeiten von RBSG bis RBK, ca. 1973 (In: StA Stuttgart, Hauptaktei 5, 5410-7).
192. Walter A. Müller und Karl Schreiber bei der Unterzeichnung des Poolvertrages, ca. 1973 (In: Stuttgarter Nachrichten vom 26.7.73).
193. Friedrich Menge, 1973 (In: AHZ 218/1973, S. 26).
194. Altes und neues RBK, 1973 (In: HM 98/1973, S. 219).
195. Krankenzimmer im neuen RBK, 1973 (In: Stuttgarter Zeitung vom 29.3.73, S. 33).
196. Zentrallabor im neuen RBK, 1973 (In: Stuttgarter Zeitung vom 29.3.73, S. 33).
197. Festgäste bei der Eröffnung des neuen RBK, 1973 (In: Stuttgarter Zeitung vom 29.3.73, S. 25).
198. Karl Schreiber, Arnulf Klett und Robert Bosch d. J. im Operationssaal des neuen RBK, 1973 (In: Stuttgarter Zeitung vom 29.3.73, S. 25).

199. Walter A. Müller und Robert Bosch d. J. bei der Eröffnung des neuen RBK, 1973 (In: Stuttgarter Zeitung vom 29.3.73, S. 25).
200. Luftbild des alten und neuen RBK, am neuen RBK wird noch gebaut, ca. 1973 (In: Stuttgarter Nachrichten vom 31.3.1973, S. 49; auch in: StA Stuttgart, Bildsammlung, Robert-Bosch-Krankenhaus, Nr. F 12234).
201. Eingangsfront des neuen RBK, 1973 (In: Stuttgarter Nachrichten vom 31.3.1973, S. 50).
202. Übersichtsskizze des neuen RBK, 1973 (In: Stuttgarter Nachrichten vom 31.3.1973, S. 50).
203. Krankenzimmer im neuen RBK, 1973 (In: Stuttgarter Nachrichten vom 31.3.1973, S. 51).
204. „Autoanalyser" des neuen RBK, 1973 (In: Stuttgarter Nachrichten vom 31.3.1973, S. 51).
205. Schwester auf Intensivstation des neuen RBK, 1973 (In: Stuttgarter Nachrichten vom 31.3.1973, S. 54).
206. Bewegungsbad im neuen RBK, 1973 (In: Stuttgarter Nachrichten vom 31.3.1973, S. 54).
207. Kneipp-Anlage im neuen RBK, 1973 (In: Stuttgarter Nachrichten vom 31.3.1973, S. 54).
208.–212. Fünf Bilder von einem Symposion in Wien, an dem Heinz Henne teilnahm, 1973 (In: AIGM NHE 29, unter Hn, fotokopiert).
213. Intensivstation (?) des neuen RBK mit Arzt, 1973 (In: Nord-Stuttgarter Rundschau vom 17.4.73, S. 3).
214. Karl Schreiber, Arnulf Klett und Robert Bosch d. J. in einem Operationssaal des neuen RBK, 1973 (In: Stuttgarter Zeitung vom 3.4.73).
215. Walter A. Müller und Robert Bosch d. J., 1973 (In: Stuttgarter Zeitung vom 3.4.73).
216. Fotosammlung zum neuen RBK, 1973 (In: RBK-Dokumentation 1973).
217. Neues RBK, Außenansicht, 1974 (In: Stuttgarter Zeitung vom 27.6.74).
218. Operationssaal der kardiologischen Abteilung (?) des neuen RBK, 1974 (In: Stuttgarter Zeitung, 27.6.74).
219. Hans Walz, 1974 (In: Bosch-Zünder 54/1974, Heft vom 3.5.).
220. Otto Dehler, 1975 (In: AHZ 220/1975, S. 244).
221. Julius Mezger, 1976 (In: AHZ 221/1976, S. 244).
222. Schwesternschülerinnen-Kurs am RBK, 1988 (In: 75 Jahre Diakonieschwesternschaft Herrenberg, S. 21).
223. Heinz Henne, 1989 (In: AHZ 234/1989, S. 72).
224. Friedrich Menge, 1993 (In: AHZ 238/1993, S. 68).

Erhaltene Bilddokumente ohne Datierung:

225. RBK von der Westseite (In: StA Stuttgart, Postkartensammlung, RBK).
226. Patient im RBK (1946?), (In: Privatarchiv Hermann Walther Lehmann, Heidelberg).
227. Beispiel eines Protokolls einer Arzneimittelprüfung (In: AIGM NHE 12).
228. RBK von Südwesten (In: StA Stuttgart, Fotosammlung, Robert-Bosch-Krankenhaus, Nr. F 49237).
229. Alfons Stiegele mit Gattin, Julius Mezger und Hermann Schlüter (1958?), (im Besitz von Felix Olpp Erben; Kopie in AIGM, V, 60, Bilddokumente RBK).
230. Gruppenfoto mit Ernst Bastanier, ? Epplée, Hermann Göhrum, Heinrich Meng, Emil Schlegel und Alfons Stiegele im Hof des Aushilfskrankenhauses in der Marienstraße (1927?), (In: AIGM, V, 60, Bilddokumente RBK).

231. Fotosammlung zum Bosch-Institut für Klinische Pharmakologie (In: Festschrift des IKP 1973–1993).
232. Gesellige Runde bei der Einweihung des Schwesternwohnheimes (1958?), (In: ADH, 55, Nr. 27).
233. Porträt von Ludwig Schweizer (In: RBA-Fotoarchiv, Nr. 3318).
234. Untere Frontseite des RBK, mit Plastik (In: RBA-Fotoarchiv, Nr. 3715).

4 Abkürzungsverzeichnis

ADH	Archiv der Diakonieschwesternschaft Herrenberg e.V.
AHZ	Allgemeine Homöopathische Zeitung
AM	Acta Homoeopathica
AMP	Arzneimittelprüfung
AIGM	Archiv des Instituts für Geschichte der Medizin der Robert Bosch Stiftung
AKVN	Archiv der Kassenärztlichen Vereinigung Nordwürttemberg
ARBK	Archiv des Robert Bosch Krankenhauses
ARBSG	Archiv der Robert Bosch Stiftung GmbH
BA	Bundesarchiv Koblenz
BLhÄ	Biographisches Lexikon hervorragender Ärzte 1880-1930
DHM	Deutsche Homöopathische Monatsschrift
DMW	Deutsche Medizinische Wochenschrift
DZH	Deutsche Zeitschrift für Homöopathie und deren Grenzgebiete
DZVhÄ	Deutscher Zentralverein homöopathischer Ärzte
FAZ	Frankfurter Allgemeine Zeitung
HIP	Hippokrates
HM	Homöopathische Monatsblätter
HStA	Hauptstaatsarchiv
IKP	Institut für Klinische Pharmakologie
KH	Zeitschrift für Klassische Homöopathie
LPZH	Leipziger populäre Zeitschrift für Homöopathie
MBI	Medizinisch-Biologisches Institut
MBW	Medizinal-Bericht von Württemberg
MedGG	Medizin, Geschichte und Gesellschaft
MGF	Medizingeschichtliche Forschungsstelle
RBA	Robert Bosch-Archiv Stuttgart
RBK	Robert-Bosch-Krankenhaus; auch: Archive des RBK
RBSG	Robert Bosch Stiftung GmbH
SMWB	Statistische Monatshefte Württemberg-Baden
SMBW	Statistische Monatshefte Baden-Württemberg
StaatsA	Staatsarchiv
StA	Stadtarchiv
StHK	Stuttgarter Homöopathisches Krankenhaus GmbH
VDH	Verband der Heilkundigen Deutschlands
VVB	Vermögensverwaltung Bosch GmbH
WÄ	Württembergisches Ärzteblatt
ZBVhÄ	Zeitschrift des Berliner Vereins homöopathischer Ärzte
ZfhK	Zeitschrift für homöopathische Klinik
ZV	Deutscher Zentralverein homöopathischer Ärzte

5 Quellen- und Literaturverzeichnis

1 Archivalien

Archiv der Kassenärztlichen Vereinigung Nordwürttemberg
Protokolle

Archiv der Robert Bosch GmbH (RBA)
Bestände 1, 10, 13, 14

Archiv der Robert Bosch Stiftung GmbH (RBSG)
Bestände 1001 (Hans-Walz-Stiftung), 1002 (Robert Bosch Krankenhaus), 1003 (Medizingeschichtliche Forschungsstelle und IGM), 1101 (Forschung in den Institutionen der RBSG), 5002 (Geschäftsführung)

Archiv der Diakonieschwesternschaft Herrenberg e.V.

Bundesarchiv Koblenz
R 18/3786 (Reichsministerium des Innern)

Hauptstaatsarchiv Stuttgart
Bestände EA 2, E 151

Institut für Geschichte der Medizin der Robert-Bosch-Stiftung (IGM)
Archiv: Bestände NRI (Nachlass Hans Ritter), NHE (Nachlass Heinz Henne / Medizingeschichtliche Forschungsstelle), Z (Zentralverein homöopathischer Ärzte), V (Varia)
AV-Archiv
Handakten Prof. Dr. Robert Jütte zu „Institut für Klinische Pharmakologie" und „Paracelsus-Museum"

Privatarchiv Karl-Heinz Gebhardt, Karlsruhe
Ordner Robert-Bosch-Krankenhaus, ca. 1956–1973

Privatarchiv Hermann Walther Lehmann, Heidelberg
Nachlass von Dr. Hellmuth Lehmann (1896–1946)

Robert-Bosch-Krankenhaus (RBK)
Archiv: Bestände 1, 2, 100, 200
Verwaltungsregistratur: Personalakten, 6100, Handakten Heinz Labudda

Staatsarchiv Ludwigsburg
Bestand EL 26/1 (Regierungspräsidium Stuttgart, Abteilung VI Gesundheitswesen)
Bestand F240/1 (Lokalwohltätigkeitsverein Stuttgart)

Stadtarchiv Stuttgart
Bestände: Baurechtsamt D 3800, D 6238, Gesundheitsamt, Hauptaktei Gruppe 5, Gruppe 0–9, Gruppe 0, Sitzungen des Gemeinderates
Fotosammlung
Postkartensammlung
Zeitungsausschnittsammlung

2 Gedruckte Quellen und Literatur

(Aufgrund der großen zeitlichen und inhaltlichen Überschneidungen zwischen Quellen- und Forschungsliteratur wurde auf eine getrennte Ausweisung verzichtet)

Ackerknecht, Erwin H.: Geschichte der Medizin. Stuttgart 1979 (4. durchgesehene Auflage).

Alexander, Karl: Wahre und falsche Heilkunde. Ein Wort der Aufklärung über den Wert der wissenschaftlichen Medicin gegenüber der Gemeingefährlichkeit der Kurpfuscher. Von der Ärztekammer für die Provinz Brandenburg und den Stadtkreis Berlin preisgekrönte Schrift. Berlin 1899.

Allmendinger, Claus-Michael: Robert Bosch und die homöopathische Bewegung in Württemberg. In: *Sigrid Heinze* (Hg.): Homöopathie 1796–1996. Eine Heilkunde und ihre Geschichte. Katalog zur Ausstellung des Deutschen Hygiene-Museums Dresden 17. Mai bis 20. Oktober 1996. Berlin 1996, S. 93–100.

Allmendinger, Claus-Michael: Struktur, Aufgabe und Bedeutung der Stiftungen von Robert Bosch und seiner Firma. Ein Beitrag zur Geschichte des Stiftungswesens in Württemberg von 1900 bis 1964. Wirtschaftswiss. Diss. Mannheim 1977.

Alter, W.: Zur Ordnung im Krankenhauswesen. In: Zeitschrift für das gesamte Krankenhauswesen 36 (1940), S. 262–264.

Ameke, Wilhelm: Die Entstehung und Bekämpfung der Homöopathie. Mit einem Anhang: Die heutige Universitäts-Medicin. Berlin 1884.

Ammann: Bericht über wissenschaftliche Vorträge des 3. internationalen ärztlichen Fortbildungskursus am homöopathischen Krankenhaus in Stuttgart. In: DZH 48 (1931), S. 70ff.

Amtsstuben im Krankenhaus. Stadt Stuttgart kauft das Robert-Bosch-Krankenhaus. In: Stuttgarter Zeitung vom 17.2.1968.

Andersen, Lars Ole: Placebo und Placebo-Effekt. Begriffsgeschichtliche Anmerkungen. In: Roche-Magazin 61 (1998), S. 38–412.

An die Schriftleitung der Dresdner Neuesten Nachrichten [Leserbrief zur Errichtung einer homöopathischen Krankenhausabteilung in Dresden]. In: HM 51 (1926), S. 17.

Antze, Oskar: Über die wissenschaftliche Grundlagen der Homöotherapie. In: AHZ 171 (1923), S. 123–138.

Architekten aus vier Ländern nahmen teil. Erster Preis im Wettbewerb um das neue Robert-Bosch-Krankenhaus geht nach Frankfurt. In: Stuttgarter Nachrichten vom 13.5.1966, S. 17.

Assmann: Homöopathie und Krankenkassen. In: DZH 48 (1931), S. 179–185.

Auch im Krankenhauswesen ist der Wandel das einzig Beständige. Gesundheitspolitik um jeden Preis weder finanziell noch personell realisierbar. In: Amtsblatt der Stadt Stuttgart vom 29.2.1968, S. 1–6.

Auch im neuen Haus ein guter Geist. Das neue Robert-Bosch-Krankenhaus wurde gestern seiner Bestimmung übergeben. In: Nord-Stuttgarter Rundschau vom 29.3.73.

Auf die empirische Therapie kann nicht verzichtet werden. Das Münchner Krankenhaus für Naturheilweisen als Modellfall? Ein ÄP-Gespräch mit W. Zimmermann. In: Ärztliche Praxis 28 (1976), Heft vom 21.2.76.

Aulas, Jean-Jacques [u.a.]: L'homéopathie. Approche historique et critique et évaluation scientifique de ses fondements empiriques et de son efficacité thérapeutique. Lausanne/Paris 1985.

Aus dem Hahnemann-Archiv in Stuttgart. In: KH 14 (1969), S. 149–155.

Ausschuß des Vereins „Stuttgarter homöopathisches Krankenhaus": Geschäftsbericht des Vereins „Stuttgarter homöopathisches Krankenhaus". In: AHZ 153 (1906), S. 60f.

Bäuerle, Theodor: Dienst an Mensch und Volk. In: Theodor Heuss (Hg.): Robert Bosch. Stuttgart/Berlin 1931, S. 69–100.
Balster, Wolfgang: Medizinische Wissenschaft und ärztliche Praxis im Leben des Bochumer Arztes Karl Arnold Kortum (1745–1824). Medizinhistorische Analyse seines Patiententagebuches. Bochum 1990.
Bardua, Heinz: Stuttgart im Luftkrieg 1939–1945 (= Veröffentlichungen des Archivs der Stadt Stuttgart Band 35). Stuttgart 1985 (2. verm. u. verb. Aufl.).
Barraud, A. u. a. (Hg.): Lehrbuch der Hals-, Nasen-, Ohren- und Mundkrankheiten. Basel 1947.
Bartels, Volckmar: Beitrag zur Geschichte der naturwissenschaftlich-kritischen Richtung in der Homöopathie. In: AHZ 180 (1932), S. 273–314.
Bartels, Volckmar: Heilkunst oder Naturwissenschaft – Eine Standortfrage. In: DHM 5 (1954), S. 449–454.
Bartens, Werner: Therapieresistent. Das gegenwärtige Unbehagen in der Medizin. In: FAZ vom 21.5.1997, S. 40.
Barthel, H.: Homöopathie und Wissenschaft. In: KH 20 (1976), S. 11–17.
Bastanier, Ernst: Bericht über den Internationalen ärztlichen Fortbildungskurs am Stuttgarter homöopathischen Krankenhaus. In: DZH 43 (1926), S. 539–541.
Baumann, H.: Klinische Demonstrationen zur homöopathischen Arzneimittellehre. In: HIP 18 (1917), S. 320ff.
Bauwettbewerb für den Neubau des Robert-Bosch-Krankenhauses in Stuttgart. Gefertigt in Zusammenarbeit mit dem Deutschen Krankenhausinstitut e.V., Düsseldorf. o. O. o. J. [1965] (unveröffentlichtes Ms., 63 S. , ein Exemplar in StA Stuttgart, Hauptaktei 5, 5410-7).
Becker, Rolf: Die Briefwechsel von Robert Bosch im Bosch-Archiv. In: Robert Bosch und die deutsch-französische Verständigung. Politisches Denken und Handeln im Spiegel der Briefwechsel (= Bosch-Archiv, Schriftenreihe Band 1). Stuttgart o. J., S. 6–43.
Beitl, Margarita: Marienhospital Stuttgart 1890–1990. Ulm 1990.
Benz, Wolfgang: Patriot und Paria: Das Leben des Erwin Goldmann zwischen Judentum und Nationalsozialismus. Berlin 1997.
Benzenhöfer, Udo: Paracelsus: Leben – Werk – Aspekte der Wirkung. In: *Udo Benzenhöfer* (Hg.): Paracelsus. Darmstadt 1993, S. 7–23.
Berger, Elfriede: Ein Blick in die Diätküche des Robert-Bosch-Krankenhauses in Stuttgart. In: HM 65 (1940), S. 106f.
Berger, Peter L. / Berger, Brigitte / Kellner, Hansfried: Das Unbehagen in der Modernität. Frankfurt a. M./New York 1987.
Bergmann, H.: Zeitgemäße Gedanken über Grundlagen der Homöopathie. In: HIP 14 (1943), S. 391–393.
Bericht über die ordentliche Mitgliederversammlung des Vereins „Stuttgarter homöopathisches Krankenhaus". In: HM 32 (1907), S. 139f.
Bericht über die XXIV. Tagung der „Liga Homoeopathica Internationalis Medicorum" in Montreux (26.–29.7.1960). In: AHZ 205 (1960), S. 512–523.
Beuchelt, Hellmuth: Die homöopathische Wissenschaft der Heilkunde, kurz Homöopathie genannt. In: DHM 11 (1960), S. 236–241.
Bickel, Marcel H.: Antibiotika gegen bakterielle Infektionen. Alexander Fleming und das „Penicillin". In: *Heinz Schott* (Hg.). Meilensteine der Medizin. Dortmund 1996, S. 458–464.
Bier, August: Wie sollen wir uns zur Homöopathie stellen? In: *Oswald Schlegel* (Hg.): Homöopathie und harmonische Ordnung der Heilkunde. Stuttgart 1949, S. 31–60. (zuerst 1925).
Bircher, Ralph: Leben und Lebenswerk Bircher-Benner. Bahnbrecher der Ernährungslehre und Heilkunde. Zürich/Bad Homburg 1959.

Bloss, W.: Oswald Schlegel 75 Jahre. In: AHZ 207 (1962), S. 670f.

Bock, Michael: Soziologie als Grundlage des Wirklichkeitsverständnisses. Zur Entstehung des modernen Weltbildes. Stuttgart 1980.

Böhm, Max: Welche Stellung nimmt die Naturheilmethode gegenüber der Homöopathie, der Magnethopathie und einigen anderen, neueren Heilmethoden ein? In: Naturärztliche Zeitschrift. Organ für Körper- und Geistespflege in gesunden und kranken Tagen nach den Grundsätzen der wissenschaftlichen Naturheilmethode 1 (1889), S. 294–97, 310–14, 325–31.

Böse, Georg: Alleinseligmachende Heilregeln gibt es nicht. Die Hans-Walz-Stiftung als Förderer der Homöopathie. In: Stuttgarter Zeitung vom 18.6.1958, S. 3.

Böttger, H.E.: Erfahrungen mit der homöopathischen Arzneimittelprüfung (HAMP) an der Akademie für Homöopathie und Naturheilverfahren in Celle. In: AHZ 236 (1991), S. 232–239.

Bosch, Robert: Ansprache des Herrn Robert Bosch [bei der Eröffnung des Robert-Bosch-Krankenhauses]. In: Bosch-Zünder 22 (1940), S. 49.

Bosch, Robert: Lebenserinnerungen. Manuskript, geschrieben an Bord der „Brabanti" auf der Reise nach Buenos Aires und Rio de Janeiro. 1921. (Exemplar in Bibliothek der RBSG Nr. 0256)

Boschzündung. Homöopathie und klinische Pharmakologie unter einem Dach. In: euro med 1972, S. 671f. [Siehe dazu auch Entgegnung von W.A. Müller. In: euro med 1972, S. 970–974].

Bothe, Detlef: Die Homöopathie im Dritten Reich. In: *Sigrid Heinze* (Hg.): Homöopathie 1796–1996. Eine Heilkunde und ihre Geschichte. Katalog zur Ausstellung des Deutschen Hygiene-Museums Dresden 17.Mai bis 20. Oktober 1996. Berlin 1996, S. 81–91.

Bothe, Detlef: Neue deutsche Heilkunde 1933–1945: Dargestellt anhand der Zeitschrift „Hippokrates" und der Entwicklung der volksheilkundlichen Laienbewegung. Husum 1991.

Brandt, Herwig: Die Auseinandersetzung um die Homöopathie. Die Homöopathie zwischen Anhängern, Widersachern und Mißinterpreten. Göttingen 1989.

Braun, Artur: Das neue „Krankenhaus für Naturheilweisen" in München und die Schenkung aus dem Jahre 1883. In: AHZ 214 (1969), S. 62–67.

Braun, Artur: Der Wissenschaftscharakter der Homöopathie. In: AHZ 239 (1994), S. 137–146.

Braun, Artur: Homöopathie und moderne Medizin. In: AHZ 228 (1983), S. 193–201.

Braun, Artur: Martin Stübler zum 65. Geburtstag. In: AHZ 225 (1980), S. 268–270.

Braun, Artur: O. Leesers „Die Grundlagen der Heilkunde". Wesentliche Erkenntnisse aus Virusforschung und Bakteriologie. In: AHZ 208 (1963), S. 317f.

Braun, Artur: Walther Zimmermann wird 65 Jahre. 30 Jahre Chefarzt bei der Stiftung Krankenhaus für Naturheilweisen einschließlich Homöopathie in München. In: AHZ 233 (1988), S. 250–253.

Braun, Egon: Dem Gemeinwohl verpflichtet. Aus Leben und Werk von Margarete Fischer-Bosch. In: Bosch-Zünder 52 (1972), Heft vom 22.3.

Braun, Wiltrud: Mit Politik jung geblieben. Die frühere SPD-Stadträtin Ilse Reinhardt ist 102 geworden. In: Stuttgarter Nachrichten vom 18.10.97, S. 28.

Bredow, Rafaela von: Homöopathie. Die Heilung mit dem Nichts? In: Geo, Heft 6/1997, S. 44–56.

Breyer, H.: Einführungskurs in die Homöopathie am Stuttgarter Homöopathischen Krankenhaus (21.–26.September 1936). In: HIP 8 (1937), S. 46–48.

Bruker, M.O.: Homöopathie in der Klinik. Zugleich ein Bericht über die Arbeit im Krankenhaus Eben-Ezer/Lemgo. In: DHM 6 (1955), S. 206–215.

Carstens, Veronika: Laudatio für Herrn Dr.med. Karl-Heinz Gebhardt, Karlsruhe. In: AHZ 229 (1984), S. 207–209.
Charette, Gilbert: Homöopathische Arzneimittellehre für die Praxis. Stuttgart 1991 (6. Aufl.).
Chefarzt der Poliklinik. Dr. Konrad Hötzer im Bosch-Krankenhaus. In: Stuttgarter Zeitung vom 28.4.1969, S. 16.
Chronik Bezirksärztekammer Nordwürttemberg. Stuttgart 1997.
Chronik der Stadt Stuttgart 1933–1993. Veröffentlichungen des Archivs der Stadt Stuttgart. Stuttgart 1982ff.
Clemens, L.: Die Weltsituation der Homöopathie. In: AHZ 220 (1975), S. 148ff
Computer gegen den Tod durch Vergiftung. Stuttgarter Arzt geht ein altes Problem mit neuen Methoden an. In: Stuttgarter Nachrichten vom 20.6.67.

Das 6. Geschäftsjahr des Stuttgarter Homöop. Krankenhauses 1926 in Zahlen. In: HM 52 (1927), S. 34–36.
Das Hahnemann-Archiv in Stuttgart. In: HM 89 (1964), S. 105f.
Das neue Robert-Bosch-Krankenhaus. Sonderdruck aus Bosch-Zünder 53 (1973), Heft 3.
Das neue Robert-Bosch-Krankenhaus. In: Stuttgarter Zeitung vom 29.3.1973, S. 31–48.
Das neue Robert Bosch Krankenhaus. In: Stuttgarter Nachrichten vom 31.3.1973, S. 49–54.
Das neue Robert-Bosch-Krankenhaus. Ein zukunftsweisendes Modell in Stuttgart. In: Der Arzt 1972, S. 407–409.
Das Robert Bosch-Krankenhaus Stuttgart. In: AHZ 188 (1940), S. 64–67.
Das Stuttgarter Homöopathische Krankenhaus – Robert-Bosch-Krankenhaus – im Rohbau fertig. In: HM 63 (1938), S. 65–67.
Debatin, Otto: Sie haben mitgeholfen. Lebensbilder verdienter Mitarbeiter des Hauses Bosch. Stuttgart 1963.
Der Bedarf an Krankenbetten. Gutachter raten vom Bau des Stadtrandkrankenhauses ab. In: Amtsblatt der Stadt Stuttgart vom 25.3.1965, S. 1–3.
Der Hof im Moor. Was aus der Landwirtschaft von Robert Bosch geworden ist. In: Bosch-Zünder 1997, Heft Nr.9, S. 9.
Der Internationale Ärztliche Fortbildungskurs in Stuttgart. In: AHZ 174 (1926), S. 209–236.
Derlich, Heinz: Dr. Benno Schilsky zum 75. Geburtstag. In: AHZ 216 (1971), S. 268f.
Der Neubau des homöopathischen Krankenhauses in Stuttgart. In: HM 40 (1915), S. 63f.
Der V. Internationale ärztliche Fortbildungskurs (am Stuttgarter hom. Krankenhaus; Notiz). In: HM 60 (1935), S. 112.
Deutscher Zentralverein Homöopathischer Ärzte: Mitglieder-Verzeichnis 1939.
Deutscher Zentralverein Homöopathischer Ärzte: Mitgliederverzeichnis 1970.
Deutscher Zentralverein Homöopathischer Ärzte: Mitgliederverzeichnis 1981.
Deutscher Zentralverein Homöopathischer Ärzte: Mitgliederverzeichnis 1988.
Deutscher Zentralverein Homöopathischer Ärzte: Mitgliederverzeichnis 1994.
Diebold, Jutta: Wenn Mediziner über Therapien disputieren. Dr. Gebhardt sprach im Institut für Geschichte der Medizin über den Paradigmenstreit um die Homöopathie. In: Stuttgarter Nachrichten vom 27.2.84.
Die erste städtische Krankenhausabteilung für Homöopathie in Dresden. In: LPZH 61 (1930), S. 478.
Die Genesung der Krankenhäuser. Neue Projekte müssen zurückgestellt werden – Altenpflegeheim notwendig. In: Stuttgarter Zeitung vom 21.1.1966, S. 30.
Die Gründung einer homöopathischen Heilanstalt in Deutschland. In: ZfhK 1 (1851), S. 11f.

Die Homöopathie in der Defensive. Gespräch mit Hans Ritter. In: Ärztliche Praxis 25 (1973), S. 3884–3886.
Die Homöopathische Robert-Bosch-Klinik in Stuttgart. In: Natürlich und gesund, Heft 4/1982, S. 216.
Die milde Macht ist groß. Rückschau eines homöopathischen Arztes auf den Hahnemann-Jubiläumskongreß. In: Stuttgarter Zeitung vom 10.9.1955, S. 35.
Diepgen, Paul: Vitalismus und Medizin im Wandel der Zeiten. In: Klinische Wochenschrift 10 (1931), S. 1433–1438.
Die Robert-Bosch-Stiftung. Stuttgart 1974 (2. Aufl. 1986).
Die Stadt erwirbt das Robert-Bosch-Krankenhaus. Kaufpreis wird zur teilweisen Finanzierung des geplanten Krankenhausneubaus dienen. In: Amtsblatt der Stadt Stuttgart vom 22.2.68, S. 9.
Diezel, P.B.: Grundlagen der Heilkunde von Otto Leeser. In: AHZ 209 (1964), S. 19–28.
Dinges, Martin (Hg.): Homöopathie. Patienten – Heilkundige – Institutionen. Von den Anfängen bis heute. Heidelberg 1996.
Dinges, Martin (Hg.): Medizinkritische Bewegungen im Deutschen Reich (ca. 1870– ca. 1933). Stuttgart 1996.
Dinges, Martin: Professionalisierung homöopathischer Ärzte: Deutschland und Vereinigte Staaten von Amerika im Vergleich. In: MedGG 14 (1995), S. 143–172.
Dinges, Martin (Hg.): Weltgeschichte der Homöopathie. Länder – Schulen – Heilkundige. München 1996.
Dinges, Martin / Schüppel, Reinhart: Vom Nutzen der Homöopathiegeschichte – insbesondere für den „ärztlichen Stand". In: AHZ 241 (1996), S. 11–26.
Dinkelaker, Helmut: Naturheilmittel sind in ihrer Existenz bedroht. In: Stuttgarter Nachrichten vom 11.10.74, S. 25
Donner, Fritz: A. Stiegele, der Begründer einer klinischen Homöopathie. In: HIP 9 (1938), S. 1309f.
Donner, Fritz: Beiträge zu einem Versuche eines Ausbaues der Homöopathischen Arzneimittellehre und Therapie auf funktionspathologischer Grundlage. In: AHZ 181 (1933), S. 406–425.
Donner, Fritz: Bemerkungen zu der Überprüfung der Homöopathie durch das Reichsgesundheitsamt 1936 bis 1939. Unveröffentlichtes Manuskript o. J. (um 1966; der sogenannte „Donner-Report"; Exemplare in IGM, SD I 23 sowie H/k Donn o. J., 5).
Donner, Fritz: Prof. Dr. med. Hans Ritter 80 Jahre alt. In: AHZ 222 (1977), S. 115–118.
Donner, Fritz: Quellenverzeichnis der Arzneiprüfungen von 800 der wichtigsten homöopathischen Heilmittel. o. O. o. J. (ca. 1937).
Donner, Fritz: Über die Ankurbelung der homöopathischen Forschung. In: DZH 49 (1932), S. 180–187.
Donner, Fritz: Über die Bewertung von Erfolgen einer homöopathischen Behandlung. In: AHZ 177 (1929), S. 128–149.
Donner, Fritz: Über Erfahrungen mit der homöopathischen Abteilung des Städt. Rudolf-Virchow-Krankenhauses in Berlin. In: DHM 6 (1955), S. 523–527 und 551–554 sowie 7 (1956), S. 26–32.
Donner, Fritz: Zur klinischen Überprüfung der Homöopathie. In: DZH 54 (1938), S. 238–246 und 275–280.
Donner, Fritz: Zur Situation um den jungen homöopathischen Nachwuchs. In: AHZ 214 (1969), S. 355–364.
Donner, Fritz: Zwischen Gestern und Morgen. In: HIP 18 (1947), S. 299–302.
Dorcsi, Mathias: Allopathie und Homöopathie. In: KH 20 (1976), S. 65–69.
Dorcsi, Mathias: Die Wiener Schule der Homöopathie. In: AHZ 221 (1976), S. 90–99.
Dorcsi, Mathias: Homöopathie geht alle an. In: Modernes Leben natürliches Heilen 101 (1976), S. 195–204.

Dorcsi, Mathias: Wissenschaft und Homöopathie. In: KH 8 (1964), S. 223–277.
Drees, Annette: Die Ärzte auf dem Weg zu Prestige und Wohlstand. Sozialgeschichte der württembergischen Ärzte im 19. Jahrhundert. Münster 1988.
Dreher, Jürgen: „Hier bleibt der Patient auch Persönlichkeit". Das Robert-Bosch-Krankenhaus seit einem Jahr im Neubau. In: Stuttgarter Zeitung vom 27.6.74.
Drexler, Leopold: Die Wiener Schule der Homöopathie. In: AHZ 242 (1997), S. 97–107.
Drexler, Leopold / Bayr, Georg: Die wiedergewonnene Ausstrahlung des früheren Vielvölkerstaates: Österreich. In: *Martin Dinges* (Hg.): Weltgeschichte der Homöopathie. Länder – Schulen – Heilkundige. München 1996, S. 74–101.
Dr. Fritz Donner zum 60. Geburtstag. In: AHZ 201 (1956), S. 255f.
Dr.-Margarete-Fischer-Bosch-Institut für Klinische Pharmakologie 1973–1993. Eine Einrichtung der Robert Bosch Stiftung am Robert-Bosch-Krankenhaus in Stuttgart. o. O. 1993.
Dr. med. Rudolf Pirtkien, Oberarzt am Robert-Bosch-Krankenhaus, Stuttgart, erhält den Professor-Alfons-Stiegele-Forschungspreis für Homöopathie [Notiz]. In: HM 89 (1964), S. 66.
Dr. Otto Leeser als Chefarzt des Robert-Bosch-Krankenhauses in Stuttgart. In: AHZ 201 (1956), S. 81–83.
Dumont, Franz: Nicht nur Hölderlin. Das ärztliche Besuchsbuch Soemmerrings als Quelle für sein soziales Umfeld in Frankfurt am Main. In: Medizinhistorisches Journal 28 (1993), S. 123–153.
Durchschnittlich 19,5 Tage im Krankenhaus. In: Sozialer Fortschritt 1968, S. 268f.

Eckart, Wolfgang U.: Geschichte der Medizin. Berlin u. a. 1994 (2. Aufl.).
Ehlers, Stefan: Homöopathie und Wissenschaft. In: *Manfred Brinkmann/Michael Franz* (Hg.): Nachtschatten im weißen Land. Betrachtungen zu alten und neuen Heilsystemen. Berlin 1982, S. 151–169.
Eichelberg, Otto: Klassische Homöopathie. Heidelberg 1983 (3. Aufl.).
Einhundertfünfzig Jahre Paulinenhilfe Stuttgart 1845–1995. Von der „Armenanstalt für Verkrümmte" bis zur Orthopädischen Klinik. Stuttgart 1995.
Einhundertzwölf Patienten ziehen am Morgen um. Vom alten in das neue Robert-Bosch-Krankenhaus – Rotes Kreuz mit 100 Helfern im Einsatz. In: Stuttgarter Zeitung vom 16.4.73, S. 18.
Ein Krankenhaus der Reformer. In: Stuttgarter Wochenblatt vom 7.7.72, S. 15.
Ein Modell hat sich bewährt. Zehn Jahre Robert-Bosch-Krankenhaus. In: Bosch-Zünder 63 (1983), Heft 10, S. 3.
Ein neues Robert-Bosch-Krankenhaus. Im Gewand Bergheide geplant – Architektenwettbewerb wird ausgeschrieben. In: Stuttgarter Zeitung vom 6.8.65.
Ein Pionier der Technik. Zum 80. Geburtstag von Robert Bosch. In: Württemberger Zeitung vom 23.9.41, S. 3.
Einst Mittelpunkt der homöopathischen Heillehre. Altes Robert-Bosch-Krankenhaus war größte Forschungs- und Lehrstätte der Welt. In: Nordstuttgarter Rundschau vom 29.4.78, S. 23.
Ein zukunftsweisendes Krankenhausmodell. Der Neubau des Robert-Bosch-Krankenhauses in Bad Cannstatt wird insgesamt 105 Millionen Mark kosten. In: Stuttgarter Zeitung vom 28.6.72.
Ein zweiter homöopathischer Krankenhausfonds für Stuttgart. In: HM 29 (1904), S. 105f.
Einführung in die Homöopathie und verwandte Gebiete. In: WÄ 1 (1946), S. 64.
Einweihung des Krankenhauses für Naturheilweisen in München-Harlaching. In: AHZ 214 (1969), S. 3–5.
Einweihung des Schwesternwohnheimes des Robert Bosch-Krankenhauses in Stuttgart. In: Bosch-Zünder 38 (1958), S. 16–20.

Eisele, Klaus: Die „Aktion Goerdeler". Mitverschwörer des 20. Juli 1944 im deutschen Südwesten. Biographische Skizzen. In: *Rudolf Lill/Michael Kißener* (Hg.): 20. Juli 1944 in Baden und Württemberg. Konstanz 1994, S. 155–207.

Elkeles, Barbara: Der Patient und das Krankenhaus. In: *Alfons Labisch/Reinhard Spree* (Hg.): „Einem jeden Kranken in einem Hospitale sein eigenes Bett". Zur Sozialgeschichte des Allgemeinen Krankenhauses in Deutschland im 19. Jahrhundert. Frankfurt am Main/New York 1996, S. 357–373.

Elkeles, Barbara: Einwilligung und Aufklärung in der Arzt-Patienten-Beziehung des 19. und frühen 20. Jahrhunderts. In: MedGG 8 (1989), S. 63–91.

Ellwanger, Erhard: Bilanz eines Lebens. Erlebnisse, Erfahrungen, Gedanken aus acht Jahrzehnten. 2 Bde., o. O. 1998.

Engelhardt, D. von: Kausalität und Konditionalität in der modernen Medizin. In: *Heinrich Schipperges* (Hg.): Pathogenese. Grundzüge und Perspektiven einer Theoretischen Pathologie. Berlin/Heidelberg/New York/Tokyo 1984, S. 32–58.

Eppenich, Heinz: Geschichte der deutschen homöopathischen Krankenhäuser. Von den Anfängen bis zum Ende des Ersten Weltkriegs (= Quellen und Studien zur Homöopathiegeschichte Bd. 1). Heidelberg 1995.

Eppenich, Heinz: Homöopathische Krankenhäuser – Wunsch und Wirklichkeit. In: *Martin Dinges* (Hg.): Homöopathie. Patienten – Heilkundige – Institutionen. Von den Anfängen bis heute. Heidelberg 1996, S. 318–343.

Eppenich, Heinz: Zur Geschichte der richtungsweisenden Dissense unter den Homöopathen, dargestellt am Leitfaden der Geschichte der deutschen homöopathischen Krankenhäuser. In: KH 41 (1997), S. 21–30 und S. 72–81.

Erster Einführungskurs in die Naturheilverfahren im Robert-Bosch-Krankenhaus Stuttgart vom 10. bis 16. September 1951. In: HIP 23 (1952), S. 21–24.

Fäh, Lukas: In memoriam Heinz Henne (5.8.1923–14.11.1988). In: AHZ 234 (1989), S. 72–76.

Fäh, Lukas: Späte Einheit in einem mehrsprachigen Land: Schweiz. In: *Martin Dinges* (Hg.): Weltgeschichte der Homöopathie. Länder, Schulen, Heilkundige. München 1996, S. 102–117.

Faltin, Thomas: „Das unsichere Brot eines von Aerzten diskreditierten Heilkundigen". Der Laienheiler Eugen Wenz (1856–1945) und seine Naturheilanstalt „Marienbad" in Mühringen. In: MedGG 13 (1994), S. 167–187.

Faltin, Thomas: Heil und Heilung. Geschichte der Laienheilkundigen und Struktur antimodernistischer Weltanschauungen in Kaiserreich und Weimarer Republik am Beispiel von Eugen Wenz (1856–1945). MedGG-Beiheft 15, Stuttgart 2000.

Faltin, Thomas: „Kranke Menschen zum Lichte des Lebens zurückführen". Der Laienheilkundige Eugen Wenz (1856–1945) und die Stellung der homöopathischen Laienheiler um 1900. In: *Martin Dinges* (Hg.): Homöopathie. Patienten – Heilkundige – Institutionen. Von den Anfängen bis heute. Heidelberg 1996, S. 185–209.

Faltin, Thomas: Die Heilkraft des Nichts. Umstritten seit zweihundert Jahren: Samuel Hahnemanns Homöopathie. In: Stuttgarter Zeitung vom 25.5.96, S. 49.

Faßbender, Martin: Gedanken zur Eröffnung der Homöopathischen Universitäts-Poliklinik in Berlin. In: AHZ 178 (1930), S. 1–13 (stark gekürzt auch in: LPZH 61/1930, S. 149–153).

Faure, Olivier (Hg.): Praticiens, Patients et Militants de l'homéopathie aux XIXe et XXe siècles (1800–1940). Actes du Colloque franco-allemand Lyon – 11–12 octobre 1990. Lyon 1992.

Festschrift zum hundertjährigen Bestehen des Katharinenhospitals in Stuttgart. Hg. von der Stadtverwaltung Stuttgart. Stuttgart 1928.

Firnkorn, Hans-Jürgen: Förderung der Homöopathie durch die Robert Bosch Stiftung. Vortrag auf der 124. Jahrestagung des Zentralvereins Homöopathischer Ärzte am 25. Mai 1995 in Erfurt. (Manuskript)
Fischer, Ewald: Zum Paradigma-Wechsel in der Medizin. Dr.med. K.-H. Gebhardt zum 65. Geburtstag. In: AHZ 234 (1989), S. 205–210.
Flöhl, Rainer: Neue Möglichkeit für exakte Heilmittel-Prüfung. Das Robert-Bosch-Krankenhaus in Stuttgart hat ein Pharmakologisches Institut – Honorare fließen in einen Pool. In: FAZ vom 29.3.73.
Foucault, Michel: Die Geburt der Klinik. Eine Archäologie des ärztlichen Blicks. Frankfurt a. M. 1993.
Franke, Karl Heinrich: Dr. Robert Bosch 80 Jahre alt. In: LPZH 72 (1941), S. 111.
Fräntzki, Ekkehard: Die Idee der Wissenschaft bei Samuel Hahnemann. In: KH 18 (1974), S. 225–234 und 19 (1975), S. 11–22.
Frauendorf, Rolf: Die Stellung der Homöopathie zu den physikalischen und chemischen Methoden der Heilkunde. In: HIP 26 (1955), S. 519–523.
Frecot, Janos: Die Lebensreformbewegung. In: *Klaus Vondung* (Hg.): Das wilhelminische Bildungsbürgertum. Zur Sozialgeschichte seiner Ideen. Göttingen 1976, S. 138–152.
Frevert, Ute: Akademische Medizin und soziale Unterschichten im 19. Jahrhundert. Professionsinteressen – Zivilisationsmission – Sozialpolitik. In: Jahrbuch des Instituts für Geschichte der Medizin der Robert Bosch Stiftung 4 (1985), S. 41–59.
Frevert, Ute: Krankheit als politisches Problem 1770–1880. Soziale Unterschichten in Preußen zwischen medizinischer Polizei und staatlicher Sozialversicherung. Göttingen 1984.
Fritsche, Herbert: Briefe an Freunde 1931–1959. Stuttgart 1970.
Fritsche, Herbert: Samuel Hahnemann. Idee und Wirklichkeit der Homöopathie. Stuttgart 1954 (2. überarb. Aufl.).
Frühzeit der Homöopathie. Ausgewählte Aufsätze aus dem „Archiv für die homöopathische Heilkunst" aus den Jahren 1822 bis 1838. Herausgegeben und eingeleitet von *Renate Wittern*. Stuttgart 1984.
25 Jahre im Hause Bosch [zu Dr. Karl Schreiber]. In: Bosch-Zünder 52 (1972), Heft vom 22.3., S. 70.
Für die „guten Engel der Kranken". Das neuerbaute Schwesternheim des Robert-Bosch-Krankenhauses eingeweiht. In: Stuttgarter Nachrichten vom 13.12.57.
Für jeden Patienten einen Choral. Das Robert-Bosch-Krankenhaus zog um. In: Stuttgarter Nachrichten vom 16.4.73.
Für sein Wirken geehrt. Dr. Karl Schreiber mit dem Großen Verdienstkreuz ausgezeichnet. In: Bosch-Zünder 56 (1976), Heft vom 13.12., S. 3.
Fürst, Th.: Voraussetzungen für „biologische" Krankenhäuser oder Erholungsheime. In: HIP 6 (1935), S. 746–749.

Gawlik, Willibald: Das homöopathische Krankenhaus Höllriegelskreuth. In: AHZ 205 (1960), S. 461–463.
Gebhardt, Karl-Heinz: Dr. med. Paul Mössinger wird 75 Jahre. In: AHZ 234 (1989), S. 211f.
Gebhardt, Karl-Heinz: Dr. med. Paul Mössinger zum 65. Geburtstag. In: AHZ 224 (1979), S. 193–198.
Gebhardt, Karl-Heinz: Dr. med. Paul Mössinger zum 70. Geburtstag. In: AHZ 229 (1984), S. 212f.
Gebhardt, Karl-Heinz: Geleitwort der Schriftleitung. In: AHZ 231 (1986), Heft 6a, S. 1f.
Gebhardt, Karl-Heinz: Nachruf auf Dr. med. Erwin Schlüren. In: AHZ 242 (1997), S. 258.

Gebhardt, Karl-Heinz: Ritter, H.: Poliklinisches Memorandum aus dem RBK [Rezension]. In: AHZ 224 (1979), S. 125f.

Gebhardt, Karl-Heinz: Laudatio Dr. Friedrich Menge 90 Jahre. In: AHZ 238 (1993), S. 68.

Gebhardt, Karl-Heinz: Wandelt sich das Wissenschaftsverständnis in der Medizin? In: AHZ 231 (1986), Heft 6a, S. 12–19.

Gehlen, Arnold: Genese der Modernität – Soziologie. In: *Hans Steffen* (Hg.): Aspekte der Modernität. Göttingen 1965, S. 31–46.

Gelder der Homöopathie fließen in die Sozialbürokratie. In: Diagnosen 1979 (Juli-Heft?), S. 23.

Gemeinderat unterstützt Denkschrift über medizinisch-klinische Ausbildung in Stuttgart. In: Amtsblatt der Stadt Stuttgart vom 11.3.1965, S. 1–6.

Georgii: Ein Beitrag zur Geschichte des Krankenhauswesens in Württemberg. In: Medizinisches Korrespondenzblatt Württemberg 78 (1908), S. 123f.

Gerfeldt, Ewald: Das Krankenhaus und seine Betriebsführung. Ein Hand- und Nachschlagebuch über Bau, Einrichtung und Betrieb der Krankenanstalten in Gesetz, Verwaltungsrecht und Rechtsprechung nach heutiger Geltung. Stuttgart 1953.

Gerken, Guido: Zur Entwicklung des klinischen Arzneimittelversuches am Menschen. Med. Diss. Mainz 1978.

Gerlach, Walter: Das homöopathische Krankenhaus in London. In: DZH 43 (1926), S. 376–391.

Gerst, Thomas: Neuaufbau und Konsolidierung: Ärztliche Selbstverwaltung und Interessenvertretung in den drei Westzonen und der Bundesrepublik Deutschland 1945–1995. In: *Robert Jütte* (Hg.): Geschichte der deutschen Ärzteschaft. Organisierte Berufs- und Gesundheitspolitik im 19. und 20. Jahrhundert. Köln 1997, S. 195–242.

Geschäftsbericht des Vereins „Stuttgarter homöopathisches Krankenhaus". In: HM 31 (1906), S. 123f..

Gichtel, O. / Menge, F.: Nux vomica. In: Arzt und Patient 62 (1949), S. 101ff.

Gnant: Die Kranken-, Heil- und Pflegeanstalten im Freistaat Württemberg. Stuttgart 1929.

Göhrum, H.: Dem Andenken des Geheimen Hofrats Dr. med. Karl Stiegele. In: HM 62 (1937), S. 177f.

Göhrum, H.: Dr. Ing. e. h. Robert Bosch und die Neue Deutsche Heilkunde. In: HIP 7 (1936), S. 839–843; fast gleichlautend wiederabgedruckt In: HM 61 (1936), S. 147–149.

Göhrum, H.: Dr. med. hom. Richard Haehl †. In: DZH 11 (1932), S. 49–52.

Göhrum, H.: Geheimrat Dr. med. Carl Stiegele feierte am 30. April seinen 80. Geburtstag. In: AHZ 178 (1930), S. 250–253.

Göhrum, H.: Nekrolog [auf Eugen Stemmer]. In: AHZ 167 (1919), S. 59f.

Göhrum, H.: Sanitätsrat Dr. med. Adolf Lorenz. In: HM 48 (1923), S. 30f.

Gönner, Eberhard: König Karl (1864–1891). In: *Robert Uhland* (Hg.): 900 Jahre Haus Württemberg. Leben und Leistung für Land und Volk. Stuttgart 1984, S. 328–340.

Goldene Plakette des DAJ. für Robert Bosch. In: NS-Kurier vom 29.6.40.

Grabert: Stimmungsbild der Stuttgarter Tagung. In: DZH 45 (1928), S. 382–386.

Graf, H. J.: 150 Jahre Olgahospital Stuttgart – die königliche Kinderklinik mit Tradition. In: Kinderkrankenschwester 12 (1993), S. 19f.

Granshaw, Lindsay: The rise of the modern hospital in Britain. In: *Andrew Wear* (Hg.): Medicine in Society. Historical essays. Cambridge 1992, S. 197–218.

Granshaw, Lindsay / Porter, Roy (Hg.): The hospital in history. London/New York 1989.

Gross, F.: Clinical Pharmacology. In: Pharmacologia Clinica 1 (1969), S. 103–105.

Groß, Franz: Die Bedeutung der klinischen Pharmakologie im Krankenhaus. Festvortrag zur Eröffnung des neuen RBK. In: Stuttgarter Zeitung vom 29.3.1973, S. 47.

Gustav Jaeger zum 100. Geburtstag. In: DZH 11 (1932), S. 197–201.
Gutachten zur Gesamtplanung für den Bau von Krankenhäusern und Altersheimen in der Stadt Stuttgart. Erstellt von der Kommunalen Gemeinschaftsstelle für Verwaltungsvereinfachung Köln. Stuttgart 1951.
Gutman, William: Die Homöopathie im Krankenhaus. In: AHZ 201 (1956), S. 242–245.

Häcker-Strobusch, Elisabeth: Johann David Steinestel (1808–1849). Drechsel – Missionar – Homöopath: ein Beruf, zwei Berufungen. In: *Martin Dinges* (Hg.): Homöopathie. Patienten – Heilkundige – Institutionen. Von den Anfängen bis heute. Heidelberg 1996, S. 135–159.
Haehl, Erich: Alphabetisch geordnetes Verzeichnis von Nekrologen und Lebensbeschreibungen homöopathischer Ärzte und Apotheker mit Quellenangabe. In: AHZ 179 (1931), S. 159–170.
Haehl, Erich: Der V. internationale ärztliche Fortbildungskurs am Stuttgarter Homöopathischen Krankenhaus (4.–7. September 1935). In: HIP 6 (1935), S. 769–772.
Haehl, Erich: Geschichte des deutschen Zentralvereins homöopathischer Ärzte. Mit einem Geleitwort von Alfons Stiegele. Leipzig 1929.
Haehl, Erich: Richtfest des Robert-Bosch-Krankenhauses am Mittwoch, den 6. April 1938, in Stuttgart. In: HIP 9 (1938), S. 498–500.
Haehl, Erich (Hg.): Zum Arzt berufen. Heilkunst der alten und neuen Welt im Lichte eines ärztlichen Lebens [unvollendete Autobiographie Richard Haehls, ergänzt durch Erich Haehl]. Leipzig 1934.
Haehl, Richard: Der gegenwärtige Stand der Homöopathie in Amerika. In: DZH 47 (1930), S. 37–45.
Haehl, Richard: Ein Blick in die Zukunft. Vortrag, gehalten in der diesjährigen Generalversammlung der Hahnemannia in Stuttgart. In: HM 26 (1901), S. 85–88 und S. 102–106.
Haehl, Richard: Hahnemann und Paracelsus. In: AHZ 177 (1929), S. 399–419.
Haehl, Richard: Reiseerinnerungen [zum hom. Krankenhaus London]. In: LPZH 54 (1923), S. 142f.
Haehl, Richard: Richtfest des Robert Bosch Krankenhauses am Mittwoch, dem 6. April 1938 in Stuttgart. In: HIP 9 (1938), S. 499.
Haehl, Richard: Samuel Hahnemann. Sein Leben und Schaffen auf Grund neu aufgefundener Akten, Urkunden, Briefe, Krankenberichte und unter Benützung der gesamten in- und ausländischen homöopathischen Literatur. Unter Mitwirkung von Karl Schmidt-Buhl. 2 Bde, Leipzig 1922.
Haehl, Richard: Werbetätigkeit für ein homöopathisches Krankenhaus (bearbeitet von Erich Haehl). In: HM 59 (1934), S. 14–16.
Haehl, Richard: Zur Vorgeschichte des homöopathischen Krankenhauses in Stuttgart. Rede gehalten am 18. und 19. August 1921 zur Eröffnung des neuen homöopathischen Aushilfskrankenhauses in Stuttgart. In: HM 47 (1922), S. 57–60.
Häußermann, Dorothee: Wachsendes Vertrauen in Naturheilmittel [Ergebnisse einer Allensbach-Studie]. In: Deutsches Ärzteblatt 94 (1997), S. C-1857f.
Hahn, Paul: Bau- und Lageplan des Robert-Bosch-Krankenhauses. In: HIP 9 (1938), S. 1310f.
Hahn, Paul: Der Bau des Robert-Bosch-Krankenhauses. In: HIP 11 (1940), S. 321f.
Hahnemann, Samuel: Organon der Heilkunst. Textkritische Ausgabe der von Samuel Hahnemann für die sechste Auflage vorgesehenen Fassung. Bearbeitet, herausgegeben und mit einem Vorwort versehen von Josef M. Schmidt. Heidelberg 1992.
Hahnemann, Samuel: Wie Hahnemann seine Arzneiprüfungen vorgenommen habe? In: Allgemeiner Anzeiger der Deutschen Nr.24/1839 (abgedruckt in *R. Haehl*, Hahnemann, Band II, S. 107f.).

Hahnemann, Samuel: Die Krankenjournale. Hg. von *Robert Jütte*. Heidelberg 1991ff.
Hahnemannia (Hg.): Geschichte der Entwicklung der Homöopathie in Württemberg (bis zur Gründung der Hahnemannia, den 24. Februar 1868). Stuttgart 1889.
Hansen, Friedrich: Risiken und Nebenwirkungen. Die Homöopathie ist umstritten. Keine Studie konnte bisher die Wirksamkeit ihrer Mittel belegen. Gleichwohl sollen sie der Arzneimittelkontrolle entzogen werden. In: Die Zeit vom 2.5.97, S. 33.
Hans Walz zum Gedenken. In: Bosch-Zünder 54 (1974), Heft vom 3.5., S. 2f.
Hans Walz. Zu seinem 85. Geburtstag. In: Stuttgarter Zeitung vom 21.3.68, S. 3.
Harder, Max: Versuch über die Wirksamkeit von Hochpotenzen bei gesunden Meerschweinchen. In: DZH 42 (1925), S. 145–151.
Hartlaub, H.: Klinik oder Poliklinik? namentlich in Leipzig. In: AHZ 80 (1870), S. 65–67.
Hartmann, Franz: Aus Hahnemanns Leben. In: AHZ 26 (1844), Sp. 129–133; Sp. 145–149; Sp. 161–168; Sp. 177–187; Sp. 194–203; Sp. 209–218; Sp. 225–236; Sp. 241–246.
Hartmann, Franz: Meine Erlebnisse und Erfahrungen in der Homöopathie. Ein Beitrag zur Geschichte der ersten Anfänge der Homöopathie. In: AHZ 38 (1850), Sp. 289–297; Sp. 305–311; Sp. 321–330; Sp. 337–342; Sp. 353–358; Sp. 369–378; 39 (1850), Sp. 289–295; Sp. 305–311; 40 (1851), Sp. 305–313; Sp. 321–328; Sp. 337–345; 44 (1852), Sp. 289–297; Sp. 305–309.
Hartwich, Fr.: Über die Möglichkeiten der Klinischen Prüfung der Homöopathie. In: DZH 54 (1938), S. 133–139.
Haug, Alfred: Die Reichsarbeitsgemeinschaft für eine Neue Deutsche Heilkunde (1935/36). Ein Beitrag zum Verhältnis von Schulmedizin, Naturheilkunde und Nationalsozialismus (= Abhandlungen zur Geschichte der Medizin und der Naturwissenschaften, Heft 50). Husum 1985.
Heimann, Hans: Wert und Grenze der Homöopathie in der HNO-Praxis. In: AHZ 212 (1967), S. 485–491.
Heinigke, Carl: Klinik oder Poliklinik? In: AHZ 80 (1870), S. 47f.
Heinze, Sigrid (Hg.): Homöopathie 1796–1996. Eine Heilkunde und ihre Geschichte. Katalog zur Ausstellung des Deutschen Hygiene-Museums Dresden 17. Mai bis 20. Oktober 1996. Berlin 1996.
Henne, Heinz: Alfons Stiegele in memoriam. In: AHZ 217 (1972), S. 1–3.
Henne, Heinz: Alfons Stiegeles Verdienste um die Homöopathie. Zum Andenken an seinen 100. Geburtstag. In: HM 96 (1971), S. 275–277.
Henne, Heinz: Das Hahnemann-Archiv im Robert Bosch-Krankenhaus in Stuttgart. In: Sudhoffs Archiv 52 (1968), S. 166–169.
Henne, Heinz: Das neue Robert-Bosch-Krankenhaus. Tradition und Fortschritt. In: HM 98 (1973), S. 219–224.
Henne, Heinz: Die Hahnemann-Büste im Deutschen Medizinhistorischen Museum in Ingolstadt. In: AHZ 219 (1974), S. 183–185.
Henne, Heinz: Hahnemann. A Physician at the Dawn of a New Era. Stuttgart 1977.
Henne, Heinz: Klinische Pharmakologie – eine Verwirklichung der wissenschaftlichen Methode Hahnemanns heute. In: AHZ 219 (1974), S. 227–232.
Henne, Heinz: Laudatio [auf Hans Ritter]. In: AHZ 215 (1969), S. 317–319.
Henne, Heinz: Wichtige Impulse Hahnemanns für die zeitgenössische therapeutische Praxis. In: AHZ 220 (1975), S. 45–51 und S. 98–103.
Hennig, Karsten: Personalbibliographien der Professoren und Dozenten des Anthropologischen Instituts der Ludwig-Maximilians-Universität zu München im Zeitraum von 1865 bis 1970. Med.Diss. Erlangen 1970.
Herkommer, Hans / Herkommer, Jörg: Das Bürgerhospital in Stuttgart: Innere Klinik, Personal-, Schwestern- und Verwaltungsgebäude. In: Das Krankenhaus 52 (1960), S. 143–150.

Heuss, Theodor: Robert Bosch: Leben und Leistung. Stuttgart/Tübingen 1946.
Hickmann, Reinhard: Die Volkmannin (1796–1863) – Neun Jahre in Behandlung beim Begründer der Homöopathie. In: *Martin Dinges* (Hg.): Homöopathie. Patienten – Heilkundige – Institutionen. Heidelberg 1996, S. 45–67.
Hier kann jeder auf seine Fasson gesund werden. Das homöopathische Robert-Bosch-Krankenhaus wurde seiner Bestimmung übergeben. In: NS-Kurier vom 16.4.40.
Hier kann jeder nach seiner Fasson gesund werden! Im modernsten Krankenhaus Europas, dem Robert-Bosch-Krankenhaus in Stuttgart. In: Apotheker Illustrierte o. J. (ca. 1940, ein Exemplar in StA Stuttgart, Zeitungsausschnittssammlung O 1.5.3, RBK).
Hochstetter, Kurt: Der gegenwärtige Stand der Homöopathie in der Welt. In: AHZ 212 (1967), S. 412ff.
Hoff, Ferdinand: Glanz und Elend der Therapie. In: DMW 86 (1961), S. 1017–1028.
Hofmeister, Marta: Untersuchungen über die Wirkung von Pulsatilla auf die Genitalfunktionen der weißen Maus. In: Archiv für Homöopathie I/1953, S. 24–40.
Homöopathie und ärztliche Praxis. [7 Stellungnahmen] zum Aufsatz von Prof. Dr. med. Gustav Kuschinsky in Heft 8/1975, Seite 497. In: Deutsches Ärzteblatt 72 (1975), S. 1425–1429.
Homöopathie und Kassenpraxis. In: DZH 47 (1930), S. 257ff.
Homöopathisch-biochemische und physikalisch-diätetische Krankenhausabteilung in Dresden (Bericht über die Stadtverordnetensitzung am 1. Juli 1926). In: LPZH 57 (1926), S. 121Bf.
Homöopathische Krankenhäuser? [Leserbrief eines gegnerischen Arztes] In: HM 51 (1926), S. 45f.
Homöopathische Krankenhäuser und Polikliniken in Deutschland. In: HM 63 (1938), S. 96.
Homöopathischer Spital-Verein München e.V. 28. Jahrgang 1911. In: LPZH 43 (1912), S. 65.
Homöopathisches Krankenhaus in München. In: LPZH 58 (1927), S. 79.
Honigmann, Georg: Zwei Jahre Hippokrates. In: HIP 3 (1930/31), S. 1–4.
Hopf, Wolfgang H.: Homöopathie kritisch betrachtet. Stuttgart/New York 1991.
Hötzer, Konrad: Anmerkungen zu den „Erinnerungen an Jahrzehnte mit der Homöopathie" von F. Menge. In: AHZ 228 (1983), S. 71.
Hötzer, Konrad: Hahnemann und Kneipp. In: AHZ 217 (1972), S. 205–212.
Hötzer, Konrad: Was sind naturgemäße Heilweisen. In: HM 97 (1972), S. 243f.
Howell, Joel D.: Technology in the Hospital. Transforming Patient Care in the Early Twentieth Century. Baltimore/London 1997.
Hoyle, Petrie: Die gegenwärtige Lage der Homöopathie, ihre Einrichtungen in verschiedenen Ländern und ihre Erfolge im Vergleich zur Allopathie. Stuttgart 1913.
Huerkamp, Claudia: Der Aufstieg der Ärzte im 19. Jahrhundert: Vom gelehrten Stand zum professionellen Experten: Das Beispiel Preußens. Göttingen 1985.
Hundert Jahre Bürgerhospital an der Tunzhofer Straße. Hg. von der Landeshauptstadt Stuttgart. Stuttgart 1994.

Ilse Reinhardt 102 Jahre. In: Stuttgarter Zeitung vom 18.10.97, S. 29.
Im Osten was Neues. In: Homöopathisches Patientenforum. Zeitschrift des Bundesverbandes Patienten für Homöopathie e.V. Heft 4/1997, S. 4f.
In diesem Stall duftet es nach Tee. Der Bosch-Hof ist das Hauptquartier von „Nur Natur", Europas größtem Ökolebensmittel-Versand. In: Bosch-Zünder 1997, Heft Nr.9, S. 9.
In Stuttgart schlägt das Herz der Homöopathie. Das Robert-Bosch-Krankenhaus und seine Bedeutung. In: Südwestdeutsche Rundschau vom 12.4.55, S. 5.
Institut für Klinische Pharmakologie feiert Jubiläum. 1973–1993. In: Nachrichten aus der Robert Bosch Stiftung 2 (1993), Nr. 3, S. 5.

Internationaler Aerztlicher Fortbildungskurs am Stuttgarter Homöopathischen Krankenhaus am 13.–16. August 1928. In: AHZ 176 (1928), S. 178–182.
Internationaler Aerztlicher Fortbildungskurs am Stuttgarter Homöopathischen Krankenhaus. In: DZH 45 (1928), S. 302.
Internationaler Ärztlicher Fortbildungskurs am Stuttgarter Homöopathischen Krankenhaus 1928. In: DZH 45 (1928), S. 168f.
Internationaler Ärztlicher Fortbildungskurs am Stuttgarter Homöopath. Krankenhaus vom 1.–11. Sept. 1926. In: DZH 43 (1926), S. 353–356.

Jäckle, Renate: Gegen den Mythos Ganzheitliche Medizin. Hamburg 1985.
Jahrbuch des Deutschen Medizinhistorischen Museums 1/1973–75. Ingolstadt 1975. (ein Exemplar in ARBSG 1001-49)
Jehn, Walter: Beobachtungen und Gedanken eines Schulmediziners bei der Prüfung biologischer Heilmethoden in Sprechstunde und Krankenhaus. In: HIP 9 (1938), S. 329–335 und S. 376–383.
Jenichen, R.: Privates oder öffentliches Krankenhaus. In: LPZH 57 (1926), S. 157B.
Jetter, Dieter: Der Erste Europäische Kongreß für Krankenhausgeschichte. In: Das Krankenhaus 52 (1960), S. 351f.
Jetter, Dieter: Die Krankenhäuser in Nordamerika im 19. Jahrhundert. In: Studien zur Krankenhausgeschichte im 19. Jahrhundert im Hinblick auf die Entwicklung in Deutschland. Göttingen 1976.
Jetter, Dieter: Geschichte des Hospitals. Band 1: Westdeutschland von den Anfängen bis 1850. Wiesbaden 1966.
Jetter, Dieter: Grundzüge der Hospitalgeschichte. Darmstadt 1973.
Jetter, Dieter: Grundzüge der Krankenhausgeschichte (1800–1900). Darmstadt 1977.
Jetter, Dieter: Zur Geschichte der Medizin in Stuttgart. Stuttgart o. J. [1970].
Jochem, Bernhard: Die Wissenschaftlichkeit in der Homöopathie. In: HP Heilkunde 1997, S. 35–37.
Jochem, Bernhard: Sambucus nigra – der schwarze Holunder. In: HP Heilkunde 1997, S. 24–28.
Jütte, Robert: Die Enträtselung der Hahnemannschen Q-Potenzen – Eine wissenschaftsgeschichtliche Miszelle. In: MedGG 13 (1994), S. 131–134.
Jütte, Robert: Eine späte homöopathische Großmacht: Indien. In: *Martin Dinges* (Hg.): Weltgeschichte der Homöopathie. Länder, Schulen, Heilkundige. München 1996, S. 355–381.
Jütte, Robert: Geschichte der Alternativen Medizin. Von der Volksmedizin zu den unkonventionellen Therapien von heute. München 1996.
Jütte, Robert (Hg.): Geschichte der deutschen Ärzteschaft. Organisierte Berufs- und Gesundheitspolitik im 19. und 20. Jahrhundert. Köln 1997.
Jütte, Robert: Gesundheitswesen [in Stuttgart in der Nachkriegszeit]. In: *Edgar Lersch* [u. a.]: Stuttgart in den ersten Nachkriegsjahren. Stuttgart 1995, S. 398–421.
Jütte, Robert: Memorandum zur Gründungsgeschichte des Instituts für Klinische Pharmakologie (IKP) am Robert-Bosch-Krankenhaus (RBK). unveröffentl. Ms. 1993.
Jütte, Robert: Samuel Hahnemanns Patientenschaft. In: *Martin Dinges* (Hg.): Homöopathie. Patienten – Heilkundige – Institutionen. Von den Anfängen bis heute. Heidelberg 1996, S. 23–44.
Jütte, Robert: Sozialgeschichte der Medizin. Inhalte – Methoden – Ziele. In: MedGG 9 (1990), S. 149–164.
Jütte, Robert: The Professionalization of Homeopathy in the Nineteenth Century. In: *Robert Jütte / John Woodward* (Hg.): Coping with Sickness. Straßburg 1996.
Jütte, Robert: Vom Armenhaus zur medizinischen Klinik. Parallelen zwischen Gefängnis- und Krankenhauswesen. In: FAZ vom 6.1.92, S. N3.

Jütte, Robert: „Who is a physician?": homeopathy and hydropathy as unorthodoxy in 19th-century Germany. Unveröffentlichtes Vortragsmanuskript, gehalten auf dem Kongreß „Culture, knowledge and healing: historical perspectives of homeopathic medicine in Europe and North America", der vom 5. bis 7. April 1994 in San Francisco stattfand.

Jütte, Robert: 200 Jahre Simile-Prinzip. Magie – Medizin – Metapher. In: AHZ 242 (1997), S. 3–16.

Kabisch, M.: Hahnemann-Jubiläums-Kongreß Stuttgart 1955. In: AHZ 203 (1955), S. 360–362.

Kaiser, Daniel: Zwischenbericht zu meiner Doktorarbeit „Homöopathie im dritten Reich". Unveröffentlichtes Ms. 1993.

Kaptchuk, Ted. J.: Intentional Ignorance: A History of Blind Assessment and Placebo Controls in Medicine. In: Bulletin of the History of Medicine 72 (1998), S. 389–433.

Karrasch, Bertram: Volksheilkundliche Laienverbände im Dritten Reich. Stuttgart 1998.

Kassenbericht des homöopathischen Krankenhausfonds. In: HM 30 (1905), S. 44.

Kaufmann, Franz Xaver: Religion und Modernität. Sozialwissenschaftliche Perspektiven. Tübingen 1989.

ke: Einst Mittelpunkt der homöopathischen Heillehre. Altes Robert-Bosch-Krankenhaus war größte Forschungs- und Lehrstätte der Welt. In: Nordstuttgarter Rundschau v. 29.4.78, S. 23.

Kein Bedarf an einer Giftinformationszentrale. In: Stuttgarter Zeitung vom 24.9.70, S. 25.

Kein Interesse an der Homöopathie. Landes-Universitäten lehnen Forschungsinstitut mit Poliklinik entschieden ab. In: Stuttgarter Zeitung vom 3.11.80.

Keppler, Herbert: Das neue Robert-Bosch-Krankenhaus. Sonderdruck aus: Bosch-Zünder 53 (1973), Heft 3.

Keppler, Herbert: Ein vielbeachteter Wettbewerb. 65 Entwürfe für das neue Robert Bosch-Krankenhaus Stuttgart. In: Bosch-Zünder 46 (1966), S. 104f.

Kienle, Gerhard: Widerspricht die homöopathische Arzneimittelbehandlung den Anforderungen der Arzneimittelsicherheit? (Unveröffentlichtes Ms. 1972; ein Exemplar in AIGM NHE 38, unter *Stübler*).

Klasen, Eva-Maria: Die Diskussion über eine ‚Krise' der Medizin in Deutschland zwischen 1925 und 1935. Mainz 1984.

Klunker, W.: Die Selbstbehauptung der Homöopathie in der verwissenschaftlichten Welt. In: KH 19 (1975), S. 221–229.

Klunker, W.: Die Wissenschaftlichkeit der Homöopathie. In: KH 21 (1977), S. 221–230.

Klunker, W.: Schlußbemerkungen zu Ritters Stellungnahme zu meiner Statistik- und Stannumarbeit. In: KH 18 (1974), S. 40–43.

Klunker, W.: Über die statistischen Grundlagen von Ritters Methodenkritik. In: KH 17 (1973), S. 68–72.

Knick, Artur: Ohren-, Hals-, Rachen- und Kehlkopfkrankheiten. Berlin 1936.

Koch, Klaus: Schulmedizin in der Zwickmühle. In: Deutsches Ärzteblatt 94 (1997), S. B-2260.

Köbberling, Johannes: Der Wissenschaft verpflichtet. Eröffnungsvortrag des Vorsitzenden des 103. Kongresses der Deutschen Gesellschaft für Innere Medizin, Wiesbaden, 6.4.97. In: Medizinische Klinik 92 (1997), S. 181–189.

Köbberling, Johannes: Trug der sanften Medizin. Falsche Toleranz ebnet Sektierern den Weg. Ein Warnruf. In: Die Zeit, Heft 18/1997, S. 33f.

Köhler, Gerhard: Lehrbuch der Homöopathie. Bd. 1 Grundlagen und Anwendung. Stuttgart 1988 (5. Aufl.).

Köhler, Georg / Kässens, Felix: Das neue Robert-Bosch-Krankenhaus. In: Das Krankenhaus 61 (1969), S. 320–327.

König, Hilde: Berufung und Beruf der Krankenschwester. In: Bosch-Zünder 38 (1958), Heft 1, S. 21–25.
Kötschau, K.: Zur Gesundheitspolitik im Krankenhaus. In: HIP 12 (1941), S. 685–688.
Kolb, Herbert / Leipner, Kurt (Hg.): Katharinenhospital Stuttgart 150 Jahre (= Veröffentlichungen des Archivs der Stadt Stuttgart Band 29). Stuttgart 1977.
Kollegiale Verfassung der ärztlichen Selbstverwaltung mit Honorar-Pool. Neue Struktur für das Stuttgarter Robert-Bosch-Krankenhaus. In: FAZ vom 29.6.72, S. 7f.
Kottwitz, Friedrich: Bönninghausens Leben. Hahnemanns Lieblingsschüler. Berg am Starnberger See 1985.
Krabbe, Wolfgang R.: Gesellschaftsveränderung durch Lebensreform. Strukturmerkmale einer sozialreformerischen Bewegung im Deutschland der Industrialisierungsperiode. Göttingen 1974.
Krankenhäuser mit hochmoderner Ausstattung. Seit 1948 hat Stuttgart in Krankenhäuser 200 Mill. DM investiert und 250 Mill. DM Zuschüsse zu den ungedeckten Krankenhausbetriebskosten geleistet. In: Amtsblatt der Stadt Stuttgart vom 20.4.67, S. 6f.
Krankenhausbedarfsplan Baden-Württemberg. Stufe I. Hg. vom Ministerium für Arbeit, Gesundheit und Sozialordnung. Stuttgart 1977.
Krankenhausplanbetten 2000. Hg. von der Landeshauptstadt Stuttgart, Referat Wirtschaft und Krankenhäuser. Stuttgart 2000.
Krankenhaus für Naturheilweisen [München-Harlaching]. München o. J. [1968]. (ein Exemplar in ARBSG 1002-76)
Krukemeyer, Hartmut: Entwicklung des Krankenhauswesens und seiner Strukturen in der Bundesrepublik Deutschland. Analyse und Bewertung unter Berücksichtigung der gesamtwirtschaftlichen Rahmenbedingungen und der gesundheitspolitischen Interventionen. Bremen 1988.
Kuhn, Thomas S.: Die Struktur wissenschaftlicher Revolutionen. Frankfurt a. M. 1988 (2. revidierte und um das Postskriptum von 1969 ergänzte Auflage).
Kunstmann: Das Robert-Bosch-Krankenhaus. In: HIP 9 (1938), S. 1308.
Kuschinsky, Gustav: Homöopathie und ärztliche Praxis. In: Deutsches Ärzteblatt 72 (1975), S. 497–502. [dazu 7 Stellungnahmen in: Deutsches Ärzteblatt 72 (1975), S. 1425–1429.]

Labisch, Alfons / Spree, Reinhard (Hg.): „Einem jeden Kranken in einem Hospitale sein eigenes Bett". Zur Sozialgeschichte des Allgemeinen Krankenhauses in Deutschland im 19. Jahrhundert. Frankfurt am Main/New York 1996.
Labisch, Alfons / Spree, Reinhard: Sozialgeschichte des Allgemeinen Krankenhauses in Deutschland (19. und frühes 20. Jahrhundert). Fünfte Internationale Interdisziplinäre Arbeitsgemeinschaft zur Sozialgeschichte der Medizin, Universität Düsseldorf, Institut für Geschichte der Medizin, 1. bis 3. April 1993. In: Historia Hospitalium 19 (1993/94), S. 287–300.
Lachmund, Jens / Stollberg, Gunnar (Hg.): The Social Construction of Illness. Illness and Medical Knowledge in Past and Present (= MedGG, Beiheft 1). Stuttgart 1992.
Lamasson, F.: Bericht über den Stand der Homöopathie in Frankreich im Jahre 1965. In: AHZ 211 (1966), S. 352–357.
Lampert, H.: Die Aufgaben des Hochschullehrers und des Krankenhausleiters im Ringen um eine neue deutsche Heilkunde. In: HIP 7 (1936), S. 289–294.
Landerer, Werner: Die Privatkrankenanstalten in der Gegenwart und ihre Probleme. Sonderdruck aus: Die Privatkrankenanstalt 68 (1966).
Landerer, Werner: Wirtschaftlich-finanzielle Entwicklung, Lage und Bedeutung der Privatkrankenanstalten in der Nachkriegszeit. Sonderdruck aus: Privatklinik und Sanatorium 64 (1962).

Landesverband Baden-Württemberg im DZhÄ: Zu den Vorgängen am Robert-Bosch-Krankenhaus. In: AHZ 201 (1956), S. 259–262.
Lang, G.: Homöopathie und Wissenschaft. In: KH 29 (1985), S. 92–100.
Langner, Bernd: Das Marienhospital in Stuttgart (1890). Ein katholisches Krankenhaus mit oktogonalen Anbauten. In: Historia Hospitalium 18 (1989–92), S. 203–222.
Leeser, Otto: Ausbildung in der Homöopathie. In: DMW 78 (1953), S. 1803ff.
Leeser, Otto: Das Problem der Wirksamkeit hoher Potenzen. In: AHZ 177 (1929), S. 149–162.
Leeser, Otto: Das Robert-Bosch-Krankenhaus. Seine Bedeutung für die Homöopathie in Deutschland und der Welt. In: HM 79 (1954), S. 1–4 (Wiederabdruck unter gleichem Titel in: Stuttgarter Jahrbuch 1954/55. Stuttgart o.J., S. 101–106 und leicht gekürzt in: Almanach zum Hahnemann-Jubiläumskongreß, Stuttgart 1955, S. 35–42).
Leeser, Otto: Die Stellung der Homöopathie in der Gesamtmedizin. In: HIP 22 (1951), S. 315–318.
Leeser, Otto: Die Stellung der Homöopathie in der Medizin. In: Die Medizinische Welt 21 (1955), S. 1255–1260.
Leeser, Otto: Grundlagen der Heilkunde (= Allgemeiner Teil des Lehrbuchs der Homöopathie). Ulm 1963 (3. völlig neubearbeitete Auflage).
Leeser, Otto: Homöopathie und Naturheilkunde in der Klinik. In: HIP 24 (1953), S. 586–589.
Leeser, Otto: Leitsätze zur Eingliederung der Homöopathie in den medizinisch-klinischen Unterricht. In: HIP 3 (1930/31), S. 250f.
Leeser, Otto: Wie sollen wir die Homöopathie heute lehren? In: HIP 26 (1955), S. 510.
Leeser, Otto / Janner, K.: Die Aktivität frisch geschaffener Kristalloberflächen und ihre Bedeutung für die Entstehung der Staublungenerkrankungen. In: Archiv für Homöopathie I/1953, S. 17–23.
Leeser, Otto / Janner, K.: Untersuchungen über die Potenzierung in der Homöopathie mit Hilfe von radioaktivem Phosphor. In: Archiv für Homöopathie I/1953, S. 9–16.
Leeser, Otto / Schrenk, R.: Eine Arzneimittelprüfung der Rauwolfia serpentina. In: Archiv für Homöopathie II/1955, S. 2–50.
Lehmann, Hermann Walther: Chronik der Familie Lehmann. (Manuskript o.J. [ca.1995]).
Lehrstuhl für Homöopathie. Ulmer Bürger wenden sich an den Landtag. In: Stuttgarter Zeitung vom 14.1.66.
Leipner, Kurt (Hg.): Krankenhaus Bad Cannstatt 100 Jahre (= Veröffentlichungen des Archivs der Stadt Stuttgart Band 32). Stuttgart 1981.
Leistner, Ernst: Das neue Schwesternwohnheim des Robert-Bosch-Krankenhauses in Stuttgart. In: Der Krankenhausarzt 31 (1958), Sonderdruck.
Leiter des Instituts für klinische Pharmakologie. Stellenanzeige in: DMW 95 (1970), S. 112.
Lembeck, Fred: Allopathie – Homöopathie. In: Landarzt 42 (1966), S. 405–407.
Lembke, Detlef: Der Einfluß der medizinischen Spezialisierung auf den modernen Krankenhausbau im 19. und 20. Jahrhundert. In: Historia Hospitalium 14 (1981/82), S. 221–244.
Lennemann, Heinz: Einem lieben Freund zum Gedenken. Dr. Otto Dehler 1902–1975. In: AHZ 220 (1975), S. 243f.
Lennemann, Heinz: Klassische Homöopathie und/oder naturwissenschaftlich-kritische Homöopathie (im Spiegelbild von Adolf Portmann „An den Grenzen des Wissens". Econ-Verlag 1974). In: AHZ 222 (1977), S. 19–21.
Leonhard, Joachim: Motive zum Heilpraktikerbesuch. Eine empirische Untersuchung über die sozialen Motive und die Krankengeschichte als Hintergrund eines Entscheidungsprozesses. Tenningen 1984.

Lersch, Edgar / Poker, Heinz H. / Sauer, Paul: Stuttgart in den ersten Nachkriegsjahren (= Veröffentlichungen des Archivs der Stadt Stuttgart Band 66). Stuttgart 1995.

Leschinsky-Mehrl, Irene: Der Streit um die Homöopathie in der ersten Hälfte des 19. Jahrhunderts. Med. Diss. München 1988.

Lichtenthaeler, Charles: Geschichte der Medizin. Die Reihenfolge ihrer Epochen-Bilder und die treibenden Kräfte ihrer Entwicklung. Bd. II: Frühneuzeit (1500–1800), eigentliche medizinische Moderne (1800–1939) und Zeitgeschichte und Futurologie. o. O. 1977 (2. Aufl.).

Lill, Rudolf / Kißener, Michael (Hg.): 20. Juli 1944 in Baden und Württemberg. Konstanz 1994.

Linde, Klaus / Clausius, Nicola u. a.: Are the clinical effects of homoeopathy placebo effects? A meta-analysis of placebo-controlled trials. In: The Lancet 350 (1997), S. 834–843.

Loetz, Francisca: Vom Kranken zum Patienten. „Medikalisierung" und medizinische Vergesellschaftung am Beispiel Badens 1750–1850. Stuttgart 1993.

Lorbacher, Arnold: Das homöopathische Krankenhaus als Lehranstalt. In: AHZ 117 (1888), S. 79f.

Lorbacher, Arnold: Woran liegt es, daß die homöopathischen Spitäler bei uns in Deutschland nicht recht gedeihen wollen? In: AHZ 136 (1898), S. 194–197 und AHZ 137 (1898), S. 18–20.

Lorenz: Die Stellung der Homöopathie in Württemberg im 20. Jahrhundert. In: DZH 39 (1922), S. 346–352.

Lucae, Christian: Die Bestrebungen zur Institutionalisierung der Homöopathie an deutschsprachigen Universitäten von 1812 bis 1933. Ing. Diss. Mannheim 1996.

MacKeown, Thomas: Die Bedeutung der Medizin: Traum, Trugbild und Nemesis. Frankfurt a. M. 1982.

Maehle, Andreas-Holger: Organisierte Tierversuchsgegner: Gründe und Grenzen ihrer gesellschaftlichen Wirkung (1879–1933). In: *Martin Dinges* (Hg.): Medizinkritische Bewegungen im Deutschen Reich (ca. 1870–ca. 1933). Stuttgart 1996, S. 109–125.

Mahle-Stiftung finanziert ein Modellkrankenhaus. „Filderklinik e.V." plant nach anthroposophischen Gesichtspunkten eine 200-Betten-Klinik – Vorläufig kein Staatsbeitrag. In: Stuttgarter Zeitung vom 4.7.72, S. 19.

Margittai, Alexander: Prof. v. Bakodys Bedeutung für die Ausgestaltung der modernen Homöopathie. In: AHZ 184 (1936), S. 31ff.

Marquardt, Ernst: Geschichte Württembergs. Stuttgart 1962 (2. durchgesehene Auflage).

Martini, Paul / Brückner, L. / Dominicus, K. / Schulte, A. / Stegemann, A.: Homöopathische Arzneimittel-Nachprüfungen. In: Naunyn-Schmiedebegs Archiv exp. Path. u. Pharmak. 191 (1958), S. 141–171 und 192 (1959), S. 131–140 und S. 425–446.

Martini, Paul: Die Arzneimittelprüfung und der Beweis des Heilerfolgs. In: AHZ 187 (1939), S. 154–167.

Martini, Paul: Homöopathie und Wissenschaft. In: DHM 10 (1959), S. 541–554 und S. 560–562.

Martini, Paul: Schlußwort. In: DMW 84 (1959), S. 1280.

Martini, Paul: Über die homöopathische Arzneimittelprüfung am Gesunden. In: Münchener Medizinische Wochenschrift 86 (1939), S. 721–725 und S. 1048f.

Martiny, Marcel: Geschichte der Homöopathie. In: *Jean-Charles Sournia* [u. a.]: Illustrierte Geschichte der Medizin. Salzburg 1982, Bd. 6, S. 2295–2317.

Matussek, J.: Der strukturelle Wandel des Krankenhauses in den letzten 50 Jahren. Das Krankenhaus erfährt zutiefst den Wandel des Zeit- und Lebensverständnisses. In: Amtsblatt der Stadt Stuttgart vom 15.2.68, S. 5–7

Matussek, J.: Die Stuttgarter Krankenhäuser. In: Krankenhaus Umschau 35 (1966), S. 281–284.

Mauch, O., v.: Zur Frage der Wissenschaftlichkeit der Homöotherapie und der Beweisbarkeit ihrer Erfolge. In: DHM 6 (1955), S. 377–379.

Medizinal-Bericht von Württemberg [Bände für die Jahre 1895 bis 1904]. Im Auftrag des königlichen Ministeriums des Innern, hg. von dem königlichen Medizinal-Kollegium. Stuttgart [1898–1906].

Medizinal-Bericht von Württemberg [Bände für die Jahre 1913–1926 und 1927–1934]. Hg. vom württembergischen Innenministerium. Stuttgart 1932 und 1939.

Meng, Heinrich: Leben als Begegnung. Stuttgart 1971.

Menge, Friedrich: Erinnerungen an Jahrzehnte mit der Homöopathie. Bericht eines württembergischen Apothekers. In: AHZ 227 (1982), S. 185–191.

Menge, Friedrich: Schoelers Ehrentafel der wichtigsten homöopathischen Ärzte. In: AHZ 223 (1978), S. 147–154.

Mengen, Gabriele: Übersicht über die Entwicklung der Homöopathie in der Bundesrepublik Deutschland von 1945–1988. Med. Diss. Münster 1991.

Mezger, Julius: Die internationalen ärztlichen Fortbildungskurse am Stuttgarter Homöopathischen Krankenhaus. In: HIP 7 (1936), S. 881.

Mezger, Julius: Eine Arzneimittelprüfung mit der Alraunwurzel Mandragora officinarum. In: Archiv für Homöopathie I/1953, S. 41–100.

Mezger, Julius: Gesichtete Homöopathische Arzneimittellehre. Bearbeitet nach den Ergebnissen der Arzneiprüfungen, der Pharmakologie und der klinischen Erfahrungen. 2 Bde, Heidelberg 1991 (9. Aufl.).

Mezger, Julius (Hg.): Aus Lehre und Praxis der Homöopathie. Ein Einführungslehrgang am Stuttgarter Homöopathischen Krankenhaus September 1936. Stuttgart/Leipzig 1937.

Mezger, Julius: Über meine Erfahrungen mit Arzneimittelprüfungen. Rückblick und Ausblick. In: AHZ 219 (1974), S. 138–145, S. 185–192, S. 233–237 und 220 (1975), S. 9–13.

Mezger, Julius: Um was es ging! Eine kurze Darstellung der Hintergründe zur Umbesetzung in der ärztlichen Leitung des Robert-Bosch-Krankenhauses. In: DHM 7 (1956), S. 635–641 (Kurzbericht auch in: AHZ 202/1957, S. 170f.)

Mezger, Julius: Zum Geburtstag von Hans Wapler und Alfons Stiegele. In: DZH 57 (1941), S. 376–378.

Moderne Schwesternwohnungen in Licht, Luft und Sonne. Querflügel am Robert-Bosch-Krankenhaus – Balkone, große Fenster und Terrasse. In: Allgemeine Zeitung vom 7.2.57.

Mössinger, Paul: Behandlung der Angina mit Mercurius. Auswertung der Fragebogenaktion der Forschungsgemeinschaft für Homöopathie. In: AHZ 213 (1968), S. 145–148.

Mössinger, Paul: Der praktische Arzt als Fachmann für Erfahrung und Beobachtung. Neue Denkansätze für die Allgemeinmedizin. Heidelberg 1974.

Mössinger, Paul: Dr. Julius Mezger zum 80. Geburtstag. In: AHZ 216 (1971), S. 267f.

Mössinger, Paul: In Memoriam Dr. Julius Mezger. In: AHZ 221 (1976), S. 244f.

Mössinger, Paul: Kritische Betrachtungen zur heutigen Homöopathie am Beispiel der Pulsatilla. In: DHM 7 (1956), S. 489–513 (mit Diskussionsbeiträgen von E. Assmann, Herbert Unger und Wilhelm Schwarzhaupt).

Mössinger, Paul: Moderne Medizin und Homöopathie. In: AHZ 211 (1966), S. 289–299.

Morlock-Gulitz, Renate: 75 Jahre Gottes gutes Geleit. Geschichte der Schwesternschaft 1913–1988. In: Evangelische Diakonieschwesternschaft (Hg.): 75 Jahre Evangelische Diakonieschwesternschaft Herrenberg e.V. 1913 – 1988. Herrenberg 1988, S. 6–20.

Mossa: Ein Erinnerungsblatt an Ober-Medicinalrath Dr. Paul von Sick, † am 16. Dezember 1900. In: AHZ 142 (1901), S. 19–22.

Mossa: Zum 25jährigen Jubiläum des Ober-Medicinalraths Dr. von Sick als homöopathischer Anstaltsarzt am Diakonissenhause zu Stuttgart. In: LPZH 21 (1890), S. 216f.

Müller, A.M. Klaus: Homöopathie zwischen Heilkunst und Wissenschaft. In: AHZ 236 (1991), S. 49–55 und 102–108.

Müller, Roland: Stuttgart zur Zeit des Nationalsozialismus. Stuttgart 1988.

Müller, Walter A.: Der Ort der Homöopathie in der allgemeinen Medizin. Bemerkungen zu einem Kongreß der homöopathischen Ärzte Deutschlands in Bad Harzburg. In: Stuttgarter Zeitung vom 22.6.60.

Müller, W.A.: Klinischer Beitrag zur Problematik der Homöopathie. In: Therapiewoche 28 (1978), S. 9384–9386.

Munk, Fritz: Alfons Stiegeles Klinische Homöopathie. In: AHZ 201 (1956), S. 398–408.

Murken, Axel Hinrich: Das Bild des deutschen Krankenhauses im 19. Jahrhundert. Münster 1978 (2. Aufl.).

Murken, Axel Hinrich: Die bauliche Entwicklung des deutschen Allgemeinen Krankenhauses im 19. Jahrhundert. Göttingen 1979.

Murken, Axel Hinrich: Grundzüge des deutschen Krankenhauswesens von 1780 bis 1930 unter Berücksichtigung von Schweizer Vorbildern. In: Gesnerus 39 (1982), S. 7–45.

Murken, Axel Hinrich: Vom Armenhospital zum Großklinikum: Die Geschichte des Krankenhauses vom 18. Jahrhundert bis zur Gegenwart. Köln 1988.

Nachtmann, Walter: Die medizinische Versorgung der Stuttgarter Bevölkerung im Zweiten Weltkrieg. In: Stuttgart im Zweiten Weltkrieg. Stuttgart 1990, S. 63–70.

Nachtmann, Walter: Karl Strölin. Stuttgarter Oberbürgermeister im „Führerstaat". Stuttgart 1995.

Narr, Helmut: Aufklärung der Patienten. Eine Stellungnahme zur Rechtsprechung aus ärztlicher Sicht. In: Ärzteblatt Baden-Württemberg 40 (1985), S. 433f.

1946–1986 40 Jahre Union Deutscher Heilpraktiker Landesverband Baden-Württemberg e.V. Stuttgart 1986.

Neue Chefärzte am Bosch-Krankenhaus. Jetzt zwei Innere Abteilungen – Enger Kontakt zwischen Arzt und Patienten. In: Stuttgarter Nachrichten vom 4.7.56.

Neue Modelle werden ausprobiert. Eröffnung für Frühjahr 1973 in Aussicht genommen – Baukosten mehr als 100 Millionen Mark. In: Stuttgarter Nachrichten vom 28.6.72, S. 16.

Neues Bosch-Krankenhaus für 56 Millionen Mark. In: Stuttgarter Nachrichten vom 10.4.68, S. 14.

Neue Wege in ärztlicher Technik und Organisation. Ein modernes Robert-Bosch-Krankenhaus entsteht auf der Bergheide – Im Endausbau 460 Betten – Das Schwergewicht liegt auf der Inneren Medizin. In: Stuttgarter Zeitung vom 31.7.72, S. 16.

Nicholls, Phillip A.: Homoeopathy and the medical profession. London/New York/Sydney 1988.

Nicholls, Phillip A. / Morrell, Peter: Laienpraktiker und häretische Mediziner: Großbritannien. In: *Martin Dinges* (Hg.): Weltgeschichte der Homöopathie. Länder – Schulen – Heilkundige. München 1996, S. 185–213.

Niethammer, Lutz (Hg.): Lebenserfahrung und kollektives Gedächtnis. Die Praxis der „Oral History". Frankfurt a. M. 1985.

Oemisch, Hartmut: Das homöopathische Krankenhaus München. In: Almanach zum Hahnemann-Jubiläumskongreß. Stuttgart 1955, S. 57f.

Organisations-Statut für das Robert-Bosch-Krankenhaus Stuttgart vom 1. Juli 1973 i. d. Fassung vom 1. Dezember 1975. Stuttgart 1976.

Ostermayr, Benno: Homöopathie im Mittelpunkt: Dem Ganzheits-Konzept verbunden! Aus dem ehemaligen „Homöopathischen Spital" entwickelte sich das Münchener „Krankenhaus für Naturheilweisen". In: Der Freie Arzt 35 (1994), Heft 6/7, S. 32–37.

Paracelsus – Reformator der Medizin. Morgen öffnet im Kronprinzenpalais eine Paracelsus-Ausstellung ihre Pforten. In: Württemberger Zeitung vom 14./15.6.1941, S. 3.
Paracelsus, der Schwabe und deutsche Arzt. Zur Paracelsus-Ausstellung im Kronprinzenpalais. In: Stuttgarter Neues Tagblatt vom 14.6.41, S. 5.
Payer, Peter: Die Organisationsstruktur des neuen Robert-Bosch-Krankenhauses. In: Das Krankenhaus 65 (1973), S. 141–148.
Payer, Peter / Walter, Christoph: Die Robert Bosch Stiftung. In: Lebensbilder deutscher Stiftungen Bd. 5. Tübingen 1986, S. 195–215.
Petzinger, von: Zur Lage (Nach der 116. Jahresversammlung des DZVhÄ in Eutin vom 7. bis 9. Mai 1964). In: KH 8 (1964), S. 228–233.
Peuckert, Will-Erich: Leben, Künste und Meinungen des viel beschriebenen Theophrastus Paracelsus von Hohenheim. Jena 1928.
Pfleiderer, Alfred: Das Stanger-Bad nach Wesen, Wirkung und Anwendung. Stuttgart/Leipzig 1932.
Pfleiderer, Alfred: Homöopathie und Krankenkassenwesen. In: DZH 47 (1930), S. 291f.
Pirtkien, Rudolf: Eine Arzneimittelprüfung mit Belladonna. Versuche zur wissenschaftlichen Begründung der Homöopathie Bd. 2. Stuttgart 1963.
Pirtkien, Rudolf: Eine Arzneimittelprüfung mit Bryonia. Versuche zur wissenschaftlichen Begründung der Homöopathie Bd. 1. Stuttgart 1962.
Pirtkien, Rudolf: Zehn Jahre Forschung auf dem Gebiet der Homöotherapie. In: Zeitschrift für Allgemeinmedizin 52 (1976), S. 1203–1209.
Pischel: Wissenschaftlicher Bericht [über den Hahnemann-Jubiläumskongreß in Stuttgart]. In: AHZ 203 (1955), S. 362–374.
Planer, Reinhard (Hg.): Der Kampf um die Homöopathie pro und contra. Leipzig 1926.
Planer, Reinhard: Homöopathie im Krankenhaus. Vortrag, gehalten im Lehrervereinshaus Berlin am 26. Januar 1928 zum Werbeabend für ein homöopathisches Krankenhaus. In: LPZH 59 (1928), S. 61–63.
Private Initiative im Bereich der Daseinsvorsorge. Ansprache des Ministerpräsidenten bei der Übergabe des Robert-Bosch-Krankenhauses – Krankenhausbedarfsplan angekündigt. In: Staatsanzeiger für Baden-Württemberg vom 7.4.1973, S. 2.
Prokop, Ludwig / Prokop, Otto: Wissenschaftliche Medizin und Homöopathie. Vortrag, gehalten an der Universität Bonn im Rahmen des Studium universale am 22. Februar 1967. In: Österreichische Ärztezeitung 22 (1967), S. 1492–1494 und S. 1511–1514.
Prokop, Otto / Wimmer, Wolf: Der moderne Okkultismus. Parapsychologie und Paramedizin. Magie und Wissenschaft im 20. Jahrhundert. Stuttgart 1976.
Puhlmann: Dr. Johann Ernst Stapf. In: LPZFH 27 (1896), S. 27f.

Rabe, Hanns: Praktische Homöopathie im Rahmen einer Neuen Deutschen Heilkunde. In: HIP 7 (1936), S. 870–875.
Rabe, Hanns: Sallers Kritik der Homöopathie. In: DHM 5 (1954), S. 337–341.
Rabovsky, Kristin: Homöopathie und ärztliche Ethik – Begriffe und handlungsorientierende Werte homöopathischer Ärzte heute. Freiburg i. Br. 1993.
Rahlfs, V.W. / Mössinger, Paul: Asa foetida bei Colon irritabile. In: DMW 104 (1979), S. 140–143.
Regin, Cornelia: Naturheilkunde und Naturheilbewegung im Deutschen Kaiserreich. Geschichte, Entwicklung und Probleme eines Bündnisses zwischen professionellen Laienpraktikern und medizinischer Laienbewegung. In: Medizin, Gesellschaft und Geschichte 11 (1993), S. 177–202.

Regin, Cornelia: Selbsthilfe und Gesundheitspolitik. Die Naturheilbewegung im Kaiserreich (1889 bis 1914). (= Jahrbuch des Instituts für Geschichte der Medizin der Robert Bosch Stiftung, Beiheft 4). Stuttgart 1995.
Reichsmedizinalkalender für Deutschland 54 (1933). Teil II: Ärztliches Handbuch und Ärzteverzeichnis.
Reinhardt, J.: Hahnemann-Gedenkfeier im Robert-Bosch-Krankenhaus, Stuttgart. In: DZH 59 (1943), S. 240.
Repschläger, G.: Begrüßung für den Vorstand. In: AHZ 231 (1986), Heft 6a, S. 2–5.
Resch, Gerhard / Gutmann, Viktor: Wissenschaftliche Grundlagen der Homöopathie. Berg am Starnberger See 1986.
Richter, A.: Zur Problematik des Wirksamkeitsnachweises in der Homöopathie. In: AHZ 236 (1991), S. 3–10 und S. 56f.
Rigl: Ein Festtag für das Robert-Bosch-Krankenhaus. Wohnheim für 165 Schwestern feierlich eingeweiht – Ein großes und wertvolles Geschenk. In: Stuttgarter Zeitung vom 13.12.57, S. 21.
Rigl: Ein rechtes Heim für Schwestern. Genußvoller Spaziergang durch ein neues Haus – Nicht nur ein städtebaulicher Gewinn. In: Stuttgarter Zeitung vom 13.12.57, S. 22.
Risse, Guenter B.: Hospital History: New Sources and Methods. In: *Roy Porter/Andrew Wear*: Problems and methods in the history of medicine. London/New York/Sydney 1987, S. 175–203.
Ritter, Hans: Aktuelle Homöopathie. Theorie und Praxis. Stuttgart 1962.
Ritter, Hans: Ars medici obstans. In: Der Landarzt 41 (1965), S. 177–181.
Ritter, Hans: Bemerkungen zur Asthmabehandlung Voegelis. In: KH 9 (1965), S. 177–184.
Ritter, Hans: Bemerkungen zur Lage der Homöopathie in der Bundesrepublik und Vorschläge zu ihrer Verbesserung. In: AHZ 216 (1971), S. 97–107.
Ritter, Hans: Das alte Lied. In: KH 17 (1973), S. 38–43.
Ritter, Hans: Die Homöopathie in der medizinischen Situation unserer Zeit. In: DHM 10 (1959), S. 49–56.
Ritter, Hans: Die Homöopathie in der Problemsphäre der modernen Therapie. Schlußfolgerungen aus einer Umfrage. In: AHZ 213 (1968), 66–71.
Ritter, Hans: Dr. med. Max Kabisch 70 Jahre. In: AHZ 214 (1969), S. 402f.
Ritter, Hans: Ein homöopathischer doppelter Blindversuch und seine Problematik. Sonderdruck aus: HIP 37 (1966), S. 472–476.
Ritter, Hans: Fritz Donner †. In: AHZ 224 (1979), S. 163–165.
Ritter, Hans: Hiatus practicus in der medizinischen Ausbildung. In: Deutsches Ärzteblatt 62 (1965), S. 395f.
Ritter, Hans: Homöopathie als Ergänzungstherapie. Stuttgart 1954.
Ritter, Hans: Homöopathie gestern und heute. In: HM 97 (1972), S. 3–6.
Ritter, Hans: Homöopathie und Wissenschaft. In: DHM 10 (1959), S. 554–560.
Ritter, Hans: Homöopathie und Wissenschaft. Erwiderung, vgl. *Martini, P.*, dt. Wschr., Nr.14, 1959, S. 633–638. In: DMW 84 (1959), S. 1278–1280.
Ritter, Hans: Kann in unserem praktischen Denken und Handeln eine homöopathische Komponente heute noch sinnvoll sein? In: Der Landarzt 42 (1966), S. 989–995.
Ritter, Hans: Nochmals zur Stellung der Homöopathie in der freien Praxis und zur Problematik von Fragebogen. In: AHZ 215 (1970), S. 62–68.
Ritter, Hans: Poliklinisches Memorandum aus dem Robert-Bosch-Krankenhaus. Stuttgart 1978 (unveröffentlicht).
Ritter, Hans: Positives und Negatives in der Homöopathie. In: Fortschritte der Medizin 79 (1961), S. 557f.
Ritter, Hans: Praktische Medizin im Zeitalter der Technik. In: Regensburger Universitäts-Zeitung 7 (1971), S. 17–20.

Ritter, Hans: Samuel Hahnemann. Begründer der Homöopathie. Sein Leben und Werk in neuer Sicht. Heidelberg 1986 (2.Aufl.).
Ritter, Hans: Vernünftige kritische Anwendung der Homöopathie? In: DHM 11 (1960), S. 586–594.
Ritter, Hans: Wissenschaftliche Medizin und Homöopathie. Erwiderung auf den gleichnamigen Aufsatz und L. und O. Prokop in Heft 13/1967 dieser Zeitschrift. In: Österreichische Ärztezeitung 23 (1968), S. 790–793.
Ritter, Hans / Wünstel, Georg: Homöopathische Propädeutik. Einführung in die Grundlagen der praktischen Homöopathie. Stuttgart 1988 (2. Aufl.).
Ritter, Hans: Zum 70. Geburtstag Alfons Stiegeles. In: AHZ 190 (1942), S. 1–4.
Ritter, Hans: Zur Fallverteilung in der Allgemeinpraxis. In: Münchener Medizinische Wochenschrift 110 (1968), S. 1456–1466.
Ritter, Hans: Zur Frage der Lehre und der praktischen Ausbildung in der Homöopathie. In: DHM 11 (1960), S. 189–196.
Robert Bosch 80 Jahre alt. In: Völkischer Beobachter vom 21.9.41, S. 4.
Robert-Bosch-Krankenhaus 1973 fertig. 105-Millionen-Projekt für Kranke, Wissenschaft und Forschung – Sehr große Tat ohne staatliche Hilfe. In: Cannstatter Zeitung vom 28.6.72, S. 4.
Robert-Bosch-Krankenhaus Stuttgarts Polizeipräsidium? Zur Zeit werden noch Untersuchungen über diese Möglichkeit angestellt – Eine Chance der Polizei rasch zu helfen und einige Millionen zu sparen. In: Cannstatter Zeitung vom 31.1.69, S. 3f.
Robert-Bosch-Krankenhaus vor dem Bau. Wenn milde Witterung anhält erfolgt der erste Spatenstich in den nächsten Tagen – 420 Betten vorgesehen. In: Cannstatter Zeitung vom 20.1.69.
Robert-Bosch-Krankenhaus wird 25 Jahre alt. In: Cannstatter Zeitung vom 25.6.74, S. 3.
Robert Bosch Pionier der Arbeit. Weitere Ehrungen für den achtzigjährigen Jubilar. In: Stuttgarter Neues Tagblatt vom 24.9.41, S. 1.
Robert Bosch Stiftung (Hg.): Bestandsaufnahme Robert-Bosch-Krankenhaus Stuttgart. [unveröffentlichtes Ms. 1982].
Robert Bosch Stiftung (Hg.): Robert-Bosch-Krankenhaus. Dokumentation. Stuttgart o.J.
Robert-Bosch-Stiftung mißachtet den Willen des Stifters. Die Homöopathische Robert-Bosch-Klinik in Stuttgart. In: Aktion Gesundheit und Umwelt e.V., Information 51. o.J. (ca. 1983) (Exemplar in ARBSG 1003-16).
Rogalla, Dorothea / Wollert, Annemarie: Warum gehen Patienten zum Heilpraktiker? Eine Untersuchung der Gründe und Leitsymptome, die Patienten zum Heilpraktiker führen, ihre Persönlichkeitsstruktur und Verhaltensweisen, ihre Erwartungen und Erfahrungen, durchgeführt in zwei Heilpraktikerpraxen. Med. Diss. Hannover 1980.
Röper, Heinz: Computer gegen den Tod durch Vergiftung. In: Stuttgarter Nachrichten vom 20.6.67.
Römer, Robert: Zum 90. Geburtstag von Dr. Adolf Voegeli. In: KH 32 (1988), S. 217–222.
Römer, Robert: Zum Tode von Dr. med. Adolf Voegeli. In: KH 37 (1993), S. 81.
Rogers, Naomi: An alternative path: the making und remaking of Hahnemann Medical College and hospital of Philadelphia. New Brunswick 1998.
Rothermel, Gisela: Beim Pool soll jeder seinen Vorteil haben. Das Stuttgarter Robert-Bosch-Krankenhaus will der Demokratisierung eine Bresche schlagen. In: Stuttgarter Nachrichten vom 26.7.73.
Rothermel, Gisela: Ein Hundert-Millionen-Geschenk für die Stuttgarter Bürger. Das neue Robert-Bosch-Krankenhaus: ohne öffentliche Mittel finanziert. In: Stuttgarter Nachrichten vom 29.3.73.
Rothermel, Gisela: Nüchterne Forschung. In: Stuttgarter Nachrichten vom 29.3.73, S. 17.

Rückfall ins Mittelalter. Mit einer winzigen Gesetzesänderung will Bonn Milliarden für die „sanfte Medizin" lockermachen. Künftig sollen alternative Heilmethoden auf Kosten der Krankenkassen abgerechnet werden – auch dann, wenn sie nicht nachweisbar wirksam sind. In: Der Spiegel vom 19.5.97, S. 22–33.

S., O.: Dem Robert-Bosch-Krankenhaus zum Geleit. In: HM 65 (1940), S. 43–45.
Saal, Rainer: Gegen Boschs Willen Homöopathie verdrängt. Im Bosch-Krankenhaus werde Wille des Stifters mißachtet. In: Stuttgarter Nachrichten vom 3.6.83.
Saller, Karl: Das Arbeitsprogramm des Robert-Bosch-Krankenhauses. Festrede anläßlich des 25jährigen Bestehens des Stuttgarter Homöopathischen Krankenhauses, jetzt Robert-Bosch-Krankenhaus, zugleich 25jähriges Arbeitsjubiläum von Professor Dr. Stiegele am Haus. In: HIP 17 (1946), S. 3–7 (Sonderheft).
Saller, Karl: Die gebräuchlichsten homöopathischen Mittel. In: HIP 19 (1948), S. 197f.
Saller, Karl: Experimentelle Homöopathie. In: HIP 19 (1948), S. 230–237.
Saller, K.: Homöopathische Konstitutionstherapie. Berlin/Tübingen/Saulgau 1949 (2. verbesserte und ergänzte Aufl.).
Saller, Karl: Neue Vorstellungen vom Wesen der Homöopathie. Nach einem Rundfunkvortrag. In: Südwestdeutsches Ärzteblatt 4 (1949), S. 59–61.
Saller, Karl: Übersicht über die Grenzen von Homöopathie und Naturheilverfahren. In: Arzt und Patient 62 (1949), S. 381–390.
Satzungen des Deutschen Zentralvereins homöopathischer Ärzte e.V. In: DHM 5 (1954), S. 105f.
Sauerteig, Lutz: Salvarsan und der „ärztliche Polizeistaat". Syphilistherapie im Streit zwischen Ärzten, pharmazeutischer Industrie, Gesundheitsverwaltung und Naturheilverbänden (1910–1927). In: *Martin Dinges* (Hg.): Medizinkritische Bewegungen im Deutschen Reich (ca.1870–ca.1933). Stuttgart 1996, S. 161–200.
Sch., R.H.: Paracelsus: „Der Arzt muß wachsen von Kindheit an". Gedanken zur Ehrung des großen Deutschen in Stuttgart und Tübingen. In: Stuttgarter NS-Kurier vom 14.6.41, S. 4.
Schadewaldt, Hans: Die großen Fortschritte der Inneren Medizin im 20. Jahrhundert. In: Die Medizinische Welt 36 (1985), S. 1–4.
Schadewaldt, Hans: Homöopathie und Schulmedizin. Eine historische Würdigung. In: AHZ 217 (1972), S. 98–107, S. 160–164 und S. 213–216.
Schäfer, Roland: Medizin, Macht und Körper: Überlegungen zu Foucault. Jahrbuch für kritische Medizin 7: Organisierung zur Gesundheit: Argument-Sonderband 73 (1981), S. 178–195.
Scharpff, W.: Eine nicht gehaltene Ansprache auf dem Deutschen Krankenhaustag 1966 in Stuttgart. In: Der Krankenhausarzt 39 (1966), Sonderdruck.
Schier, Josef: Bericht über die bisherigen Versuche mit homöopathischer Therapie an Frankfurter Universitätskliniken. In: AHZ 181 (1933), S. 175–192.
Schiller, Maria: Eine Großstadtbevölkerung [Stuttgart] in der Krise. In: HIP 19 (1948), S. 269–279.
Schimert, G.: Gedanken über den Einbau der Homöopathie in die Klinik. In: AHZ 186 (1937), S. 10–21.
Schindler: Dr. F. Menge – 65 Jahre. In: AHZ 212 (1967), S. 553f.
Schipperges, Heinrich: Entwicklung moderner Medizin. Probleme, Prognosen, Tendenzen. Stuttgart 1968.
Schipperges, Heinrich: Moderne Medizin im Spiegel der Geschichte. Stuttgart 1970.
Schirm, Liselotte: Zur Differentialtherapie der Hyperthyreosen mit thyreostatischen Substanzen. In: HIP 19 (1948), S. 189–193.
Schlegel, Emil (Hg.): Fortschritte der Homöopathie in Lehre und Praxis. Nebst Anhang: Moderne Bewegungen in der Ophthalmologie. Regensburg 1928.

Schlegel, Emil: Das Heilproblem. Einführung der Homöopathie. (= Annalen der Naturphilosophie, 2. Beiheft) Leipzig 1912.
Schlegel, Emil: Die Krebskrankheit: ihre Natur und ihre Heilmittel. München 1908.
Schlegel, Emil: Die Stellung der Homöopathie zu den Grundfragen der Heilkunde. Eine allgemeine Einleitung in die Lehren Hahnemanns besonders für Aerzte und Studirende der Medicin. Kiel 1883.
Schlegel, Emil: Paracelsus in seiner Bedeutung für unsere Zeit. Tübingen 1922.
Schlegel, Martin: Gefahren des Krankenhauses. In: HM 61 (1936), S. 88f.
Schlegel, Martin: Homöopathie und moderne Klinik. In: DZH 43 (1926), S. 337–340.
Schlegel, Oswald: Die Kluft zwischen Homöopathie und wissenschaftlicher Medizin geschlossen? In: HIP 11 (1940), S. 1099–1103.
Schlegel, Oswald: Erste homöopathische Klinik Deutschlands. Das Robert-Bosch-Krankenhaus eine Forschungs- und Lehrstätte der homöopathischen Wissenschaft. In: Technik, Monatszeitung des Stuttgarter NS-Kurier, Ausgabe Juli 1940, S. 1.
Schlevogt, Ernst: Die biologische Medizin und ihre Entwicklung in den letzten 25 Jahren. In: HIP 21 (1950), S. 409–413.
Schlich, Thomas / Schüppel, Reinhart: Gibt es einen Aufschwung für die Homöopathie? Von der Schwierigkeit, die Verbreitung der Homöopathie unter Ärzten festzustellen. In: *Martin Dinges* (Hg.): Homöopathie. Patienten – Heilkundige – Institutionen. Von den Anfängen bis heute. Heidelberg 1996, S. 210–225.
Schlüter, Hermann: Über Entwicklung und Aufgabe der Homöopathie. In: HIP 12 (1941), S. 1241–1243.
Schlütz, M.: Betrachtungen zur klinischen Homöopathie. In: HIP 7 (1937), S. 793–796.
Schlütz, M.: Zur „Biographie der homöopathisch-biologischen Klinik der Städtischen Krankenanstalten Bremen". In: Almanach zum Hahnemann-Jubiläumskongreß. Stuttgart 1955, S. 53–56.
Schmeer, E.H.: Die travestierte Homöopathie – Mimikry im dritten Reich. In: AHZ 233 (1988), S. 10–14.
Schmideberg, M.: Geschichte der homöopathischen Bewegung in Ungarn. Leipzig 1929.
Schmidt, Josef M.: Katalog der Bibliothek des Krankenhauses für Naturheilweisen. München 1990.
Schmierer, Wolfgang / Hofer, Karl / Schneider, Regina: Akten zur Wohltätigkeits- und Sozialpolitik Württembergs im 19. und 20. Jahrhundert. Inventar der Bestände der Zentralleitung des Wohltätigkeitsvereins und verbundener Wohlfahrtseinrichtungen im Staatsarchiv Ludwigsburg. Stuttgart 1983.
Schnabel, Ulrich: Arznei für Leib und Seele. Die Schwäche der Schulmedizin verschafft alternativen Heilmethoden den Zulauf. Eine Antwort auf Johannes Köbberlings Kritik an der Paramedizin. In: Die Zeit vom 9.5.97.
Schnütgen, Robert: Geschichte und Aufgabe des ZVHÄ. In: DHM 1 (1950), S. 18–28.
Schnütgen, Robert: Wie weit ist die Homöopathie modern? In: DHM 2 (1951), S. 97–105.
Schoeler, Heinz: Bericht über die Vorlesungen an der Leipziger Homöopathischen Poliklinik im Wintersemester 1936/37. In: AHZ 185 (1937), S. 205–207.
Schoeler, Heinz: 25 Jahre Homöopathisch-biologische Klinik Bremen unter Dr. Martin Schlütz. In: AHZ 206 (1961), S. 318f.
Schoeler, Heinz: Dr. med. Martin Schlütz. In: AHZ 217 (1972), S. 272–274.
Schoeler, Heinz: Erich Unseld zum 65. Geburtstag. In: AHZ 217 (1972), S. 71–75.
Schoeler, Heinz: Hans Wapler †. In: AHZ 196 (1951), S. 105–110.
Schoeler, Heinz: In memoriam Erich Unseld. In: AHZ 219 (1974), S. 25f.
Schoeler, Heinz: Merkblatt zur Durchführung einer homöopathischen Arzneimittelprüfung. In: HIP 10 (1939), S. 288.
Schoeler, Heinz: Prof. Dr. Alfons Stiegele als Kliniker der Homöopathie. In: AHZ 201 (1956), S. 396–398.

Schoeler, Heinz: Prof. Dr.med. Hans Ritter zum 70. Geburtstag. In: AHZ 212 (1967), S. 210–213.
Schoeler, Heinz: Prof.-Alfons-Stiegele-Forschungspreis für Homöopathie. In: AHZ 207 (1962), S. 797–799.
Schoeler, Heinz: Wer blieb und was bleibt? Ein Rückblick über die vier vergangenen Jahrzehnte der Homöopathie. In: AHZ 219 (1974), S. 1–13, S. 51–58, S. 106–111 und AHZ 220 (1975), S. 89–97, S. 133–136 und S. 178–186.
Schön, Theodor: Die Entwickelung des Krankenhauswesens und der Krankenpflege in Württemberg. In: Med. Korrespondenzblatt 71 (1901), S. 542–546, S. 553–558, S. 671–675; 72 (1902), S. 81–83, S. 185–189, S. 347–350, S. 553–560, S. 701–708, S. 721–723, S. 734–741, S. 835–838, S. 881–883; 73 (1903), S. 339–341, S. 565–568, S. 597–599, S. 657–665, S. 762–765, S. 917–922; 74 (1904), S. 12f., S. 215–217, S. 302–304, S. 368–370, S. 523–526, S. 711–713, S. 776–778, S. 834–840, S. 961f., S. 1000–1002, S. 1039–1041 und S. 1060f.
Scholtyseck, Joachim: Der „Stuttgarter Kreis" – Bolz, Bosch, Strölin: ein Mikrokosmos des Widerstands gegen den Nationalsozialismus. In: *Rudolf Lill/Michael Kißener* (Hg.): 20. Juli 1944 in Baden und Württemberg. Konstanz 1994, S. 61–123.
Scholtyseck, Joachim: Robert Bosch, die deutsch-französische Verständigung und das Ende der Weimarer Republik. In: Robert Bosch und die deutsch-französische Verständigung. Politisches Denken und Handeln im Spiegel der Briefwechsel (= Bosch-Archiv, Schriftenreihe Band 1). Stuttgart o. J., S. 44–116.
Scholtyseck, Joachim: Robert Bosch und der liberale Widerstand gegen Hitler 1933–1945. München 1999.
Schramek, Josef: In memoriam Dr. Franz Kindler. In: AHZ 214 (1969), S. 166f.
Schreiber, Kathrin: Samuel Hahnemann in Leipzig. Förderer, Gegner und Patienten: Das soziale Netzwerk der Homöopathie zwischen 1811 und 1821. Med. Diss. Dresden 1997. Quellen und Studien zur Homöopathiegeschichte, Band 8. In Vorbereitung.
Schüppel, Reinhart: Die amerikanische Homöopathie des 19. Jahrhunderts – ein Lehrstück für heute? Kurzer geschichtlicher Abriß und einige Schlußfolgerungen. In: AHZ 238 (1993), S. 47–53.
Schwarzhaupt, Wilhelm: Dr. Heinz Lennemann 60 Jahre alt. In: AHZ 211 (1966), S. 126f.
Schwarzhaupt, Wilhelm: Die Zukunftsaufgaben der Homöopathie im Rahmen der Forderungen der allgemeinen Medizin. In: AHZ 207 (1962), S. 211–236.
Schwarzhaupt, Wilhelm: 25jähriges Bestehen des Robert-Bosch-Krankenhauses in Stuttgart. In: AHZ 210 (1965), S. 229f.
Seidler, Eduard: Fortschritt und Grenzen der aktuellen Medizin. In: Heinz Schott (Hg.): Chronik der Medizin. Dortmund 1993, S. 475f.
Seidler, Eduard: Geschichte der Pflege des kranken Menschen. Stuttgart 1980.
Seybold, Gerhard: Abschied von Walter A. Müller. In: Ärzteblatt Baden-Württemberg 37 (1982), S. 395.
Seybold, Gerhard: Die Heilweise der Homöopathie. Stuttgart 1958.
Shorter, Edward: Heilanstalten und Sanatorien in privater Trägerschaft, 1877–1933. In: *Alfons Labisch/Reinhard Spree* (Hg.): „Einem jeden Kranken in einem Hospitale sein eigenes Bett". Zur Sozialgeschichte des Allgemeinen Krankenhauses in Deutschland im 19. Jahrhundert. Frankfurt am Main/New York 1996, S. 320–333.
Sick, Paul von: Die Homöopathie am Krankenbette erprobt. Theil 1: Die Homöopathie im Diakonissenhause zu Stuttgart. Eine Festschrift zur Feier des 25jährigen Bestehens der genannten Anstalt vorgelegt. Stuttgart 1879.
Sick, Paul von: Rückblick auf die Entwicklung der Homöopathie in Württemberg. In: ZBVhÄ 11 (1892), S. 411–430.

Spree, Reinhard (Hg.): Statistik des Gesundheitswesens vom frühen 19. Jahrhundert bis 1938. Lange Reihen zum Heilpersonal und zum Krankenhauswesen. Universität Konstanz 1990.

Spree, Reinhard: Quantitative Aspekte der Entwicklung des Krankenhauswesens im 19. und 20. Jahrhundert: „Ein Bild innerer und äußerer Verhältnisse". In: *Alfons Labisch/Reinhard Spree* (Hg.): „Einem jeden Kranken in einem Hospitale sein eigenes Bett". Zur Sozialgeschichte des Allgemeinen Krankenhauses in Deutschland im 19. Jahrhundert. Frankfurt am Main/New York 1996, S. 51–88.

Spree, Reinhard: Krankenhausentwicklung und Sozialpolitik in Deutschland während des 19. Jahrhunderts. In: HZ 260 (1995), S. 75–105.

Stadt Stuttgart (Hg.): Statistisches Handbuch der Stadt Stuttgart 1900–1957. Stuttgart 1959.

Statistisches Handbuch für Württemberg. Bände 1901ff., 1914–21, 1922–26, 1927–35.

Stadt Stuttgart kauft Robert-Bosch-Krankenhaus. In: Stuttgarter Nachrichten vom 17.2.68.

Statistische Monatshefte Baden-Württemberg 1 (1953) bis 21 (1973). Hg. vom statistischen Landesamt Baden-Württemberg. Stuttgart 1953ff. [ab Band 19/1971 unter dem Titel: Baden-Württemberg in Wort und Zahl].

Statistische Monatshefte Württemberg-Baden 1 (1947) bis 4 (1950). Hg. von den statistischen Landesämtern in Stuttgart und Karlsruhe. Stuttgart 1948ff.

Staudt, Dörte: „[...] den Blick der Laien auf das Ganze gerichtet [...]." Homöopathische Laienorganisationen am Ende des 19. und zu Beginn des 20. Jahrhunderts. In: *Martin Dinges* (Hg.): Homöopathie. Patienten – Heilkundige – Institutionen. Von den Anfängen bis heute. Heidelberg 1996, S. 86–101.

Steffens, Robert: Von der Berufsgruppe zur Binnenprofession – Die Krankenhausapotheker: Überlegungen zu einem Modell eines Professionalisierungsprozesses innerhalb der Pharmazie. In: MedGG 14 (1995), S. 63–92.

Stemmer, W.: Ein Besuch im Homöopath. Krankenhaus in London. In: DZH 43 (1926), S. 73–79.

Steppe, Hilde / Koch, Franz / Weisbrod-Frey, Herbert: Krankenpflege im Nationalsozialismus. Frankfurt am Main 1989 (5. Aufl.).

Stiegele, Alfons: Aerztlicher Bericht über den Betrieb des Stuttgarter Homöopathischen Krankenhauses vom 22. August bis 31. Dezember 1921. In: HM 47 (1922), S. 65f.

Stiegele, Alfons: Aethiops antimonialis. In: DZH 44 (1927), S. 46–50.

Stiegele, Alfons: Aloe socotrina. Eine homöopathische Arzneimittelstudie. In: HIP 5 (1934), S. 443–450.

Stiegele, Alfons: Bericht des homöopathischen Krankenhauses über das 2. Halbjahr 1922 und das Jahr 1923. In: HM 49 (1924), S. 1f.

Stiegele, Alfons: Bericht über die Jahre 1925/26 des Homöop. Krankenhauses Stuttgart. In: HM 52 (1927), S. 33f.

Stiegele, Alfons: Der Kalk. Eine homoeopathische Arzneimittelstudie. In: HIP 6 (1935), S. 587–598.

Stiegele, Alfons: Der Sinn der Homöopathie. In: *Alfons Stiegele*: Klinische Homöopathie. Stuttgart 1955, S. 34–45.

Stiegele, Alfons: Die Arzneiprüfung am Gesunden. Ein kleiner geschichtlicher Beitrag. In: HIP 10 (1939), S. 1151–1154.

Stiegele, Alfons: Die Aufgaben des Robert-Bosch-Krankenhauses in Stuttgart. In: HIP 11 (1940), S. 313–321.

Stiegele, Alfons: Die Einstellung der Homöopathie zum heutigen klinischen Denken. In: AHZ 184 (1936), S. 18–31.

Stiegele, Alfons: Die Gründung des Vereins „Stuttgarter homöopathisches Krankenhaus" in Stuttgart. In: AHZ 148 (1904), S. 199–201.

Stiegele, Alfons: Die Homöopathie in ihrer Stellung zur Schulmedicin und den Naturwissenschaften im 150. Geburtsjahr Hahnemann's. Leipzig 1905.
Stiegele, Alfons: Die im Jahre 1924–25 geplanten neuen Arzneimittelprüfungen. In: DZH 41 (1924), S. 300–309.
Stiegele, Alfons: Die physikalische Therapie am Stuttgarter homöopathischen Krankenhause. In: AHZ 181 (1933), S. 319–334.
Stiegele, Alfons: Dr. Eugen Stemmer. In: HM 44 (1919), S. 12.
Stiegele, Alfons: Erklärung von Prof. Dr. A. Stiegele. In: AHZ 191 (1943), S. 26–28.
Stiegele, Alfons / Früh, J.: Planung und Betrieb des Robert-Bosch-Krankenhauses Stuttgart-Bad Cannstatt. In: HIP 7 (1936), S. 848f.
Stiegele, Alfons: Grundlagen und Ziele der homöopathischen Heilmethode. Bühl (Baden) 1923.
Stiegele, Alfons: Grundlagen und Ziele der homöopathischen Heilmethode. In: DZH 40 (1923), S. 3–19.
Stiegele, Alfons: Hermann Göhrum zum 70. Geburtstag (13. Juni 1931). In: AHZ 179 (1931), S. 171–173.
Stiegele, Alfons: Homöopathie und Schulmedizin. In: HIP 12 (1941), S. 1045–1050.
Stiegele, Alfons: Klinische Homöopathie. Beiträge zu ihren Grundlagen. Eine Sammlung von Aufsätzen und Vorträgen. Hg. und mit einer Einführung versehen von Hans Ritter. Stuttgart 1955 (5., verbesserte und erweiterte Auflage).
Stiegele, Alfons: Ueber Arsenik. In: DZH 39 (1922), S. 145–163.
Stiegele, Alfons: Zur Begrüßung. In: HIP 17 (1946), Sonderheft zur 25. Jahrfeier des Bestehens des Stuttgarter homöopathischen Krankenhauses.
Stiegele, Alfons: Zur Technik der Arzneiprüfungen am Gesunden (AMP.). In: HIP 10 (1939), S. 286–288.
Stiftung Warentest: Handbuch Medikamente. Berlin 2000.
Stolberg, Michael: Heilkunde zwischen Staat und Bevölkerung. Angebot und Annahme medizinischer Versorgung in Oberfranken im frühen 19. Jahrhundert. Med. Diss. München 1986.
Stolberg, Michael: Patientenschaft und Krankheitsspektrum in ländlichen Arztpraxen des 19. Jahrhunderts. In: Medizinhistorisches Journal 28 (1993), S. 3–27.
Stolle, Michael: Der schwäbische Schulmeister. Christian Mergenthaler, Württembergischer Ministerpräsident, Justiz- und Kultminister. In: *Michael Kißener/Joachim Scholtyseck* (Hg.): Die Führer der Provinz. NS-Biographien aus Baden und Württemberg. Konstanz 1997, S. 445–475.
Streit um die Homöopathie. Wird es deren Medikamente in der Bundesrepublik nicht mehr geben? In: FAZ vom 5.12.1974, S. 8.
Stübler, Martin: Die Homöopathie 1948–1988. Persönliche Eindrücke. In: AHZ 233 (1988), S. 198–205.
Stübler, Martin: Eine Arzneimittelprüfung mit dem Berufkraut Erigeron canadense. In: Archiv für Homöopathie II/1955, S. 51–104.
Stübler, Martin: Erinnerung an Otto Leeser. In: AHZ 210 (1965), S. 33–35.
Stübler, Martin: In der ersten Septemberwoche: Hahnemann-Jubiläumskongreß. In: Stuttgarter Zeitung vom 3.9.1955, S. 40.
Stübler, Martin: Zu Dr. Otto Leesers 75. Geburtstag am 7. Januar 1963. In: AHZ 208 (1963), Beilage vorne.
Stübler, Martin: Zum 70. Geburtstag von Herbert Unger. In: AHZ 218 (1973), S. 274–276.
Stübler, Martin: Zum 70. Geburtstag von Otto Leeser. In: AHZ 203 (1958), S. 1–3.
Stuttgart – Zentrum der Homöopathie. Heilung durch milde Reize – Robert-Bosch-Krankenhaus einzigartig in der Welt. In: Allgemeine Zeitung Stuttgart vom 2.9.55.

Synthese zwischen Schulmedizin und Naturheilkunde gefordert. Ministerpräsident Mergenthaler auf der Paracelsus-Gedenkfeier der Universität Tübingen. In: Stuttgarter Neues Tagblatt vom 15.6.41, S. 3.

Täglich 16 neue Patienten. Nach dem Umzug ins neue Robert-Bosch-Krankenhaus. Wir sprachen mit Verwaltungsdirektor Professor Brugger. In: Nord-Stuttgarter Rundschau vom 17.4.73, S. 3.

Tenbruck, Friedrich H.: Die Glaubensgeschichte der Moderne. In: Zeitschrift für Politik 23 (1976), S. 1–15.

Thielicke, Helmut: Das Krankenhaus – Abbild unserer Welt. Über Leistungsfähigkeit und Begrenzungen der modernen Klinik. In: FAZ vom 24.5.66, S. 11.

Tischner, Rudolf: Alfons Stiegele. Der Leiter des neuen „Robert-Bosch-Krankenhauses" in Stuttgart. In: AHZ 188 (1940), S. 63f.

Tischner, Rudolf: Das Werden der Homöopathie. Stuttgart. 1950.

Tischner, Rudolf: Die Homöopathie in ihrem Verhältnis zur klinischen Medizin. In: HIP 11 (1940), S. 322–327.

T[ischner], R[udolf]: Karl Stiegele †. In: AHZ 186 (1938), S. 59.

Tischner, Rudolf: Samuel Hahnemann. Leben und Lehre. Ulm 1959.

Troßmann, Gerhard: Homöopathie und ärztliche Praxis. In: Deutsches Ärzteblatt 74 (1977), S. 2527f.

Tutzke, Dietrich / Engel, R.: Tätigkeit und Einkommen eines Allgemeinpraktikers vor der Mitte des 19. Jahrhunderts – Ergebnisse einer historisch-statistischen Analyse. In: Zeitschrift für die gesamte Hygiene 24 (1978), S. 460–465.

Uhland, Robert (Hg.): 900 Jahre Haus Württemberg. Leben und Leistung für Land und Volk. Stuttgart 1984.

Uhlmann, Gordon: Leben und Arbeiten im Krankenhaus. Die Entwicklung der Arbeitsverhältnisse des Pflegepersonals im späten 19. und frühen 20. Jahrhundert. In: *Alfons Labisch/Reinhard Spree* (Hg.): „Einem jeden Kranken in einem Hospitale sein eigenes Bett". Zur Sozialgeschichte des Allgemeinen Krankenhauses in Deutschland im 19. Jahrhundert. Frankfurt/New York 1996, S. 400–419.

Um selbständige Abteilungen für Homöopathie und Naturheilweise in öffentlichen Krankenhäusern wird seit einigen Monaten in Dresden verhandelt. In: HM 51 (1926), S. 11f. und S. 29–31.

Unger, Herbert: Die Stellung der Homöopathie in der klinischen Medizin. In: AHZ 209 (1964), S. 159–173, 236–247 und 284–293.

Unseld, Erich: Bericht über die Stuttgarter Tagung des Deutschen Zentralvereins homöopathischer Ärzte und die Paracelsus-Feier in Tübingen vom 13. bis 15. Juni 1941. In: AHZ 189 (1941), S. 154–157.

Unseld, Erich: Deutsche Arzneimittelprüfungen seit 1936. In: AM 14 (1970), S. 7–12.

Unseld, Erich: Die Homöopathie im Licht der modernen Naturwissenschaft. In: AHZ 203 (1958), S. 11–20.

Unseld, Erich: Die Lehre der Homöopathie in klinischer Sicht. In: HIP 26 (1955), S. 515–519.

Unseld, Erich: Klinische Homöopathie und Homöopathie in der Klinik. In: AHZ 207 (1962), S. 737–748.

Unseld, Erich: Kunst und Wissenschaft in der Homöopathie. In: DHM 5 (1954), S. 516–522.

Unseld, Erich: O. Leesers „Grundlagen der Heilkunde". In: AHZ 208 (1963), S. 314–317.

Unseld, Erich: Über die Indikation der homöopathischen und nichthomöopathischen Heilbehandlung. In: DHM 3 (1952), S. 168–175.

Unseld, Erich: Über Grenzen und Fehlerquellen des homöopathischen Verfahrens. In: HIP 12 (1941), S. 1244-1248.
Unseld, Erich: Zur Lehre und Lehrbarkeit der Homöopathie. In: AHZ 202 (1957), S. 401-412 und S. 449-454.

Varady, Helene: Die Pharmakotherapie Samuel Hahnemanns in der Frühzeit der Homöopathie. Edition und Kommentar des Krankenjournals Nr. 5 (1803-1806). München 1987.
Verein Stuttgarter Homöopathisches Krankenhaus, e.V. In: AHZ 151 (1905), S. 190f.
Verein Stuttgarter homöopathisches Krankenhaus. In: HM 36 (1911), S. 64.
Verhandlungsbericht über die 2. Vollversammlung der Ärztekammer Nord-Württemberg und der 2. Abgeordnetenversammlung der Kassenärztlichen Vereinigung Landesstelle Württemberg am 29. Januar 1949. In: Südwestdeutsches Ärzteblatt 4 (1949), S. 50f.
Vertrag zwischen dem homöopathischen Landesverein „Hahnemannia" (E.V.) und dem Verein „Stuttgarter homöopathisches Krankenhaus" (E.V.), die Auflösung und Uebergabe des der „Hahnemannia" gehörigen homöopathischen Krankenhausfonds betreffend. In: HM 31 (1906), S. 124-126.
Verzeichnis der Krankenanstalten in Baden-Württemberg. Stand vom 1. Januar 1961. Hg. vom Statistischen Landesamt Baden-Württemberg. Stuttgart 1962.
Vigoureux, Ralf: Leben und Werk des homöopathischen Arztes Dr. Karl Julius Aegidi (1794-1874). Med. Diss. Hannover 1996.
Vilmar, Karsten: Die ärztliche Selbstverwaltung und ihr Beitrag zur Gestaltung des Gesundheitswesens. Von der Arbeitsgemeinschaft der Westdeutschen Ärztekammern zur Bundesärztekammern. In: Deutsches Ärzteblatt 94 (1997), S. B-2345-2354.
Vilz, Wilfried: Neues Robert-Bosch-Krankenhaus eröffnet. 105 Millionen Mark Baukosten – Honorarpool und Department-System – Institut für klinische Pharmakologie angegliedert. In: Stuttgarter Zeitung vom 29.3.73, S. 25. (auch am 3.4.73)
Voegeli, Adolf: Erwiderung zum obigen Artikel Prof. Ritters [zur Asthmabehandlung]. In: KH 9 (1965), S. 184f.
Voegeli, Adolf: Gedanken beim Lesen des Buches von: Hans Ritter: „Samuel Hahnemann". In: KH 18 (1974), S. 215-219.
Voegeli, Adolf: Schlußbemerkung zu „Homöopathie und Homöopathie". In: KH 17 (1973), S. 46f.
Vogl, Michael: „Nahe und entfernte Landpraxis". Untersuchungen zu Samuel Hahnemanns Eilenburger Patientenschaft 1801-1803. In: MedGG 9 (1990), S. 165-180.
Vogt, Paul: Homöopathie im Krankenhaus. In: AHZ 213 (1968), S. 394-405.
Volk und Gesundheit. Heilen und Vernichten im Nationalsozialismus. Hg. von der Projektgruppe „Volk und Gesundheit". Tübingen 1982.
Vollmann, I. / Helmchen, H.: Aufklärung und Einwilligung (Informed Consent) in der klinischen Praxis. In: Deutsche Medizinische Wochenschrift 122 (1997), S. 870-873.
Von der klinischen zur klassischen Homöopathie. Ergebnisse des Hahnemann-Jubiläumskongreß in Stuttgart. In: FAZ vom 12.9.55, S. 8.

Waas-Frey, Marianne: Es geht um mehr Sicherheit bei Arzneimitteln. Das Dr.-Margarete-Fischer-Bosch-Institut für Klinische Pharmakologie hat vielseitige Aufgaben. In: Bosch-Zünder 1976, Heft-Nr.1, S. 3.
Walach, Harald [u. a.]: Classical homeopathic treatment of chronic headaches. In: Cephalalgia 17 (1997), S. 119-126.
Walach, Harald: Die homöopathischen Arzneimittelprüfungen von Martini (1936-1939). Kritische Evaluation der Ergebnisse. In: AHZ 236 (1991), S. 137-142 und S. 186-197.
Walach, Harald: Die Untersuchung der Homöopathie durch das Reichsgesundheitsamt 1936-1939. In: KH 34 (1990), S. 252-259.

Walach, Harald: Homöopathie als Basistherapie. Plädoyer für die wissenschaftliche Ernsthaftigkeit der Homöopathie. Heidelberg 1986.

Walach, Harald: Methoden der Homöopathischen Arzneimittelprüfung. Teil 1: Historische Entwicklung und Stand der Forschung. In: Naturheilverfahren und Unkonventionelle Medizinische Richtungen, Juli 1999.

Walach, Harald: Wissenschaftliche homöopathische Arzneimittelprüfung. Doppelblinde Crossover-Studie einer homöopathischen Hochpotenz gegen Placebo oder: Wirken homöopathische Mittel am Gesunden wie Placebos? Heidelberg 1992.

Walter, H.: 17 Jahre Forschungsgemeinschaft für Homöopathie (F.f.H.) – Eine Zwischenbilanz. In: AHZ 224 (1979), S. 158–161.

Walter, Hartmuth: Studie über die Möglichkeiten einer wissenschaftlichen Förderung der Homöopathie (aus der Arbeitsphysiologischen Abteilung im Werkärztlichen Dienst der Robert Bosch GmbH). Manuskript 1964 (ein Exemplar In: RBSG-Bibliothek Nr. 0138).

Walz, Hans: Ansprache des Herrn Walz [bei der Eröffnung des Robert-Bosch-Krankenhauses]. In: Bosch-Zünder 22 (1940), S. 45–48.

Wapler, Hans: Die wissenschaftliche Ausbeute der 83. Hauptversammlung des deutschen Centralvereins homöopathischer Ärzte zu Stuttgart vom 11. bis 13. August 1922. In: AHZ 170 (1922), S. 251–253.

Wapler, Hans: Willkommen zur 71. Centralvereinsversammlung in Leipzig. In: AHZ 147 (1903), S. 100–102.

Watzke: Gedankenspäne. In: Neue Zeitschrift für Homöopathische Klinik 12 (1867), S. 89f.

Weber: Rede beim Richtfest des homöopathischen Krankenhauses in Leipzig am 10. August 1887. In: AHZ 115 (1887), S. 81f.

Wegener, Ludwig: Das Krankenhaus für Homöopathie und Naturheilkunde in Hamburg. In: LPZH 55 (1924), S. 61B.

Weindling, Paul J.: Health, race and German politics between national unification and Nazism, 1870–1945. Cambridge/New York/New Rochelle/Melbourne/Sydney 1989.

Weinreich, Heinrich: Duftstoff-Therapie: Gustav Jaeger (1832–1917). Vom Biologen zum „Seelenriecher". Stuttgart 1993.

Werner, Petra: Zu den Auseinandersetzungen um die Institutionalisierung von Naturheilkunde und Homöopathie an der Friedrich-Wilhelms-Universität zu Berlin zwischen 1919 und 1933. In: MedGG 12 (1993), S. 205–219.

Wiesenauer, M.: Grundlagen der Homöopathie in der modernen Forschung. In: AHZ 231 (1986), Heft 6a, S. 26–35.

Wiesing, Urban: „Kunst oder Wissenschaft?" Konzeptionen der Medizin in der deutschen Romantik (= Medizin und Philosophie. Beiträge aus der Forschung, Band 1). Stuttgart 1995.

Willfahrt, Joachim: „Hydrohomöopathie"? – Die Kaltwassertherapie (Hydrotherapie) in der homöopathischen Literatur um die Mitte des 19. Jahrhunderts. Teil I: Hochfliegende Pläne für eine enge Verbindung der „Hydrotherapie" mit der Homöopathie. In: KH 38 (1994), S. 58–71.

Willy Schloßstein gestorben. In: Stuttgarter Zeitung vom 1.6.53.

Winau, Rolf: Aufstieg und Krise der modernen Medizin 1900–1945. In: *Heinz Schott* (Hg.): Die Chronik der Medizin. Dortmund 1993, S. 340f.

Wirz, Albert: Die Moral auf dem Teller dargestellt an Leben und Werk von Max Bircher-Benner und John Harvey Kellogg, zwei Pionieren der modernen Ernährung in der Tradition der moralischen Physiologie. Zürich 1993.

Wittern, Renate: Das Institut für Geschichte der Medizin der Robert Bosch Stiftung und seine Entstehung. In: Ärzteblatt Baden-Württemberg 35 (1980), S. 547f.

Wittern, Renate: Zum Verhältnis von Homöopathie und Mesmerismus. In: *Heinz Schott* (Hg.): Franz Anton Mesmer und die Geschichte des Mesmerismus. Stuttgart 1985, S. 108–115.

Wölfing, Achim: Entstehung und Bedeutung des Begriffes Schulmedizin. Med. Diss. Freiburg im Breisgau 1974 (maschinenschriftlich).

Wo Kühe zur Kantine gehen. Das Idyll auf dem Bosch-Hof ist wirtschaftlich geworden. In: Bosch-Zünder 1997, Heft Nr.9, S. 9.

Wolf, Imm[anuel]: Abschied [Rückblick auf die Geschichte der HM und der „Hahnemannia"]. In: HM 65 (1940), S. 113–120.

Wolf, I[mmanuel]: Das 5. Geschäftsjahr des Stuttgarter Homöopathischen Krankenhauses 1925 in Zahlen. In: HM 52 (1927), S. 8–11.

Wolf, Imm[anuel]: Das Robert-Bosch-Krankenhaus in Stuttgart. In: HM 65 (1940), S. 41–43.

Wolf, I[mmanuel]: Das 4. Geschäftsjahr des Stuttgarter Homöopathischen Krankenhauses 1924 in Zahlen. In: HM 50 (1925), S. 39f.

Wolf, I[mmanuel]: Das zweite und dritte Geschäftsjahr des Stuttgarter Homöop. Krankenhauses 1922 und 1923 in Zahlen. In: HM 49 (1924), S. 2f.

Wolf, Immanuel: Die Geschichte des Stuttgarter Homöopathischen Krankenhauses. In: HIP 7 (1936), S. 843–847 (wiederabgedruckt in: HM 61/1936, S. 149–154).

W[olf], I[mmanuel]: Dr. Ing. e. h. Robert Bosch zum 75. Geburtstag. In: HM 61 (1936), S. 145f.

W[olf], I[mmanuel]: Professor Dr. med. Alfons Stiegele, Stuttgart †. In: HM 81 (1956), S. 177f.

Wolff, Eberhard: Gesundheitsverein und Medikalisierungsprozeß. Der Homöopathische Verein Heidenheim/Brenz zwischen 1886 und 1945. (zugleich Magisterarbeit am Institut für Empirische Kulturwissenschaft der Universität Tübingen). Tübingen 1989.

Wolff, Eberhard: „...nichts weiter als eben einen unmittelbaren persönlichen Nutzen...". Zur Entstehung und Ausbreitung der homöopathischen Laienbewegung. In: Jahrbuch des Instituts für Geschichte der Medizin der Robert Bosch Stiftung Band 4 (1985), S. 61–97.

Wolff, Eberhard: Perspektiven der Patientengeschichtsschreibung. In: *Norbert Paul/Thomas Schlich* (Hg.): Medizingeschichte: Probleme und Perspektiven. Frankfurt a. M./New York 1998 (in Vorbereitung).

Wolff, Eberhard: „Politische Soldaten der Gesundheitsführung"? Organisierte Patienten im Nationalsozialismus – das Beispiel außerschulmedizinischer Laienbewegung. In: *Jürgen Pfeiffer* (Hg.): Menschenverachtung und Opportunismus. Zur Medizin im Dritten Reich. Tübingen 1992, S. 108–130.

Wolff, J. und H.-P.: Das Profil einer ärztlichen Allgemeinpraxis im Jahre 1862. In: Deutsches Gesundheitswesen 34 (1979), Heft 12, S. 568–571.

Wolff, Horst-Peter / Wolff, Jutta: Geschichte der Krankenpflege. Basel/Eberswalde 1994.

Wo sitzt der Widerstand gegen das Akademische Krankenhaus? Oberbürgermeister Dr. Klett: „Es gab selten einen so naheliegenden, so günstigen und auch nach dem Urteil des Kultusministers so bestechenden und überzeugenden Plan". In: Amtsblatt der Stadt Stuttgart vom 20.4.67, S. 5.

Wünstel, Georg: Professor Dr. med. Hans Ritter wurde am 4. Mai 90 Jahre alt. In: AHZ 232 (1987), S. 119f.

Wuttke-Gronenberg, Walter: „Kraft im Schlagen, Kraft im Ertragen!" Medizinische Reformbewegung und Krise der Schulmedizin in der Weimarer Republik. In: *Hubert Cancik* (Hg.): Religions- und Geistesgeschichte der Weimarer Republik. Düsseldorf 1982, S. 277–300.

Wuttke-Gronenberg, Walter: Volks- und Naturheilkunde auf ‚neuen Wegen'. Anmerkungen zum Einbau nicht-schulmedizinischer Heilmethoden in die Nationalsozialistische Medizin. In: Alternative Medizin. Argument-Sonderband AS 77 (1983), S. 27–50.

Zahlen, Daten, Fakten 99. Herausgegeben von der Deutschen Krankenhausgesellschaft. o.O. 2000.
Zelzer, Maria: Stuttgart unterm Hakenkreuz. Chronik aus Stuttgart 1933–1945. Stuttgart 1984 (2.Aufl.).
Zentner, Christian / Bedürftig, Friedemann: Das grosse Lexikon des Dritten Reiches. München 1985.
Zimmermann, Walther: Homöopathie in der Klinik. Eine erlebte Heilmethode. München 1990.
Zinke, Joachim: Besuch im Hahnemann-Archiv in Stuttgart. In: AM 13 (1969), S. 241–245.
Zöppritz, August: Zur Vorgeschichte des homöopathischen Krankenhauses in Stuttgart [kurze Ergänzung des gleichnamigen Vortrages von Richard Haehl]. In: HM 48 (1923), S. 7.
Zum neuen Jahre [Hinweis auf Stuttgarter Krankenhausfonds]. In: HM 28 (1903), S. 1f.
Zum Tode von Margarete Fischer-Bosch. In: Bosch-Zünder 52 (1972), Heft vom 23.2., S. 31.
Zur Frage der Errichtung einer Homöopathischen Krankenhaus-Abteilung in Dresden. In: HM 51 (1926), S. 46f.
Zusammenstellung aller Erfordernisse zu einer guten Arzneiprüfung. In: AHZ 47 (1853/54), S. 121–123, S. 129–132, S. 137–141 und S. 145f.
Zwei neue Chefärzte. Neubesetzung der ärztlichen Leitung am Robert-Bosch-Krankenhaus. In: Stuttgarter Zeitung vom 4.7.56.

6 Abbildungsnachweis

Abb. 1   Kolorierte Entwurfszeichnung des geplanten homöopathischen Krankenhauses, ca. 1914 (Institut für Geschichte der Medizin der Robert-Bosch-Stiftung, Stuttgart = IGM, Bildarchiv, nr. 207)

Abb. 2   Außenansicht des Aushilfskrankenhauses (IGM, Bildarchiv, Nr. 513)

Abb. 3   Besichtigung des RBK durch Ratsherren und Beigeordnete mit Robert Bosch, 1940 (IGM, Bildarchiv, Nr. 664)

Abb. 4   Besuch Robert Boschs im Laboratorium, mit Ärzten, 1940 (IGM, Bildarchiv, Nr. 597)

Abb. 5   III.-Klasse-Zimmer, von der Türe aus gesehen (IGM, Bildarchiv, Nr. 658)

Abb. 6   Operationssaal im RBK (IGM, Bildarchiv, Nr. 210)

Abb. 7   Gesamtansicht des späteren Robert-Bosch-Krankenhauses, ca. 1940 (IGM, Bildarchiv, Nr. 511)

Abb. 8   Stangerbad im RBK, ca. 1940 (IGM, Bildarchiv, Nr. 179)

Abb. 9   Schwestern beim Betten von Patienten (Bosch-Zünder 38/1958, Heft 1, S. 21–25, Bosch-Archiv)

Abb. 10 Alfons Stiegele am Pult, beim „Betriebsappell" im RBK, 1940 (IGM, Bildarchiv, Nr. 524)

Abb. 11 Oberin Emmy Barth und Otto Leeser im Sprechzimmer Leesers, um 1950 (in Archiv der evangelischen Diakonieschwestern Herrenberg e.V. = ADH, 55, Nr. 26)

Abb. 12 Patient mit zwei Dutzend Gastärzten in der Poliklinik des RBK, 1955 (Almanach zum Jubiläumskongreß 1955, S. 39)

7 Personenverzeichnis

(Nicht aufgenommen wurden die Namen aus den Fußnoten)

Abele, Ulrich 21
Adam, Landrat 51
Aegidi, Karl Julius 199
Aldenhoven, A. 192
Aldenhoven, Elisabeth 347
Aldenhoven, Heribert 347
Alter, W. 54
Anschütz, W. 192
Ardelt, Franz 120, 347

Baeuchle, Alfred 91, 254, 347
Bakody, Theodor von 127
Bappert, Wolfram 347
Bareiss, Otto 34
Barth, Emmy 49, 101, 130, 234, 347
Bastanier, Ernst 19, 186, 192
Baumann, Horst 171, 192, 348
Becher, Fritz 192, 348
Behlau 192
Bejenke, Dr. 286, 287
Benzinger, Berta 35
Berndt 256
Bieck, Peter 181
Bier, August 80
Bilfinger, Ferdinand 18
Bircher-Benner, Max 38, 73, 75, 97, 219
Bittel, Dr. 204
Bloss, Wolff 192, 244f., 348
Bönninghausen, Clemens von 199
Bohner, Erwin 90f.
Bolle, Peter Meinolf 217
Bosch, Familie 61
Bosch, Robert 1, 2, 5f., 11f., 27f., 30–32, 34f., 48, 55–58, 63, 68–82, 84, 87f., 112–116, 120, 125, 128, 144, 166, 179, 181, 186, 198, 200–203, 210, 215f., 218–221, 229, 236, 246, 262, 288f., 296, 335–337, 345, 348
Bosch, Robert junior 65, 89, 91, 109, 221, 348
Bothner, von, Ministerialrat 29
Brändle, Walter 348
Braun, Artur 248, 261
Braun, Egon 348
Bredt, Charlotte 234
Brehmer, von 76
Brugger, Werner 90f., 222, 348
Bruker, Max-Otto 20, 22, 320
Brunn, Walter von 205, 208

Brunner, Wilhelm 90, 349
Buchleitner, Karl 62, 122, 349
Buchleitner, Kurt 134, 175, 185
Bungartz, Anton 124
Burkart, Werner 96f., 120, 233, 235, 349
Busse 192

Calmette, Léon Charles Albert 275
Conti, Leonardo 56, 203

Dahlhaus, Hermann 20
Dahlke, Paul 192
Dehler, Otto 20, 38, 185, 192, 282, 349
Dieterle, Erich 90, 349
Dietrich, Albert 349
Dietrich 192
Dinkelaker, Helmut 192, 240, 249, 349
Distel, Helmut 350
Diwisch, J. 21
Dobler, Theodor 67
Domagk, Gerhard 275
Donner, Fritz 2, 19, 37f., 80, 126f., 134, 171, 176, 185, 269, 277, 281, 283, 285, 290–293, 296, 298, 304, 308f., 312, 314, 326, 350
Dorcsi, Mathias 117, 250, 287–289, 322, 351

Ehlers, Stefan 324
Eisenberg, W. 20
Elkeles, Barbara 142
Eppenich, Heinz 3, 5, 12, 17, 23–25, 75, 212, 215, 217, 323
Escherich, Georg 48

Faltin, Thomas 156
Feld 201
Fels, Jürg 21
Fey, Ch. 192
Filbinger, Hans 60
Fischer, E. 192
Fischer, Gustav 101
Fischer-Bosch, Margarete 109, 179, 181, 269, 337, 351
Fischle, Karl 64, 65, 89, 91, 351
Fonrobert, Heinz 192
Frauendorf, Rolf 293, 351
Frick, Hermann 351
Frischknecht 21

Früh, Jakob 30, 81, 90, 351
Frühauf, Hermann 20
Frühauf, Thomas 20

Gaupp 50
Gawlik, Willibald 249–251, 287, 352
Gebhardt, Karl-Heinz 192, 205, 260, 269f., 287, 289, 352
Gehrt 51
Gessner 192
Giere, Wolfgang 178, 352
Glauner, Rolf 97, 352
Göhrum, Hermann 26, 30, 69, 72, 74–76, 81, 90, 192, 352
Goerke, Heinz 208
Goldmann, Erwin 58
Graenert, Doris 101
Grote 193
Gutman, William 324

Haecker-Strobusch, Elisabeth 23
Haehl, Richard 23, 26–28, 30, 32, 63, 78f., 193, 198–202, 214, 223, 352
Haferkamp, H. 193
Hahn, Paul 81, 110, 201, 204, 353
Hahnemann, Samuel 9–12, 23–25, 60, 78, 80, 116, 118, 120, 132f., 146, 155, 167, 180, 198–201, 205–208, 213, 220, 250, 274, 297–299, 300f., 303, 309f., 320f., 329, 332, 335
Haimann, Erna 201
Hartenstein, Hermann 353
Hartlieb, Sophie 58
Hartweg, Helmut 353
Heckmann, Maria 353
Heller 193
Henne, Heinz 6, 64, 117f., 123, 133f., 170, 176, 180, 192f., 198f., 201, 204–209, 220, 225f., 228, 238, 247f., 251, 260, 286–288, 302, 317, 332f., 346, 353
Herz, Walter 193
Heuser, Dr. 287
Heuss, Theodor 73
Heydleff 193
Heymann, G. von 21
Hinderer, Architekt 81, 357
Hipp, Ulrich 91
Hoetzer, Konrad 97, 143, 145, 148–150, 153f., 156f., 159–162, 165, 179, 189, 192f., 195, 197, 230–233, 240, 248, 250, 260–262, 277, 286f., 323, 337, 346, 357

Hofmeister, Marta 171
Holtzmann, Hans-Georg 21
Hufeland, Christoph Wilhelm 9, 206

Issels 193

Jaeger, Gustav 72–74
Jäger, Wilma 101, 105
Janner, Karl 171, 318
Jehn, Dr. 21
Jehn, Rudolf 38, 193, 359

Kabisch, M. 193
Kämmerer, Margarete 359
Kässens, Architekt 86
Kallenbach, Elisabeth 108
Kappus, Lore 359
Katsch, F. 18
Kayser, Alexander 120, 359
Kielleuthner, Ludwig 76
Klaeger, Hermann 359
Klein, Gottfried 54
Klett, Arnulf 60f., 67, 253
Klett, H. 21
Kneipp, Sebastian 16
Knoerzer, Alfred 91, 221, 229f., 359
Koch, Norbert 233
Köbele 193
Köhler, H. 192
Köhler, Heinz 359
Köhler, Architekt 86
König, Hilde 101, 105
König-Warthausen, Freiherr von 29
Kötschau, K. 55
Kramer, Pfarrer 104
Künzig, Toni 108, 136
Kuhn, Thomas S. 329
Lampert, Heinrich 283

Leeser, Inge 359
Leeser, Otto 38, 58, 60, 91, 97, 110, 122, 129–133, 145, 152, 168f., 171, 175, 184f., 188f., 192f., 195f., 224–228, 230, 238, 242f., 254, 258, 262, 276, 282, 284, 287, 291, 293, 305, 309, 318f., 322f., 328f., 337, 339, 341, 345, 359–363
Lehmann, Hellmuth 165, 203f., 363
Lennemann, Heinz 193, 256, 363
Lesky, Erna 205, 208
Leutinger, Rudolf 20f.
Lohse, Karl 193, 363

Lorbacher, Arnold 212, 280, 290, 292
Lorenz, Adolf 24, 26f., 81, 90
Ludwig, Dr. 22

Madelung, Eva 65
Mann, Gunter 208
Martini, Paul 80, 304, 311–313, 325
Matussek, Josef 51, 59, 61, 262–264
Mayer, Friedrich 363
Mayer, Otto 69
Mehlin, Heinz 81
Meng, Heinrich 38, 78, 171, 187, 193, 326, 364–365
Meng, Hermann 365
Menge, Friedrich 110f., 121, 125, 128, 192f., 227f., 233, 365f.
Mengen, Gabriele 321
Mergenthaler, Christian 203
Merkle, Hans L. 91
Meyer, E. 193
Mezger, Julius 39, 57, 65, 90f., 110, 133, 168, 171f., 185, 187, 193, 226, 228, 238f., 243, 309–311, 317, 319, 322, 366–369
Mezger, Ulrich 123, 193, 226, 269, 287, 369
Mössinger, Paul 122, 148, 174, 181, 185, 193, 229, 239f., 243, 245f., 253, 257, 268, 277, 280, 286f., 289, 296, 307, 315, 318, 369
Müller, H. 172, 193
Müller, Moritz 9, 116
Müller, Renate 101
Müller, Walter A. 60, 89, 91, 97, 104, 109, 111, 118, 123, 125, 131–134, 151, 169, 172f., 175, 179, 180, 182, 193, 220, 222, 229, 230, 243–245, 251, 256, 265, 271f., 277, 284f., 287, 293, 296, 302, 315, 317, 323, 327, 332f., 336, 339, 345f., 370f.
Mundt, Milly 98, 233, 235, 371
Munk, Fritz 329
Murr, Wilhelm 203

Neyses, Doris 193

Oberück, O. 193
Oemisch, Hartmut 15
Oettel, Heinz 151, 176, 181, 371
Olga, Königin von Württemberg 25
Olpp, Felix 58, 74, 129, 223, 236, 371

Oppermann, Willmar 123, 371
Ostermayr, Benno 15

Paracelsus 202f.
Payer, Peter 210, 221, 371
Payr, Erwin 76
Petersohn 194
Petzinger, Karl von 256f.
Pfleiderer, Alfred 62
Pirtkien, Rudolf 108, 118, 131, 134, 168, 170, 172–174, 176–178, 194, 228, 286, 302, 305, 308f., 313–315, 319, 346, 371–374
Planer, Reinhard 12
Pleuger, Rudolf 21
Pleuger 193
Priessnitz, Vinzent 16
Prokop, Otto 308, 324

Quilisch, Werner 374

Rabe, Hanns 243, 244
Rahlfs, Volker 318
Rall, Dr. 19
Reiche-Große, Renate 235
Reinbold, Kurt 374
Reinhardt, Ilse 60, 98, 105, 128, 194, 233, 235, 375
Remppis, Ernst 375
Riegel, Alfons 242, 375
Ritter, Hans 6, 16, 66f., 97, 111, 118, 123, 128, 131, 143, 145–154, 156f., 159–162, 165f., 168f., 171–173, 175, 181f., 184, 192, 194–196, 228–232, 238, 240, 245, 248, 253–258, 260f., 269, 273, 276–279, 285f., 288, 290, 292, 294, 299, 302, 305, 307, 310f., 315, 319, 321, 332f., 335–337, 342, 346, 375–379
Röntgen, Wilhelm Conrad 274
Rössler 21
Roth, Louis 34
Ruf 76
Rupp, Liselotte 232, 379

Saller, Karl 90f., 97, 121, 128f., 142, 145, 168, 188f., 194, 223f., 230, 242, 262, 267, 275f., 283, 306, 323, 327, 332, 337, 339, 341, 345, 379–382
Sanders, Alois 382
Schaaff, Gustav 233,
Schad, Hugo 20, 382

Schadewaldt, Hans 208
Scharfbillig, Ch. 194
Schaubel, Werner 90, 382
Schilsky, Benno 256
Schimert, G. 194
Schirm, Liselotte 276, 382
Schlegel, Emil 133
Schlegel, Oswald 62, 90f., 133, 194, 224, 228, 383f.
Schlevogt, Ernst 194, 384f.
Schloßstein, Willy 88, 90, 284, 385
Schlüren, Erwin 22, 194
Schlüter, Hermann 21, 96f., 133, 233, 235, 332, 338, 385
Schlütz, Martin 16, 19, 38, 185, 244, 282, 283, 386
Schmidt 194
Schnütgen, Robert 252
Schoeler, Heinz 194, 227, 241, 244, 256, 260, 304, 386
Schoger, G. A. 194
Schramm, Hans-Jürgen 308, 331
Schreiber, Karl 89–91, 147f., 175, 179–181, 219, 221–223, 225f., 230, 232, 269, 336, 386
Schreiber, Kathrin 9, 156
Schrenk, R. 171
Schützinger, Luise 386
Schulte, Gerd 185
Schumann, G. 174
Schumann, R. 174
Schwabe 194
Schwabe, Willmar 296
Schwarzhaupt, Wilhelm 194, 243–245, 254, 256f., 296, 308f., 386
Schweizer, Ludwig 84, 88, 90f., 221, 387
Seidler, Eduard 271
Seybold, Gerhard 60, 89, 91, 105, 111, 118, 123, 125, 131–134, 169, 172–175, 182, 194, 222, 229, 243–245, 251, 265, 272, 277, 284f., 296, 302, 315, 317, 323, 327, 332f., 336, 339, 345f., 387f.
Shorter, Edward 45
Sick, Paul von 23f., 63
Siegmund 194
Sigel, Otto 120, 194, 388
Spree, Reinhard 41, 266, 294
Stähle, Ministerialrat 90, 203
Stein, Paul A. 91, 221, 249, 287, 388
Steinestel, David 22f.
Stemmer, Eugen 26, 388

Stiegele, Alfons 6, 16, 26f., 33, 38, 49, 65, 69, 81, 88, 90f., 96f., 101, 109f., 121, 125–130, 132f., 145, 165, 168–171, 174, 180, 185, 194f., 202, 218, 227, 230, 233, 235, 238, 242f., 262, 282–284, 288, 297, 303f., 306f., 314, 322, 328f., 337, 345, 388–392
Stiegele, Karl 25f., 28, 392
Stockebrand 194
Strölin, Karl 57
Strübel 194
Stübler, Martin 21, 62, 131, 171, 186, 194, 226, 237, 247, 257, 284, 305, 392
Sylvester 296

Thienel 79
Thomä, Karl Eugen 91, 229, 392
Tischner, Rudolf 194, 205,
Triebel, Hans 191, 194, 244f., 254, 393
Tröger, Elisabeth 278

Uhlmann, Gordon 100
Ungemach, Kurt 21
Unseld, Erich 38, 96, 105, 107, 132f., 137, 168, 185, 194, 226–228, 233, 235, 243f., 284f., 289, 296, 311, 319, 328f., 338, 393–395

Venzky, Karl-Heinz 91
Virchow, Rudolf 325
Voegeli, Eric 194
Vogl, Michael 156, 160
Vogt, Paul 20
Volk 194
Volk, Georg 21

Wagner, Reichsärzteführer 57
Walach, Harald 311, 316
Walter, Hartmuth 125, 170, 176, 182, 296, 307f., 317f., 331, 335, 395
Walz, Hans 1, 32, 63f., 68, 79, 82, 88, 90f., 112–114, 116f., 124f., 128f., 132f., 175–177, 180, 182, 197, 203, 218f., 222–230, 236, 242–246, 253f., 268, 277, 282–285, 289, 296, 307, 314, 322, 331f., 335, 337, 395
Wanner, S. 195
Wapler, Hans 301
Waterloh, Anton 395
Watzke 211f.
Weckenmann, Manfred 123, 195

Wegener, Ludwig 11
Weiss, Medizinaldirektor 59
Widemann 69
Winkelmann, H. 21
Wittern, Renate 199, 210
Wolf, Immanuel 26, 28, 39, 64f., 88, 90f., 126, 395

Wolff, Eberhard 71
Wünstel, Georg 248–250, 287, 298, 396
Wundt, Werner 96f., 120, 396

Zabel, Werner 283
Zimmermann, Walther 15f., 286
Zimmermann, Wilhelm 195, 223

8 Orts-, Regionen- und Länderverzeichnis

Aachen 18, 217
Allgäu 79
Amerika s. USA
Augsburg 194, 306
Augsburg-Deuringen 21

Backnang 20
Bad Brückenau 184, 189
Bad Dürkheim 255
Bad Kissingen 21
Bad Reichenhall 286
Badenweiler 21, 128
Baden-Württemberg 45, 59, 87, 178, 238, 241, 263f., 270
Berchtesgaden 283
Berleburg/Westf. 21
Berlin 18f., 37, 62, 65f., 80, 84, 134, 186, 214, 216, 282, 292
Bielefeld 193
Bietigheim 192
Bochum 193
Bockum-Hövel 21
Bonn 304
Bremen 14-16, 19, 244, 247, 282, 286, 335
Bremervörde-Landhaus 21
Breslau 19
Brieg 17
Brüsssel 207
Bukarest 207

Calw 193
Cannstatt/Bad Cannstatt/Kannstatt 18, 25, 33, 46, 50

Danzig 183
Deutschland/Bundesrepublik Deutschland/ Deutsches Reich 1f., 12–14, 24, 33f., 39, 41-45, 56, 63, 65f., 70, 72, 79, 100, 125, 136, 168, 179, 184, 186–188, 196, 198f., 209, 211, 220, 237, 251, 282, 285, 293f., 318f., 321, 335, 340
Döbeln 18
Dresden 19
Düsseldorf 208

England 58, 227, 284
Erlangen 224, 318
Europa 33, 83, 207

Fallingbostel 21
Feuerbach 77, 233
Filderstadt 16, 22
Flensburg 136
Frankfurt/M. 66, 86, 192, 244, 260, 285, 333
Freiburg 178
Freudenstadt 20, 148, 192
Fröndenberg a. d. Ruhr 20
Fürstenfeldbruck 79

Gaildorf 148
Glotterbad 21
Gotha 18

Hahnenklee 20
Halle 224
Hamburg 18f., 194
Hamm 194
Hannover 193
Heidelberg 207, 260f.
Heidenheim 21, 193
Heilbronn 193
Herrenberg 100–102, 105, 235
Hildesheim 17

Ingolstadt 208f.

Karlsruhe 192–194, 296
Kiel 128, 134, 178
Koblenz 67
Koblenz-Montabaur 67
Köln 194
Königshof 17
Köthen 13, 17f.

Lahnstein 22
Langensteinbach 269
Lausanne 194
Leipzig 9f., 13, 17f., 76, 211, 215f., 280, 282, 320
Lemgo 20
Lengerich/Westf. 20
Ludwigsburg 101
Ludwigshafen 176
Lützenhardt 148, 286

Mainz 193, 208
Mannheim 178
Moers 17

München 14, 16–19, 22, 32, 65f., 76, 128f., 194f., 208, 215, 226, 247, 261, 282, 286, 296, 318, 335, 342
München-Harlaching 14f., 21, 223
München-Höllriegelskreuth 14f., 20
Münster 183, 189, 194, 253

Neckarkreis 36
Neuenbürg 266
Neustadt-Waldnaab 21
New Dehli 206, 208
Nordwürttemberg 111
Nürnberg 19, 76

Oberbayern 73f.
Oberkirch 287
Offenbach a. M. 20f., 194

Plettenberg/Westf. 21, 285

Regensburg 18
Reil 194
Reutlingen 22, 194
Rostock 285
Rottach-Egern 193
Sandersbusch 194
Schloß Gültstein 235
Schloß Lindach 21
Schorndorf 23
Schwäbisch-Hall 18
Schweiz 326
Schwerte a. d. Ruhr 19

St. Blasien 193
Stuttgart 1, 14, 16, 18–20, 22–36, 38f., 45–54, 56–61, 63, 65-69, 72, 76, 79, 81-83, 87, 94, 96-98, 105, 110f., 113, 122, 125, 128, 133-135, 140, 144, 158f., 169, 184, 186f., 192–195, 198–205, 215f., 234, 240, 242, 253, 262f., 268, 282, 288, 293-295, 304, 314, 318, 326, 333, 338
Südwestdeutschland 42f., 202

Tübingen 63, 89, 99, 131, 133, 176, 202f., 205, 208, 224, 260, 333

Überlingen 21
Ulm 59, 69
USA 1, 136, 199, 314

Waiblingen 102, 105
Weil im Schönbuch 192
Welzheim 101f.
Wetzlar 193
Wien 133, 205, 208, 248f., 288
Wiesbaden 19, 192f.
Witzenhausen 20
Württemberg 2, 23–25, 28f., 30, 48, 63f., 69, 110, 134–136, 293f.
Wuppertal-Barmen 20
Wuppertal-Elberfeld 20

Zürich 73, 75

9 Sachverzeichnis

(Nicht aufgenommen wurden Robert-Bosch-Krankenhaus und Homöopathie)

Abteilung für Naturheilweisen 223
Ähnlichkeitsprinzip s. Similie-Prinzip
Ärztekammer 66, 183, 253, 255
Ärztetag 253
Akutklinik/Akutkrankenhaus 5, 6, 141, 294, 308
Alfons-Stiegele-Preis 126, 134, 319
Allgemeine Homöopathische Zeitschrift (AHZ) 10, 15, 227, 241, 244, 303
Allgemeines Krankenhaus 40f., 43, 46, 58, 99, 142
Allgemeines Städtisches Krankenhaus Nürnberg 19
Allopathie/allopathisch s. a. Schulmedizin 10–12, 23, 116, 123
Alternative Medizin/Methoden 2, 14f., 38, 54, 67, 70, 78, 80, 84, 115, 117, 129, 203, 214, 336, 343
Alternative Verfahren s. Alternative Medizin
Altenpflege Hans-Sachs-Krankenhaus Stuttgart 53
Amtsärzte 197
Anthroposophie/anthroposophisch 16, 117, 331
Antialkohol- und Antinikotinbewegung 73
Antibiotika 77, 122
Apotheken 111, 236
Apotheken, homöopathische 110
„Apparatemedizin" 40, 213, 274
Arbeitsgemeinschaft homöopathischer Ärzte (Stuttgarter Gruppe) 240
Arbeitsgemeinschaft zur Neubearbeitung des Homöopathischen Arzneibuches 110
Arbeitszeitverkürzung 263
Architekten 81
Archiv für Homöoapthie 176
Armenpflege 40
Arndt-Schultzsche-Regel 332
Arneimittel, homöopathische 272, 274
Arzneimittelbild 314
Arzneimittelforschung 179, 299
Arzneimittellehre 180, 195, 304, 310
Arzneimittelprüfungen 65, 133f., 167–170, 174f., 180, 220, 239, 280, 297–300, 302, 303, 304–309, 311, 314f., 317, 319f., 324, 340
Arzneimittelschatz 307

Arzneiversuch 305f.
Arzneiwirkungen s. Wirkungsnachweis
Arzt-Patienten-Verhältnis 141, 142, 165
Aufhebung der Niederlassungsbeschränkung 258
Aufrüstungsgewinne s. Kriegsgewinne
Augenklinik Dr. Dannheim Stuttgart 53
Augenklinik Dr. Piesbergen Stuttgart 53
Ausbildung (homöopathische) 39, 183, 185, 187, 241, 245, 261, 339
Ausbildungskurse, homöopathische s. a. Fortbildungskurse 38, 131, 142, 144, 167, 184–186, 188–196, 226, 229, 231f., 240–242, 247, 252–262, 281f., 287, 306, 339, 346
Ausbildungskurse für Heilpraktiker 68
Aushilfskrankenhaus s. Homöopathisches Aushilfskrankenhaus
Außenseitermethoden/Außenseiterverfahren 14, 71, 148, 187, 211, 279, 333, 341
Ausschuß homöopathischer Ärzte 222
Ausweichkrankenhaus Schloß Gültstein 235

Baden-württembergische Krankenhausgesellschaft 263
Baden-württembergisches Justizministerium 249
Bau 109, 264, 345
Baukosten 87
Bauplanung 108
Bauwettbewerb 86
Behandlungszeitraum 160f., 163, 165
Behörde/Behörden 22, 27f., 33, 36, 53f., 61, 110, 216, 253
Berliner homöopathisches Krankenhaus, Wiesikestiftung 19, 214
Berufs- und Facharztordnung 183, 188
Besatzung 50
Beschäftigungszahlen 94f.
Bettenauslastung 217
Bettenmangel/Bettennot 33, 50, 59
Bettenzahl 42–48, 51, 58, 82, 86, 98, 104, 137, 140f., 230f., 263
Bezirksärztekammer 188
Bezirksärztekammer Nordwürttemberg 252
Bezirksärztekammer Stuttgart 67

Bezirkskrankenhaus Cannstatt 33
Bezirkskrankenpflegeverein Herrenberg s. a. Diakonissenschwesternschaft Herrenberg 101
Biologische Medizin 56f., 116, 202f.
biologisches Institut 79, 114
Blindversuch s. a. Doppelblindversuch 302, 304, 311,
Bosch-Hof 73
„Braune Schwestern" 106f.
Bürgerhospital Stuttgart 51f.
Bundesverband Deutscher Ärzte für Naturheilverfahren 129

Carl-Unger-Klinik Stuttgart 53
Charlottenhaus Stuttgart 53
Charlottenheilanstalt für Augenkranke Stuttgart 53
Chirurgisch-Orthopädische Klinik Stuttgart 52

Dauer der Behandlung s. Behandlungszeitraum
Deutsche Ärztekammer s. a. Ärztekammer 252
Deutsche Homöopathische Monatsschrift 244
Deutsche Homöopathische Union 111, 261
Deutscher Ärztetag s. a. Ärztetag 183, 189, 270
Deutscher Zentralverein homöopathischer Ärzte 7, 27, 30, 54, 60f., 65, 119, 129, 167, 180, 183–185, 187–189, 191, 195–197, 220, 224f., 227f., 237–242, 244, 246–258, 260f., 279f., 282–284, 287, 289, 298, 301f., 308, 319–321, 323, 338f., 341,
 – Bundesverband 4, 241, 243–248, 251, 257,
 – Landesverband Baden-Württemberg 238–248, 251, 253–255, 339,
 – Landesverband Bayern 296
Deutsches Medizinhistorisches Museum Ingolstadt 208
Diakonissenhaus Stuttgart 18, 23f., 26, 28, 51f.
Diakonissenschwesternschaft Herrenberg 37, 100, 102–109
Diätetik 15, 38, 73, 97
Diphtherieepidemien 25

Dokumentations- und biologische Abteilung 176
„Donner-Report" 312
Doppelblindversuch 299, 305f., 309, 315
Dr. Margarethe-Fischer-Bosch-Institut für Klinische Pharmakologie s. Institut für Klinische Pharmakologie
„Drittes Reich" 54, 107

Eduard-Pfeiffer-Heim Stuttgart 52
Entgiftungszentrale 177
Entnazifizierung 133, 338
Erfahrungsheilkunde 4, 206, 300, 313
Erfahrungswissenschaft 327
Ergänzungsmedizin/Ergänzungstherapie/Ergänzungsverfahren 118, 260, 336, 339
Erholungsheim für Leichtlungenkranke 79
Erster Weltkrieg 13, 26, 31, 49, 54, 77, 101, 217, 345
Evangelische Diakonieschwesternschaft Herrenberg s. a. Diakonissenschwesternschaft Herrenberg 101

Filderklinik 16, 22
Filial-Cholera-Spital in der St.-Anna-Vorstadt München 17
Fliegerangriffe s. a. Luftangriffe 49
Formation Chirurgicale Mobile Nr. 2 236
Forschung/Forschung und Lehre/Lehre 2, 3, 5, 7, 32f., 39, 80, 112, 114–116, 125–127, 133f., 143, 158, 166f., 170, 174–176, 178–180, 182, 186, 189, 197f., 208, 218, 220f., 232f., 239, 247, 250, 252, 254, 258, 261, 275f., 280f., 287, 290, 295, 298, 301f., 304, 307, 309, 312, 314–320, 330–332, 335–338, 340f., 346
Forschungsgemeinschaft für Homöopathie 319
Fortbildungskurs/Fortbildungskurse 57, 183
Frauenklinik Bismarckstraße Stuttgart 52
Frauenklinik Dr. Hermann Stuttgart 53
Frauenklinik Entbindungsanstalt Stuttgart 53
Friedrich-List-Heim Stuttgart 52
Frühe Neuzeit 40
Fünfter internationaler Fortbildunskurs in Homöopathie 33
Furtbachkrankenhaus 52

Ganzheitliche Behandlung 141
Ganzheitsmedizin 148f., 274
Geldentwertung s. Inflation
Gemeinschaftspraxis homöopathischer
  Ärzte 240, 318
Geschichte der Homöopathie 170, 195,
  198f., 207, 210
Gesetz zur Ausbildung von Krankenpflegepersonen 100
Gesetz zur Ordnung der Krankenpflege
  106
Gesundheitsamt 236
Gesundheitsförderung/Gesundheitspflege/
  Gesundheitspolitik 54, 113, 180
Giftinformationszentrale 134
Großklinikum 41
Grundlagenforschung 169, 170, 275, 314,
  318

Hahn & Kolb 201
Hahnemann-Archiv 201, 204
Hahnemann-Haus München 14, 18, 32
Hahnemann-Hospital Döbeln 18
Hahnemann-Kongreß 60
Hahnemann-Museum 78, 200, 202
Hahnemannia 26–29, 63–65, 87–89, 199,
  345
Hahnemannia-Fonds s. a. Krankenhaus-Fonds 29
Hans-Walz-Stiftung 64f., 179, 207, 232,
  239, 240, 247, 249f., 286, 287, 346
Haus Paracelsus Wiesbaden 19
Heil-Anstalt für chronische, orthopädische
  und Geisteskranke Königshof 17
Heilanstalt des Dr. Ortleb zu Gotha für
  Nerven-, Gemüths- und Geisteskranke
  18
Heilanstalt Paulinenhilfe Stuttgart 52
Heilpraktiker 68, 237, 279
Hippokrates, Verlag 78, 200
Hippokrates, Zeitschrift 57, 78, 187, 276
Hochschulmedizin 10, 12
Homöopathiearchiv s. a. Hahnemann-Archiv 205
Homöopathiegeschichte s. Geschichte der
  Homöopathie
Homöopathisch-biologische Klinik Bremen 14–16, 19, 244, 282, 286, 335
Homöopathisch-biologische Privatklinik
  Bremervörde-Landhaus 21
Homöopathische Abteilung am Carola-Krankenhaus Dresden 19

Homöopathische Abteilung im Evangelischen Krankenhaus Fröndenberg a. d.
  Ruhr 20
Homöopathische Abteilung im Evangelischen Krankenhaus Plettenberg 21
Homöopathische Abteilung Glotterbad 21
Homöopathische Abteilung im Kreiskrankenhaus Backnang 20
Homöopathische Abteilung in Privatklinik
  Harzsanatorium Hahnenklee 20
Homöopathische Abteilung am Rotkreuz-Krankenhaus Wuppertal-Elberfeld 20
Homöopathische Abteilung am Städtischen Krankenhaus Wuppertal-Barmen
  20
Homöopathische Arzneifirma Willmar
  Schwabe 296, 320
Homöopathische Bibliothek s. Homöopathische Spezialbibliothek
Homöopathische Heilanstalt Aachen 18
Homöopathische Heilanstalt Köthen 18
Homöopathische Heilanstalt Leipzig 17,
  212, 215
Homöopathische und Chirurgische Privat-Heilanstalt Berlin 18
Homöopathische Klinik in Breslau 19
Homöopathische Monatsblätter 64, 199,
  211
Homöopathische Poliklinik am Marktplatz Stuttgart 26
Homöopathische Privatklinik Offenbach
  a. M. 20
Homöopathische Sammlung/Homöopathiesammlung 78, 198, 201f., 210
Homöopathische Spezialbibliothek 78,
  198, 200, 204, 207, 209
Homöopathische Universitäts-Poliklinik
  Berlin 19
Homöopathischer Kongreß New Dehli
  206f.
Homöopathisches Aushilfskrankenhaus
  14, 16, 19, 27, 30–36, 38–40, 44–46,
  54, 57f., 62f., 78, 80f., 87f., 97, 100–
  102, 105, 107, 109, 121f., 128f., 132–
  137, 140, 174f., 185–187, 218, 230,
  242, 264, 266, 277f., 290–293, 295,
  297, 322, 326, 345
Homöopathisches Kinderspital Hamburg
  18
Homöopathisches Kinderspital Stuttgart
  18

Hömöopathisches Krankenhaus für Diphtheriekranke Stuttgart 18, 25
Homöopathisches Krankenhaus Leipzig 9, 13, 18, 280
Homöopathisches Krankenhaus München (Nachfolger des Hahnemann-Hauses) s. a. Krankenhaus für Naturheilweisen München 14–16, 20f., 39, 211, 215, 223, 282, 286, 335, 342
Homöopathisches Krankenhaus Weißensee, Berlin 19
Homöopathisches Privatspital St. Josef Regensburg 18
Homöopathisches Spital München 14, 18
Homöopathisches Vereinslazarett Friedrichstraße Stuttgart 26
Hormon- und Vitaminforschung 69
Industrialisierung 70, 72
Inflation 31f., 175
Innere Abteilung des Evangelischen Krankenhauses Schwerte 19

Institut für Datenanalyse und Versuchsplanung, München 318
Institut für Geschichte der Medizin der Robert Bosch Stiftung (IGM) 7, 198, 204, 209, 210
Institut für Klinische Pharmakologie (IKP) 179f., 182, 199, 209, 220f., 240, 288, 319, 336f., 346
Institut für therapeutische Forschung 175
Intensivmedizin/Intensivstation 98f., 271
internationale ärztliche Fortbildungskurse 57, 186, 200
Internationale Homöopathische Liga 187, 239, 242
internationale homöopathische Tagung 54

Johannes-Apotheke Stuttgart 110
Journal der practischen Arzneykunde und Wundarzneykunst 9
Juden/jüdisch 58, 129

Kaiserreich 216
Karl-Olga-Krankenhaus Stuttgart 18, 25, 50–52
Kassenärztliche Vereinigung 63, 67, 152f., 245, 258
Kassenärztliche Vereinigung Nord-Württemberg 249
Kassenärztliche Vereinigung Württemberg 62

Kassenarztkrise 62
Katharinenhospital Stuttgart 22, 47, 50–52, 263, 295
Ketteler-Krankenhaus Offenbach 21
Kinderabteilung 97
Kinderheilanstalt der Königin Olga 25
Kinderklinik Berg Stuttgart 52
Klassische Homöopathie 16, 116f., 148f., 224, 226, 241, 245, 257, 261, 276, 287f., 320f., 323, 327, 339, 341
Klinik am Landhaus Stuttgart 53
Klinik Lenzhalde Stuttgart 53
Klinik Mörikestraße Stuttgart 53
Klinik der offenen Tür Stuttgart 53
Klinik am Sonnenberg Stuttgart 53
Klinik Türlenstraße Stuttgart 52
Klinik am Warteberg Witzenhausen 20
Kliniker, homöopathische 38, 224, 262, 273, 280f., 285, 289, 324, 340
Klinische Homöopathie 5, 148, 185, 289, 292
Klinische Pharmakologie 179–182, 220, 250, 337
Kneippsanatorium Lützenhardt 148, 286
Kneipp-Sanatorium Sonnenhof s. Kneippsanatorium Lützenhardt
Königlich Württembergische Regierung 36
Königsfamilie, württembergische 23, 53
Konsultationshäufigkeit 162
Kosten 12, 215, 264f.
Kostensenkung im Gesundheitswesen 54
Kräherwaldklinik Stuttgart 53
Kranke s. Patienten
Krankenanstalt für Gewerbehilfen, Lehrlinge und Dienstboten Schwäbisch Hall 18
Krankenanstalt Kurhaus „Dr. med. Rössler" Neustadt-Waldnaab 21
Krankenanstalt für weibliche Dienstboten Brieg 17
Krankenblätter s. Patientenblätter
Krankenhaus Bad Cannstatt 52
Krankenhaus Bad Reichenhall 286
Krankenhaus Berg Stuttgart 52
Krankenhaus Bethesda Stuttgart 52
Krankenhaus Eben-Ezer Lemgo 20
Krankenhaus Feuerbach Stuttgart 52, 233
Krankenhaus Herrenberg 101f., 105
Krankenhaus Lahnhöhe Lahnstein 22
Krankenhaus Ludwigsburg 101
Krankenhaus Oberkirch 287

Krankenhaus vom Roten Kreuz Stuttgart 52
Krankenhaus für Sportverletzte Stuttgart 53
Krankenhaus Vaihingen Stuttgart 52
Krankenhaus Waiblingen 102, 105
Krankenhaus Welzheim 101f.
Krankenhausapotheke 83, 109–111, 121, 236
Krankenhausfinanzierung 92
Krankenhausfinanzierungsgesetz von 1972 59
Krankenhausfonds 26, 28, 345
Krankenhausstruktur 48, 79, 217, 262, 264, 268, 290, 339
Krankenjournale Hahnemanns 198–200, 204f.
Krankenkassen 36f., 61f., 79, 92, 137, 152, 217, 293, 295, 336
Krankenpflege 94, 99f.
Krankenpflegeschule 85, 96, 105–107
Krankheitsbilder 266
Krankheitsspektrum 266
Krebs- und Tuberkulosebekämpfung 77
Kreiskrankenhaus Freudenstadt 20, 148
Kreiskrankenhaus Heidenheim 21
Kreiskrankenhaus Reutlingen 22
Kriegsbeginn 82
Kriegsgewinne 30, 79
Kriegsvorbereitungen 49, 82

Laien 27, 65, 87
Laienbewegung s. Laienvereine
Laienheiler 3
Laienverein/Laienvereine (homöopathische) 16, 24, 28, 30, 63f., 68, 71, 79f., 89, 134, 199, 237, 279, 345
Land Baden-Württemberg 59f., 187
Landesfrauenklinik Stuttgart 52
Lazarett Feuerbach 77
Lebenserinnerungen von Robert Bosch 69
Lebensreformbewegung 70–74, 81, 84, 116
Lehrstuhl für Anthropologie 224
Lehrstuhl für Homöopathie 280, 333
Lehrstuhl für klinische Pharmakologie 318
Lehrstuhl für Psychohygiene 326
Licht- und Luftbad 83f.
Liegedauer s. Verweildauer
Ludwig-Boltzmann-Institut für Homöopathie 288
Luftangriffe s. a. Fliegerangriffe 234f.

Lungenheilstätte 30
Lutze-Klinik Köthen 13, 17

Madaus (Firma) 320
Marienhospital Stuttgart 33, 47, 50–52, 77
Martin-Luther-Krankenhaus Berlin 83f.
Materia medica 32, 110, 168, 195, 302
Medikalisierung 7, 45, 213
Medizinalkollegium s. Württembergisches Medizinalkollegium
Medizingeschichtliche Forschungsstelle (MGF) 133, 170, 204–206, 208f., 233, 238, 288, 336
Medizinhistorische Abteilung 76, 205, 317
Medizinhistorische Fakultäten 208, 333
Medizinhistorische Institute 208f.
Medizinisch-Biologische Forschungsstelle 125, 134, 176f., 205, 346
Medizinisch-Biologisches Institut (MBI) 176–179, 297, 317, 336
Medizinische Akademie 333
Medizinische Fakultäten 260
Mertz-Klinik Stuttgart 52
Militärlazarette 49
Militärregierung 50, 235
Mobilmachung 82
Mutterhaussystem 100

Nachkriegszeit/Nachkriegsjahre 44, 50, 93, 160, 187, 235f., 294, 298, 326, 338, 342
Nachlaß Samuel Hahnemanns 199, 201, 208f.
Nachprüfbarkeit s. Wirkungsnachweis
Nachwuchs (an Homöopathen) 11, 185, 197, 260, 262, 281
Nacktkultur 71
Nationalsozialismus/nationalsozialistisch 14, 55–58, 106, 128, 187, 202, 204, 216, 321
Nationalsozialisten 54, 80, 107
Naturärzte 75
Naturheilanstalt und homöopathische Klinik Cannstatt 18, 24
Naturheilkunde 15f., 38, 56, 67, 70f., 73f., 80, 148–150, 211, 219, 283
Naturheilverfahren 45, 129, 223, 269, 276, 288
naturwissenschaftlich-kritische Homöopathie/Homöopathen 16, 38, 56, 116f., 119, 146, 148, 241, 245, 250, 281, 284, 288f., 297, 299, 302, 320f., 323, 336, 339, 341

Neckarkanalbau 77
Neubau des RBK 93, 109, 264
„Neue Deutsche Heilkunde" 14, 54, 56f., 80, 187, 203
Neuraltherapie 146
Niederlassungsbeschränkung s. Aufhebung der Niederlassungsbeschränkung
Notaufnahme-System 140
Notfallmedizin 99
NS-Frauenschaft 107
NS-Reichsbund Deutscher Schwestern e.V. 107
„NS-Schwesternschaft" 106f.
Nürnberger Code 305

Öffentlichkeit 27, 36
Österreichisches Institut für homöopathische Medizin 287
Okkultismus 331
Olgaheilanstalt Stuttgart 47
Olgahospital Stuttgart 24, 51f.
Ordinariat für Medizingeschichte 318
Organotrope Homöopathie 127, 147f., 301, 321

Paracelsus-Ausstellung 201f.
Paracelsus-Feiern 203
Paracelsus-Museum 201–203
Paramedizin 308
Parapsychologie 331
Patient/Patienten 2, 4–7, 9, 10–12, 15, 22, 24, 26, 34, 36f., 39f., 42, 45, 55, 57, 63, 75, 81, 83f., 111, 121, 123, 134–138, 140–142, 145, 147, 150, 152, 154–163, 165, 168, 195, 211, 213, 217, 232–235, 241f., 262–269, 273f., 276–280, 292–294, 298, 305–308, 311f., 315, 318, 323, 339–343
Patientenblätter 122f., 136, 141, 143, 145, 149, 151–155, 168, 170, 265, 277f., 293, 307
Personal 264f., 279f.
Personalintensivierung 263
Personalmangel/Personalprobleme 44, 104, 174, 185, 197, 212, 235f., 250f., 263, 281–283, 289f., 323, 337, 340–342
Personotrope Homöopathie 127, 321
Philadelphia Journal of Homoeopathy 303
Pflege 107f., 264
Pflegenotstand 101, 104
Pflegedienst 100f.
Pflegesatz 62, 92

Pflegetage 47, 137, 139f.
Placebo 118f., 167, 297, 302–306, 308, 310f., 313–317, 320, 340, 342
Platznot 34, 230
Poliklinik 5, 13, 15f., 26, 28, 30, 33, 62, 83, 86, 97, 108, 111, 117, 123, 125, 133, 142–145, 147–166, 168, 175, 179, 180, 184, 222f., 227, 230–233, 239f., 242, 245, 248, 250, 254, 256, 258, 265, 269, 279, 286–290, 295, 297, 305, 308, 311, 322, 336–339, 346
Poliklinik des Berliner Vereins homöopathischer Ärzte 19, 282
Poliklinik Leipzig 18, 282
Potenzen 38, 74, 110, 117f., 121f., 127, 130, 146f., 169f., 288, 291, 297, 310f., 314, 321, 322, 325, 327f.
Prävention 54
Privat-Anstalt für Gemüthskranke Moers 17
Private Heilanstalten/Krankenhäuser 44–47, 51, 58
Privatnervenklinik Dr. Domnik Stuttgart 53
Professor-Alfons-Stiegele-Preis s. Alfons-Stiegele-Preis
Prüfungsmethoden 301
Psychotherapeutische Klinik Stuttgart 52
Psychotherapie 129, 148f., 230

Regierungspräsidium Nordwürttemberg 111
Regulationstherapie 310
Reichsärzteführer 56
Reichsanstalt für Arbeitsvermittlung 49
Reichsarbeitsgemeinschaft für eine Neue Deutsche Heilkunde 80, 187
Reichsbund der Freien Schwestern und Pflegerinnen e. V. 107
Reichsgesundheitsamt 80, 187, 312
Reichsgesundheitsführung 49
Reichsleitung des Sachverständigenrates für Volksgesundheit 187
Reizthrapie 119, 130f., 146
Richtlinien für die Stuttgarter Homöopathische Krankenhaus GmbH 112, 215, 219f., 337
Richtlinien für die Vermögensverwaltung Bosch GmbH 112f.
Robert Bosch GmbH 88, 93, 109, 201, 204f., 215f., 345
Robert Bosch Industriebeteiligung 88

Robert Bosch Krankenhaus GmbH (vormalig StHK) 89
Robert Bosch Stiftung GmbH (RBSG) 6, 7, 59, 65, 88, 93, 109, 113, 176, 180, 198, 209f., 219–221, 239f., 247, 249, 288, 336f., 346
Rudolf-Sophien-Stift Stuttgart 52
Rudolf-Virchow-Krankenhaus, homöopathische Abteilung Berlin 19, 37, 134, 292
Rüstungsproduktion 49

Säuglingsheim 30, 78f., 114
Sanatorium „An der Lieth" Fallingbostel 21
Sanatorium Hilligenberg Bad Kissingen 21
Sanatorium für natürliche Heilweisen Schloß Lindach 21
Sanatorium Odeborn Berleburg/Westf. 21
Sanatorium Seeland Überlingen 21
Sanatorium Sonneneck Badenweiler 21
Sanitätsamt 27, 54
Scheinarznei s. Placebo
Schulmedizin/Schulmediziner/schulmedizinisch s. a. Allopathie 2–5, 12, 14f., 25, 27, 32, 36f., 54, 56, 61f., 66, 68–70, 74–78, 80, 84f., 89, 98, 110, 115, 118f., 121–123, 127, 129, 131–134, 141–143, 145–150, 155, 165, 167, 169, 177, 184, 186f., 192, 195, 197, 202f., 206f., 212, 217, 219, 222, 226, 242f., 254, 261, 266f., 270, 272, 274, 276–279, 282, 284, 290, 294, 297, 300f., 306, 310, 313–315, 320–328, 330, 332, 334, 336f., 339–342, 345
Schwesternwohnheim 83, 85, 104
Siechen- und Pflegeanstalt 40
Simile-Prinzip/Simile-Regel 11, 118f., 129f., 166–168, 170, 177, 195, 297, 301f., 315, 324f., 327, 340
Spezialisierung 40, 99, 270f., 273, 290, 339
Stadt Stuttgart 33, 47, 49–51, 53, 68, 87, 94, 186, 201–203, 215, 216
St.-Anna-Klinik Cannstatt Stuttgart 52
St.-Anna-Klinik Stuttgart 53
St. Bernwards-Krankenhaus Hildesheim 17
St. Josephskrankenhaus Bockum-Hövel 21
Staatsrat-von-Fetzer-Klinik Stuttgart 52
Städtische Krankenanstalten Bremen 16

Städtisches Krankenhaus Bad Cannstatt s. a. Krankenhaus Bad Cannstatt 46, 50
Städtisches Krankenhaus Lengerich/Westf. 20
Sterblichkeit 276
Stiftungsziele 249
Studie zum Krankenhauswesen 270
Stuttgarter Gemeinderat 50, 56
Stuttgarter Homöopathisches Krankenhaus GmbH (StHK) 1, 6, 11, 30f., 33f., 63f., 81, 87–90, 100, 109, 111f., 114f., 118, 128f., 131, 143, 151, 176, 178, 207, 215, 218–225, 227, 229f., 232, 241, 244–247, 252, 254, 268f., 277, 281, 285f., 288, 322, 324, 337f., 345
Stuttgarter Kassenärzte 66
Substitutionstherapie 130, 133
Symptomenhäufigkeit 313
Symptomenrichtigkeit 11
Symptomenbild 311

Therapiegeschichte 210
Theresienkrankenhaus Nürnberg 76
Tiefenpsychologie 149
Tierärztliche Homöopathie 79
Tierschutzbewegung 74
Tierversuch 167, 169f., 177, 179f., 304
Todesursachen 267

Universität/Universitäten 11, 186, 207f., 252, 260f., 332f.
Universität Düsseldorf 208
Universität Frankfurt 260, 285, 333
Universität Heidelberg 207, 260
Universität Kiel 128, 134, 178
Universität Mainz 208
Universität München 129, 208, 226
Universität Rostock 285
Universität Stuttgart 318
Universität Tübingen 133, 176, 203, 205, 333
Universität Wien 133, 205, 288
Universitätsklinik 186, 276
Universitätsklinik Bonn 304
Universitätsmedizin s. Hochschulmedizin
Universitätspoliklinik Tübingen 63
Urologische Klinik Stuttgart 53
Urologische Privatklinik Dr. Reuter Stuttgart 53

Vegetarismus 70, 73
Verband für besoldete Krankenpflegerinnen von christlicher Gesinnung s. a. Diakonissenschwesternschaft Herrenberg 101
Verein zur Förderung der Homöopathie im Jahr 1973 319
Verein homöopathischer Ärzte Württembergs 26, 28
Verein „Homöopathisches Krankenhaus" 26
Verein „Paracelsus-Museum" 204
Verein „Stuttgarter Homöopathisches Krankenhaus" 28–30, 77, 87f., 345
Vereinigung württembergischer Krankenhausverwaltungen 215
Vergiftungszentrale 178
Vermögensverwaltung Bosch GmbH (VVB) 6, 59, 64, 88f., 93, 112, 178, 180, 201, 215f., 219, 221, 229f., 268, 277, 286, 336
Veronikaklinik Stuttgart 52
Verpflegungstage 139, 140
Verteilung der Diagnosen 164
Verwaltungsgerichtshof 35
Verweildauer der Patienten 290, 292–295, 340
Viktor-Köchl-Haus Stuttgart 52
Vivisektionsbewegung 74
Völkerverständigung 77, 113
Volksbildung 77

Waldhausklinik Augsburg-Deuringen 21
Waldklinik Stuttgart 53
Wasser- und Nervenheilanstalten 45
Wehrmacht 82
Weimarer Republik 14, 41, 61, 216, 274, 321, 343
Weiterbildungsverordnung der Deutschen Ärztekammer 253
Werbeabend für homöopathisches Krankenhaus Berlin 19

Werbung für homöopathisches Krankenhaus Hamburg 19
Weserberglandklinik 283
„Wiener Schule" 288
Wirkungsnachweis/Wirkungsweise 115, 117, 127, 132, 297, 300–302, 312, 315f., 325f., 329–331, 340f.
Wissenschaftlichkeit (der Homöopathie) 74, 115, 119, 132, 147, 271, 324–329, 331–334, 341f.
Wissenschaftsbegriff 331
Wochenschrift für neue deutsche Heilkunde 57
Wöchnerinnenheim 30, 79, 114
Wohnheim s. Schwesternwohnheim
Württembergische Landesbibliothek 200, 204
Württembergisches Innenministerium 56, 111, 202, 236, 253
Württembergisches Medizinalkollegium 23, 186
Wundarzt 22

Zeitschrift für homöopathische Klinik 10
Zehlendorfer Schwesternschaft 107
Zeitschrift für Klassische Homöopathie 241
Zellularpathologie 128, 325–327
Zentralverein homöopathischer Ärzte s. Deutscher Zentralverein homöopathischer Ärzte
Zusatzausbildung (in der Homöopathie) 258
Zusatzbezeichnung „Homöopathie" 183, 188, 196, 252, 254f., 339
Zweiter Weltkrieg 4, 14, 38, 41f., 46, 48, 58, 63, 82, 98, 103, 174f., 187, 201, 203f., 233, 236, 262, 272, 275, 279f., 283, 304, 312, 325, 332, 338f.

Ein Einblick in Hahnemanns homöopathische Praxis

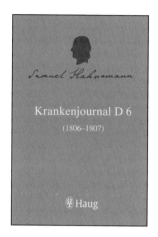

S. Hahnemann
Krankenjournal D 6 (1806–1807)

Hrsg. Von Prof. Dr. phil. Robert Jütte, Institut für Geschichte der Medizin der Robert Bosch Stiftung, Stuttgart. Mit Kommentarband von J. Bußmann
2002, 2 Bände. Band 1 (Transkription): XVI, 509 Seiten, Band 2 (Kommentar): XII, 300 Seiten, Ganzleinen
€ 99,–, (Die Krankenjournale)
ISBN 3-8304-7032-0

Samuel Hahnemann begann um 1799 damit, seine Patientenbefunde und Verordnungen systematisch zu notieren. Er behielt diese Praxis bis zu seinem Tode im Jahre 1834 bei und verfasste auf diese Weise 55 Bände, die so genannten »Krankenjournale«, von denen lediglich der erste Band als verschollen gilt. Mit dem Krankenjournal D 6 (1806-1807) liegt ein weiterer Band aus der Frühzeit von Hahnemanns Schaffen vor.

**Karl F. Haug Verlag in
MVS Medizinverlage Stuttgart
GmbH & Co. KG**

Leserservice
Steiermärker Str. 3–5
70469 Stuttgart
Telefon: 07 11 / 89 31-240
Fax: 07 11 / 89 31-133

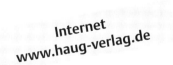

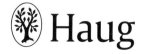

Erstmals die vollständige Edition

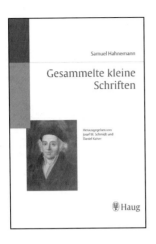

S. Hahnemann
Gesammelte kleine Schriften
Die Zeitschriftenbeiträge und kleineren Monographien.

Herausgegeben von J. M. Schmidt und D. Kaiser
2001, 977 S., 2 Abb., geb.
€ 149,–
ISBN 3-8304-7031-2

Die bisherige Ausgabe von Samuel Hahnemanns »Kleine Medizinische Schriften« wurde anlässlich des 50. Doktorjubiläums Hahnemanns von Ernst Stapf herausgegeben. Die Edition war nie vollständig und umfasste darüber hinaus lediglich die »medizinischen« Schriften des Begründers der Homöopathie. Nun liegt erstmals eine vollständige Edition seiner kleineren Veröffentlichungen vor. Aufgenommen wurden:

- 10 Monographien unter 100 Seiten im Original
- Sämtliche Zeitschriftenbeiträge, insgesamt 130 Aufsätze und 8 Rezensionen
- 3 Schul- und Hochschulschriften
- 4 Vorworte zu Werken anderer homöopathischer Ärzte
- 1 Vortragsmanuskript
- 11 kleinere Abhandlungen Hahnemanns in der »Reinen Arzneimittellehre« und den »Chronischen Krankheiten«
- Alle Beiträge Hahnemanns, die in den bisherigen »Kleinen Medizinischen Schriften« von Stapf in der Ausgabe von 1829 enthalten waren.

**Karl F. Haug Verlag in
MVS Medizinverlage Stuttgart
GmbH & Co. KG**
Leserservice
Steiermärker Str. 3–5
70469 Stuttgart
Telefon: 07 11 / 89 31-240
Fax: 07 11 / 89 31-133

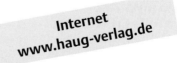
Internet
www.haug-verlag.de

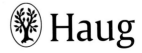

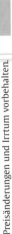
Preisänderungen und Irrtum vorbehalten